改訂第2版

Manual of PHYSICIANS

内科診療実践マニュアル

日本臨床内科医会 編
JAPAN PHYSICIANS ASSOCIATION

JN175134

日本医学出版

改訂第2版

Manual
of
PHYSICIANS

内科診療実践マニュアル

日本臨床内科医会 編
JAPAN PHYSICIANS ASSOCIATION

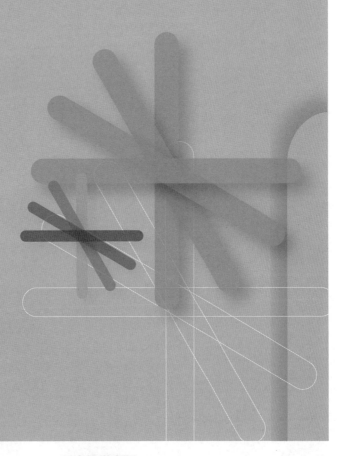

日本医学出版

改訂第2版 序文

　分かりやすい症候編と，実際の診療の時系列に沿って編集した疾患編が『内科診療実践マニュアル』の特長であるが，実地内科医のみでなく，勤務医，研修医，他科の医師など幅広く受け入れられたことは，望外の喜びである．

　2009年の初版発刊後7年を経過し，日本臨床内科医学会が第30回を迎えたことを記念し，内容を刷新することとした．

　姉妹書の『内科処方実践マニュアル』と共に日常診療の座右の書としてお役立て頂きたい．

　今後も日臨内は折をみて版を改め，常に時代の進歩の先端をゆく努力を続ける所存である．

2017年10月

一般社団法人　日本臨床内科医会　会　長　　猿田　享夫

副会長　　望月　紘一

副会長　　中　　佳一

副会長　　垣内　　孟

副会長　　江頭　芳樹

常任理事　菅原　正弘

序　文

　日本臨床内科医会（日臨内）は内科診療の第一線で活躍しておられる専門職の集団である．
自然科学の進歩はめざましく，それに対応して医学また診療も日進月歩である．

　我々は，診療を求めて訪れる人達に良質の医療を提供しなければならないが，それには絶え
ず新しい知識と技量をもつことが必要である．これは言うは易いが，多忙な日常業務の合間に
実行するにはかなりの努力と気力のいることである．そこでこのたび日臨内では第一線の診療
に役立ち参考になるマニュアルの出版を企画した．1 年も経たないうちに上梓できたのは執筆担
当諸兄姉の並なみならぬご精進によるものと敬意と謝意を表する次第である．本書が広く愛読
され，わが国の医療の向上に役立つことを期待する．

　本年は日臨内が第 26 回総会を迎えたが，本書がその最大の記念となったことを誠に慶賀の至
りと喜びたい．

　今後も日臨内では折をみて版を改め，常に時代の進歩の先端をゆく努力を続けることにした
い．

　2009 年 4 月

一般社団法人　日本臨床内科医会　会　長　　後藤　由夫

副会長　　山本　愛文

副会長　　望月　紘一

副会長　　余　　昌英

副会長　　寺田　俊夫

常任理事　菅原　正弘

執　筆　者

編集

　　日本臨床内科医会

執筆者

岩城　紀男	（石川）	岩城内科医院	
土屋　　智	（群馬）	土屋内科医院	
泉　　孝英	（京都）	京都健康管理研究会中央診療所	
石山　浩一	（東京）	石山耳鼻咽喉科医院	
北野　英基	（大阪）	北野クリニック	
北野　英人	（大阪）	北野クリニック	
岩永　康裕	（大阪）	北野クリニック	
辻野　　彰	（長崎）	長崎大学病院　脳神経内科	
瀬古　　敬	（京都）	丹後ふるさと病院内科・神経内科	
池田　昭夫	（京都）	京都大学大学院医学研究科てんかん・運動異常生理学講座	
藤井　大樹	（京都）	京都大学大学院医学研究科臨床神経学/倉敷中央病院神経内科	
亀井　敦行	（東京）	亀井内科・神経内科クリニック	
長郷　国彦	（長崎）	JCHO諫早総合病院神経内科	
秋口　一郎	（京都）	康生会武田病院神経脳血管センター/宇治武田病院高次脳機能センター	
川崎　照晃	（京都）	康生会武田病院神経脳血管センター	
立岡　良久	（京都）	立岡神経内科	
鈴木　　泰	（秋田）	本荘第一病院循環器科	
石川　　進	（愛知）	石川内科クリニック	
石塚　尋朗	（福島）	石塚醫院	
福田　正博	（大阪）	ふくだ内科クリニック	
神保　勝一	（東京）	神保消化器内科医院	
関口　利和	（群馬）	関口医院内科	
武石　昌則	（東京）	武石医院	
野村　元積	（福井）	野村内科医院	
内藤　毅郎	（富山）	内藤内科クリニック	

中尾　正俊	（大阪）	中尾医院
竹内　健	（静岡）	竹内内科
田中　弘美	（東京）	田中整形外科
大谷　晴久	（和歌山）	紀泉 KD クリニック
黒瀬　巌	（東京）	ケイアイクリニック
佐藤　昭人	（鹿児島）	佐藤医院
伊沢　保穂	（東京）	伊沢眼科医院
木村　直躬	（山口）	木村医院
山本　泉	（東京）	山本皮膚科医院
廣津　伸夫	（神奈川）	廣津医院
冨川　節子	（東京）	博慈会記念総合病院眼科
小川　秀彌	（東京）	東五反田クリニック
高橋　悟	（東京）	日本大学医学部泌尿器科学系
泉岡　利於	（大阪）	泉岡医院
有田　幹雄	（和歌山）	角谷リハビリテーション病院
湯浅　章平	（神奈川）	章平クリニック
櫻井　正之	（北海道）	北光記念病院循環器内科
長尾　信	（石川）	長尾医院
洞庭　賢一	（石川）	洞庭医院
河合　直樹	（岐阜）	河合内科医院
石川　知子	（京都）	石川耳鼻咽喉科・アレルギー科医院
前田　光一	（奈良）	奈良厚生会病院内科
三笠　桂一	（奈良）	奈良県立医科大学感染症センター
坂東　琢磨	（石川）	ばんどう内科診療所
羽白　高	（奈良）	天理よろづ相談所病院呼吸器内科
浅本　仁	（京都）	浅本内科医院
春日　宏友	（奈良）	春日医院
辻本　達寛	（奈良）	つじもとクリニック
鳥居　明	（東京）	鳥居内科クリニック
横井　正人	（石川）	横井内科医院
山田　俊彦	（群馬）	山田内科クリニック
小松　眞史	（秋田）	市立秋田総合病院消化器・代謝内科
中根　邦夫	（秋田）	市立秋田総合病院消化器・代謝内科
永田　宰	（佐賀）	永田天寿堂医院
菅原　正弘	（東京）	菅原医院

江草　玄士	（広島）	江草玄士クリニック
鈴木　研一	（宮城）	鈴木研一内科クリニック
栗林　忠信	（宮崎）	古賀総合病院内科
太田　博明	（東京）	山王メディカルセンター・女性医療センター/国際医療福祉大学臨床医学研究センター
土井　邦紘	（京都）	土井内科
宮崎　正信	（長崎）	宮崎内科医院
西野　友哉	（長崎）	長崎大学病院腎臓内科
椎木　英夫	（奈良）	宇陀市立病院内科
岩田　恭宜	（石川）	金沢大学附属病院腎臓内科
和田　隆志	（石川）	金沢大学附属病院腎臓内科
山田　宏治	（奈良）	山田医院
遠山　直志	（石川）	金沢大学附属病院腎臓内科
古市　賢吾	（石川）	金沢大学附属病院腎臓内科
渡邊　俊之	（京都）	京都光華女子大学健康科学部/宇治武田病院高次脳機能センター
八木　秀雄	（京都）	康生会武田病院神経脳血管センター
庄司　紘史	（福岡）	聖マリア病院神経内科
貴田　秀樹	（長崎）	貴田神経内科・呼吸器科・内科病院神経内科
山本　康正	（京都）	京都桂病院脳神経内科
斎田　孝彦	（京都）	京都民医連中央病院神経内科/入野医院・関西多発性硬化症センター
齊田　恭子	（京都）	京都博愛会病院神経内科
神津　　仁	（東京）	神津内科クリニック
塚田　剛史	（京都）	京都大学大学院医学研究科臨床神経学/金沢脳神経外科病院脳神経外科
井上　岳司	（京都）	京都大学大学院医学研究科臨床神経学/大阪市立総合医療センター小児神経内科・神経内科
野崎　京子	（大阪）	野崎クリニック
長谷川　修	（神奈川）	横浜市立大学
太田　　宏	（愛知）	太田内科
河北　　誠	（熊本）	熊本第一病院
大西　一功	（愛知）	愛知県赤十字血液センター
小椋美知則	（岐阜）	東海中央病院血液内科/治験管理センター
麻奥　英毅	（広島）	広島赤十字・原爆病院血液内科
土田　哲雄	（兵庫）	土田医院
戸叶　嘉明	（千葉）	戸叶医院
岡　啓嗣郎	（熊本）	岡病院

鈴木　元久　　　（神奈川）　　診療所スカイ

横山新一郎　　　（神奈川）　　横山医院

渡部　廣行　　　（神奈川）　　諸星クリニック

久次米健市　　　（兵庫）　　　くじめ内科

柏木征三郎　　　（福岡）　　　国立病院機構九州医療センター

矢口　　均　　　（東京）　　　大泉皮膚科クリニック

北原　　隆　　　（神奈川）　　北原医院/昭和大学医学部放射線科

宮薗　尊仁　　　（鹿児島）　　宮薗病院

林　　芳郎　　　（鹿児島）　　林内科

（執筆順・敬称・肩書き略）

目　次

第2章「疾患編」

A. 循環器疾患

B. 呼吸器疾患

★治療については，姉妹編の「内科処方実践マニュアル 改訂第2版」（日本臨床内科医会編，日本医学出版）を参照し，合わせてご活用ください.

日本臨床内科医会の

健康・長寿の10か条

1. ゆっくり食べようよく噛んで，腹八分目で箸をおく

2. お魚と　大豆製品　欠かさずに　野菜果物　バランスOK

3. 毎日歩こう30分，足腰きたえて長寿への道

4. 早寝・早起き，タバコは吸わない，お酒もほどほど健康の秘訣

5. 頭を使って　ボケ防止　毎日明るく　夢を持て

6. 眠れない，食欲がない，元気がない，心の風邪か，まず相談

7. ストレスためずによく眠り，過労をさけて休養を

8. うがい・手洗い習慣つけて，防ごう風邪やインフルエンザ

9. あなたの健康家族の宝，すすんで健診，自己管理

10. いつでも何でも相談できる，かかりつけ医を持ちましょう

（2004年10月制定）

第1章 症候編

1 発　熱

体温は通常脳内の体温調節中枢によって一定の温度にコントロールされているが，体温中枢の直接障害による「高体温」と「発熱因子による発熱」とに分けられる．前者では，脳腫瘍，脳血管障害，脳炎，熱中症，悪性高熱症，悪性症候群，甲状腺機能亢進症，褐色細胞腫があり，後者の原因として感染症，悪性腫瘍，膠原病，薬剤，不明熱が挙げられる．

発熱の発生機序については，感染などにより活性化された免疫系細胞から放出されるサイトカイン類が脳内の血管の内皮細胞に働き，プロスタグランジン E_2 が産生され，体温調節中枢の神経細胞表面にある EP_3 と呼ばれる受容体に作用することによって，発熱（体温上昇）にかかわる脳内の神経回路が活性化される．発熱シグナルは最終的に末梢の体温調節器官へと送られ，熱産生および体表面からの熱放散抑制が起こり，体の深部温度を上昇させる．

発熱の生理学的意義としては，体内に侵入した細菌類の増殖至適温度域よりも体温を上げることにより，それらの増殖を抑え，また体温の上昇により免疫系の活性化を促すためと考えられる．

 初診時の対応と診断のポイント

まず高体温か発熱かを鑑別する（表1）.

1．高体温

通常40℃前後の高熱患者は，原則として入院して検査，治療を行う．

熱中症は一刻を争う．高熱，頻脈，痙攣，意識障害を呈し，Na欠乏性脱水，循環血液量の不足によるショック，代謝性アシドーシス，横紋筋融解症，腎不全から多臓器不全をきたすので，即刻冷

表1　高体温と発熱

I　体温調節障害による体温の上昇＝高体温	5．ウイルス	3．クローン病
■中枢性	6．真菌	4．結節性紅斑
1．脳腫瘍	7．寄生虫	■アレルギー性疾患，
2．脳血管障害	アメーバ，マラリア，トキソ	代謝・遺伝疾患
3．脳炎	プラズマ，ニューモシスチ	1．痛風
4．脊髄横断切断	ス・カリニ	2．ポルフィリア
5．熱中症	8．スピロヘータ	3．ファブリー病
6．悪性高体温	■悪性腫瘍	4．周期性高中球減少症
■末梢性	1．固形がん	5．脂質異常症を伴う膵炎
1．甲状腺機能亢進症	2．肉腫	■その他
2．褐色細胞腫	3．細網内皮系腫瘍	1．薬物熱
	4．骨髄性白血病	2．肺梗塞
II　発熱因子による体温の上昇＝発熱	■結合織疾患	3．甲状腺炎
■感染症	1．膠原病	4．溶血
1．細菌	2．リウマチ熱	5．血腫
2．マイコプラズマ	■肉芽腫形性疾患	6．解離性動脈瘤
3．クラミジア	1．サルコイドーシス	7．ウェーバー・クリスチャン病
4．リケッチア	2．肉芽腫形性肝炎	8．ウィップル病

却，輸液等の緊急処置が必要である．高温多湿下での激しい運動や労働，炎熱下の自動車内閉じ込めなどの問診により，診断は容易である．

甲状腺機能亢進症は，頻脈，不整脈，体重減少の病歴と，甲状腺腫に注意する．

褐色細胞腫では，発作性高血圧と持続性高血圧があり，発作時には頭痛，発汗，頻脈，嘔吐などが数分〜数十分続き，低血圧や脱力感が起こる．

脳血管障害では，突然あるいは数時間内に進行した昏睡と除脳硬直は脳幹部の出血が疑われ，ウイルス性脳炎の意識障害の進行はより緩徐であり，脳腫瘍同様これらの場合には CT，MRI などの画像診断が威力を発揮する．

悪性高熱症は，麻酔導入時の筋弛緩剤の塩化スキサメトニウム（レラキシン®）や吸入麻酔薬のイソフルラン（フォーレン®），セボフルラン（セボフレン®）などにより起こり，異常な高熱と発汗，筋肉の硬直，頻脈，不整脈，酸血症，ミオグロビン尿（褐色尿）などをきたす．骨格筋の崩壊による高カリウム血症で最悪の場合，心停止に陥る可能性がある．

治療法は，全身冷却，特効薬である筋弛緩剤ダントロレンナトリウム（ダントリウム®）の静注などがある．

悪性症候群は，フェノチアジン系，ブチロフェノン系などの向精神薬や抗うつ剤，炭酸リチウム，ドグマチール®，プリンペラン® などの与薬中や，レボドパ，シンメトレル® などの抗パーキンソン剤の突然の休薬によって起こる．高熱，意識障害，筋強剛，発汗，脱水症状などを呈する重篤な副作用であり，血清 CPK の上昇（数千から数十万 U/l に達する場合もある），脱水状態，呼吸困難，白血球増多や GOT，GPT，LDH の上昇などがみられる．

2．発 熱

現病歴（発熱の発症状況）を把握することが重要であり，たとえば腸チフス，マラリアでは，東南アジア，インド，アフリカなどへの海外旅行歴があり，ウイルス感染症の場合は季節的流行の情報を把握しておくとよい．

診察のポイント

1．視 診

腸チフスの場合にはバラ疹に注意し，小児のウイルス性疾患では麻疹（口内コプリック斑，全身の不規則融合紅斑）のほか，風疹，水痘，突発性発疹，伝染性紅斑，手足口病の特徴的発疹，つつが虫病ではダニ刺口痂皮，また黄疸が認められる場合は，胆道感染症のほか，伝染性単核症，Weil 病，マラリアを考慮する．

2．触 診

リンパ腺が触れる場合は風疹（後耳介部），伝染性単核症（頸部），悪性リンパ腫を考慮し，腎盂腎炎では，腰痛，脊椎角部の叩打痛があり，検尿で膿尿を確かめる．

3．熱 型

日差 1℃ 以内の稽留熱（肺炎，腸チフス），日差 1℃ 以上平熱に下がらない弛張熱（敗血症，粟粒結核，肝膿瘍），平熱まで下がる間欠熱（マラリア，悪性リンパ腫）がある．

検査のポイント

診断のための検査項目を表 2 に示す．

発熱患者はしばしば重篤な経過をとることがあるので，患者，家族へのインフォームドコンセントをしっかりとる必要があり，高体温を示す場合は，速やかに病院へ紹介することが大切である．

なお，検査を行っても診断がつかず，38℃ 以上の発熱が 2〜3 週間以上続く場合を不明熱（fever of unknown origin；FUO）というが，感染症，悪性腫瘍，膠原病が原因の場合が多い．

また，解熱剤の使用にあたっては，アスピリン喘息の誘発に注意し，小児のインフルエンザ罹患時のボルタレンなどの使用禁忌薬に注意を払う．

表2　診断のための臨床検査

```
Ⅰ　基本的検査
        血液一般，生化学的検査，胸部X線，尿検査，起炎菌の検出・同定
        薬剤感受性テスト（尿，血液，咽頭拭い液，喀痰，各種穿刺材料）
Ⅱ　特殊検査
  1．免疫・血清的検査
        CRP，特異抗体価（細菌，クラミジア，マイコプラスマ，ウイルス，自己抗原），
        免疫グロブリン，各種腫瘍マーカー，各種リンパ球の定量測定
  2．画像診断
        超音波検査（腫瘍，膿瘍，肉芽腫），消化管の造影検査（食道，胃，小・大腸），
        シンチグラム（Ga，Tc$^{99}$，イリジウム$^{111}$）を用いての腫瘍，膿瘍，
        梗塞巣の検出，CT，MRI
  3．臓器・組織の生検
        骨髄，肝，腎，肺，リンパ腺，皮膚，消化管など目的に応じて行う
  4．内分泌検査
  5．その他
        遺伝子診断：PCR
```

文　献

1) 亀山正邦，高久史麿（総編集）：今日の診断指針　第5版，医学書院，東京，2002

2) 金澤一郎，永井良三（総編集）：今日の診療指針　デスク版（第7版），医学書院，東京，2015

（岩城　紀男）

2　鼻水・咳・痰

初診時の対応

　鼻水（鼻汁）は鼻・副鼻腔粘膜から分泌され，下気道に送られる空気を加温・加湿し，微生物などの異物を吸着し，下気道に入るのを防ぐ役割を果たしている．鼻腔および副鼻腔は容量が限られているので，鼻水が多量に分泌されると前鼻漏（鼻水が鼻の前に流れて落ちるもの）や後鼻漏（鼻水が鼻腔後方から咽頭へまわって落ちるもの）を生じる．

　咳は気道内の異物や痰などを排出する正常な生体防御反射である．迷走神経に含まれる無髄神経であるC-ファイバーの受容体が刺激されると軸索反射によりC-ファイバーの近傍からサブスタンスPなどの神経ペプチドが遊離され，気道に分布する咳受容体が刺激される．迷走神経知覚枝（有髄神経）を通って延髄の咳中枢に伝わった刺激は種々の遠心路を介して呼吸筋，横隔膜，声帯へ反射的に伝わり咳を生ずる．

　咳によって気道系から喀出されるものの総称が痰である．痰は気道の杯細胞や気管支腺からの粘液性分泌物を主体に，脱落細胞成分，細菌，上気道分泌物や唾液などを含んでいる．その量は通常100 ml/日以下であるが，量が増えると咳刺激を生じて喀出され，痰として自覚される．

1．問　診

　喫煙歴の有無，1日当たりのタバコの本数，タバコを吸っていた（いる）年数，降圧薬（とくにACE阻害薬）の服用の有無，犬，猫，鳥などのペットの飼育，現在の仕事の内容や職業歴，アレルギー性疾患（花粉症，鼻炎など）や呼吸器疾患の既往，治療状況などを聴取する．

2．現病歴および現症

　鼻水の性状は水様性，粘液性，膿性，血性などに分けられる．水様性の鼻水はかぜ症候群や鼻アレルギー，膿性の鼻水は急性，慢性の鼻炎や副鼻腔炎でみられる．アレルギーでは水様性だが，かぜ症候群でははじめは水様性でも二次感染を合併すると粘液性，膿性となる．いつ頃から鼻水を自覚しているか，咽頭痛や咳，痰，発熱，眼のかゆみを伴うか，また，鼻水は一過性か，季節性があるか，通年性かを確認する．くしゃみ，鼻閉，嗅覚障害についても聴取する．

　咳は痰を伴わない咳（乾性咳嗽）なのか，痰を伴う咳（湿性咳嗽）なのかを区別する．また咳の持続期間により急性咳嗽（3週間以内），遷延性咳嗽（3〜8週），慢性咳嗽（8週間以上）に分類される（図1）[1]．

　痰の性状は膿性，粘液性，漿液性，血性に分類される．痰の色，量，粘稠度，臭いについて尋ねる．膿性痰では肺炎，気管支炎など感染性疾患，粘液性，漿液性痰では喘息，COPD，細気管支肺胞上皮型腺癌（上皮内腺癌），血痰では気管支拡張症，肺癌，肺結核を含む呼吸器感染症をまず疑う．痰をすぐに喀出できる場合にはチューブやティッシュに採って実際に観察することも重要である．

　発症3週間以内の急性咳嗽では胸部X線で異常を認める疾患を鑑別しなければならない．とくに，肺血栓塞栓症，うっ血性心不全，肺炎，胸膜炎，肺結核，肺癌，転移性肺腫瘍，間質性肺炎，気胸などは緊急性があり，重要である．胸部X線

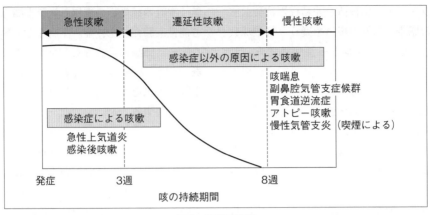

図1 咳嗽の分類

〔文献1）より引用改変〕

で異常を認めない急性咳嗽としては，かぜ症候群，急性気管支炎，マイコプラズマ感染，クラミジア感染，百日咳，インフルエンザ，慢性気道疾患の急性増悪，急性鼻副鼻腔炎などが挙げられる．発症後3～8週間の遷延性咳嗽，8週間以上の慢性咳嗽では，1日のうち，いつ咳が出るか，季節や気候，温度差，感冒症状が先行したか（感染後咳嗽），息切れ・呼吸困難，喘鳴を伴うか（気管支喘息，COPD），胸やけがあるか（胃食道逆流症），咳払いを反復するか（後鼻漏）といった点を聴取する．胸部X線で異常を認めない場合，湿性咳嗽の原因としては副鼻腔気管支症候群，気管支喘息，COPD，乾性咳嗽では咳喘息，アトピー咳嗽が多い．

3．診　察

体温，頸部リンパ節腫脹の有無，咽頭の発赤，腫脹，扁桃の発赤，腫脹や膿不全の有無を観察する．舌圧子にて舌奥を下げて中咽頭後壁の後鼻漏をチェックする．聴診では正常呼吸音のほか，rhonchi（低音性連続音），wheezes（高音性連続音），fine crackles（細かい断続音），coarse crackles（粗い断続音），胸膜摩擦音（pleural friction rub）に注意して聴く．浮腫，チアノーゼ，ばち指の有無も確認する．

4．検査のポイント
1）胸部X線検査

咳，痰を訴える患者では通常，胸部単純正面写真を撮影し，必要に応じ側面撮影，側臥位正面撮影などを追加する．

2）鼻水，喀痰検査

鼻水，喀痰中の好酸球の存在はアレルギー性鼻炎，気管支喘息，アトピー咳嗽の診断の参考になる．咳，痰を訴える患者の診察では肺癌の可能性を常に念頭におき，肺癌を疑った場合には，胸部X線の異常がなくとも喀痰細胞診検査を行う．とくに喫煙歴のある中高年者が咳，痰を訴えてきた場合や血痰を有する場合は必ず行う．喀痰細胞診は起床時3日連続の採痰が望ましい．固定液の入ったチューブに連続採痰して届けてもらってもよい．喀痰細胞診検査では肺癌診断目的の異形細胞の存在の有無の観察に加えて，好酸球，好中球などの白血球も併せて評価できる．喀痰グラム染色は有用な迅速診断法であり，菌種の推定が可能であるが，実施者の経験や技量によるところが大きい．

3）血液，生化学検査

白血球数の増加，とくに好中球数の増加は一般細菌（肺炎球菌，インフルエンザ菌，緑膿菌など）の感染症を示唆し，CRPの上昇を伴う．白血球数が正常ないし減少していればウイルスやマイコプ

ラズマ，クラミジア，結核菌，非結核性抗酸菌感染，その他の感染症以外の疾患を疑う．好酸球数増加は気管支喘息やアレルギー性疾患でみられる．マイコプラズマやクラミジア感染では肝機能障害がみられることがある．

4）その他の微生物学的検査

鼻咽頭拭い液を検体とするインフルエンザウイルスの抗原検出法，肺炎球菌，レジオネラの尿中抗原検出法は迅速診断として有用である．成人の百日咳は小児のような特有の咳を認めることは少なく，リンパ球も増加しないことが多いので診断が困難である．細菌凝集反応による百日咳菌抗体価がシングル血清で320倍以上，抗百日咳毒素（PT）抗体がシングル血清で100 EU/ml以上が診断の目安であるが，必ずしも当てはまらないことが多くペア血清が望ましい．

5）呼吸機能検査

肺活量，努力肺活量，1秒量の測定（通常フローボリューム曲線として測定）を行う．COPD，喘息などの気流制限をきたす疾患の診断にとくに有用である．

6）パルスオキシメトリー

酸素飽和度（SpO_2），脈拍数を簡便に測定し，低酸素血症のスクリーニング，疾患の緊急性を判断する上で有用である．

5．患者・家族へのインフォームドコンセント

鼻水は感染性，アレルギー性のどちらが疑われるのかを説明し，感染性の鼻水では細菌感染，抗生物質の投与の必要性の有無を説明する．とくに副鼻腔炎が疑われる場合には，耳鼻咽喉科医への受診を勧める．咳，痰は呼吸器内科領域ではもっとも多い訴えである．胸部画像診断での異常の有無，呼吸器感染症の有無，気管支喘息，COPDの可能性，肺血栓塞栓症，気胸などの緊急性を要する疾患，肺癌の可能性などを説明する．間質性肺炎，肺癌など胸部単純X線だけの画像診断では不十分な疾患を疑った場合にはCT検査などの必要性を説明する．

6．高齢者診療のポイント

高齢者では咽頭反射が弱く誤嚥などを起こしやすい．また高齢者では潜在的に咳嗽反射も低下している．さらに，中枢神経系の障害である脳血管障害，パーキンソン症候群，アルツハイマー型認知症のような病態では咳嗽反射が低下あるいは消失しているため摂食や嚥下障害も引き起こしやすくなる．咳中枢は嚥下中枢の近傍に存在し互いに深い関係があり，脳血管障害などが原因で生じる球麻痺型嚥下障害の際には咳中枢も障害されることが多く，誤嚥性肺炎を起こしやすくする可能性があるので注意が必要である．

7．紹介のポイント

急性咳嗽の原因として肺血栓塞栓症，うっ血性心不全，中等症以上の肺炎，胸膜炎，肺結核，肺癌，転移性肺腫瘍，間質性肺炎，気胸などは専門医への紹介が必要となる．とくにSpO_2が90％以下に低下している場合には緊急性がある．

文　献

1）社団法人日本呼吸器学会　咳嗽に関するガイドライン第2版　作成委員編：咳嗽に関するガイドライン　第2版，メディカルレビュー社，東京，2012
2）興梠博次：咳・痰．診断と治療，93：591-596，2005
3）渡辺　彰：咳・痰．内科診断学　第2版，福井次矢，奈良信雄　編，医学書院，東京，p401-409，2008

（土屋　　智）

3　呼吸困難

初診時の対応

　呼吸困難とは，通常，無意識下に行われている呼吸・循環系の機能に何らかの異常が起こり，そのために呼吸がしにくいという感じ，あるいは呼吸をするのに不快ないし苦痛を感ずる状態，自覚症状を意味する用語である．

　呼吸困難は，主に呼吸器疾患，循環器疾患で観察される重要な症候である．循環器疾患管理の進歩によって，循環器疾患による肺うっ血などによる呼吸困難で受診することは少なくなったが，慢性心不全患者，とくに高齢者では，呼吸困難を愁訴としての受診はまれではない．

1．問　診
　患者が呼吸困難を表現する言葉は，息苦しい，息が詰まる，空気が足りない，息切れがする，胸が圧迫され呼吸しにくいなど，さまざまである．

　このような言葉は，ある程度，鑑別診断に有用ではあるが，問診，打診，聴診だけで十分な診断・対応は不可能である．

2．検　査
　呼吸困難を訴えて来診した患者の鑑別診断に必要・十分な検査機器としては，以下の機器が挙げられる．
・胸部X線写真撮影装置
・スパイロメトリー（換気機能評価）
・パルスオキシメータ（酸素飽和度評価：SpO_2）
・自動血球計数 CRP 測定装置
問診，身体所見に加えて，これらの検査機器を

用いての検査所見を合わせての呼吸困難を呈する疾患の鑑別診断について記載する．

　なお，治療的診断のために，吸入気管支拡張薬，酸素供給装置，紙袋も必要である．

1）胸部X線写真所見と問診の要点
　呼吸困難を愁訴として来診した患者の場合，いずれの疾患でも胸部X線写真所見なしに的確な診断ができるわけではない．愁訴を尋ね，聴診した上に，まず胸部X線写真撮影を行う．胸部X線写真所見を読影しながら，さらに詳しく問診を行うのが実践的である．

2）問診の要点
①どういうときに起きるか．
②いつから，どのように起こっているか．
③他にどのような症状を伴っているか．

胸部X線所見では異常陰影の認められない疾患

1．喘　息
呼吸困難をきたし，胸部X線写真では異常の認められない患者のほとんどは喘息である．

1）軽症喘息
①夜間就寝直後，真夜中〜夜明けに，息苦しくて目が覚める，咳を伴っていることが多い．
②小児喘息の既往，家族歴があれば，まず確実である．
③来診時，昼間は愁訴の少ないことが多くSpO_2，肺機能検査では異常は認められないことが多い．
④吸入気管支拡張薬と吸入ステロイド薬の投与により1〜2週間程度で愁訴は消えることで，

診断はより確実となる.

　2）中等症・重症喘息

①「発作性に起こり，息がつまる，胸が圧迫され呼吸しにくい」で来診する．喘鳴が聴取される.

②ほとんどの患者には喘息治療歴があり，治療を放置していた場合が多い.

③SpO$_2$低下（＜95％）が認められることがあるが，気管支拡張薬吸入によって改善する.

④発作の寛解後，肺機能検査を行えば，閉塞性換気障害の認められることがある.

注：喘鳴が聴取される疾患として，他にきわめてまれではあるが気管腫瘍がある.

2．COPD（慢性閉塞性肺疾患，慢性気管支炎/肺気腫）

患者数は喘息に比較して，はるかに少なく，1/5程度である．胸部X線写真上，進展（重症）例では，肺の過膨張，横隔膜低下などの所見が認められるが，軽症，中等症では，明らかな異常所見には乏しい.

①「慢性進行性の息苦しさ」が主徴である.

②喫煙歴があれば，診断はほぼ確定する.

③患者の多くは中高年，とくに70〜75歳以降である．COPDはCT所見では，60歳前後から認められることが多いが，肺機能上の閉塞性換気障害，また愁訴を呈することなく経過する患者が大部分である.

④SpO$_2$低下が認められる場合，酸素吸入によって改善する.

3．過換気症候群

30歳以下，とくに女性がほとんどである．精神的ストレスなどが原因で，大きな呼吸によって，血液中の二酸化炭素が肺から排出されすぎて起こる病態である.

①「発作性」の呼吸困難だけでなく，「手足のしびれ」など多彩な症状がみられる.

②心因性の疾患であるので，人間関係のもつれなど動機の見い出されることが多い.

③聴診上，異常所見は認められない.

④本症が疑われた場合，紙袋/ビニール袋を頭に被せて呼息を再び吸わせる方法により改善することから診断がつく.

胸部X線所見で異常陰影の認められる疾患

1．肺の縮小（虚脱）所見

　1）自然気胸

①若い，とくに細身の男性に多い.

②「胸痛を伴った突発性の息苦しさ」で起こる．しかし，息苦しさが出現するほどの肺虚脱が起こることは少ない.

2．心肥大所見

　1）慢性心不全

慢性心不全患者，とくに高齢者では，肺うっ血のため息苦しさを呈することがある．心肥大所見が著明でない場合もある.

①軽症：階段を昇る，坂道を登る，急ぐなど，「運動時のみ」息苦しさが出現する.

②中等症：「夜間就寝直後」に出現する.

③重症：「喘鳴」が聴取される.

④SpO$_2$低下が認められるが，酸素吸入によって改善する.

3．びまん性陰影

呼吸困難を呈するびまん性肺疾患（両側にわたるびまん性陰影を主徴とする疾患）は数多いが，まれな疾患が多い．急性発症以外は，いずれの疾患でもかなりの進展期に至って呼吸困難が出現する．疾患の初期に鑑別対象になることではない．また，多くの患者は健康診断時に発見されていることも事実である.

　1）特発性肺線維症

中高年以降に発病する疾患である.

①「慢性進行性の労作時の息苦しさ」が愁訴.

②胸部X線写真上，びまん性陰影，とくに下肺野（肺底部）の線状・網状影が認められれば

ほぼ診断は確かである.

③ばち状指，ベルクロ・ラ音が特徴とされているが，すべての症例で認められるわけではなく，「慢性進行性の息苦しさ」で受診したような場合，若干のベルクロ・ラ音が聴取される程度である.

④パルスオキシメータでのSpO_2低下は，安静時にはなくとも労作時には初期から認められることが多い．拘束性換気障害が認められるのは，かなり進展してからのことである．喫煙者では，拘束性換気障害は軽度である.

2）膠原病性間質性肺炎

まれに肺症状が他臓器病変に先行するが，多くは他臓器病変が認められる.

4．肺動脈陰影の拡大
原発性肺高血圧症

きわめてまれな疾患である．SpO_2低下が認められ，酸素投与によって改善する場合，まず本症を考える必要がある.

5．塊状陰影

肺炎，結核，肺癌の進展期症例である．息苦しさだけでなく，発熱，咳，喀痰・血痰などの症状を伴っている．現在，このような患者に遭遇することはほとんどない.

（泉　　孝英）

4 めまい

めまいは，ある意味抽象的な表現であり，運動感を伴うめまい（回転，景色が流れるなど）と，運動感以外に自覚的な聴力，視力，思考低下を伴う浮遊感，ふらつき，よろめきなど平衡障害を含むもの，眼前暗黒感，嘔気，失神，不快感なども含まれている（表1）．身体の平衡感覚は，1）眼からの求心性刺激，2）前庭迷路（内耳）からの刺激，3）眼筋，頸筋，体躯や下肢の筋肉，関節からの総合的刺激を脳において統合することで保持している．したがってめまいは，この各種末梢受容体からの入力や中枢連絡機構のどこかに不具合が起きた場合に発症するので，背景にある多くの疾患や病態を診断するためにも，問診（表2）で得る情報は非常に大切である．

初診時の対応

1．問 診

家族歴：母親の梅毒血清反応，心疾患や突然死，片頭痛の有無を聴取する．

既往症：頭部外傷，騒音下での長時間の仕事，ストレプトマイシン・カナマイシンの使用歴，中耳炎の既往などなんらかの形で内耳に影響を及ぼすものがないかどうか聴取する．また乗り物酔いの経験，寝不足や不眠，ストレス，神経質な性格の有無，高血圧，低血圧，貧血，消化器疾患，糖尿病，脂質異常症などの全身疾患の有無や肩こりの有無などの聴取を行う．

2．現病歴

問診はとくに重要であり，ましてや診察時に眼振のない患者の場合には詳細な問診以外に頼るべき手段がないが，重要な問診事項としては，その性状（回転性，浮遊感，ふらふら感，眼前暗黒感，歩行障害），めまいの発現状況（誘因なく自発性・発作性に突如発症か誘発されたものか）とその経過（徐々に起こり持続しているかあるいは進行性か）について，また，1回1回の持続時間，回転

表1 めまいを起こす疾患の部位，代表的疾患，随伴症状，神経症状

疾患部位	代表的疾患	随伴する症状や神経症状
内 耳	メニエール病，迷路梅毒，中耳炎から内耳炎 突発性難聴，良性発作性頭位眩暈症	難聴，耳鳴，耳閉感，耳痛，嘔気，嘔吐
前庭神経 聴神経	前庭神経炎 聴神経腫瘍，髄膜腫	嘔気，嘔吐，かぜの先行，難聴，耳鳴 頭痛，角膜反射の消失
脳 幹	脳幹梗塞，椎骨脳底動脈不全	嚥下・構音障害，口周囲の感覚低下，複視
小 脳	小脳梗塞，小脳出血 多発性硬化症	頭痛，嘔気，嘔吐，失調 失調，視力障害
大 脳	側頭葉てんかん 脳腫瘍 脳膿瘍（中耳炎から波及）	記憶障害，意識障害，痙攣，自動症 麻痺，頭痛，視野欠損 髄膜刺激症状，発熱，視野欠損，意識障害
全身障害	貧血，起立性低血圧 不整脈，大動脈弁狭窄症 パニック障害	立ちくらみ，起立時血圧低下 失神 過換気症候群，動悸，息切れ

表2　問診における要点

1．めまい自体に関するもの
1）回転性か，浮動性か，動揺性か，眼前暗黒感か，失神発作か，一過性・反復性動揺視か 2）自発性か，誘発性か（頭位性か，頸捻転性か，頭位変換性か） 3）持続時間（一過性か，短時間か，中等度か，長時間に及ぶか） 4）代償された後平衡障害が残るか
2．同時に発症する随伴症状
1）耳鳴・難聴，耳閉感，自声強調，自覚的リクルートメント現象を伴うか（内耳疾患に多い 　　が脳底動脈や前小脳動脈，または上小脳動脈系の障害にみられる） 2）四肢先端の痺れ感（椎骨脳底動脈循環不全など） 3）口周囲の痺れ感（視床を中心とする循環障害） 4）頭痛・頭重感 5）痙攣，複視，振戦，意識障害など（上部脳幹障害など） 6）筋力低下（錐体路障害など） 7）嚥下障害，構音障害，嗄声など（下部脳幹障害など） 8）失調，言語緩徐，断綴，階段の下降時のつまずき（小脳障害） 9）前後方向に倒れる（中心性・びまん性対称性障害） 10）左右方向に倒れる（辺在性障害）
3．原因を探す目的のもの
1）職業（騒音，農薬その他の有機溶剤，振動工具，兵役，その他） 2）アレルギー体質 3）異常血圧 4）音響外傷や頭部外傷 5）ストレプトマイシン，カナマイシン，その他の薬物使用 6）肩こり，首こり 7）歯牙カリエス 8）心臓・血管性疾患，糖尿病，脂質異常症，甲状腺疾患

性眩暈の場合その回転方向，まためまいのない期間の状況などである．自発性・発作性に起こるものとして念頭におくのは，メニエール病，突発性難聴，前庭神経炎，脳血管障害などである．持続時間は比較的長いものが多い．誘発されるめまいとは姿勢の変化や体動時，すなわち，急に起き上がったり，寝返りを打ったりしたときに突然起こり，良性発作性頭位眩暈症や小脳出血にみられるが，良性発作性頭位眩暈症の場合はめまいの持続時間が短かったり，再現性があるが繰り返し行うことで減衰傾向や疲労現象がみられる．神経血管圧迫症候群や頸性眩暈でも頸部の捻転で誘発されるが，減衰や疲労現象がみられないことで相違がある．発現時期が不明で持続性・進行性である場合は変性疾患や脳腫瘍にみられる．

めまいの随伴症状にも注目し，耳鳴や難聴などの耳症状を伴うものは内耳性のめまいを，手足のしびれ，複視，言語障害，嚥下障害，失神，激しい頭痛などの神経症状を伴うものは中枢障害を考える．必ずしも随伴症状を伴わない疾患もあり必ず，検査やめまいの発現背景を参考にする．

3．診　察

患者が歩行可能の場合は，診察室に入室し座るまでの様子を必ず観察する．外傷の有無，一般的な耳鼻咽喉頭の観察を行うのはもちろん，各脳神経異常の有無に留意する．眼位，ホルネル徴候の有無，瞳孔の左右差の有無，対抗反射の異常の有無をチェックする．上下方向斜視・複視は，斜偏位があることを示唆しているが，頭部の傾斜の有無もみる．四肢麻痺の有無，上下肢のバレー徴候，項部硬直，不随意運動，筋トーヌス，深部腱反射，バンビンスキー反射などの病的反射，指鼻試験，膝踵試験をみる．

4．検査のポイント

検査としては，注視・非注視眼振検査，頭位・頭位変換眼振検査，標準平衡機能検査，標準純音

聴力検査，頭部 CT，MRI，血液検査（血算，ワッセルマン反応，血糖，肝・腎機能検査），シェロングテスト（体動に伴う血圧の変動が 20 mmHg 以上ないか）などを行う．

めまいの診断を行う上で，注視・非注視眼振検査，頭位・頭位変換眼振検査は重要な位置付けにあり，耳鼻咽喉科的には日常的に行われている検査であるが，他科では敬遠されがちである事実があるため，検査について触れる．

1）注視眼振について（図1・2）

定方向性（水平回旋混合性）眼振とは，眼振の急速相の方向が注視によって変化しないもので，水平回旋混合性眼振とは水平要素と回旋要素の合併したものをいう．定方向性の眼振ではこの水平回旋混合性眼振がもっとも多く，急激な末梢前庭系の障害が出現したときなどに認められるもので，メニエール病の発作期，前庭神経炎の急性期，急激な末梢前庭系の機能低下時にこの眼振は認められる．

左右側方注視眼振は，右方注視で右向き眼振が，また左方注視時に左向き眼振が認められるもので，側方注視異常によって出現してくる眼振と考えられるので，注視機能の障害が眼振の発症に大きく関与すると考えられる．すなわち，末梢前庭系障害ではこの眼振は出現せず，中枢性眼振と考えてまず間違いない．注視眼振の左右側方注視眼振の一種に，ある側方注視で，眼振の振幅が大きく頻度の少ない眼振が，またその方向と対側注視を行った場合に振幅小，頻度大の眼振がみられる場合をブルーンズクッシング眼振といって，小脳橋角部障害によって出現してくるものである．ただし，聴神経腫瘍のごく初期段階ではこの眼振はみられないことが多い．

垂直性眼振とは正面視で下眼瞼向き，あるいは上眼瞼向きの眼振のあるもので，アーノルド・キアリー奇形で多く，脊髄小脳変性症でもみられる．この下眼瞼向き垂直性眼振の病巣局在診断については必ずしも明らかではないが，小脳正中部，小脳下虫の障害が考えられている．なお，自発性上眼瞼向き垂直性眼振の頻度はきわめて少なく，病巣局在診断はまだ，十分解明されていない．

回旋性眼振とは，正面視で純回旋性眼振を示すもので，注視方向によって回旋の方向が変化しないことが1つの特徴で水平回旋混合性眼振とは若干異なる．純回旋性眼振が出現する病態としては，延髄空洞症，ワレンベルグ症候群のときが多

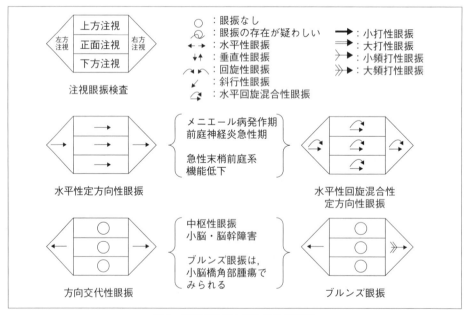

図1　眼振の性状と疑われる疾患群

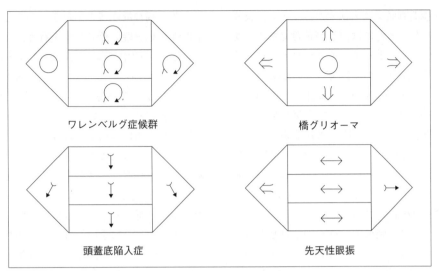

図2　眼振の性状と疑われる疾患群

い．病巣局在としては延髄を中心とした障害が考えられているため，そのほかの症状としては嗄声，嚥下障害，ホルネル症候群など下部脳神経の症状の出現の有無について注意する．

　先天性眼振は先天的にみられる眼振であり，その病巣局在診断および発症機構については明らかではない．したがってこういう症例では必ずしも，CT，MRIなどは有用ではない．多くの前庭性眼振は，急速相と緩徐相の速度差が大きくあるのにもかかわらず，先天性眼振では振子眼振など，眼振の緩徐相と急速相が必ずしも明確でない場合がある．さらに，眼振が著明であるにもかかわらず，めまいや平衡障害などの神経学的所見がないのも先天性眼振の特徴の1つである．また開眼注視では，著明に出現しているにもかかわらず，閉眼によって著しく抑制されることも特徴の1つで，これを電気眼振計で記録することにより明確となる．また，先天性眼振は交代性眼振がみられることもある．

　2）頭位・頭位変換眼振検査について

　頭位・頭位変換眼振検査は，頭位という動的な半規管刺激によって誘発される眼振を検査するものであるが，頸部の異常や頭蓋内圧亢進症状などを有する疾患の場合は，十分に注意をしなければならない．座位および懸垂頭位での眼振検査で，

その方向の変化しない定方向性眼振は，ほとんどの症例では回旋性要素を伴っており，これらは頭位眼振とほぼ同様の臨床的意義をもつ．回旋方向が座位と懸垂頭位で反対回旋を認める症例は，良性発作性頭位眩暈症などの症例にみられることが多く，垂直回旋混合性眼振で方向の変化するものも，末梢前庭系の障害のときにみられることが多い．良性発作性頭位眩暈症では，頭位変換に伴って出現してくる眼振に潜時を認め，また検査を繰り返し行うことで減衰，疲労現象がみられ，眼振の頻度や大きさの減少を認める．純垂直性の方向が変化する眼振，とくに懸垂頭位での下眼瞼向き垂直眼振は，小脳正中部を中心とした後頭蓋窩の疾患，障害によって出現する場合が多く，注視眼振，頭位眼振などの下眼瞼向き垂直眼振と診断的意義は同様であるが，下眼瞼向き垂直眼振を誘発させるには頭位変換眼振がもっとも鋭敏な検査ということができる．

　3）温度眼振検査について

　温度眼振検査は，体温より高いあるいは，低い温度の水を外耳道から注入することで外耳道壁を介して，温度の変化が内リンパに伝わり内リンパ流を生じることで外側半規管が刺激され，眼振が出現する反応をみるもので，手技的には，一般に5 mlの冷水あるいは温水を外耳道より10秒かけ

注入し，20秒間刺激する方法で計測するが，鼓膜穿孔や炎症のあるときには注意が必要である．また本来は固視機能によるアーチファクトを排除するために暗所開眼下での記録を行うのがよい．測定は，一般に眼振の急速相，緩徐相，その速度，眼振数，持続時間を測定するので電気眼振図を記録するのが望ましい．温度眼振の緩徐相速度の左右差を見て，少ないほうの耳を一般に内耳障害側とする．ただし，自発眼振がある場合には，自発眼振分を緩徐相速度にプラス，マイナスして判定する．

4）視標追跡検査について

視標追跡検査は，眼前50 cm～1 mのところを左右に行ったり来たりする標的を目で追いかけて，眼球が円滑に動くかどうかをみる検査である．正常では動く物体を円滑に追うことができるが，小脳や脳幹の眼運動系に障害がある場合は，眼の動きが円滑でなくなるため診断上有意義な検査である．通常水平方向の動きを検査することが多いが，症例によっては垂直方向の動きを検査する必要もある．簡便法では，眼前50 cmのところで，指先，ボールペンなどを左右に動かし，眼で追うように指示し，おおよそ円滑に動くかどうかを肉眼でも観察できる．電気眼振計を装着し記録することで，眼球運動が円滑か，段階状か，あるいは失調性かを判断できるが，障害部位が同一でも障害の程度により示すパターンが異なることもあるため，単独での判断より他の検査とともに総合的に診断を進めることが大切である．

5．患者・家族へのインフォームドコンセント

定方向性の眼振を示すものは末梢性眩暈症，方向交代性眼振を示すものは中枢性眩暈症である．一般には経過として2週間は急性期であり，この間は自律神経症状が優位となり，めまい症状が安定しないことも多く，また急な体動でめまい発作が誘発されることが多いので動き出しには注意を促すとともに意識的に体動はゆっくりするよう指導する．内耳性眩暈では通常，経過とともに徐々に改善するが，不変か増悪傾向を示す場合あるいは，他の脳神経症状の出現などがみられるときは中枢性疾患を疑いその検索を行う．

日常生活の中では，CATS（C：カフェイン，A：アルコール，T：タバコ，S：ストレス）がかからないように留意するよう生活指導をする．数ヵ月間持続，あるいは進行するめまいは，中枢性疾患を念頭に再検索を行う．

慢性期に入っためまい患者は，過度のストレスにならない程度での運動を勧める．時間的経過とともに回転性眩暈は，よくなったがふらつきが改善しないと訴える患者は意外に多い．しかし，ふらつきという"めまい"は中枢，内耳，頸部，脊髄，下肢のすべてが関与しており単純なロジックでは解決につながらない場合も多い．

6．高齢者診療のポイント

加齢に伴う内耳の変性と萎縮は耳石，有毛細胞から前庭神経まで前庭器全体に及ぶのは事実であるが，一般的には高齢者のめまい・ふらつきは前庭覚，視覚，体性感覚など複数の要因が絡み合った複合的障害からなる症状と考えられる．また高齢者で一人住まいの淋しさや将来的な不安からストレスなどを訴える場合もあり，うつ病やうつ傾向を払拭できないケースもあり，精神的・社会的立場からも患者をみる必要性がある．

7．紹介のポイント

内耳性眩暈症が疑われる場合は当然，耳鼻咽喉科に紹介するが，非中枢性眩暈症でも耳鼻咽喉科にセカンドオピニオンを求めるのは決してわるいことではない．

文　献

1) 伊藤壽一：2. 平衡機能検査［2］異常眼球運動検査. 耳喉頭頸 65（11）：95-101，1993
2) 清塚鉄人，栗原照幸：内科疾患からみためまい・ふらつき．JOHNS 18（7）：1203-1208, 2002
3) 坂田英治：めまい・平衡障害の診断における問診の役割．JOHNS 11（6）：785-791, 1995

（石山　浩一）

第1章 症候編

5 しびれ

広辞苑ではしびれること，麻痺となっている．ここでは筋力障害の痺れと，感覚障害としてのしびれを取り上げたい．

患者さんがしびれを訴えて来院した時，筋力低下の麻痺か，感覚障害を訴えて来院されたかをまず問診で見分ける．

初診時の対応

1．しびれ（痺れ）─筋力低下

筋力障害としての麻痺はパターンがある．パターンを知ると麻痺を訴える患者さんの診断が一段と容易になる．

末梢神経障害（図1）では筋力低下が手と足の周囲の筋力低下をまずきたす．例外として脊髄前角細胞の常染色体劣性遺伝によるキュウゲルバーグ・ウェランダー病では末梢神経障害であるのにガードルタイプの筋力低下をきたす．

筋肉が障害される筋症（図2）ではガードルタイプ麻痺といって，上肢では肩関節周囲の筋肉と下肢では股関節周囲の筋肉と殿筋の筋力低下をまずきたす．

脳血管障害などの脳症（図3）による麻痺は一側の上肢の伸筋優位の麻痺と下肢での屈筋優位の麻痺となる．詳しくいうと上肢では肩，肘，腕関節部で伸筋のほうが屈筋よりも弱くなり，下肢では股関節，膝関節，足関節部で屈筋のほうが伸筋よりも弱くなる．内包部での麻痺ではこのパターンを保ちつつ麻痺の度合いが強くなる．脳幹部（図4）では障害側の脳神経麻痺とこのパターンを保ちながら障害部位と反対側の筋力低下をきたす．

ワレンベルグ症候群では筋力低下は認めないが，このパターンを保った筋力低下が加わるとワレンベルグ症候群がバビンスキー・ナゲオッティ症候群という名前になる．延髄（図5）では交差性片麻痺となって上肢と下肢で麻痺側が反対になる．しかし伸筋，屈筋のパターンは保つ．そこから下がってC1からC4までは横隔膜の障害での呼吸困難での死亡などで片側の麻痺以外あまりみることはない．刀傷などの一側の脊髄損傷による筋力低下ではブラウン・セカール症候群（図6）のパターンを示す．

ギラン・バレー症候群では足からはじまる上行性の麻痺をきたす．この症候群で喉からはじまる

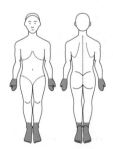

図1　末梢神経障害

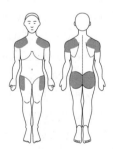

図2　筋症

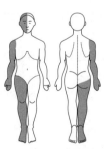

図3　脳症

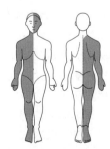

図4　脳幹部

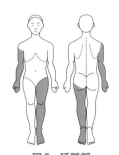

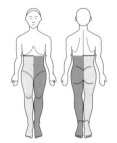

図5　延髄部　　　　　図6　B・S

CHUSIDJ. G より改変

表2　薬物性のしびれ

心血管系薬物 3 薬物
Amiodarone（アンカロン抗不整脈薬），
Hydralazine（アプレゾリン高血圧治療薬），
Procainamide（アミサリン抗不整脈薬）

抗生物質 8 種 12 薬物
nucleoside analogs（HIV 治療薬等），Isoniazid,
Ethanbutol, Dapsone, Chloramphenicol,
Nitrofurantoin, Fluoroquinolones, Metronidazole

抗悪性腫瘍薬 3 種 7 薬物
Mitotic spindle drugs（Vinca aikaloids, Taxanes），DNA-
binding drugs（Cisplatin/Carboplatin, Oxaliplatin），
Proteasome inhibitors（bortezomib）
Thalidomide, Suramin, Misoiodazole

免疫抑制薬 5 薬物
Gold, Colchicine, Chloroquine, Tacrolimus,
Leflunomide

その他 3 薬物 3 薬物
Almitrine, Phenytoin, Pyridoxine（Vitamin B6）

表1　エントラップメント症候群

上肢
胸郭出口症候群
回内筋症候群
回外筋症候群
肘部管症候群
ガイヨン管症候群
橈骨神経麻痺
尺骨神経麻痺
正中神経麻痺

下肢
大腿外側皮膚症候群
梨状筋症候群
大腿神経絞扼障害
閉鎖神経症候群
伏在神経麻痺
腓骨神経麻痺
腓腹神経麻痺
浅腓骨神経麻痺
足根洞症候群
前足根管症候群
足根管症候群

表3　毒物によるしびれ

重金属 4 種
鉛，ヒ素，タリウム，水銀などによる中毒

魚介類 3 種
シガテラ（Gambierdiscus toxicus などの有毒渦鞭毛藻を
食した魚を食べることによる食中毒）
赤潮（くらげ毒，カキ・ハマグリ毒）
tetrodotoxin（ふぐ毒）

職場，環境 10 種類
アルコール，アルコール依存症治療薬（ノックビン）
笑気ガス中毒，有機リン酸化合物中毒，エチレングリ
コール中毒，六価カーボン中毒，アクリルアミド中毒，
クロウメモドキ中毒，虫刺され，ジフテリアトキシン

下降性の麻痺はジフテリアでみられる.

2．しびれ―感覚障害

　感覚障害としてのしびれは種類が多い．本誌の
「末梢神経疾患」にでてくる疾患はすべて感覚障害
としてのしびれをきたす可能性をもつ．また表1
のエントラップメント症候群をきたす疾患も，表
2の薬物性のしびれも，表3の毒物によるしびれ
も感覚障害としてのしびれがある．

　感覚障害としてのしびれでは患者さんへのアプ
ローチは次の順序である．
まず AEIOU に入る．
A：AMENITY：患者さんに気楽にしてもらう.

E：EYE CONTACT：目と目を見て話す.
瞳孔の大きさで患者さんとのラポートの良さもわ
かる．もちろん直径が正常の4 mm より小さけれ
ばラポートは良好であることがわかる.
I：INTRODUCTION：お互いの紹介をする．
O：OPEN ENDED QUESTION：OED から始める．
U：URGENCY：救急性がないかを確かめる．
臨床内科医として，扱えないほどの救急性がある
患者さんは連携病院へ送る．

　救急性がないとわかると次に OPPQRRRST に
入る.

O：ONSET：いつからしびれているのか．

それを調べるために3の法則を使う．

3時間以内の発症か；突発性

3日以内か；急性

3週間前からなのか；亜急性

3ヵ月以上続いているのか；慢性

P：PROVOCATIVE：悪化要因は

P：PALIATIVE：どうすればよくなるのか

Q：QUORITY；しびれの性質（運動も感覚も）

運動では全く動かないのか，少し動くのか．動かそうと思っても動かないのか．

感覚では，胡坐をかいたり，長時間正座したりした時のことを思い出してもらう．

「あなたのしびれはどれに一番近いしびれですか」

1．正座した後感覚が全くなくなったとき

2．次にジンジンとしだしたとき

3．すーとましになっていくようなとき

この3つのどれに一番近い状態なのかを聞く．この質問でしびれが1．初期の状態か，2．進行期か，3．回復期かがわかる．

　またparaesthesiaといって今まで経験したことのない感覚を訴えることもある．

R：REGION：そのしびれの場所は

R：REFFERED；そこからどこへ広がっているか

R：RELATRD SYMPTOM；しびれと関連した他の症状，徴候はあるか

S：SEVERELITY；0から10の尺度でどれぐらいか

T：TEMPORARITY：時間の経過は

と聞いていく．

　神経学的系統質問をする．

頭痛，視力障害，聴力障害，めまい，回転性めまい，失調，筋力低下，感覚障害，排泄障害，言語障害，構語障害，書字障害，嚥下障害，失神，痙攣などの有無を問診する．

　これらの問診の過程で例えばメチル水銀による水俣病などの診断にも行き着く．手足や口の周りのしびれに手足の震えや，小脳失調，視力障害，聴力障害，耳鳴りなどがあればこの病気を考える．

　既往歴，家族歴を聞き，HEENT（頭部）から

H＆L（胸部）．腹部をみて四肢をみて萎縮がないか調べる．必要なら外陰部もみて記載して，次に，神経学的な検査をする．

見当識，言語，脳神経，運動機能，感覚障害の有無，反射，小脳機能，歩行も大切であるが，視診として患者さんの手の萎縮を診ることも大切である．親指と人差し指の間の萎縮では筋萎縮性側索硬化症，頚椎症，尺骨神経麻痺の鑑別をする．

　小脳橋角腫瘍の症状では難聴，頭痛，失調，耳鳴り，に次いで多い顔のPARAESTHESIAがある．これはしびれの一種ではあるが前述の今までに感じたことのない感覚のしびれの時に使う言葉である．手がしびれるのは上記の頚椎症か手根管症候群である．頚椎症では壁押しテストでC5の頚椎症はみつけることができる．C5から最初に出てくる長胸神経が前鋸筋を支配しているので，この神経が障害されると肩甲骨下部を胸郭に引き付ける働きがあるので壁を押すことで肩甲骨の下部は浮いてくる．

　手根管症候群では麻痺の範囲を患者さんに描写してもらうことと母指球の萎縮，腕関節掌側中央のティネルサインで診断がつく．確定診断は神経伝導速度やインチング法で診断がつく．

　検査は血液検査，神経伝導速度，筋電図，神経・筋肉生検となっているが，血液検査以外の検査は専門家の下で行われる．しかもその専門家とは一般の神経内科専門医や脳神経外科専門医ではなく筋肉の専門家や末梢神経の専門家のもとで行われる．だからというわけではないが一般内科医は前述の身近なしびれや頻度の高いしびれを扱い，それ以外は専門家に早期にお願いすることになると思う．

 治　療

　治療は筋肉障害の痺れに対しては各疾患に対する治療をする．感覚障害に対するしびれに対しては西洋薬には治療薬がないので漢方薬の牛車腎気丸などをを使う．痛みを伴うしびれに対しては神経障害性疼痛治療薬やカルバマゼピンを使う．

文　　献

1) 北野英基：患者さんとのラポート（信頼関係）を瞬時に知る方法. 日臨内科医会誌 21 (2)；161：1994
2) Morrison B, Chaudhry V：Medication, Toxic, and Vitamin-Related Neuropathies. Continuum 18 (1)；139-160：2012
3) Alport AR, Sander HW：Clinical Approach to Perheral Neuropathy：Anatomic Localization and Diagnostic Testing, Continuum 18 (1)；13-18：2012
4) Joseph G. Chusid：Correlative Neuroanatomy & Functional Neurology Lange Medical Publications, Los Altos, California, 1970

（北野　英基・北野　英人・岩永　康裕）

6 意識障害

意識には覚醒（意識レベル）と認識（意識内容）の要素がある．しかしながら，赤ちゃんにはいつから意識があるのか？　昆虫には意識があるのか？　などの問いに明確な答えがないように，意識を定義することはいまだ困難である．厳密には意識と無意識の境界は定かでない．そのような中で，臨床医学で意識清明とは，覚醒している状態で，自己および外界を正しく認識し，外部からの刺激に対して適切に反応できる状態のこととされている．よって，臨床医学で意識障害とは，何らかの原因で意識清明ではなくなった状態となる．生理学的には，中脳橋被蓋，視床下部や前脳基底部にある神経核とそのネットワークから構成される上行網様体賦活系が覚醒状態を維持・調節する機構として働き，意識内容に関連する神経回路である視床—皮質系を活性化していると考えられている．実際に脳卒中患者などで重症の意識障害をきたす症例は，脳幹部の上行網様体賦活系の障害もしくは両側大脳皮質の広範な障害のどちらかである．

意識障害は，急性意識障害と遷延性意識障害に分けて考える．急性意識障害とは，時間的経過により急性〜亜急性に意識レベルが低下した状態である．一方で，遷延性意識障害とは，覚醒はしている（目は開くことがある）が，外部からの刺激にほとんど反応がない状態が持続している状態である．なお，数秒から数分の一過性の意識消失として失神があるが，心血管系の異常に起因する脳全体の一過性の灌流不全によるものである．意識消失以外の精神・神経症状なく失立するが，通常は数分で完全に回復する．浮動感，悪心・嘔吐，冷汗，脱力感，あくび，視力障害などの前駆症状を伴うことがある．

急性意識障害は意識レベルに応じて，昏睡（coma），半昏睡（semicoma），昏迷（stupor），傾眠（somnolence），意識不鮮明（confusion）と呼ばれる意識混濁の状態が認められる（表1）．軽度の意識混濁には，せん妄（delirium）や朦朧状態のような意識内容の障害（意識変容）を伴うことがある．また，重症度（予後・転帰）の指標としては，Glasgow Coma Scale（GCS）や Japan Coma Scale（JCS）（表2）が一般的に使用されている．それぞれのスコアとも利点・欠点があり，必ずしも評価者間の一致率は高くない．GCS は，脳幹機能の評価が不十分で，気管内挿管の症例で評価が困難であることから，米国では ICU 入室患者など重症例で Full Outline of UnResponsiveness（FOUR）Score が普及している（表3）．

表1　意識混濁の分類

分類	内容	JCS 相当
意識不鮮明（confusion）	覚醒してるが，何らかの見当識障害あり．	3〜1
傾眠（somnolence）	呼びかけで覚醒し，ある程度指示に従える．	20〜10
昏迷（stupor）	強い刺激で覚醒し，自発運動も時々認める．	30〜20
半昏睡（semicoma）	覚醒しないが，痛み刺激で反応あり．	200〜100
昏睡（coma）	自発運動もなく全く無反応．	300

表2　JCS と GCS の比較

JCS	GCS		
	E（開眼）	V（発語）	M（最良運動反応）
Ⅰ　刺激しなくても覚醒している状態			
0：意識清明	4：自発的に	5：見当識あり	6：命令に従う
1：大体意識清明だが，今一つはっきりしない	4	5	6
2：時・人・場所がわからない（見当識障害）	4	4：混乱した会話	6
3：自分の名前・生年月日がいえない	4		
Ⅱ　刺激すると覚醒する状態			
10：普通の呼びかけで容易に開眼する	3：呼びかけにて	<u>3：混乱した言葉</u>	
20：大きな声または体を揺さぶると開眼する	3		
30：痛み刺激にかろうじて開眼する	2：痛み刺激にて	<u>2：理解不能な音声</u>	
Ⅲ　刺激しても覚醒しない状態			
100：痛み刺激に対して払いのけるような動作をする	1：まったくなし		5：疼痛部へ
200：痛み刺激で手足を動かしたり，顔をしかめる	1		4：逃避
			3：異常屈曲
			2：異常伸展
300：痛み刺激にまったく反応しない	1	1：まったくなし	1：まったくなし

GCS の発語については，V2 と V3 は JCS に対応する点数が特定されないため，それぞれ仮に JCS 30 と 10 の行に記載した（下線）．GCS の重症度は，軽症 14・15，中等症 9〜13（13 を軽症とする分類もある），重症 3〜8 である．
（並木淳ら．GCS による意識レベル評価法の問題点：JCS による評価との対比．日本臨床救急医学会雑誌，10（1）：
20-25，2007 より引用）

表3　The Full Outline of UnResponsiveness Score（FOUR score）

	Eye response	Motor response	Brainstem reflex	Respiration pattern
4	開眼あり 追視，まばたきあり	グー，チョキ，パーができる	瞳孔，角膜反射あり	挿管なし 通常の呼吸
3	開眼あり 追視なし	痛みを手で払う	片側の瞳孔散大	挿管なし Cheyne-Strokes 呼吸
2	大声で呼ぶと開眼	痛みに屈曲反射	瞳孔，角膜反射 いずれか消失	挿管なし 不規則呼吸
1	痛み刺激で開眼	痛みに進展反射	瞳孔，角膜反射 いずれも消失	人工呼吸による 補助呼吸
0	痛み刺激でも閉眼	痛みに反応なし 全般性ミオクローヌス	瞳孔，角膜，咳反射 すべて消失	自発呼吸なし すべて強制呼吸

（Wijdicks EF, et al. Validation of a new coma scale：The FOUR score. Ann Neurol. 58（4）：
585-593, 2005 より引用）

FOUR score（0〜16）と GCS（3〜15）には強い相関関係が認められている．わが国からは JCS に GCS の運動スコアを加味した Emergency Coma Scale（ECS）が提唱されている（表4）．ECS では，「覚醒」の定義を「自発的な開眼，発語または合目的な動作のうちどれか一つでも認める」として，瞬目を観察できれば 1 桁，睫毛反射を認めれば 2 桁とする内容を覚醒の判断材料として加えている．

救急外来患者における急性意識障害の原因として，神経疾患は約 30% に過ぎず，中毒，外傷，精神疾患，感染，内分泌代謝異常など多種の要因が関与している．鑑別疾患の覚え方としては AIUE-OTIPS（表5）が有名である．原因の鑑別診断には，病歴と身体所見がとくに重要であるが，その詳細は各疾患の成書をご覧いただきたい．

遷延性意識障害には，持続性植物状態（PVS：persistent vegetative state）だけでなく，実際には最小意識状態（MCS：minimally conscious state）が含まれている．1994 年に米国神経学会の

表4　Emergency Coma Scale（2003）

Ⅰ桁	覚醒している（自発的な開眼，発語，または合目的な動作を認める）
1	見当識あり
2	見当識なしまたは発語なし
Ⅱ桁	覚醒できる（刺激による開眼，発語または従命をみる）
10	呼びかけにより
20	痛み刺激により
Ⅲ桁	覚醒しない（痛み刺激でも開眼・発語および従命なく運動反応のみを見る）
100L	痛みの部位に四肢を持っていく，払いのける
100W	引っ込める（脇を開けて）または顔をしかめる
200F	屈曲する（脇を閉めて）
200E	伸展する
300	動きが全くない

L：Localization，W：Withdrawal，F：Flexion，E：Extension
（Takahashi C, et al. The validation for usability of Emergency Coma Scale. Journal of Japanese Congress on Neurological Emergencies. 27（3）：17-22, 2015 より引用）

表5　意識障害の原因（AIUEOTIPS）

A	Alcohol：急性アルコール中毒，Vit B1 欠乏症（Wernike 脳症）
I	Insulin：低血糖，糖尿病性ケトアシドーシス，非ケトン性高浸透圧性昏睡
U	Uremia 尿毒症
E	Encephalopathy：肝性脳症，高血圧性脳症
	Endocrinopathy：甲状腺クリーゼ，粘液水腫（甲状腺機能低下症），副甲状腺クリーゼ，急性副腎不全
	Electrolytes：Na，K，Ca，Mg の異常
O	Opiate/overdose：薬物中毒
	O_2 & CO_2：低酸素血症（肺炎，気管支喘息，気胸，心不全，心疾患，肺塞栓，高山病，肺挫傷），CO 中毒，CO_2ナルコーシス
T	Trauma：脳挫傷，急性硬膜下血腫，急性硬膜外血腫，慢性硬膜下血腫
	Tumor：脳腫瘍
	Temperature：低体温，高体温
I	Infection：脳炎，髄膜炎，脳膿瘍，敗血症，呼吸器感染症（肺炎など）
P	Psychogenic：精神疾患
S	Seizure：てんかん
	Stroke：脳梗塞，脳出血，くも膜下出血，急性大動脈解離
	Senile：老人の脳循環不全，脱水，感染（肺炎，敗血症），心不全
	Shock：各種ショック
	Syncope：失神の原因疾患

The Multi-Society Task Force on PVS は，植物状態（VS：vegetative state）とは，視床下部や脳幹部における自律神経機能が完全あるいは部分的に保持されていて，睡眠―覚醒のサイクルが認められるが，自己および周囲を認識することが全くない状態とした．さらに VS 患者は，視覚，聴覚，触覚，あるいは侵害刺激に対して，繰り返し再現性のある，合目的あるいは随意的な反応が認

められず，言語の理解あるいは表出は不可能で，尿や便は失禁し，程度の差はあれ脳幹反射や脊髄反射が残存しているものとした．そして，このVSが1ヵ月間持続した場合にPVSと定義し，外傷例で12ヵ月以上，非外傷例で3ヵ月以上持続すると，恒久的と通常判断できるとした．しかし，PVSと診断された患者の生存期間は2〜5年で10年を超えることは普通でない．MCSは，2002年にGiacinoらにより提唱されたもので，少しでも何らかの意識の痕跡が認められ，PVSの定義を満たさない状態である．具体的には，1）単純な命令に従う，2）正誤にかかわらず，身振りや言語でイエス・ノーが表示できる，3）理解可能な発語，4）合目的的な行動，以上のうち1項目以上が存在するものとしている．1972年に日本脳神経外科学会が作成したVSの定義は，MCSに相当する．MCSはPVSより意識回復の可能性が高く，その鑑別は重要である．

　遷延性意識状態を呈する病態として，失外套症候群（apallic syndrome）や無動性無言（akinetic mutism）がある．失外套症候群は，広範な大脳皮質の障害によるVSで，開眼したり，眼球や手足を動かしたりするが，そこに意思はなく命令に従うこともない．また，意味のある言葉をしゃべることもない．それに対して無動性無言は，開眼して眼球を動かしたりするが，全くの無言で四肢を自発的に動かすこともない状態である．時に追視したり，咀嚼様運動がみられたりすることがある．両側大脳半球皮質あるいは白質，両側大脳基底核，中脳から間脳にかけての網様体など，いくつかの責任病巣が報告されている．このような病態の鑑別として，閉じ込め症候群（locked-in syndrome）がある．脳底動脈閉塞による脳梗塞などで，主に脳幹の橋腹側部が広範囲に障害されることによって起こる．眼球運動（特に垂直方向）と眼瞼挙上以外のすべての随意運動が障害されるが，感覚は正常で意識は清明である．

■ 初診時の対応

① 初期対応：意識レベルとバイタル（呼吸，脈拍，血圧，体温）をチェックし，血液検査のための採血と静脈ルートの確保を行う．また，心電図モニターおよび酸素飽和度モニターを装着する．重篤な呼吸不全または循環不全があれば，直ちに二次救命処置（ALS：Advanced Life Support）に準じて心肺蘇生法を行う．低血糖が否定できないときは50%ブドウ糖液40 ml静注，痙攣重積があればジアゼパム10 mg静注を考慮する．

② 病歴聴取：発症時の状況と経過ならびに随伴症状（発熱，頭痛，嘔吐，痙攣など）の有無，現在治療中の疾患と内服薬の確認，飲酒歴および既往歴（受傷歴含む）などを，患者の家族，目撃者，紹介医などから聴取する．

③ 一般内科学的診察：診察のポイントは，顔面や四肢・体幹の外観にある．外傷の有無，皮膚の色（蒼白，チアノーゼ，紅潮，黄疸）と温度（冷感・熱感），発汗の状態，浮腫や皮下出血の有無，尿・便失禁の有無を診る．

④ 神経学的診察：診察のポイントは，姿勢異常（除脳硬直と除皮質硬直），四肢の動き（自発運動や痙攣などの異常運動），眼位（共同偏視，斜偏視）と眼球運動（roving eye movement, ocular bobbingなど），瞳孔径と対光反射，腕落下試験，膝立試験，疼痛刺激に対する四肢の反応，バビンスキー徴候，項部硬直である．

⑤ 検査：一般的な緊急血液検査，検尿，胸写・心電図に加えて，病歴および身体所見から想定される鑑別疾患の診断に必要な検査，すなわち特殊な血液・尿検査（ホルモン，薬剤など），画像診断（頭部CTやMRI，脳血管撮影など），腰椎穿刺，脳波などを行う．

（辻野　彰）

7　言語障害

言語の神経解剖学的基礎は左半球のシルヴィウス溝周辺を中心に分布するネットワークにある．①言語機能は同じネットワークに属するいくつかの部位のどれか1つの領域が破綻することによって崩壊する．②ある部位に限定された損傷であっても，多数の機能障害をきたし得る．③ネットワークの成分の損傷であっても再組織化で補完されれば，機能障害は軽微にとどまるか，一過性でありうる．④ネットワークの個々の解剖学的な部位はいろいろな機能に対して比較的に専門分化している．

後方にウェルニッケ野，前方にブローカ野がある．ウェルニッケ野の機能は感覚入力を語彙に変換し，単語に意味をもたせる．ブローカ野の機能は語彙を構語に変換し，また単語を文法に従って並べる機能である．

失名詞失語は言葉がなかなか出てこないというような失語である．構語とか言語理解は正常である．錯語が増え，まわりくどいいい方が増え，内容の乏しい話になってくる．頭部外傷，代謝性脳障害，アルツハイマー病などによく伴う．

進行性失語 Progressive aphasia は変性性疾患に伴う失語で脳血管障害にみられる表1に示したような失語とは様相を異にする．流暢性が失われ，文法が障害され，言語理解障害，あるいは失名詞失語に類似した様相も呈する．アルツハイマー病や前頭側頭型認知症に認める．

呼称，語彙の選択，理解，綴り，文法などの誤りがあったときに失語症を考えるが，構語障害や無言症は失語症に含めない．言語機能の中枢は右利きの90%，左利きでも60%は左脳にある．左右差のはっきりしない人も少数ながらいる．右利き

の人でも少数に右脳に言語中枢を有する人がいる．

 ## 初診時の対応

1．問　診

はじめに理解力の有無をみる．意思疎通がうまくいかないのであれば家族など付添の方を通じて，病状発症の経過，既往歴などを詳しく聞く．家族歴も十分に聞く．

2．現病歴

脳血管障害によるものも多いが，脳腫瘍，頭部外傷などによるものがある．徐々に発症してきたものであるか，突然発症してきたものであるかなどを聞いていく．

3．診　察

一般内科的診察が前提である．目立たない麻痺などの有無，視診でわからない部分は神経学的な検索が必要である．

その上で言語面での診察を進める．

言語成分のテストとしては発声・発音 phonation，構語 articulation，言語 language の3成分が含まれる．こうした異常の疑いをもったときに行う．

1）発声・発音 phonation

患者にできるだけ長くアーーーーといわせてみるといい．かすれ声になっていないか，ささやき声のようになっていないか．ここで迷走神経と喉頭神経を検査する．迷走神経と舌咽神経は分離して機能することはないのでまとめて検査することになる．問診時に患者のしゃがれ声，囁き声，鼻

表1　各種失語症の特徴

	理解力	復唱能力	呼称力	流暢性
ウェルニッケ失語	障害	障害	障害	良好＆亢進
ブローカ失語	良好（文法は障害）	障害	障害	低下
全失語	障害	障害	障害	低下
伝導失語	良好（文法は障害）	障害	障害	良好
超皮質性失語				
運動性	良好（文法は障害）	良好	障害	障害
感覚性	障害	良好	障害	良好
失名詞失語	良好（文法は障害）	良好	障害	良好（語彙発出困難あり）
純粋語聾	会話においてのみ障害	障害	良好	良好
純粋失読	読みにおいてのみ障害	良好	良好	良好
分類不可の失語	障害	反響言語	障害	合目的的会話不可

声などに注意する．誤嚥しないか，水を飲んだときに鼻から出てくるようなことがないかも注意する．口をあけさせて，口蓋弓に偏りがないかどうかみる．口蓋弓，口蓋垂に偏りはないか，咽頭反射に支障はないか，なお疑問であれば喉頭鏡で声帯を視診する．小脳症状の部分症状である場合もあるのでその面の検査（眼振の有無，立位保持能力，指-鼻テスト，手・腕回内-回外テスト等）も必要である．

2）構語 articulation

ことばを形成する上で関わる，咽頭，舌，歯，唇の筋肉，構造をチェックする必要がある．脳神経のV，Ⅶ，Ⅸ，Ⅹ，Ⅺ，Ⅻが関わる．

舌の機能はどうか（ラ，ラ，ラ，————がいえるか），唇は正常に機能しているか（マ，マミ，ミ，ム，ム————マ行がいえるか）．重症筋無力症などではこうした筋肉労作が容易に疲労して，うまく維持できない．呼吸筋の力も関係している．30までできるだけ早くいわせてみるのもよい．

よく知られた早口ことばなどをいわせてみるのもよい．

「竹たてかけたくて竹たてかけた」，「坊主が屏風に上手に坊主の絵を描いた」，「隣の客はよく柿食う客だ」，「生麦生米生卵」，「東京特許許可局」等々，また「おおえやまいくののみちのとおければまだふみもみずあまのはしだて」などの百人一首や，アイウエオカキクケコ，————，イロハニホヘトチリヌルヲ————などをいわせてみるのもよい．

アー，アー，————・・・喉頭と呼出筋の機能
グー，クー・・・咽頭の機能
ラ，ラ，ラ，————・・・舌の機能
メ，メ，————，ム，ム，————・・・唇の機能
早口ことば，数かぞえ，百人一首など
・・・全構語機能

3）言語の検査

言語の検査は特殊なので一般診察では困難である．言語療法士のいる施設に紹介して標準失語症検査を行ってもらう．言語障害の概要は一般臨床家として理解しておかなければならない．参考に特徴を表にまとめる（表1）．

4．検　査

血液検査，心電図，心エコー検査，頸部エコー，頭部CT，MRIは必須．症状経過に応じた柔軟な検査の組み合わせをする．

5．患者・家族へのインフォームドコンセント

言語障害の性格について説明する．脳血管障害によるものであるなら脳血管障害の機序，二次予防の対策も同時に説明しつつ患者の治療方法，予後などを説明する．言語治療施設への紹介とともに患者家族の関わりの重要性も説明していく．TaubらのいうCI療法（constraint induced therapy：健側を拘束することで患側を活用させる）などからも，患者の，なんとか意思疎通させようとする努力はその能力自体を大きく改善することに

つながる.

　Rachel David らは ST の治療による効果とボランティアによる訓練効果との間に差はないとしている[3]. 家族などでする温かい対応が有用であることを強調する.

文　　献

1) M-Marsel Mesulam：Aphasia, Memory Loss and Other Cerebral Disorders. ed by Anthony S Fauci, Eugene Braunwald, Dennis L Kasper, Stephen L Hauser, Dan L Longo, J Larry Jameson, Joseph Loscalzo, Harrison's Principles of Internal Medicine 17th Edition, Mc Graw Hill Medical, 162-171, 2008
2) H Kenneth Walker：Speech and other Lateralizing Cortical Functions ed by H Kenneth Walker, W Dallas Hall, J Willis Hurst, Clinical Methods：The History, Physical, and Laboratory Examinations, Butterworths p332-342, 1990
3) Rachel David, Pam Enderby, David Bainton：Treatment of acquired aphasia：speech therapists and volunteers compared. J Neurol Neurosurg Psychiatry 45：957-961, 1982
4) Sarno MT：the functional communication profile：manual of directions. Rehabilitation monograph 42；New York Institute of Rehabilitaiton Medicine, 1969
5) Edward Taub, Gitendra Uswatte, Danna Kay King, David Morris, Jean E Crago, Anjan Chatterjee：A placebo-controlled trial of constraint-induced movement therapy for upper extremity after stroke Stroke 37：1045-1049, 2006
6) 前島伸一郎, 岡本さやか, 岡崎英人ほか：失語症の機能回復と言語治療. Jpn J Rehabil Med 53（4）：273-279, 2016

（瀬古　　敬）

8　失神・けいれん

失神発作（syncope）は，主として血圧に由来する一過性の脳虚血による結果，「一過性の意識消失となる発作で，姿勢が保持できなくなり，かつ自然に，また完全に意識の回復がみられる」と定義される．原因により，心原性失神と非心原性失神に分けられ，後者はさらに，反射性（神経調節性）失神（血管迷走神経反射，状況失神，頸動脈洞症候群など），起立性低血圧による失神に分類される．これらは一過性に意識消失を示し，けいれんを示すことも時にあり，convulsive syncope（けいれん性失神）と呼ばれる．

一方，けいれん（convulsion）とは，全身あるいは一部の骨格筋が発作的に不随意な，強直性（持続的な収縮）あるいは間代性（短時間の収縮と弛緩の繰り返し）の収縮を起こす病的な運動現象をいう．発現部位は，大脳皮質（てんかん発作），脊髄（ミオクローヌス），末梢神経（顔面けいれん），筋肉（クランプ，スパスム）などさまざまなレベルにおいてけいれん発現に関与する．

初診時の対応

1．問　診

失神では，心疾患，不整脈，突然死の家族歴を確認する．心疾患の既往，低血圧をきたしやすい病状や投薬の有無を確認する．けいれんでは，過去にてんかん発作と診断されたことがないか，てんかんの家族歴の有無，熱性けいれんの既往，最近開始した投薬でてんかん閾値を下げるようなものがないか（疾患編のてんかんの項目の表1参照），頭部外傷の既往など確認する．

2．現病歴
1）失神

動悸や不整脈，胸痛があれば心原性を疑う．低血圧をきたす状態がなかったか．排尿後，飲酒後や食後の長時間の入浴，脱水，出血，強度の咳嗽，過度の息こらえの状況（金管楽器の演奏，重量挙げなど）があれば，状況失神と判断される．急激な腹痛や痛み恐怖に伴う場合は血管迷走神経性失神を疑う．このような状況に長時間の立位があれば，起立性低血圧が合併して，より症状が出現しやすくなる．左手の運動に伴い出現する場合は，鎖骨下動脈盗血症候群が疑われる（文献1参照）．

2）けいれん

てんかん性か非てんかん性かを見分ける．てんかん性けいれんは，全般強直間代発作，部分発作，ミオクロニー発作などがある．全般強直間代発作では，持続時間が1-2分間で，発作中のチアノーゼ，口腔からの泡沫や流涎，転倒外傷，咬舌，尿失禁を伴い，発作後は1-2時間眠ってしまうことが多い．その後頭痛や翌日に筋肉痛を訴える．部分発作でのけいれんは，体の一部分にのみピクツキがみられ，前頭葉の一次運動野由来では反対側の間代性けいれんを示す．これが持続して起こる場合には，Kojewnikow（Kojevnikoff）症候群あるいは持続性部分てんかん（epilepsia partialis continua）とも呼ばれ，小児ではRasmussen慢性脳炎，やミトコンドリア脳筋症・乳酸アシドーシス・脳卒中様発作症候群（mitocondorial encephalomyopathy, lactic acidosis and sroke-like episodes；MELAS）等による局在病変，成人でも局在病変を伴う場合が多い．ミオクロニー発作（ミオクローヌス発作）は，通常は両則同期した電撃

的なミオクローヌスが数秒間のシリーズで群発することが多く，意識障害はない．ミオクローヌスは，安静時のみならず運動時や外的刺激で悪化するために，不随意運動として捉えられる．運動野由来，脳幹網様体由来，脊髄由来に分けられ，いずれも意識障害はない．脳幹網様体ミオクローヌスは近位屈筋群を主体として全身性に起こり，動作時や外的刺激により増強しやすい．脊髄ミオクローヌスは脊髄分布に一致して律動的である．

非てんかん性けいれんでは，びっくり病（startle disease, hyperekplexia）は優性遺伝を示すことが多く，生下時から症状を示す．正常人でも不意の大きな刺激に対しては正常反応としてびっくり反射（startle response）が起こるが，患者では正常では引き起こされない程度の不意の刺激（視覚，聴覚あるいは固有感覚など）に対しても，過度のびっくり反射が起こる．全身の筋が硬直して姿勢維持ができず転倒するが，すぐに症状は消失する．高齢者でも報告がある[2]．

脊髄・末梢神経・筋障害由来として，多発性硬化症，炎症，全身こむら返り病，全身硬直症候群（Stiff-Person症候群），運動ニューロン疾患等では，線維束性収縮（骨格筋の細かなピクツキ），クランプ，ミオクローヌスが現われる．多発性筋炎，糖原病，ミオパチー，筋ジストロフィー，脱水・過度な運動等による筋障害では，クランプ，スパズム，ミオキミアがみられる．クランプ（有痛性筋けいれん）は，数秒から数分間の持続した痛みを伴う不随意の筋収縮をいう．健常者では，一定の姿勢を長時間維持した後に腓腹筋等に生じることが多い．塩分摂取不足，低ナトリウム血症，低カリウム血症やビタミン欠乏が基礎にある場合もある．

破傷風では，破傷風菌が産生する外毒素が中枢神経でGABAの遊離を抑制することにより開口障害（牙関緊急）・痙笑・嚥下障害・項部硬直・四肢硬直・弓なり緊張・呼吸障害，全身骨格筋の強直けいれんをきたし死亡率はいまだに高い．外的刺激によってけいれん状態が誘発されやすい．低カルシウム血症，アルカローシス，副甲状腺機能低下症等によるテタニーでは，手足のけいれんとしびれ感が出現する．

心因性非てんかん発作は，患者自身が気づいていない心因が運動・知覚機能の障害という顕性症状に転換して出現する．弓なり緊張，多彩な全身けいれんが起こる．鑑別は疾患編のてんかんの項目を参照されたい．

最後に，けいれん性失神（convulsive syncope）について記す．失神による意識消失でも時に非てんかん性の全身けいれんを伴う．この時脳波は電気的に平坦化しており，一過性に徐脳硬直に類似した状態に至ったため，けいれんを示すと解釈される．しかしながらこの場合は持続とその程度が短く発作後もうろう状態はないか，あっても非常に短い．また全身ではなく体の一部のけいれんの場合もある．「意識障害と突発的なけいれんを示す発作は必ずしもてんかん性とは限らない」．もちろんその時に，てんかん原性がより高まる状況が複合的に重なり（電解質異常，発熱，薬物，患者のてんかん原性に対する感受性等）てんかん発作発現の閾値を超えた場合は，反応性にてんかん性けいれんを引き起こすこともある．てんかん性けいれんとけいれん性失神の鑑別について表1にまとめた．

3. 診　察

血圧，脈拍が正常化していても意識障害が診察時に遷延していれば，失神は考えにくく，むしろてんかん性けいれん後のもうろう状態が疑われる．てんかん発作時の診察所見は，疾患編のてんかんの項目を参照されたい．

失神，けいれん，いずれも転倒による外傷の可能性があるので，頭部，頸部の外傷による二次的症状を見逃さない．鎖骨下動脈盗血症候群では，左右の上肢の脈圧，血圧差がないかチェックする．電解質異常，低血糖などでも類似の所見を呈することがある．

4. 検査のポイント

心原性失神では，致命的な不整脈が潜む場合が

表1 てんかん性けいれん発作とけいれん性失神の鑑別点

	てんかん性けいれん発作	けいれん性失神
機序	大脳皮質の過剰興奮	大脳皮質の一過性虚血
誘因	睡眠不足	急な立位，恐怖，疼痛，排尿/便後
前兆	既視感・未視感，幻臭	眼前暗黒感，立ちくらみ
けいれん症状	焦点によりさまざま	強直性，ミオクローヌス
持続時間	30秒から2分	30秒以内
発作時の体位	不定	立位
自動症	しばしば	まれ
局所神経症候	しばしば	まれ
顔面蒼白	まれ	しばしば
尿失禁	しばしば	まれ
咬舌	しばしば	まれ
発作時脳波	律動性放電	広汎性徐波
発作後もうろう	しばしば	まれ

（Lennart Bergfeldt：Heart. 89：353-358, 2003 より引用・追記）

あるので，12誘導心電図，ホルター心電図，心臓エコー検査などで，基質的心疾患を必ず検索する．神経調節性失神でも不整脈の疑いがあればホルター心電図は重要である．神経調節性失神におけるヘッドアップティルト試験は結果の特異性は比較的高いが，病歴も含めて総合的に判定する（文献1参照）．

けいれん発作では，中枢病変の検索のために，CTおよびMRI，てんかん性が疑われた場合は脳波検査を施行する．てんかん発作の場合でも1回の脳波検査で異常がない場合も，決しててんかん発作を除外診断したことにはならないので，疑いがあれば睡眠脳波も含めて繰り返し検査する．けいれん発作があったかどうかは，血中のCK，アンモニア，乳酸の上昇があれば強く疑われる．救急外来での血液検査では血清Caも必ずチェックする．またいくつかの弱い誘因が重なって病態が出現する場合があるので，ルーチンでチェックすべき基本的な項目は確実に確認する．

5．患者・家族へのインフォームドコンセント

心原性失神は，予後はその原因病態による．神経調節性失神の予後は，器質的心疾患が否定された場合は比較的良好である．ヘッドアップティルト試験で失神が誘発されても，その後失神の再発がなく，再度の検査において失神が誘発されなくなる自然治癒例も多い．神経調節性失神は直接死亡原因にならないが，交通事故や外傷，入浴時の溺死などの原因になる可能性があり，予防などの日常制限には十分注意する．

けいれんに関しては，末梢性であれば緊急性はないが，原因を明らかにする必要がある．中枢性すなわちてんかん性けいれんの場合は，全身けいれん発作による死亡，外傷，事故の原因になりうるために，原因の検索と治療が必要である．詳細は疾患編のてんかんの項目を参照されたい．自動車運転，入浴，高所での作業，水泳など，事故の危険が回避されるように説明する．

6．高齢者診療のポイント

高齢者では糖尿病や虚血性心疾患，脳卒中などの基礎疾患を複数有することが多く，失神，けいれん（とくにてんかん性けいれん）が起こるリスクは高い．また典型的な臨床経過，発作症候を示さないこともあり，鑑別に悩むことも多い．例え

ば，高齢者では失神後のもうろう状態が遷延することがある．このため，MRI，脳波，ホルター心電図など検査の適応を広げ，幅広く検索することが必要で有用な場合がある．

7．紹介のポイント

ルーチンでの検査項目に異常がでないにもかかわらず再発する場合，あるいは1回でもその病態が重篤であったり，大きな外傷・事故になった時など，その診断蓋然性が高い場合は，遅滞なく専門医に紹介する．

文　献

1）日本循環器学会ほか：循環器の診断と治療に関するガイドライン（2011年合同研究班報告）失神の診断・治療ガイドライン（2012年改訂版）
2）Neshige S, et al：Elderly woman with exaggerated startle reflex and unconscious drop attack. Neurol Clin Neurosci 4；156-158, 2016

（池田　昭夫・藤井　大樹）

9　歩行障害

歩行は錐体路，錐体外路，小脳，前庭神経系，下位運動ニューロン，深部知覚や視覚などの知覚神経系，神経筋接合部，骨，関節および筋肉などの筋骨格系が関与しており，これらのいずれが傷害されても歩行障害をきたす.

初診時の対応

1．問　診
歩行障害が急に起きたのか，徐々に進行してきたかを聞くこと．また，症状の日内変動，動揺性や歩行障害の他の症状があるのか．たとえば，しびれ，めまい，ふるえ，嚥下困難等の症状の有無も聞く.

2．現病歴
急に起きた：血管障害を一番に考える．多発性硬化症等の脱随疾患．低血糖発作.
徐々に進行：末梢神経疾患，ギラン・バレー症候群等．脊髄小脳変性症．パーキンソン病およびパーキンソン関連疾患．高次機能障害.

3．現　症
歩行の状態を観察することが大事である.
歩行障害の種類と特徴
1）**片麻痺歩行**：片麻痺側の下肢を伸展し，尖足位をとり，上肢は屈曲，内転位（ウェルニッケ・マン肢位）を示す．麻痺側の下肢を前に出すとき，外側に股関節を中心に半円を描くようにし，つま先は地面をひきずって歩く．この歩行障害は脳血管障害による痙性片麻痺の場合にしばしばみられ，一側の錐体路障害によって起こる.

2）**痙性歩行**：痙性対麻痺の状態のときにみられる歩行であり，膝・足関節を屈曲せず，両下肢は伸展し，つま先で歩幅が狭く床にすらせながら歩く．膝・足関節が屈曲しづらいため，上体は前に出す足の反対側に傾けるようにして下肢を出すため，上体が左右に動揺する．痙性が強いと，両下肢を内転，伸展し，はさみのように交叉させて歩行する（はさみ足歩行）．遺伝性痙性対麻痺，脳性小児麻痺などでみられる.

3）**鶏歩**：足関節の背屈障害によって足先が下垂（下垂足）するため，患側の股・膝関節を異常に高くもち上げ，つま先から投げ出すようにして歩く．種々の原因による末梢性ニューロパシー，腓骨神経麻痺，馬尾神経障害，シャルコー・マリー・トゥース病，脊髄前角炎などでみられる.

4）**動揺性歩行**：腰帯筋が弱いため一歩ごと骨盤が傾くため腰を左右に振って歩く．この歩行障害は，進行性筋ジストロフィー症，多発筋炎などにみられる.

5）**失調性歩行**：運動失調の時の歩行で，小脳，前庭神経系，脊髄後索の障害で起こる.

①小脳失調歩行：静止時でも頭部や躯幹の動揺があり，両下肢を開いて立っている．一直線上を歩くことができず，酔っぱらいのように左右ににふらつき歩く．（酩酊歩行）．一側の小脳障害のときは，病側に倒れやすい．閉眼によっても歩行障害の増悪はない（ロンベルグ試験陰性）．また，一直線上のつぎ足歩行が困難である．小脳虫部の障害では，四肢に運動失調がなくても躯幹失調により起立，歩行が侵される.

②脊髄性失調歩行（脊髄癆歩行）：脊髄後索，後根の病変で，下肢の関節覚など深部知覚が障害されるために起こる失調歩行である．脊髄癆がもっとも典型的である．両足を広く開き，歩行時下肢を異常に高くもち上げ，次に強く床に投げ出す．歩行時は常に足下をみつめている．閉眼すると歩行障害は増強する（ロンベルグ試験陽性）．また，暗いところでも歩行障害は悪化する．

6）パーキンソン歩行：パーキンソン病のときの歩行障害であり，姿勢は前屈みで首も前屈し，膝や腰を軽く屈曲し手は握って大腿の前に固定している．歩行は上記の姿勢のままちょこちょこと小刻みに歩行する．上肢の振りはみられない．また，わずかな力で患者の体を押すと前方または後方に突進し倒れやすい（前方突進，後方突進）．歩行の開始が困難で第一歩がなかなか出ず，すくむ（すくみ足）．

7）小刻み歩行：高齢者にみられ，軽度前屈姿勢をとり小刻みに足底をひきずって歩く．前方突進はないがパーキンソン歩行に似ている．広範な脳障害，とくに多発性脳梗塞でみられる．

8）歩行失行：運動・知覚障害はないのに歩行に際し下肢をうまく動かすことができない．大脳皮質，とくに前頭葉障害で起こる．歩行時下肢は合目的に運動ができない．すなわち下肢の運動が始めにくく，歩行時足底部が床にくっついたようで進みにくい．またそれができても次に進めることができない．

9）跛行：下肢の一側に疼痛があるとき患側の下肢を静かに床に下ろし，できるだけ早く健側の下肢を前に進め強く床を踏む．このほか足の変形や一側下肢の短い時にもみられる．

10）間歇性跛行：歩行を持続すると，下肢，とくに腓腹筋の痛みまたは疲労感が強くなり，跛行となり，歩行が継続できなくなる．休むことによって再び歩行可能となる．下肢の閉塞性動脈疾患，たとえば動脈硬化症，バージャー病などがあり，有痛性間歇性跛行を示す．下肢の動脈の拍動の減弱・消失をきたす．一方，脊髄動脈の血流障害によっても起こり，これを脊髄性間歇性跛行という．歩行を続けると下肢の脱力が次第に強くなり，歩行ができなくなり，休むことによって再び歩行可能となる．脊髄動脈硬化，脊髄の梅毒性動脈炎，血管奇形，椎間板ヘルニア，脊椎管狭窄症などが原因となる．

11）ヒステリー性歩行：種々の型の歩行障害を示し一定でないが，ときに奇妙な誇張された歩行をする．ヒステリー性片麻痺歩行では，足を床上にひきずるように歩く．方向変換時，健側を軸足として行う．ヒステリー性対麻痺では，理屈に合わない現症を示す．全く立つことも歩くこともできないのにベッド上で四肢を完全に動かすことができる．また，倒れそうに歩くが，けがをすることがないなど病的な歩行障害と区別される．

4．診　察―神経学的診察
1）徒手筋力試験
すべての筋力検査ができれば理想であるが，簡易な検査として下記の検査をすれば，軽い運動麻痺の有無が判定できる．

①手回内試験：手のひらを前方に向けて，上肢を頭の上に垂直に上げさせると，麻痺側の手は回内してくる．

②上肢偏位試験（バレー徴候）：手のひらを上に向けて前方水平に両上肢を伸展させ，閉眼でそのまま維持させる．麻痺側の上肢はゆっくり回内し，下方へ落ちてくる．

③下肢偏位試験：臥位にて両下肢を水平から30度の位置に挙上させ，両足が触れないようにさせる．麻痺側の下肢はゆっくり下がってくる．また，外旋位をとる．

2）筋緊張試験
肘・手・膝，足関節を他動的に動かし，その抵抗をみる．

①痙縮：急激な関節の他動運動に際して抵抗がある状態．運動開始時は抵抗が大であるが，あるところまで動かすと急に抵抗がなくなる．（折りたたみナイフ現象）これは錐体路障害の症状である．

②固縮：関節の他動運動時，伸展するときも，屈曲するときにも抵抗がある状態（鉛管様固縮）．この抵抗が，カクカクと歯車のような抵抗（歯車様固縮）．パーキンソン病のときに認められる．

3）運動失調の試験

①鼻-指-鼻試験：人差し指の先で，交互に自分の鼻と検者の指とを何度も触れる．小脳障害では指が目標に達するときに，指の左右への動きが増幅する．また，目標に行きすぎてしまう場合がある．

②踵-膝試験：仰臥位にて一側の踵を持ち上げ，反対側の膝の上に置き，踵を足先に向かっ

て，すねに沿って動かす．小脳疾患ではすねに沿って急に動く不安動きがみられる．

③ロンベルグ試験
つぎ足歩行．

④知覚の試験
触覚・痛覚・深部覚の検査を行う．

5．検査

・CT スキャン
・MRI
・筋電図と神経伝導速度

（亀井　敦行）

第1章 症候編

10 不随意運動

　不随意運動とは本人の意思にかかわらず，身体の一部や全身に筋収縮が起こるものであり，これにより，機能障害を起こしたり，外観上の悩みをもたらしたり，不快な感覚をもたらしたりする点が問題となる.

初診時の対応

1．問　診

　「身体が勝手に動く」，「自分で止めることができない」という訴えが多いが，時には，「何かをする時にしにくい」という訴えもある点に注意する.次に，人に見られて困るかどうか，生活上の機能障害を伴うか，意識減損を伴うか（この場合はてんかんが鑑別となる），どういう状況で起こるか，などを尋ねる.また薬剤の服用歴で抗精神病薬（特にドパミン受容体遮断薬）や抗うつ薬（スルピリドや，三環系・四環系），制吐剤（メトクロプラミド）が重要である.服用後，年余を経て発症する遅発性ジスキネジアもあるため，この問診は重要である.振戦については本態性振戦やパーキンソン病が主要な疾患であるが，微細な姿勢時振戦をみた場合，内科医としてはまず，甲状腺機能亢進症を否定するために発汗，動悸，体重減少の有無を尋ねることが大切である.一方，これらの症状は交感神経刺激によって起こるため，β受容体刺激剤（気管支喘息，慢性閉塞性肺疾患に処方される）の服用や貼付の有無を尋ねることも必要である.また低血糖でも交感神経刺激症状が起こるため，低血糖に伴う随伴症状（嘔気，発汗，気分不良，動悸）の有無を尋ねることも必要である.このほか，アルコールの摂取状況を聴くことも大切である.

2．現病歴

　いつから起こったか，徐々に増悪しているか，発作的か（この場合は発作間欠期に無症状かどうか），などを確認する.小児では比較的急速に発症する舞踏運動（シデナム舞踏病）がある.5～15歳の発症で多くはβ溶連菌感染後，1～6ヵ月以内に易疲労感・イライラ・怒りっぽいなどの前駆症状に続いて起こる.落ち着きなく，行儀がわるいように見える.予後は良好で1～3ヵ月で消失するが，再発もある.

3．診　察

　不随意運動と思われる徴候をみた場合，まずは本当に不随意であるかどうかを確認する.随意的でもあらゆる運動が出現しうるので，運動のタイプでは鑑別困難である.まずは，会話することや，他の身体部位の運動を指示することにより，その運動が減弱ないし消失するようなら，随意的である可能性が高い.不随意運動と診断したら，次に，出現部位，律動性の有無（規則正しいかどうか），持続性（持続するか，間欠的か），運動の様態（速さや大きさ），常同性（繰り返し同じような動き）の有無を評価し，他の徴候（筋緊張異常や関節の変形など）を伴うかどうかを診る.また誘因（姿勢，安静，運動，起立，臥床など）となるものがないか，実際に誘発可能かどうかを確認することも大切である.

　不随意運動で比較的多くみられるものを診察の大まかな手順に沿って示した（図1）.稀ではあるが，発作性に出現し，間欠期には全く症状のない

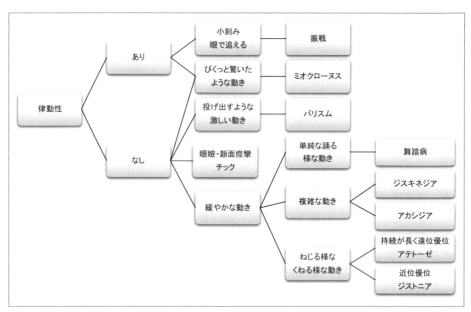

図1　不随意運動の分類

ことから，診察時には所見のない発作性ジスキネジアもある．この他，常動症，レストレス・レッグ症候群など様々な不随意運動がある．その中で，非常に多く，薬剤性に起こるものの1つが，パーキンソン病患者にみられるL-DOPA誘発性ジスキネジアである．長期治療された場合に生じるものの，開始後，数週間～数ヵ月で生じることもある[1]．また筋肉の痙攣（チックや眼瞼・顔面痙攣）で斜頸を伴う場合，不随意運動との境界は明瞭でない場合もある．この他，自発的な開眼が困難な開眼失行も不随意運動との鑑別が困難であり，時には眼瞼痙攣も伴うことがある．ミオクローヌスは身体の一部に生じる突然の極めて短い，時には反復性の筋収縮，または，突然の短い筋緊張の支配遮断と回復で定義される．ICUなどで生命的に危険な状態の患者を診る場合，ミオクローヌスの徴候がないかを確認し，大脳皮質起源のミオクローヌスを同定することが大切である．この場合，早期に治療することで，全身痙攣性てんかんや，てんかん重積状態に進展することを防げる[2]．

　小児の不随意運動ではチックが最も多く，大多数は軽度で長期予後は良好である．ジストニアは2番目に多く，ふつうは遺伝性ないし特発性で生活に支障を生じる．小児舞踏病でもっとも多いのはシデナム舞踏病であるが，特異的な診断指標がないため，まれな原因となるSLEを否定することが大切である．振戦は通常，薬剤性か本態性であるが，小児には少ない．また小児では振戦があっても障害をきたさないため，医学的注目を集めにくい．常同運動は比較的少ないが，自閉症やRett症候群など重度障害を伴うことが多いため，認識しておくことが大切である．パーキンソン症状は極めてまれであり，脳炎ないし薬剤副作用で生じる．ウィルソン病は小児で不随意運動をみた場合，必ず否定する必要がある[3]．

4. 検　査

　一般内科で行うべきものとしてミオクローヌスであれば，原因となる尿毒症，肝不全ないし門脈・大循環短絡，CO_2貯留を伴う呼吸不全，薬物中毒などがないか，それぞれに応じた検査（腎機能検査，肝機能検査，血中アンモニア，血漿アミノ酸分析［Fisher比］，血液ガス分析，薬物血中

濃度）を行う必要がある．小児の舞踏運動では採血で ASLO の上昇，炎症所見を認める．そのほか，必要な検査には脳波や各種の誘発電位，頭部画像検査などがあるが，これについては専門家に紹介する必要がある．成人でも小児でもビタミン B_{12} 不足は舞踏病，振戦，ミオクローヌス，パーキンソン症状，ジストニアを生じる．これらはビタミン B_{12} 補充ですぐに改善するため，特徴的な血液学的や神経学的異常をきたす前に診断することが重要である[4]．

5．患者・家族への説明

まず生命に関わることはほとんどないことを伝えて不安の軽減を図り，自分で治療を行う意思がなければ，専門家への紹介受診を勧めることが大切である．一方，非進行性ないし薬剤性不随意運動は，一般内科医でも治療を試みることは可能である．本態性振戦の治療は別項を参照されたい．四肢のジストニア振戦には抗コリン剤が有効な可能性がある．頭部および発声時振戦には BTX が有効であるため，専門家に紹介する．起立時振戦にはガバペンチン（ガバペン®）とクロナゼパム（リボトリール®，ランドセン®）が勧められる．機能的振戦には抗うつ薬が有用なことが多い[5]．

6．高齢者に不随意運動を認めた場合

診療のポイントとしては，まず薬剤性を否定することである．ことに，腎不全患者に対するアマンタジン投与では，常用量以下でも脱水を契機に，ミオクローヌスをはじめとしたさまざまな不随意運動，痙攣などが，興奮を中心とした精神症状，意識レベル低下を伴って起こりうる．最近の話題として，70 歳以上の高齢者に発現し，認知機能や身体機能の老化に関する潜在的徴候を伴い，老化指標および死亡率が不良な一群である老化関連振戦が提唱されている[6]．

7．紹介のポイント

意識減損を伴うもの，ミオクローヌス，治療を試みても改善のみられない不随意運動については専門家に紹介すべきと考える．

文　献

1) Vijayakumar D, Jankovic J：Drug-Induced Dyskinesia, Part 1：Treatment of Levodopa-Induced Dyskinesia. Drugs 76（7）：759-777, 2016
2) Sutter R, Ristic A, Rüegg S, Fuhr P：Myoclonus in the critically ill：Diagnosis, management, and clinical impact. Clin Neurophysiol 127（1）：67-80, 2016
3) Cardoso F：Movement disorders in childhood. Parkinsonism Relat Disord 20 Suppl 1：S13-16, 2014
4) de Souza A, Moloi MW：Involuntary movements due to vitamin B12 deficiency. Neurol Res 36（12）：1121-1128, 2014
5) Schneider SA, Deuschl G：The treatment of tremor. Neurotherapeutics 11（1）：128-138, 2014
6) Deuschl G, Petersen I, Lorenz D, Christensen K：Tremor in the elderly：essential and aging-related tremor. Mov Disord 30（10）：1327-1334, 2015

（長郷　国彦）

11 筋力低下・筋萎縮・麻痺

Ⅰ. 筋萎縮

筋萎縮は筋肉の量が小さく薄くなってきた状態をいうものである. 発現機序としては全身の栄養障害や使用しないために起こるもの, ホルモンや代謝障害によって筋自身が萎縮するもの, 遺伝や炎症による筋変性, 先天性の筋の構造の異常など種々の原因によって筋自身が萎縮を起こす場合と, 遺伝, 中毒, 代謝異常, 感染, アレルギーなどのために末梢神経障害が起こり, 二次的に筋萎縮をきたすものと脊髄前角細胞の変性によって起こる場合がある.

一般に, 種々の神経原性萎縮は上肢または下肢の遠位から始まることが多いのに対し, 筋原性の萎縮, ことにジストロフィーや筋炎では一般的に近位筋すなわち躯幹に近い筋肉が侵されるのがふつうである.

1. 筋萎縮のパターン
筋萎縮のパターンは個々の疾患によって特徴があり鑑別診断上重要である.
1）全身のびまん性萎縮
全身の栄養障害によるもの：悪性腫瘍の末期や吸収不全症候群
下垂体機能不全によるもの：シモンズ病, シーハン病
糖尿病：糖尿病性ミオパシー
長期臥床：廃用症候群（生活不活発病）
先天性ミオパシー：セントラルコア病, ネマリンミオパシーなど
2）頭部, 顔面筋の萎縮
全身の筋萎縮に伴ってしばしば側頭筋, 顔面筋, 咬筋の萎縮が目立つ, 筋疾患のうちこのようなパターンを示すものは筋強直性ジストロフィー症がある. 顔面筋が侵されると表情に乏しく, この状態をミオパシー顔貌という. 筋ジストロフィーのうち顔面肩甲上腕型も同様であるが, 顔筋ミオパシーもしばしば顔面筋,咬筋の萎縮を示す. 慢性の重症筋無力症も同じ型の萎縮を示すが, 眼筋・咽頭筋ジストロフィー症など, いずれも眼瞼下垂, 眼筋麻痺とともに顔面筋, ことに顔の下半分に萎縮がやや強い.
3）頸部および上下肢近位筋の萎縮
進行性筋ジストロフィー症（デュシャンヌ型, 顔面肩甲上腕型, 肢帯型）, クーゲルベルーウェランダー病, 多発筋炎, 甲状腺中毒症.
4）上下肢遠位部の萎縮
運動ニューロン疾患と慢性多発性神経炎による筋萎縮.

運動ニューロン疾患として筋萎縮性側索硬化症（ALS）, 脊髄性進行性筋萎縮症がある. いずれも小手筋, 骨間筋または舌を選択的に侵してくるのが特徴である. また線維性攣縮を認めるが知覚障害を伴わない. これに類似した筋萎縮を示すものには脊髄空洞症, 頸椎症および手根管症候群がある. いずれも上肢に多く割合境界が明瞭でかつ知覚障害を伴う.

慢性多発性神経炎はいずれもびまん性の遠位筋萎縮を示してくるが, その原因進行程度により多少の差がある. アミロイド神経炎, 間質性肥厚性神経炎（ディジェリン-ソッタス病）, シャルコー・マリー・トゥース病などはいずれも慢性進

行性である. シャルコー・マリー・トゥース病で
は萎縮の境界が鮮やかでシャンペンボトルを逆さ
まにしたような大腿の形をとる.

　　5）弧発性の筋萎縮
　　　　弧発性の筋萎縮には外傷性末梢神経障害に
　　　　よるものが多いが, まれに循環障害や限局
　　　　性の筋炎によるものがある.
　　多発性の弧発性筋萎縮はポリオにみられるもの
　で, 前角細胞の侵襲の程度と分布に従い非対称性
　にばらばらの筋萎縮を呈する. 椎間板ヘルニアに
　よる弧発性筋萎縮はしばしば上肢や下肢にみられ
　るが, 神経圧迫や循環障害に伴う前脛骨筋ないし
　下肢筋の萎縮も少なくない.

Ⅱ. 麻　痺

　運動麻痺, すなわち筋力低下は種々の神経症状
でもっともよくみられる. 麻痺の程度により完全
麻痺と不完全麻痺に分けられる. また運動神経が
障害される部位によって上位運動ニューロン障害
と下位運動ニューロン障害に分けられる. 前者は
運動ニューロンが大脳皮質から内包, 脳幹, 脊髄
を経て脊髄前角細胞に至る経路のどこかで障害さ
れた場合で, 後者は脊髄前角細胞から筋肉までの
経路の障害である.

1. 腱反射の亢進した麻痺
1）片麻痺
　　　　一側, 上下肢の運動麻痺. 顔面麻痺と同側
　　　　の上下肢の麻痺ならば, 障害は反対側の橋
　　　　より上位に存在する. 脳血管障害, 腫瘍な
　　　　ど大脳半球から中脳までの病変で起こる.
　　　　顔面と上下肢の麻痺が反対側ならば, 病変
　　　　は顔面麻痺側の橋にある. 橋より下位なら
　　　　ば, 舌下神経の障害の有無で判断できる.
　　　　上下肢の麻痺と反対側に舌下神経麻痺があ
　　　　れば, 病変は舌下神経麻痺側の延髄と考え
　　　　る. このような脳神経麻痺と反対側の上下
　　　　肢麻痺を交代性片麻痺という.

2）対麻痺
　　　　両下肢の運動麻痺. 胸—腰髄の障害による
　　　　ことが多く, 腫瘍, 血管障害, 炎症, 脱髄
　　　　などで起こる. まれに脳性の対麻痺もあ
　　　　る. 両側大脳半球の下肢の運動中枢が障害
　　　　されたときに起こり, 傍矢状洞付近の髄膜
　　　　腫に特有である.

3）四肢麻痺
　　　　両上下肢の麻痺. 頸髄の障害がもっとも多
　　　　い. 脳幹の障害や両側の大脳障害でも起こ
　　　　る.

4）単麻痺
　　　　片側の上肢または下肢だけの麻痺. 大脳皮
　　　　質から皮質下, 内包に達するまでの病変が
　　　　多い. その他, 胸—腰髄の片側のみ侵され
　　　　ても片側下肢だけの単麻痺が生じる.

2. 腱反射の低下, あるいは消失した麻痺
1）対称性麻痺
　　　　脊髄前角細胞, 末梢神経, 筋肉などの系統疾
　　　　患. 脊髄性筋萎縮症, 多発性神経炎, 筋ジス
　　　　トロフィー症, 多発筋炎, 筋萎縮性側索硬化
　　　　症などがある. 神経障害の麻痺は四肢の末梢
　　　　に強く, 筋自体の麻痺は四肢近位部に強い.

2）非対称性麻痺
　　　　著しい非対称性, とくに障害が片側に偏っ
　　　　ている場合には, 神経根, 腕および腰神経
　　　　叢, あるいは末梢神経などの局所性疾患が
　　　　考えられる. 神経根の障害は, 脊椎の変形
　　　　障害, 椎間板ヘルニア, 靱帯の石灰化など
　　　　によることが多い. 末梢神経障害は種々の
　　　　部位での圧迫（手根管症候群, 足根管症候
　　　　群など）によることが多い. また, 限局性
　　　　の筋炎でも起こる.
　　脳神経領域の一側性麻痺は, 種々の頭蓋内疾患,
　たとえば脳動脈瘤などでも生じるし, また脳神経
　ニューロパシーとして現れる. 末梢性顔面神経麻
　痺（ベル麻痺）がもっとも多くみられる. 他に動
　眼神経麻痺が糖尿病などでしばしばみられる.
　　　　　　　　　　　　　　　　　　（亀井　敦行）

12 高次脳機能障害（記憶障害，認知症）

高次脳機能障害とは，病気や交通事故などさまざまな原因で，脳が部分的に障害を受けたために生ずる，言語・思考・記憶・行為・学習・注意などの知的な機能障害である．

主な症状として以下のものがある．

- 記憶障害：新しいことが覚えられない
- 注意障害：気が散りやすい，集中できない
- 遂行機能障害：手際よく作業ができない
- 行動と感情の障害：怒りやすい，幼稚，引きこもり，意欲がわかない
- 失語症：言葉が話せない，理解できない
- 失認症：見えているのに認識できない
- 失行症：一連の動作の手順がわからない
- 地誌的障害：よく知っている場所でも道に迷う，いる場所がわからない
- 半側空間無視：片側の空間を認識できない
- 半側身体失認：麻痺側を認識できない

I．記憶障害

記憶には，3つの過程がある．まず記憶の内容を記憶する記銘．次にその記憶を保持する．そして思い出す想起の過程がある．

1．記憶内容による記憶の種類

1）陳述記憶：内容を陳述することが可能な記憶．

　エピソード記憶：日常の生活での出来事の経験の記憶．すなわち「今年の春，家族で京都にいき，清水寺で満開の桜を見て感激した」等の時間・空間や感覚の記憶．

　意味記憶：言語や物体の記憶．

2）非陳述性記憶：意識的に想起できない記憶．その代表が手続き記憶である．

　学習された技能の記憶である．すなわち機械や自転車，自動車の操作の記憶．

2．保持時間の記憶の種類

即時記憶：数秒から30秒以内の短期記憶をいう．

近時記憶：数10秒以上，数分から数週，数ヵ月におよぶ長期記憶をいう．

遠隔記憶：年単位で保持された記憶をいう．

 初診時の対応

1．問診・検査

近時記憶として食事の内容や，外来ならばどのような交通手段で受診したのかを聞く．また最近の出来事について聞いてみる．

遠隔記憶として，生年月日，出身地，結婚や子供の誕生日などを聞く．また職歴や教育歴を聞く．年齢に応じて太平洋戦争，東京オリンピック，サリン事件等の社会的事件を聞いてみる．

次に記憶障害のみなのか，見当識障害や判断・実行機能障害等の認知機能障害を合併しているかを検査する必要がある．

見当識障害の問診では，今日の年月日，曜日，自宅の場所，今いる場所等を聞く．判断・実行機能障害の問診では，料理，買い物，電話の応対，外出，薬の管理等ができているかを聞く．

Ⅱ．認知症

　記憶障害に加えて，それ以外の認知機能障害，つまり判断力の障害や実行機能障害が認められ，それらの障害によって日常生活に支障をきたし，意識障害がないこと．病因として器質性病変の存在が確認あるいは推定され，うつ病などが除外されれば認知症である．

 初診時の対応

1．問診・検査
　記憶障害の問診に加え，他の認知機能障害の検査も必要になる．簡易検査として改訂長谷川式簡易知能評価スケール（HDS-R）（表1）とミニメンタルステート検査（MMSE）がある．
　改訂長谷川式簡易知能機能評価スケールは満点は30点であり，20/21がカットオフポイントとされる．ミニメンタルステート検査の満点は30点であり，23/24がカットオフポイントとされ，21～23点は軽度，11～20点は中等度，10点以下は重度の認知症とみなされる．

2．診　察
1）一般身体所見
　高血圧症は血管性認知症の第一の危険因子である．また，レビー小体型認知症では起立性低血圧をはじめとした自律神経症状を伴うことが多い．
　貧血は悪性腫瘍やビタミンの欠乏などが原因となることがあり，これらの疾患が認知機能の低下と関連がある場合がある．
　高齢者においては感染症が原因で意識障害や認知機能の低下をきたす場合がある．
2）神経学的所見
表情や目の動き……強制笑いや強制泣き，仮面
　　　　　　　　　様顔貌
しゃべり方…………構音障害，失語
手足の動き…………麻痺，固縮，失行
歩行………………円弧歩行，小刻み歩行，す
　　　　　　　　　くみ足

高次脳機能障害……失語，失行，半側空間無視
の有無にて種々の疾患を鑑別できる．

3．検　査
1）尿検査一般
2）血液検査
　生化学検査は，肝機能，腎機能，電解質に加えて，認知機能低下を引き起こす原因となる疾患の鑑別のため下記の検査を行う．
甲状腺機能
　（FT3，FT4，TSH）…甲状腺機能低下症
梅毒…………………………神経梅毒
アンモニア…………………肝性脳症
ビタミンB$_1$…………………ウェルニッケ脳症
ビタミンB$_{12}$，葉酸………悪性貧血
カルシウム…………………副甲状腺機能亢進症，
　　　　　　　　　　　　　低下症
髄液検査……………………脳炎
CT，MRI…………………正常圧水頭症，慢性硬
　　　　　　　　　　　　　膜下血腫，脳腫瘍

4．診　断
　認知症を呈する疾患には下記のものがある．問診，検査および診察にて鑑別する．認知機能低下を認めたならば，専門医に紹介し鑑別診断をすることが重要である．
変性疾患………アルツハイマー型認知症，前頭
　　　　　　　側頭葉変性症，レビー小体型認
　　　　　　　知症，皮質基底核変性症，進行
　　　　　　　性核上性麻痺　など
脳血管障害……血管性認知症，ビンスワンガー
　　　　　　　病，脳アミロイドアンギオパ
　　　　　　　シー　など
感染症…………脳炎，進行性麻痺，エイズ脳症，
　　　　　　　プリオン病　など
腫瘍……………脳腫瘍
中枢免疫疾患…神経ベーチェット，多発性硬化
　　　　　　　症　など
外傷……………慢性硬膜下血腫，外傷性脳出血
髄液循環障害…正常圧水頭症

表1　改訂　長谷川式簡易知能評価スケール（HDS-R）

1	お歳はいくつですか（2年までの誤差は正解）		0	1
2	今日は何年何月何日ですか？　何曜日ですか？	年	0	1
	（年，月，日，曜日が正解できてそれぞれ1点ずつ）	月	0	1
		日	0	1
		曜日	0	1
3	私たちが，いまいるところはどこですか？			
	（自発的にでれば2点，5秒おいて，家ですか？	0	1	2
	病院ですか？　施設ですか？　の中から正しい選択をすれば1点）			
4	これから言う3つの言葉を言ってみてください		0	1
	あとでまた聞きますので，よく覚えておいてください.		0	1
	（以下の系列のいずれか1つで，採用した系列に○をつけておく）		0	1
	1：a）桜　b）猫　c）電車　　2：a）梅　b）犬　c）自動車			
5	100から7を引いてください			
	（100−7は？　それからまた7を引くと？　と質問する	（93）	0	1
	最初の答えが不正解の場合，打ち切る）	（86）	0	1
6	私がこれからいう数字を逆から言ってください.			
	（6−8−2，3−5−2−9を逆に言ってもらう.　　　　2−8−6		0	1
	3桁の逆唱に失敗したら打ち切る）　　　　　　　　9−2−5−3		0	1
7	先ほど覚えてもらった言葉をもう一度言ってみてください			
	（自発的に回答があれば各2点，もし回答がない場合，　a：	0	1	2
	以下のヒントを与え正解であれば1点）　　　　　　　b：	0	1	2
	a）植物　　　b）動物　　　c）乗り物　　　　　　c：	0	1	2
8	これから5つの物品を見せます.		0	1	2
	それを隠しますのでなにがあったか言ってください			
	（時計，鍵，タバコ，ペン，硬貨など必ず相互に無関係なもの）	3	4	5
9	知っている野菜の名前をできるだけ多く言ってください.			
	（答えた野菜の名前を記入する. 途中でつまり，約10秒待っても出ない			
	場合にはそこで打ちきる）.			
	0〜5個＝0点，6個＝1点，7個＝2点，	0	1	2
	8個＝3点，9個＝4点，10個＝5点	3	4	5
満点30点		合計得点		点

内分泌障害………甲状腺機能低下症，副甲状腺
　　　　　　　　機能亢進症，低下症

中毒，栄養障害…アルコール依存症，ビタミン
　　　　　　　　欠乏　など

（亀井　敦行）

13　不眠・不安

I．不眠（睡眠障害）

初診時の対応

わが国の系統的な疫学調査で不眠・睡眠障害は5人に1人ときわめて高頻度であり，かつ，社会生活に及ぼす影響の大きいことが注目されている．睡眠障害内容は多様であるが（図1，図2），なかでも，①うつ病や不安障害と結びつく不眠，②肥満や高血圧などの生活習慣病と結びつく睡眠時無呼吸症候群，③遺伝要因が大きい睡眠発作（ナルコレプシーなど）や睡眠に随伴する行動障害，④24時間社会やネット社会と関連する睡眠概日リズム障害，が頻度の上からも医療対策の上からも重要である．

1．睡眠障害の病態と鑑別

不眠は習慣性のものもあるが，不安やうつ，心配事などの精神的要因や痛みや痒み，夜間頻尿などの身体的要因も大いに関係する．また，βブロッカーやインターフェロン，H_2ブロッカーやイソニアジドなどは不眠を引き起こす薬物として注意が必要である．うつ病や不安障害に伴う不眠はその頻度も高く，また，不眠そのものがうつ病や不安を増悪させる症状として重要である．しかし，その対策は原疾患の薬物療法や精神療法に尽きる．

うつ病診断はDSM-5に基づけば次の項目のうち5つ以上あることが要件である．中核症状が1つ以上（①憂鬱，②喜び・興味の消失），その他から3ないし4つ（①不眠または多眠，②体重減少・食欲増減，③焦燥感・抑止，④疲労感，⑤無価値感・罪悪感，⑥思考力低下・決断困難，⑦自殺念慮）．老人うつは若人に比し気分落ち込みよりも易怒性，不安，身体症状の多いことが特徴である．これらの中で睡眠障害は老人うつの場合も含めて身体症状の中核であるが，薬物治療が進むと，多くの場合，睡眠障害は解消される．

睡眠時無呼吸症候群は，睡眠中に10秒以上の無呼吸が頻回に起こり，それによる夜間の睡眠分断と動脈血の酵素飽和度低下をきたす疾患で，一般人口の約2％の有病率といわれる．とくに中年の肥満男性に多く，食生活の欧米化，ストレス社会，運動不足などメタボリックシンドロームや生活習慣病の増加でその有病率はさらに高まる傾向にある．

睡眠概日リズム障害では睡眠相後退と睡眠相前進症候群が代表的であり，前者は若年者，後者は老年者に好発する．睡眠相後退症候群は概日リズム睡眠障害のうちの重要な病型であり，入眠・覚醒時間の後方へのずれや極端な遅れのために遅刻・不登校・欠勤などをきたし，社会生活に大きな支障をもたらす状態である．青年層にとくに多く，最近の調査では一般人口の0.2％，高校・大学生の0.4％を占めるといわれている．元来，ヒトの生体リズムは約25時間の周期をもつが，脳にある生物時計はこの周期を昼間の明環境と夜間の暗環境に同調させる働きを行っている．睡眠相後退症候群は一次性にはこの生物時計の障害により出現するが，最近，昼も夜もない24時間社会や対人間係性などの心理的要因による二次性障害が注目されている．この場合，登校拒否や出社拒否，社会的引きこもり，あるいはうつ病や不安障害と本症とは区別されなければならないが，現実にはこれ

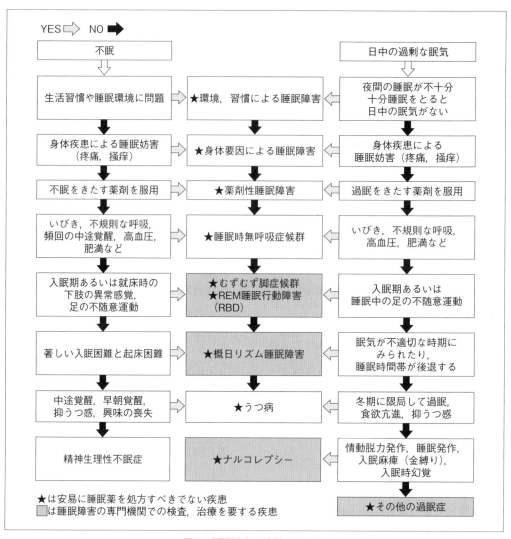

YES ⇨   NO ➡

| 不眠 | | 日中の過剰な眠気 |

生活習慣や睡眠環境に問題 → ★環境，習慣による睡眠障害 ← 夜間の睡眠が不十分　十分睡眠をとると　日中の眠気がない

身体疾患による睡眠妨害（疼痛，掻痒） → ★身体要因による睡眠障害 ← 身体疾患による　睡眠妨害（疼痛，掻痒）

不眠をきたす薬剤を服用 → ★薬剤性睡眠障害 ← 過眠をきたす薬剤を服用

いびき，不規則な呼吸，頻回の中途覚醒，高血圧，肥満など → ★睡眠時無呼吸症候群 ← いびき，不規則な呼吸，高血圧，肥満など

入眠期あるいは就床時の下肢の異常感覚，足の不随意運動 → ★むずむず脚症候群　★REM睡眠行動障害（RBD） ← 入眠期あるいは睡眠中の足の不随意運動

著しい入眠困難と起床困難 → ★概日リズム睡眠障害 ← 眠気が不適切な時期にみられたり，睡眠時間帯が後退する

中途覚醒，早朝覚醒，抑うつ感，興味の喪失 → ★うつ病 ← 冬期に限局して過眠，食欲亢進，抑うつ感

精神生理性不眠症 　★ナルコレプシー ← 情動脱力発作，睡眠発作，入眠麻痺（金縛り），入眠時幻覚

★その他の過眠症

★は安易に睡眠薬を処方すべきでない疾患
▨は睡眠障害の専門機関での検査，治療を要する疾患

図1　睡眠障害の診断チャート

（亀井，内山，一部改変）[1]

らの因果関係は複雑で，オーバーラップすること
も少なくない．

2．睡眠時随伴症の病態と鑑別

ヒトの睡眠は脳波や眼・手足の動きから人為的
に5段階に分けられる．最初の2段階は浅睡眠期
である．第1の段階は「うとうと」期，第2の段
階は「すやすや」期であり，この段階からいびき
をかきだす．第3・4段階は「ぐうぐう」期で深睡
眠の段階である．ここまでは脳の眠りの時期でも

ある．脳の活動状態を示す脳波はゆるやかで深い
徐波を示す．第4段階の後，脳は浅い睡眠に切り
換えられ夢をみはじめる．第5段階のREM期で
ある．脳波は覚醒時とよく似るが，手足や眼球の
筋肉は弛緩し，脳のコントロールから解放され気
ままな動きを示す．たとえば眼球が律動的に上
下・左右に動いたり，手足がピクピク動いたりす
る．眠りはこの後再び第2段階に戻り，また，3・
4・5段階へと進む．この睡眠のサイクルは明け方
目覚めるまで繰り返され，一晩に約4サイクルく

	心身症	病型・症状
1) 緊張型頭痛, 片頭痛 ・筋収縮性頭痛（頭こり） ・首肩腕症候群（肩こり）	神経心身症	慢性頭痛 ┬ 環境要因：職業・不眠 ├ 心理要因：うつ状態など └ 身体要因：頸椎症など
2) うつ病（仮面うつ病）	神経・消化器 心身症	異常感覚・痛み ┬ 入眠障害 やせ, 食思不振 ├ 早朝目覚め・早朝うつ気分 睡眠障害 └ 熟睡障害・悪夢
3) 食行動異常, 過敏性腸症候群	消化器心身症	痩せ, 食思不振, 過食, 嘔吐, 下痢, 便秘 体重増加への不安, 下痢不安, 排便への強迫観念
4) 心臓神経症	循環器心身症	┬ 脈異常 ── dysrhythmic ── panic disorder, 過換気, 浮動性不安 ├ 血圧異常 ─ dysdynamic ── 心気症 └ 胸部異常 ─ dysesthetic "病院ショッピング" 感覚 うつ病, 心気症
5) 過換気症候群	呼吸器心身症	┬ 単純型（偶発体験型） ├ 不安型 └ 転換障害型

図2　内科初期診療における各種心身症と不眠・不安[2)]

らいが繰り返される.

　睡眠時にはいくつかの病的な現象（睡眠時随伴症：parasomnia）が出現する. 睡眠の第2段階では歯ぎしり, 過剰ないびきが起こり, 第3・4段階の, 脳は寝ているが体が起きている時期には, 夢遊病, 夜驚, 夜尿が起こる. 夢遊病は, 夢中遊行とも呼ばれる異常な寝ぼけ行動で育ちざかりの子供でよくみられる. 夜驚も子供に多いが, 大人でもストレスや疲労が強い場合にしばしば認められる. 睡眠中に突然大きな呼び声をあげて起き上がり, 手足をバタバタさせたり, 釈明や弁解めいた言動をしたりする. このとき, 強い不安や恐怖を示すのが特徴である. 一方, 脳が起きて体が寝ている第5段階のREM期に関連して, 悪夢, 金縛り, 下肢の不随意運動, 脱力発作などREM睡眠行動障害（REM sleep behavior disorder；RBD）が起こる. 悪夢は, 目覚めたとき, 強い情動反応や汗, 動悸などを伴い, 夢の内容をしっかり記憶しているのが特徴である. 金縛りは睡眠麻痺とも呼ばれ, やはりREM期に出現する. 寝入りや朝の目覚めときなど, まだ十分に眠りきっていないときにREMが生じて起こる. 自分の手足を動かしたり, 話そうとするのにそれができない状態で

ある. RBDにはパーキンソン病や多系統萎縮症, ナルコレプシーなどに伴う二次性RBDと特発性（一次性）RBDがある. 特発性のものは, 50〜60歳の男性に多いが, 最近, この病態がパーキンソン病発症に先行することが注目されている. すなわち, パーキンソン病の最終診断に有用とされているMIBG心筋シンチグラフィー検査で特発性RBDの大半で心筋へのとりこみ低下があり, RBDを見つけることがパーキンソン病早期発見に有用であることが明らかにされている.

　以上述べたように, 不眠・睡眠障害によりもたらせる損失は個人の生活の質・QOLのみでなく, 医療・経済両面においてもかなり大きなものといえる. 今後は睡眠障害に対する的確な診断と外来指導により, 睡眠障害を治療し, 続発する疾患の予防につなげなければならない.

II. 不　安

初診時の対応

　不安は対象のない恐怖である. 漠然とした危険が迫り, 自分がそれに対処できないという認知に

表1　初期診療における不安・パニック障害と過換気症候群のアウトライン[2]

不安障害・パニック障害：anxiety disorder, panic disorder　[(1) は全人口の25%，(2) は1〜5%] 　　(1) 予期不安，浮動性不安‥‥‥胸騒ぎ，しばしば慢性過換気状態と重なり合う 　　(2) 不安発作（"raptus"，"panic"）‥‥‥破局感，しばしば過換気発作と重なり合う 　　(3) 精神症に伴う不安‥‥‥統合失調症，うつ病，非定型精神病， 　　　　　　　　　　　　　　境界例人格障害（ボーダーライン） 過換気症候群：hyperventilation syndrome（外来新患の2.5%） 　　(1) 呼吸器疾患，CO_2感受性，スポーツ，心配，緊張　　　器質的疾患型 　　　　　　　　　　　　　　　　　　　　　　　　　　　　偶発体験型 　　(2) パニック障害，パニック発作（DSM IV，ICD10）　　不安障害型 　　　　acute HVS　　　　　　　　　　　　　　　　　　ストレス障害型 　　(3) 身体表現性自律神経機能不全（ICD10）　　　　　　身体表現性障害型 　　　　chronic HVS　　　　　　　　　　　　　　　　　転換障害型 "息苦しい"，"空気が足りない"，"窓を開けてほしい"，"手足がしびれる"，"めまいがする" と訴える。 (1)(2)，(2)(3) は重なり合って出現することがある.

表2　不安を主要症状とする主な精神疾患[6]

恐怖症性不安障害 　　広場恐怖 　　社会恐怖 　　特定の恐怖症 他の不安障害 　　パニック障害 　　全般性不安障害 重度ストレス反応および適応障害 　　急性ストレス反応 　　外傷後ストレス障害 　　不安を伴う適応障害 器質性不安障害

（ICD-10 より抜粋）

表3　パニック発作の診断基準（DSM-Ⅳ-TR）[7]

強い恐怖または不快を感じるはっきり他と区別できる期間で，そのとき，以下の症状のうち4つ（またはそれ以上）が突然に発現し，10分以内にその頂点に達する。 （1）動悸，心悸亢進，または心拍数の増加 （2）発汗 （3）身震いまたは震え （4）息切れ感または息苦しさ （5）窒息感 （6）胸痛または胸部の不快感 （7）嘔気または腹部の不快感 （8）めまい感，ふらつく感じ，頭が軽くなる感じ，または気が遠くなる感じ （9）現実感消失（現実でない感じ）または離人症状（自分自身から離れている感じ） （10）コントロールを失うことに対する，または気が狂うことに対する恐怖 （11）死ぬことに対する恐怖 （12）異常感覚（感覚麻痺またはうずき感） （13）冷感または熱感

（高橋三郎ほか訳：DSM-Ⅳ-TR 精神疾患の分類と診断の
手引, 医学書院, 2002 より）

対応する感情ということができる．しかし，現在では，恐れの対象が比較的明確な場合にも不安という言葉が用いられることが多い．

　不安はこのような心理面の症状であるとともに，自律神経機能の変化を介して，動悸，頻脈，胸痛，胸部圧迫感，悪心，腹部不快感，発汗，振戦，身体動揺感などのさまざまな身体症状を現わす．とりわけ不安はパニック発作（panic disorder）や過換気症候群（hyperventilation syndrome）などの急性発症の循環器・呼吸器心身症の主要な心理背景因子となる．また，この2者は救急外来，内科初期診療の現場できわめて高頻度であり，器質的疾患との鑑別が重要な病態である（表1）．もし，初期診断が的確になされないと，誤診や未診断による不安が積み重なり，症状が固定，転換する場合が少なくないので注意を要する．

1．不安の臨床型と鑑別

　不安を主要症状とする疾患には表2のようなものがある．このうちパニック障害はパニック発作と過換気症候群を主要症候とし，内科外来を受診する機会の多い精神疾患である．

1）パニック発作

　パニック障害の核心をなすもので，多彩な身体症状を伴う不安発作である．強い不安・恐怖・脅威は突然始まり，急速にピークに達する．持続は短く，1時間以内に終了し，多くは10分以内であ

る．発作には破滅が目前に迫ってきている感じを伴い，発作が起きた場所から逃げ出したくなることも特徴である．DSM-Ⅳ-TRでパニック発作と診断するには，表3に示す13のうち4つ以上の症候を伴うことが求められる．3つ以下の場合は症状限定発作という．パニック発作は，不安の他に動悸・頻脈・胸痛などさまざまな身体症状を伴い，そのため患者は心筋梗塞などの身体疾患を疑って救急センターや循環器内科を受診する．このようなパニック障害は初期診療の現場では全受診患者の数％から約10％にも達する．

2）過換気症候群

呼吸器心身症として，過換気症候群にとくに留意する必要がある．本症は内科外来新患の2〜3％を占める．診断は本症を疑うかどうかで決まるといっても過言ではない．主訴は手足がしびれる，息苦しい，めまい，空気が足りない感じなどである．

3）循環器心身症

循環器心身症の背景として，不安・疾病恐怖は重要である．病態には不安発作以外に，1）頻脈（動悸），2）不整脈，3）発作性高血圧症，4）胸部異常感覚などがある．

文　献

1) 亀井雄一，内山　真：睡眠障害（不眠）．精神障害の臨床，日本医師会雑誌，生涯教育シリーズ64 131：S154-157，2004
2) 秋口一郎：臨床神経学の手引き　改訂第2版．南江堂，東京，2004
3) 立花直子：睡眠医学を学ぶために．専門医の伝える実践睡眠医学，永井書店，大阪，2006
4) Miyamoto T et al：Reduced cardiac 123 I-MIBG scintigraphy in idiopathic REM sleep behavior disorder. Neurology 67：2236-2238, 2006
5) 黒澤　尚，保坂　隆（監訳）：MGH総合病院精神医学マニュアル，不安を呈する患者，メディカルサイエンスインターナショナル，東京，159-192頁，1999
6) 堀川直史：日常臨床においてよくみる精神症状（不安，抑うつ，心気症状，せん妄）．精神障害の臨床，日本医師会雑誌，生涯教育シリーズ64 131：S54-56，2004
7) 越野好文：パニック障害．精神障害の臨床，日本医師会雑誌，生涯教育シリーズ64 131：S136-139，2004
8) Taylor WD：Clinical practice. Depression in the elderly. N Eugl J Med 371：1228-1236, 2014

（秋口　一郎・川崎　照晃）

第1章　症候編

14　視力障害・視野狭窄

目は口ほどにものをいうという．目は脳の窓，心の窓といって一般開業医が患者の目を見ることによってわかる病名や診断名はたくさんある．

まず瞳孔の大きさで患者のストレスの程度と精神状態がわかる．それに代表的な成人病，メタボリック症候群を構成する高血圧，糖尿病，動脈硬化症などは眼底鏡検査によって見つけることができる．またその病気による障害の程度まで知ることができる．MRI，MRAやCTをせずに脳圧亢進やその程度を知ることもできる．

初診時の対応

1．問　診
来院目的をまず聞く．
①健診などで，目の病気，視力障害，視野障害を疑われた．
②自覚症状で目の病気，視力，視野が気になる．
③すでに眼科，神経内科，脳外科に通っている．

2．現病歴の聴取（表1，2）
まず「目はどうですか」と発症の様子を聞く．3時間以内に起こったのなら突然の発症である．3日間で現在の状態になったのなら急性である．3週間なら亜急性である．3ヵ月間以上かかって現在の状態になったのなら慢性である．これに発症の状況と現在の状態の比較を加える．

発症から現在まで変化がないのか，現在は良くなっているのか，さらに悪くなっているのか，良くなったり悪くなったり変動しているのかも聞く．

1）眼痛（目は痛くないですか）はあるか．

緑内障も初期の変化としては頭痛や眼痛や視蒙などを伴うことはまれであるが，患者が眼痛を訴えるときは，眼科をすぐに紹介したほうが無難である．緑内障だけでなく角膜ヘルペスなどの眼科的な種々の重篤な疾患が潜んでいることが多い．側頭動脈炎を疑ったらすぐにステロイドを投与して神経内科を紹介する．

2）視力障害（目はよくみえてますか）はあるか．

開業医がみる患者のなかで，視力障害を訴える原因疾患として多いのは近視，遠視，乱視の類である．閃輝性盲点も視力障害の原因としてかなり多いが，片頭痛の発症年齢を超えて40〜50歳で初発したケースでは閃輝盲点の原因として脳血管障害も考慮に入れておきたい．この視力障害はキラキラときれいな視力障害である．ビタミン不足のときにも，また違った意味でのきれいな視力障害になることがある．黒い視力障害は眼科の領域である．白い視力障害は神経内科の領域である．灰色とか，すりガラス色の視力障害は白内障によるものである．このように視力障害を色で分けるこ

表1　初診時の対応

ア	Amenity	患者さんをゆっくりした，快適な環境で診察．
イ	Introduction	医師が自分自身のことを紹介する．問診の口火となる．
ウ	Urgent	緊急の場合は上記のことはすべて無視して，救急医療から始める．
エ	Eye contact	患者さんと医師が目と目をあわせた状況で診察．
オ	Open ended question	自由な答えが出る質問から始める．例「今日はどうしたの」

表2　視力障害の問診票

診察日	患者名

患者さんの訴え
医学的訴え，社会的訴え，精神科的訴え
主訴
その訴えは（いつから），（どうすればよくなる），（どうすればわるくなる）
（どういう性質），（場所は），（放散するか），（その訴えと関連した症状は），（その
訴えの重症度は），（その訴えはどれくらい持続するか）（答えが自由に選択できる
質問）で始まり「はい」や「いいえ」など答えが限られる質問で終わる．

神経学的系統質問
　頭痛　　　　　　　　　　　　　視力障害
　聴力障害　　　　　　　　　　　失神一歩手前のめまい感覚
　回転性のめまい　　　　　　　　失調性または足のふらつくめまい
　筋力低下　　　　　　　　　　　感覚障害
　排尿障害　　　　　　　　　　　言語障害
　発語障害　　　　　　　　　　　書字障害
　嚥下障害　　　　　　　　　　　記憶障害
　失神発作　　　　　　　　　　　痙攣発作　等の有無

眼科的系統質問
眼痛，視力障害，視野障害，複視，眼振　等の有無

既往歴：糖尿病，高血圧
入院の既往歴，手術の既往歴，頭部外傷，頸部外傷，腰部外傷　等の有無

家族歴：糖尿病，高血圧
　同様の病気の有無

診察＝医師が見つけたこと
　生命兆候：血圧
　脈拍
　呼吸　　　　　　　　　　　　　熱
　意識，頸静脈の怒張の有無
　頭部，眼，耳，鼻，咽頭，喉頭
　心臓，循環器
　呼吸器
　腹部
　泌尿器
　四肢
神経学的診察
　見当識　　　　　　　　　　　　言語
　記憶　　　　　　　　　　　　　脳神経
　IQ レベル　　　　　　　　　　　運動機能
　判断能力　　　　　　　　　　　感覚機能
　喜怒哀楽の感情表現の異常　　　反射
　性格　　　　　　　　　　　　　小脳
　不安　　　　　　　　　　　　　歩行

以上から導き出される結論＝診断　　原因診断と局所診断
　　　　　　　　　　　　　　　　　脊髄では横位診断と縦位診断の両方

患者さんに何をして上げられるか
医学的に，社会的に，精神科的に

ともできる．旧厚生省科学研究班によると視覚障害の認定を受けた患者の病名を多い順番にならべると表3のようになる．進行性の視力障害の大部分がこの中に含まれている．片目に起こる急性の視力障害に視蒙がある．内頸動脈や眼動脈のTIAといわれている．このグループには急性発症の緑内障や視神経炎がある．

　　3）視野障害（どこか目のまえでみえにくい
　　　　ところはないですか）はあるか（図1）．

視野のどの部分がみえないのかを患者に画いてもらって，全盲，半盲，四半盲，コングルーエント，インコングルーエント，黄斑部回避があるのかないのかなどを対座法で調べて障害部位の確定をする．

紫外線による視野障害には次のものがある[10]．

翼状片：結膜の異常増殖．白い膜が鼻側から伸
　　　　び失明の可能性もある．紫外線による
　　　　障害で紫外線予防のめがねで防げる．

雪目：急性紫外線角膜炎

白内障：眼球内のレンズ（水晶体）が濁る

　　4）複視（物が2つにみえたりしませんか）は
　　　　あるか．

単眼複視といって片目でみても物が二重にみえると患者が訴えたときは，ほとんどの場合眼科の病気であるから眼科に紹介して精査してもらう．

次に両方の目を開けていると物が二重にみえるがどちらか片方の目をとじると1つになることを両眼複視といって眼筋の運動麻痺か斜視である．斜視では2つの像の間隔がどちらを向いてもほとんどかわらないが，眼筋の運動麻痺では向く方向によって2つの像の間隔が変わる．2つの像がサイドバイサイドに横に並んでいるのを水平複視という．脳神経の3番の動眼神経支配の内直筋が障害されると患側の目は内転できないか，外転神経支配の外直筋との力関係で外へ引っぱられている．脳神経の4番目の滑車神経の麻痺では片方の像が斜めに傾いている．患者はそれがいやなので頭を良い目のほうに傾けている．複視を訴える患者が頭を左に傾けていてそれを反対の右のほうに傾けてもらうと2つの像の間隔がさらに広がった

表3　視覚障害

1）糖尿病性網膜症（18%）
2）緑内障（13%）
3）白内障（12%）
4）網膜色素変性症（12%）
5）高度近視（9%）
6）視神経萎縮（8%）
7）外傷（5.5%）
8）角膜混濁（4.5%）
9）脳障害（4%）
10）黄斑萎縮（4%）

ら右の滑車神経麻痺である．脳神経の6番目の外転神経麻痺では患側の眼球が外転できないか，動眼神経の内直筋との力関係で内側へ引っぱられている．これらの訴えに反対側の片麻痺があると交代性片麻痺の高さすなわち部位診断までできてしまう．2つの像が上下に並んでいるのを上下複視といって眼瞼下垂のあるのが動眼神経支配の上下転筋の障害によるものである．そのほかにこのグループには夕方になると複視の度合が悪くなる重症筋無力症と，進行性の経過をとる筋症と，筋肉の痛みやGOT，GPT，LDH，CPKなどの酵素の変化する筋炎がある．眼瞼下垂のないグループには滑車神経麻痺などがある．外傷の既往歴があれば近辺の骨折も疑う．

　　5）眼振（目の前で物が上下とか左右に動いて
　　　　いませんか）はあるか．

眼振を患者がどのように訴えるかというと，むかつき，吐き気（実際に嘔吐することもある），めまい（とくに自分自身がまわるとか自分の周囲がまわるとかいう），みている対象物が動くとか，景色が左右または上下にゆれるともいう．しかし眼振でも先天的なものや長期間存在する眼振では患者の訴えが全然ない場合もある．

3．現　症（医師がみつけたこと）

　　1）眼瞼の微細からかなり大きなふるえ

顔面スパスムまではいかなくても，目の横や眼瞼がピクピクすることはだれでも経験したことがあると思うが，これはストレスでも自律神経失調症でもまた睡眠不足でもみられる．ALS筋萎縮性

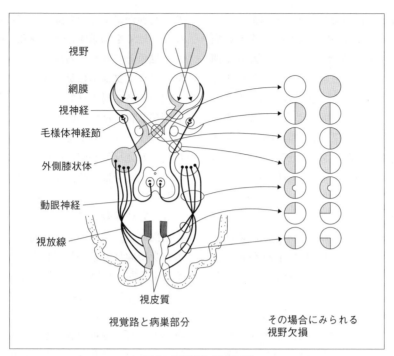

視野

網膜

視神経

毛様体神経節

外側膝状体

動眼神経

視放線

視皮質

視覚路と病巣部分　　　　　　その場合にみられる
　　　　　　　　　　　　　　　　視野欠損

図1　視覚路と視野欠損

側索硬化症でも起こるが，これらの疾患の眼瞼からの発症はまれである.

2）眼瞼下垂

　丸い瞳孔がどれだけ垂れて塞がれているかで眼瞼下垂の程度を知ることができる. 眼瞼をもちあげている筋肉は，動眼神経支配の眼瞼挙上筋と交感神経支配の上眼瞼板筋の2種類がある. 動眼神経麻痺による眼瞼下垂に対して，ホルネル症候群のときにみられる上眼瞼板筋の麻痺による下垂を偽の眼瞼下垂と呼ぶ. ホルネル症候群のときの下垂は大きく眼を見開いてみなさいというと患者は開くことができるので，偽という字がついている. 努力して一生懸命開こうとしているかどうかは前頭筋の収縮の有無（額のしわ）で確認できる. それにホルネル症候群では下眼瞼ももちあがって眼裂をよく狭くしているし，また遠くをみなさいと指示すると眼裂は広くなる.

　くも膜下出血を疑わせるような急性の頭痛と眼瞼下垂があるときは，動眼神経の通路になっている内頸動脈と後交通動脈分岐部の動脈瘤による動眼神経の麻痺を疑う. 眼裂に左右差があるときは狭いほうが上記のいずれかということになる. そして広いほうが顔面神経麻痺による眼輪筋の麻痺か逆ホルネル症候群といって，ホルネル症候群の初期にみられる. たとえばパンコースト腫瘍で交感神経が刺激された状態でみられることがある. 重症筋無力症でも下垂はみられるが，夕方や運動後に悪くなり，テンシロンテストで良くなり，またメスチノン® などの抗コリンエステラーゼ剤により症状が改善することで鑑別できる.

3）瞳孔

　瞳孔の大きさは成人で普通の光のもとで大体4mm くらいといわれている. 小児や老人では小さくなっている. 青い目の西洋人より茶色の目の東洋人のほうが小さめだといわれている. イリスコーダーを使わなくても交感神経と副交感神経との力関係やその緊張の度合いを知るのに瞳孔をみるだけでわかることがある. 過度の緊張状態や興奮状態や恐怖にさらされた状態では瞳孔は散瞳しているし，穏やかな状態とか眠たいときには縮瞳

している．患者との信頼関係が悪ければ散瞳しているし，良ければ瞳孔は縮瞳している．全身の痛み，または知覚神経の刺激でも瞳孔は大きく開く．しかし異物が入ったときのように，目の中の持続的な痛みでは縮瞳する．脳圧の亢進があると動眼神経の外側外周を取り囲むように位置する副交感神経が圧迫され，結果として散瞳する．脳腫瘍などの脳内病変の位置にもよるが，片側の散瞳が多いようである．緑内障でも散瞳傾向である．

　両側の散瞳としては窒息など脳への酸素や糖の供給が減るかなくなったときにみられる．またアトロピン系統の薬またバルビツール酸系統の薬，ボツリヌストキシンの作用として散瞳がみられる．飲酒中も散瞳気味である．バセドウ氏病のときも散瞳傾向がみられる．パリノー症候群でも上方注視麻痺とともに瞳孔の散瞳傾向がみられる．PCPを除いてほとんどの幻覚剤は患者を散瞳させる．縮瞳は最近ではサリンがあまりにも有名になったが，有機リン酸系の薬物の影響でみられる．ヘロイン系統の麻薬中毒でも縮瞳がみられる．縮瞳はホルネル症候群でもアーガイルロバートソン瞳孔でもみられる．橋出血での縮瞳は小さいのに対光反射が残っていることで有名である．

4）瞳孔の反射

　瞳孔の反射にはvisceral reflexに属する対光反射と輻輳反射と毛様体脊髄反射の3つがある．対光反射とは目に光が入ったとき瞳孔が収縮する反射で，光を入れた目が収縮するのを直接反射，光を入れた反対側の目が収縮するのを間接反射という．インプットは視神経で中枢はmid-brainで，アウトプットは動眼神経である．輻輳反射のインプットとアウトプットは対光反射と同じであるが，輻輳反射の中枢は後頭葉である．毛様体脊髄反射のインプットは頸部や胸部の痛覚に対する刺激でアウトプットは頸部の交感神経を介して瞳孔を散大させる．明るいところであると対光反射にじゃまされるので，薄暗いところでするのがコツである．

　この他に動眼神経感覚反射や動眼神経瞳孔反射と呼ばれる反射がある．これは目にごみがはいったり角膜が傷ついたり顔をなぐられたりしたときに目の近くを刺激すると，瞳孔が収縮したりいったん拡張して収縮する反射でインプットは三叉神経でアウトプットは動眼神経である．

　縮瞳があり対光反射と毛様体脊髄反射が両方とも消失し輻輳反射が残っているのがアーガイルロバートソン瞳孔である．一方，片側が散瞳し輻輳反射と対光反射が直接間接ともに消失したようにみえるが実際は長時間かけて観察すると反射は消失していないのがアディー症候群である．

5）眼球運動障害

　右向いて，左向いて，上向いて，下向いてと患者自身に両目を動かしてもらい，次に頭を動かさずに上下左右に動かした指を追いかけてもらう．そして最後に左右の指の先を早くかわりばんこにみてもらう．これが全部できれば眼球運動障害はない．それに複視の訴えがないならば眼球運動の検査は終わりである．左右の指の先をかわりばんこにみてもらうのを衝動性眼球運動といい，これは障害されているがゆっくり動く指なら追いかけられるときはPPRFの障害といわれている．

　また点滅光源などを患者の片側から入れて「光のほうをみてはいけませんよ，光の反対側をみなさいよ」と指示してもできないのは眼のにぎり反射といって，認知症の初期やハンチントン舞踏病の初期などの，前頭葉が障害された患者にみられる．複視があるときは患者の訴えをよく聞くと診断にたどりつくことができる．顔を右に傾けているときは左の滑車神経麻痺である．顔を右に向けているときは右の外転神経麻痺か左の動眼神経麻痺による左内転筋の障害である．顔を左に向けているときはその逆である．

　眼球を上に向けられないのはパリノー症候群による上方注視麻痺である．下をみたいときに顔を上にそらすのは進行性核上性麻痺の特徴である．完全麻痺のときは簡単である．動眼神経が完全に障害されると眼瞼下垂が起こるので複視は起こらないし，残った筋肉のなかで外転筋が強いので，下垂したまぶたをもちあげると眼球は外側に引っぱられている．

外転神経が完全に障害されると内転筋が強いので眼球は内側へ引っぱられている．不全麻痺のときは白眼の残りの左右差を比べる．たとえば右の外転神経の不全麻痺のときは，右をみたときの白目のほうが左をみたときの眼と眼の外側と瞳孔の間の白目より多くなる．複視がないときの左右差はあまり気にしないでよい．

右の核間麻痺では右の眼の麻痺と左眼の眼振がみられる．内側縦束の障害により起こる．交代性片麻痺の局所診断は片方の脳神経と反対側の片麻痺がみられたとき，たとえば右の動眼神経麻痺と左の片麻痺があると右のウェーバー症候群で局所診断は右の中脳である．右の外転神経麻痺と左の片麻痺があると局所診断は橋で，右のミラードギュブラー症候群か右のフォヴィレ症候群である．両者の鑑別は側方注視麻痺があるのがフォヴィレ症候群で右の側方注視が内側縦束障害のためできない．

核上麻痺ではプラスとマイナスの力関係で説明がつく．右の大脳半球がこわされると左に比べ右のほうが刺激の力はマイナスになるので，両目は右を向くことになる．刺激性の病巣が右の大脳半球にあると右のほうが左に比べ余計に刺激の度合いがプラスになるため，左への共同偏視が起こる．両目はマイナスのほうを向くと覚えてもよいし，余計プラスになっているほうの反対側をみると覚えてもよい．

このほかドールズヘッドアイサインとか人形の目兆候といって人形の目のようにうしろに重たいものがついていると顔の向きと反対方向をみるような動きをするサインである．意識がない患者でこれがなくなっていると脳幹部の障害があるといわれているが，意識のない患者が一般開業医のところへくることはまずない．

6）眼振

眼振は左右の動きの早さが同じである振子様眼振と，片方への動きのほうが早い律動性眼振の2つに分けられる．

振子様眼振にはめまいや，ものが動くなどの症状がない先天的眼振と，注視性眼振がある．職業病で昔坑夫さんの眼振と呼ばれた，光が十分でない場所で働く人達の眼振も振子様眼振である．スパスムスニュータンスもこれに属す．

律動性眼振では早く動く方向とゆっくり動く方向のうち，早く動く方向をその眼振の方向という．この眼振の方向が絶えず一方向のみの眼振を一方向性眼振と呼び，注視の方向により眼振の方向が変わるのを二方向性眼振と呼ぶ．一方向性眼振は外眼筋の麻痺による眼振と，中枢性と，末梢性の前庭性眼振がある．外眼筋の麻痺による眼振は麻痺した外眼筋の方向と眼振の方向が一致する．中枢性と末梢性の鑑別は中枢性のほうに回転性や上方性の眼振がよくみられる．めまい，嘔吐，嘔気などの症状が一番強いのが末梢性の前庭性眼振である．

二方向性眼振は5つの種類がある．①生理的な眼振で，側方視から少し戻すと眼振が消失する．②小脳性眼振は眼振のほかに失調などの小脳兆候を伴う．③脳幹部眼振では両目の動きになにの規則性もない．④シーソー眼振では眼振の方向が両目で反対方向になっている．⑤核間麻痺のときにみられる眼振で内側縦束の障害で起こる．

このほかOKNといって視動性眼振ともいわれる眼振は，向かい合わせに座る電車に乗って窓の外をみている前に座った人の眼にみられる眼振で，ヒステリーなどの機能性視覚障害や赤ちゃんの視覚障害の鑑別診断に使われる．眼前でメジャーテープを動かして，眼振があれば患者の眼はみえているということになる．

7）対座法による視野の見方と脳圧亢進のみつけかた

対座法による視野の検査は，向かいあって座った患者の片目を手などで覆ってもらって患者の視野の広さと自分の視野の広さを比べる方法である．自分自身も対座している片方の眼（患者が右眼を閉じると向き合っている自分の左眼）を閉じる．こうして患者の左眼と自分の右眼を正対させて高さもあわせると，自分と患者の盲点を重ねることができる．ここで赤いマッチ棒の赤い丸い部分で2人の盲点の大きさを比べる．乳頭がうっ血

血すると盲点が拡大する．うっ血乳頭の診断から脳圧亢進の診断までできる．検者自身の脳圧亢進のチェックも同時にできたことになる．

8）眼底鏡検査

眼底鏡では乳頭部の静脈拍動の有無で脳圧亢進の有無がある程度わかる．拍動がなければ脳圧が上がっている可能性がある．高血圧による眼底の変化はまず1度で動脈が細くなり，2度で太さの不整が出てきて3度では白斑，4度ではうっ血乳頭がみられる．4度は1度2度3度の変化も合わせもつ．動脈硬化による眼底の変化は，1度で交差部位での色の変化，2度で交叉部で細くなり，3度では交叉部が離れてみえる．これを陰伏という．4度で銀線が現れる．

診　断

1．緑内障

眼痛や視蒙があるときに診断されるが，早期では眼痛がないこともある．

2．側頭動脈炎

高齢者で眼痛やこめかみの痛みに視力障害を伴ったらこの病気を疑う．

3．近視，遠視，乱視

視力障害を訴えたらまずこれを除外する．

4．片頭痛

閃輝性暗点のあるのが古典的片頭痛で，ないのが普通の片頭痛である．

5．糖尿病（表4，図2）

微小動脈瘤があればWagenerの糖尿病性網膜症の分類の1期，硬い白斑があれば2期，綿花様白斑があれば3期，静脈の変性や新生血管があれば4期，硝子体出血や増殖性の変化や網膜剥離があれば5期と診断する．

6．白内障

患者が視力障害を訴えてレンズがくもっていたら白内障と診断できる．眼底鏡で奥がみにくくなっていたらレンズのくもりが外見上わかりにくくても白内障と診断がつく．

7．視神経炎

鑑別診断として医師に（眼底異常所見が）みえて，患者もみえる（視力障害がない）のがうっ血乳頭．医師に（眼底異常所見が）みえず患者もみえない（視力障害がある）のが球後視神経炎．医師に（眼底異常所見が）みえて患者はみえない（視力障害がある）のが視神経炎である．

8．視覚路のどこが責任病巣かの部位診断

患者に書いてもらった視野表を調べたり，対座法による視野検査の結果で上記部位診断が可能になる．

9．動眼神経麻痺

（1）完全麻痺，（2）内外筋麻痺，（3）外眼筋型の3つに大きく分けることができる．脳圧が亢進するとまず外周にある圧に弱い副交感神経の線維群が圧迫され，瞳孔が散大し，対光反射と輻輳反射が消失する．糖尿病では病因が血管炎なので，

表4　糖尿病網膜症のWagener氏分類

第1期	小血点（主に小血管瘤）がみられる（後極部に多い）（静脈は少し太いことが多い）
第2期	硬い白斑が多数現れ，やがて融合する（しばしば輪状に配列する）．黄斑部では糖尿病性中心性網膜炎（Hischberg氏）を示す
第3期	さらに綿花様白斑が現れ，高血圧が合併して高血圧性細動脈変化を伴う
第4期	さらに静脈の変化（拡張，数珠状拡張，蹄係形成，コルク栓抜様走向等）と血管新生（奇網）をみる
第5期	反復性硝子体出血，増殖性網膜症，網膜剥離等を起こす

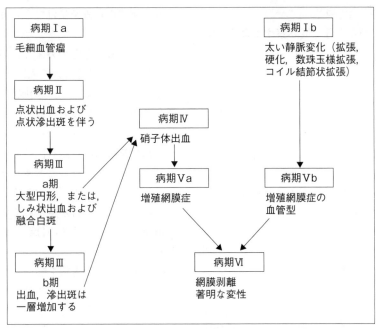

図2 Scott 分類

（管　謙治：臨床糖尿病網膜症，最新医学社，大阪，p176, 1994）

血管の豊富な内部すなわち外眼筋が先に障害されて瞳孔の散大が後に起こる．障害された順番や経過を詳しく問診すると病因まで診断できる．

10. 滑車神経麻痺

滑車神経はその長い経路から，外傷に弱い神経という名前をもっている．

11. 外転神経麻痺

この神経は腫瘍に弱い神経である．右の外転神経麻痺で歩行時や運転時に顔を右に向けて前進する．これは，眼球の動く範囲を前にもっていき複視を避けるための代償機能である．

12. 重症筋無力症

両方の眼瞼下垂や複視で発症することが多い．シングルファイバー筋電図やテンシロンテストで診断する．

13. 筋炎や筋症

筋電図や血清酵素の上昇で診断がつく．

14. 眼　振

先天性や長期存在する眼振を除き，急性発症の眼振ではめまい，嘔吐，嘔気などの，症状の重いものほど経過も予後もよく，症状の軽いものほど気をつけないといけないという原則がある．

 治　療

1. 緑内障

この病気を疑ったらすぐに眼科へ紹介する．

2. 側頭動脈炎

すぐにステロイドを開始して，血沈や動脈のバイオプシーなどの検査を進め，神経内科へ紹介する．

3．近視，遠視，乱視

眼鏡を合わせてからもう一度診察するようにする．

4．片頭痛

エルゴタミンの入った薬やトリプタン系統の薬を注意して使う．

5．糖尿病

糖尿病性網膜症の治療は糖尿病そのもののコントロールが必要である．

6．白内障

相当な高齢者でも眼科で手術ができる．

7．視神経炎

視神経炎の治療はステロイド，多発性硬化症の治療は ACTH，βインターフェロン，アザチオプリン等で行う．

8．視覚路の部位診断

病因を調べ，その病因により血管性なら血管性の治療，また腫瘍性ならその摘出やガンマナイフなどの治療が必要となる．

9．外眼筋麻痺

急性の外眼筋麻痺や瞳孔障害は一般開業医の外来で扱うのではなく，まず大きな病院で精査してもらうほうがいい．慢性の経過をたどるものではその原因治療が必要となる．

10．重症筋無力症

抗コリンエステラーゼ剤による治療は胸腺の摘出の可否を決めた後の患者に限られる．

11．眼振

片麻痺や失調などの眼振プラス α のときは患者に大病院での精査を受けてもらう．

日常の一般開業医の外来で行い得るものをまとめてみた．1億3千万人の人口を18万人の医師がみている日本では，9千人の眼科の専門医がいる．都会で開業している者は近所に眼科の先生がおられるので，すぐ相談にのってもらえ恵まれているが，都会を離れると眼科医は隣の町までいかないとおられないということも多々あると思う．

それで患者からの「このごろ目の調子がおかしいのですが，とか目が見えにくいのですが」という相談を最初に受けるのはわれわれ“主治医”である．

そんなときこの書籍を参照していただけたらと思う．そして自分で治療するのか，眼科や神経内科や脳外科を紹介するのかを決めてください．

文　　献

1) 北野英基：Neurology for neuroradiologist，大阪内科医会会誌 3（1）：9，1994
2) 五島雄一郎：内科診断学における眼症状．日本医師会雑誌 104（7）：975，1990
3) 久保田伸枝：ものが二重に見える．日本医師会雑誌 110（8）：1045，1993
4) 筒井純：神経眼科診断のルーテイン．眼科 MOOK，神経眼科へのアプローチ：4129，1978
5) 田崎義昭，吉田充男：神経病学，医学書院，東京，1988
6) 日野原重明，橋本信也：カルテの記載と POMR の勧め．日本医師会雑誌 108（3）：392，1992
7) Russell N DeJong：The Neurologic Examination, Harper & Row, New York, 1979
8) Mark Mumenthaler：Neurology, George Thieme Publishers, 1977
9) William DeMyer：Technique of the Neurologic Examination, McGraw-Hill Book Company, 1974
10) 佐々木洋：金澤医科大学　毎日新聞 18 面，2008 年 7 月 1 日
11) 北野英基ほか：一般開業医の神経眼科学．大阪内科医会会誌 5（1）：105，1996

（北野　英基・北野　英人・岩永　康裕）

15　頭　痛

医療機関を受診する患者の訴えの中で頭痛はもっとも頻度が高いものの1つであり，かつ放置すると予後不良の疾患も含まれるため，一般内科診療においても頭痛に関する十分な知識が必要である．一般内科医にとって最低限必要な知識は頭痛の大まかな分類と二次性頭痛を疑うポイント，一次性頭痛の鑑別である．

国際頭痛学会の作成した第3版beta版（ICHD-3β）による頭痛分類を表1に示した．頭痛のみが症状で器質的疾患がない一次性頭痛と頭蓋内疾患などの原因疾患があり頭痛はその部分症状として現れる二次性頭痛，さらに有痛性脳神経ニューロパチー，他の顔面痛およびその他の頭痛の3つに分類される．

初診時の対応

頭痛を訴える患者を診た場合まず必要なことは二次性頭痛の鑑別である．二次性頭痛が除外されれば次は一次性頭痛の鑑別を行う．頭痛の鑑別診断には現病歴，家族歴，既往歴などの詳しい問診が重要であり，適切な問診により頭痛疾患の90％は診断可能である．

1．問　診
1）二次性頭痛に関連した問診

日本神経学会・日本頭痛学会の作成した慢性頭痛の診療ガイドライン2013による二次性頭痛を疑うポイントを表2に示す．問診にてこれらのポイントについて詳しく聴取する．

表1　国際頭痛分類第3版beta版による頭痛の大分類（グループ）

第1部	一次性頭痛
1	片頭痛
2	緊張型頭痛
3	三叉神経・自律神経性頭痛
4	その他の一次性頭痛
第2部	二次性頭痛
5	頭頸部外傷・傷害による頭痛（外傷後頭蓋内出血による頭痛など）
6	頭頸部血管障害による頭痛（くも膜下出血による頭痛など）
7	非血管性頭蓋内疾患による頭痛（脳腫瘍による頭痛など）
8	物質またはその離脱による頭痛（薬剤の過剰使用による頭痛など）
9	感染症による頭痛（髄膜炎による頭痛など）
10	ホメオスターシス障害による頭痛（高血圧による頭痛など）
11	頭蓋骨，頸，眼，耳，鼻，副鼻腔，歯，口あるいはその他の顔面・頸部の構成組織の障害による頭痛あるいは顔面痛（顎関節症による頭痛など）
12	精神疾患による頭痛（身体化障害による頭痛など）
第3部	有痛性脳神経ニューロパチー，他の顔面痛およびその他の頭痛
13	有痛性脳神経ニューロパチーおよび他の顔面痛（三叉神経痛など）
14	その他の頭痛性疾患

表 2　二次性頭痛を疑うポイント（日本頭痛学会編慢性頭痛の診療ガイドライン 2013）

```
1．突然の頭痛
2．今まで経験したことがない頭痛
3．いつもと様子の異なる頭痛
4．頻度と程度が増していく頭痛
5．50 歳以降に初発の頭痛
6．神経脱落症状を有する頭痛
7．癌や免疫不全の病態を有する患者の頭痛
8．精神症状を有する患者の頭痛
9．発熱・項部硬直・髄膜刺激症状を有する頭痛
```

1 の突然の頭痛は，くも膜下出血などの脳血管障害を疑う．

2 の今まで経験したことがない頭痛と，3 のいつもと様子の異なる頭痛は一次性頭痛に何らかの二次性頭痛が合併したことを示唆する．

4 の頻度と程度が増していく頭痛は，脳腫瘍などの進行性の器質的疾患の存在を疑う．

一次性頭痛のほとんど，とくに片頭痛は 50 歳以前に初発するので，5 の 50 歳以降に初発した頭痛は二次性頭痛を積極的に疑わなければならない．

6 の神経脱落症状を有する頭痛は，頭蓋内病変を示唆する．

7 の癌や免疫不全の病態を有する患者の頭痛は，頭蓋内への転移性病変や髄膜炎等の感染性疾患を疑う．

8 の精神症状を有する患者の頭痛は，精神疾患の部分症状である可能性と代謝性疾患などの何らかの脳症を疑う．

9 の発熱・項部硬直・髄膜刺激症状を有する頭痛は，脳炎や髄膜炎を考える．

二次性頭痛のなかでもっとも頻度が高いのは薬剤の使用過多による頭痛（薬物乱用頭痛；MOH）である．薬物の服用歴と頭痛の頻度を確認し 3 ヵ月以上にわたって 1 ヵ月に 10 日以上複合鎮痛剤，NSAIDs，トリプタンなどの急性期治療薬の服用歴があれば MOH を疑う．MOH は基礎に片頭痛をもつ場合がほとんどであるので，乱用以前の病歴も聴取する必要がある．

2）一次性頭痛に関連した問診

二次性頭痛が否定されれば，次に一次性頭痛の鑑別を行う．一次性頭痛では頻度の高い緊張型頭痛と片頭痛，頻度は低いが激しい頭痛のため生活支障度が高い群発頭痛の鑑別が重要である．それぞれ ICHD-3β の診断基準を用いて診断する．診断基準に必要となる情報のほとんどは問診から得られる．

片頭痛：前兆のない片頭痛の診断基準を表 3 に示す．頭痛の持続時間や特徴，随伴症状が診断の根拠となる．拍動性片側性発作性頭痛は片頭痛であるが，必ずしもいつも拍動性片側性ではなく，非拍動性両側性の場合もあるので注意を要する．むしろ片頭痛は，悪心嘔吐や光音過敏などの随伴症状があることと，痛みが階段昇降などの体動で増悪することが大きな特徴である．一方これらの特徴は緊張型頭痛にはほとんどみられないため重要な鑑別点となる．

緊張型頭痛：頻発反復性緊張型頭痛の ICHD-3 による診断基準を表 4 に示す．頭痛の持続時間，頻度，痛みの特徴が診断の根拠となる．両側性で非拍動性の圧迫感または締め付け感が特徴である．強さは軽度〜中等度で歩行や階段の昇降のような日常的な動作により増悪しないことが片頭痛との相違点である．

群発頭痛：群発頭痛は ICHD-3 により一次性頭痛の三叉神経・自律神経性頭痛（TACs）下位に分類されている．その診断基準を表 5 に示す．頭痛の頻度と持続時間，痛みの特徴，顔面の自律神経症状，群発期があることなどが診断の根拠となる．発作は睡眠のリズムと関連することが多く夜間に発現することや，群発期には飲酒で発作が誘発されることも診断の参考となる．

表3　前兆のない片頭痛（migraine without aura）の診断基準

A．B〜D を満たす頭痛発作が 5 回以上ある
B．頭痛の持続時間は 4〜72 時間（未治療もしくは治療が無効の場合）
C．頭痛は以下の特徴の少なくとも 2 項目を満たす
　1．片側性，2．拍動性，3．中等度〜重度の頭痛
　4．日常的な動作（歩行や階段昇降などの）により頭痛が増悪する，あるいは
頭痛のために日常的な動作を避ける
D．頭痛発作中に少なくとも以下の 1 項目を満たす
　1．悪心または嘔吐（あるいはその両方）
　2．光過敏および音過敏
E．ほかに最適な ICHD-3 の診断がない

表4　頻発反復性緊張型頭痛の診断基準（ICHD-3β）

A．3ヵ月を超えて平均して 1ヵ月に 1〜14 日（年間 12 日以上 180 日未満）の頻度で発現する頭
　痛が 10 回以上あり，かつ B〜D を満たす．
B．頭痛は 30 分〜7 日間持続する
C．以下の特徴の少なくとも 2 項目を満たす
　1．両側性
　2．性状は圧迫感または締め付け感（非拍動性）
　3．強さは軽度〜中等度
　4．歩行や階段の昇降のような日常的な動作により増悪しない
D．以下の両方を満たす
　1．悪心や嘔吐はない
　2．光過敏や音過敏はあってもどちらか一方のみ
E．ほかに最適な ICHD-3 の診断がない

2．診　察

　二次性頭痛の鑑別のため神経学的診察を行い異常所見の有無を確認する．

　意識障害，髄膜刺激症状（項部硬直，ケルニッヒ徴候），言語障害，眼球運動，瞳孔の異常，視野障害などの脳神経系の異常，運動麻痺，腱反射異常，病的反射，小脳症状，感覚障害などの所見があれば頭蓋内疾患を疑う．

　二次性頭痛の中で比較的頻度が高い副鼻腔炎は前頭部や上顎部に叩打痛を認める．また側頭動脈炎を疑えば，側頭動脈の圧痛の有無を確認する．

3．検査のポイント

　問診で表2の二次性頭痛を疑うポイントがある場合や神経学的診察にて異常所見がある場合はCT や MRI などの画像検査が必須である．

　一次性頭痛と診断しても頭痛の増悪因子として副鼻腔炎やまれに脳腫瘍などの合併もあり得るので画像検査が一度もなされていない場合は検査が必要となる．

　くも膜下出血が強く疑われて CT でも証明できない場合や，髄膜炎などの頭蓋内感染症が疑われる場合は腰椎穿刺を行う．この場合は CT や眼底検査を行い頭蓋内圧亢進がないことを確認しておく必要がある．

4．患者・家族へのインフォームドコンセント

　二次性頭痛と診断された場合は，原疾患について検査計画や治療計画，予後について十分な説明を行い治療に進む必要がある．

　一次性頭痛と考えられる場合も二次性頭痛が潜んでいる可能性を患者や家族に説明し，必要に応じて画像検査や髄液，血液検査等を繰り返すことも重要である．

表5　群発頭痛の診断基準（ICHD-3β）

A．B〜D を満たす発作が 5 回以上ある
B．未治療の場合，重度〜極めて重度の一側の痛みが眼窩部，眼窩上部または側頭部のいずれ
　　か 1 つ以上の部位に 15〜180 分間持続する
C．以下の 1 項目以上を認める
　　1．頭痛と同側に少なくとも以下の症状あるいは徴候の 1 項目を伴う
　　　　a）結膜充血または流涙（あるいはその両方）
　　　　b）鼻閉または鼻漏（あるいはその両方）
　　　　c）眼瞼浮腫
　　　　d）前額部および顔面の発汗
　　　　e）前額部および顔面の紅潮
　　　　f）耳閉感
　　　　g）縮瞳または眼瞼下垂（あるいはその両方）
　　2．落ち着きのない，あるいは興奮した様子
D．発作時期の半分以上においては，発作の頻度は 1 回/2 日〜8 回/日である
E．ほかに最適な ICHD-3 の診断がない

5．紹介のポイント

1）頭痛専門医への紹介

　診断が困難な場合や診断に自信がもてない場合，期待した治療効果が得られない場合は速やかに頭痛専門医へ紹介するべきである．患者や家族が希望する場合も紹介が必要である．

2）その他の専門医への紹介

　二次性頭痛の中で脳外科，眼科，耳鼻科，歯科の領域の疾患が疑われれば各科の専門医を紹介する．

　一次性頭痛でも共存症としてうつや不安障害がある場合の頻度は高く精神科医を紹介することも必要になる．

文　　　献

　頭痛診療を行うに際しては下記書籍を参照することが望ましい．

1）Headache Classification Committee of the International Headache Society（HIS）；訳　日本頭痛学会・国際頭痛分類委員会：国際頭痛分類第 3 版 beta 版，医学書院，東京，2014
2）日本神経学会・日本頭痛学会　慢性頭痛の診療ガイドライン作成委員会：慢性頭痛の診療ガイドライン 2013，医学書院，東京，2013
3）日本頭痛学会　慢性頭痛の診療ガイドライン市民版作成小委員会：慢性頭痛の診療ガイドライン市民版，医学書院，東京，2014

（立岡　良久）

16　胸　痛

　胸痛は実地医家にとっては日常診療で頻回に遭遇する症状である．胸部には心臓，大血管，肺など生命維持に関わる重要臓器が多く，胸痛が生命予後に直結する場合も多い．まず急性心筋梗塞，不安定狭心症などの急性冠症候群，大動脈解離，肺血栓塞栓症，緊張性気胸など生命を左右する疾患を迅速に鑑別し，適切な治療に導くことが重要である．

初診時の対応

1．問　診

　表1に胸痛をきたす疾患を示す．多様な原因があるが，心血管系を中心にまず生命の危険のある

緊急性の高い疾患か否か鑑別する．

1）現病歴

　胸痛の部位，性状，持続時間，誘因，随伴症状，増悪因子，軽減因子などについて尋ねる．30分以上続く前胸部痛や胸骨裏面痛の場合にはまず急性心筋梗塞を考えねばならない．関連痛として左上腕内側痛や左肩痛などを訴えることがある．下壁梗塞の場合にはしばしば上腹部痛を訴えて消化器内科を受診する場合があるので注意が必要である．

　坂道・階段登行時や重い物を持ったときなどに生じ，持続が10～15分以内で，休めばすぐに治まるような胸痛では労作性狭心症を疑う．

　深夜から早朝にかけて繰り返す胸痛の場合は異型狭心症を疑う．

表1　胸痛をきたす疾患

1）心臓に起因する胸痛 　　急性心筋梗塞，不安定狭心症，急性心膜炎，僧帽弁逸脱症候群，肥大型心筋症， 　　大動脈弁狭窄症，心筋炎，感染性心内膜炎，不整脈
2）大動脈に起因する胸痛 　　大動脈解離，胸部大動脈瘤切迫破裂
3）肺，胸膜に起因する胸痛 　　肺血栓塞栓症，気胸，肺炎，胸膜炎，肺高血圧，肺腫瘍
4）胸郭，胸壁に起因する胸痛 　　肋骨骨折，肋軟骨骨折，肋間神経痛，帯状疱疹，乳腺炎，筋肉痛， 　　特発性肋軟骨炎（Tietze syndrome）
5）食道，腹部臓器に起因する胸痛 　　逆流性食道炎，食道けいれん，胆石，消化性潰瘍，急性膵炎
6）縦隔に起因する胸痛 　　縦隔炎，縦隔腫瘍，縦隔気腫
7）心因性の胸痛 　　心臓神経症，パニック障害

大動脈解離の場合には胸（背）部痛が解離の進行に伴い移動することがある．

痩せ型の若年男性で急に胸痛や呼吸困難を訴えた場合には自然気胸を疑う．

発熱についても尋ねる．微熱が持続しているような場合には感染性心内膜炎を疑い，最近歯科治療や菌血症をきたしうる小処置を受けなかったかを確認する．

若年者にみられる胸痛は心臓神経症やパニック障害のことも多い．

2）既往歴

高血圧，糖尿病などの既往歴の有無を尋ねる．大動脈解離の場合には高血圧を合併していることが多い．糖尿病患者ではしばしば急性心筋梗塞を発症するが無痛性であることも多いので要注意である．

2．現　症
1）血圧

血圧が 90 mmHg 以下と低い場合には（心原性）ショックを念頭におき対応する．急性心筋梗塞が疑われる場合には速やかに静脈路確保を図るべきである．大動脈解離の場合には血圧はむしろ高いことが多い．

2）脈拍

頻脈で絶対性不整脈を呈していれば頻拍性心房細動，心房粗動で房室伝導比が一定でない場合，上室性期外収縮の頻発などが考えられる．徐脈の場合には房室ブロックなどを疑う．とくに急性心筋梗塞患者で徐脈を呈している場合には下壁梗塞に合併した房室ブロックである可能性が高い．

3）聴診

心雑音が聴取される場合，大動脈弁閉鎖不全，大動脈弁狭窄，僧帽弁閉鎖不全，バルサルバ洞破裂などが考えられる．

心膜炎では心膜摩擦音を，胸膜炎では胸膜摩擦音を聴取することがある．

自然気胸が中等度以上の場合，患側の呼吸音減弱，左右差を認めるが，軽度の場合は明らかではない．

4）視診

急性心筋梗塞の場合，しばしば冷汗を呈し苦悶状で一見して重篤感がある．

自然気胸は痩せ型の男性に多い．

痩せ型で高身長の場合にはマルファン症候群で大動脈解離や大動脈弁輪部拡張，大動脈弁逆流を生じている可能性を疑う．

帯状疱疹の場合には一側性の疱疹を確認できれば診断は容易であるが，疱疹出現以前は診断に迷うことがある．

 ## 検査のポイント

心電図と胸部 X 線撮影は必須である．

1．心電図

心電図で特定部位に ST 上昇が認められれば急性心筋梗塞を強く疑う．ST 上昇の認められる誘導により部位診断が可能である．胸痛発症以前の心電図が入手できれば比較・検討することにより，診断はより確実なものになる．急性心筋梗塞後の心電図は時々刻々変化するので，発症後の時間経過との関連で総合的に判断する．非 ST 上昇型の場合には狭心症との鑑別が問題となり，血圧が低くなければニトログリセリン舌下錠を投与してその後の変化をみる．ST 低下が速やかに消失すれば狭心症の可能性が高く，そうでなければ心筋梗塞の可能性が高い．全誘導で ST 上昇が認められる場合には心膜炎を疑う．心電図で心室性期外収縮や上室性期外収縮が認められ自覚症状と一致していれば胸痛の原因と診断できる．心房細動や心房粗動も心電図をみれば一目瞭然である．ただし心房粗動で2：1伝導の場合には上室性頻拍との鑑別が困難なことがあり，レート120〜150程度の頻拍の場合には必ず心房粗動の2：1伝導ではないかということを念頭におく必要がある．

2．胸部 X 線撮影

心拡大の有無，胸水の有無，肺野陰影などについて検討する．心拡大が認められれば，心不全，

弁膜症，心筋症などを疑う．胸水貯留が認められれば，心不全，胸膜炎などを疑う．大動脈解離でスタンフォードA型の場合には縦隔陰影拡大が認められる．心膜炎で心嚢液貯留が顕著な場合には心臓は洋梨状の形を示す．心不全の場合，肺うっ血を呈し，肺紋理の増強が認められ，さらに右側では中肺野で肺上葉と中葉の葉間，また左側では下肺野で上葉と下葉との葉間に胸水が貯留する場合がある（vanishing tumor）．自然気胸は胸部X線撮影で確診できるが，軽度の気胸の場合には漫然とみると見逃すことがあるので，注意深く検討する必要がある．肺炎，胸膜炎，肺腫瘍などは胸部X線で診断可能な場合が多い．

3．心エコー図検査
心エコー図検査から得られる情報は多い．

急性心筋梗塞の場合，梗塞に陥った左室の動きは低下し収縮能が低下する．弁逆流の診断にも有用である．また大動脈弁輪部の拡張や大動脈基部の解離を検出できる場合もある．心嚢液貯留の検出にも有用である．肺血栓塞栓症の場合には右室拡大を認める．

4．血液検査
末梢血では急性心筋梗塞の場合には$10,000/\mu\mathrm{m}$以上の白血球増多が認められることが多く診断の助けになる．発症からの時間により血清CK（CPK），AST（GOT），LDHなどの上昇が認められるが，極早期には認められない場合もある．最近はトロポニンTの迅速診断キット（トロップT）やヒト心臓由来脂肪酸結合蛋白キット（ラピチェック）が発症早期の急性心筋梗塞の診断に有用である．BNPの迅速測定キットも心不全の迅速診断に有用である．

5．その他
オキシパルスメーターは不整脈がある場合などを除けば動脈血酸素飽和度を容易に知ることができる．

胸部CTは大動脈解離，自然気胸などの診断に有用である．また最近では64列CTによる冠動脈評価は，冠動脈狭窄やプラークなど解剖学的な評価に広く用いられ，冠動脈疾患の除外診断として高い有効性が示され，外来で施行可能な非侵襲性検査として有用である．

患者・家族へのインフォームドコンセント

その時点で考えられる診断名と必要な治療について簡潔に説明する．胸痛を訴える急性疾患では，予測できないような事態も起こりうるので，その旨を説明しておく．

高齢者診療のポイント

高齢者は，冠動脈疾患や呼吸器疾患，食道疾患の有病率が増加する一方，非特異的な症状を呈することが多くなるため，鑑別に苦慮することも多い．認知機能の低下から，十分な病歴を聴取できないこともありうる．また，加齢に伴う疼痛閾値の上昇や神経障害などのため心筋虚血を生じても症状が欠ける無症候性心筋虚血の頻度も高いので注意を要する．

なかでも，致命的になり得る緊急の処置を要する疾患（心筋梗塞，大動脈解離，肺塞栓症，緊張性気胸）は，見逃がさないようにとくに注意することが重要である．

紹介のポイント

急性心筋梗塞，不安定狭心症，大動脈解離，肺血栓塞栓症などは診療所では対応が困難なので速やかに治療可能な専門施設に送る．

胸痛をきたす原因疾患は多様であるが，生命予後に直結するものも多いので，迅速に対応し，適切に対処することが重要である．

（鈴木　泰）

17 腹 痛

腹痛は，内臓痛，体性痛，関連痛に分けられるが，実際にはこれらの痛みが混在していることが多い．内臓痛は，管腔臓器の拡張，伸展，収縮や，実質臓器の腫脹による被膜の伸展によって生じる痛みで，嘔気，嘔吐，下痢，冷汗等の症状を伴うことがある．体性痛は，臓器附近の腹膜の炎症や刺激によるもので，鋭く持続的で限局している．反跳痛や筋性防御を伴い，歩行等の動作によって増強するため動きが緩慢になり，腹膜伸展を避けるため前屈気味の防御姿勢となる．関連痛は，強い内臓痛が脊髄内で同じ高さにある知覚線維を刺激するため，その支配領域に疼痛を感じるものをいい，放散痛ともいう．虫垂炎初期の心窩部痛や十二指腸潰瘍穿孔時の右肩痛など，罹患臓器から離れた部位の痛みを指す．

腹痛患者において重要なことは，緊急に外科的手術を要する急性腹症を見逃さないことである．そのためにはショック・プレショック症状，腸閉塞（イレウス），腹膜刺激症状の有無を念頭におきながら診察を進める．問診上の主訴が腹痛であってもその原因はきわめて広範囲にわたり，消化器だけでなく，循環器，泌尿生殖器，産婦人科，神経・筋疾患，心身症等まで鑑別を要する．これらの中にも緊急疾患が含まれていることを念頭におく．

問診開始前に，来院時の全身状態からショック・プレショック状態をまず鑑別し，該当する場合はただちに輸液ルートを確保し，高次病院へ搬送する．緊急性がないと判断できれば，患者家族の反応をみながら問診と診察を丁寧に行い，必要に応じて検査を行い，診断につなげていく．

■ 初診時の対応

1．問 診
1）腹痛の初発時期，部位，性状，強度，持続時間，食事との関係，排便との関係，体動との関係などを聞く．痛みの感受性・訴え方は個人差があって多様である．
2）随伴症状として，嘔気，嘔吐，発熱，便通異常，胸やけ，腹部膨満感，食欲不振の有無，さらに背部痛，腰痛，胸痛などの放散痛の有無，吐血，下血，血尿，性器出血の有無などを問診する．
3）その他腹部疾患の既往歴，手術歴，妊娠の可能性（月経との関係），飲酒歴，薬剤使用歴，食事履歴，ストレス要因などを問診する．

2．腹痛の部位による鑑別診断
1）心窩部：急性胃炎，胃・十二指腸潰瘍，機能性ディスペプシア，膵炎，胃癌，膵（頭部）癌，横隔膜ヘルニア，急性虫垂炎の初期，肝（左葉外側区）腫瘍・膿瘍，狭心症・心筋梗塞．
2）右季肋部から右側腹部：胆嚢・胆管結石，急性胆嚢炎・胆管炎，十二指腸潰瘍，機能性ディスペプシア，肝（右葉〜S4）腫瘍・膿瘍，横隔膜下膿瘍，胸膜炎を伴う肺炎，右下葉肺癌，結腸憩室炎，右腎・尿管疾患．
3）左季肋部から左側腹部：急性胃炎，膵炎，胃潰瘍，膵（体尾部）癌，感染性腸炎，虚血性腸炎，左半結腸憩室炎，機能性ディス

ペプシア，左腎・尿管疾患，脾疾患（脾破裂等）.

4）右下腹部：急性虫垂炎，虫垂粘液嚢腫，右半結腸憩室炎，感染性腸炎，クローン病，右尿管疾患，右付属器（卵巣，卵管）疾患，鼠径ヘルニア.

5）左下腹部：感染性腸炎，習慣性・痙性便秘，炎症性腸疾患，虚血性腸炎，過敏性腸症候群，左尿管疾患，左付属器疾患，鼠径ヘルニア.

6）臍部：上記胃・結腸疾患，膵炎，消化管寄生虫症（アニサキス，回虫等），腹部（解離性）大動脈瘤，腹壁ヘルニア（特に開腹術後）.

7）下腹部：骨盤腹膜炎，月経困難症（生理痛），子宮外妊娠，子宮・付属器疾患，膀胱疾患，前立腺疾患，精巣疾患（軸捻等）.

8）腹部全体：イレウス，穿孔性腹膜炎，腸間膜血管血栓症，解離性腹部大動脈瘤，過敏性腸症候群，痙性便秘.

3．身体所見の取り方

1）一般身体所見として，まず全身状態（general condition）の評価をし，バイタルサイン，結膜貧血・黄疸の有無，口腔所見，ウィルヒョウリンパ節腫大の有無，心音，呼吸音，下肢浮腫の有無などをチェックしておく.

2）視診により腹部膨隆の有無，発疹，出血斑の有無などを確かめる．腹部膨隆については立位での観察が有用な場合がある.

3）触診の前に聴診して，腸蠕動音の状態，血管雑音の有無を確認する.

4）自発痛を訴える部位から離れたところより触診を開始する.

5）腹壁の弾性，圧痛の部位と程度を評価し，反跳痛（ブルンベルグ徴候），筋性防御の有無，必要に応じて直腸指診などを加え急性腹症を鑑別する．診療所などで緊急に血液検査・画像診断ができない場合，触診所見が緊急性の有無を判断するための重要な情報となる.

6）肝・脾腫，腫瘤，腹水，ヘルニア嚢，鼓腸の有無および肝・腎・脾の叩打痛の有無などを診察する.

4．検　査

まず問診と診察により診断を推測し，確診・鑑別診断のため必要に応じて検査を行う.

1）検尿，末梢血液検査，生化学検査，便検査（潜血，細菌培養，虫卵検査）.

2）胸部・腹部単純X線検査，腹部超音波検査（無侵襲で情報量が多く推奨されるが，診断には熟練を要する）.

3）その後必要に応じて腹部CT検査，上部・下部内視鏡検査，血管造影検査などを行う.

診療所において日常診療で遭遇する腹痛の多くは急性胃炎，感染性腸炎，機能性ディスペプシア，便通異常（過敏性腸症候群）であり，次いで胃潰瘍，十二指腸潰瘍，尿管結石，胆石・急性胆嚢炎，急性虫垂炎などが挙げられる．急性・慢性膵炎，結腸憩室炎，炎症性腸疾患，虚血性腸炎，イレウス，S状結腸軸捻症，産婦人科疾患なども念頭におく．また腹部臓器の悪性腫瘍は常に鑑別疾患にあげる必要がある.

診断がつきかねる場合で，しかし緊急性はないと判断されれば，症状の程度により1日から1週間程度経過観察してもよい．ただし，経過中に悪化する可能性は必ず伝える．患者が検査希望（胃内視鏡など）で来院した場合は，できればその意向に沿って検査予定を立てたほうがよい．便秘を伴っている場合は，浣腸等でまず便秘を解消する.

症状が強い場合も，原則として診断確定前に鎮痛処置は講じない．まず痛みを取ってから診察することで腹部所見がとりやすくなることがあるという考えもあるが，一般に消炎鎮痛剤（NSAIDs）は腹痛の原因疾患に無効である．中枢性鎮痛剤の使用は二次病院への搬送時など，用途は限定的である.

後期高齢者においては腹痛，発熱，白血球増加

などが軽微であっても重症の場合があり注意を要する.

5. 患者・家族へのインフォームドコンセント

1) 推測される病名を告げ，検査の必要性を説明する．診断がつけば，可能であれば症状が改善するまでの時間，治療期間が説明できれば安心を得られる.
2) 悪性疾患を疑った場合も基本的には同じだが，進行癌が疑われる場合，その説明はとくに慎重に行う必要がある.
3) 急性腹症を疑い転送する場合は，緊急性の説明と，入院・手術の可能性を説明しておく.

6. 紹介のポイント

1) 急性腹症が疑われる場合，できるだけ早く手術が可能な病院に転送する.
2) 急性腹症を強くは疑わないが訴えが強く持続する場合，自院で（2時間程度）経過観察し，その間推定される病態に対し初期治療を行い，それでも改善しない場合は紹介・転送を考える.
3) 自院で行った検査では診断がつかず腹痛が持続している場合は，確定診断のための検査の必要性を考慮し，二次病院に紹介する.

（石川　　進）

18　食欲不振

食欲とは食物を摂取したいという生理的欲求のことであり，食欲不振とは食欲が低下あるいは消失した病的状態を指す．食欲不振に似ているが食欲不振と区別される疾患として，早期満腹感（少量の食物摂取で満腹感を感じる状態で，胃切除後や進行胃癌に認められる），恐食症（食欲はあるが摂食に伴う苦痛のため食物を摂取しない状態で食道潰瘍などに認められる）などがある．

食欲不振は消化器疾患の主要症状と考えられがちだが，他のあらゆる疾患の症状となりうる．全身感染症，悪性腫瘍，血液疾患，循環器・呼吸器疾患，代謝・内分泌疾患，薬剤副作用，精神・神経疾患，妊娠（悪阻）などがある．

食欲不振とともに腹痛などの消化器症状，あるいは発熱，貧血，浮腫，黄疸，るい痩などが出現していれば，これを手掛かりに診断を進めていく．高齢者は，義歯不適合の可能性も確認する．

まず生理的要因，病的要因，食餌・環境要因のいずれに起因するかを考える．生理的要因としてはストレス，運動不足，過労，睡眠不足，飲酒，喫煙，妊娠などが挙げられる．病的要因としては，消化器疾患的要因と非消化器疾患的要因に分けて考える．食餌・環境要因としては，食事がまずい・食事環境が劣悪といったことや，高温多湿の作業環境，低酸素状態，化学物質暴露などが挙げられる．

初診時の対応

1．問　診

1）食欲不振は急に出現したのか，誘因（episode）があるのか，持続期間は，どの程度食べられないのか，特定のものが食べられないのかなどを聞く．とくに生理的要因の解明には問診からの情報が重要で，診断への直接的な手掛かりとなることがある．

2）随伴症状に関しては，腹痛，悪心，嘔吐，嚥下困難，便通異常など消化器症状の有無により消化器疾患的要因かどうかを考え，全身症状（体重の増減，倦怠感，発熱など），精神科的症状（抑うつ，不穏，不眠，拒食傾向など）を問診する．

3）悪性腫瘍は必ずしも局所症状を伴うとは限らないので，食欲不振があれば常にその存在を考慮する．

4）心因性の要因があるか否かを判断するために，問診中の対話や反応を通して，患者の精神状態や心理状態を観察する．

2．診　察

1）栄養状態を観察して，食欲不振の程度や持続時間を推測する．るい痩や皮膚の乾燥が出現していれば栄養障害が進行している可能性がある．

2）腹部の診察のみならず，バイタルサイン，胸部，頭頸部，口腔内，下肢に至るまで全身を丁寧に診察する．鑑別診断上必要な場合には，患者の同意を得たうえで陰毛の有無（副腎皮質機能低下症）も確認する．

3．検　査

1）食欲不振の期間がごく短期間で，身体所見に大きな問題がなく，検尿（ウロビリノーゲン，尿蛋白）に異常がなく，急性胃炎や

腸炎，便秘など日常遭遇する機会の多い疾患が疑われる場合，まず数日間の内服治療で様子をみてもよい.

2）スクリーニングとして末梢血液検査，一般生化学検査，便検査，胸腹部 X 線検査，心電図を行う．妊娠可能年齢の女性では同意のうえで必要に応じ妊娠反応を行う.

3）腹部エコー検査，心エコー検査など必要に応じて実施する.

4）消化管疾患が疑われる場合，上部，あるいは下部内視鏡検査が必要である.

5）スクリーニングとしては勧められないが，罹患臓器を推定できれば腫瘍マーカーの測定が有効なこともある.

4．患者・家族へのインフォームドコンセント

1）全く食べられない場合や全身状態がわるい場合は輸液による脱水の補正と，入院加療の必要性を説明しておく.

2）急性胃腸炎など短期間の食欲低下の場合，食物処理不能状態であり，無理に摂食しても消化器症状を悪化させることがある．輸液，あるいは電解質を含む水分摂取のみを勧める.

5．紹介のポイント

1）全身状態がわるく短期間の加療で改善傾向を認めない場合.

2）診療所で行える検査では診断がつかない場合，悪性腫瘍の可能性を考慮して高次病院に紹介する.

3）診断がついても，その疾患の治療に高度の専門的知識が必要な場合には，速やかに専門医に紹介する．精神的要因の場合も，神経性食思不振症は死に至ることがあり，うつ病では自殺企図の可能性もあるので，一度は精神科医に紹介すべきである.

（石川　進）

19　体重減少・体重増加

Ⅰ．体重減少

体重の減少はエネルギー摂取の低下，エネルギー消費の増加，あるいは尿や便へのエネルギーの流出の結果である．体重 4.5 kg 以上の減少，あるいは普段の体重の 5% 以上の減少が過去 6〜12ヵ月の間にみられる場合が体重減少と定義される．意図的な体重減少と意図的でない体重減少に分類されるが，死に至る疾患の前兆となる症状として出現することもあるので，日常診療で体重減少を的確に診断し，その原因を注意深く検索することは大切なことである．

初診時の対応

体重の変化の履歴（たとえば今まで一番肥ったときの体重，いちばん痩せたときの体重など）を聞き取ること，また来院前 1ヵ月でどの程度の体重減少がみられたかを聞くことが重要である．できれば，成長の記録も聞くようにすること．

1．現　症

まず意図的な体重減少か意図的でない体重減少かを判別するための問診が大切である．

1）意図的な体重減少：体重減少を目的とした行為があるかどうか．神経性食欲不振症，ブリミア（過食症）（自分で吐く，利尿剤や下剤の多用），運動や食事制限などのダイエットをしているかどうかを聞き出すこと．

2）意図的でない体重減少：食欲が亢進しているのか減退しているのかによって考えられる疾患が違ってくる．

A．食欲が亢進していても体重が減少するということは，エネルギー消費の増加，尿や便へのカロリーの流出がその原因として考えられ，

・甲状腺機能亢進症
・コントロール不良の糖尿病（とくに新規発症の 1 型糖尿病）
・吸収不良症候群（大体の場合，下痢あるいは大量の便，頻回の便でエネルギーが消費される）
・褐色細胞腫（基礎代謝の亢進による）
・過激な運動など

が代表的な体重減少の原因として挙げられる．

B．食欲が減退しての体重減少がみられる疾患，病態としては，

・悪性腫瘍（肺，消化管が多い）
・HIV 感染（主にエネルギー摂取減少による）
・内分泌障害
・副腎機能不全
・高 Ca 血症（食欲不振と嘔気による体重減少）
・甲状腺機能亢進症
・糖尿病（糖尿病性神経障害による胃運動機能不全，下痢，腎不全などの結果としての体重減少）
・心肺疾患
・慢性的な全身疾患あるいは感染性（真菌や寄生虫感染）疾患
・消化器疾患でみられる体重減少は以下のメカニズムに起因する．

嚥下障害，満腹感，嘔吐，逆流，腹痛，

腹部不快，慢性炎症，吸収不良，上腸間膜動脈（SMA）症候群，自然発生的あるいは外科手術による腸管瘻孔，バイパス

・うつ病あるいは他の精神疾患：説明のつかない，1ヵ月で5％以上の体重減少はうつ病の診断基準の1つである．また，以下の精神疾患でも体重減少がみられる．

躁うつ病，ミュンヒハウゼン症候群，妄想あるいは被害妄想疾患，鎮静剤使用中止による悪液質，マリファナ（大麻）使用中止症候群

・薬物中毒

アルコール，ニコチン，アヘン剤，アンフェタミン，コカインなど

2．検　査

定期的な体重測定と記録．上記疾患の確定診断あるいは鑑別診断のための検査を行う．

3．患者，家族へのインフォームドコンセント

意図的でない体重減少者の25％は1年以内に死亡しているという研究報告もあるので，体重減少の原因究明は非常に大切であることを説明する．さらに内科的疾患以外にも，精神疾患が原因であることも初診時から説明しておくべきである．

4．紹介のポイント

診断確定のために必要な検査がある場合にはもちろん専門医への紹介が必要であり，精神疾患による体重減少を疑った場合は精神科や心療内科への紹介が必要であることはいうまでもない．

5．高齢者診療のポイント

高齢になると，生理的に食欲に影響する視覚や味覚，臭覚の機能低下が起こり食事摂取量の低下につながる．また必要な栄養素を吸収する能力も低下し，低栄養状態となる．嚥下機能の低下も体重減少の一因となる．さらに動くことが少なくな

り筋肉が脂肪に置き換わることでも体重減少は引き起こされる．1年間で2～3kgの体重減少はフレイルの診断基準の1つである．

5％以上の体重減少があると，その後の死亡率の相対危険度が2.2倍に増加するとの報告もあり，各種原因の検索とともに栄養バランスのよい食生活に努めることが大事である．

（石塚　尋朗）

II．体重増加

初診時の対応

1．問　診

体重増加を示す場合は，肥満症（体脂肪の増加）と浮腫（水分貯留の増加）が考えられるが，本項では肥満について述べる．浮腫については別項を参照されたい．肥満症とは，単なる美容上の問題ではない．肥満に起因する健康障害を合併するか，それが予測され，医学的に減量を必要とする病態をいい，疾患単位として取り扱う．肥満度の評価には body mass index〔BMI＝体重（kg）/身長（m)^2〕を用い，標準値は22である．18.5以上25未満を普通体重，25以上を肥満としている．欧米白人ではよくみられるが，日本人では35以上はまれである．健康障害を伴いやすいハイリスク肥満は皮下脂肪より内臓脂肪が多い上半身肥満：リンゴ型肥満といわれるタイプである．この体型の判断にウエスト/ヒップ比を用いることもある．男性0.9以上，女性0.8以上で上半身肥満である．また肥満を病因から分類するとほとんどは単純性肥満（原発性）であり二次性肥満は1～2％にすぎない．二次性のなかではインスリノーマ，クッシング症候群，甲状腺機能低下症など内分泌性のものが多く，染色体，遺伝子異常によるもの，および視床下部性の摂食中枢異常や前頭葉性の肥満はまれである．

問診では体重の変化，体重増加し始めた時期，家族歴（血族結婚の有無），食事や運動などの生活習慣などを聴取する．単純性肥満は家族歴もある

ことが多い．また肥満に合併することが多い2型糖尿病，耐糖能障害，脂質異常症，高血圧症，脂肪肝，睡眠時無呼吸症候群，虚血性心疾患，月経異常，痛風，腰痛などの諸症状についても聴取することが必要である．

2．現病歴

いつから体重増加が出現したか？　単純性肥満の場合は小児期より肥満であり血縁者にも肥満者が多い．浮腫の場合は比較的急激に体重増加するケースが多い．薬剤の服用歴も重要である．向精神薬の多くは肥満を助長するものが多い．糖尿病治療中に体重が増加した場合，インスリン抵抗性改善薬のピオグリタゾンによる場合が多い．この薬剤は浮腫も出現するので体重増加が肥満の増強か浮腫かを鑑別する必要もある．またSU薬やインスリン注射も食事療法ができていないと体重増加傾向となるので常に食事・運動療法を徹底する．一方，α-GI薬やDPP-4阻害薬，メトホルミンは体重増加をきたさない．

3．診察

BMIが25以上はもちろんのこと，BMI25未満であっても腹囲の測定は重要である．腹囲をはかることにより内臓脂肪量を推定できるからである．男性85cm，女性90cm以上は内臓脂肪型肥満とみなす．このカットオフ値は動脈硬化症のリスクが上昇するとされるCTを用い臍レベルで測定した内臓脂肪面積が100 cm^{2}以上に相当することで策定された．腹囲増加1cmは内臓脂肪量1kgに相当するといわれている．この腹囲の基準については議論のあるところでもあり，今後改定される可能性もある．

診察の際には皮膚の状態や体毛など外観も詳細に観察する．皮膚圧痕の存在（pitting edema）は浮腫のサインであり，非圧痕性浮腫（non-pitting edema）は甲状腺機能低下症の可能性が高い．顔面（とくに上眼瞼）が腫れているなどの訴えは腎性浮腫，肝硬変での腹水貯留などにも要注意である．

満月様顔貌や中心性肥満（体幹が太く，手足が不釣り合いに細い）や腹壁に赤色の皮膚線条を認める場合はクッシング症候群を疑う．また項部や腋窩に偽性黒色表皮腫が存在するとインスリン抵抗性を，多毛で無月経であれば多嚢胞性卵巣症候群を疑い超音波検査を行う．

4．検査のポイント

1）尿検査
尿糖陽性：糖尿病やクッシング症候群
尿蛋白強陽性：ネフローゼ症候群による浮腫

2）血液生化学検査
インスリノーマ
〔IRI×100/（FBG-30）が200以上〕
インスリン抵抗性（糖尿病，クッシング症候群）
HOMA-R：IRI×FBG/405＞2
肝機能検査：脂肪肝など
脂質検査：甲状腺機能低下症など
血中Ca値，P値：偽性副甲状腺機能低下症
　　　　　　　　　　　　　　　　など

3）内分泌機能検査
FT4，TSH，
甲状腺自己抗体検査：甲状腺機能低下症
コルチゾール：クッシング症候群
LH，FSH：多嚢胞性卵巣症候群など

4）画像検査
頭部CT，MRI：下垂体腫瘍や視床下部性肥満

5）心電図・腹部エコー超音波検査
肥満に伴う虚血性心疾患，多嚢胞性卵巣症候群．

6）染色体検査
クラインフェルター症候群など．

5．紹介のポイント

二次性肥満を疑わせる所見があれば内分泌専門医に紹介，一方，単純性肥満でも肥満患者には精神的問題をもつケースもあり，減量には心理的アプローチや心療内科的なアプローチが必要なケースも多いので精神科や心療内科との密な連携が必要である．

（福田　正博）

第 *1* 章　症候編

20　下痢・便秘

　下痢・便秘は日常診療で頻度の高い症候である．下痢と便秘は見かけ上反対の症状と考えがちであるが，違った症候と考えるのではなく便通異常と捉えて診断を進めたい．また，下痢とは便に含まれる水分が多い状態であり，便秘は便が出にくい不快な状態を指すもので，同時に発現する頻度も少なくない．その定義はむずかしく，分類もさまざまに存在する（表1，2）．

 初診時の対応

1．問診のコツ

　便通異常を正確に把握するためには，「患者と一緒にトイレに入って排便の状態を視診しなければわからない」といわれるほどむずかしい症候である．したがって，問診でこの症候を正確に把握することは非常に困難であることを念頭において，患者と一緒にトイレの中に居るように便通の状態を問診することが大切である．

　1）下痢の場合，集団発生の有無と食事の関係，アルコールの摂取の有無と飲んだ量
　2）下痢の原因と思われる感染症の有無，海外渡航歴など
　3）下痢の発生時間帯と下血を伴うか否か
　4）罹患または治療中の疾患の有無：糖尿病，慢性・急性膵炎，肝臓疾患，感冒症候群など
　5）既往歴：胃・腸手術歴，胆のう摘出などの消化管疾患の有無
　6）薬物の服用：とくに抗生物質，服用中の薬物の有無
　7）食事の内容と食事習慣，冷たい飲み物，牛乳など

表1　下痢の定義

1．通常の便の含水量　60〜70％を超えていること
2．1日の排便量が 200 m*l* 以上あること
3．非有形性の排便が日に3回以上の頻回にあること
4．多くの場合，しぶり腹や腹痛を伴うことが多い
5．小児の場合，脱水症になりやすい

表2　便秘の定義　ローマ診断基準

過去12ヵ月の間に少なくとも12週以上，ここに示すような症状が2つ以上持続するものを便秘と定義する．
1．排便回数の1/4以上に排便困難がある．
2．排便回数の1/4以上に残便感がある．
3．排便回数の1/4以上に直腸・肛門部に閉鎖感がある．
4．排便回数の1/4以上に摘便をはじめとした手技を必要とする．
5．排便回数の1/4以上に硬便あるいは塊状の排便がある．
6．1週間に3回未満の排便がある．
これらに加えて軟便がなく，過敏性腸症候群の診断基準に当てはまらないこと．

　8）便通習慣：幼小期からの習慣や妊娠・出産後の習慣など
　9）合併症：腹痛や下血，嘔吐，発熱などを伴うか

　この他に下痢・便秘が起こった前後の臨床症状を可能な限り思い出してもらって，随伴症状も聞きとることが診断や次に必要な検査を選択できる．

2．現病歴
1）下痢の場合

　a．いつから始まったのか，きっかけと思われる原因を思い出せるか，渋り腹あるいは腹痛を伴うか，下血があったか
　b．周囲に同じような下痢をする人がいるか
　c．激しいストレスはなかったか

表3 下痢を主訴として考えられる疾患

1. 全身性疾患が原因のものとして消化管運動機能異常などがある.
2. 浸透性下痢…暴飲暴食,食物アレルギー,薬物(抗生物質,抗癌剤など)他疾患の合併症として下痢が起こる.
3. 炎症性下痢…細菌感染(ノロ,ロタ,アデノウイルなど),寄生虫(アメーバー赤痢,糞線虫),性病,中毒(サルモネラ,O-157 などによる食中毒)など.
4. 分泌性下痢…カルチノイド,甲状腺疾患,糖尿病他.
5. 炎症性腸疾患…潰瘍性大腸炎,虚血性大腸炎,クローン病,憩室炎など.

表4 便秘を主訴として考えられる疾患

1. 直腸,結腸癌,線腫症などの隆起性病変
2. イレウス
3. 習慣性便秘,弛緩性便秘,心身症,術後障害など
4. 全身性疾患の合併症も存在することを忘れない

d. 発熱や嘔吐はないか

e. はじめての経験か,繰り返しているか

f. 薬物の服用や健康食品を摂取していないか

g. 腹部の触診でグル音,冷や汗,熱感,圧痛点があるか

h. 妊娠,生理はないか

i. 貧血,頻脈,脱水,黄疸,検温を行う

j. 便の培養を行うなどをただちに診察,検査する

2)便秘の場合

便秘には習慣性と機能性があることを心得て,

a. いつから便秘と感じたのか

b. 排便困難なのか,便が硬いのか,残便感があるのか,摘便が必要か

c. 自己の排便習慣と比較してどのように変わったのか

d. 下剤を服用していたか(長期に下剤を服用すると下剤性結腸症候群になる)

e. 腹部触診で腫瘤に触れるか

f. 出血はあるか

g. 胃・大腸の検査を受けたか,その結果はどうであったか

h. 直腸診を行う

3. 身体所見の取り方

下痢と便秘を独立した疾患と捉えず,便通異常の一部の症状として診断を進めたい(表3,4).

1)バイタルサインをみる.皮膚の状態,舌の乾燥状態,検温,検尿,血圧,心電図など.

2)腹痛の部位と程度を診察する.圧痛や抵抗など.腹部単純X線検査.

3)下痢の場合は,便の培養.便秘の場合は直腸診を行う.便潜血反応検査.

4. 下痢・便秘の診断

いずれの場合も診断の進め方は同じである.便秘の集団発生はないが下痢の集団発生はしばしば経験する.

1)バイタルサインの確認により,緊急性のあるものは外科へ転送する.

2)丁寧で漏れのない問診,腹部診察,直腸診の後,便潜血検査.

3)腹部単純X線検査,ときには超音波検査を実施する.

4)大腸内視鏡検査を行う.注腸X線検査はイレウスが疑われる場合は行わない.

専門医への紹介のタイミング

たかが下痢・便秘と侮れない疾患が多く隠されている.このような臨床症状で患者が来院した場合は,バイタルサインを確認し緊急性のある疾患を診断したときはただちに外科へ転送する.下痢にしろ便秘にしろ生命に危険の及ぶ疾患をまず否定する必要があり,臨床検査は手早く進めたい.大腸内視鏡検査は不可避であり,外来診療に取り入れて実施することが望ましいが,自院で実施しない場合は消化器,胃腸科へ紹介し診断をコンサルトすることが望ましい.機能性疾患であれば患者とは長いお付き合いとなる.

(神保　勝一)

21　嘔吐・おくび

定義

嘔吐とは消化管の内容物を急激に，かつ強制的に口腔から排出することである．

おくびとは曖気（あいき），げっぷと同義語であり，胃内に貯留した気体が，噴門・食道を経て口腔から放出される現象をいう．

両者ともに口腔から内容物を排出する現象ではあるが，嘔吐は悪心を伴うこともあり消化器疾患のみならず，全身疾患を想定しなければならないこともある．

おくびは，下部食道括約部（lower esophageal sphincter；LES）の一過性の弛緩（transient LES relaxation；TLESR）によって胃内容物，とくに気体が逆流することによって惹起され，生理的なものも少なくない．その発生機序については不明なところが多く，食後に胃上部が拡張されると発生しやすく，立位で発生しやすいことなどが知られている．

なお，TLESR は逆流性食道炎における酸逆流のメカニズムの1つとしても知られている．

I．嘔　　吐

初診時の対応

1．問　診
家族歴：食中毒，感染症，薬物中毒によるものもあり，家族内の発症状況を調べる．
既往歴：嘔吐の既往とともに，既往疾患とくに手術歴（頭部，腹部）を確かめる．

2．現　症
発現までの経過：食事摂取，飲酒，薬物摂取との関連を聴取し，その後の症状発現までの時間経過および随伴症状を詳しく聞く．
随伴症状：随伴症状は原因疾患を診断するのに重要である．
全身症状：発熱，悪寒戦慄，感冒様症状，貧血，体重減少，腰痛，背部痛，冷汗，ショック症状など．
腹部症状：腹痛，下痢，黄疸，吐下血，上腹部および下腹部膨満感など．
神経症状：頭痛，意識障害，運動・知覚障害，めまい，耳鳴，視力障害など．

3．症状と関連疾患
嚥下障害を伴うものは食道癌，アカラシア，噴門部胃癌，逆流性食道炎などを疑う．

腹痛，下痢，食欲不振を伴うものは急性胃腸炎，イレウス．さらに発熱，集団発症をみれば，感染性胃腸症を疑う．

心窩部痛，吐下血，食欲不振，膨満感があれば，胃潰瘍，十二指腸潰瘍，胃癌を疑う．

右季肋部痛，黄疸，発熱，背部放散痛を伴うものは，胆石，胆のう炎，急性膵炎を疑う．

心窩部痛，食欲不振，発熱に続き右下腹部痛を訴えてきたら急性虫垂炎を疑う．

しかし，急性肝炎では，発熱，心窩部痛，悪心嘔吐，全身倦怠感が出現しても黄疸は顕著でなく，必要な検査が余儀なくされることがある．

消化器疾患以外では，頭痛，意識障害，神経症状など出現した場合は，脳腫瘍，脳血管障害を疑う．

めまい，耳鳴，難聴などを伴うものはメニエール病，内耳障害を疑う．

頭痛，発熱，項部硬直，意識障害を伴うものは，脳脊髄膜炎を疑う．

前胸部痛，冷汗，顔面蒼白，ショック状態を伴うものは，心筋梗塞を疑う．

その他，妊娠の有無，月経の有無，頭部打撲，現在服薬中の薬剤の副作用なども調べる．

4．診察

1）全身所見：意識レベル，血圧，体温，呼吸数，脈拍数，ショックの有無などで全身の重症度，緊急性を把握する．

2）吐物の検査：潜血反応で出血の有無，pH（酸度）をみる．薬物毒物の特異臭，イレウスの糞便臭，尿毒症の尿臭を鑑別する．食物残渣は消化の経度，血液，胆汁の混入などで通過障害の部位を推定する．

3）腹部所見：嘔吐を原因とする疾患は消化胃痛変が多く，腹部所見は確実に把握する．腹痛，圧痛の部位，蠕動不穏，腫瘤，肝脾腫の有無，胆のうの腫大，鼓腸，腹水の有無は確認する．

4）中枢神経所見：うっ血乳頭で脳圧亢進を伴うか，髄膜刺激症状（項部の硬直）の有無，病的反射を診察し，シビレ感，麻痺も確認する．

5．検　査

1）検尿：腎疾患，尿路結石，肝胆道疾患を調べる．潜血，蛋白，糖，ウロビリノーゲン，沈渣を調べると疾患部位が推測される．

2）大便の潜血反応は消化管の腫瘍や潰瘍を疑わせる．検便は2日法が確かである．

3）血液・生化学・電解質検査：貧血の有無で胃癌や大腸癌などの消化管悪性腫瘍，潰瘍を疑い，白血球増多で胆のう炎，急性膵炎，腎盂炎，髄膜炎を考える．ビリルビン，AL-P，γ-GTP の上昇は胆道系疾患，AST（GOT），ALT（GPT）の高値は急性肝炎や

肝硬変，肝癌の肝実質疾患を，BUN，クレアチニンの上昇は腎疾患，アミラーゼは膵炎，膵癌を，電解質の異常は嘔吐による生体の重症度を判定する．

4）腹部臓器による嘔吐の検査：脳圧亢進症状や髄膜刺激症状，神経症状を伴わない嘔吐は，胸部・腹部臓器の疾患によるものと判断し，以下の検査を施行する．

①胸部・腹部単純 X 線撮影検査：腹部単純 X 線撮影で，腸管のイレウス，穿孔が診断でき，胆石，腎石，膵石，尿管結石なども一部診断が可能である．

胸部単純 X 線写真で食道の拡張像が診断できる．アカラシア，食道癌，噴門癌の所見である．

②腹部超音波・CT・MRI 検査：胆石，胆のう炎，胆管炎，尿管結石，膵炎，消化器の各種悪性腫瘍，子宮外妊娠，卵巣のう腫の診断に有用である．

③内視鏡検査：穿孔のないことを確かめ，緊急内視鏡検査は可能である．食道・胃・十二指腸の腫瘍，潰瘍，狭窄の診断には適しており，止血やアニサキス，異物の摘出などの治療も可能である．

5）中枢性嘔吐の疑いがあるときの検査：腰椎穿刺，髄液検査，X 線・CT・MRI 検査で脳腫瘍，脳血管障害，髄膜炎の診断をする．

6．嘔吐時の必要な処置

1）気道閉塞や誤嚥の予防：吐物の吸引除去．

2）血管確保と輸液：脱水，酸塩基平衡，電解質異常の是正の目的で適切な補液をする．

3）制吐療法：病態を正しく把握して，鎮痛，鎮吐剤を使用する．消化管の運動機能低下に伴う嘔吐では鎮痛剤の投与は不適当と考える．

4）胃洗浄：薬物によるものは緊急に洗浄し除去する．

5）経口摂取の禁止：嘔吐中は病状を悪化させることが多いので水分も含め絶食とする．

7．合併症

嚥下性肺炎，Mallory-Weiss 症候群，低カリウム血症を続発しやすい．

8．治　療

原疾患に対する治療がもっとも効果があるが，診断がつかない場合は脱水と血清電解質補正を施行し対症療法を行う．緊急手術が必要な疾患（イレウス，頭蓋内出血，脳圧亢進症，尿毒症など）は各専門医に相談する．

Ⅱ．おくび

食後の満腹時に発現するのは生理的なもので，病的なものには①食道と胃の機能低下（functional dyspepsia；FD），②胃の器質的疾患，③心身症としての呑気症，などがある．

 初診時の対応

1．問　診

他の上腹部愁訴も聴取する．
1）胸やけ，呑酸，嚥下障害なども訴える症例は，逆流性食道炎，食道裂孔ヘルニアによると推定される．
2）食欲はなく，食べれば食べられるが中途で胃部膨満感を覚える．おくびを出すと楽になる．これは FD の範疇に入る．
3）心窩部痛，食欲不振，胃部膨満感などを訴え，おくびが出やすいのは胃炎を含めた胃の器質的疾患が疑われる．
4）空嚥下が多く，その後おくびを頻回に放出し，食事との関連は少ないものに呑気症がある．心身症の1つで，便秘や下腹部膨満感を伴う．腹部不快感を改善する悪習慣となっている．

2．病　態

LES の機能低下，摂食後の胃の適合性弛緩能や排出能の低下が指摘されているが，詳細は不明である．

3．診断と治療

食後や炭酸飲料水摂取後のおくびは，胃部不快感や膨満感が改善され，むしろ排出できないほうが苦痛となる．しかし異常が疑われる場合には通常の消化管検査を施行する．

食道胃の運動機能検査も必要に応じて施行するが，おおよその所見は上部消化管造影検査で代行される．

おくび自体は症状を改善するので，止めることはしない．しかし重大な疾患が原因となっていることもあるので検査によって病態を把握し，原因疾患の治療にあたる．

原因疾患が不確実なもの，また治療がむずかしいものは，病状を説明し専門医に紹介する．また，呑気症は改善がむずかしい場合，心療内科へ紹介する．

（関口　利和）

第 **1** 章　症候編

22　胸やけ

初診時の対応

1．問　診

　胸やけを診る場合，臨床的に有用な問診表が活用されている．QUEST（question for the diagnosis of reflux disease）は，胃食道逆流症（GERD；gastroesophageal reflux disease）の診断補助として用いられている問診表である．しかしエビデンスとしては，信頼は限定的であり推奨度としては低い．

2．現病歴

　胸やけを訴える疾患頻度としては，逆流性食道炎，慢性胃炎，胃潰瘍，十二指腸潰瘍などが代表的であるが，GERD には，内視鏡的に粘膜障害のある逆流性食道炎と内視鏡的に粘膜障害を認めない非びらん性胃食道逆流症（NERD；non-erosive reflux disease）がある．

　食道疾患以外で胸やけを訴えることがある疾患として見落とせないものは，虚血性心疾患と脳血管障害である．

3．診　察

　診察を行う上で重要なことは，患者の訴え（症状）を解消すれば，主治医としての役割を果たせたと思うことはきわめて危険であることを認識することである．極論をいえば，胸やけを主訴として患者に PPI（proton pump inhibitor）を投与し，症状は軽快し，患者も投薬を希望する．しかし，数ヵ月後，症状が再び現れ内視鏡検査をしたところ，食道癌であったという症例は，現実に起こり得ることである．

4．検　査

　上部消化管内視鏡検査を行うべきで，腫瘍性病変や狭窄病変のみならず，胃食道粘膜の病変など，きめ細かい観察が可能である．上部消化管内視鏡で器質的疾患が認められない場合，食道の運動障害を起こす機能的疾患を疑うべきである．

5．患者・家族へのインフォームドコンセント

　胸やけは胃食道逆流症の典型的な症状であり，食道疾患，胃疾患でもよくみられる症状である．しかし，胸やけ以外の諸症状を伴う場合，消化器疾患以外にも，虚血性心疾患や脳血管障害，精神疾患なども鑑別しなければならない．

6．紹介のポイント

　PPI を2～3週間投与しても胸やけの症状が軽快しない場合，内視鏡検査を受けるべきである．また内視鏡検査で器質的疾患が否定され症状が持続する場合，専門医へ紹介すべきである．

文　献

1) 木下芳一ほか：GERD の整理—NERD とは．日本医事時報 4285：57-61，2006
2) 中内丈磁ほか：日本人に適した「むねやけ」のマネージメント．臨床と研究 83（11）：101-107，2006
3) 本郷道夫（編著）：GERD 治療の新たなストラテジー，2005
4) 胃食道逆流症（GERD）診療ガイドライン 2015

（武石　昌則）

第1章 症候編

23 嚥下障害

■ 初診時の対応

1. 問 診

　嚥下障害とは飲食物が口腔から胃内まで円滑に通過できない状態と定義される。咀嚼が不十分で食塊が大きすぎて咽頭から食道に送り込めないこともあり、この場合、嚥下障害というよりも咀嚼が不十分であることもある。また、胸がつかえると訴える場合、食道の通過障害であることもある。嚥下には5つの段階があり、先行期・準備期・口腔期・咽頭期・食道期に分類される。先行期は口に入れる前の段階で、視覚によりどのような食べ物かを判断し、食べ方や唾液の分泌量を促す段階、準備期は口腔内の食べ物を咀嚼し唾液とともに飲み込みやすい食塊にする段階、口腔期は食塊を口腔から咽頭へ送る段階、咽頭期は咽頭から食道へ送り込む段階でそのとき、咽頭蓋が反転して咽頭を閉じる働きが重要である。そして、食道から胃に送り込むべく食道の蠕動運動を司るのが食道期である。

2. 現病歴

　嚥下障害の原因は、機能的障害（運動性障害）と器質的障害（機械性障害）に大別される。機能的障害には、脳血管障害（脳出血・脳梗塞）、変性疾患（パーキンソン病・筋萎縮性側索硬化症）、末梢神経疾患（多発性脳神経炎・糖尿病性神経症・ギラン・バレー症候群）などがある。器質的疾患では、口腔内疾患（口腔癌・舌癌・口内炎）、咽頭疾患（急性咽頭蓋炎・急性扁桃炎・咽頭腫瘍）、食道疾患（食道癌・食道炎・食道裂孔ヘルニア）な

どありこれらの現病歴の有無を確認する必要がある。

3. 診 察

　嚥下障害を診察する上で、重要なことは問診で述べた嚥下障害の5つの過程で、どの段階の障害であるかを見極めることである。最初に口腔内を観察し、炎症所見の有無、奇形、腫瘍などがないか観察する。前頸部の観察も重要で、甲状腺腫、頸部腫瘤などに注意する。

　嚥下音の聴取は、喉頭隆起の外側ないし輪状軟骨直下で行い、嚥下音と嚥下前後の呼吸音を聴取する。嚥下音はその時間と強弱で判断し、時間がかかったり、嚥下音が弱い場合、舌の送り込み不良あるいは喉頭挙上不全を疑う。複数回の嚥下音の場合、食道入口部開大不全ないし舌の送り込み不良を疑う。また、誤嚥あるいは喉頭部の液体貯留がある場合、湿性音や液体振動音を認める。一般的には、液体の嚥下障害は機能的障害（運動性障害）を疑い、固形物の嚥下困難は器質的障害（機械性障害）を疑う。

4. 検 査

　反復唾液飲み込みテスト（RSST：repetitive saliva swallowing test）、改定水飲み込みテスト（MWST：modified water swallow test）が一般的である。反復唾液飲み込みテストは右手の示指で舌骨を中指で甲状軟骨を触知し、30秒間に何回嚥下できるかをみるもので、30秒間に2回以下を嚥下障害と判定する（図1）。また改定水飲み込みテストは、冷水3 mlを口腔底に注ぎ嚥下をさせ、嚥下後、反復嚥下を2回行うよう指示する（図2）。

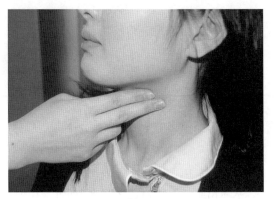

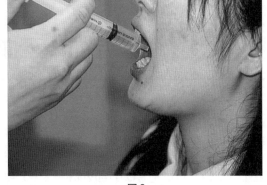

図1 　　　　　　　　　　　　　　　図2

表1　反復唾液飲み込みテスト

評価基準	嚥下	呼吸切迫
1	不可能	有（むせること有）
2	可能	有（不顕性誤嚥の疑い）
3	可能	無（呼吸良好だがむせる）
4	可能	無（呼吸良好でむせない）
5	可能	無（反復嚥下が30秒以内で2回以上可能）

合計3回以上を実施し最低点を評点とする（表1）.

　咽頭喉頭，食道の観察には内視鏡検査が有用であり外部からの圧迫を診断する上で，頸部や縦隔のCT，MRIも行う．またバリウム嚥下時の造影結果をビデオ記録し嚥下の状態を観察するビデオ嚥下造影検査（VF；video fluorography），内視鏡で咽頭喉頭を直接観察するビデオ嚥下内視鏡検査（VE；video endoscope），舌，軟口蓋，咽頭などの動きを電気抵抗の変化を捉え嚥下機能を評価するEGG（electroglottography）などがある．

5．患者・家族へのインフォームドコンセント

　嚥下障害は，1つの自覚症状であり，そこには隠された病態ないし疾患が存在する．本人あるいは家族にその点を理解してもらい，その原因を精査し治療することが重要である．

6．紹介のポイント

　まずは口腔，咽頭，喉頭の十分な視診が必要となり耳鼻咽喉科へ，また食道疾患を疑う場合は消化器科の専門医へ紹介すべきである．脳神経疾患の既往がある場合や神経障害に起因する場合，構音障害，嗄声，誤嚥などの球症状を伴う場合，神経内科の専門医への紹介が必要となる．とくに高齢者の場合，嚥下障害を見逃し誤嚥を繰り返すと誤嚥性肺炎を起こし，ときとして生命に関わる事態も起きる危険性があり，早期の対応が求められる．

　　　　　　　　　文　　献

1）数森秀章ほか：嚥下困難. medicina 41（4）：654-656, 2004
2）濱野利明：嚥下困難. 臨床研修プラクティス4（2）：54-55, 2007

　　　　　　　　　　　　　　　（武石　昌則）

24　吐血・下血

吐血とは，消化管出血による血液成分を含んだ嘔吐のことをいい，通常は Treitz（トライツ）靱帯の口側の消化管（食道，胃または十二指腸）に出血源がある．

吐血の性状は，出血の部位，持続時間により変化する．胃潰瘍など，胃・十二指腸からの出血は胃酸により塩酸ヘマチン化，コーヒー残渣様を呈するが，急性大量出血の場合は鮮血となることもある．

下血とは消化管出血の血液を肛門から排出することをいい，黒色のタール便（melena）と鮮血に近い血便（hematochezia）とに分けられる．上部消化管出血では，小腸内の硫化により黒色を呈しタール便となるが，小腸出血では暗赤色のことが多い．大腸出血の場合は赤みを帯び，とくに下行結腸より肛門側の場合は鮮血に近い．

初診時の対応

吐血は緊急性を要することが多い．応急処置は，まず患者を臥位にして，誤嚥・窒息防止のため顔面は横に向ける．次にバイタルサインの経時的変動を測定し，出血性ショックの有無を診断する．大量出血が考えられ，バイタルサインに少しでも異常があれば輸血可能な 18 G 以上のサーフロー針で血管を確保する．もし，血管確保が困難な場合は 22 G で血管確保を優先する．血液検査のための採血のあと，ラクテック® で点滴開始し（軽症で 500 ml/時間），血圧維持に努める．出血量が多く，吐血が激しいときは，胃管を挿入し胃内の血液を除去する必要があるが，凝血塊除去には太い胃管で吸引する必要がある．

下血では，大量出血のときはタール便，暗赤褐色便が特徴である．バイタルサインを測定し，出血性ショックの有無を確認．初期治療のあと，問診および便の性状から出血部位，原因疾患を推定し，治療方針を決定する．

吐血・下血の原因を表1に示す．

1．問　診

緊急度の強い場合は，救急処置と並行して行われる．

突然の出血に，患者はもちろん，家族も動揺・狼狽しているため，冷静に，注意深く正確にしか

表1　吐血・下血の原因

吐血：a）食道：食道静脈瘤，食道癌，食道潰瘍，逆流性食道炎，Mallory-Weiss 症候群，特発性食道破裂 　　　b）胃：胃潰瘍，胃癌，胃静脈瘤，急性胃粘膜病変，胃前庭部毛細血管拡張症 　　　c）十二指腸：十二指腸潰瘍，十二指腸癌 下血：上記吐血の原因に加え 　　　a）十二指腸：胆道出血，膵管内出血 　　　b）小腸：小腸腫瘍，小腸潰瘍，小腸憩室 　　　c）大腸：大腸ポリープ，大腸癌，炎症性腸疾患（潰瘍性大腸炎，クローン病，感染性腸炎，抗生物質起因性出血性大腸炎），大腸憩室，痔核，虚血性腸炎，腸間膜動脈閉塞症

も要領よく聴取することが必要である．まず，出血時の状況，出血開始時期，吐物・下血の性状（色調，量，回数）を聴取する．

なお，吐血・下血の具体的性状による疾患は以下のごとくである．

吐血では新鮮血か，コーヒー残渣かが重要である．

1）新鮮血色：大量出血を意味し，食道静脈瘤破裂，胃潰瘍など．
2）コーヒー残渣様：比較的少量の出血で急性胃粘膜病変，消化性潰瘍など

下血では
1）黒色便，タール便：上部消化管出血，小腸疾患
2）暗赤色便〜鮮紅色便：結腸，直腸，肛門に近いほど新鮮な血液となる
3）粘血便：潰瘍性大腸炎，感染性腸炎
4）鮮血便＋凝血塊：突然の腹痛や下痢を伴う虚血性大腸炎，大腸癌

出血の原因となるような潰瘍，肝疾患などの既往歴，薬剤服用歴（NSAIDs，抗生物質，副腎皮質ホルモンなど），アルコール摂取量，痔の有無等を聴取する．吐血の既往があれば，以前と同じ疾患である可能性が高い．肝硬変患者であれば，胃・食道静脈瘤破裂の可能性が高いが，並存する消化性潰瘍からの出血例も多い．また飲酒直後であればMallory-Weiss症候群である可能性が高い．

めまいが強い場合，小脳梗塞・出血による原因の場合があり，激しい嘔吐のため，コーヒー残渣様の吐物になることがある．めまいが激しく，コーヒー残渣様吐物のときは十分問診をし，緊急内視鏡より頭部CTなどの検査が優先される場合があるので注意が必要である．

2．診察

眼瞼結膜，眼球結膜の診察による貧血，黄疸の有無を確認する．

ショックなど全身状態の評価と，原因疾患に結びつく所見のチェックは重要である．ショックの有無はもちろん，とくにショック準備状態の見落

としに気をつけなくてはならない．急性出血初期では，Hb，ヘマトクリット（Ht）低下は認められないことが多い．また吐血は出血全体の一部にすぎず，したがって，吐血量の多少にかかわらず，血管ルート確保を行い，急変に備えることも忘れてはならない．また，誤嚥など呼吸器系合併症の有無の確認も必要である．

吐物や下血の性状から出血部位を推定する．

上部消化管出血の主な原因疾患では，消化性潰瘍がもっとも多く，胃炎（AGML），胃・食道静脈瘤破裂が3大原因で，70〜80％を占める．これにMallory-Weiss症候群が続く．下血ではこれらに加え，大腸癌，痔核出血，虚血性腸炎，感染性腸炎，炎症性腸疾患などがあり，症状はこれら出血の原因となっている基礎疾患による症状と，出血による症状が複雑に絡み合って出現する．

腹部症状がはっきりせず，動悸等の貧血症状のみしかない場合もある．

下血の場合：直腸診で便の性状を確認することが大切．

ショック重症度の判定を表2に示す．

血圧，脈拍，呼吸状況，体温，意識レベルおよび自・他覚症状から，ショックの程度を迅速に判断する．成人では，500 mlの出血では症状を認めないが，1,000 ml以上の出血では頻脈，発汗，めまい，脱力などが出現する．ショックの重症度判定は，ショック指数を用いると便利である．ショック指数＝脈拍数÷収縮期血圧として求められるが，正常では0.5である．とくに大量出血が考えられるときはショック指数を求め，1.0では軽度のショック状態，2.0以上では重症のショック状態とされている．成人ではショック指数1.0で1lの出血があったと考えられる．

3．検査のポイント

とくに吐血の場合，緊急に実施する必要がある．

全身状態の把握，ショックの有無に対する検査を行い，さらに原因疾患および合併症の検査となる．吐血の場合，ショック状態でないときは，ただちに緊急上部消化管内視鏡検査を行う．ショッ

表2　出血量とショック重症度

重症度	出血量	症状	血圧	脈拍	ショック指数
軽症	10〜20% （1,000 ml 以下）	四肢冷感, 蒼白, 立ちくらみ	100 mmHg 以下	100/分以下	1.0 以下
中等症	20〜35% （1,000〜2,000 ml）	口唇の退色, 蒼白著明,　失神	80 mmHg 以下	100〜120/分	1.5
重症	35%以上 2,000 ml 以上	意識混濁, チアノーゼ	60 mmHg 以下	120/分以上	2.0

＊ショック指数（脈拍/収縮期血圧）正常値　0.5〜0.6

ク状態のときは改善後速やかに行う．また必要に応じ内視鏡的止血を行う．

　下血のときも，多くは上部消化管内視鏡検査を第一に施行し，次に下部消化管内視鏡検査となる．

　吐血のときの緊急検査には以下のことが必要である．

　1）血液検査：①血液型，②血球検査，③一般血液生化学検査（BUN, Cr, 電解質，肝トランスアミナーゼなど）

　2）胸・腹部単純X線検査：消化管穿孔のチェック，嚥下性肺炎の有無

　3）ECG

　4）血液ガス分析（パルスオキシメーターで代用可）

　その他，超音波検査，CTなどの画像診断も，時間的余裕があれば施行する．

　出血があまり多くなく，全身状態が安定していれば，通常の出血源の検索を行う．

4．患者・家族へのインフォームドコンセント

　1）吐血・下血の原因，どのような原因が考えられるのか．

　2）病態：重症度．想定した出血量などより現時点での重症度の判定．合併症の可能性について．また，吐血は出血量全体の一部にしかすぎず，急変する可能性があることも説明する．

　3）治療方針：専門医へ紹介あるいは連携について．

　4）輸血の有無について．

5．紹介のポイント

　ショック状態であれば，至急全身管理ができる施設へ搬送する．次にショック準備状態や診断確定が困難と診断した場合は，速やかに診断確定が可能な施設への搬送を考える．その際は，循環動態や呼吸管理などで全身状態の安定を保ち，誤嚥防止に努める．

　また，消化性潰瘍・悪性腫瘍の穿孔，特発性食道破裂などは，出血量にかかわらず，緊急手術の適応であるため，疑われる場合は，確定診断前であっても，外科医との緊密な連絡をとっておくべきである．また抗凝固剤服用患者については循環器専門医との連携も必要である．

（野村　元積）

25　浮　腫

　浮腫（edema）とは間質液量の異常な増加を指し，全身の著明な浮腫状態を anasarca と呼ぶ．また腹膜腔あるいは胸膜腔の過剰な液体貯留をそれぞれ腹水（ascites），胸水（hydrothorax）と呼ぶ．

 ## 初診時の対応

1．問診と現病歴

　浮腫の部位と出現の経過について詳しく聞く必要がある．問診では浮腫を自覚した日時を詳細に聞き出す．浮腫の代表的な原因疾患であるネフローゼ症候群では急激な発症（「何月何日に始まった」）か，緩徐な発症（「何月初旬頃から」等）かを問診することにより，ある程度病型を推測することができる．前者の代表は微小変化型ネフローゼ症候群，後者の代表は膜性腎症である．心不全による浮腫の場合は下肢に著明で夕方に増悪する傾向がある．低アルブミン血症による浮腫は下肢に加えて眼瞼や顔面等の軟部組織に浮腫がみられ，夜間の仰臥との関係で朝に増悪する．体重測定がされている場合にはいつ何 kg あったか具体的に尋ねることも重要である．

　原因を特定するための情報として随伴症状の有無を確認することも必要である．呼吸困難，起座呼吸，咳等は心血管性浮腫を，食欲不振やアルコール依存は栄養障害による浮腫を想起させる．片側の上肢あるいは下肢に限局する浮腫の場合は外科手術によるリンパ流障害や静脈血栓症の可能性を考える．この他，薬剤服用歴（カルシウム拮抗薬等の降圧薬，ステロイド薬，非ステロイド性抗炎症薬，漢方薬等），外傷歴，アレルギー歴，適齢期の女性では妊娠の可能性も問診により確認する．

2．診　察

　最初のステップとして浮腫が限局性か全身性かを鑑別することが重要である．限局性浮腫が否定されれば全身性浮腫として次の診断ステップに進む（検査のポイント参照）．高度の全身性浮腫は視診により診断は容易だが，軽度の浮腫は見逃しやすい．下腿の浮腫を診断するには脛，足背，踵等の骨と皮膚が接近している部位を指で5〜10秒間，十分な力を込めて圧し，圧痕が残るか否かを調べる．眼瞼や顔面の浮腫は皮膚を軽くつまんで診る．長時間仰臥位をとっている患者では後頸部や背部仙骨部，臀部等，下方に位置する部位を十分観察する．いずれの場合も浮腫のある部位の皮膚は菲薄化しているので爪で傷つけないように注意する．

　上記のような圧痕性浮腫（pitting edema）は間質の移動性の水分貯留を示しているが，慢性の静脈性浮腫やリンパ浮腫，甲状腺機能低下症ではリンパ管閉塞や線維化の影響で非圧痕性浮腫（non-pitting edema）となる．また肥満に伴う脂肪沈着のみの場合も圧痕は残らない．

　血圧測定，甲状腺腫大の有無，胸部の診察，肝疾患を含めた腹部の診察はそれぞれ慎重に理学的所見をとる．アレルギー性浮腫を疑った場合は顔面のみならず口腔粘膜や咽頭部，喉頭部の状態も確認する．陰嚢等の陰部も重要な診察ポイントであるが患者が自己申告しない場合，問診や診察を省略しがちとなり注意を要する．

3．検査のポイント

　浮腫の原因疾患のうち，頻度の高い疾患を念頭に検査を進める．一般的に頻度の高い原因疾患の

表1　全身性浮腫の主な原因疾患

(1) 心臓血管系疾患 　　うっ血性心不全，肺性心，収縮性心膜炎
(2) 肝疾患
(3) 低アルブミン血症 　　ネフローゼ症候群，蛋白漏出性胃腸症，栄養失調
(4) その他 　　急性腎不全，慢性腎不全，甲状腺機能低下症，妊娠性浮腫，特発性浮腫， 　　ウイルス性疾患（パルボウイルス等），寄生虫疾患（フィラリア症，旋毛虫症等）， 　　アレルギー性疾患（クインケ浮腫等），薬剤性（降圧薬，ステロイド，非ステロイド性 　　抗炎症薬，リウマチ治療薬，漢方薬等）

3つのカテゴリーとして，うっ血性心不全，肝臓疾患，ネフローゼ症候群が挙げられる．これらの存在が否定的な場合には，より頻度の低い他の疾患（表1参照）の可能性を含め検査を進める．浮腫のある患者には検尿，採血（血算，総蛋白，アルブミン，コレステロール，肝機能，腎機能，甲状腺機能，BNP 等）の検査が必要である．また症例によっては胸部X線検査，心電図検査も考慮する．

4．患者・家族へのインフォームドコンセント

軽度の浮腫，とくに1日中，立ち仕事をした後の下腿のごく軽度の浮腫（靴下のゴム痕が残る程度）であれば生理的な範囲内であり心配ないことが多い．より広範囲あるいは高度の場合は上記各種診断方法により原因を探ることになる．浮腫自体が緊急に解消しなければならない治療対象でないことをよく説明した上で，まずは原因疾患の診断を優先する．原因疾患が確定すれば適宜治療が開始されるが，診断確定までの間に浮腫を軽減する目的で安易に利尿薬を投与することは控える．

原因疾患の明確でない特発性浮腫は女性に多く月経周期と関係なく周期的に現れるが，予後は良好であることを説明する．

5．専門医紹介のポイント

腎疾患についてはネフローゼ症候群，糸球体腎炎，腎不全のいずれにおいても基本的にはかかりつけ医で診断した後に専門医への紹介を考慮する．とくに乏尿傾向がある場合や，急激な体重増加を伴う場合には入院治療も含めて緊急に対処する必要がある．

心血管性浮腫の場合は呼吸困難等の自覚症状が顕著な場合や基礎疾患が確定していない場合等に専門医に紹介する．確定診断後で経過が安定している場合は治療を継続しながら経過観察する．

肝硬変による場合は食道・胃静脈瘤や肝腫瘍，肝性脳症等について全般的に合併症を精査する必要があり，まずは専門医への紹介が望ましい．これらの代表的な原因以外の頻度が低い疾患に関連する精査が必要であれば，総合的に診断できる医療機関への紹介を検討する．

（内藤　毅郎）

第1章　症候編

26　動　悸

■ 初診時の対応

「動悸」は「リズムの異常や心臓収縮性の変化など本来感ずることがない心拍動を自覚する不快感」と定義されている．不整脈などの心臓性と心身症などの非心臓性に大別されるが，これらは互いに重複合併することも多い．心拍数が多いほど，心収縮力が強いほど，リズム異常が著明なほど「動悸」を強く感じる．一方，「胸苦しさ」「息切れ」も患者は「動悸」と区別せずに訴えることもある．したがって，初診時に「動悸」の有無のみで器質的心疾患があるか，「動悸」をきたす不整脈が重症で生命に危険を及ぼすかなどを評価することはむずかしい．

1．問　診

動悸の原因疾患を念頭におきながら問診を行い，診断と治療方針を決定する（図1）．

1）「動悸」の起こり方は？

「最近動悸を感じる」という訴えからは，器質的心疾患による心不全や妊娠，貧血，甲状腺機能亢進症など二次性の病態を考える．

「突然出現し，突然停止する」ことを患者から聞き出すことによって，WPW症候群などの発作性上室頻拍の可能性が高くなる．「規則正しく，連続する」場合には，心室頻拍，あるいは非発作性上室頻拍，または，不整脈以外の原因が考えられる．

「短時間であっても徐々に出現する」と訴える場合には，発作性以外の不整脈や非不整脈性を考慮すべきであろう．

2）どのようなときに「動悸」を感じるか？

多くの患者が運動時や労作時と訴え，その場合には心疾患のほか，肺疾患や貧血による場合も多い．発作性心房細動の発現機序として交感神経亢進と副交感神経亢進があり，前者は日中の労作によって，後者は睡眠中に発生するなどの特徴がある．

安静時の動悸には不整脈性が多く，食後ではダンピング症候群がある．体位によっては起立性低血圧で動悸を訴えることもある．その他，飲酒，たばこ，コーヒーさらに精神的ストレスも「動悸」を引き起こす．硝酸薬，降圧薬，抗コリン薬，気管支拡張薬，ジギタリスなどの薬剤による「医原性」もあり注意が必要である．

3）「動悸」の他にどのような症状を伴うか？

胸痛を伴う「動悸」を訴える患者には虚血性心疾患を考えて，診断と治療方針を緊急に決定する必要がある．心不全が顕在化した際に「動悸」を訴える．失神などAdams-Stokes症候群は重症不整脈の存在を意味し，速やかな精査と治療の適応となる．

2．診　察

器質的心疾患があるかどうかを調べる．まず脈をとり，脈拍数，リズム，大きさ，遅速を観察する．そして，血圧，体温，貧血，頸静脈怒張，浮腫，眼症状，甲状腺腫，手指振戦，皮膚湿潤などをチェックする．心臓所見では触診で心尖拍動が外側で強く触れれば心拡大ありと考えられ，聴診でⅠ音の強弱，過剰心音，心雑音を認めれば器質的心疾患が疑われる．呼吸器系では呼吸状態（呼吸数や努力呼吸かどうか）や呼吸音を聴取する．

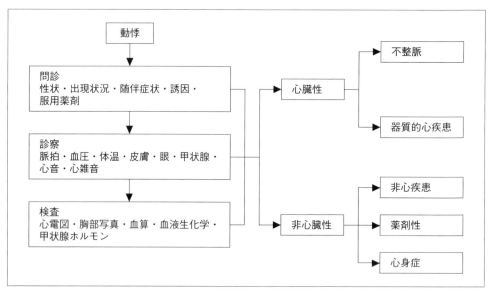

図1　診断の進め方

3．検査のポイント

1) 心電図：「動悸」を訴えたときに記録できれば不整脈の確定診断が可能である．非発作時でも心疾患，肺疾患，電解質異常，WPW症候群，QT延長症候群などの診断には有用で，労作時に「動悸」を訴える場合はトレッドミル法などによる運動負荷心電図が有用である．しかし，一般に「動悸」の原因を1回の外来検査で捉えることは不可能なことが多く，「動悸」の原因を明確にするためには24時間ホルター心電図検査が必要となる．

2) 胸部写真：器質的心疾患，心不全，肺疾患などの診断に有用である．

3) 血液検査：末梢血一般，CRP，血糖，電解質，心筋逸脱酵素，甲状腺機能などをチェックする．

4．患者・家族へのインフォームドコンセント

「動悸」を感じるか感じないかには個人差があ

る．ほとんどすべての期外収縮を感知する人もいれば，それを全く感じることなく生活している人もいる．健常者は通常心拍動を意識しないが，一時的に身体の活動性が高まったり，精神的ストレスがたまったりして不快感を伴う心拍動を自覚することが多い．すなわち「動悸」は器質的心疾患がなくても感じられることが多く，不安になることはないが，ときに致死的不整脈の症状，失神への前兆であったり虚血性心疾患の初期症状であったりもするので緊急に対応を要する場合もあることは，説明すべきと考える．

5．紹介のポイント

頻回に「動悸」を訴えたり，気が遠くなったりする場合は，致死的不整脈の失神への前兆であったり，虚血性心疾患の初期症状であったりするので，緊急に対応を要することが多く，速やかに専門医に紹介する．

（中尾　正俊）

27　神経痛

　神経痛とは，1つまたは1つ以上の神経の走行に沿って走る発作性の放散痛である．発作性とは1つの発作と次の発作の間には痛みがまったくないということである．痛みが持続している場合は神経痛ではない．

　種類は，図1に示すような，①神経の名前のついた神経痛（三叉神経痛や坐骨神経痛等），②人の名前のついた神経痛（Morton の神経痛や Hunt の神経痛等），③他の代謝疾患（diabetic neuralgia や gouty neuralgia）や感染症（syphilitic neuralgia や malarial neuralgia）などに伴う神経痛の3つに大別できる．以上の神経痛のうち，代表的な三叉神経痛について述べる．

　三叉神経痛の痛みは人類を悩ますもっともつらい痛みの1つである．患者の1人は頰の中で爆竹が爆発したような感覚だと表現し，別の患者は突き刺さったナイフが骨まで達して骨をえぐっているような感覚だともいう．また1人の患者は，歯科医のドリルが麻酔なしで，神経終末に当たったときの痛みなどと表現している．

　三叉神経痛の痛みを伴う発作が嚙んだり，飲み込んだりすることによってしばしば引き起こされるので，患者は食事をすることができなくなり，ときには 10 kg 以上痩せるということも珍しくはない．痛みが耐えがたいだけでなく，普通の痛み止めではその痛みを抑えることができないし，麻薬でも痛みをとることはできない．

　しかしコントロールするということは可能である．三叉神経痛の特効薬はあるし，それもいくつかの種類がある．また外科的な処置が有効な場合

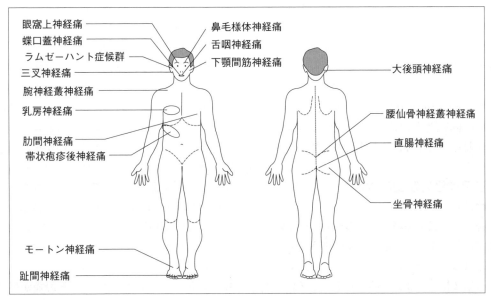

図1　神経痛の種類

もある.

最近ではガンマナイフといって，切らずに済ます脳外科の手技で治療する方法がある.

 初診時の対応

1．問　診
来院目的をまず聞く.
①健診などで神経痛が疑われた
②痛みがあるので神経痛が心配だ
③すでに神経痛の診断を受け，治療もしているなど.

2．現病歴の聴取
まず「痛みはどうですか」と（14. 視力障害の項参照）open ended（どのような答えでも患者が自由にできるよう）な質問を患者にする. 発症の様式を "ruIe of 3" を使って質問し，みつけ出す. 3時間以内に起こったのなら突然の発症である. 3日間で現在の状態になったのなら急性である. 3週間なら亜急性である. 3ヵ月間以上かかって現在の状態になったのなら慢性である. これに発症の状況と現在の状態の比較を加える.

発症から現在まで変化がないのか，現在は良くなっているのか，さらに悪くなっているのか，良くなったり悪くなったり変動しているのかも書き加える. 何をどうすれば現在の症状が改善するのか，または悪化するのかも書き加える. 現在の症状から引き起こされる他の症状も列挙してもらう. 次に neurological SOR（神経学的系統質問）を close ended（患者の答えが「はい」とか「いいえ」とか限定された答えになる質問）です.

3．三叉神経痛の臨床的特徴
1）徴候
三叉神経痛は三叉神経の3つの枝の1つに鋭い突き刺すような熱い，感電したかのような激痛が繰り返される発作を特徴としている. 発作は第1枝よりも第2枝，第3枝に起こることが多い. また右側の三叉神経痛のほうが左側の三叉神経痛よ

りも多い. 1回の発作は2，3秒から数分間以内である. しかし，それにもかかわらず，患者はその痛みが数時間続いたように感じる. 発作性に痛みが起こるということは，患者の痛みは1回の発作とその次の発作の間には痛みが全く存在しないということである.

三叉神経痛のもう1つの特徴は，三叉神経痛にはトリガーポイント（誘発点）があるということである. そのポイントを触るだけで発作が起こる. ほとんどのトリガーポイントは顔の中央部にある. 鼻の両側だったり，唇の両側だったりする. 触るとか，振動を与えるというのがいちばん有効な刺激である. つねったり物を強く押し付けたりする刺激は三叉神経痛を誘発しない. 顔を洗ったり，髭を剃ったり，そよ風が吹いてそれが顔にあたるというのは三叉神経痛を誘発するのに有効な刺激である. または，三叉神経痛の発作はしゃべったり，物を噛んだり物を飲み込んだりしても起こる. それゆえ，患者がだんだん痩せてくるというのも納得できる.

2）三叉神経痛の通常の経過
三叉神経痛は通常良くなったり悪くなったりして，結果的には段々と経過とともにひどくなっていく. 発作の持続時間が延長し発作と発作の間は短くなる. 最終的には発作が頻繁に起こり，例外的に休止時が全くなくなることもある.

すべての三叉神経痛が軽く顔をなでることによって始まる訳ではない. 三叉神経痛の前駆痛ともいうべき発作前の発作ともいわれる，歯痛や副鼻腔炎の痛みがしばらく続いた後，三叉神経痛を経験するという患者もいる. あるときは顎を動かしただけで，またあるときは熱いかまたは冷たい飲み物を飲んだだけで，発作が出現する. 数日でなることも，数年かかってなることもあり，千差万別であるが，決まった1つか，それ以上の三叉神経の枝を発作性に攻撃するという共通点もある.

3）発生率
三叉神経痛は通常壮年期に多いが，どの年齢にも起こる. 多発性硬化症で三叉神経痛が起こることは，比較的よく知られている. 三叉神経痛に罹

患している患者の18％に多発性硬化症がみつかる．米国での三叉神経痛の発生率から算出すると年間10万人当たり4人なので，日本でも2,500から5,000人の三叉神経痛の新しい患者がみつかることになる．三叉神経痛の罹患率は100万人当たり155人で2万人の患者が日本にいる計算になる．

4．現　症

神経学的検査として脳神経，運動，感覚，反射，小脳，歩き方などあるが，神経痛においてそれらは正常なので，検査の方法などは教科書に譲る．

5．診　断

三叉神経痛は神経学的な検査が正常で，CT，MRIに異常がなく，そのうえ発作性であるという，典型的な症状によって，三叉神経痛と診断される．

1）鑑別診断

虫歯や帯状疱疹後にみられる，症候性三叉神経痛，三叉神経第1枝痛，外転神経麻痺，椎体骨先端の含気性細胞炎を伴うグラデニーゴ症候群，短い夜間発作痛，顔面紅潮，流涙，鼻汁分泌，ホルネルを伴うビングホートン症候群，側頭動脈炎，群発頭痛，非定型顔面痛，顎関節炎などが鑑別診断である．帯状疱疹後の三叉神経痛は通常三叉神経第1枝によくみられ，初期に水疱があるのが特徴である．痛みは慢性的に持続し，焼けるような痛みがある．罹患した側の眉毛を触ると電気ショックのような痛みを感じる．帯状疱疹後の神経痛は求心路遮断性疼痛に属する．1ヵ月以上経ってそれまでの帯状疱疹の痛みとは違った痛みがくるのが特徴で，バルビツール酸系の薬（全身麻酔剤ラボナール®）が効く．帯状疱疹後神経痛を起こさないために，発疹発見の初期よりビタミンB群の投与と痛み止めを開始する．この他に，痛みのコントロールがむずかしい疼痛症候群には反射性交感神経性萎縮症がある．風が吹いても痛いのは三叉神経痛と同じであるが，痛みの領域が神経支配と一致せず，交感神経ブロックが効くのが特徴である．非定型顔面痛は1側の顔面全体の慢性の痛みでこれも神経支配に沿っていないのが特徴である．側頭動脈炎は神経内科における救急中の救急で血沈を計った後，すぐに，副腎皮質ホルモンの投薬を開始し，神経内科の専門医のいる病院へ送るべき疾患である．触診で側頭動脈に痛みがあり，時に硬く腫れる．

片頭痛の一種である群発頭痛は，数分から数時間持続する，燃えて突き刺すような痛みで，アルコールの飲酒によって引き起こされることが多い．

顎関節炎は顎を動かすことにより惹起され，数日から，数ヵ月続く持続性の痛みである．

6．治　療

治療は，上記のほかまとめると

1）カルバマゼピンに代表される抗てんかん薬（バクロフェン，クロナゼパム等）

2）イミプラミンに代表される抗うつ薬〔アミトリプチリン，選択的セロトニン再取込み阻害薬（SSRI），セロトニン・ノルアドレナリン再取込み阻害薬（SNRI），スルピリド等〕，プレガバリン（リリカ®）．

3）難治例では脳外科で，手術やガンマナイフ治療（保険適用外）

ということになる．

文　献

1) 北野英基：神経痛．日常内科疾患の実践的処方集，日本臨床内科医会編，文光堂，東京，2006
2) Gerhard Hm Fromm：Trigeminal neuralgia. American academy of neurology, Annual Courses 12, 1988

（北野　英基・北野　英人・岩永　康裕）

28　関節痛

関節痛は骨膜、滑膜、関節包、筋膜などに存在する関節内痛覚受容器が刺激されて出現する。したがって、関節を構成するいずれの部位が障害を受けても関節痛は生じる。また関節周囲の組織（靱帯、腱など）に起因する疼痛も関節痛と自覚されることもある。

関節痛出現の機序は関節自体の炎症以外に関節液貯留による圧迫、関節周囲への炎症の波及、血行異常、関節変形による痛みなどさまざまである。またその原因も関節リウマチに代表される慢性炎症性疾患、痛風・偽痛風などの代謝性疾患、感染症、変形性関節症などの変性疾患、外傷、悪性腫瘍など多岐に及ぶ。

初診時の対応

1. 問　診
1）家族歴
関節リウマチなどの膠原病は、遺伝的要因と環境因子の両者が発症に強く関与していると考えられ、家族歴の聴取は重要である。また慢性甲状腺炎など、膠原病以外の自己免疫疾患の家族歴を有することも多い。強直性脊椎炎に代表される血清反応陰性脊椎関節症では、家系内発症も多くみられる。

2）既往歴
関節痛は、さまざまな疾患の随伴症状として遅れて出現することも多く、既往歴の聴取は診断に有用となることも多い。痛風における高尿酸血症の既往や利尿剤などの服用歴、掌蹠膿疱症性関節炎や乾癬性関節炎などでの先行する皮膚疾患の有無、反応性関節炎における先行する感染症の既往

などが診断に重要な手がかりとなる。

2. 現病歴
年齢、性別、家族歴、既往歴などから得られる患者背景を念頭に、前駆症状、関節痛の誘発/増悪因子、全身症状や関節痛以外の随伴症状の有無などを考慮しながら関節痛の発症様式を明らかにする。多発性か単発性か、急性か慢性か、対称性か、罹患関節が大関節か小関節にとどまるかなどを区別する。

内科診療で重要と思われる関節痛の原因と発症様式を表1に示す。急性の単関節炎では感染性関節炎、痛風などの結晶性関節炎が代表的である。慢性単関節炎では、高齢者でとくに外傷等の既往がない場合は変形性関節症がもっとも疑われる。また感染性関節炎のうち、原因菌が結核の場合は慢性に経過する。急性多発性関節炎では関節リウマチの初期、ウイルス感染症などが代表的である。リウマチ熱や成人スチル病もこの群に属する。

慢性多発性関節炎の代表的疾患は関節リウマチであるが、他の膠原病でも高頻度に出現するため鑑別を要する。また非炎症性の多発関節症では変形性関節症がもっとも高頻度である。その他、回帰リウマチや痛風などでは間欠性関節炎が、リウマチ熱やサルコイドーシスでは移動性関節炎がみられる。

3. 診　察
もっとも重要なポイントは、関節痛が関節炎なのかどうかを明らかにすることである。関節痛には自発痛、運動痛、圧痛、荷重痛があるが、このうち圧痛が関節炎に特徴的である。炎症の徴候、

表1　関節痛の発症様式

単関節炎	炎症性	急性	結晶性関節炎（痛風，偽痛風），感染性関節炎，関節リウマチ，全身性エリテマトーデス，ライター症候群，反応性関節炎，炎症性腸疾患，乾癬性関節炎，サルコイドーシス，パルボウイルス感染など
		亜急性	神経性関節症，悪性腫瘍の関節転移
	非炎症性		変形性関節症，アミロイドーシス，良性腫瘍
多発性関節炎	炎症性	急性	リウマチ熱（少数関節），全身性エリテマトーデス，成人スティル病（少数関節），敗血症性関節炎，髄膜炎性関節炎，結節性紅斑，全身性血管炎
		亜急性・慢性	関節リウマチ，他の膠原病，回帰リウマチ，ベーチェット病，薬剤性ループス
	非炎症性		変形性関節症

〔文献2）より一部改変〕

すなわち発赤，腫脹，熱感，圧痛の有無を把握し，関節炎の存在を確認する．

　理学的所見では，炎症徴候以外に体位，歩行状態，変形，可動域，筋膜肥厚，腱鞘炎の有無，関節液貯留などを注意深く観察する．関節リウマチにおける対称性の関節腫脹や皮下結節の存在は診断に重要な情報となる．変形性関節症でのヘバーデン結節や強直性脊椎炎での仙腸関節圧痛など，疾患特有の所見も多い．乾燥症状やレイノー現象，光線過敏などがみられる場合は，膠原病に随伴した関節痛が疑われる．ウイルス性関節炎では発熱やリンパ節腫脹などの全身症状や皮疹出現が診断の手がかりとなる．

4．検査のポイント

　関節痛を訴える患者に対して行う臨床検査は，確定診断のための補助手段，炎症の有無およびその程度を把握，臓器病変の有無の検索などの目的で行われる．血液学的検査，生化学的検査，炎症反応などの一般検査に加え，リウマトイド因子や抗核抗体などの自己抗体，各種ウイルス抗体価など，疑われた個々の疾患に特有な検査項目が必要に応じて追加される．

　関節リウマチの診断には，従来よりリウマトイド因子が測定されてきたが，最近では抗CCP抗体が優れた感度と特異度を有する診断マーカーとして注目されている．抗好中球細胞質抗体（ANCA）は，発熱などの全身症状を伴う場合などで血管炎症候群の鑑別に用いられる．またHLA-B27は強

直性脊椎炎やライター症候群などの血清反応陰性脊椎関節症の診断に有用である．

　1）一般血液検査：血算，血液像，凝固機能，赤沈，一般生化学検査，尿検査など．
　2）血清学的検査：CRP，SSA，ASK，ASO，リウマトイド因子，抗核抗体，補体価，血清蛋白分画，クリオグロブリン，免疫グロブリン定量など．
　3）各種培養検査
　4）画像検査：罹患関節の単純X線，骨・関節シンチグラム，MRI，関節エコーなど．
　5）関節穿刺：関節液細菌培養，ムチンクロットテストなど．

5．患者・家族へのインフォームドコンセント

　関節痛の原因は多彩である．炎症所見に乏しく関節症状のみの場合は，確定診断まで消炎鎮痛剤などによる対症療法での経過観察も可能である．一方，強い炎症所見や全身症状を伴う場合には，重篤な疾患の随伴症状の可能性もあるため，速やかに専門医での精査をすすめる．

6．高齢者診療のポイント

　変形性関節症は，高齢者の関節痛でもっとも多くみられる疾患で，加齢に伴いさらに発症頻度が増加する．その他リウマチ性多発筋痛症やRS3PE症候群は70歳以上の高齢者に好発し，しばしば多関節痛を初発症状とする．

高齢者では一般的に薬物のクリアランスが低下していること，他の疾患を有し複数の薬剤を投与されている場合が多いことなどから，治療開始にあたっては併用薬との相互作用に留意が必要である．関節痛の初期対応として消炎鎮痛剤が広く用いられているが，腎機能や循環器系への影響を考慮し，漫然とした投与を行うべきではない．

7．紹介のポイント

1）整形外科

変形性関節症，腫瘍，偽痛風，化膿性関節炎など．とくに，化膿性関節炎は治療が遅れると関節の破壊や重篤化の危険もあり，本疾患を疑った場合は早急に紹介すべきである．

2）リウマチ科

関節リウマチなどのリウマチ性疾患を疑った場合．臓器病変を認めた場合や膠原病が強く疑われた場合は内科系のリウマチ科がより望ましい．

3）その他

原疾患を有する場合はそれぞれに対応する診療科（炎症性腸疾患→消化器科，乾癬性関節炎→皮膚科）などへの紹介も必要となる．

文　　献

1）アメリカ関節炎財団編（日本リウマチ学会訳）：リウマチ入門，第12版，日本リウマチ学会，東京，2003
2）飯田　昇：骨・関節症状と病態．膠原病診療のミニマムエッセンシャル，橋本博史，飯田昇監集，新興医学出版社，東京，p17-22，2005

（竹内　　健）

29　腰　痛

腰部を構成している解剖学的要素はすべて痛みの原因となりうる．それらの解剖学的要素としては腰椎椎体，腰椎後方要素（椎弓，棘突起等），脊柱管内の馬尾神経，神経根とそれを包む硬膜，椎体の間にある椎間板そして脊柱のまわりにあるさまざまな筋肉が挙げられる．それ以外に内臓器に疾患がある場合に放散痛として腰痛を訴えることがあるが，ここでは前者に視点をおいて述べる．

1．椎　体

腰椎椎体は円柱の形態をしており，主として支柱の役割を果たしている．椎体は変形を生じると痛みの原因となりうる．もっとも多い加齢変性が原因となる変形性腰椎症（図1），骨粗鬆症にみられる圧迫骨折（図2）が挙げられる．椎体の腫瘍により，痛みを生じる．腫瘍の中でもっとも多い

のは癌の転移であり，X線写真で椎弓根の消失，椎体の骨融解像および破壊像（図3）がみられる．感染，炎症も高度の痛みを生じる．前者は一般化膿菌による椎体炎や結核菌によるカリエス（図4）があり，後者は強直性脊椎炎（図5）が挙げられる．感染，炎症による特有の血液検査所見および反応を伴った融解像等のX線学的所見を示す．

2．椎間板

椎間板ヘルニアは椎間板の組織がなんらかの原因で脊柱管に脱出し，馬尾神経や神経根を圧迫して症状を呈する（図6）．腰椎椎間板ヘルニアは比較的若い人に多い．局所の腰痛，腰椎の運動制限，側彎等の脊柱の症状，圧迫部位に一致した神経脱落症状（筋力低下，知覚障害等）そして神経根の刺激症状（下肢伸展挙上テスト）が特徴である（図

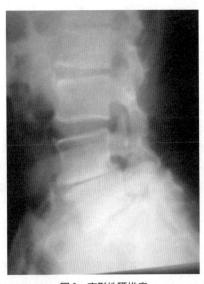

図1　変形性腰椎症

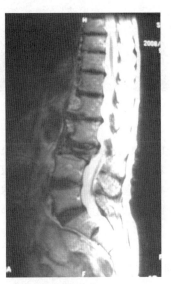

図2　圧迫骨折

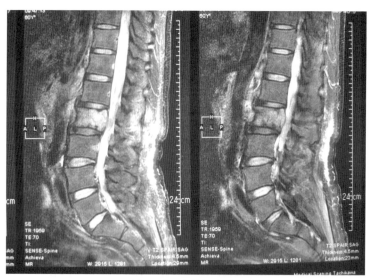

図3　第2腰椎癌転移

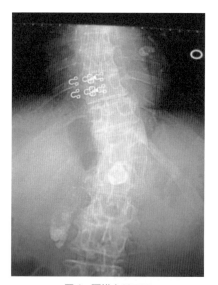

図4　腰椎カリエス

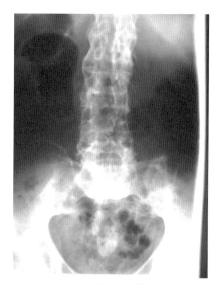

図5　強直性脊椎炎

7）．椎間板は血流の少ない部位で，感染に弱いといわれており，一般化膿菌による椎間板炎を生じることがある．腰痛は高度であり，X線写真で椎間板腔が狭くなり，血液検査では感染の特徴を示す．

3．靱　帯

腰椎には前縦靱帯，後縦靱帯，黄色靱帯，棘間，棘上靱帯がある．後縦靱帯と黄色靱帯は脊柱管内にあり，これらの靱帯が骨化する（図8a，b）と馬尾神経，神経根を圧迫して麻痺，痛みの原因となる．

4．脊柱管

脊柱管狭窄により腰痛を生ずる（図9）．50歳以後に多い．狭窄の原因としては先天的に脊柱管が

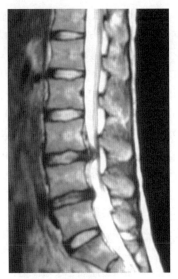

図6　腰椎椎間板ヘルニア

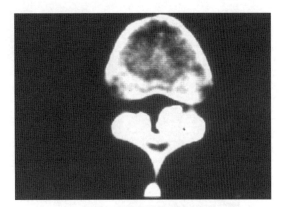

図 8b　黄色靭帯骨化の CT

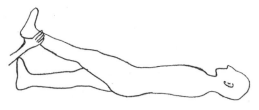

図7　下肢伸展挙上テスト

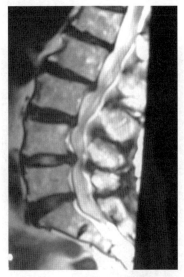

図9　腰部脊椎管狭窄症

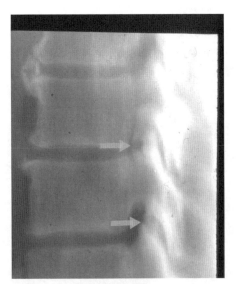

図 8a　黄色靭帯骨化

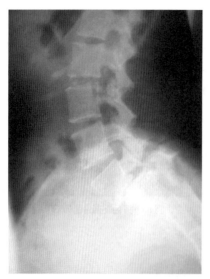

図 10　腰椎分離すべり症

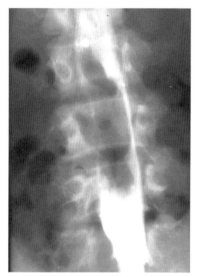

図 11　馬尾神経腫瘍

狭いこと，加齢変性による椎体，椎間関節の変形，腰椎のすべり等が挙げられる．歩行開始とともに下肢のシビレが生じ，腰かけると治るというこの疾患特有な間歇性跛行がみられ，MRI や脊髄造影の圧迫所見により診断できる．腰椎の脊柱管後方組織である関節突起間部の分離，すべり（図 10）も腰痛の原因となる．これらは X 線写真により確認できる．馬尾神経腫瘍（図 11）も腰痛の原因となり，神経麻痺が生ずる．腫瘍は硬膜外，硬膜内に分類できるが，脊髄造影により区別できる．脊柱管内の感染として硬膜外膿瘍が挙げられる．腰痛が強く，高熱を伴い，感染に特有な血液所見が認められる．まれではあるが，先天的な脊柱管内の異常も腰，背部痛の原因となる．低位脊髄，二分脊髄等が挙げられ，麻痺を伴う．

5．腰部脊柱のまわりの筋肉組織

1）腰痛症

腰痛を訴える疾患の中で今まで述べた原因を除いた一群を総称していう．原因として腰椎の捻挫（いわゆるギックリ腰），腰部の筋，筋膜炎，椎間関節の障害などが挙げられるが，原因をつきとめることはむずかしく，また安静により早期に痛みがとれるので臨床上は X 線撮影以外は特別な検査は行わない．

2）腸腰筋

腸腰筋膿瘍，血腫により腰部痛を生じる．股関節の伸展障害，屈曲拘縮が認められ，X 線写真で腸腰筋を示す線が消失あるいは膨隆して見える．

(田中　弘美)

30　血尿・蛋白尿

初診時の対応

　検尿異常をどのように扱うかは大変むずかしい．血尿に関しては，低頻度ながら尿路系の悪性腫瘍が混在してくることや，蛋白尿（あるいは蛋白尿＋血尿）が軽微であっても，将来腎不全に進む糸球体疾患患者がいるからである．

1．問診のポイント
1）家族歴
　多発性嚢胞腎，アルポート症候群，良性家族性血尿（菲薄基底膜病）など遺伝性の腎疾患の鑑別のため，「家族に蛋白尿・血尿，腎臓病あるいは腎不全（透析を受けている）患者はいないか」，等を質問する．
2）既往歴
　糖尿病，高血圧，膠原病などに伴う続発性糸球体疾患や，薬剤性の腎障害の鑑別のため既往歴の聴取は重要である．とくに，原病発症と検尿異常出現の時期が重要である．つまり，どちらが先行しているかということである．高血圧に伴う腎硬化症は，コントロールのわるい高血圧の経過中に発症するが，糸球体腎炎も進行してくるとほぼ全例で高血圧を呈するようになる．糖尿病性腎症の蛋白尿は，糖尿病歴約10年以上で認められるものであり，糖尿病発症数年以内には糖尿病性腎症の合併は考えにくい．また，糖尿病は有病率の高い疾患のため，慢性糸球体腎炎の経過中に糖尿病を合併することはよく経験する．
3）現病歴
　いつから検尿異常が認められているのか，随伴

症状（腹痛・腰痛，排尿時痛，発熱，等）の有無を尋ねる．膀胱癌などの泌尿器科癌に認められる肉眼的血尿は間歇的に出現することも多く，現在肉眼的血尿が認められなくても，過去の肉眼的血尿などの発現などの聴取は重要である．上気道炎時の肉眼的血尿は，IgA腎症を示唆する所見である．

2．診察のポイント
　高血圧は，腎障害全般によく合併する．浮腫は，ネフローゼ症候群，急性腎炎症候群などで観察される．

3．検査と鑑別診断・専門医紹介のポイント
1）蛋白尿＋血尿（図1）
　蛋白尿と血尿をともに認めれば，糸球体疾患（糸球体腎炎）がもっとも疑われるので，腎臓専門医での腎生検等の精査が必要である．
2）蛋白尿のみ（血尿陰性）（図1）
　蛋白尿のみの場合は，体位性蛋白尿等を除外すれば，蛋白尿の程度で経過観察か腎臓専門医での精査かを判断する（試験紙法で2＋以上，蛋白定量（尿中 Cr 補正）で 0.5 g/gCr 以上は要精査）．
　中高年者における，ネフローゼレベルではない蛋白尿単独例としては，腎硬化症，糖尿病性腎症，膜性腎症，巣状糸球体硬化症，などが鑑別診断として挙げられる．
　若年者（とくに学校検尿）における，ネフローゼレベルではない蛋白尿単独例の大部分は起立性蛋白尿である（小児期の60％，思春期の75％という報告がある）ので，慎重に起立性蛋白尿を除外

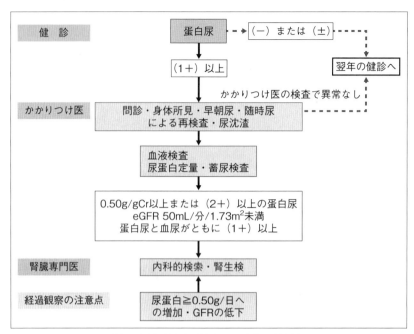

図1 蛋白尿および血尿＋蛋白尿の評価法

〔文献1）より引用〕

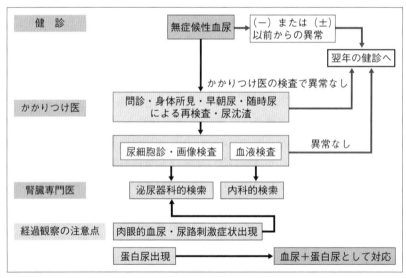

図2 血尿単独の評価法

〔文献1）より引用〕

する．すなわち，就寝前にきっちり排尿させ，起床直後の尿を早朝尿として採取し検査を行う．早朝尿で陰性，来院時尿が陽性であれば起立性蛋白尿と判断するが，さらに立位（腰椎前湾）負荷試験で蛋白尿の増強を確認できれば診断の参考になる．

3）血尿のみ（蛋白尿陰性）（図2）

血尿のみ陽性の患者は，成人の健康診断では男

性の 2.8%，女性の 11.0%と高頻度に認められ，その頻度は加齢により増加すると報告されている．

肉眼的血尿は何らかの病態が存在する可能性が高いので，積極的な検査が必要である．また，その原因の大部分は泌尿器科的疾患である．

しかし，無症候性顕微鏡的血尿の取り扱いは議論の分かれるところである．わが国の職場健診で尿潜血反応が陽性であった 750 例の検討では，治療または経過観察が必要と判断された症例は 13.9%であった．そのうち，血清 IgA 高値，すなわち IgA 腎症の初期が疑われる症例が 8.7%と半分以上を占めた．悪性腫瘍は 3 例（前立腺癌 2 例，膀胱癌 1 例）で 0.4%であった．

泌尿器科疾患と糸球体疾患の鑑別は腎生検や画像検査以外には，尿沈渣での赤血球の形態による鑑別が有用とされている．しかし，この赤血球の形態による鑑別は熟練を要するため，実際は腹部エコー検査などの画像検査や尿細胞診で異常がなければ，経過観察とすることが多い．

尿路上皮癌のリスクファクターとしては，40 歳以上の男性，喫煙歴，化学薬品暴露，泌尿器科疾患の既往，排尿刺激症状，尿路感染の既往，鎮痛薬（フェナセチン）多用，骨盤放射線照射歴，シクロフォスファミド治療歴などがあり注意を要する．「血尿診断ガイドライン 2013」によると，高リスク群では膀胱鏡検査も適応としている．

4）血液検査のポイント

①血清 Cr からの推算 GFR を評価する．

②IgA≧315 mg/dl は IgA 腎症の可能性を示唆する．とくに，血尿と蛋白尿，および IgA≧315 mg/dl が認められれば，IgA 腎症の可能性が高い．

③補体の低下は急性糸球体腎炎，膜性増殖性糸球体腎炎，全身性エリテマトーデスの可能性を考える．

④CRP 陽性は，抗好中球細胞質抗体（ANCA）関連血管炎による急速進行性糸球体腎炎（RPGN）の診断の参考になる．すなわち，血尿を呈し，腎機能が比較的急速に（数週から数ヵ月）悪化する症例で，CRP 陽性であれば本疾患の可能性が高い．

5）画像検査（腹部エコー）のポイント

プライマリケアとしての画像診断は，腹部エコー検査が主体になる．

膀胱を十分観察するために充満状態で観察する．そのために排尿後であれば飲水（300〜500 ml）をしてもらい 30 分以上経過後に実施する．観察のポイントは，腎，膀胱，前立腺の腫瘍病変の有無，腎サイズ・皮質エコー輝度，水腎症の有無，ナットクラッカー現象の有無，等をチェックする．

6）ナットクラッカー現象とは

腹部大動脈と上腸間膜動脈による左腎静脈の圧迫により，左腎自体と周囲がうっ血をきたし，腎杯または尿管への周囲の血管からの穿破出血が起こり血尿を呈するとされる．しかし，検尿異常を認めなくても腹部エコーで左腎静脈の圧迫所見は観察されることがあり，特異性は低い．

4．患者・家族へのインフォームドコンセント

顕微鏡的血尿に関しては，大部分は良性であるが，中には，泌尿器科的な悪性疾患や，初期の糸球体腎炎が混在しているので精査が必要である．初回の精査で明らかでなくても，泌尿器科的な悪性疾患を除外するには 3 年間の経過観察が必要である．また，将来蛋白尿を伴うようになり，糸球体腎炎が明らかになることもあるので定期的な経過観察が必要である．

5．高齢者診療のポイント

高齢者の蛋白尿単独例では，軽微な蛋白尿では腎硬化症，高度な蛋白尿では膜性腎症の頻度が高い．腎硬化症は検尿異常を呈さないことも多いが，高齢者の腎不全の原疾患として重要であり，早期診断のために eGFR を評価する．膜性腎症はネフローゼ症候群を呈しやすく，腎生検にて確定診断し治療方針を決定することが望ましい．血尿例においては，泌尿器科的な悪性疾患を見逃さないことが重要であり，超音波検査や尿細胞診を実

施する．急速に腎機能が低下する例で血尿を伴え
ば，高齢者に多いANCA関連血管炎によるRPGN
を疑う必要がある．

文　献

1) 日本腎臓学会編：CKD 診療ガイド 2012．東京：東京
　医学社；2012.
2) 日本腎臓学会，日本泌尿器科学会，日本小児腎臓学会，
日本臨床検査医学会，日本臨床衛生検査技師会編：血
尿診断ガイドライン検討委員会発行．血尿診断ガイド
ライン 2013．2013
3) Iseki K, Iseki C, Ikemiya Y, Fukiyama K：Risk of
developing end-stage renal disease in a cohort of
mass screening. Kidney Int 49：800-805, 1996
4) 丸茂　健，村井　勝：無症候性顕微鏡的血尿に対する
2 次スクリーニングの意義．臨泌 53：39-43, 1999

（大谷　晴久）

31 口 渇

初診時の対応

1. 問 診

「喉が渇く」と訴える場合，口渇多飲なのか？，口腔乾燥感なのか？，しばしば患者の訴えはこの2つを混同しているので問診で区別する必要がある．真の口渇は血漿浸透圧の上昇や循環血液量の減少を補正するために惹起され，多飲，頻尿・多尿などの随伴症状がある．原因としては糖尿病が多いが，うっ血性心不全，ネフローゼ症候群，肝硬変などでも出現する．

尿崩症などの中枢性原因による頻度は少ないが，視床下部付近の腫瘍など見逃さないようにする．一方，口腔乾燥感は高齢になるほど頻度は多くなり，65歳以上では半数に達するとの報告もある．膠原病，とくにシェーグレン症候群などがある．

2. 現病歴

いつから出現したか？ 急性の口渇は，嘔吐・下痢などを伴う消化器疾患，発汗過多，熱傷による脱水の可能性があり，慢性の口渇は高血糖状態にある糖尿病による場合が多い．口渇の原因の鑑別には，全身倦怠感や多飲傾向の有無，尿量の多寡，回数などの症状について聞き取る必要がある．乏尿では脱水や血管外への水分・体液の喪失が原因であり，多尿では糖尿病，電解質異常，尿崩症などが考えられる．なかでも，清涼飲料水などの多飲は糖尿病を疑い，冷水を好む場合は尿崩症であることが多い．また夜間に口渇が少ないときは心因性の場合が多い．口渇に倦怠感，多尿に不眠，イライラ感，便秘などの症状が合併していれば高カルシウム血症も考える．また，経口糖尿病薬であるSGLT2阻害薬を服用していると尿細管における尿糖再吸収阻害による浸透圧利尿により尿量が増え口渇を感じる場合が多い．

口腔乾燥の場合は，多飲という訴えはなく，乾燥感の表現として「パンなどが食べにくい」「食事中にお茶やお水をよく飲む」「口が渋い・苦い」などの訴えが多い．これらに加え，涙が出ない，目がころころする，目がかゆい，目が疲れるなどの症状がある場合はシェーグレン症候群を考える．また，口腔乾燥感の原因として薬剤の副作用の場合も多いので以下の薬剤の服用歴はチェックしておく．抗ヒスタミン薬，利尿薬，抗不整脈薬（ジソピラミド，シベンゾリン），抗てんかん薬，抗精神病薬（三環系抗うつ薬，レボドパ），抗コリン剤（アトロピン），降圧薬（メチルドパ），抗癌剤．

3. 診 察

1) 多飲，多尿，両手両足のしびれ，冷感，アキレス腱反射低下：糖尿病
2) 血圧の低下（とくに立位），頻脈，皮膚弾力の低下，頸静脈や表在静脈の虚脱，体重減少：脱水
3) 軽度の筋力低下や感覚鈍麻：高カルシウム血症（副甲状腺機能亢進症など）
4) 下腿の浮腫，腹水貯留：うっ血性心不全，ネフローゼ症候群，肝硬変など
5) 口腔乾燥感，舌炎，唾液の減少，皮膚の乾燥，眼の乾燥，耳下腺，顎下腺の腫脹・圧痛，う歯：シェーグレン症候群

4．検査のポイント

1）尿検査：尿量と尿比重（または尿浸透圧）

①著しい多尿（1日5〜10 l），低比重尿（1.005以下）：尿崩症あるいは心因性多飲症

②尿蛋白強陽性：ネフローゼ症候群

③尿糖強陽性，ケトン体陽性：糖尿病

2）血液検査

①RBC，Hb，Hct 上昇：脱水

②血清アルブミン：3 g/dl 以下の場合はネフローゼ症候群，肝硬変など

③血糖：FBG 200 mg/dl 以上（個人差も大きい）

④自己抗体（抗 SS-A/Ro，抗 SS-B/La 抗体）：シェーグレン症候群

⑤電解質，高カルシウム血症：副甲状腺機能亢進症，高ナトリウム血症：尿崩症

5．紹介のポイント

ケトン体陽性で高血糖を呈する糖尿病の場合は速やかに専門医療機関に紹介する必要がある．尿崩症が疑われる場合は，脳腫瘍の可能性も考え，MRI のオーダーも必要である．

（福田　正博）

32　味覚障害

■ 初診時の対応

　味覚障害は味がわからない「味覚低下」，いつも口の中が苦く感じる「自発性異常味覚」，甘味等の特定の味がわからない「解離性味覚障害」，甘い物が苦く感じる「錯味」などに分類することができる．本稿ではなかでも最も多いとされる「味覚低下」について概説する．味覚障害の原因は多岐にわたるが（表1），最も頻度が高いのは薬剤起因性といわれている．その他に頻度が高い原因として，亜鉛不足，肝疾患や腎疾患など全身の疾患，および明確な原因が特定できない"特発性"などが挙げられる．薬剤起因性にしても，肝腎疾患に伴う味覚障害にしても，背景には亜鉛代謝異常が関与していると考えられている．

1．問　診

　味覚障害を訴えて来院した患者には，上述の原因を想定しながら問診を行うことが肝要である．以下に問診項目で重要なポイントをまとめる．

　発症時の状況：感冒罹患や頭部外傷を契機に発症していないか，他疾患の治療中ではないかなどを聴取する．特に味覚障害発症時に何らかの薬剤を服用していたかは重要である．服用していた場合，薬剤名，服用期間，薬剤服用と味覚障害出現時期との関連性を明確にしておく必要がある．

　口腔内の状況：特に高齢者の場合は口腔内局所の環境が原因になっている可能性があるので，舌炎や口腔内乾燥症状の有無を確認する．

　全身性疾患の有無：糖尿病，肝疾患，腎疾患，消化器疾患，シェーグレン症候群などの罹患や，胃切除手術の既往について確認する．

表1　味覚障害の原因と頻度

分類	原因	頻度
一次性味覚障害	遺伝性	0.0%
	末梢伝導路障害	2.6%
	中枢性伝導路障害	1.7%
	味覚嗅覚同時障害	2.6%
	特発性	15.0%
二次性味覚障害	口腔疾患性	6.4%
	全身疾患性	7.4%
	亜鉛欠乏性	14.5%
	薬剤性	21.7%
	風味障害	7.5%
	心因性	10.7%
	内分泌性	1.0%
	その他	8.9%

〔文献1）より一部改変〕

　心因的エピソード：発症時にストレスなどのエピソードがなかったかについて確認する．さらに，うつ病の一症状としての味覚障害である可能性も念頭に入れておく必要がある．また，三環系抗うつ剤および抗不安薬の一部には味覚障害や口内乾燥の副作用が知られている．

　嗅覚障害の有無：風味障害がないか確認する．

　亜鉛欠乏症状の有無：亜鉛欠乏の急性症状として，皮疹や皮膚のびらんが知られている．また慢性症状には，食欲不振，成長障害，生殖機能障害，皮膚や附属器の障害，創傷治癒の遅延等が挙げられるので，急性および慢性症状の有無を確認する．

　味覚障害の期間：発症からの期間が長いほど治療成績が不良となるため，味覚障害の予後を予測する上で重要である．

2．診　察

まず口腔および舌局所を観察し，口内乾燥，舌炎，舌苔などの有無を確認する．また，悪性貧血や鉄欠乏性貧血による"赤い平らな舌"などにも注意する．さらに，亜鉛欠乏症状としての皮膚疾患がないか視診を慎重に行う必要がある．

耳鼻咽喉科的な検査が可能であれば，鼓索神経障害に伴う味覚障害を鑑別するため耳鏡により慢性中耳炎の有無をチェックする．さらに慢性副鼻腔炎は風味障害の原因となるため，鼻鏡により鼻内所見も確認することが望ましい．

3．検　査

一般的な血液尿検査により肝機能障害，腎機能障害や糖尿病などの全身疾患が背景に存在しないかを確認する．また，血清微量金属の測定は最重要であり，亜鉛の血清濃度を検査する．なお，亜鉛投与に伴い血清鉄や銅の濃度が低下する場合があるので，必ず，血清銅および鉄濃度も同時に測定する必要がある．

味覚検査としては，電気味覚検査とろ紙ディスク法検査などの定性定量検査が行われる．ろ紙ディスク法検査は甘味，塩味，酸味，苦味の4つの味質の閾値を定量化する検査である．これらの検査法は味覚機能に関与する舌咽神経，および顔面神経の分枝である鼓索神経と大錐体神経の支配領域別に検査を行うことができるため，特に神経障害による味覚機能障害の診断に有用である．

その他に，段階的に濃度設定された試薬を口腔全体で味わって評価する全口腔法味覚検査や塩味のみを定量化する検査キットなどもある．

4．治　療

味覚障害の治療の第一は，原因となる疾患・病態の診断と治療である．肝疾患，腎疾患や糖尿病などが診断された場合は，それぞれの疾患に対する適切な治療を行うことが優先される．心因性が疑われた場合は，速やかに心療内科へコンサルトするべきである．一方，最も頻度の高い薬剤性味覚障害では，亜鉛のキレート作用がある薬剤が確認された場合は変更または中止を考慮すべきである．ただし，病状その他により同薬剤を服用する必要がある場合は，亜鉛欠乏性味覚障害と同様に，血液検査で血清亜鉛濃度をモニターしながら適量の亜鉛を補充する．また，特発性の味覚障害でも亜鉛投与の有効性が証明されている．

亜鉛欠乏による味覚障害の処方例

1）プロマックD錠（75 mg）1回1錠，1日2回（亜鉛量として34 mg/日）
2）硫酸亜鉛（$ZnSO_4 : 7H_2O$）1日量100-300 mg（亜鉛量として23-69 mg/日）を1日1-3回に分けて内服（保険適応外）

いずれも適宜増減しながら3〜6ヵ月間を目安に継続する．治療開始前には投与期間が長期になることを説明しておく．なお，硫酸亜鉛は，食後に服用するほうが消化器症状の副作用が少ない．また，大量に内服すると嘔吐，血性下痢，腹痛などの重篤な副作用を呈する場合があるので注意が必要である．亜鉛内服に伴って鉄欠乏になった場合は，鉄剤を併用する．

心因性味覚障害による処方例

下記のいずれか，または両方を用いる．

1）メイラックス錠（1 mg）1回1-2錠，1日1回就寝前（保険適応外）
2）加味逍遥散エキス（2.5 g/包）1回1包，1日3回食前（保険適応外）

内服治療に加えて，さらに食生活の指導も重要である．インスタント麺やジュースに使用されている食品添加物が亜鉛の吸収を阻害したり，体内の亜鉛の排泄を促進したりすることがあるため，特に配慮が必要である．

文　献

1）濱田敬永，遠藤壮平，冨田　寛：味覚外来10年間2,278例に関する臨床的解析─性別と年齢構成を中心として─．日大医誌 54：529-535，1995
2）池田　稔：味覚障害．症候から診断へ第5集．日本医師会雑誌 127（8）：126-130，2002

（黒瀬　巌）

第1章　症候編

33　肩こり

肩こりは多くの患者が訴え，日常の診療でしばしば遭遇する症候であるが概念はあいまいである．一般に頸部から肩にかけての表層にある僧帽筋を中心とする部位の鈍痛や不快感，圧迫感などの症状を有し，ひどくなると深層の肩甲挙筋や菱形筋，頭板状筋などにまで痛みが拡大し，おう吐や頭痛を伴うこともある（図1）．肩こりのタイプには部位により頸部から肩にかけての凝りや頸部から背部にかけての凝り，肩甲骨の内側部の凝りなどがある．また肩こりは原因の明らかでない，いわゆる狭義の肩こりと種々の疾患に伴う広義の肩こりがあるため診断には注意を要する．

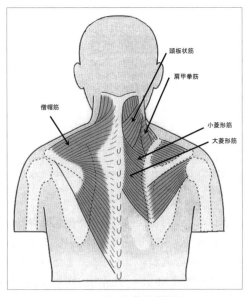

図1　肩こりに関係する筋肉

僧帽筋
頭板状筋
肩甲挙筋
小菱形筋
大菱形筋

 初診時の対応

1．問　診

まず狭義の肩こりか，疾患に伴う肩こりかの鑑別が重要である．後者の肩こりをきたす疾患には整形外科疾患として変形性頸椎症や頸椎椎間板ヘルニアなどの頸椎疾患や肩関節周囲炎（四十肩，五十肩），胸郭出口症候群などが挙げられる．頸椎疾患については頸部や肩，上肢のしびれの有無や頸部を後屈したときの症状の増強の有無などを聴取する．またボタンが掛けづらかったりスリッパが脱げやすいなどの症状も重要である．肩関節周囲炎については肩の拳上など痛みによる動きの制限があるか，また夜間に痛みが増強するかなどを聴取する．胸郭出口症候群については上肢のしびれと疼痛の有無や動脈の圧迫症状による手の冷感や色調変化などを聞く．

整形外科疾患以外では（表1）に示す種々の疾患がある．不眠や不安，イライラなどの精神症状の有無や視力低下や目の疲れ，鼻閉・鼻漏などの症状も聴取する．急に起こった肩の痛みには心筋梗塞や大動脈解離なども隠れているため注意が必要である．

表1　肩こりの原因となる疾患

```
1）更年期障害
2）自律神経失調症
3）うつ病，不安神経症
4）高血圧，低血圧
5）狭心症，心筋梗塞，大動脈解離
6）上部肺腫瘍（パンコースト腫瘍）
7）眼科疾患，耳鼻科疾患
```

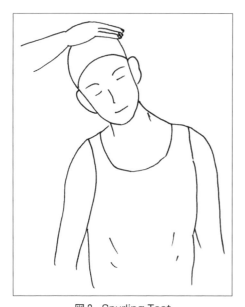

図2 Spurling Test
頭を一側に傾けさせ患者の頭を肩方向に圧迫すると患側では上肢に放散痛がみられる.

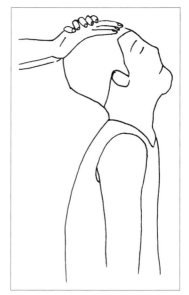

図3 Jackson Test
頭を強く後屈させ両手で下方へ圧迫すると患側の上肢に放散痛がみられる.

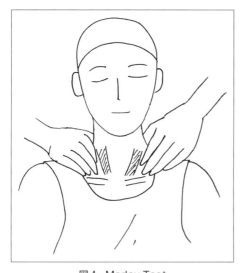

図4 Morley Test
鎖骨上窩の胸鎖乳突筋の外側部を圧迫すると圧痛や患側の手に放散痛がみられる.

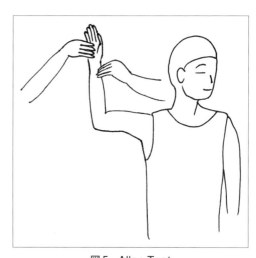

図5 Allen Test
上肢を水平にし肘を曲げた状態で脈拍を触知し頭を反対側に向かせたときの脈拍の減弱, 消失をみる.

2. 診 察

　狭義の肩こりは通常, 可動域制限がなく運動時の痛みがないため肩関節を動かし可動域制限や痛みの有無を確かめる. 痛みによる可動域制限などがみられる場合は肩関節周囲炎などを考える. 頸椎疾患については腱反射の異常や感覚障害の有無の診察に加え, Spurling Test (図2) や Jackson Test (図3) などが有用である. また胸郭出口症候群については Morley Test (図4) や Allen Test (図5) などが診断に役立つ.

3．検査のポイント

通常，狭義の肩こりでは画像診断上，異常を認めないため除外診断が主となる．単純X線では頸椎椎間腔の狭小化や骨棘の形成，斜位撮影で椎間孔の狭窄の有無をみる．また胸郭出口症候群の原因の1つである頸肋の有無も確認する．肩関節については単純X線の他，関節エコーも有用であり手技をマスターすれば内科医でも検査可能である．ただ頸椎疾患をはじめとする整形外科疾患でもっとも有用で診断に役立つのはMRI検査であり最終診断には欠かせない．

4．患者・家族へのインフォームドコンセントと専門医への紹介

他の疾患に伴う肩こりについては疾患の治療が優先されるためそれぞれの専門医に紹介する．心筋梗塞や大動脈解離が疑われた場合は当然，すみやかな紹介が必要であり，また頸椎疾患で感覚障害が著明で運動障害もみられるときも早めの整形外科紹介が求められる．

狭義の肩こりでは原因となるパソコン操作など長時間の同じ姿勢での作業や運動不足，クーラーなどによる冷え，継続するストレスなどの解消を促す．また根本に肩の筋肉の過緊張とそれに伴う血行障害があるためストレッチなどの運動の効果について説明する．薬物療法としては筋緊張改善薬や消炎鎮痛剤などが有効であり，血行を改善する漢方も効果が期待できることを伝える．

文　献

1) 田崎義昭，斎藤佳雄，坂井文彦：ベッドサイドの神経の診かた　改訂17版．南山堂，東京，2010

（佐藤　昭人）

34 眼 痛

初診時の対応

1．問 診

1）外傷

外傷は詳しく患者に尋ねる必要がある．

穿孔性外傷か，どうかで治療に大きな違いが出てくる．また金属など異物が関係している場合は，ぜひX線を撮っておかなくてはならない．

穿孔性外傷でなくても，異物が眼窩内にあると疑った場合もX線検査が必要である．

液体がかかった，または目に入ったという訴えなら，酸性かアルカリ性か聞いておく必要がある．アルカリ性による角膜熱傷は予後がわるいことが多いからである．

2）急性緑内障発作

激しい眼圧上昇（10～20 mmHg が 40～50 mmHg 以上になる）でかなり激しい眼痛が起きる．吐き気，頭痛もあるので，他の部位の疾患と間違えられることがあり，痛い眼で非常にぼやけていないかたずねるのを怠ってはならない．

3）角膜疾患

眼の表面の「激烈な痛み」としては水疱性角膜炎があり，これは角膜疾患の終局的段階で，本人も角膜疾患を意識している．頻度の高いものとしては，本人がゴロゴロするなどと形容する角膜上皮剝離がある．また，コンタクトレンズ装用で起こる角膜の損傷や炎症も多く，これも聞く必要がある．近頃では，角膜の実質をレーザーで一部除去する手術が行われているが，この後にいろいろな角膜の疾患が起きており，留意する必要がある．変わっているものとしては雪上や浜辺で日光

にあたりすぎて起こる電気性眼炎（紫外線による角膜炎）は痛みが激しいのが特徴である．角膜にいろいろな物がささる角膜異物は本人が意識しているので，診断は比較的容易である．角膜潰瘍などによる痛みはよく聞いてみると，しばらく前から起こって角膜実質に至っているものが多く，穿孔することもある．

4）眼内疾患

角膜に何もなく，毛様充血のあるもので，本人が視力低下を自覚している．鈍痛である．

5）結膜疾患など

おもてから見て充血，腫脹など結膜，眼瞼の明らかな炎症についてはウイルス性の伝染性の強いものでないことを注意することが大事である．

6）目の奥の痛み

このような訴えでは眼窩の炎症もあるが，非常に少なく，むしろいわゆる「テクノストレス眼症」を代表とする眼精疲労が多いので，そのような環境にあるかどうかを聞く必要がある．また，同じ訴えで眼窩の周囲を占める副鼻腔の炎症によるものが意外とあるので，疑わしい場合はX線検査が必要である．

2．治 療

1）外傷

穿孔性外傷は角膜でも，強膜でも縫合するのが原則であるが角膜は 0.5 mm 程度の厚さであり，傷の程度がひどければ，強膜の傷は硝子体脱出等の危険もあり，眼科専門医でもむずかしい．異物に関しては鉄ならどこにあっても激しい反応が起こるので，除去するが，鉄以外はみえていれば除去するが，みえない所で，感染や異物反応がすぐ

には起こらないようなら，無理に取らないことも
ある．
　表面に液体，固体の異物がかかった場合は十分
に洗浄し，抗生剤の点眼を出す．
　2）急性緑内障発作
　緑内障点眼薬，緑内障に使われる利尿剤等で眼
圧を下げる．亜型として眼内炎症が起きているポ
スナー・シュロスマン症候群はステロイド点眼が
必要で，全体として以後，緑内障の治療が必要で
ある．
　3）角膜疾患
　水疱性角膜炎は本人も角膜疾患を意識している
ので，痛みを表面麻酔の点眼薬で軽くする．電気
性眼炎も同じ．
　角膜上皮剝離は原因となる結膜異物，睫毛，結
膜結石などがあるのでみつかれば除去し，わから
ない場合は眼科医への受診をうながす．コンタク
トレンズ装用者については抗生剤点眼とともに装
用をやめるように注意する．角膜のレーザー手術
のあとに起こった角膜上皮剝離その他については

眼科専門医への受診を勧める．
　4）眼内疾患
　虹彩炎などはまず原因疾患の同定が治療の前に
必要なので，すぐに眼科医に受診を勧める．
　5）結膜疾患など
　麦粒腫など眼瞼の炎症は抗生剤の点眼が必要
で，結膜炎でも眼脂があれば抗生剤の点眼だが，
充血がひどく，流涙もひどい場合はウイルスの感
染である可能性も高く，外来で蔓延してしまうの
で注意が必要である．アレルギーによるものはか
ゆみが主体だが，目をかきすぎて痛みが出てくる
場合があり，この場合は抗アレルギーの点眼が必
要である．
　6）目の奥の痛み
　聞き取りで眼精疲労と思われるものは即効性の
薬剤はなく，眼科医でゆっくりと相談しながら治
療を受けるように指導すべきである．副鼻腔炎が
疑わしい場合は耳鼻科医がいれば，任せ，そうで
ない場合は抗生剤の内服が必要である．

　　　　　　　　　　　　　（伊沢　保穂）

35　耳　鳴

　一般に耳鳴は，他覚的耳鳴と自覚的耳鳴（真性耳鳴）とに分類される．他覚的耳鳴には，側頭骨内または周辺の筋肉の随意的あるいは不随意的収縮音に伴う筋性耳鳴と頭部血管の狭窄部などを通過する際の血流の雑音である血管性耳鳴とがあるが，その特徴的な耳鳴の性状，すなわち，実際に側頭部に聴診器をあてることで聴取が可能であることから診断は比較的容易である．

　耳鳴の大部分は真性耳鳴に分類されるが，これには多くの耳疾患および全身疾患が原因となりうるため，まずは原因疾患の診断を行うことが大切である．耳鳴の原因となる難聴を伴う疾患群を表1に示す．

　耳鳴は，聴力正常例でも，あるいは高度難聴例でもみられ，難聴そのものが耳鳴の直接原因とは考えられない場合もある．耳鳴を訴える患者で感音性難聴に起因するもの35.9％，伝音性難聴に起因するもの17.2％[1]，混合性難聴33.7％[2]，無難聴性耳鳴6.4％[1]という報告もある．

表1　耳鳴と各種難聴の出現率[1]

耳鳴と伝音性難聴の出現率	耳鳴と感音性難聴の出現率
慢性中耳炎（21.6％） 原因不明（16.6％） 耳管狭窄（14.0％） 滲出性中耳炎（8.7％） 急性中耳炎（13.8％） 鼓膜外傷（34％） 中耳炎術後（27.3％） 耳垢（33％） 中耳真珠腫（23％） 頭部外傷（43％） 鼓膜炎（34％） 耳硬化症（50％）	原因不明（33％） 老人性難聴（25.8％） 騒音性難聴（30.2％） 突発性難聴（90.3％） 急性低音難聴（71％） メニエール病（90％） 頭部外傷（54.1％） 小脳橋角部腫瘍（85.7％）

■ 初診時の対応

1．問　診
家族歴
　遺伝性家族性難聴の有無などを聴取する．
既往症
　中耳炎，頭部外傷，強大音響暴露，騒音暴露，耳毒性薬物使用の有無，高血圧，糖尿病の有無，梅毒，貧血の有無も耳鳴の発症と関連がある．

2．現病歴
　耳鳴以外の耳症状（聴力低下，耳閉感，眩暈など）の有無，それらの耳症状の発現日および時間帯，発現順序，変動性，また真性耳鳴の原因となりえる全身疾患（貧血，梅毒，糖尿病など）に関連する症状についても聴取する必要がある．生活環境の変化やストレスなどの心因的背景因子の有無や頸部や肩の筋肉過緊張といった頸肩腕症候群の有無も聴取する．

　患者の訴えが実は頭鳴である場合もある．耳鳴研究会の作成した標準耳鳴検査法の問診表があり（表2），それを利用すると状態把握，耳鳴の評価には便利である．

3．診　察
　筋性他覚的耳鳴は，体内での聴覚機構以外の物理的振動により発生しているので聴診器で実際に聴取が可能である．血管性他覚的耳鳴としては血管性の腫瘍，動静脈奇形など，また筋性他覚的耳鳴としては口蓋筋のクローヌス，耳小骨筋の異常運動などがある．

表2 標準耳鳴の検査法

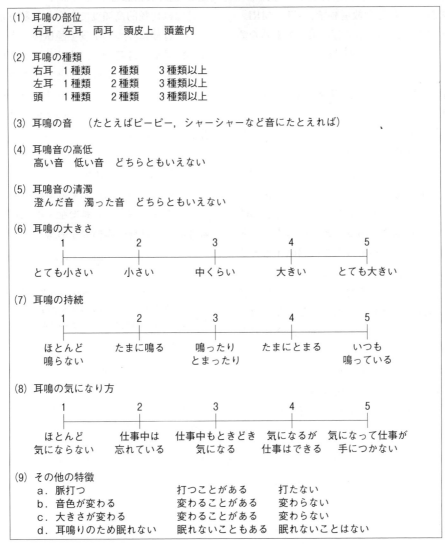

(1) 耳鳴の部位
　　右耳　左耳　両耳　頭皮上　頭蓋内

(2) 耳鳴の種類
　　右耳　1種類　　2種類　　3種類以上
　　左耳　1種類　　2種類　　3種類以上
　　頭　　1種類　　2種類　　3種類以上

(3) 耳鳴の音　（たとえばピーピー，シャーシャーなど音にたとえれば）

(4) 耳鳴音の高低
　　高い音　低い音　どちらともいえない

(5) 耳鳴音の清濁
　　澄んだ音　濁った音　どちらともいえない

(6) 耳鳴の大きさ

1	2	3	4	5
とても小さい	小さい	中くらい	大きい	とても大きい

(7) 耳鳴の持続

1	2	3	4	5
ほとんど鳴らない	たまに鳴る	鳴ったりとまったり	たまにとまる	いつも鳴っている

(8) 耳鳴の気になり方

1	2	3	4	5
ほとんど気にならない	仕事中は忘れている	仕事中もときどき気になる	気になるが仕事はできる	気になって仕事が手につかない

(9) その他の特徴
　　a．脈打つ　　　　　　　打つことがある　　打たない
　　b．音色が変わる　　　　変わることがある　変わらない
　　c．大きさが変わる　　　変わることがある　変わらない
　　d．耳鳴りのため眠れない　眠れないこともある　眠れないことはない

耳鏡で，耳垢栓塞，慢性中耳炎，滲出性中耳炎など耳鳴の原因となりえる外・中耳疾患の有無をチェックする．また，大後頭神経痛の有無にも留意する．

4．検査のポイント

標準純音聴力検査や滲出性中耳炎など鼓室内貯留液が疑われる場合は，ティンパノメトリー，側頭骨X線検査などの神経耳科的検査により聴神経腫瘍などの頭蓋内疾患の有無および，血液・尿検査などにより梅毒，糖尿病などの全身疾患の有無を検査する．血圧の急激な上昇に伴う拍動性耳鳴もあり血圧測定も行う．

耳鳴は，音色，高さ（ピッチ），大きさ（ラウドネス）という3つの性状に分類され，耳鳴検査法により評価される．耳鳴検査には，先の自覚的表現による評価法（標準耳鳴検査法）による問診表（表2）のほか，標準耳鳴検査法に規定された音響検査として標準純音聴力検査，ピッチマッチ検査，ラウドネスバランス検査，遮蔽検査などによ

る他覚的評価法のほか，聴性脳幹反応，音響インピーダンス検査，耳音響放射検査，CT，MRI，PET も行うことが勧められるが，煩雑であるため一部省略して行われることが多い．

5. 患者・家族へのインフォームドコンセント

急性感音性難聴いわゆる，突発性難聴に伴う耳鳴の場合，早期治療が必要である．

耳鳴の治療は，投薬や多種多様の治療法が開発され，一定の成果を上げているが決定的な治療が見出されていないのが現状である．耳鳴を客観的に診断することが困難であること，その本体が明らかにされてない部分があることに起因するところが大きいが，精神疾患が介在している場合もあり，耳鳴は治らないと一方的に突っぱねられた患者は，頼るべきものをすべて失うことになり負のスパイラルに陥ることになるので注意が必要である．

パソコンなど同一姿勢を取り続けることによる頸部肩筋の過緊張による耳鳴症もあるので，注意する．また，凝りをほぐすように留意する．

6. 高齢者診療のポイント

耳鳴は比較的高頻度でみられ，聴覚系の異常のほか，背後にうつ，不安や睡眠障害がある場合も多い．重症の耳鳴では，生活への苦痛度が増し，それは逆にうつの危険因子となるため，その場合は抗うつ薬の投与も検討される．うつや精神症状を伴う耳鳴診療では，うつの治療単独でも耳鳴が軽快する例は多い．

7. 紹介のポイント

耳性耳鳴の場合は，当然耳鼻咽喉科へ紹介となるが，不安，抑うつ，神経症や心気症が疑われる場合は，精神科への紹介を考慮する．

文　　献

1) 山下公一ほか：耳鳴の臨床的研究—統計的観察と耳鳴検査の問題点—耳鼻 30：958-965，1984
2) 村井和夫：耳鳴の病因，成因．耳鼻咽喉頭 61 (11)：977-982，1986
3) 杉浦彩子：高齢者のみみ・はな・のど．老年医学 53 (4)：319-323，2015

（石山　浩一）

36　黄　疸

黄疸はビリルビンが血管外組織に沈着した病的状態であり臨床的にはビリルビン値が3.0 mg/dl以上でなければ診断がむずかしい．黄疸の確認は自然光の下で眼球結膜の黄染，褐色尿，灰白色便などで認識するが，柑橘類の多食による皮膚黄染（とくに手掌）との鑑別が必要である．

正確な診断は血液生化学的検査による．

黄疸は溶血疾患以外はすべての肝，胆道疾患の臨床症状であることを認識する．

黄疸の診断は，問診→診察→一般検査（末梢血，尿，肝機能検査）→超音波検査→特殊検査（CT，MRCP，ERCP，血管造影など）と進む．

初診時の対応

1．問診のコツ

ビリルビン血症はその背景因子を問診で聞き出せば大まかな診断が得られる．

1）黄疸の発症と性，年齢は重要な情報源である．
2）職業歴では肝臓の障害因子との接触する可能性のある職業従事者に注意．
外科系医師，腎透析関係者，アルコール飲料の販売，サービス業など．
3）家族歴：家族内集積があれば溶血性貧血，体質性黄疸，B型肝炎など．
4）生活歴：飲酒量，東南アジアなど渡航歴，過去の居住地，家畜との接触機会．
5）既往歴：手術歴，輸血歴，薬剤，サプリメント服用の有無．

2．現病歴

1）黄疸の起こり方，急激か，緩徐か？　反復性か？
2）痛み，発熱，皮膚のかゆみ，リンパ節腫脹，前駆症状として感冒様症状，尿濃染，灰白色便の出現．
3）全身倦怠感，食思不振．

3．身体所見の取り方

1）眼球結膜の黄染．
2）頸部リンパ節腫脹．
3）くも状血管腫．手掌紅斑．
4）肝腫大，硬度，圧痛の有無，腹壁静脈の怒張，脾腫大，腹水．
5）下腿：浮腫．
6）意識障害．

4．黄疸の診断

臨床的に黄疸の診断がついたら，黄疸が緊急の処置を有するものか否かを鑑別しなければならない．そのために腹部超音波検査（US）はきわめて重要な手段である．

1）肝内，肝外胆管の拡張の有無および狭窄の有無．
2）胆嚢の腫大，萎縮の有無，胆石の存在．
3）肝臓の萎縮，腹水，脾腫などが短時間，無侵襲下で容易に診断ができる．

成人黄疸例の診断過程を図1に示す．

5．検査データの考え方

総ビリルビン，直接ビリルビンを測定することにより，直接型，間接型のどちらが優位かが判断

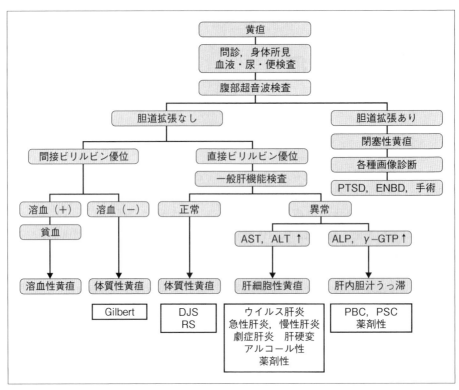

図1 成人黄疸例の診断過程

される.

1）間接ビリルビン優位の場合

まず，溶血の有無を調べ，網状赤血球増多，赤血球抵抗の減弱，赤血球寿命の短縮，血清ハプトグロビン低下，LDH，AST 上昇などの所見があれば溶血性疾患であり，網状赤血球増多を認めるも，溶血所見が陰性ならシャント高ビリルビン血症を疑う．

体質性黄疸のうち Gilbert 症候群は日常臨床でもしばしば経験する軽い黄疸（血清ビリルビンが 5 mg/dl 以下）で，一般肝機能検査は正常である．

2）直接ビリルビン優位の場合

体質性黄疸，肝細胞性黄疸，肝内，および肝外胆汁うっ滞を考え図1のごとく鑑別診断を行う．一般肝機能検査が正常を示す体質性黄疸か，異常値を呈する肝疾患群に分けられる．

①体質性黄疸の Dubin-Johnson 症候群（DJS）は血清ビリルビンが 5 mg/dl 程度の黄疸で

BSP 検査で軽度停滞，および 60〜90 分後の再上昇と腹腔鏡で黒色肝が特徴的である．

一方 ICG，BSP が異常停滞を示す，Roter 症候群（RS）は，血清ビリルビンが 5 mg/dl が多いが時には 20 mg/dl 程度に上昇することがある．DJS, RS は閉塞性黄疸と間違えられ易い．早期に診断を確定し予後良好な疾患であることを伝えるべきである．

註：BSP再上昇現象はDJSに特徴的であるが，現在，BSP は本邦においては試薬の販売が中止になっているため，同検査は施行できない．

3）一般肝機能検査が異常を示す場合，逸脱酵素と胆道系酵素のどちらが優位かで鑑別する．

①逸脱酵素である AST，ALT，LDH などが優位の場合は急性肝炎，慢性肝炎，肝硬変などの病態を考え，ウイルスマーカーの検

素，プロトロンビン時間など肝予備能の検査が必要である．問診により薬剤性の可能性がある場合は DLST（drug lymphocyte stimulation test）等の検索も加える．

②胆道系酵素（Al-P，LAP，γ-GTP）が上昇した場合，肝内，肝外胆汁うっ滞の鑑別には腹部超音波検査が有用であり，必要に応じて CT，MRCP，ERCP などの特殊検査を加え外科的処置が必要か否か迅速な対応をすべきである．閉塞性黄疸で高度の黄疸は腫瘍（胆管癌，膵頭部癌など）による場合が多い．肝内胆汁うっ滞での黄疸は急性の場合がほとんどで薬剤性の場合が多い．慢性肝内胆汁うっ滞を呈する場合は PBC，PSC を見逃さないことが大切である．

 専門医への紹介のタイミング

　肝臓専門医に紹介の必要な病態は，肝炎の劇症化，もしくは重篤な肝外合併症の認められる場合である．急性肝炎における重症度の診断ではまず肝壊死の程度とその持続性を判定し，肝予備能を評価することが重要である．

　肝壊死の程度は血清 AST，ALT を基に診断するが，絶対値ではなく経時的変化を観察することが大切である．肝予備能の評価には肝細胞合成能を反映するプロトロンビン時間と，排泄能の指標である総ビリルビン濃度が有用であるが US で胆嚢のふくらみを観察することも参考になる．プロトロンビン時間が 40% 以下で急性肝炎重症型と診断された場合，速やかに専門医療機関に転送すべきである．

（木村　直躬）

37　発　疹

1．発　疹

発疹は原発疹と続発疹とに分かれる．

原発疹は①斑（紅斑，紫斑，白斑，色素斑）②丘疹（表皮性丘疹，表皮真皮性丘疹，真皮性丘疹）③結節（小結節，腫瘤）④水疱（角層下水疱，表皮内水疱，表皮下水疱）⑤膿疱⑥囊腫⑦膨疹の7種の発疹である．

続発疹には，原発疹または他の続発疹に引き続いて生じる．表皮剝離，びらん，潰瘍，亀裂，膿瘍，鱗屑，痂皮，胼胝，瘢痕，萎縮がある．

その他の発疹名として代表的なものを下記に示す．

苔癬，苔癬化，疱疹，天疱瘡，膿痂疹，膿瘡，痤瘡，面疱，毛瘡，紅皮症，黒皮症，皮斑，乳頭腫，蠣殻疹，粃糠疹，乾皮症，乾癬，脂漏，脱毛症，瘙痒症，多形皮膚萎縮症．

記載皮膚科学においては，上記の原発疹，続発疹とその他の発疹名を使用して発疹を表現する[1]．

2．発疹の病理

発疹を視て触れて皮膚科医の眼に映るものは発疹の病理である．皮膚科の重要な検査として皮膚生検があるが，臨床経験を積んだ皮膚科医には，ある部位のある発疹を生検すれば，どのような病理組織学的変化がみられるか推定できるようになる．発疹の観察はマクロの病理学であり，ミクロの皮膚病理組織像を想定しながら，マクロの皮膚病理を診断する．たとえば，集簇した粟粒大漿液性丘疹をみれば，表皮内の細胞間浮腫による海綿状態を推定して，急性湿疹の診断になる．皮膚という臓器の病理所見は，開腹手術をしなくても，内視鏡を入れなくても観察できるが，皮膚病理組織を推定しながら，緊張感をもって詳細に観察していただきたい．

最近，マクロとミクロの所見をつなぐものとして，ダーモスコピー検査が導入されたが，色素斑を呈する皮膚疾患の観察と診断にきわめて有用である．とくに高齢者でよくみられる基底細胞癌の診断に有用である．

3．発疹の分布

発疹が両側性か片側性であるかは重要な所見である．両側性の急性の発疹は，感染症や薬疹など内因性の発疹である場合がある．片側性の代表は帯状疱疹で，片側の一定の神経領域に生じる．発疹で往診の依頼があった場合に両側か片側か問診しておくと役に立つ．

疾患に特異的な好発部位もある．ジベルばら色粃糠疹は躯幹に好発し，顔や四肢の末梢には発疹はみられない．ジアノッティクロスティ症候群では，四肢伸側と両頬部に充実性小丘疹が多発する．

露光部位の発疹は，光線過敏性の薬疹の診断に役に立つ．アロフト®，アマリール®，プレミネント®による光線過敏性薬疹を経験した．

接触皮膚炎の原因と発疹の分布は多彩であり，日常生活における人の動作の観察から接触部位を理解しておく必要がある．

生花のいけ方，箸のもち方，レタスのちぎり方，ニンニクの皮のむき方，ゴルフクラブのもち方，マンゴーの食べ方など，日常生活の観察が，接触皮膚炎の発症部位を理解するために必要である．

口唇の発疹からマンゴー皮膚炎を診断するのは容易だが，整髪料やシャンプーが流れてかぶれるとどの部位に接触皮膚炎が起こるのかは，比較的

むずかしく診断には経験が必要である．接触皮膚炎の診断には発疹の分布と同時に正常な部位の観察も必要である．生け花の菊にかぶれた症例では，花をもった左手に発疹があり，鋏をもった右手は正常であった．

小児の乾燥型湿疹では衣服の密着する部位のみに鳥肌様皮疹がみられ，腋窩，手背など衣服のあたらない部位は発疹がみられない．この発疹は衣服に残留した合成洗剤の影響が考えられる[2]．

4．発疹の時間的推移

現病歴を聴取するときに，現症の発疹をみただけで，発疹の起始と経過が推定できる場合がある．口唇の単純ヘルペスで，紅斑上にわずかに水疱ができている場合，問診は「いつできましたか？」ではなく，「昨日の朝ですか？　一昨日の夜できましたか？」になる．

また，治療後の発疹の経過もある程度予測できる．上記の単純ヘルペスの患者にバルトレックス®（500 mg）2錠分2, 5日間投与し，「この薬が飲み終わる5日後には，一部にカサブタ（痂皮）がついておさまると思いますが，赤味や痛みが気になれば来院してください」という説明になる．口唇の単純ヘルペスの症状の推移としては，はじめは発疹はなくピリピリする違和感，灼熱感のみであり，発疹は水疱発生前の浮腫性紅斑に始まり，小水疱，痂皮という経過をとる．

ジベルばら色粃糠疹では躯幹の卵円様の初発疹が1個または2, 3個先行するが，初発疹のみで初診した場合には，診断もむずかしく，1週間後に躯幹に発疹が多発する可能性が高いことを説明し，1週間ないし10日後に経過観察したほうがよい．一般に，発疹の悪化が予測されたり，一定期間は治らないことが予測された場合には，その予測をよく説明しておいたほうがよい．

湿疹の診断は，点状状態，多様性，瘙痒の三微候が重要である．湿疹は種々の悪化要因で繰り返すこともあるが，湿疹の代表的な経過は湿疹三角形（図1）にわかりやすく表現されている．

発疹の時間的推移を理解することは日常診療を円滑に進めていくために必要である．

発疹について現病歴を問診するときには，現在の発疹から過去の経過を推定して確認していくほうがよい．また，発疹の性状から今後の発疹の経過を予測して，患者に説明したり，経過観察のための再診の時期を決めていくとよいと思われる．

文　献

1) 大塚藤男：皮膚科学　第9版，金芳堂，京都，2011
2) 山本　泉：乳幼児湿疹に対する洗濯用合成洗剤の影響．西岡清編，皮膚科診察のコツと落とし穴④　治療，中山書店，東京，p232-233, 2006

（山本　　泉）

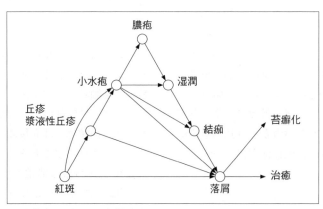

図1　湿疹三角

〔文献1），p134 より引用〕

38　リンパ節腫脹

リンパ節腫脹には，感染や自己免疫疾患によって免疫系が活性され，反応性に腫脹する場合と，リンパ節そのものの悪性化や他の悪性腫瘍からの転移により腫脹する場合がある．本稿では次の2点に限りこれらの疾患について解説する．

　①リンパ節腫脹をきたす疾患のうち，他の臨床症状から容易に診断できるものは省略し，疾患の羅列は避ける．

　②リンパ節腫脹が日常診療で問題になるのは，リンパ節腫脹を訴えて来院する場合と，診察中に医師が気づく場合があるが，いずれにしても対象は表在リンパ節であることが多いので，そのなかの頸部リンパ節腫脹をきたす疾患を主とする．

リンパ節の機能と構成

リンパ節は，脾臓・粘膜付属リンパ組織とともに二次リンパ器官として免疫を担っている．脾臓が血行性に運ばれる抗原に対応するのに対し，リンパ節は皮膚や粘膜から侵入しリンパ管によって運ばれる抗原から生体を防御する．これらの抗原への反応は，体液中への抗体分泌と局所の細胞性免疫反応を引き起こす．リンパ節はリンパ管の合流部にあり，全身のネットワークの一部を構成する．深部組織と内臓からのリンパ液は内臓リンパ節（深部リンパ節）に，皮膚や外界に接する器官からは表在リンパ節にリンパ液が流れ込み最終的には胸管を経て左鎖骨下静脈に注ぎ出る．

 初診時の対応

1．問　診

まず，リンパ節腫脹に気づいたきっかけが，まったくの偶然か，何か自覚する症状があったのかを尋ねる．偶然気づいたと思っていた場合も，何か気になり無意識に手を当ててリンパ節腫脹に気づくことがある．時間をかけた問診により，漠然として当てた手が，痛み，熱感，違和感，圧迫感等の自覚症状のためだったことを思い出すことがある．気づいたときのそれらの症状と受診時の自覚症状とが異なる場合があり，その間の変化は重要である．またその間の発熱，寝汗，体重変化の聞き取りも必要である．

次に，腫脹したリンパ節に流入するリンパ液の源となる複数の臓器の状態を具体的に1つずつ尋ねる．目，耳，鼻，歯，咽頭，皮膚，頭皮の異常や，けが，化膿性疾患の既往とともに，ペットの飼育，旅行等の生活歴も必要である．

2．理学的所見

リンパ節腫脹を見い出すには，全身のリンパ節をくまなく診る必要があり，そのためには，各自，系統的な触診の方法を確立しておかなければならない．とくに頸部のリンパ節腫脹を見逃さないためには，後頸部，耳介後部，後頭有毛部，鎖骨上窩への注意は重要である．

表在リンパ節は健常者でも，成人では鼡径部に，乳幼児では後頭部に触知することが多く，病的な腫脹と区別する必要がある．一般的に，正常のリンパ節は直径1 cmを超すことは少なく，軟

らかく厚みはないことが多い．しかし小児では，常にウイルスや細菌の侵襲を受けているため上気道の配下リンパ節は腫脹を繰り返し比較的大きく，硬く，球形に近いものもある．したがって腫脹の意味づけをするには普段の診療において常に頸部・腋窩・鼠径部の触診を心がけておかなければならない．

リンパ節腫脹を認める疾患

1．頸部リンパ節腫脹を初発症状とする疾患

1）悪性リンパ腫

無痛性で無症状のリンパ節腫脹は頻度としては正常の場合が多いが，悪性リンパ腫を見落としてはならない．悪性リンパ腫の初発症状としては頸部，腋窩・鼠径部の順に多い．リンパ節は比較的軟らかいが進行性で，速やかに増大し，複数のリンパが融合して視診でも明らかとなる．非ホジキンリンパ腫は，リンパ節以外にも腫瘍を形成するが，筆者は，会話中の健常者の眼瞼の無自覚な腫脹に気づき，その腫瘍を生検した結果，非ホジキンリンパ腫であった経験があり，視診の重要性を痛感している．

2）結核性リンパ腫

若い女性に多い．結核性リンパ節炎における結核菌は，扁桃より侵入し，上部の頸部リンパ節から下降して鎖骨上リンパ節に波及し数珠状に腫大する．無痛性，リンパ節相互の癒着や周囲との癒着により可動性の低下，石灰化した硬い腫瘍等の所見を認める．

3）亜急性壊死性リンパ節炎

10～30歳代の女性に多く予後良好で1～3ヵ月で自然治癒する．原因は不明だが，トキソプラズマ，ウイルス，薬物などの刺激に対しての，リンパ節における細胞免疫の過剰反応も示唆されている．頸部リンパ節，顎下リンパ節に多発的に弾性は硬く触れ，周囲との癒着はなく圧痛がある．

4）化膿性リンパ節炎

ワルダイエル輪や頭頸部領域の皮膚や粘膜への一次感染が配下リンパ節に波及したもので，一次感染による炎症症状が先行することが多いが，初感染巣が同定できない場合もある．自発痛・圧痛・局所発赤・熱感を認め診断は容易であるが，乳児の場合，好中球減少症が原疾患にある場合もあるので，血液検査とともに起炎菌を考慮した上での治療が必要である．A群β溶連菌には注意したい．

5）猫ひっかき病

人獣共通感染症で，猫や犬などの哺乳類の口腔内常在菌である *Bartonella henselae*（グラム陰性桿菌）が唾液を介してひっかき傷として人に感染する．ネコやイヌなどのペットとの接触または受傷がわかれば診断は容易である．臨床像，局所リンパ節腫大のみを示し良性に経過する定型例から，急性脳症，視神経網膜炎等全身性の感染を示す非定型例まで多様である．リンパ節は有痛性，軽度の圧痛を伴い弾性硬，可動性がある．間接蛍光抗体（IFA）法を用いた抗体価測定による血清学的診断がある．

2．リンパ節腫脹が鑑別に有用な疾患

似通った疾患を除外するためにリンパ節腫脹が重要な情報を与えてくれる場合が多い．

1）伝染性単核球症（R/O 溶連菌感染扁桃炎，R/O アデノウイルス扁桃炎）

これらの3疾患は発熱と咽頭痛を主訴とし，頸部リンパ節腫脹，扁桃発赤に加え白色の滲出物を認める等の共通の所見を認める．溶連菌感染の軟口蓋における微小紅斑が融合した真っ赤な粘膜と苺状舌や，アデノウイルスに結膜炎の合併を認めれば，診断は容易であるが，リンパ節腫脹の分布の違いが診断の助けとなる．溶連菌感染扁桃炎では，扁桃腺配下の頸部にとどまり，アデノウイルス感染では，頸部，耳前，腹膜のリンパ節以外には拡散しないとされている一方，伝染性単核球症では，腋窩・鼠径部にもリンパ節腫脹を認め，脾腫も50％程度に認める．さらに，伝染性単核球症では異型リンパ球の確認を，溶連菌感染症，アデノウイルス感染症では簡易迅速診断キットを用い

て診断を確定する.

  2）風疹（R/O 他のウイルス性発疹症）

「風疹様の紅斑」と表現される発疹がエコーウイルス，コクサッキーウイルスによって出現することが知られている．その中でも風疹は妊婦罹患による先天性風疹症候群を防止するための隔離の必要性から鑑別は重要である．発疹・発熱・眼球発赤に先んじてリンパ節腫脹がみられ，発疹消失後もしばらく存続する．風疹様紅斑を認めた場合は，頸部，とくに耳介後部から後頸部の触診が必要である.

  3）川崎病（R/O 他の発熱疾患，R/O 咽後膿瘍，R/O 化膿性頸部リンパ節炎）

川崎病の好発年齢は 4 歳以下で，10 歳以上はまれといわれているが，15 歳以上発症の報告も少なくない．5 日間以上続く抗生剤に不応の発熱，頸部リンパ節腫脹，眼球充血，口唇紅潮・苺舌，不定形発疹，手掌紅斑・硬性浮腫の 6 つが主要症状であるが，これらの症状は初発からみられるものではなく，かなりの時間を経た後に出現することが多い．また，いくつかの症状が欠如する場合もあり，年少児では頸部リンパ節腫脹の頻度は低い．一方，年長児では著明な疼痛を伴う頸部リンパ節腫大で発症し，病初期には咽後膿瘍，化膿性

頸部リンパ節炎と診断されることがある．リンパ節腫脹が前面となり他の症状に乏しい場合は，診断の遅れから心後遺症を残すこともあるので注意が必要である.

　リンパ節腫脹に対する触診の重要性は超音波検査の普及により以前より低くなったともいわれている．しかし，即座の判断が必要な実地医家にとっては今もなお熟練された触診技術が要求される．補助診断としての CT，PET 等の非観血的な検査に加え，確定診断にはリンパ節生検が必要な場合もある．しかし，悪性疾患を疑ったときには，安易な生検は避けたい．間違った生検により，悪性細胞を播種する可能性があるので，疑われる疾患の専門医に早期に紹介することが望ましい.

文　　献

1）今中孝信：リンパ節腫脹，高久史麿，尾形悦郎，黒川清，矢崎義雄編：新臨床内科学，p172-176，医学書院，東京，2002
2）玉置憲一：リンパ系，多田富雄監訳：免疫学イラストレイテッド，p31-41，南江堂，東京，2003
3）日本川崎病研究会

（廣津　伸夫）

39 結膜充血

■ 初診時の対応

結膜充血で一番気をつけなければならないのは，感染力の強いウイルス性結膜炎の鑑別と急性閉塞隅角緑内障発作である．主にこの2疾患について述べる．

1．問診・現病歴
1）眼脂（めやに）が多いか？

一目でわかる強度の充血，流涙を伴っていて眼脂が多い場合は，アデノウイルスによる流行性角結膜炎（流行り目）（図1），または咽頭結膜熱の可能性がある．感染力が強いので周りの物に手を触れないように注意し，また他の患者への感染を防ぐためにも迅速に診察することが重要である．両眼のことも片眼のこともある．耳前リンパ節腫脹，発熱を伴うこともある．

2）痛いか？

眼脂はなく痛みを伴う充血→軽度のものはコンタクトレンズによる角膜障害も考えられる，40歳以下に多い．重度で頭痛，吐き気を伴うものは急性閉塞隅角緑内障発作の可能性もある．この場合はほとんどが片眼性で頭痛薬には反応しない，60歳以上に多い（図2）．

2．診　察

結膜の充血の場合，球結膜（白目）は視診である程度わかるが，かならず下眼瞼を下方に引き瞼結膜の充血の程度を診ることも重要である．

急性閉塞隅角緑内障発作の場合には，散瞳しており角膜も混濁していることが多い．図2は細隙

灯顕微鏡で観察したもので肉眼では判別が困難である．ペンライト，拡大鏡などで確認を要す．

3．検査のポイント

結膜炎が疑われた場合は，眼脂培養提出，またアデノウイルスが疑われた場合は専用のキットでその場で判定する．陽性に出た場合は100％確実，陰性でも否定はできない（陽性率約60％）．

急性閉塞隅角緑内障発作の場合は眼圧測定が必須である．

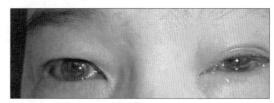

図1　流行性角結膜炎（流行り目）

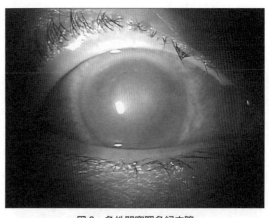

図2　急性閉塞隅角緑内障

4. 患者・家族へのインフォームドコンセント

流行性角結膜炎が疑われた場合は，角膜に点状の混濁が残ることもあり視力低下もあり得ることをいっておく．感染力が強いので家族間でのタオルの共用は禁止とする．

急性閉塞隅角緑内障発作が疑われた場合は，レーザー虹彩切開，白内障手術などが必要になるため速やかに眼科に紹介する．

5. 紹介のポイント

細菌性結膜炎が疑われた場合は，抗菌点眼薬，クラビット®（レボフロキサシン），ベガモックス®（塩酸モキシフロキサシン）などを処方し，2～3日様子をみてもよい．消退してこない場合眼科に紹介する．流行性角結膜炎が100%疑われた場合は，抗菌点眼薬にステロイド点眼をプラスする．

（冨川　節子）

40　聴覚障害

聴覚障害は，機能的障害と器質的障害とに分類される．機能的障害とは，聴覚伝導路に異常を認めないものの難聴をみるもので，詐聴や心因性難聴等が含まれる．一方，器質的障害は外耳から中耳に至る音の伝音系経路の異常による伝音性難聴と内耳以降の経路での異常による感音性難聴，その中でも蝸牛の障害による内耳性感音難聴，さらに内耳よりも中枢側の大脳皮質聴覚野に至る経路での異常に伴った後迷路性感音難聴に分類され，伝音性難聴と感音性難聴を合併している混合性難聴もある．難聴をきたす疾患を表1に示す．

聴覚障害は，感覚器の障害であるため，その障害は生活に大きく関わる．発症年齢，その障害の程度に応じた将来展望も異なるので，実際は聴覚障害という単一の枠組みで考えるのはむずかしい．すなわち生後まもなくの場合，将来的な言語獲得と密接に関係してくる．片側性の聴覚障害の場合は，音の立体性，方向性が損なわれ，どちらに音源があるのか，その指向性はわからなくなり，両側性に障害された場合は意思の疎通すら図れない場合がある．ただ急性経過か慢性経過かにより本人の受ける不快感も異なり，また急性感音性難聴の場合は，治療可能な期間が限定されるので注意が必要である．

初診時の対応

1．問　診

家族歴　正常分娩か，遺伝性の難聴家系か．

既往症　胎内感染（梅毒，風疹，サイトメガロウイルス）の有無や麻疹などのウイルス感染症の有無，糖尿病，高血圧，脳梗塞の有無を聴取する．

2．現病歴

年齢，難聴の発症状況（いつからか，どういう状況でどのような，突発的かどうか，時々か，持続しているか，変動があるか，片側か両側か，など）や他に随伴症状（耳鳴，耳閉感，眩暈，神経症状など）はないか聴く．音が割れて聞こえると訴える場合は，感音性難聴のことがある．耳痛や耳漏，頭部打撲や外傷，環境の変化やストレスなど機能的難聴につながるエピソードの有無を聴取する．また，鼻を強くかんだり，いきんだ後にポップ音とともに発症したかどうかを聴取する．

3．診　察

実際に患者と話をし，その挙動をみるのは大切で，問診中にその難聴の程度とその後に行われる

表1　難聴の原因疾患

伝音性難聴	外耳疾患	耳垢栓塞，外耳道異物，外耳炎，外耳道真菌症，外耳道狭窄，外耳道閉鎖，外耳道腫瘍
	中耳疾患	鼓膜穿孔，耳小骨連鎖離断，鼓室硬化症，中耳奇形，耳硬化症，中耳腫瘍，耳管狭窄症，急性中耳炎，慢性中耳炎，滲出性中耳炎，航空性中耳炎，真珠腫性中耳炎，耳管開放症
感音性難聴	内耳疾患	突発性難聴，急性低音障害型感音難聴，メニエール病，音響外傷，騒音性難聴，老人性難聴，外リンパ漏，内耳炎，内毒性薬物による難聴，内耳梅毒
後迷路性難聴	蝸牛神経 脳疾患	聴神経腫瘍 脳梗塞，脳出血，脳腫瘍，多発性硬化症
機能性難聴		心因性難聴，詐聴

検査との整合性を図るようにする．先天性難聴が疑われる場合，視診による全身の形態異常の確認も必要である．耳鏡による外耳道に閉塞を起こすような所見の有無，鼓膜を含め中耳に異常がないかどうかをチェックし，必要に応じて顕微鏡や針状鏡で観察する．意思疎通の図れる患者の場合は，音叉を使ったウェーバー試験だけでも，伝音性難聴か感音性難聴かを区別できるので施行すべきである．少なくとも伝音性難聴か感音性難聴かの鑑別には納得できるまでこだわるべきである．鼻所見（鼻汁や鼻茸など）の有無も大切で滲出性中耳炎や耳管機能不全を疑わせる手がかりとなる．

4．検査のポイント

耳内の観察は必須項目であるが，顕微鏡や耳用内視鏡も併せて使用する．また鼻咽腔ファイバースコープ検査による鼻内，上咽頭の観察も行う．低年齢の場合は，聴性行動反応聴力検査，条件詮索反応聴力検査，聴性脳幹反応検査，聴性定常反応検査，条件詮索反応聴力検査や遊戯聴力検査などを行う．一般には，標準純音聴力検査や必要に応じて内耳機能検査（SISI test，自記オージオグラム，語音聴力検査）を行う．蝸牛は前庭と緊密であるため，注視・非注視眼振検査，標準平衡機能検査，頭位・頭位変換眼振検査，また低音障害型感音性難聴の場合，グリセオールテストなどを施行し病態として内リンパ水腫の関与の有無をチェックする．意思の疎通が図れない患者や，検査結果が変動しなかなか正確な結果が得られない場合には，聴性脳幹反応検査を行う．

5．患者・家族へのインフォームドコンセント

先天性難聴は，今後の言語獲得などの問題と絡み合うため早期発見が望ましく2歳までに発見し，その程度の把握と今後の治療方針を決定する必要性がある．一般に，突然発症したおおよそ1ヵ月以内の急性感音性難聴の場合は，ステロイドパルス療法の適応となることがあり，しかも集中的に治療できる短期間を逸してしまうと治療の機会そのものを失うので，患者さんにも積極的に治療に参加してもらう．また増悪因子となりえるCATS（C：カフェイン，A：アルコール，T：タバコ，S：ストレス）の負荷に注意してもらうよう協力を促すこと，比較的短期間での聴力検査による経過観察が必要であることを伝える．

6．高齢者診療のポイント

高音部の感音性難聴と騒音環境下での会話の聴取や子音の弁別に困難となる老人性難聴が多くみられ，さらに難聴が進行すると母音の弁別も困難となりコミュニケーション障害が高度となる場合もある．聴覚対話がうまくできなくなると，自閉的になり他人との交流を避け，認知機能にも悪影響を及ぼすので早急に補聴器装用などの対応が必要となる．補聴器販売店では難聴治療の可否は判定できないので耳鼻咽喉科学会認定の補聴器相談医に相談する．

7．紹介のポイント

心因性難聴は，急性に両側性にしかも同時に出現することが多く検査データの割には，日常生活に支障がない場合があり，原因は心理的葛藤や環境のストレスによるもので，それが改善されない限り難治性になるケースもあり，カウンセリング目的で，心療内科や精神科に紹介する場合もある．先天性難聴の場合は，その後の言語獲得という将来的展望，道筋を引く必要性のため，また，中耳，外耳疾患の特殊性，急性感音性難聴の場合は，疾患同定と治療，今後の展開（補聴器の指導等）を含め耳鼻咽喉科医への早期紹介が望ましいと思われる．以前は両側高度感音難聴で，補聴器装用でも十分効果が上がらない症例での聴力回復は困難であったが，人工内耳の登場により治療の選択肢の幅も広がり，現在は日本耳鼻咽喉科学会の人工内耳適応基準も整備されてきている．

文　　献

1) 太田文彦：難聴．JOHNS 6 (11)：7-10, 1990

（石山　浩一）

41 鼻出血

鼻出血は，一般に原因不明の特発性鼻出血と全身疾患に伴う症候性鼻出血とに分類される．鼻出血は，出血部位の確認と，出血の原因検査が必要で，止血の基本は圧迫止血である．しかしその解剖学的特徴より，鼻腔は細長く深い構造で，視野が狭いため，出血部位の確認が容易でないことが多い．

鼻出血の70〜80％は，鼻中隔粘膜前端で皮膚と粘膜移行部に近いキーゼルバッハ部からであり，この部位は前篩骨動脈，後篩骨動脈，蝶口蓋動脈の中隔後鼻動脈，大口蓋動脈，上唇動脈が存在し，

これら各動脈の動-動脈吻合となっている（図1）．静脈は鼻腔粘膜で海綿静脈叢を形成し，とくに鼻甲介で明らかである．なお，外頸動脈に色素注入すると，鼻中隔および鼻腔壁全体が着色されるが，中甲介より上方で染色の弱いものと，鼻中隔と鼻腔側壁の下方2/3が着色される2つの型がある．外頸動脈を閉塞して内頸動脈に色素を注入すると，篩板から鼻中隔および鼻腔側壁の上部1/3〜1/2まで着色される．顎動脈に注入すると，篩板以外の全鼻腔が染色される．血液分布については外頸動脈からのものが圧倒的に多いが，いずれ

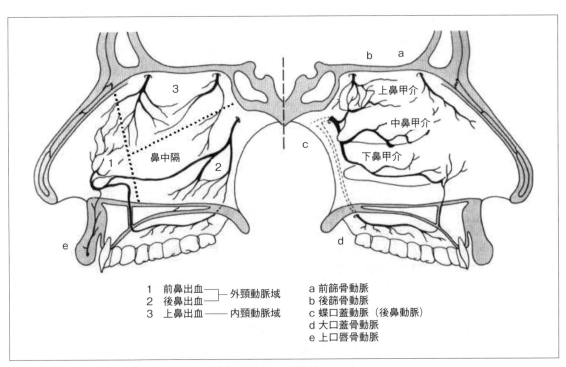

図1 鼻出血と責任血管について
前鼻出血が頻度として圧倒的に多い．次いで後鼻出血，上鼻出血の順である．

か一方に狭窄があると，他の一方からの補足があると考えられる[1,2].

初診時の対応

1．問　診
家族歴
遺伝的に出血性素因やオスラー・ウェーバー・ランデュ病の有無を聴取する.

既往症
出血性疾患の有無や抗凝固剤，血栓溶解剤等の服用歴の有無に注意する.

2．現病歴
いつから，何をしている時に，どちらの鼻から出血したか．前鼻からの出血か．それともはじめから喉のほうに血液が回ってくる感じであったか．これにより前方からの出血か，後方からの出血かの見当がつく．顔面の打撲など外傷や骨折はないか．年齢が比較的若い場合は鼻中隔粘膜前端で皮膚と粘膜の移行部に近いキーゼルバッハ部からの出血が多いが，老年の場合は比較的後方からの出血でこの場合止血困難例が多い.

常日頃，鼻汁の有無や性状，鼻閉がないかどうか．あるいは，問診中に器質的鼻声がないかどうかにも留意する.

3．診　察
出血は，前鼻孔ばかりでなく，後鼻孔方向のものもある．前鼻孔からの出血が少ないようでも後鼻孔から流れて，嚥下し，悪心，嘔吐を伴うことがある．後鼻孔や咽頭の検査が必要である.

アレルギー性鼻炎や慢性副鼻腔炎で日頃より鼻漏や鼻閉がある場合は，鼻粘膜が脆弱になり外的刺激により容易に出血することもあり，このような場合は原疾患を制御すると出血の頻度は減少する．また，膿性鼻汁の場合は慢性副鼻腔炎の他，鼻内異物，血性鼻汁の場合は鼻副鼻腔腫瘍，出血性鼻茸の場合もあるので注意が必要である.

外傷や骨折に伴う場合，頭蓋内出血や髄液漏などもあるので水様性鼻汁の有無にも注意する.

4．検査のポイント
前鼻鏡による出血部位の確認，鼻粘膜表層に怒張した血管がないかに注意する．出血性鼻茸の有無や腫瘍性病変の有無にも注意する．鼻出血の出血部位として多いのが，鼻中隔前端部のキーゼルバッハ部からであるが，この出血の場合でも後鼻方向に流れ，嚥下していることがあるので注意する．鼻腔前方からの出血は，鼻鏡で確認できるが，凝血が鼻腔内に存在していると，部位確認が困難なこともある．通常は凝血や貯留血液を吸引して除去するが，吸引は出血を誘発することもある.

止血のポイントは出血部位の同定と出血部位の圧迫止血である．4％キシロカイン®と3,000〜5,000倍ボスミン®の等量混合液を浸み混ませた短冊ガーゼを鼻腔内に挿入する．このガーゼ挿入は出血部位を圧迫止血する役割を担うだけでなく，鼻腔粘膜を収縮し，鼻腔を拡大して，その後の観察を容易にする．鼻腔内の操作は疼痛を伴うことが多く，患者の不安を拡大して，さらに出血を多くすることがあるのでこの麻酔ガーゼは有益であるが，4％キシロカイン®に含まれる防腐剤などによる喘息を誘発する可能性がある場合は1％キシロカイン®でも有効である.

出血部位の同定が困難な場合は，ファイバースコープや針状鏡での観察が必要な場合もある．また，CTや血管造影などが情報提供してくれる場合がある.

出血が高度の場合，血液検査で血算，肝機能，出血時間などを検査する.

5．患者・家族へのインフォームドコンセント
通常鼻出血は，出血部位を同定し，圧迫止血を行うが，出血量が軽度な場合はゼラチン貼付剤を出血部位に貼付したり，双極性止血凝固器の使用も有効である．ただ出血量が比較的多い場合は，抗生剤軟膏付き短冊ガーゼを鼻内に複数枚挿入しガーゼでの圧迫止血処置を行う.

出血が多い場合はそのまま3～4日放置するので, 抜去するまでは鼻汁も多くなり, 口呼吸を強いられる. どうしても止血が困難な場合は, ベロックタンポンを行う. 2連の止血バルーンの使用や代用として, バルーンつきの尿管カテーテルを鼻内に挿入し, 上咽頭で十分に膨らませ, 前鼻にはガーゼを詰める場合もある. なお, それでも制御不能の場合は, 選択的動脈造影法に準じて顎動脈塞栓術を行うが, それでも難治性の場合は, 外頸動脈, 篩骨動脈などの結紮が行われるが, ベロックタンポン以下は通常入院下で行う.

6. 高齢者の診断ポイント

基礎に高血圧症, 心疾患, 肝疾患などを有する患者も多く, また, 下甲介後端, 下鼻道側壁や嗅裂付近など鼻腔後方部からの出血が多くなるため, 止血困難で入院を要する場合もあり, 基礎疾患の治療も併せて行うことは重要である.

7. 紹介のポイント

軽症例は, 鼻翼の圧迫止血で対応可能と思われるが, 止血困難例は, 無理せず耳鼻咽喉科に紹介すべきである.

繰り返し出血する例では, アレルギー性鼻炎や慢性副鼻腔炎, 出血性鼻茸や副鼻腔腫瘍など鼻疾患の介在による場合もあり耳鼻咽喉科紹介の対象となる.

文　献

1) Shaheen OH : Arterial epistaxis. J Laryngeal Otol
　　89 : 17-34, 1975
2) 佐々木好久 : 鼻出血. JOHNS 6 (11) : 1468-1471, 1990

（石山　浩一）

第1章 症候編

42 嗄声

発声障害に伴う症状の1つで，喉頭における声の音源（喉頭原音）産生の異常による声の音質の病的変化を嗄声という[1]．喉頭を直接観察する手段をもつ耳鼻咽喉科医には，比較的容易に嗄声の原因究明を行うことができるが，この手段のみならず，問診時の患者との会話の中で補助的に聴覚による診断も行っている．すなわち，日本音声言語学会が提案したGRBAS尺度（表1）に基づいたもので，これは嗄声の音質が，聴覚的にいくつかの特徴によって分類される特性を利用して，聴覚による嗄声の分類・評価法を検討したものである．直接喉頭を視診できない状況の中では，このGRBAS尺度は有用ではある．

声門閉鎖不全では声門間隙が狭く，また送出される呼気圧が高いときは，摩擦性が著しくB（気息性）の特徴が著しくなる．また，声帯の硬化（瘢痕や癌など）によって声帯の振動が妨げられ，声門を通過する気流の雑音が増強するときも同様である．

一方，声門間隙が比較的広く，また肺からの呼気圧が低い時には，摩擦性の雑音発生は弱く，高音域の調波構造の減衰によりA（無力性）の特徴が現れる．この場合は，声帯振動そのものを阻害するような声帯の物性の変化（声帯の硬化，質量の増加）は著しくないのが普通である．正常時の弱々しい小声での発声や，反回神経麻痺による声帯運動制限もこの状態である．

声帯振動の規則性の乱れは，音源波形の振動や周期の不規則なゆらぎを生じR（粗糙性）の原因となる．また，声帯の硬化，質量の増加など物性の変化，あるいは喉頭筋の過緊張により，声帯振動が妨げられた状態での発声では，S（努力性）の

表1 GRBAS尺度

G：grade で，嗄声の程度．
R：rough（粗糙性）は，いわゆる濁ったガラガラ声．
B：breathy（気息性）は，息洩れによる気流雑音を伴うもの．
A：asthenic（無力性）は，弱々しい響きの乏しい声．
S：strained（努力性）は，いわゆるいきみ声．

各尺度を，0から3までの4段階で評価し，0は正常，3は高度の異常とする．
正常な声はG（0），R（0），B（0），A（0），S（0）と表記する．

嗄声となる．この場合は声門直下の呼気圧（声門下圧）の上昇が著しいが，声門を流出する呼気流は増加しない．声帯癌，痙攣性発声障害，仮性球麻痺などにこの状態がみられる（図1参照）．

 初診時の対応

1．問 診
家族歴

タバコやお酒の嗜好品の聴取は重要である．ブリンクマン指数の算出や職業歴（声の酷使の有無など）の確認も診断の参考となる．

既往症

全身麻酔による挿管の有無や頸部胸部における手術歴の有無，手術による反回神経の直接的損傷，糖尿病，脳梗塞，ラムゼイハント症候群の有無，ホルモン剤の服用歴などを聴取する．

2．現病歴

いつから，どれくらいの期間持続しているか，またその程度は悪化傾向があるか，などは問診上のポイントとなる．すなわち，声帯の炎症のみな

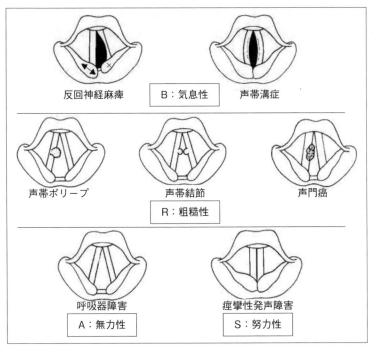

図1　GRBAS 尺度と病態
GRBAS 尺度と大まかな病態の関係を示す．病態の進行状況では必ずしも一致し
ない，あるいは，お互いの要素を含んだ状態となる．

らば，嗄声の持続期間はおおむね 2 週間以内と考
えるのが妥当である．したがってそれ以上持続す
る場合，単なる炎症と考えるよりは，声帯自身に
器質的変化が加わっているか，声帯の運動制限あ
るいは声帯の閉鎖不全が加わっている可能性があ
るため原疾患の究明が必要である．嗄声以外の随
伴症状，すなわち，咽頭痛，嚥下痛の有無，全身
症状，神経症状の有無，体重減少の有無も重要で
ある．また嗄声の GRBAS 尺度で無力性の場合，
抑うつや心因性の場合もある．

3．診　察

発声持続時間の短縮（8 秒以下）がないか．
GRBAS 尺度に従い患者の病態を予想することは
ある程度可能であるが，やはり喉頭の直接観察が
重要である．すなわち，間接喉頭鏡や直達喉頭鏡，
喉頭ファイバーによる喉頭の観察で，声帯に器質
的変化がないかどうか，また声帯の運動制限がな
いかどうかをチェックする．また甲状腺の腫瘤性

病変の有無や頸部リンパ節の触知の有無，触診上
喉頭（甲状軟骨）の可動性，圧痛の有無もみる必
要性もある．

4．検査のポイント

間接喉頭鏡，直達喉頭鏡や喉頭ファイバーによ
る喉頭の観察で，声帯自身の器質的病変の有無，
反回神経麻痺による声帯の運動制限，下咽頭食道
腫瘍の進展による外部から圧迫に伴う運動制限や
直接浸潤の有無をチェックする．喉頭ストロボス
コピーの使用も有用である．

反回神経麻痺の場合は，甲状腺腫瘍や肺病変の
有無の確認のために肺 X 線，MRI や CT，頸部超
音波検査，炎症反応や腫瘍マーカーなどの血液検
査なども行う．

5．患者・家族へのインフォームドコンセント

嗜好歴や現病歴から 2 週間以上続く嗄声や，

GRBAS尺度でB（気息性）の特徴が著しい場合は，喉頭癌も否定できず，喉頭の直接的観察が必要である．

　感冒に伴う急性声帯炎が強く疑われる場合は，嗜好品の中止，最低1週間の発声を禁止とする．そして遅くとも1週間後に経過を聞くようにする．そのまま放置してしまうと，ただいたずらに病状を進行させてしまうことにつながる．

6．高齢者診療のポイント

　加齢によって喉頭の軟骨の骨化，筋萎縮，関節磨耗で声帯が萎縮し，声門に間隙ができ，高齢者特有のしゃがれ声となる声帯溝症も多いが，ほかの疾患との鑑別には喉頭の観察は必須である．

7．紹介のポイント

　1週間である程度軽快しない嗄声は，喉頭所見の確認が必要と考えられるので，耳鼻咽喉科に紹介すべきである．

文　　献

1）澤島政行：嗄声．JOHNS 6（11）：150-155, 1990

（石山　浩一）

43 多尿・乏尿・閉尿・排尿障害（尿失禁，排尿困難）

I. 多 尿

1日の尿量が3*l*以上または体重×40 m*l*以上の場合を多尿という．多尿は水分が多い場合（水利尿）と溶質が多い場合（浸透圧利尿）とに大別される．前者の代表的疾患は尿崩症で，後者のそれは糖尿病である．尿比重1.007以下なら水利尿，1.025以上なら浸透圧利尿である．水利尿は視床下部−下垂体後葉の異常により抗利尿ホルモン（ADH）が分泌されない中枢性尿崩症とADHが腎臓で不応性である腎性尿崩症とに分類される．

 初診時の対応

1. 問 診

家族歴
中枢性尿崩症：遺伝性と特発性・症候性とがある
腎性尿崩症 ：遺伝性と続発性とがある
浸透圧利尿 ：糖尿病その他（表1）
既往歴
　脳の外傷・腫瘍，転移性脳腫瘍（すべての癌の既往），下垂体腫瘍，脳炎，水腎症・嚢胞腎，糖尿病，腎不全をきたす疾患などを聴取する．

2. 現病歴

初診時に加えて再診時にも必要に応じた問診，排尿日誌による評価が重要である．

1）いつからどのような症状が出現したのか，医師の治療を受けたことの有無，現在服用中の薬の有無，あれば具体的に聴取する．
2）多尿と頻尿—1日の排尿回数と1回排尿量との概算で比較的容易に鑑別できる．

表1　多尿をきたす疾患

1．水利尿	
1）中枢性尿崩症	
遺伝性	
特発性	
症候性	脳外傷，脳腫瘍（鞍上胚芽腫，下垂体腫瘍），癌転移（肺癌，乳癌），脳炎，サルコイドーシス，脳血管障害，白血病など
2）腎性尿崩症	
遺伝性	嚢胞腎
後天性	低カリウム血症，高カリウム血症，水腎症，多発性硬化症，アミロイドーシス，嚢胞腎，鎌状赤血球貧血症，薬剤（リチウム，デメクロサイクリン，シスプラチン）
3）心因性多尿症	水分摂取過多（多飲症）
2．浸透圧利尿	
1）溶質負荷	浸透圧利尿剤（マンニトール，血管造影剤），糖尿病，ウレア（急性腎不全回復期，高蛋白食，尿道閉鎖治療後利尿）
2）塩化ナトリウム吸収障害	腎不全，利尿剤，間質性腎炎

3）口渇—尿崩症，糖尿病などは渇中枢が温存されているので，強い口渇を有する．心因性多尿症は口渇感は少ない．

4）視野欠損・反射の亢進—視床下部，下垂体障害が原因の多尿で認めることがある．

5）妊婦—妊娠により抗利尿ホルモン代謝異常をきたすことがある．

6）更年期障害—症状の1つとして心因性多飲症による多尿があり，中年女性に多くみられる．

7）多尿をきたす疾患—表1に示した疾患を念頭においた問診．

3．診　察

1）視床下部，下垂体障害が原因の多尿では視野欠損や反射の亢進を認めることがある．

2）囊胞腎は両側腹部に腫瘤を触知でき，水腎症も触知可能なことがある．

4．検　査

1）尿検査

糖，蛋白，比重，24時間尿中電解質，尿浸透圧，尿素を評価．

水利尿が主に関与している場合は，浸透圧は300mOgm/KgH$_2$O以下であり，溶質排泄量は，900mogmoles/日以下である．

2）血液検査

末梢血検査・生化学検査（腎機能・肝機能・電解質・蛋白・血糖など）・血漿浸透圧・ADHの評価を行う．

心因性多渇症ではPnaが138 mmol/l以下のことが多く，尿崩症では140 mmol/l以上のことが多い[1]．

3）画像診断

T1画像で，下垂体後葉にADHの蓄積がbright spotとして抽出される症例のうち約95%は中枢性尿崩症ではない[2]．

5．患者・家族へのインフォームドコンセント

多尿の原因疾患が疑われるかあるいは診断が確定した時点で各疾患についての診断と治療の重要性を詳しく十二分に説明し，各疾患の専門医に紹介する必要性を説明し理解を得るべきである．

Ⅱ．乏尿・尿閉

乏尿は腎不全への移行期またはその初期であり，1日の尿量が400 ml以下である．尿閉は膀胱内に多量の尿が溜まり自力での排尿が不可能になった状態であり急性と慢性とに分類されるが，いずれも不適切な治療や患者が治療を受けない（受けられない）場合には腎不全をきたすこともある．乏尿と尿閉の違いは膀胱が空虚であるか，尿が充満しているかである．共通点を強いてあげれば，腎機能低下-腎不全である．乏尿・尿閉をきたす代表的な疾患を表2に示す（尿閉は腎後性・下部尿路）．

 初診時の対応

1．問　診

家族歴

先天性・乳児ネフローゼ症候群，神経因性膀胱・過活動膀胱の一部，遺伝的背景のある腎細胞癌などを除けば，乏尿・尿閉をきたす疾患の家族集積性はほとんどない．

既往歴

心不全・各種心疾患，腎不全およびこれをきたしうる腎疾患，高血圧，糖尿病，高コレステロール血症など，および薬剤の投与歴としては利尿剤・抗生剤・抗癌剤・造影剤などを聴取する．

一方，尿閉については前立腺肥大症，膀胱タンポナーデ，神経因性膀胱，尿道・膀胱の尿通過障害をきたす疾患，投薬歴では抗コリン薬，抗ヒスタミン薬，ブスコパン，リスモダンなどを聴取する．

表2　乏尿と尿閉を生じる代表的疾患

腎前性	体液水分不足 　　1．脱水：下痢・嘔吐・経口摂取不能・過剰な利尿など 　　2．血管内脱水：失血・低蛋白血症（肝硬変・ネフローゼなど）・熱傷・腹膜炎など 心血管障害 　　1．心拍出量低下：心不全・心筋梗塞・心タンポナーデなど 　　2．ショック：出血・外傷・敗血症・麻酔・副腎不全・血管拡張剤など
腎性	腎内血管病変：溶血性尿毒症性症候群・DIC・両腎梗塞など 糸球体腎炎：急速進行性糸球体腎炎・ループス腎炎など 間質性腎炎：薬剤性 　　　　　　　抗生剤（ペニシリン系・セファロスポリン系・リファンピシン系など） 　　　　　　　利尿剤（フロセミド・サイアザイドなど） 　　　　　　　アロプリノールなど 　　　　　　　両腎悪性腫瘍・高 Ca 血症・慢性腎不全 尿細管壊死：虚血性（出血・外傷・熱傷など） 　　　　　　　腎毒性：抗生剤（アミノグリコシド・セファロスポリン） 　　　　　　　　　　　抗癌剤（シスプラチン）・重金属（水銀） 　　　　　　　　　　　造影剤・有機溶媒など 　　　　　　　溶血性：不適合輸血・DIC・横紋筋融解症など
腎後性	上部尿路：両側尿管腫瘍・結石・後腹膜繊維症・両水腎症・胃癌（スキルス）左右腎門部浸潤 下部尿路：尿道外傷・尿道狭窄・尿道（結石・異物）・膀胱（癌・凝血魂・結石・異物）・ （尿閉）　前立腺肥大症・神経因性膀胱・低活動膀胱・膀胱タンポナーデ（高度尿路出血）・ 　　　　　放射線治療（膀胱・前立腺癌）

2．現病歴

　乏尿か尿閉かおよび乏尿以外の症状を尋ねること，緊急処置の要否を知ることが重要である．

3．診　察

1）乏尿・尿閉の発生時期，1日の尿の回数，1回の尿量を聴取，排尿記録持参ならこれを評価する．
2）身体所見─浮腫・脱水・発熱・疼痛・苦痛の有無，皮膚の色，結膜の所見，頸静脈の怒脹，腹水・外傷・熱傷の有無，体重の変化，血圧・脈の変動，ショック状態か否か，聴・打診による異常有無，下腹部視・触・打診による膀胱拡張の有無，血尿の有無．

4．検　査

1）尿検査
　必要時導尿，試験紙による蛋白・糖・PH・潜血，顕微鏡検査（沈渣），培養，尿中電解質，尿浸透圧．
2）血液検査
　抹消血検査，生化学検査，CRP，動脈血ガス分析．
3）画像診断
　胸部・腹部（とくに KUB）X 線写真，超音波検査（腎部・膀胱部），腹部単純 CT（副腎～前立腺部）．

5．患者・家族へのインフォームドコンセント

　乏尿は腎不全への移行またはその初期であること，その原因がどこにあるのか（不明・推測も含む），現状は重症なのか，中等度，あるいは比較的軽症であるかを十分に理解できるように説明する．また，尿閉についても急性と慢性とに分けて同様に説明する．慢性尿閉に高度の水腎症・慢性腎不全を合併していることは少なくない．また，急性尿閉でも高度血尿・凝血によるもの（膀胱タンポナーデ）などは血尿の原因にもよるが重症であるものも少なくない．乏尿・尿閉ともにこれらを念頭において自院で対応（精査・治療の一部）の可否，病診・診診連携が必要，専門施設での治療が必要であることをその理由も含めて説明すべきである．

6．紹介のポイント

1）腎前性

嘔吐・下痢・経口摂取困難な脱水で消化管閉塞や癌などが原因と推定される場合，失血による血管内脱水などは消化器センターへの紹介，心血管障害による乏尿あるいはその可能性が高い場合は循環器センターへの紹介を必要とする．

2）腎性

早急に透析を必要と考えられる場合は透析センター紹介．両腎梗塞・両腎悪性腫瘍の可能性がある場合は総合病院泌尿器科紹介．

3）腎後性

乏尿の治療ではなく原因となる疾患の治療が必要なのですべて泌尿器科紹介．

4）尿閉

腎後性乏尿・無尿のうちの90％以上は尿閉（下部尿路疾患）である．病診・診診連携も可能な場合も少しはある．

5）総合病院紹介

緊急入院を必要とする場合，診断が不可能な場合，診断に不安や疑問がある場合，患者や家族が希望する場合．

Ⅲ．排尿障害（尿失禁，排尿困難）

代表的症候として，尿失禁と排尿障害について記述する．

Ⅲ-1．尿失禁

尿失禁とは尿が不随意に漏れることであり，いくつかのタイプに分類されている．またそれぞれの症状や原因は診断に役立つと考えられるので表記する（表3）．

尿失禁は女性に圧倒的に多いが，男性にも起こる．とくに尿道括約筋の脆弱による腹圧性尿失禁は女性では20〜30歳代でも存在，40歳代では20〜50％と高い保有率である[3]のに対し，男性ではこの年齢ではほとんど認められない．一方膀胱の不随意収縮に起因する切迫性尿失禁は男性でもかなり存在する．なお本症の40歳以上の日本人の有病率は約20〜30％と推定されている．

 初診時の対応

1．問　診

家族歴

尿失禁に関しては家族集積性はほとんどない．

既往歴

臨床医の外来を受診する尿失禁患者の90％以上は腹圧性および切迫性尿失禁である．頻回の分娩・骨盤腔内手術・高度の便秘．

表3　尿失禁の分類

尿失禁	症状	原因
1．腹圧性尿失禁	咳，くしゃみ，重い物を持ち上げる，駆け足，歩行，スポーツなどで尿漏れ	骨盤底構造的弱点，分娩，加齢に伴う骨盤底筋群の脆弱，腹圧による尿道膀胱の腟側への下垂
2．切迫性尿失禁	尿意切迫，頻尿，尿失禁，トイレが間に合わない，トイレのドアに手をかけたとき，手洗い尿失禁	膀胱の不随意収縮 過活動膀胱
3．反射性尿失禁	脊髄損傷で尿意なく，反射性に漏れる	膀胱の反射性収縮，S_{2-4}が関与
4．機能性尿失禁	ADLがわるく，間に合わない	歩行困難（障害）など
5．溢流性尿失禁（奇異性尿失禁）	残尿が多く，排尿障害，尿閉状態で尿が溢れ出る	多量の残尿により膀胱内圧が尿道抵抗に勝って漏れる高度前立腺肥大症など
6．全尿失禁	膀胱に尿が溜らないで常に漏れている	尿道括約筋不全，経尿道的手術時の外尿道括約筋損傷，前立腺癌術後
7．その他		

2．現病歴

「発症の時期，経過，頻度，量を尋ねる」ことが重要である．

1）腹圧性・切迫性尿失禁

その症状（表3）を尋ねることで診断可能．

2）1以外の尿失禁

表3の3〜6もその症状・原因を適宜尋ねることで診断がほぼ可能．

3）高度の尿失禁の場合は局所の皮膚炎とその程度を聴取する．

3．診　察

1）腹圧性・切迫性尿失禁は診察不要．

2）溢流性尿失禁が疑われる場合は下腹（膀胱）部の著明な膨隆をチェックする．

3）上記以外の尿失禁の診察は泌尿器科医が行うべきである．

4．検　査

1）尿検査

必須である．混濁，蛋白，糖，顕微鏡検査（沈渣），必要に応じて細菌培養検査を行う．

2）血液検査

表3の3〜5の尿失禁が想定される場合，末梢血検査，生化学検査，必要に応じて HbA1c，PSA．

3）超音波検査

排尿前と後に行う．残尿が多いようなら水腎症の有無も検査する．これ以外の画像診断，内視鏡検査は泌尿器科医が行う．

5．患者・家族へのインフォームドコンセント

まず病名または推定される病名を告げる．

腹圧性尿失禁については女性に多く，40歳代で少なくとも20％以上にみられ高齢になればなるほど多くなる疾患であり，決して恥ずかしいものではないことを強調する．

切迫性尿失禁は男女ともに存在し，40歳以上の日本人の約20〜30％とかなり多い疾患であり，患者の羞恥を取り除く方向，家族も患者を十分にサポートするように説明する．

上記以外の尿失禁患者が来院することはきわめて少ないと推定されるが，とくに表3（4，5）の尿失禁は重症あるいは重症になる可能性もあるので，そのことを十二分に理解させ，泌尿器科受診をすすめることが重要である．

6．紹介のポイント

尿失禁そのものと尿失禁の原因となった疾患，尿失禁を悪化させる合併症とに分けられる．後者は泌尿器科からの紹介が多い．

1）泌尿器科　尿失禁全般

2）精神神経科　認知症

3）脳神経外科　脳血管障害

4）神経内科　多発性硬化症，パーキンソン病，頸部脊椎症，脊髄損傷

Ⅲ-2．排尿困難

排尿困難をきたす疾患は尿閉をきたす疾患（表2）とほぼ同一である．本項では排尿困難をきたす頻度のもっとも高い前立腺肥大症について記述してから，2番目に高頻度の神経因性膀胱および意外に頻度の高い血尿による排尿困難の3者を中心に排尿困難をきたす，すべての疾患（表4）も含めて記述する．

前立腺肥大症は薬剤治療の進歩により経尿道的手術を中心とした手術療法が減少し，軽度から中等度肥大の一部までは泌尿器科医のみならず内科臨床医でも臨床症状の厳密な把握と超音波検査による大きさや残尿量の把握を条件として治療可能な時期になりつつあると考える．

これに関して排尿状況について（国際前立腺症候スコア：I-PSS）とQOLスコアを表示する（表5）．私見としてはI-PSS 10点以下でQOLスコア2点以下は内科臨床医治療可能．

1．問　診

家族歴

神経因性膀胱・低活動膀胱の一部と遺伝的背景のある腎細胞癌など以外は家族集積性はほとんどない．

既往歴

飲酒後，身体（とくに下半身）冷却，風邪薬服用後などに尿の出がわるくなったことがあった・・・前立腺肥大症．

脳血管病変，頸椎・脊椎病変・神経変性疾患・罹病期間長期の糖尿病・・・神経因性膀胱．

表4　排尿困難をきたす疾患

前立腺肥大症・神経因性膀胱・過活動膀胱[4]・高度尿路出血・膀胱（癌・凝血魂・結石・異物・脱・頸部硬化症・憩室）・膀胱炎（放射線性・アレルギー性・慢性複雑性）・尿道（狭窄・結石・異物・外傷・憩室・凝血・癌・ポリープ・脱）・前立腺癌・前立腺炎（急性・慢性）・包茎（真性・嵌頓）・妊娠・萎縮性腟炎・腟脱・子宮脱・高度便秘・骨盤腔内悪性腫瘍尿道浸潤・骨盤腔内悪性腫瘍術後・認知症

表 5-1　排尿状況について（国際前立腺症候スコア I-PSS）

質問項目	まったくない	5回の排尿に1回くらいはある	2回の排尿に1回未満	2回の排尿に1回くらいある	2回の排尿に1回以上ある	ほとんどいつも
排尿後に尿がまだ残っている感じ（残尿感）がありますか．	0	1	2	3	4	5
排尿後2時間以内に，また排尿をしなければならないことがありましたか．	0	1	2	3	4	5
排尿中に尿が途切れることがありましたか．	0	1	2	3	4	5
排尿を我慢することがつらいことがありましたか．	0	1	2	3	4	5
尿の勢いが弱いことがありましたか．	0	1	2	3	4	5
排尿をはじめるときに，いきむ必要がありましたか．	0	1	2	3	4	5
夜就寝してから朝起床するまで，何度排尿のために起きましたか．	0（なし）	1（1回）	2（2回）	3（3回）	4（4回）	5（5回以上）
合計点						点

7つの質問に対する答えの合計が，0〜8点：軽症，9〜19点：中等度，20点以上：重症

表 5-2　排尿に関する感想ついて（QOL）

満足度	大変満足	満足	大体満足	満足・不満のどちらでもない	不満気味	不満	大変不満
現在の排尿状態が今後一生続くとしたらどう感じますか．	0	1	2	3	4	5	6

前立腺肥大症・膀胱癌内視鏡手術後および膀胱癌・前立腺癌放射線治療後・・・高度尿路出血と尿道狭窄.

2．現病歴
1）血尿なし，何らかの排尿困難，残尿感，尿線の細小，排尿時間の延長，50歳以上の男性・・・前立腺肥大症. 過去に尿道・膀胱の内視鏡検査・処置・手術を受けた，尿道外傷・尿道に異物を挿入したなどがあれば尿道狭窄も疑う.
2）尿意（知覚）鈍化，排尿困難，尿閉状態，腹圧や用手切迫排尿，自己導尿を行っていることもある・・・低活動膀胱，すべての年齢で発症する.
3）自己導尿，留置カテーテル設置，抗コリン薬（高圧膀胱），ウラピジル（a-ブロッカー）服用中・・・神経因性膀胱，症状は尿意なし，すべての年齢で発症しうる.
　排尿障害（困難）よりも，蓄尿障害（尿失禁・水腎症など）をきたすことが多い. 腎不全となることもある.
4）高度血尿・凝血・・・排尿困難・膀胱タンポナーデ，高度血尿をきたす頻度の高い疾患は腎外傷，膀胱損傷（破裂は除く），尿道損傷（外傷），腎・腎盂・尿管・膀胱癌，腎動静脈瘻，特発性腎出血，腎部分切除術後，（膀胱癌・前立腺癌・前立腺肥大症）術後，膀胱・前立腺癌放射線治療後などである.
5）前立腺癌による排尿困難は以外に少ないが，これに肥大症を合併した場合は多くなる.

3．診　察
1）とくに小児の場合は真性包茎（ピンホール）を視・触診，家族から排尿状況（チョロチョロ，ポタポタ・包茎先端のふくらみなど）を詳しく聴取する.
2）陰茎痛がある場合は嵌頓包茎の有無を視診，小児の場合は包皮炎や膿の付着・炎症性浮腫を視診する.
3）歩行困難・頸腰背部異常・四肢異常・病的反射などがあれば神経因性膀胱・低活動膀胱を疑う.
4）下腹（膀胱）部に異常隆起を認めれば尿閉に近い高度排尿困難を疑う.

4．検　査
1）尿検査
　尿閉時導尿，まず血尿と混濁の有無をみることは必須である.
　テープによる蛋白，糖，PH，潜血，顕微鏡検査（沈渣），必要に応じて細菌検査を行う.
2）血液検査
　末梢血検査，生化学検査，必要に応じてPSA・HbA1c・CRP.
3）超音波検査
　排尿の前と後に行う.
　水腎症・腎腫瘍・腎盂腫瘍の発見には有用である.
　膀胱が拡大し尿閉状態と思われる場合，膀胱に腫瘍・凝血様の像があると思われる場合は精査は泌尿器科医のもとで行う.

5．患者・家族へのインフォームドコンセント
　内科臨床医を受診する排尿困難患者の95%以上は泌尿器科医の存在しない地方を除けば前立腺肥大症と考える. 本症の程度（表5）と老人性進行性疾患であることを説明する. 血尿・尿閉またはそれに近い状態（疑い）の場合はその重大性を十二分に説明し，即日専門医受診の必要性を理解させる. その他の疾患は誠意をもって可能な限りの事項を説明する.

6．紹介のポイント
1）排尿困難をきたす疾患のほとんどは原則泌尿器科.
2）妊娠・膣脱・子宮脱・子宮癌の可能性の高い場合は産婦人科.

3）認知症・精神神経異常の可能性の高い場合
　　は精神神経科.
4）女性または若年者で高度便秘以外に排尿障
　　害をきたす疾患（神経因性膀胱・低活動膀
　　胱は便秘を合併する頻度が多い）が想定で
　　きない場合，および過去に便秘による排尿
　　困難を経験したことのある場合は無紹介ま
　　たは消化器内科（センター）.

文　　献

1）Fujisawa I, Asato R, Nishimura K et al：Anterior and Posterior lobes of the pituitarygland：assessment by 1.5T MR imaging J Comput Assist Tomogr 11：214-220, 1987
2）長谷川　元, 王子　聡, 野入千絵：腎髄質障害の診断法. 腎と透析 57（4）：457-462, 2004
3）加藤久美子, 村瀬達良：高齢者の排尿障害. 日本医師会雑誌 136 特（2）：300-301, 2007
4）牛嶋　壮, 浮村　理：低活動膀胱. 三木恒治・中尾昌弘編, よくわかる排尿トラブルの対処法, 昭和堂, 54-64, 2008

（小川　秀彌）

44　頻尿と過活動膀胱

初診時の対応

頻尿とは排尿回数が多過ぎるという愁訴で，昼間頻尿と夜間頻尿がある．昼間頻尿は一般的には1日8回以上と定義される．一方，夜間頻尿は排尿のために1回以上起きなければならない愁訴とされる．病態は機能的膀胱容量の減少（1回排尿量およそ200 ml以下）あるいは多尿であるが，両者の合併例も多い．

機能的膀胱容量の減少は膀胱蓄尿障害で生じ，過活動膀胱（overactive bladder；OAB）は代表的病態である．過活動膀胱は，「尿意切迫感（急に起こる我慢し難い強い尿意）を必須症状とし，頻尿・夜間頻尿を有し，時に切迫性尿失禁を認めるもの」と，2002年に定義された症状症候群である．わが国の疫学調査で40歳以上の男女の12.4%に認めたことから，現在約1,000万人の患者が存在し，約半数が切迫性尿失禁を伴うと推定される．その病態は蓄尿時の膀胱不随意収縮であるが，病因は神経因性と非神経因性に分けられる．神経因性には脳血管障害，認知症，パーキンソン病，多系統委縮症，脊髄損傷，頸椎症などの上位中枢神経障害があり，頻度は20%未満である．残りは非神経因性で加齢，下部尿路閉塞，骨盤底筋脆弱化，特発性が含まれる[1]．

また排尿障害のために多量の残尿があると機能的膀胱容量が減少する．いわゆる糖尿病性末梢神経障害などの神経因性膀胱に加えて，器質的下部尿路閉塞を起こす疾患，すなわち男性における前立腺肥大症，女性における骨盤臓器脱なども原因となる[2,3]．

一方，多尿は24時間尿量が40 ml/kg体重以上と定義される．また，夜間頻尿を起こす病態として夜間多尿が重要である．これは24時間尿量に対する夜間尿量の比（夜間多尿指数，Nocturnal polyuria index；NPi）が高齢者では0.33以上（若年者では0.20以上）と定義される[4]．24時間尿量が正常でも，高齢者，心機能低下症例，睡眠時無呼吸症候群などで夜間多尿はしばしばみられる．

1．問診

頻尿の程度，昼夜ともに症状があるのか，昼夜のいずれかだけかを聴取する．また尿意切迫感，尿失禁の有無，さらに尿が出にくいなどの排尿症状の有無を確認する．

2．現病歴および現症

診断には問診に加えて排尿日誌が重要である（表1）．すなわち患者に，排尿時刻と排尿量を3日間程度記録してもらうことで，昼間・夜間排尿回数，1回排尿量，1日排尿量，夜間尿量（就寝後の尿量と朝起床後の初回尿量の合計）を把握し，膀胱蓄尿障害，多尿，夜間多尿の有無を確認することができる．また過活動膀胱の評価には過活動膀胱症状質問票（OAB symptom score；OABSS）が有用である[1~3]．

以上からまず症状を把握し，循環器疾患・腎疾患・糖尿病などの基礎疾患の有無，睡眠障害の有無，水分・アルコール・カフェインなどの摂取状況を明らかにする．尿意切迫感と頻尿を有し，過活動膀胱を疑う場合は，上記の原因疾患の有無について把握するとともに，類似の症状を呈する疾患（膀胱癌，前立腺癌，膀胱結石，間質性膀胱炎，

表1 77歳女性・体重60kg（過活動膀胱と夜間多尿）における排尿日誌

	昼間			夜間		
	排尿時刻	排尿量（ml）	尿失禁	排尿時刻	排尿量（ml）	尿失禁
1	7時（起床）	160		1時30分	180	
2	9時	90		3時	150	
3	11時20分	120	有	5時30分	120	有
4	13時	90		7時（起床）	160	
5	15時10分	120	有			
6	18時	100				
7	19時30分	110	有			
8	21時	80				
9	22時（就寝）	90				
	昼間尿量	800 ml		夜間尿量	610 ml	

残尿10 ml. 1日尿量は1,410 mlと正常だが，1日排尿回数12回（夜間3回）と頻尿を認め，1回排尿量80〜180 mlと減少し，夜間多尿（NPi 0.43）である.

細菌性膀胱炎などの下部尿路炎症性疾患）を除外する[1〜3].

3．診察

把握した症状から，①頻尿にその他の下部尿路症状（尿意切迫感や尿勢低下など）を伴うもの，②昼間・夜間頻尿だけのもの，③夜間頻尿のみのもの，の3群に区分する．①は膀胱蓄尿障害であり，過活動膀胱，神経因性膀胱に伴う排尿障害，前立腺肥大症，骨盤臓器脱などが診断の対象である．②は多尿であり，循環器疾患・糖尿病などの基礎疾患が診断の対象になる．また水分過剰摂取や利尿作用のある食物や薬剤も原因となりうる．③は夜間多尿あるいは睡眠障害が原因となる．なお睡眠時無呼吸症候群は睡眠障害と夜間多尿両方の原因となる．前述のようにこれらの原因が併存する場合も少なくない．

4．検査のポイント

尿検査や腹部超音波検査により，頻尿を起こす器質的疾患である尿路感染，尿路結石，膀胱腫瘍をスクリーニングする．尿路感染の場合は，膿尿（尿沈渣でWBC>5/HPF）を認める．無症候性血尿（顕微鏡的血尿を含む）の場合は，膀胱腫瘍，

上部尿路腫瘍（腎盂・尿管癌）を忘れてはならない．膀胱に尿が貯まった状態での腹部超音波検査と尿細胞診が必要である．

また男性では前立腺肥大症，女性では骨盤臓器脱の有無をチェックするために，腹部超音波検査，必要に応じて直腸指診，台上診察を追加する．前立腺体積は，腹部超音波検査にて前立腺の最大横断面と縦断面を描出して，それぞれ直交する3長径を計測して，それらの積を2で割ることで概算できる．正常前立腺体積は15 ml程度であり，30 ml以上が有意な前立腺肥大と考えられる．また排尿後に膀胱内腔を同様に計測すれば，およその残尿量を算出できる．50 ml以上の残尿が有意とされる．

50歳以上の男性では，血清前立腺特異抗原（PSA）値を聴取し，1年以上（PSA値<1.0 ng/mlの場合は3年以上）未施行の場合には測定する．

5．患者，患者家族へのインフォームドコンセント

ポイントを以下に記す．1)頻尿の原因には膀胱容量の減少と多尿があることを理解してもらう．2)過剰な水分摂取が多尿の主な原因であることを

理解してもらう．3) 過活動膀胱は生活の質を障害する病気で，生活習慣の改善，行動療法，薬物療法で治療可能であることを理解してもらう．

6．高齢者診療のポイント

高齢者では膀胱蓄尿障害（過活動膀胱）と夜間多尿を合併していることが多いので，両者を的確に診断，治療することが重要である．高齢者では抗コリン作用を有する薬剤の服用が排尿障害を増悪させたり，利尿薬により多尿，頻尿が誘発されている場合が少なくないので，服薬歴を確認することも大切である．また過活動膀胱の薬物治療に使用する抗コリン薬の副作用である口内乾燥，便秘，排尿障害に注意する．

7．紹介のポイント

頻尿・過活動膀胱の初期治療は，行動療法と薬物療法からなり，改善不良の場合は泌尿器科専門医に紹介する．行動療法は生活指導（過剰な水分やカフェイン摂取の抑制，早めにトイレに行くなどの排尿習慣の改善），膀胱訓練（排尿を我慢して徐々に排尿間隔を延長させ膀胱容量を増加させる），骨盤底筋訓練（肛門挙筋や尿道・肛門括約筋を意図的に反復収縮する）からなり，2～3ヵ月継続することで60～70％の症例が改善する[1~3]．

薬物療法は過活動膀胱治療の中心をなし，排尿筋の過剰収縮を抑制し膀胱容量を増加させる抗コリン薬が第一選択である．副作用は口内乾燥，便秘などであり，閉塞隅角緑内障への投与は禁忌である．また前立腺肥大症などの下部尿路閉塞を伴う症例では排尿障害が悪化する可能性があるので注意する．このような症例では過活動膀胱にもある程度有効である α_1 遮断薬を前投与し，残存する過活動膀胱症状があれば抗コリン薬を併用する．過活動膀胱診療ガイドラインは，初期治療における抗コリン薬投与の目安として残尿50 ml 未満を推奨している[1]．なお β_3 作動薬（ミラベグロン）はこれらの副作用が少なく，抗コリン薬服用が難しい症例にもよい適応である．

以上の初期治療が奏功しない場合や前述の頻尿を起こす器質的疾患が疑われる場合は，速やかに泌尿器科専門医に紹介していただきたい．

文　献

1) 日本排尿機能学会　過活動膀胱ガイドライン作成委員会編：過活動膀胱診療ガイドライン第2版．リッチヒルメディカル，2015
2) 日本泌尿器科学会　前立腺肥大症診療ガイドライン作成委員会編：前立腺肥大症診療ガイドライン．リッチヒルメディカル，2011
3) 日本排尿機能学会　女性下部尿路症状診療ガイドライン作成委員会編：女性下部尿路症状診療ガイドライン．リッチヒルメディカル，2013
4) 日本排尿機能学会　夜間頻尿診療ガイドライン作成委員会編：夜間頻尿診療ガイドライン．ブラックウェルパブリッシング，2009

（高橋　悟）

45　ショック

初診時の対応

ショック（shock）とは，心拍出量の低下または血管の虚脱のため，生体が代償機構を動員しても，重要臓器に十分な血流が得られない状態をいう．

ショックの診断は下記のようにされる．

1．ショックの診断
1）血圧低下
収縮期血圧　90 mmHg 以下
平時の収縮期血圧が 150 mmHg 以上の場合，平時より 60 mmHg 以上の血圧下降
平時の収縮期血圧が 110 mmHg 以下の場合，平時より 20 mmHg 以上の血圧下降
2）小項目（3項目以上を満足）
①心拍数 100 回/分以上
②微弱な脈拍
③爪床の毛細血管の refilling 遅延（圧迫解除後2秒以上）
④意識障害（JCS 2桁以上または GCS 10 点以下），または不穏・興奮状態
⑤乏尿，無尿（0.5 ml/kg・時以下）
⑥皮膚蒼白と冷汗，または 39℃ 以上の発熱（感染性ショックの場合）
・血圧低下＋小項目3項目以上の場合，ショックとする．

（日本救急医学会の診断基準）

2．問　診
ショックは通常，原因によって，①心原性ショック，②出血性ショック，③敗血症性ショック，④神経原性ショック，⑤アナフィラキシーショック，⑥閉塞性ショック，⑦その他のショックに分類され，それぞれ特有の病態をもっている．ショックの問診では，まず上記のどのショックに属するかが治療に直接関わるために非常に重要である．ただし，多くの場合患者自身は血圧が低下しており意識状態も鮮明でない場合が多いため，患者の全身状態から的確に判断することが多い．つまり，患者の既往歴やショックになった際の状況は身内や発症時の状況を知っている隣人より聞くことが重要であり，切迫する病態でもあり短い時間で的確に聞くことを心がける．問診として重要なことは，既往歴の有無，発症の前に投薬などの医療行為はなかったか？　感冒様症状はなかったか？　などを聞く必要性がある．

3．診　察
ショックは，当然のことながら切迫した状態で緊急性を要することがほとんどである．その中でどのショックに属するかを判断することが治療に非常に重要となる．ショックの分類は，問診と診察所見により判断する．まず，患者の診察にあたり意識の確認，バイタルサインの確認，外傷性出血の有無を判断するため全身を確認する．血圧，呼吸などを測定することも重要であるが体温，手足の末梢を触知して温かさを確認することも重要である．また，出血性ショックは開放性の外傷性出血だけではなく外傷性の内臓出血や消化管出血も十分考慮する必要性がある．外傷の既往があるかを問診するととも胸部左右の聴診（背側部まで）や腹部の聴診・触診を行う．また，タール便の有

無や女性であれば膣からの出血の有無も確認する必要がある。

4．患者・家族へのインフォームドコンセント

患者に対しては，意識がある場合はしっかりと声掛けをし続けることが重要で，高次医療施設に到着するまでできるだけ患者に安心感をもたせることが重要である。また，患者家族のインフォームドコンセントについては意識の有無にかかわらず非常に切迫した状態であることを告げ，場合においては生命の危機の可能性も告げる必要がある。アナフィラキシーショックが強く疑わしい場合においても同様の説明をしておくほうが賢明であると考える。

5．紹介のポイント

どのショックにおいても意識レベルが低下している場合は，診療所で治療を行うべきではなく速やかに紹介をすることが賢明であると考える。ただし，アナフィラキシーショックで意識が鮮明で呼吸状態が安定しており原因がはっきりしている場合は，少量のカテコラミンとステロイドの使用で改善することが多く加療を行ってもよいと考えるが，治療抵抗性の場合は速やかに紹介すべきである。紹介は，救急隊の要請を行い救急隊到着までは呼吸管理と血圧低下による意識障害を認める場合はカテコラミンの使用と心臓マッサージを試行していることが重要である。しかし，出血性ショックが疑わしい場合はカテコラミンと心臓マッサージは逆に出血を増強するため止血ができてなければ行うべきではない。

6．ショックの分類

1）心原性ショック cardiogenic shock

主な原因は，心筋梗塞や心筋炎による急激な左室の心拍出量の減少によるものである。

一般的に心原性ショックでは，中心静脈圧ないし左室拡張末期圧および肺動脈楔入圧は上昇している。ショックの中で左室拡張末期圧および肺動脈楔入圧が上昇する唯一のショックである。これは病態が急激な左室の心拍出量の減少によって引き起こされるからである。ただし，心タンポナーデや下壁心筋梗塞の時の右室梗塞によるショックも心原性ショックに分類されるがその場合は必ずしも左室拡張末期圧の上昇は伴わない。

2）出血性ショック hemorrhagic shock

出血（外傷による出血，消化管出血など）や広範な熱傷による血漿量減少などによって起こるショック。循環血液量が減少すると，大動脈弓・頸動脈洞からの情報が，交感神経を介して，脳幹の血管運動中枢を刺激するとともに，副腎を刺激してカテコールアミンを血中に放出することによって，末梢血管の収縮が起こる。血管収縮は皮膚・粘膜・筋肉に著明であり，これによって循環血液を再配分して心臓や脳をはじめ，肝臓・腎臓などの重要な臓器の代謝が維持される。

3）敗血症性ショック septic shock

細菌感染に基づくショック。一般にアルコール中毒・肝硬変・白血病・糖尿病・胆嚢炎・尿路感染症などの慢性疾患をもつ患者にみられる。多くはグラム陰性菌によるが，ときにグラム陽性菌によることもある。

このようなショックは，出血性ショックのように全身の循環障害が先行するものとは異なり，末梢組織の細胞レベルにおける代謝不全のほか，動静脈短絡による末梢循環障害が主な原因であり，その後に全身の循環障害が起こると考えられている。また，中毒性物質であるエンドトキシン（内毒素）が細菌から放出され，発熱および脳循環障害を引き起こすため，意識障害が起こりやすい。

敗血症の初期には，エンドトキシンによる末梢血管の拡張によって，心拍出血量は正常あるいは増加し，皮膚の色も良好で温かい。この時期に血圧低下や，組織の代謝不全が合併すると，暖性ショック warm shock と呼ばれる状態になる。ショックの場合，一般的には末梢血管は収縮し末梢は冷汗を伴うが warm shock の場合は，末梢が温かくなる唯一のショックといってよい。

4）神経原性ショック neurogenic shock

脊髄損傷や麻庫時などにみられるショックで，末梢血管の著しい拡張によって動脈圧が急激に低下し，ショック状態になったものである．相対的な循環血液量の不足が原因である．本病態では，主に交感神経遮断により副交感神経活性が優位となるため，反射性頻脈が生じず徐脈になることが特徴である．

5）アナフィラキシーショック anaphylactic shock

血清病の即時反応にみられるような激しい抗原抗体反応によるもので，著明な末梢血管の拡張によって血圧低下がみられる．この場合，気管支攣縮を伴うことも少なからず認める．

6）閉塞性ショック obstructive shock

閉塞性ショックには収縮性心膜炎のような心臓の拡張障害に伴うショックと肺塞栓や緊張性気胸のような右心不全に近い病態に伴うショックとがある．

7）その他のショック

ステロイド常用者や透析患者などが感染や手術などの過度のストレスにより突然の副腎不全を発症し起こすショックがある．

（泉岡　利於）

1 本態性高血圧

高血圧は日常臨床の場でもっとも高頻度にみられる疾患である．現在，わが国には 4,300 万人の高血圧患者が存在する．血圧は加齢とともに上昇するため，急速に高齢化社会を迎えつつあるわが国では，高血圧患者の増加が予想される．高血圧の初診時，再診時のポイントや診療の工夫など臨床の現場に即してわかりやすく概説する．

初診時のポイント

来院の目的をまず聴取する．1)検診などで血圧の上昇を指摘された，2) 頭痛，めまい，肩こり，ほてりなどの自覚症状から高血圧が気になる，3)高血圧で治療を受けているが，血圧が十分にコントロールできない，4) むくみ・息切れや視力障害などの症状を訴えるなど．

1．家族歴・既往歴・現病歴の聴取

家族歴・既往歴・現病歴を含めた問診は他の疾患におけると同様，診断上重要な位置を占める．

1）家族歴

家族歴では高血圧素因の有無は本態性高血圧と二次性高血圧の鑑別にも参考となる[1]．心血管病による死因についても詳細にたずねる．二次性高血圧の中には褐色細胞腫のように遺伝性のものもあり，その可能性を考慮しながらたずねる．

2）既往歴

既往歴では，とくに高血圧を発見された年齢，血圧の高さの程度とその後の経過も二次性高血圧の鑑別上重要である．メタボリックシンドローム関連疾患の有無についてはとくによく聴取する．女性の場合は妊娠・出産の有無，その際の血圧値などについても聴取する．

3）現病歴

現病歴では，いつから，どのような症状があり，どのようになったのかを具体的に聞く．降圧薬を服用している場合は，降圧薬の種類と有効性，副作用についても詳細に聴取する．本態性高血圧は一般に無症状のことが多く，「サイレントキラー」といわれている．現病歴を聴取することは鑑別診断と標的臓器障害（合併症）の程度を把握することになる．また，高血圧に伴う標的臓器障害の程度を評価することも重要である．二次性高血圧は比較的まれではあるが（5〜10%），見逃すと後に診断がつきにくくなることもあるため，初診時には注意してよく鑑別する必要がある．表1に高血圧の原因を列挙したが，初診時には二次性高血圧を念頭におきながら診察する．本態性高血圧の診断はあくまで，二次性高血圧を鑑別することから始まる．二次性高血圧では原因に相当した主訴がみられることが多い．また，精神的な原因や睡眠不足などで血圧の上昇することが多いので，ストレスや環境の変化などについても質問する必要がある．

生活習慣に関しては，運動習慣（種類，頻度と強度），睡眠習慣（睡眠時間と睡眠の質），食習慣（塩分や甘いものなどの嗜好），飲酒（量と頻度），喫煙（量と期間），性格と精神心理状態（不安感や抑うつ傾向），ストレス度（職場，家庭）などを聴取し，生活習慣の全体像を把握する．

以下の点が二次性高血圧の特徴であり，留意すべき点となる．

①若年発症の高血圧，とくに家族歴のないとき
②急速に発症した高血圧

表1　高血圧の原因

I　収縮期および拡張期高血圧	
A　本態性高血圧 B　二次性高血圧 　1　腎性 　　a　腎実質疾患 　　　1）急性糸球体腎炎 　　　2）慢性腎炎 　　　3）囊胞腎 　　　4）膠原病 　　　5）糖尿病性腎症 　　　6）水腎症 　　b　腎血管性 　　c　レニン産生腫瘍 　　d　腎摘後 　　e　リドル（Liddle）症候群， 　　　　ゴードン（Gordon）症候群 　　f　その他 　2　内分泌性 　　a　末端肥大症 　　b　甲状腺機能低下症 　　c　甲状腺機能亢進症 　　d　高カルシウム血症 　　　　（副甲状腺機能亢進症）	e　副腎 　　　1）皮質 　　　　（a）クッシング症候群 　　　　（b）原発性アルドステロン症 　　　　（c）先天性副腎過形成 　　　2）髄質：褐色細胞腫 　　f　外来性ホルモン 　　　1）エストロゲン 　　　2）糖質コルチコイド 　　　3）鉱質コルチコイド 　　　4）交感神経様作用 　　　5）チラミン含有食物とモノアミ 　　　　　ンオキシダーゼ阻害薬 　　g　グリチルリチン酸（甘草） 　3　大動脈縮窄症 　4　妊娠に伴う高血圧 　5　神経学的異常 　　a　頭蓋内圧上昇 　　b　睡眠時無呼吸
	II　収縮期高血圧
	心拍出量の増加 　1　大動脈弁閉鎖不全 　2　動静脈瘻，ボタロ管開存症 　3　甲状腺グリーゼ

〔有馬秀二（編）：高血圧を外来で診る, 4, 2006 より〕

③血圧コントロールが困難な例，
　または急に困難になった例
④60 歳を超えてから発症した高血圧，
　とくに拡張期高血圧
⑤悪性高血圧
⑥低カリウム血症，尿異常所見
⑦血圧値に比較して臓器障害が強い場合
⑧RA 系抑制薬（ACE 阻害薬，ARB）の著効
⑨発作性昇圧を伴う高血圧
⑩薬物誘発性高血圧

　以上の項目について，初診時に問診をして確認する．肥満を伴うと高血圧を合併することも多く，メタボリックシンドロームをきたすこともあるので，腹囲や体重についても聞き，耐糖能や脂質代謝などの他の心血管系危険因子についても聴取する（表2）．

　高血圧合併症の現病歴としては，脳，心，腎，血管系について問診を行う．

a．脳神経症状：本態性高血圧において初期の血圧は発作性に上昇または動揺することが多い．この時期に多い自覚症状としては，頭痛・めまい・耳鳴り・のぼせといった脳神経症状と肩こり・首筋のこりなどがある．また，ごくまれには眼底出血による視力障害が主訴になることもある．

b．心症状：高血圧で心症状が出てくるのは，一般には高血圧がかなり長期間持続し，適切な治療が行われなかった場合が多い．動悸，息切れ，胸部圧迫感などが主な訴えである．高血圧が持続すると，拡張機能が障害され，左心房が拡大し，その後心筋は肥大し心臓は徐々に拡大する[2]．心房細動をきたしやすい心筋肥大の進展に伴い，相対的心筋虚血の状態となる．心筋虚血が慢性的に持続すれば，やがて心筋収縮力が低下し，心不全となる．物理的な圧負荷に加え，交感神経系やレニン・アンジオテンシン・アルドステロン系などの神経体液性因子も関与し，心室リモデリ

表2　心血管病の血圧値以外の危険因子

高齢（65 歳以上）
喫煙
脂質異常症*　　低 HDL コレステロール血症（＜40 mg/dL） 　　　　　　　　高 LDL コレステロール血症（≧140 mg/dL） 　　　　　　　　高トリグリセライド血症（≧150 mg/dL）
肥満（BMI≧25）（特に内臓脂肪型肥満）
メタボリックシンドローム
若年（50 歳未満）発症の心血管病の家族歴
糖尿病　　　　空腹時血糖≧126 mg/dL 　　　　　　　負荷後血糖 2 時間値≧200 mg/dL 　　　　　　　随時血糖≧200 mg/dL 　　　　　　　HbA1c≧6.5%（NGSP）

*空腹時採血により LDL コレステロールは Friedwald の式（TC－
HDL-C－TG/5）で計算する．TG 400 mg/dL 以上や食後採血の場
合には nonHDL-C（TC－HDL-C）を使用し，その基準は LDL-C＋
30 mg/dL とする．
〔日本高血圧学会高血圧治療ガイドライン作成委員会（編）：
　高血圧治療ガイドライン 2014, 日本高血圧学会, p32, 2014〕

ングを増悪させ，さらには心筋障害・心筋線
維化を進展させる．

c．腎症状：一般に本態性高血圧では徐々に腎の
細動脈硬化が進むが，それによる腎機能障害
が起きるのは，かなり年限を経たあとで，良
性腎硬化症の形で進行すると，10 年以上の経
過を経たものが多い．症状としては夜間多
尿，顔面・下肢の浮腫などが出てくる[3]．た
だし，悪性高血圧の場合には，ある時期から
急速に進展する腎不全症状を示し，頭痛・悪
心・嘔吐などを伴った尿毒症症状に進展する
ことが多い．

d．血管症状：高血圧に伴う動脈硬化性血管病変
による末梢循環障害の症状としては，しび
れ，冷感，間欠性跛行，安静時疼痛，壊疽，
潰瘍などがある．また，急性大動脈解離に伴
う胸痛，陰部痛がみられることもある．

　以上を要約すると，次の点を確認することが重
要である．(1) 高血圧症と心血管病の家族歴，(2)
患者自身の心血管病，腎疾患，糖尿病の既往歴，
(3) 心血管病危険因子（喫煙，脂質異常症，耐糖
能異常など），(4) 生活習慣（運動，Na 摂取，ア
ルコール摂取など），(5) 高血圧の治療歴と副作用
の有無および降圧薬以外の薬物使用（経口避妊薬，
ステロイド，非ステロイド系抗炎症薬，甘草な

ど）．

2．現　症

　高血圧診療の第一歩は血圧の測定である．従来
から，高血圧の診断，治療，予後予測は外来の随
時血圧でなされており，その測定は高血圧の診療
上もっとも基本的なものである．二次性高血圧の
原因としての内分泌・代謝疾患，腎疾患および膠
原病は全身性の所見を示すことが多い．高血圧の
合併症も全身に起こることが多く，身体所見をと
る際には全身を系統立てて診察する必要がある．

　1）血圧測定

　安静・座位での血圧・脈拍を測定する．初診時
には必ず左右上下肢で測定する．起立時にも測定
し起立性低血圧の有無も確認する．

　血圧は測定される環境や測定方法に応じて変動
するため，高血圧と診断するためにはその条件と
方法を統一しておくことが重要である．高血圧治
療ガイドライン（JSH2014）[4]をもとに記す．血圧
測定は，カフを心臓の高さに保ち，少なくとも 5
分間以上の安静座位で行う．30 分以内のカフェイ
ン含有物の摂取および喫煙は禁止する．1〜2 分の
間隔で数回測定し，安定した値を示した 2 回の平
均値を血圧値とする．血圧値は変動するので，少
なくとも 2 回以上の異なる機会における血圧値に

基づいて高血圧の診断を行う．したがって，初診時に降圧薬を投与することは行わないのが一般的である（高血圧緊急症を除く）．しかし，診察室という特殊な医療環境の下では血圧が反応性に上昇する場合があり，日常生活時の真の血圧レベルを必ずしも反映しないことがあるので注意が必要である．この日常生活時の血圧を測定するには家庭血圧測定と24時間血圧測定（ambulatory blood pressure monitoring）が用いられている．

家庭血圧の測定は，白衣高血圧の診断，患者のコンプライアンスの改善，降圧薬治療による過剰な降圧，あるいは不十分な降圧の評価に有用である．最近では，早朝血圧上昇や仮面高血圧の診断にも用いられる．

2）高血圧の診断

高血圧の診断には，その高血圧が本態性高血圧であるかそれとも二次性高血圧であるかの診断と，高血圧の重症度，すなわち主要臓器の高血圧性血管障害ないし，それに基づく合併症がどの程度あるかという重症度診断がある．

「高血圧の定義」

高血圧とは「血圧が高い」という1つの症候を表すものである．これが問題となるのは，血圧が高いことによって起こる血管障害のために，脳，心，腎などの重要な臓器に病変を起こし，それがひいては高血圧者の寿命を短くすることにつながるからである．わが国では高血圧は予防医学上，もっとも重要な疾病である．また，血圧値が高いほど心血管病の発生頻度が高く，血圧を適正に下げる必要がある．高血圧と正常血圧をどの血圧値で区別するかはあくまでも便宜的なものであるが，放置すれば心血管病の危険性が明らかに増す血圧値を高血圧とする．わが国の高血圧治療ガイドライン（2014年）[4]では収縮期血圧≧140 mmHgまたは拡張期血圧≧90 mmHgを高血圧と定義している．この基準は，2003年の米国の高血圧に関する合同委員会の第7次勧告[5]や，1999年のWHO/ISHガイドライン[6]と同じである．

3）身長，体重測定を行い，BMIを算出して肥満の程度を評価する．さらに立位で臍周囲での腹囲を測定し内臓肥満の程度を評価する．

4）顔貌（満月様顔貌，紅潮，アクネ，蝶形紅斑，眼球突出）

5）眼底所見（動脈狭細化，動静脈交差現象，出血，滲出物，乳頭浮腫の有無）

6）頸部所見（血管雑音，甲状腺腫大の有無，頸静脈怒張の有無）

7）胸部所見（心拍数増加，心尖拍動とスリルの触知，心音，心雑音，Ⅲ音，Ⅳ音，不整脈の有無および肺野のラ音の聴取）

8）腹部所見（血管雑音，肝腫大，腎腫大，大動脈拡張，腫瘤の有無）

9）四肢所見（末梢動脈拍動の減弱，血管雑音，浮腫の有無，冷感，潰瘍）．もし末梢動脈拍動の異常や血管雑音があれば，血圧測定を行って血圧低下があるかどうかを検討する．

10）神経学的所見（腱反射，病的反射）

11）皮膚所見（腹壁皮膚線条や多毛）

3．検査

検査の目的は，臨床所見と同様に臓器障害，二次性高血圧，を評価することにある．しかし，高血圧患者の90％以上は本態性高血圧であり，かつ軽症高血圧が多くを占めるので，初期検査としては基本的な検査を施行するのみでよい．初期検査に異常があれば必要な精密検査を行う．初期検査として行うべき検査には，以下の検査がある．①ヘモグロビンおよびヘマトクリット，②一般尿検査，尿沈渣，③電解質（ナトリウム，カリウム，クロール），血清クレアチニン，eGFR，血清尿酸，血清コレステロール（総コレステロール，LDLコレステロール，HDLコレステロール），中性脂肪，血糖，HbA1c，④心電図，⑤胸部X線写真，などである（表3）．この中には，降圧薬療法による副作用を防止するための基礎データとして必要なものも含まれている．二次性高血圧の頻度は高血圧患者全体の5〜10％程度と考えられている．すべての高血圧患者においてルーチンに二次性高血圧の可能性を精査することは現実にはむずかしく，二次性高血圧を疑わせる所見を理学的所見・尿検

表3　臨床検査の進め方

1．一般検査　初診時，経過観察中に年に数回は実施	
血液検査	血球検査，ヘモグロビン，ヘマトクリット，クレアチニン（Cr）（またはシスタチンC），尿酸，ナトリウム（Na），カリウム（K），空腹時トリグリセライド（TG），HDLコレステロール，総コレステロール（またはLDLコレステロール），空腹時血糖，ALT，γ-GT，血清CrあるいはシスタチンCからeGFRを算出
尿一般検査	尿蛋白定性，尿糖定性，尿沈渣
胸部X線	心胸郭比
心電図	
2．臓器障害およびリスク評価推奨項目	
1）脳，眼底	認知機能テスト，抑うつ状態評価，頭部MRI，MRアンジオグラフィー
2）血管	眼底検査（Scheie分類，Keith-Wagener分類），頸動脈エコー（血管壁肥厚：内膜中膜複合体厚（IMT），プラーク：プラークスコア），足関節上腕血圧比（ankle brachial index：ABI）
3）心臓	胸部X線撮影（心胸郭比），心電図（Sokolow-Lyon voltage基準，Cornell voltage基準，Cornell product，負荷心電図，ST-T変化），心エコー（左室心筋重量係数，左室相対的壁肥厚，左室流入血流波形，僧帽弁輪運動速度波形），冠動脈CTおよびmulti-detector raw（MD）CT（冠動脈石灰化，狭窄，プラーク）
4）腎臓	eGFR，尿蛋白定量，尿微量アルブミン定量（糖尿病合併例）
5）糖代謝評価	HbA1c，75g経口ブドウ糖負荷試験
6）自律神経	起立試験
3．二次性高血圧を疑う症例でのスクリーニング検査	
採血（レニン活性，アルドステロン，コルチゾール，ACTH，カテコールアミン3分画），採尿（メタネフリン2分画，カテコールアミン3分画）	
腹部エコー	
夜間経皮酸素分圧モニタリング	
4．専門医が行う特殊検査	
副腎CT（造影を含む），腎血流エコー，腎血流シンチ，副腎シンチ，副腎静脈サンプリング，睡眠ポリグラフィー	

〔日本高血圧学会高血圧治療ガイドライン作成委員会（編）：高血圧治療ガイドライン2014，日本高血圧学会，p26，2014〕

査・電解質検査などの一般的な所見から見つけることが重要である．原発性アルドステロン症は比較的よくみられる疾患とされ見逃すことも多いため，血漿レニン活性と血漿アルドステロン濃度の測定はできれば行いたい検査である．二次性高血圧が疑われる場合には速やかに専門医へ紹介することが望ましい．

1）末梢血一般検査

貧血は慢性腎不全でみられる．多血症は喫煙者でみられることが多い．

2）尿検査

新鮮な早朝尿の検査が原則である．比重により腎濃縮力が推定できる．尿蛋白の有無は標的臓器障害の腎障害を評価するために重要である．また，尿沈渣にて顆粒円柱や赤血球円柱を認める場合には腎実質病変および腎実質性高血圧の可能性について考慮する．尿糖は糖尿病の可能性を考え，耐糖能検査が必要になる．糖尿病を合併した高血圧は高リスクであり，ただちに降圧療法が必要である．降圧目標も低く設定されるので，初診時に検尿を行うことは重要である．近年，尿中微量アルブミンが心血管病の独立した危険因子の1つであることが示されているが，高血圧では医療保険上は認められていない．

3）血清生化学検査

血清KとNaの測定は原発性アルドステロン症とその類縁疾患のスクリーニングに重要である．Clを測定することで酸塩基平衡の異常も判断できる．低K血症は原発性アルドステロン症とその類縁疾患だけでなく，腎血管性高血圧や利尿薬服用中にも出現する．グリチルリチン製剤や甘草を含む漢方薬の長期服用によって，高血圧と低K血症が起こることがある．高K血症を示すのは，大部分が末期腎不全である．腎機能低下がない場合でも，アンジオテンシン変換酵素阻害薬やアンジオテンシンⅡ受容体拮抗薬服用中に高K血症がみられることもある．抗アルドステロン薬のスピロノラクトンの服用でも高K血症が出現するこ

ともある.

血清クレアチニンおよび尿素窒素は腎機能の簡便な指標であり，血清クレアチニンはとくに特異性が高い．男性で1.5 mg/dl以上，女性で1.2 mg/dl以上の場合，腎機能低下が存在する．一般に通常の本態性高血圧で3 mg/dlを超えることはまれである．血清クレアチニン値を基にして推算式にて糸球体濾過量（eGFR）を推定する[7]．

血糖，総コレステロール，LDLコレステロール，HDLコレステロール，中性脂肪，尿酸などの測定は，高血圧以外の心血管疾患のリスクファクターである代謝疾患のスクリーニングを目的としたものである．内臓脂肪蓄積を主としたメタボリックシンドロームが注目されており，インスリン抵抗性を主とした合併例も多いことから，この検査値は重要である．高血圧患者では高尿酸血症を合併していることが多く，また利尿薬は尿酸値を上昇させることがあるので，あらかじめ血清尿酸値を確認しておくことも重要である．

4）心電図

高血圧では圧負荷の結果，左室肥大が生じるため，心電図は有用である．胸部誘導でのR波の増高とV$_5$，V$_6$誘導でのストレイン型低下や陰性T波の出現がみられる．心電図にて左室肥大所見がなければ，比較的軽症の高血圧と考えられる．高血圧の進展に伴い，拡張機能障害が進行し，心房細動のみられることもある．不整脈や，心筋の虚血性変化，冠動脈硬化によるST-T変化の有無を知ることも重要である．

5）胸部X線検査

高血圧が持続すると左室肥大と大動脈の延長が起こり，胸部X線上心胸郭比の増大と中央陰影の拡大がみられる．重症例では高血圧性心不全（肺うっ血など）がみられることがある．また大動脈瘤などがみられることもある．これらの所見がみられた場合は，速やかに専門医に紹介する．

6）眼底検査

身体所見の項目にも記したが，細動脈を直接観察する眼底検査の意義は大である．高血圧の持続により網膜血管では高血圧性変化と動脈硬化性変化がみられるようになる．高血圧性変化には細動脈の狭小化や網膜出血があげられ，動静脈径の比率と網膜の色調変化で判断される．動脈硬化性変化は動静脈交叉現象と動脈の色調で評価される．眼底検査は当初，高血圧の予後を示す重要な指標とされ，4段階に分類された．滲出性病変や出血（Ⅲ度），そして乳頭浮腫（Ⅳ度）はまれにしかみられないが，重篤な高血圧性合併症の指標として知られている．

7）家庭血圧測定

家庭血圧の測定については日本高血圧学会の指針が出されている．一般に朝と夜の2回の測定がなされ，その平均を家庭血圧レベルとする．朝は起床後1時間以内，排尿後，座位1〜2分の安静後，降圧薬服用前，朝食前に，また，夜は就寝前，座位1〜2分の安静後に測定することが推奨されている．家庭血圧は長期にわたる多数回の測定が可能であり，季節変動のような長期の血圧変動性の評価にも有用である．手首や指で測定する血圧計は不正確になることが多く，上腕用を使用することが望ましい．家庭血圧値が135/85 mmHg以上であれば高血圧と診断する．初診時に家庭血圧計の有無を確認し，持っていない患者には購入するように勧め，家庭血圧記録用紙を手渡し次回の受診時にもってくるように指導する．この際，外来看護師の役割が重要と考えられる．

 ## 再診時のポイント

1．検査結果の説明

高血圧の診断の多くは，原因が不明の本態性高血圧であるが，二次性の可能性を含め，現時点での診断名とその根拠，高血圧による標的臓器障害の程度などについて説明する．高血圧治療の目的は血圧をコントロールすることにより心血管系疾患のリスクとそれに伴う罹患率および死亡率を低下させることにある．そのためには，1）高血圧以外の心血管病リスク因子が存在すればそれら危険因子の治療を行うことが重要であり，2）長期にわたり血圧をコントロールする必要があることをき

ちんと説明し，納得していただく必要がある．多くの大規模臨床試験成績のメタアナリシスの結果では，高血圧治療により脳卒中が40%，虚血性心疾患が20%減少するという成績が得られており[8]，また，心不全，腎不全の発生頻度も降圧治療により減少することを説明する．これが十分でないと治療開始後に降圧に伴う症状が現れ，患者が来院しなくなることもある．

2. 二次性高血圧の精査

二次性高血圧を見逃さないためには，まず疑うことが必要である（表4）．すでに述べたが，そのためには本態性高血圧と二次性高血圧の発症と経過の違いを考えながら問診することが有用である．スクリーニング検査として，早朝安静臥位30分の採血にて，血漿レニン活性，アルドステロン，コルチゾール ACTH，カテコールアミン3分画などのホルモン検査，24時間蓄尿中のメタネフリン3分画や腹部エコーなどがある．二次性高血圧の確定診断に，専門医が行う特殊検査として，副腎CT（造影を含む），腎血流シンチ，副腎静脈サンプリング，睡眠ポリグラフィーなどがある．

1）血漿レニン活性（PRA）

レニン-アンジオテンシン（RA）系は血圧調節や水・電解質バランスの維持において重要な役割を担っている．レニン分泌は加齢により低下し，心理的ストレス，寒冷，立位，食塩摂取制限により増加する．また日内変動も認められ，夜間から

表4 主な二次性高血圧を示唆する所見と鑑別に必要な検査

原因疾患	示唆する所見	鑑別に必要な検査
二次性高血圧一般	重症高血圧，治療抵抗性高血圧，急激な高血圧発症，若年発症の高血圧	
腎血管性高血圧	RA系阻害薬投与後の急激な腎機能悪化，腎サイズの左右差，低K血症，腹部血管雑音	腎動脈超音波，腹部CTA，腹部MRA，レノグラム，PRA，PAC
腎実質性高血圧	血清Cr上昇，蛋白尿，血尿，腎疾患の既往	血清免疫学的検査，腹部CT，超音波，腎生検
原発性アルドステロン症	低K血症，副腎偶発腫瘍	PRA，PAC，負荷試験，副腎CT，副腎静脈採血
睡眠時無呼吸症候群	いびき，肥満，昼間の眠気，早朝・夜間高血圧	睡眠ポリグラフィー
褐色細胞腫	発作性・動揺性高血圧，動悸，頭痛，発汗	血液・尿カテコールアミンおよびカテコールアミン代謝産物，腹部超音波・CT，MIBGシンチグラフィー
クッシング症候群	中心性肥満，満月様顔貌，皮膚線状，高血糖	コルチゾール，ACTH，腹部CT，頭部MRI，デキサメタゾン抑制試験
サブクリニカルクッシング症候群	副腎偶発腫瘍	コルチゾール，ACTH，腹部CT，デキサメタゾン抑制試験
薬物誘発性高血圧	薬物使用歴，低K血症	薬物使用歴の確認
大動脈縮窄症	血圧上下肢差，血管雑音	胸腹部CT，MRI・MRA，血管造影
甲状腺機能低下症	徐脈，浮腫，活動性減少，脂質，CPK，LDH高値	甲状腺ホルモン，TSH，自己抗体，甲状腺超音波
甲状腺機能亢進症	頻脈，発汗，体重減少，コレステロール低値	甲状腺ホルモン，TSH，自己抗体，甲状腺超音波
副甲状腺機能亢進症	高Ca血症	副甲状腺ホルモン
脳幹部血管圧迫	顔面けいれん，三叉神経痛	頭部MRI・MRA

〔日本高血圧学会高血圧治療ガイドライン作成委員会（編）：高血圧治療ガイドライン2014，日本高血圧学会，p116, 2014〕

早朝に高値を呈し，早朝高血圧や早朝に多い心血管病発症への関与も指摘されている．

腎血管性高血圧，悪性高血圧，褐色細胞腫，レニン産生腫瘍などではPRAは高値を示す．一方，原発性アルドステロン症ではネガティブ・フィードバック機序のため低値を呈する．

2）血漿アルドステロン濃度（PAC）

アルドステロンは副腎皮質球状層で産生・分泌されるもっとも強力な鉱質コルチコイドである．その作用は腎尿細管に働き，Naの再吸収を促進し，KおよびHの排泄を促進させることである．したがって，アルドステロンの過剰は高Na血症や低K性アルカローシスとともに，高血圧をきたし，浮腫が発症する．一方，アルドステロンの欠乏では，K排泄が低下し，高K血症が発症しやすい．原発性アルドステロン症（腺腫あるいは過形成），二次性アルドステロン症（非代償性肝硬変，心不全，ネフローゼ症候群，腎血管性高血圧，悪性高血圧，レニン産生腫瘍など），偽性低アルドステロン症およびサイアザイド薬，ループ利尿薬あるいはスピロノラクトンのような抗アルドステロン薬の投与時に高値となる．二次性アルドステロン症では血漿レニン活性は高値である．

3．臓器障害の評価

種々の検査により高血圧患者の臓器障害が診断され，無症状の場合でも将来の心血管疾患発症のリスクを推定し，降圧治療に活用することができるようになった（表5）．

1）脳・眼底

無症候性脳血管障害（無症候性脳梗塞，深部白質病変，微小脳出血）は脳卒中発症や認知症の強いリスクである．この無症候性脳血管障害の評価にはCTよりもMRIのほうが有用である．無症候性脳梗塞は脳卒中の強力なリスク予測因子である．

高齢者高血圧患者では認知機能テストも将来の認知症や心血管疾患の発症リスクや生命予後の推定に有用である．

眼底検査では高血圧性緊急症の1つである高血圧性脳症でみられる乳頭浮腫や重症高血圧所見である眼底出血などが確認できる．これらの重症眼底所見は心血管リスクと関連している．

2）心臓

心電図にてみられる左室肥大は心不全をはじめ

表5 臓器障害/心血管病

脳	脳出血・脳梗塞 無症候性脳血管障害 一過性脳虚血発作
心臓	左室肥大（心電図，心エコー） 狭心症，心筋梗塞，冠動脈再建術後 心不全
腎臓	蛋白尿・アルブミン尿 低いeGFR*（<60 mL/分/1.73 m^2） 慢性腎臓病（CKD），確立された腎疾患（糖尿病性腎症，腎不全など）
血管	動脈硬化性プラーク 頸動脈内膜中膜複合体厚≧1.1 mm 大血管疾患 末梢動脈疾患（足関節上腕血圧比低値：ABI≦0.9）
眼底	高血圧性網膜症

*eGFR（推算糸球体濾過量）は下記の血清クレアチニンを用いた推算式（eGFR$_{creat}$）で算出するが，筋肉量が極端に少ない場合は，血清シスタチンを用いた推算式（eGFR$_{cys}$）がより適切である．

eGFR$_{creat}$（mL/分/1.73 m^2）＝194×Cr$^{-1.094}$×年齢$^{-0.287}$（女性は×0.739）

eGFR$_{cys}$（mL/分/1.73 m^2）＝（104×Cys$^{-1.019}$×0.996^{年齢}（女性は×0.929））－8

〔日本高血圧学会高血圧治療ガイドライン作成委員会（編）：高血圧治療ガイドライン2014, 日本高血圧学会，p32, 2014〕

とする心臓疾患のみならず，脳卒中の予後とも関連している．Sokolow-Lyon基準による左室肥大（$SV_1 + RV_5 [RV_6] > 35$ mm；$RV_5 [RV_6] > 26$ mm）とCornel voltage基準がよく用いられている．

心エコー図は高血圧による心機能と心肥大の評価において心電図よりも優れている．左室心筋重量は脳卒中や心不全を含む心血管疾患の規定因子である．心筋重量に加え，相対的壁肥厚の増大（左室壁厚／内腔＞0.42）を伴う求心性心肥大は腎機能障害や眼底変化などの標的臓器障害を合併する率が高く，心血管予後がわるい．高血圧の進展に伴い，収縮機能や壁厚に異常を起こす前に左室の充満障害が生じることがある．後負荷増大による左室肥大，心筋虚血も拡張不全を起こす[9]．

超音波ドプラー法を用いた左室流入血流速波形により評価される．左室流入血流速波形においては拡張早期ピーク血流速（E）と心房収縮期ピーク血流速（A），これらの比（E/A），およびE波の減速時間（deceleration time；DcT）やA波持続時間などが定量的指標として計測される．健常例では主として拡張早期に左室の血液流入が起こるためE波が大きくE/Aは1以上となる．この流入血流速波形は左室拡張末期圧の上昇に伴い，正常型から弛緩障害型，偽正常化型，拘束型へと変化する．

3）腎

eGFR（ml／分／1.73 m²）や尿中アルブミン排泄量は糖尿病や腎臓病合併の有無にかかわらず，心血管リスクに関連している．eGFRが60 ml／分／1.73 m²未満は慢性腎臓病（CKD）と定義されている．わが国においてもCKDが心血管リスクとなることが示されており，日本人の指定式［eGFR（ml／分／1.73 m²）＝$194 \times Cr^{-1.094} \times$年齢$^{-0.287}$（女性は×0.739）が作成され，利用されている[7]．

尿中アルブミン排泄量はスポット尿で30～300 mg/gクレアチニン補正，または24時間蓄尿で30～300 mg／日を微量アルブミン尿と診断する．微量アルブミン尿は高血圧だけでなくメタボリックシンドロームや炎症などの因子影響を受ける．高血圧治療中の微量アルブミン尿の消失は血圧低

下とは独立して心血管疾患の発症リスクの減少に関連する．

4．血圧測定時の注意

最近，自動血圧計による血圧測定がよく用いられるようになったが，患者は診察時間が短いこともあり，血圧測定中に会話する方が多く見受けられる．筆者らの検討では，会話中に約8/6 mmHgの血圧上昇がみられた[19]．こういう場合は，深呼吸後にもう一度血圧測定を行い，血圧が十分にコントロールされていることを確認させ，安心して帰宅するように心がけている．

5．家庭血圧記録用紙の配布

家庭血圧を記録することは，自己管理の意味でも重要である．外来受診時に測定値を見て指導すると，血圧管理の意義の理解も深まり，動機づけにもつながり有用と考えられる．夏の時期は，血圧の過度の降圧も時にみられ，家庭血圧を測定している場合，自己の判断で服薬を中断したり，減量される方も時に見受けられる．臓器障害の有無により投薬が必要な場合と減量または休薬が可能な場合があり，医師とよく相談することを説明する必要がある．

6．心不全の評価

ヒト脳性ナトリウム利尿ペプチド（BNP）は心不全の評価に有用である．BNPは外来では心不全の病態評価にあたり，月1回は保険上認められている．高齢者では動脈硬化による弁膜症を合併することが多く，BNP測定が有用である．また心肥大例や心房細動例でも上昇し，心不全の評価に有用と考えられている．左室拡張機能の評価には心エコーやドップラー法が用いられているが，測定上の問題などがあり，左室拡張機能の評価の簡便な指標としてBNPが有望視されている．

 治療方針の決定

高血圧を放置すると，脳・心・腎などの重要臓

表6 診察室血圧に基づいた心血管病リスク層別化

血圧分類 リスク層 (血圧以外の予後影響因子)	Ⅰ度高血圧 140-159/90-99 mmHg	Ⅱ度高血圧 160-179/100-109 mmHg	Ⅲ度高血圧 ≧180/ ≧110 mmHg
リスク第一層 (予後影響因子がない)	低リスク	中等リスク	高リスク
リスク第二層 (糖尿病以外の1-2個の危険因子, 3項目を満たす MetSのいずれかがある)	中等リスク	高リスク	高リスク
リスク第三層 (糖尿病, CKD, 臓器障害/心血管病, 4項目を満たす MetS, 3個以上の危険因子のいずれかがある)	高リスク	高リスク	高リスク

〔日本高血圧学会高血圧治療ガイドライン作成委員会（編）:
高血圧治療ガイドライン 2014, 日本高血圧学会, p33, 2014〕

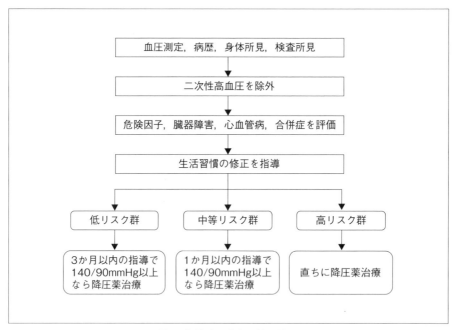

図1 初診時の高血圧管理計画
〔日本高血圧学会高血圧治療ガイドライン作成委員会（編）: 高血圧治療ガイドライン 2014,
日本高血圧学会, p33, 2014〕

器障害が発生する．臓器障害には, 1) 高血圧に基づくもの（心肥大, 心不全, 腎不全, 脳出血, 網膜の浮腫, 出血など）と, 2) 粥状動脈硬化に基づくもの（脳梗塞, 狭心症, 心筋梗塞）がある. 収縮期高血圧と拡張期高血圧は両者とも臓器障害をもたらす.

わが国の高血圧治療ガイドラインでは高血圧患者のリスクを, 血圧値, 危険因子, 臓器障害/心血管病の合併に基づいて, 表6のように3群に層別化している. この層別化されたリスクに基づいて治療計画を立てることが推奨されている. 図1に初診時の高血圧管理計画を示す.

高血圧は脳血管疾患, 虚血性心疾患, 心不全, 突然死, 腎不全, 末梢動脈疾患などのリスクを数

倍高める．高血圧に加えて他の危険因子（とくに糖尿病など）や臓器障害があれば心血管病の発生率はさらに増加する．

わが国では，脳血管疾患の罹病率・死亡率は虚血性心疾患の2倍近くに達する．脳血管疾患にはとくに高血圧が強く関連している．

■ 治　療

高血圧治療の目的は心血管性合併症の発症とそれによる死亡を抑制することである．そして高血圧患者が充実した社会生活を送れるように支援することにある．したがって非常に長期間の治療が必要になる．長期間の治療を継続するためには治療は患者が自ら行うものであり，高血圧を放置した場合の危険性，治療の目的などについて詳しく説明し，理解を得ることが大切である．

1．生活習慣の修正

血圧値が数値として表された場合，わずかな変動を気にして悩んでしまう人と，逆に自覚症状の少ないままに無理な生活や不摂生を続けてしまう人との両極端があるが，高血圧患者の大部分はある程度の生活上の規制を守れば社会生活が十分にでき，人生を楽しむことができるということを納得させ，心の安静を保たせることが必要である．

高血圧治療の基本は生活習慣の修正と薬物治療である．生活習慣の修正は，それ自体降圧効果があるだけでなく降圧薬の降圧効果を増すことが示されている．したがって，すべての高血圧患者の治療において生活習慣の修正を単独あるいは降圧薬との併用で試みるべきである．また，高血圧のみでなく，肥満や耐糖能異常，脂質異常症など多くの生活習慣病の治療および予防にも重要である．わが国の高血圧治療ガイドライン[4]でも生活習慣修正の重要性が強調されている．表7に生活習慣の修正項目を示す．

2．食塩制限（減塩）

食塩の過剰摂取が血圧を上昇させることは以前より，疫学研究から指摘されてきた．INTER-SALT（International Study of Electrolyte Excretion and Blood Pressure）研究では食塩摂取量と高血圧頻度との間に正相関関係を認め，さらにNa摂取量が100 mmol減少すると収縮期血圧が3.1 mmHg，K摂取量が15 mmol増加すると収縮期血圧が1.0 mmHg低下すると報告している[10]．

わが国では，以前は食塩摂取量が20 g/日を超えることがあり，血圧値も高く，脳血管障害の発生が多かったが，最近でも日本人の食塩摂取量は10 g/日を超えている．高血圧治療ガイドライン[4]では食塩摂取量を6 g/日以下に制限することが勧められているが，ほとんどの保存加工品に食塩が添加され，調味料として主に食塩を含んだものが使用されているため，栄養学的に偏らずに厳しい減塩を実行するのは非常にむずかしい．このため，一般に軽度の減塩が勧められている．欧米の大規模臨床研究によると，食塩摂取量の平均値が8.5 g/日の高齢高血圧患者に6.1 g/日の減塩を行ったTONE（Trial of Nonpharmacologic intervention in the Elderly）では有意の降圧を認めた[11]．また，DASH（Dietary Approaches to Stop Hypertension）-Salt研究ではDASH食（コレス

表7　生活習慣の修正項目

1.	減塩	6 g/日未満
2a.	野菜・果物	野菜・果物の積極的摂取*
2b.	脂質	コレステロールや飽和脂肪酸の摂取を控える 魚（魚油）の積極的摂取
3.	減量	BMI（体重（kg）÷［身長（m）]^2）が25未満
4.	運動	心血管病のない高血圧患者が対象で，有酸素運動を中心に定期的に（毎日30分以上を目標に）運動を行う
5.	節酒	エタノールで男性20-30 mL/日以下，女性10-20 mL/日以下
6.	禁煙	（受動喫煙の防止も含む）

生活習慣の複合的な修正はより効果的である
*重篤な腎障害を伴う患者では高K血症をきたすリスクがあるので，野菜・果物の積極的摂取は推奨しない．糖分の多い果物の過剰な摂取は，肥満者や糖尿病などのエネルギー制限が必要な患者では勧められない．
〔日本高血圧学会高血圧治療ガイドライン作成委員会(編)：高血圧治療ガイドライン2014, 日本高血圧学会, p40, 2014〕

テロール・飽和脂肪酸の制限，カリウム・カルシウム・マグネシウムの増加，食物繊維の増加）の有無にかかわらず，食塩 8.7 g/日から食塩 3 g/日と制限することで有意の降圧を認めた[12]．

米国の高血圧に関する合同委員会の第 7 次勧告[5]では，図 2 のごとく生活習慣の修正により降圧が得られることを示している．

3．節　酒

飲酒が血圧を上昇させることはよく知られている．1980 年の循環器疾患基礎調査では，男性では多量飲酒者ほど血圧が高く，毎日飲酒する者は飲む習慣のないものに比べて，10 歳の加齢に相当する血圧値を有していた．INTERSALT 研究[10]では飲酒はその他の要因とは独立して，血圧との間に正相関が認められた．とくに男性では飲酒は脳血管障害の危険因子であり，脳梗塞ではなく脳出血が飲酒との関連性が強いとされている．また，アルコールは不整脈，心肥大の危険因子でもあるが，適量のアルコールは動脈硬化の進展を抑制し虚血性心疾患を減少させる方向に働く．

日本酒で 2 合以上は多量飲酒と考えられる．米国の高血圧に関する合同委員会の第 7 次勧告[5]では，節酒により収縮期血圧が 3 mmHg 低下すると述べている．

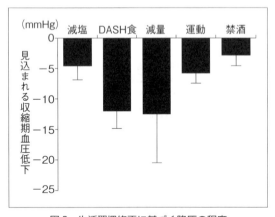

図2　生活習慣修正に基づく降圧の程度

4．体重の減量

肥満は高血圧の進展における危険因子として広く認められている．肥満の指標は臨床的にも疫学的にも BMI（Body mass index：体重（kg）÷｛身長（m）｜[2]）が用いられている．肥満はわが国では BMI25 以上と定義される．NHANES I（First National and Nutrition Examination Survey）研究によると，BMI で表す肥満は黒人でも白人でも高血圧の頻度と強く相関しており，体重の減量は血圧の減少と相関することが多くの研究で示されている．腹部脂肪あるいは内臓脂肪と血圧との関連が肥満とは独立して示されている．体脂肪の分布は，高血圧の重要な成因となるインスリン抵抗性と関連している．肥満は高血糖，高中性脂肪血症，低 HDL コレステロール血症を惹起し，心血管病の危険因子として重要であるメタボリックシンドロームと密接な関連があるとされている．インスリン抵抗性と高血圧との関連については交感神経活性の亢進，血管平滑筋細胞の増殖，Na 貯留の増加，レプチンの増加など多くの機序が関与する．

減量は血圧を低下させて代謝異常を改善するため，心血管イベントの発生低下に有用である．体重の減量により，メタボリックシンドロームで認められる炎症反応の亢進や内皮機能障害の改善をきたすことも報告されている．体重 1 kg あたり 1〜2 mmHg の血圧低下が期待できる．体重の減量においては食事療法が中心になるが，運動療法を組み合わせて行うと効果がより期待できる．

5．運動療法
1）運動療法の有用性

高血圧を含む心血管系疾患の一次予防としての，運動療法の有用性に関しては，かなり確かなエビデンスがある[13〜15]．運動は 1 週間に 4〜6 回，少なくとも 1 回当たり，30〜60 分間，あるいは 1 週間のほぼ毎日，30 分間行うべきである．運動の頻度，時間，強度については運動の形態と進め方とともに，個人ごとに調整することが望ましい．運動のエンドポイントは息切れもしくは Borg 指

数の「ややきつい」と考えられるレベルで設定するとよい.

2）運動の種類と強度

運動としては，歩行，ジョギング，水泳，サイクリング，その他レクリエーションスポーツなどの有酸素運動を行うことが推奨されている．また，運動するときは暑気・冷気・湿度など，環境に配慮し適切な靴や服装を用いるべきである．一方，重量挙げなどの等尺性運動は，運動時に血圧の上昇をきたしやすいことなどから危険とされてきた．しかし，運動時の血圧上昇をきたさない程度の短時間のレジスタンストレーニング（抵抗負荷をかけて実施されるトレーニング）が降圧をきたすとの報告もみられる.

降圧には少なくとも1週間に120分の有酸素運動が必要とされる．有酸素運動が血圧に及ぼす影響に関する無作為臨床試験44のメタ解析では，長期的な身体活動は全対象者2,674人の収縮期血圧を3.4 mmHg，拡張期血圧を2.4 mmHg低下させる[15]．運動前の血圧が運動の効果に重要であり，高血圧患者では7.4 mmHg/5.8 mmHg低下させる．高血圧の運動療法の降圧機序としては，交感神経活性の低下のほかに，循環血漿量の低下や血管拡張効果などが考えられている.

3）メディカル・チェックと運動療法の適応

高血圧患者の運動療法を行う際は，虚血性心疾患や心筋症などの器質的心疾患の合併を除外したのちに行う必要がある．運動療法を安全に行うにあたっては，アメリカスポーツ医学会（ACSM）の運動負荷試験と運動処方に対するガイドライン[16]が示されている．絶対的な禁忌は，急性期の虚血，不整脈，急性期の感染症であり，相対的な禁忌は医師の臨床判断によるが，拡張期血圧115 mmHg以上，収縮期血圧200 mmHg以上は相対的な禁忌と考えるべきである.

運動療法は高血圧の治療に必要な非薬物療法の1つである．しかし，過度の運動は突然死などの重篤な合併症をきたすこともあり，安全に配慮し，楽しく長続きするような工夫が必要である.

6．その他

高血圧による合併症を防止するためには，禁煙や果物と野菜の摂取，脂質異常症の治療（飽和脂肪とコレステロールの制限）を行うことが重要である．喫煙は動脈硬化の促進因子であり，心筋梗塞，脳梗塞，末梢血管疾患，腎不全，肺癌のリスクを高め，循環器疾患，悪性腫瘍，全死亡を増加させる．禁煙はこれらのリスクを低下させることが示されており，高血圧患者ではとくに重要である.

以上述べてきたように，生活習慣の修正は，血圧を下げ，心血管リスクを軽減し，副作用はほとんどなく費用も余りかからないことから，高血圧患者ではまず基本的な治療として行うべきである．しかし，その降圧の程度は少なくしかも生活習慣の修正を維持するのは大変困難である．これらを達成するためには，高血圧の治療は患者自ら行うものであり，診療スタッフはそれを援助することを説明し，納得してもらわねばならない．本人の努力とともに，医師，看護師，栄養士，健康運動指導士などによる教育と指導，家族の協力が重要と考えられる.

降圧薬治療

血圧が高くなるほど，生活習慣の改善のみでは目標降圧レベルに達することは困難であり，降圧薬による治療が必要となる．降圧薬で血圧を下降させることで，心血管系イベントの発症を予防できる．この効果は降圧薬の種類によらず，降圧度の大きさに比例することが多くの大規模臨床試験のメタ解析から示されている.

1．第一選択薬

最初に選択すべき降圧薬は，Ca拮抗薬，アンジオテンシン受容体拮抗薬（ARB），アンジオテンシン変換酵素（ACE）阻害薬，利尿薬，β遮断薬（αβ遮断薬）の5種類である．いずれの薬剤も単剤あるいは併用で十分な降圧効果と忍容性があり，心血管系疾患発症抑制の根拠が示されてい

表8　ヨーロッパ高血圧学会/心臓学会による高血圧管理ガイドラインに示された
各種降圧薬の使用が勧められる病態と禁忌

降圧薬の種類	使用することが好ましい病態	絶対禁忌	比較的禁忌
サイアザイド系利尿薬	うっ血性心不全，高齢者高血圧収縮期高血圧，アフリカ系高血圧患者（食塩感受性高血圧）	痛風	妊娠
ループ利尿薬	腎不全，うっ血性心不全		
抗アルドステロン薬	うっ血性心不全，心筋梗塞後	腎不全，高カリウム血症	
β遮断薬	狭心症，心筋梗塞後，うっ血性心不全，妊娠，頻脈性不整脈	喘息，慢性閉塞性肺疾患房室ブロック（2または3度）	末梢血管疾患，耐糖能異常，運動家および身体的活動の多い人
ジヒドロピリジン系カルシウム拮抗薬	高齢者，収縮期高血圧，狭心症，末梢血管疾患，頸動脈動脈硬化，妊娠		頻脈性不整脈うっ血性心不全
ベラパミル，ジルチアゼムなどのカルシウム拮抗薬	狭心症，頸動脈動脈硬化，上室性頻脈	房室ブロック（2または3度）うっ血性心不全	
ACE阻害薬	うっ血性心不全，左室機能異常，心筋梗塞後非糖尿病性腎障害，1型糖尿病性腎症，蛋白尿	妊娠，高カリウム血症，両側腎動脈狭窄	
AⅡ受容体拮抗薬（AT₁拮抗薬）	2型糖尿病性腎症，糖尿病性微量アルブミン尿，蛋白尿，左室肥大，ACE阻害薬による咳	妊娠，高カリウム血症，両側腎動脈狭窄	
α遮断薬	前立腺肥大，脂質異常症	起立性低血圧	うっ血性心不全

〔Guidelines committee：2003 European Society of Hypertension-European Society of Cardiology guidelines for the management of arterial hypertension. J Hypertens 21：1011-1053, 2003〕

る．しかし，目標降圧値に達する頻度は低く，降圧薬服用者の半分程度にとどまり[17]，単剤のみで目標降圧値を達成できる頻度は高くない．個々の病態を考慮して，年齢や性別，脂質代謝異常症，肥満，糖尿病，心血管病を含む臓器障害の有無などを考慮して降圧薬を選択する．ヨーロッパ高血圧学会/心臓学会による高血圧管理ガイドラインに示された主な薬剤の適応と禁忌を示す（表8）[18]．

2．降圧薬の使い方

はじめは単剤で，低用量から開始する．急激な降圧は自覚症状の変調をきたすため，好ましくないので長時間作用型の降圧薬を選択する．2～3ヵ月で目標降圧に達するのを目安とする．本態性高血圧では140/90 mmHg未満を，糖尿病や慢性腎疾患合併例では130/80 mmHg未満を目標とする．目標降圧に達するまでは2～4週ごとの血圧測定が勧められる．

単剤の低用量単独では降圧目標に到達することが困難なことが多く，降圧薬の増量が必要となる．または他の降圧薬への変更が必要となる．単剤で通常使用量まで増量しても目標値に到達しなければ，併用療法を行う．少量の併用療法は副作用の発生頻度が少なく，目標降圧が達成しやすいためによく用いられている．現在第一選択薬の間で併用が推奨される組み合わせは，①Ca拮抗薬とACE阻害薬，ARB，②Ca拮抗薬と利尿薬，③ACE阻害薬，あるいはARBと利尿薬となる．図3にわが国の高血圧治療ガイドライン2014の併用療法を示す[4]．少量の利尿薬（通常の1/2）を追加することで降圧効果が高まることも知られている．

降圧は24時間にわたって行われることが望ましいことから，長時間作用型の薬剤を使用する．しかし，このようにしても早朝の血圧上昇を抑えることは困難であることが多く，その場合はα遮断薬や中枢性交感神経遮断薬を就寝前に使用する

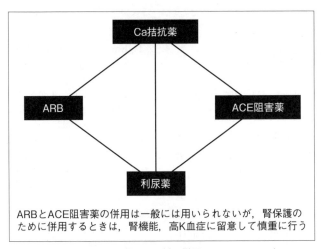

ARBとACE阻害薬の併用は一般には用いられないが，腎保護のために併用するときは，腎機能，高K血症に留意して慎重に行う

図3　2剤の併用

〔日本高血圧学会高血圧治療ガイドライン作成委員会（編）：
高血圧治療ガイドライン 2014, 日本高血圧学会 , p48, 2014〕

表9　高齢者の特殊性に基づく留意点

転倒・骨折の予防に関連した留意点
・高齢者の転倒・骨折は寝たきりの原因の 10%強を占める
・1 年以内の転倒既往を問診し，既往がある場合，内的要因と外的要因を検討する
・骨粗鬆症の評価を実施し，ガイドラインに沿った治療を行う
・起立性低血圧の有無によらず，緩徐なスピードで降圧する
・降圧薬治療を新規に開始するときや変更時に骨折リスクが上昇する可能性があり注意する
・積極的適応となる降圧薬がない場合，サイアザイド系利尿薬を用いる

脱水や生活環境変化に対応した服薬指導
・過度の減塩や脱水（下痢，発熱，夏季の発汗，摂食量低下）によって降圧薬の反応が増強することがあり，上記の症状
　で体調不良時には，主治医に相談することを事前に指導しておく
・施設入所など生活環境の変化（施設での食事による減塩を含む）に伴い血圧が変化することがあり，必要に応じて薬剤
　量の減量あるいは中止を常に考慮する

服薬状況の把握と服薬管理の留意点
・服薬アドヒアランス（治療継続）が低下するさまざまな要因
　─治療に関する患者の理解不足（降圧治療の最終目標，用法や薬効，副作用）
　─認知機能障害
　─視機能や巧緻運動の障害（薬剤容器の開封能力）
　─複雑な処方，薬剤数が多い，最近の処方変更
・降圧薬の服薬管理の留意点
　─治療について患者の理解を助け，合意を得た治療
　─処方の簡便化（長時間作用型降圧薬や配合剤の利用）
　─薬剤の一包化
　─服薬カレンダーや薬ケースの利用
　─同居者や介護スタッフによる服薬管理

〔日本高血圧学会高血圧治療ガイドライン作成委員会（編）：高血圧治療ガイドライン 2014，日本高血圧学会， p96， 2014〕

こともある.

高齢者診療のポイント

　高血圧は加齢とともに増加し，わが国の国民健康・栄養調査によれば，65〜74歳の66%，75歳以上の80%は高血圧に罹患している．高齢者は多病であり，病態は非典型的なことが多い．高齢者高血圧の特徴は，①血圧動揺性の増大，②収縮期高血圧の増加，③白衣高血圧の増加，④起立性低血圧や食後血圧低下の増加，⑤血圧日内変動で夜間非降圧型の non-dipper の増加，⑥早朝高血圧の増加，⑦主要臓器血流量や予備能の低下，⑧標的臓器の血流自動調節能の障害など多彩である．このような病態を考慮して診療することが肝要である．

　高齢者の治療では，生活機能の維持または低下の抑制を目指した治療が求められる．主要な高血圧合併症である心血管病の抑制は，この目的と合致する．その他，寝たきりの要因として認知機能や転倒・骨折への影響も重要である．JSH2014 では，原則 140/90 mmHg 以上の高齢者治療対象とし，虚弱高齢者では合併症や目標降圧値なども考え，個別に判断することとされている．高齢者の降圧目標は，65〜74歳では 140/90 mmHg 未満，75歳以上では 150/90 mmHg 未満とする．高齢者では起立性低血圧が多く，摂食量の減少などによっても血圧が低下することも多い．血圧の動揺性をきたすことも多いので，家庭血圧を測定して血圧を管理することも重要である．

　冠動脈疾患合併の高齢者では，SBP の目標達成の際，DBP が 70 mmHg 未満となると心イベントリスクが増大する可能性がある．高齢者高血圧では臓器血流障害，自動調節障害が存在するため，厳格な降圧目標達成に際して，降圧は緩徐に行う必要がある．特に起立性低血圧では，転倒や QOL 低下に注意しながら，緩徐に降圧をはかる．α遮断薬は原則として用いない．高齢者の特殊性に基づくその他の留意点を表9に示す．

文　献

1) Kaplan NM：Kaplan's Clinical Hypertension Ninth Edition, Lippincott Williams & Wilkins Co, Philadelphia, 2006

2) Devereux RB et al：LV mass as a measure of preclinical hypertensive disease. Am J Hypertens 5：175s-181s, 1992

3) Bakris GL et al：National kidney foundation hypertension and diabetes executive committees working group：Preserving renal function in adults with hypertension and diabetes：a consensus approach. Am J Kidney Dis 36：646-661, 2000

4) 日本高血圧学会高血圧治療ガイドライン作成委員会（編）：高血圧治療ガイドライン 2014，日本高血圧学会，2014

5) Chobanian AV, Barkis GL et al：The National High Blood Pressure Education Program Coordination Committee. The Seventh Report of the Joint National Committee on Prevention, Detection, Evaluation and Treatment of High Blood Pressure. JAMA 289：2560-2572, 2003

6) World Health Organization, International Society of Hypertension writing Group：2003 World Health Organization (WHO)/International Society of Hypertension (ISH) statement on management of hypertension. J Hypertens 21：1983-1992, 2003

7) Matsuo S et al：on behalf of the collaborators for developing Japanese equations for estimating glomerular filtration rate from serum creatinine (Submitted, unpublished)

8) Collins R et al：Blood pressure, stroke, and coronary heart disease. Part 2：Short term reductions in blood pressure：overview of randomized drug trials in their epidemiological context. Lancet 335：827-838, 1990

9) Frey N et al：Hypertrophy of the heart：a new therapeutic target？Circulation 109：1580, 2004

10) Intersalt Cooperative Research Group：Intersalt：an international study of electrolyte excretion and blood pressure. results for 24 hour urinary sodium and potassium excretion. BMJ 287：319-329, 1988

11) Whelton PK et al：Sodium reduction and weight loss in the treatment of hypertension in older persons. a randomized controlled trial of non-pharmacologic interventions in the elderly (TONE). JAMA 279：839-846, 1998

12) Sacks FM et al：Effects of on blood pressure of reduced dietary sodium and the Dietary Approaches to Stop Hypertension (DASH) diet. DASH-Sodium Collaborative Research Group. N Engl J Med 344：3-10, 2001

13) Jo Y, Arita M et al : Blood pressure and sympathetic activity following responses to aerobic exercise in patients with essential hypertension. Clin Exper Hypertens A11 (suppl 1) : 411-417, 1989

14) Iwane M, Arita M et al : Walking 10,000 steps/day or more reduces blood pressure and sympathetic nerve activity in mild essential hypertension. Hypertens Res 26 : 573-580, 2000

15) Fagard RH : Exercise characteristics and the blood pressure response to dynamic physical training. Med Sci Sports Exerc 33 (6 suppl) : s484-s492, 2001

16) American College of Sports Medicine : ACSM's Guideline for Exercise Testing and Prescription. 9 th Ed, Williams Wilkins, 2014

17) Okubo T et al : J-HOME Study Group. Control of blood pressure as measutred at home and office, and comparison with physician's assessment of control among treated hypertensive patients in Japan : First Report of the Japan Home versus Office Blood Pressure Measurement Evaluation (J-HOME). Hypertens Res 27 : 755-763, 2004

18) 2007 Guidelines for the Management of Arterial Hypertension : The Task Force for the Management of Arterial Hypertension of the European Society of Hypertension (ESH) and of the European Society of Cardiology (ESC) . J Hypertens 25 : 1105-1187, 2007

19) 河村真生，有田幹雄ほか：高血圧患者における血圧測定条件と血圧変動との関連性．日本循環器病予防学会誌　43：70-76, 2008

（有田　幹雄）

初診時の対応

　低血圧の症状は，めまいやふらつきなど脳虚血症状が多い．しかし，これらの症状を呈する疾患は多岐にわたり，除外診断を確実に行うことが重要である．また，低血圧の患者はパーキンソン病やシャイ・ドレーガー症候群などの神経変性疾患，心不全などの心疾患あるいは，糖尿病などの内分泌疾患を背景に有していることがあり，それらの原疾患を見極めることも肝要である．本態性低血圧の患者は，精神的に不安や負担を抱えている場合が多く，相手の話をよく聞いて良好な関係を構築することが必要である．

1．現病歴の聴取

　高血圧，糖尿病あるいは慢性腎臓病など生活習慣病を有している患者には，それらの疾病がいつから始まり，どのような経過を辿っているのか聴取する．また，薬物などの治療状況についても確認しておく．患者が，ふらつきやめまいなどの脳虚血症状を訴えている場合，一般的な問診だけでなく角度を変えて具体的な質問を加える．例えば，「ふらつきやめまいなどの症状は，どのような状況下で起こるのか」という簡単な質問で，診断に近づけることがある．座位または臥位からの起立時に起こるのであれば，起立性低血圧を疑う．症状が食後に起こる場合は食後低血圧が疑われる．

2．既往歴の聴取

　脳血管障害や冠動脈疾患の既往がないかを聞きだす．また，服薬中の患者には，その詳細を聴取する．

3．検　査

　一般的に収縮期血圧 100 mmHg 未満（拡張期血圧の数値は問わない）を低血圧と定義する．起立性低血圧が疑われる場合は，診察室で臥位または座位で血圧を測定した後，起立させ，起立後2〜3分の血圧が収縮期血圧で 20 mmHg 以上かつ，または拡張期血圧が 10 mmHg 以上低下すれば診断可能である．また食後低血圧の場合は，食前と食後の血圧をそれぞれ測定し，その変化を比べる．いずれも，過度の血圧低下で意識消失をきたすことがあり，転倒から骨折や頭部外傷などにつながる恐れがあるので，充分な注意と配慮が必要である．

4．類似疾患

　起立性低血圧や食後低血圧と同様に，失神を起こす疾患に神経調節性失神がある．筆者は，小中学生の頃，朝礼の時間が長引くと女子生徒が突然，意識を失い倒れる光景を何度か目撃した．これは，神経調節性失神によるものである．長時間の立位や座位により，下肢に血液が移動し，静脈還流量が減少するため心拍出量の低下を招く．これを代償するために交感神経系活動が過剰に亢進し，Bezold-Jarisch（ベツォルト-ヤーリッシュ）反射が起こり，失神を惹起させる（交感神経活動の低下と迷走神経活動の亢進による）．

5．治　療

　どのタイプの低血圧であっても，治療に対する基本的な考え方は変わらない．すなわち治療の中

心は生活指導であり，どうしてもコントロールできない場合に限り薬物治療を考慮する．症候性低血圧は，原因が特定されているので原疾患の治療を優先させる．

具体的な生活指導として，まず脱水の回避が挙げられる．また，過度の飲酒は低血圧を増悪させるだけでなく，その利尿作用により脱水を増長させることがあり注意が必要である．低血圧のタイプ別に特に強調すべき生活指導として，起立性低血圧の場合，臥位や座位から立ち上がるときの動作を，なるべくゆっくりするように指導する．食後低血圧の患者に対しては食事をゆっくりとらせ，食後は横になり安静にさせるなどの予防策がある．さらに，両タイプとも降圧薬や抗うつ薬などの薬剤が影響することもあるので，必要に応じ原因薬剤を減量，中止する．

非薬物治療には，運動，水分や塩分摂取（高血圧の患者には慎重に対応），弾性ストッキングの着用などが挙げられるが，どの治療も絶対的効果を得られるものではない．薬物治療の代表的なものに，α受容体刺激薬であるミドドリン塩酸塩（メトリジン®），ノルアドレナリンの再取り込みを阻害するアメジニウムメチル硫酸塩（リズミック®），ノルアドレナリンの前駆物質のドロキシドパ（ドプス®）などがある．メトリジン®やリズミック®は，夕方以降に投与すると夜間の臥位血圧を上昇させ，頭痛や動悸を引き起こすことがあるので，起床時と昼に服薬させる．このように，薬物服用にあたりさじ加減が必要になることがあるので，添付文書等を利用して使い方に熟知しておくことが重要である．また，使用にあたっては少量から開始し，効果をみながら慎重に増量することはいうまでもない．

（湯浅　章平）

3 虚血性心疾患

虚血性心疾患は冠動脈の動脈硬化や血栓形成，あるいは攣縮によって，心筋への血流が不十分となり，虚血が引き起こされる一連の疾患群で冠動脈疾患とほぼ同義である．虚血性心疾患は心筋壊死の有無により狭心症と心筋梗塞に分けられる．狭心症と心筋梗塞の中間的なものとして不安定狭心症が位置付けられてきた．

近年，冠動脈疾患の病態解明が進み，1990年代に急性冠症候群（acute coronary syndrome；ACS）の概念が提唱された．ACSは冠動脈狭窄度が高度でなくても冠動脈プラーク（粥腫）が破裂することにより血栓が形成され冠動脈内腔が閉塞ないしは亜閉塞されることにより生じる一連の症候群で，①不安定狭心症（unstable angina；UA），②非ST上昇型心筋梗塞（non ST-segment elevation myocardial infarction；NSTEMI），③ST上昇型心筋梗塞（ST-segment elevation myocardial infarction；STEMI），④心臓突然死の4つの臨床型に分類される．①と②はまとめて非ST上昇型急性冠症候群（non ST-segment elevation ACS；NSTEACS）として呼ばれている．

虚血性心疾患は，狭心症とACSに分けて考える．

とくに急性心筋梗塞などACSの診療にあたっては迅速性が要求される．最初の対応を誤ると救命できない場合もあるので注意が必要である．

初診時の対応

1．ST上昇型心筋梗塞（STEMI）

STEMIは冠動脈の血栓性急性閉塞により貫壁性心筋虚血から進行性に壊死に陥り，心ポンプ失調から肺うっ血，さらに循環不全による臓器灌流障害に至る病態であり，早期診断と迅速な治療（再灌流療法）が必要である．

1）現病歴

通常突然発症し30分以上続く前胸部痛，胸骨裏面痛，胸部不快感などを訴える．同時にしばしば放散痛として左肩痛，左上肢痛，左背部痛などもみられる．発症前に狭心症がみられる頻度は半数程度といわれる．これまで安定狭心症として加療していた患者が急にこれまでよりも長く強い胸痛を訴えた場合には急性心筋梗塞または不安定狭心症を考えなければならない．

2）身体所見

患者はしばしば苦悶様で冷汗を呈している．質問への応答が明確でない場合には重症のことが多い．血圧が低下している場合は心原性ショックを疑う．徐脈の場合には房室ブロックを疑う．とくに下壁梗塞では房室ブロックをきたしやすい．

聴診では心雑音の有無に注意する．乳頭筋不全による僧帽弁逆流雑音，心室中隔穿孔による全収縮期雑音などを聴取することがある．

3）検査
①心電図

急性心筋梗塞が疑われる患者ではただちに血圧，脈拍，呼吸状態などバイタルを確認し全身状態を観察したら速やかに12誘導心電図を記録する．貫壁性梗塞の場合，発症後の心電図変化は，T波の増高，ST上昇，Q波の出現，陰性（冠性）T波と進行するが，心筋バイオマーカーがいまだ上昇していない超急性期においても，ST上昇やT波の尖鋭，増高（hyper-acute T wave）を認めることがあり，診断上有用である．またreciprocal change としての ST 低下も認められる.

以前の心電図が入手できる場合は必ず比較して判読することが重要である.

②心エコー図検査

虚血に陥った左室心筋の収縮能低下が認められ責任冠動脈を推測することが可能である.機械的合併症として,左室自由壁破裂,心室中隔穿孔,乳頭筋断裂による僧帽弁閉鎖不全を認めた場合は外科的手術も考慮する必要がある.

③血液検査

末梢血では早期に白血球増多が認められる.白血球増多は心筋逸脱酵素(CPK など)の上昇に先立って生じる.心筋逸脱酵素は CPK,AST,LDH の順に上昇するが,発症早期にはいまだ上昇していないことも多く,臨床症状と心電図および心エコー図検査などの所見を中心に診断,治療を進めていく必要がある.各心筋バイオマーカーの診断精度は,発症から2時間未満の超急性期においては高感度心筋トロポニンが最も診断能が高い.CK や CK-MB の有意な上昇を認めるのは発症4〜6時間以降であり,超急性期の診断に用いるには不適と考えられる(文献1「発症からの経過時間別にみた各心筋バイオマーカーの診断精度」参照).

4)初期治療

STEMI の治療においては,可能な限り発症後早期に再灌流を図るべきで,再灌流までの時間が短いほどその後の QOL が改善されることが明らかにされている.病歴と心電図で急性心筋梗塞を疑ったら,ただちに静脈路確保と酸素投与を行い,この段階ですぐに専門施設への搬送を考える.

都市部では冠動脈インターベンション(PCI)可能な施設に1時間以内に搬送することが望ましい.PCI が不可能の場合は血栓溶解療法も検討すべきである.いずれにしてもできるだけ早期の入院が望ましい.診療所側で検査結果にこだわり無駄な時間をロスしないように心がけたい.

胸痛発症後から数時間を経過し PCI などの適応がないと考えられる場合でも急性期には心原性ショック,心不全,致死的な不整脈などの危険性が高く,これらに対して一般診療所では対応困難であるので,できるだけ速やかに専門施設へ入院させる.緊急 PCI が施行できない施設における STEMI への対応アルゴリズムは文献1を参考にしていただきたい.

心筋梗塞発症後は心室細動など致命的な不整脈をきたしやすい.心室細動を生じた場合には自動体外式除細動器(AED)が有用である.下壁梗塞では完全房室ブロックを合併しやすく一時的ペーシングなどが必要となる.

2. 非ST上昇型急性冠症候群 (NSTEACS)

初診時に ST 上昇を認めない急性冠症候群は NSTEACS と分類され,臨床経過で心筋障害が認められた場合は NSTEMI,認めない場合は不安定狭心症(UA)と事後診断される.診断およびリスクの層別化に慎重さが求められ,不適切なリスク評価により短期予後に致命的な結果をもたらす場合がありうる.したがって,可能な限り緻密なリスク層別化を行い適切な治療方針を迅速に決定することが重要である.最近は重症度,臨床像,治療の状況を加味した Braunwald の分類(表1)が用いられる.この分類は予後の予測に有用であり,治療戦略の決定に寄与している.

1)現病歴

新規発症の労作性狭心症,これまで安定していた狭心症発作が急に頻度が増加したり,持続時間が長くなったり,軽度の労作でも生じやすくなったり,速効性硝酸薬への反応がわるくなったもの,新規の安静狭心症を生じた場合などには NSTEACS を疑う.とくに48時間以内に胸痛が起きた症例は高リスク,2週間以内の場合は中等度リスクとして扱う.

2)検査

①心電図

胸部不快感が持続している患者においては速やかに12誘導心電図を記録し,ST 変化,T 波陰転化,Q 波,陰性 U 波の有無をチェックする.また不安定狭心症に一致する病歴があるが,受診時点

表1 不安定狭心症の分類（Braunwald, 1989）

〈重症度〉	
Class Ⅰ	新規発症の重症または増悪型狭心症 ・最近 2 ヵ月以内に発症した狭心症 ・1 日に 3 回以上発作が頻発するか，軽労作にても発作が起こる増悪型狭心症，安静狭心症は認めない．
Class Ⅱ	亜急性安静狭心症 ・最近 1 ヵ月以内に 1 回以上の安静狭心症があるが，48 時間以内に発作を認めない．
Class Ⅲ	急性安静狭心症 ・48 時間以内に 1 回以上の安静時発作を認める．

〈臨床状況〉	
Class A	二次性不安定狭心症（貧血，発熱，低血圧，頻脈などの心外因子により出現）
Class B	一次性不安定狭心症（Class A に示すような心外因子のないもの）
Class C	梗塞後不安定狭心症（心筋梗塞発症後 2 週間以内の不安定狭心症）

〈治療状況〉
1）未治療もしくは最小限の狭心症治療中
2）一般的な安定狭心症の治療中（通常量の β 遮断薬，長時間持続硝酸薬，Ca 拮抗薬）
3）ニトログリセリン静注を含む最大限の抗狭心症薬による治療中

では症状が消失している場合にも心電図は記録すべきである．心電図でハイリスクとされる所見は，ST 低下（0.05 mV 以上），持続性心室頻拍，左脚ブロックの新規出現である（表2）．胸痛を訴える患者の心電図所見が完全に正常であっても ACS の可能性は否定できない．

ACS の疑われる患者には不用意に運動負荷試験を行ってはならない．

②心エコー図検査

胸痛を訴え，救急外来を受診する患者の診断とリスクの層別化に心エコー図検査は有用である．心機能や，他の器質的心疾患の有無についても評価することができる．また，心エコー図検査は大動脈解離，肺血栓塞栓症との鑑別にも有用である．

③血液検査

NSTEACSの診断においてトロポニンTは最も感度と特異度が高いバイオマーカーである．短期リスク分類（表2）でトロポニン陽性を示すのは中等度以上のリスクがあるとみなされる．以前より CK-MB とミオグロビンは心筋障害の早期マーカーとして用いられてきたが，トロポニンよりも心筋障害を検出する感度が低いとされ，ACSの診断として AHA/ACC ガイドライン 2014 では推奨されていない．

3）初期治療

中等度リスク以上は急性心筋梗塞に準じて速やかに専門施設に搬送する．低リスクの場合には状況をみながら硝酸薬投与などで様子をみることもあるが，専門施設での精査加療が望ましい．

胸痛を訴えていて心電図に急性心筋梗塞の所見が認められない場合には大動脈解離や肺塞栓症その他，上部消化管疾患などを考える必要がある．急性心膜炎では広範な誘導で ST 上昇を示し，心筋炎では非特異的な心電図変化を示す．

3．狭心症
3-1 労作性狭心症
1）現病歴

労作に伴い，狭心症発作を生じる．発作の誘因としては坂道や階段を登ったり，重い物を持ったりする労作のことが多いが，寒冷や精神的なストレスが誘因となることもある．秋から冬にかけて冷たい風に向かって歩いたり自転車を漕いだりすると狭心痛を生じるのは，しばしば経験する．この前胸部絞扼感や圧迫感は休むと速やかに消失する．しばしば左肩，左上腕などに放散する．速効性硝酸薬の舌下投与やスプレー口腔内噴霧により胸痛は速やかに消失する．狭心症の重症度分類に

表2 短期リスク分類

		高リスク	中等度リスク	低リスク
病歴	胸痛	安静時 48時間以内に増悪	安静時，夜間の胸痛 2週間以内のCCSⅢ°ないしⅣ°	労作性 2週間以上前から始まり 徐々に閾値が低下する
	持続時間	20分以上の胸痛 現在も持続	20分以上，以内の胸痛の既往が あるが現在は消失	20分以内
	硝酸薬の有効性	無効	有効	有効
	随伴症状	冷汗，吐き気，呼吸困難感		
理学的所見		新たなⅢ音 肺野ラ音 汎収縮期雑音（僧帽弁逆流） 血圧低下，徐脈，頻脈		
心電図変化		ST低下≧0.5 mm 持続性心室頻拍 左脚ブロックの新規出現	T波の陰転≧3 mm Q波出現	正常
生化学的所見		トロポニンT上昇 （定性陽性，＞0.1 ng/ml)	トロポニンT上昇 （定性陽性，＜0.1 ng/ml)	トロポニンT上昇なし （定性陰性）

なお，次の既往や条件を1つでも有する患者は，ランクを1段階上げるように考慮すべきである.
1．陳旧性心筋梗塞
2．脳血管，末梢血管障害
3．冠動脈バイパス術および経皮的冠動脈形成術
4．アスピリンの服用
5．糖尿病
6．75歳以上

はカナダ心臓協会（CCS）の分類（表3）が用いられる.

2）検査

①心電図

発作時心電図で労作性狭心症に特徴的な水平型や下降型のST低下を認めれば診断の強い根拠となるが非発作時の心電図は全く正常の場合も多いので注意を要する. 安静時心電図が正常だからといって狭心症を否定してはならない.

②運動負荷心電図

安静時心電図が正常で狭心症が疑われる場合には運動負荷試験を行う. 方法としてはトレッドミル法や自転車エルゴメーター法が負荷中も心電図などをモニターできて安全であるが，簡便性からマスター2階段試験も行われる. 運動負荷後に表4に示すような心電図所見を示した場合は，狭心症が強く疑われる.

初診の患者でマスター2階段試験を行う場合は比較的症状の軽そうな人に対して心雑音などがないことを確認してから行うべきである. マスター法ではときに負荷後に予想外の強い虚血性変化を示す場合もあるので，初診の患者で運動負荷試験を行う必要がある場合は可能であれば専門施設に依頼するのが安全である. 表5に運動負荷試験の絶対禁忌を示す.

③ホルター心電図

労作性狭心症の場合には必ずしも診断の感度は高くない. 軽症の労作性狭心症では虚血を検出できないことも多い. 日常労作で狭心症を生じる例では当該労作時にST-T変化を認めることがあるが，ホルター心電図の心電図変化は標準12誘導心電図の心電図変化と必ずしも一致しないので解釈には注意を要する.

④冠動脈CT

専門施設で行う検査であるが，64列のマルチスライスCTの出現以来，冠動脈CTは比較的容易に行えるようになった. 心房細動などの不整脈や頻拍患者では施行困難な場合もあるが，外来で15分程度の検査時間で施行でき，撮像時間（息こらえ時間）も10秒程度で済むことから高齢者でも可

表3　狭心症の CCS 分類

0度	自覚症状なし
Ⅰ度	日常の労作，歩行，階段昇降では発作を起こさない．仕事，レクリエーション等の激しい，急なまたは持続的な運動を行ったときに発作を生じる．
Ⅱ度	日常の活動はわずかながら制限される．急ぎ足の歩行，または階段の上昇，坂道，食後，寒冷，強風下，精神的緊張下，あるいは覚醒後2時間以内の歩行，階段上昇によって発作が起こる．また，2ブロックを超える平地歩行および1階分を超える階段上昇によっても発作を生じる．
Ⅲ度	日常生活は制限される．普通の速さ，状態での1～2ブロックの平地歩行，および1階分の階段上昇により発作を起こす．
Ⅳ度	いかなる動作も苦痛なしにはできない．安静時にも狭心症が起こる．

（CCS：Canadian Cardiac Society）

表4　運動負荷試験の心電図基準

確定基準
ST 下降 　水平型ないし下降傾斜型で 0.1 mV 以上 　J 点から 0.06 秒後ないし 0.08 秒後で測定 ST 上昇 　0.1 mV 以上 安静時 ST 下降がある場合 　水平型ないし下降傾斜型で附加的な 0.2 mV 以上の 　ST 下降
参考所見
上行傾斜型 ST 下降 　ST 部の傾きが小さく（1 mV/秒以下）0.1 mV 以上 陽性 U 波の陰転化

表5　運動負荷試験の絶対禁忌

1）急性心筋梗塞発症早期，不安定狭心症 2）コントロール不良の不整脈 3）症候性高度大動脈弁狭窄 4）急性あるいは重症心不全 5）急性肺塞栓または肺梗塞 6）急性心筋炎または心膜炎 7）大動脈解離などの重篤な血管病変

能である．冠動脈造影では得られないプラークの性状評価もできる．

3）初期治療

病歴や心電図などで初回の狭心症が疑われる場合は，心電図その他の検査を勘案して可能な限り専門施設での精査を検討する．PCI の適応になる

ことも多く，さらに冠動脈バイパス術の適応となる場合もある．

安定狭心症と考えられる症例で労作性の場合は抗血小板薬としてアスピリンを投与するとともにβ遮断薬を主体にカルシウム拮抗薬（ジルチアゼム，ニフェジピン），硝酸薬，ニコランジルなどを組み合わせて使用する．

さらに，不安定化のサイン（狭心発作の誘引が労作時から安静時へ，頻度・胸痛強度・持続時間の増加，ニトログリセリン投与に対する効果減弱など）についても十分説明し，該当する場合は早急に受診するよう指導する．

3-2　冠攣縮性狭心症

冠攣縮（スパズム）による心筋虚血により生じる狭心症を冠攣縮性狭心症と呼ぶ．

1）現病歴

主に安静時に狭心症発作を生じる．とくに深夜から早朝にかけて発作を繰り返し起こすようなものは異型狭心症と呼ばれ，発作時心電図で ST 上昇を示す．

2）検査

①心電図

発作時に心電図を記録できれば，ほぼ診断可能であるが，実際には異型狭心症の発作は深夜から早朝にかけて生じることが多いため診療所では12誘導心電図で発作を捉えることは困難である．

②ホルター心電図

異型狭心症の診断に威力を発揮する．深夜から早朝にかけて ST 上昇を示す．異型狭心症では発作を繰り返すことも多く，ST 上昇を示す虚血発作であっても無症状の場合もあり無症候性心筋虚血の検出にも有用である．

再診時のポイント

1．急性心筋梗塞（STEMI，NSTEMI）

心筋梗塞の場合は診療所で初診の患者を診た場合，その場で必要な諸検査を行い，速やかに専門施設に紹介することが多い．したがって発症後数

日以内に再診患者として診ることは診療所では多くはないであろう．一定の治療を受けて，ある程度安定してから継続加療のために再び専門施設から紹介されてくることが多いと思われる．

2．不安定狭心症（UA）

不安定狭心症の中で中等度リスク以上の患者については速やかに専門施設に紹介することになるので診療所で再診することは少ないであろう．低リスクの患者についても再診時には専門施設での精査を勧めるべきである．

3．狭心症

問診，検査から狭心症が疑われる場合は，年齢などを考慮して比較的若い患者に対しては専門施設における精査を勧める．高齢者の場合は薬物療法を試みてもよいが，その場合も発作頻度が高い場合などは専門施設に紹介したほうがよい．現在では外来で冠動脈CTも可能となっており，冠動脈の状況がわかると継続治療の際に心強い．

継続治療のポイント

1．心筋梗塞

現在，心筋梗塞後の患者の心血管系事故（致死性心筋梗塞，心臓突然死，心不全死，薬剤抵抗性狭心症，心不全による入院，脳卒中等）を予防のために総合的に冠動脈危険因子を抑制していくことの重要性が認識されている．治療継続の意味を患者に対して十分に説明する．中には症状がなくなったことを治療の必要がなくなったと勘違いし自己中止したり治療がいい加減になる例もみられる．心筋梗塞後の治療は単純な治療となりやすく，ともすると患者も医師も漫然と緊張感を欠いた状態に陥りやすいので注意が必要である．

1）PCI 施行後

高次専門施設でPCIを施行された後の症例は，抗血小板薬が処方される．アスピリンは低用量（81～100 mg）を可能な限り永続投与，冠動脈ステントを留置した場合はステント血栓症防止のた

め，チエノピリジン系抗血小板薬と低用量アスピリンの2剤抗血小板療法（DAPT）が必須であり，POBA（経皮的古典的バルーン血管形成術）のみやベアメタルステント（BMS）の場合には最低1ヵ月間，薬剤溶出型ステント（DES）の場合は最低1年間2剤併用とし，その後はリスクに応じて1剤への変更を検討する．ACSでは最低1年間のDAPT継続が必要であるが，それ以外の安定した虚血性心疾患に対するPCI後のDAPTの至適な投薬期間の考え方は永続的から術後6ヵ月と著しく短縮してきている．これは，慢性期においては心血管事故発症リスクよりも出血性リスクが高くなると考えられるためである．DAPT後の単剤投与における抗血小板薬はアスピリンが，消化管潰瘍例などアスピリン禁忌例ならびに末梢動脈疾患や脳卒中既往例などハイリスク例ではチエノピリジン系薬剤単独投与が考慮される．

チエノピリジン系抗血小板薬にはチクロピジン，クロピドグレル，プラスグレルの3剤があるが，重大な副作用の懸念から最近チクロピジンは使用されていない．

抗血小板薬の早期中断はステント血栓症などのリスクを著しく高めるため皮下出血などで自己中断はしない．これらの抗血小板薬を投与されている患者が出血を伴う小処置や検査，手術などを受ける場合には注意が必要である．抜歯は抗血小板薬の内服継続下での施行が望ましい．体表の小手術で，術後出血が起こった場合の対処が容易な場合は抗血小板薬継続下での施行が望ましい．体表の小手術で，術後出血が起こった場合の対処が困難な場合，内視鏡による生検や切除術の際は，中断前に必ず専門医に相談することが重要で，中断した際も術後早期の再開を図る．また，出血性合併症で頻度が最も高いのは消化管出血であるが，腹痛を生じないことも多く黒色便，ふらつき，息切れなどに留意することも指導する．

2）冠動脈疾患の二次予防

急性心筋梗塞後の予後は合併する高血圧症，脂質異常症，糖尿病などのコントロールに大きく左右される．

血圧管理目的に 6 g/日の塩分制限，エタノールで男性 20-30 m*l*/日以下，女性 10-20 m*l*/日以下の節酒，脂肪の摂取量を総エネルギーの 25％以下に制限し，コレステロール摂取量は 300 mg/日以下，とくに飽和脂肪酸の摂取量を総エネルギーの 7％以下に制限する．また，多価不飽和脂肪酸，特にω-3 系多価不飽和脂肪酸の摂取量をふやす．体重は BMI 18.5～24.9 kg/m² の範囲を保つようにする．BMI が 30 を超えているような患者をいきなり 25 未満に低下させるのは困難であるので，まず 5 kg 落とすように指導する．

できるだけ運動を勧める．1 回に 30 分以上，週に 3～4 回以上を勧める．運動の種類としては年齢にもよるがウォーキングが無難である．関節などを痛めないよう無理のない運動を指導する．高齢者では整形外科的な問題等もあるのでケースバイケースで指導する．

喫煙者に対する禁煙指導は必須である．禁煙指導の場合は禁煙の意味をよく説明することが重要である．ニコチンパッチやバレニクリンなども使用可能であり，06 年 4 月の診療報酬改訂でニコチン依存症管理料が算定可能になった．

高血圧，脂質異常症，糖尿病などに対する介入はそれぞれ日本高血圧学会，日本動脈硬化学会，日本糖尿病学会の指針に沿って積極的に行う．

血圧は最低でも 140/90 mmHg 未満，できれば 130/85 mmHg 未満，さらに糖尿病や慢性腎臓病（CKD）合併例では 130/80 mmHg 未満を目標とする．ARB，ACEI，Ca 拮抗薬，β遮断薬，利尿薬などを組み合わせて降圧を図る．

脂質異常症に対してはスタチンなどを投与して LDL コレステロール 100 mg/d*l* 未満を目指す．

糖尿病合併の場合は HbA1c 7.0％未満を目標に管理する．糖尿病患者の心筋梗塞再梗塞率は 45.0％で，非糖尿病患者の 18.8％と比べ高率であり，その管理は非常に重要である．また糖尿病患者では心筋梗塞を生じてもしばしば無痛性であり心電図で初めて気づかれることもよくある．したがって血液検査のみならず，定期的に心電図を記録することも大切である．

心筋梗塞後の患者では慢性心不全状態になる患者もみられる．このような患者では定期的に BNP を測定するなどして，必要に応じて入院治療も検討しながら診ていく必要がある．

2．狭心症

狭心症の場合の継続治療の目的は狭心症発作を予防することと，心筋梗塞を発症させないことである．

禁煙を指導する．とくに冠攣縮性狭心症の危険因子として喫煙は強い関連性が指摘されているので禁煙は必須である．

狭心症発作に備え速効性硝酸薬を持ち歩かせるようにする．さらにこれまでと異なる強い胸痛を生じたり，速効性硝酸薬の効きがわるくなった場合などには急性心筋梗塞発症ないし不安定狭心症への移行が疑われるので速やかに受診するように説明しておく．また夜間などに生じた場合は緊急受診先を指示しておく．

冠攣縮性狭心症にはジルチアゼム，ニフェジピンなどの Ca 拮抗薬を投与するが，突然，内服を中止すると強い発作を誘発することがあるので勝手に中止しないように指導する．また異型狭心症では深夜から早朝にかけての発作予防のため就寝前などに服用させることが多いが，飲酒後に薬剤を服用しない（忘れる）患者がいる．このような患者では発作を誘発することもあるので不用意に服用を中断しないように注意する．

高血圧，脂質異常症，糖尿病などの合併症を有する患者には積極的に介入する．

アスピリンなどの抗血小板薬を服用中の患者で歯科治療などを受ける際は前もって伝えるように説明しておく．

 高齢者診療のポイント

高齢者では動脈硬化性疾患の有病率が高く，急性心筋梗塞や狭心症などの虚血性心疾患は生活習慣の欧米化で増加している．

高齢者の急性心筋梗塞は女性が比較的多く，無

症候性心筋虚血や安静時発症が多い.

　胸痛も非典型的で，悪心や嘔吐，息切れや全身倦怠感，意識消失や失神などで発症することもある．認知症の場合は意識低下や不穏が症状の場合もある.

　高齢者の心筋梗塞は非 ST 上昇型の ACS が多く，以前の心電図との比較や心筋マーカーの上昇の有無などで判断することも多い．さまざまな程度の肺うっ血を伴う心不全発症例も多く心機能の把握が重要である.

　冠動脈 CT は虚血性心疾患の除外に有用であるが，冠動脈石灰化の多い高齢者では偽陽性が多いため注意が必要であり，また潜在性の腎機能低下例も多いことから，造影剤による腎障害の発生に注意が必要である.

　虚血性心疾患に対する血行再建術は，冠動脈バイパス術，PCI とも以前より低侵襲性の方向となって高齢者でも安全に治療できるようになり，高齢者であっても治療の適応は広がってきている.

　高齢者は，肝機能，腎機能の低下により薬剤の副作用が出やすい．高齢者は出血性合併症を認めることが多いため，ステント留置後に抗血小板薬の中断を余儀なくされる例があるが，DES で抗血小板薬の早期中断によりステント血栓症のリスクが著しく高まるため，安易な中断は避け，専門医に相談することが必要である.

　冠動脈疾患二次予防のため，血圧は 130/80 mmHg 未満にコントロールする必要があるが，高齢者では脳血管疾患の合併も多いため，緩徐な降圧を心掛ける．とくに両側頸動脈狭窄を有する例には注意が必要である.

　第一線の診療所の立場は，虚血性心疾患，とく

に急性心筋梗塞などの ACS 発症（直）後は専門施設にスムーズに橋渡しすることと，一定の治療を終えた虚血性心疾患患者に対しては総合的診療能力を活かして息の長い外来治療を継続していくところにあると思われる.

　虚血性心疾患の診療は緊急性を伴うのでタイミングを失うことなく適切な診療を行うことが重要である.

文　献

1) 日本循環器学会ほか編：循環器病の診断と治療に関するガイドライン（2012 年度合同研究班報告）ST 上昇型急性心筋梗塞の診療に関するガイドライン（2013 年改訂版）（http://www.j-circ.or.jp/guideline/pdf/JCS2013_kimura_d.pdf）
2) 日本循環器学会ほか編：循環器病の診断と治療に関するガイドライン（2011 年度合同研究班報告）非 ST 上昇型急性冠症候群の診療に関するガイドライン（2012 年改訂版）（http://www.j-circ.or.jp/guideline/pdf/JCS2012_kimura_h.pdf）
3) 日本循環器学会ほか編：循環器病の診断と治療に関するガイドライン（2010 年度合同研究班報告）心筋梗塞二次予防に関するガイドライン（2011 年改訂版）（http://www.j-circ.or.jp/guideline/pdf/JCS2011_ogawah_h.pdf）
4) 日本循環器学会ほか編：循環器病の診断と治療に関するガイドライン（2011 年度合同研究班報告）虚血性心疾患の一次予防ガイドライン（2012 年改訂版）（http://www.j-circ.or.jp/guideline/pdf/JCS2012_shimamoto_h.pdf）
5) 日本循環器学会ほか編：循環器病の診断と治療に関するガイドライン（2009 年度合同研究班報告）慢性虚血性心疾患の診断と病態把握のための検査法の選択基準に関するガイドライン（2010 年改訂版）（http://www.j-circ.or.jp/guideline/pdf/JCS2010_yamagishi_d.pdf）
6) 堀正二ほか編：循環器疾患　最新の治療　2016-2017，南江堂，東京，2016

（鈴木　泰）

第2章 疾患編
A 循環器疾患

4 不整脈

不整脈は外来診療でよく認められるが，幸いにも心室性期外収縮や心房性期外収縮など予後のよい不整脈が大半である．しかし，頻脈性不整脈にも，長期間持続することにより心不全を発症する上室性頻拍，脳塞栓を発症するリスクをもつ心房細動，致死的な心室頻拍もある．そして，高齢化に伴い，洞不全症候群など徐脈性不整脈も増加しており，それらを見逃すと大事故につながる可能性がある．本稿では，「頻脈性不整脈」「徐脈性不整脈」「心房細動」に分けて解説する．

Ⅰ. 頻脈性不整脈

頻脈とは，心拍数が100拍/分以上をいう．実際の頻拍は150〜170拍/分のように速いものが多く，上室性頻脈では突然の動悸，胸部不快感，全身脱力感などをきたし，心室頻拍では心室からほとんど血液が全身に拍出されないため，失神や心不全を引き起こす．一過性の失神を訴えてきた場合は，生命予後の点から重症不整脈を疑い除外することが重要である．

Ⅰ-1. 期外収縮および非持続性頻拍

期外収縮とは，「基本調律より早期に興奮が出現する調律異常」と定義され，その起源によって上室性期外収縮（SVPC），心室性期外収縮（PVC）に分類される．期外収縮は連発した場合，short-runと呼ばれ，定義上3連発以上は頻拍に分類される．

表1　心室性期外収縮のLown分類

グレード0	PVCなし
グレード1	稀発性（PVC<30拍／時間）
グレード2	頻発性（PVC≧30拍／時間）
グレード3	多形性
グレード4a	2連発
グレード4b	3連発以上（非持続性頻拍）
グレード5	R on T

（文献：Lown B et al, 1971より引用）

初診時の対応

期外収縮は，一般に無症候か軽度な症状を訴えるのみであり，健診で偶然発見されることが多い．期外収縮自体を緊急に取り除く必要はないが，期外収縮による症状が強い場合，その症状を軽快させるために抗不整脈薬を用いることがある．しかし，抗不整脈薬の催不整脈作用や心機能抑制作用に留意し，薬剤の選択は慎重に行う必要がある．期外収縮や非持続性頻拍では誘因を探し，あればその除去に努める．不安例では予後が良いことを説明するだけでも有効であるが，精神安定薬やβ遮断薬などが必要な例もある．

診断は12誘導心電図によるが，短時間で頻度の低い発作に対しては，ホルター心電図が役立つ．失神など脳虚血症状がある場合は，突然死を回避する意味でも入院して診断するほうが安全である．

さらにLownらの報告によれば，心筋梗塞発症後48時間以内の致死的心室頻拍発生の徴候として，PVCの出現パターンが重要であり，グレード4b以上のPVCを認めた場合，高率に心室細動を発生する危険がある（表1）．

再診時・継続治療のポイント

PVC が頻発する左心機能低下例では，PVC がない症例に比して予後が不良である．しかし，抗不整脈薬を投与して PVC を減少させると予後を改善するどころか悪化させる例があることが大規模試験の CAST で示され，Ⅰc 群薬を用いた治療は行うべきではない．いずれにせよ，抗不整脈薬の投与は，期外収縮による症状の管理など明確な目標をもって行う必要があり，心電図変化など副作用の徴候には十分注意し，安易に漫然と投与すべきではない．それまで認められなかった SVPC/PVC の頻発や意識消失発作など，重篤な症状を繰り返している場合は，基礎疾患検索のため早急に専門医に相談すべきである．

Ⅰ-2. 発作性上室頻拍

発作性上室頻拍は，通常 150〜200 拍/分の頻拍で，発作性上室頻拍の約 90% は，房室結節性リエントリー性頻拍（AVNRT）と WPW 症候群に伴う房室回帰性頻拍（AVRT）である．

初診時の対応

「突然始まり，突然停止する」特徴を有する動悸や胸部不快感が症状として多い．頻拍発作時には，血圧が低下し，不穏，不安感や四肢冷感をきたすことがあり，時に 24 時間持続した際，基礎心疾患がなくても心不全を発症することもある．また，血圧が発作初期に 60 mmHg 以下に低下し，失神をきたす例や狭心症発作を引き起こす例があり，緊急の処置が必要となることもある．

上室頻拍を停止する際，血行動態が安定している場合には，まず，頸動脈洞マッサージ，息ごらえ（バルサルバ手技），顔面を冷水に浸すなど迷走神経刺激法を試みる．以前行われていた眼球圧迫（アシュナー法）は網膜はく離を起こすことがあり，最近は行われない．

迷走神経刺激が無効な場合は Ca 拮抗薬や ATP の静注を行う．ジゴキシンは静注後に効果発現まで 30 分以上かかるため最近は選択されない．

血行動態が悪化し収縮期血圧が 80 mmHg 以下，肺水腫，狭心症発作などを合併した例では速やかに専門医に紹介し，直流通電（50 j から開始し，無効例では出力を上げて繰り返す）や高頻度ペーシングにより発作を停止する．

再診時・継続治療のポイント

上室頻拍の再発を予防するため，基本的にはカテーテルアブレーションによる非薬物療法の根治治療を勧める．しかし，患者が希望しない場合やアブレーション不成功例では薬物による再発予防を行う（文献1「カテーテル・アブレーションの適応となる不整脈と成績」参照）．

WPW 症候群は，房室回帰性頻拍や心房細動をきたすので注意深い観察が必要である．房室結節を下行しケント束を上行する頻拍では正常 QRS 幅の頻拍を示し，逆の旋回では Δ 波が強調された幅広い QRS 頻拍となる．心房細動時にケント束を経由して心室に伝導すると幅広い不規則な頻拍となり「偽性心室頻拍」と呼ばれる．心房細動時の速い心室への伝導は心室細動をきたす危険があり，とくにジギタリスが投与されている例では，心室細動による突然死もあるので注意が必要である．

心機能が正常の例では，Ca 拮抗薬が第一選択薬となる．心機能が低下した例では，Na チャンネル遮断薬を第一選択薬とするが，AVNRT ではジゴキシンを第一選択薬とする．AVRT では，心房細動への移行が起こるため，K チャンネル遮断薬や Na チャンネル遮断薬が選択される．

Ⅰ-3. 心室頻拍

心室頻拍は PVC の連発（3 連発以上）で，幅広い QRS 波が 120 拍/分以上の頻拍をいう．頻拍中に QRS 波形が一定しているものを単形性心室頻拍，刻々変化するものを多形性心室頻拍と呼び，

数秒から十数秒で自然停止しなければ心室細動に移行する危険が高い．torsades de pointes と呼ばれる多形性心室頻拍があり，薬剤，低 K 血症などによって高度な QT 延長をきたしたときに出現する．

　心室頻拍で受診してくるもののほとんどは単形性である．4 連発以上を持続性心室頻拍と呼び，頻拍中の QRS 波が右脚ブロック＋左軸偏位型を呈する左室起源のものと，左脚ブロック＋右軸偏位型を呈する右室流出路起源のものがある．

　心臓に異常を認めない特発性心室頻拍は必ずしも生命予後はわるくないが，動悸などのため QOL が低下し，長時間持続すると心不全の誘因となる．心筋梗塞，心筋症，心筋炎など心機能が低下している場合には，失神や突然死の誘因となる．

 初診時の対応

　意識があり，脈が触れ，血圧が測定可能であれば，頻拍停止は薬物投与で十分間に合う．頻拍発作の初期には血圧低下が著明で，脈拍が 200 拍/分以上ではしばしば失神もみられる．数日間頻拍が持続した例では，肺うっ血に陥った例もある．しかし意識が低下しショック状態であれば，ただちに電気的に停止手段を講じなければならず，緊急入院が必要となる．

　心室頻拍の診断は，安静時心電図，運動負荷心電図，モニター心電図，ホルター心電図，イベント心電図を行い，QRS 幅の広い心室頻拍を捉えなければならない．

　血行動態が安定している場合，基礎心疾患のない特発性心室頻拍では右脚ブロック＋左軸偏位型では Ca 拮抗薬ベラパミル静注を，左脚ブロック＋右軸偏位型では β 遮断薬静注を行う．また，基礎心疾患がある場合は，リドカインを第一選択薬とし，無効な場合はニフェカラント静注を第二選択薬とする．

 再診時・継続治療のポイント

　疑わしい症状や家族歴に突然死を認める場合

は，無症候性であっても専門医への紹介が望まれ，意識状態がよい場合でも速やかに専門施設に紹介するほうがよい．持続性心室頻拍の再発予防には基礎心疾患がある場合，可能であればカテーテルアブレーションを行う．不成功例や心筋梗塞例の非持続性心室頻拍，Burgada 症候群や QT 延長症候群では，失神の既往がある場合には植込み型除細動器が選択される．

II．徐脈性不整脈

　徐脈性不整脈の代表は洞不全症候群と房室ブロックである．両者とも心静止による Adams-Stokes 発作や失神など重篤な症状をもたらす．高度徐脈例では心不全や末梢臓器循環不全をきたし，認知機能の低下ももたらす．徐脈による症状が証明されるか強く疑われる例では，ペースメーカー植込み術の適応となり，症状の改善と心静止による突然死の回避を目指す．診断に有用な不整脈は一過性に出現することから，心電図がいつでも記録できる外来診療を心がけたい．

II-1．洞不全症候群

　好発のピークは 60 歳代である．洞不全症候群は心電図所見から Rubenstein の分類が臨床上よく用いられる．

　I 型（洞性徐脈）：心電図で 50/分以下の洞性徐脈を呈し，P 波は洞調律時と同波形を示す．

　II 型（洞房ブロック）：洞結節で生じた興奮が心房へ伝導されないため，突然に P 波が脱落する．洞房ブロックが連続すれば心静止をきたす．

　III 型（徐脈頻脈症候群）：徐脈頻脈症候群では洞結節の自動能は低下しているため，心房粗細動などが停止したときに著明なオーバードライブサプレッションによる心静止をきたす．

 初診時の対応

　軽いめまいから食事中に箸を落とすなどの失神

までさまざまな程度の脳虚血症状が起こる.

Ⅰ型では「脈が遅くなる」「疲れやすい」「息切れ」など, Ⅱ型では「脈が止まる」「目の前が暗くなる」「めまい」「ふらつき」「失神」など, Ⅲ型では「どきどきした後, 突然めまいや失神が起こる」と訴える.

意識消失例や蘇生例では入院して心電図モニターを行って診断するか, 電気生理学的検査を行うことがある. 電気生理学的検査では, オーバードライブサプレッション試験を行い, 洞結節自動能回復時間の延長を確認する. 4〜5秒以上では突然死の危険がありペースメーカ治療の適応となる.

治療の目標は適切な心拍数を維持し, 症状と生命予後を改善することにあり, 外来で薬物療法は原則として行わない. 緊急受診例で著しい徐脈を認める場合, アトロピンまたはイソプロテレノールを投与することもある. その際, 房室ブロックの増悪, 狭心症や心室性不整脈の誘発に注意する.

 ## 再診時・継続治療のポイント

心電図所見により洞不全症候群と診断されても, 症状が皆無の例も多い. 治療方針決定には症状が重要であるが, 失神や意識消失は突然発症することから予測ができず, 失神やめまいなどについては外来で問診を繰り返す. これらの症状が徐脈によることを証明するには, ホルター心電図で徐脈との関係を確認する.

徐脈による症状（意識障害や心不全など）が証明されれば, ペースメーカ治療が適応となる.

Ⅱ-2. 房室ブロック

房室ブロックは, 心房−心室の興奮伝導が延長または途絶した病態であり, 房室結節, ヒス束, それ以下の左右脚が障害されることによって生じる.

Ⅰ度房室ブロックやWenckebach型Ⅱ度房室ブロックは, 迷走神経緊張による房室結節の機能的障害（HAブロック）によることが多い. 通常, 運動や交感神経緊張によって改善されることが多い.

MobitⅡ型と高度房室ブロックおよびⅢ度房室ブロックではヒス束以下で原因不明の線維化により刺激伝導系の途絶（HVブロック）をきたすものが多い. 突然の失神や意識消失が診断の契機となることがしばしばあり, 高度な徐脈が続くと, 心拡大, 心不全あるいは認知症症状をきたす.

 ## 初診時の対応

Ⅰ度房室ブロックやWenckebach型ブロックの予後は良好であるので, そのまま外来観察とする. めまいや失神発作を繰り返す場合は, 頭部MRI検査や脳波などで脳神経疾患が除外されれば, 心原性を疑って早期に専門医に紹介する. 心電図で房室ブロックの有無とその程度を把握する. しかし心電図は記録時間が短いので, 長時間記録可能なホルター心電図が用いられる. 電気生理学的検査でヒス束心電図を記録し, ヒス束以下のブロックがより重症で, ブロック以下の補充収縮のQRS幅の広いものやレートの遅いものは重症である.

一過性のめまいを主訴に受診した患者で, 2枝ブロック（右脚ブロック＋左脚前枝ブロックまたは右脚ブロック＋左脚後枝ブロック）あるいは3枝ブロック（2枝ブロック＋Ⅰ度房室ブロック）を呈する場合, 近い将来房室ブロックをきたす可能性が高く専門医に紹介したほうが無難である.

再診時・継続治療のポイント

徐脈により症状をきたしているか否かの診断が重要で, それに基づいてペースメーカ治療の適応が決定される. 一般に, MobitzⅡ型房室ブロック以上の高度な房室ブロックがペースメーカ治療の対象になる. また無症候性であっても突然死を回避するために, ペースメーカの適応となる. 房室ブロックの植込み型ペースメーカの適応に関しては, 日本循環器学会からクラス分類によるガイドラインが出されているので参考にしていただきたい. ペースメーカ機能と合併症をチェックする必

要があるので，循環器専門医以外の内科医は，専門医と連携して，ペースメーカ植込み後の患者の観察を行う．

　厚生労働省は2014（平成26）年4月1日からペースメーカ植込み患者の心臓機能障害の身体障害認定基準を見直しているのでご留意願いたい．これまでは，洞不全症候群などの徐脈性不整脈と診断され，ペースメーカ植込み術が行われた患者においては，一律に1級と認定されていた．しかし，人工ペースメーカへの依存度と日常生活活動の制限の程度を勘案して，1級，3級または4級と認定されるようになり，3級または4級と認定された患者は，医療費が増額されることになっている．

　ペースメーカ植込み患者において，電磁波を避けなければならない．携帯電話は15 cm以上離せば問題ない．医療機器としてMRI装置が問題になるが，最近，導入されたMRI対応ペースメーカの普及により制限が解除されつつある．家電製品では，IH調理器具の使用には注意が必要で，IH炊飯ジャーの使用は避けなければならない．

Ⅲ．心房細動

　加齢とともに頻度が高くなり，心房細動全体の80％以上は65歳以上の高齢者にみられる．心房細動時は心房のポンプ機能は消失し，このため心拍出量は減少する（心房寄与は安静時で10〜15％，運動時で30％に及ぶとされている）．心拍出量の減少のため，運動能やQOLは悪化する．とくに発作性心房細動では心室レートが150拍/分以上になり，高齢者や心機能低下例では容易に急性心不全を発症する．心房細動では左房血栓の形成が促進され塞栓症をきたし，脳塞栓は心房細動患者の予後をもっとも悪化させる因子になる．

　持続時間から3つの病型に分類され治療法は異なる．①発作性心房細動は7日以内に自然停止するもの，②持続性心房細動は7日以上1年以内持続するもの，③それ以上のものは慢性心房細動と分類される．

 初診時の対応

　頻脈のため血圧低下や末梢循環不全による四肢冷感や乏尿なども病態の評価に役立つ．高齢者の発作性心房細動は心室レートも速いことが多く，また潜在的な心機能低下のため早期に肺うっ血が出現する．呼吸困難を訴え，湿性ラ音を聴取し，胸部写真で肺うっ血像を認めれば診断できる．

　絶対性不整脈を呈し，心電図ではP波は認められず，代わって基線の細かい不規則な触れ（f波）を認め，RR間隔はまったく不規則となり，重症度は，心室レートと血行動態の悪化の有無から判断する．心房細動がより重篤な不整脈を誘発する場合があり，WPW症候群では心室細動が，洞不全症候群では心房細動の停止時の心静止がある．

　心房細動は心原性脳塞栓の原因となり，AHA/ACC/ESCガイドラインでCHADS$_2$スコアを用いたリスク評価を提唱している．C：Congestive heart failure（うっ血性心不全）1点，H：Hypertension（高血圧症）1点，A：Age over 75（75歳以上）1点，D：Diabetes Mellitus（糖尿病）1点，S：Stroke or TIA（脳卒中または一過性脳虚血発作）2点で点数が高くなれば脳梗塞発症リスクが増加というものである．そのほか，僧帽弁狭窄，左房の拡大，もやもやエコー，血栓の有無，左心耳血流低下などいくつかの臨床所見が脳梗塞の危険因子となる．

再診時・継続治療のポイント

　心房細動の停止，再発予防および心室レートの適正化に加え，抗凝固療法がある．

1．心房細動の停止

　心機能が正常で中壮年の発作性心房細動と持続性心房細動が対象となる．心室レートが速く血圧の低下やショックを伴う場合や意識低下をきたした場合は電気的除細動が適応となる．ヘパリン投与下に，通電は静脈麻酔下に行い，QRSに同期し

て初回100jから開始し，無効な場合は360jまで出力を増量する．電気的除細動の禁忌にはジギタリス中毒，低K血症，重症徐脈の既往例があり，心房細動を停止させてはいけない．

発作性心房細動では24時間で60％以上，多くは48時間以内に自然停止するが，抗不整脈薬（ジソピラミド，ピルジカイニド，フレカイニドまたはシベンゾリン）はより早期に停止させる．

塞栓症のリスクは48時間以内の持続例では小さい．持続が48時間以上または持続時間が不明の場合で抗凝固療法が行われていない場合，経食道心エコー検査で左房内血栓を除外するか3週間の抗凝固療法の後に停止を試みる．停止後も抗凝固療法を4週間継続する．

2．再発予防

心房細動停止後のI群抗不整脈薬による洞調律維持率は1年で50％以下に留まり，抗不整脈薬使用群では非使用群よりも予後はわるいとされている．アミオダロンでは洞調律維持率は1年で約70％と高い．実際は基礎疾患や心不全の有無を考慮して，ソタロール，ベプリジル，アミオダロンなどが用いられる．症状が強くかつ本人が望む場合，再発予防にカテーテルアブレーションも有効と考えられる．

3．レートコントロール

慢性化した心房細動や，発作性あるいは持続性の心房細動でも洞調律化が困難やそれを望まない例では，Ca拮抗薬，β遮断薬，心不全合併例ではジゴキシンを投与し，房室伝導を抑制して心室レートを低下させる．レート治療の目標は，安静時の心室レートは70〜80拍/分以下，運動時も115拍/分以下とする．

AF-CHF（Atrial Fibrillation and Congestive Heart Failure）が発表され，リズムコントロールをルーチンで行っても，レートコントロールに比べ死亡率や心不全悪化においても有意差はなかった．そして，レートコントロールにより心房細動が簡便に管理でき，電気的除細動を必要とする頻度と入院率は減少し，レートコントロールを心房細動と心不全の合併患者に対する第一選択治療とすべきと結論付けている．

4．抗血栓療法

心房細動時の抗血栓療法により脳梗塞は確実に減らすことができるため，心房細動治療は抗血栓療法なしでは考えられない．心房細動は再発することが多く，脳塞栓予防のためのワルファリン治療を行い，適正なINR域（1.6〜2.6）に維持する．発作性心房細動を繰り返す例でも抗血栓療法は勧められる．抜歯など小手術ではワルファリンは中止しない．またわが国ではアスピリンは推奨されない．

心房細動治療（薬物）ガイドライン（2013）による心房細動に対する抗血栓療法選択のフローチャートは文献2「心房細動における抗血栓療法」をご確認いただきたい．弁膜症性・非弁膜症性に区別され，僧帽弁狭窄症と人工弁患者に対してはワルファリンのみを用いる．非弁膜症性に対しては，$CHADS_2$スコアをもとに塞栓症発症のリスク層別を行い判断する．$CHADS_2$スコア2点以上は血栓塞栓症発症高リスクであり，抗血栓療法（NOACまたワルファリン）を開始することが推奨されている．$CHADS_2$スコア1点での抗凝固療法開始は，ワルファリンでは塞栓症発症予防のメリットと出血リスク増大のデメリットを考慮し投与を行う．頭蓋内出血のリスクが著明に減少したNOACとして，ダビガトランとアピキサバンが推奨されている．

文　献

1) 日本循環器学会：循環器病の診断と治療に関するガイドライン（2004年度合同研究班報告）．慢性心不全治療ガイドライン（2005年改訂版）http://www.j-circ.or.jp/guideline/pdf/JCS2006_matsuzaki_h.pdf
2) 日本循環器学会：循環器病の診断と治療に関するガイドライン（2012年度合同研究班報告）．心房細動治療（薬物）ガイドライン（2013年改訂版）http://www.j-circ.or.jp/guideline/pdf/JCS2013_inoue_h.pdf

（中尾　正俊）

5 心不全

心不全とは，"心筋障害により心臓のポンプ機能が低下し，末梢主要臓器の酸素需要量に見合うだけの血液量を，絶対的あるいは相対的に拍出できない状態"を指す．"心機能の急激な破綻により代償機転が働かなくなった状態"を急性心不全と呼び，"慢性の心筋障害により，ポンプ機能は徐々に低下するが代償機転が働いている状態"を慢性心不全と呼ぶ．心不全に対する理解と対処方法をわかりやすくするために，大きく急性心不全と慢性心不全に分けて概説する．また，日本循環器学会が発表した「急性・慢性心不全ガイドライン」に基づいている．

急性心不全は，可及的速やかに呼吸循環管理のできる専門施設に搬送する必要があり，慢性心不全では，症状とBNP（brain natriuretic peptide：脳性ナトリウム利尿ペプチド）の変動を指標に，神経体液性因子の調節を主体とした治療を行う．たとえ問診で症状の進行が緩やかな印象（高齢者は我慢することが多い）を受けても，NYHA（New York Heart Association）Ⅲ度以上の症例は，その日のうちに循環器専門医のいる施設へ紹介あるいは搬送すべきである（文献1「NYHA（New York Heart Association）分類」参照）．

Ⅰ．急性心不全

急性心不全とは「心臓に器質的および/あるいは機能的異常が生じて急速に心ポンプ機能の代償機転が破綻し，それに基づく症状や徴候が急性に出現した状態」と定義されている．ガイドラインでは6病態に分けており，各病態の血行動態的特徴を示している（文献1「急性心不全の各病態の血行動態的特徴」参照）．

1）急性非代償性心不全：心不全の症状が軽度な新規に発症した急性心不全，または慢性心不全で病態が明らかに急性増悪した場合．
2）高血圧性急性心不全：高血圧を原因として，心不全の徴候や症状を伴い，多くは胸部写真で肺水腫所見を認めた場合．
3）急性心原性心不全：患者は呼吸困難を訴え，起坐呼吸やチアノーゼが認められる．聴診では湿性ラ音を聴取し，胸部写真で肺水腫を認めた場合．治療前のSpO_2は90%未満（room air）であることが多い．
4）心原性ショック：心ポンプ失調により末梢の微小循環が著しく障害され，組織の低灌流による全身の主要臓器障害を合併した重篤な状態．
5）高拍出性心不全：甲状腺中毒症，貧血などを基礎疾患とし，末梢循環は保たれるため触診上は温かい場合．
6）急性右心不全：頸静脈圧の上昇および肝腫大を伴った低血圧や低心拍出量症候群を呈している状態．

初診時の対応

急性心不全を診る上で重要なポイントは，"病態を的確に分析し治療戦略をいかに速く組み立てるか"である（文献1「うっ血性心不全の診断基準（Framingham criteria）」参照）．この点が慢性心不全と大きく異なる．

心不全の主病態の1つは，左室の収縮力低下やコンプライアンスの低下により左室充満圧が上昇

し，これに引き続く左房圧上昇や肺うっ血に基づく左心不全症状である．もう1つは右心負荷による体静脈うっ血に基づく浮腫，肝腫大などの右心不全症状である．したがって，診断は左心不全と右心不全の2つに分けて考えると病態を把握しやすくなる（文献1「急性心不全の症状，所見」参照）．

A．左心不全（文献2「左心不全の診断」参照）
1．症　状
呼吸困難：患者は「息苦しい」という訴えで来院する．急性心筋梗塞発症による左室の収縮力低下，ストレスなどによる著明な血圧上昇や大量の輸液などによる急速な容量負荷により，肺静脈圧が上昇すると肺胞周囲の間質が浮腫を起こす．このため，肺胞からの酸素の取り込みが障害され低酸素血症となり，「労作時呼吸困難」を訴える．進行すれば安静時にも頻呼吸を伴う呼吸困難を訴える．この状態になると，重力のために下半身に集まっていた血液が，夜間横になって寝たときに心臓に還ってくるので息苦しさのため覚醒し，起坐位をとる「夜間発作性呼吸困難」を訴える．そして最重症では，肺水腫となり，患者は横になれず座ったまま前かがみの状態で，早く浅い呼吸を努力性に行う「起坐呼吸」を呈する．このとき，気道の毛細血管が破綻すると血液成分が肺胞の水分と混ざり，ピンク色泡沫状痰が出現する．

また，収縮力低下による自覚症状として「体がだるい」，「頭痛」，「食欲不振」など非特異的な症状が多いが，肺水腫をきたすような重篤な低心拍出では，著しい呼吸困難に加えしきりに暑がり，身の置き所のないような不穏状態となることもよく経験されることであり，注意が必要である．

2．診察所見
上記のような症状を急に呈する患者を診た場合は，四肢や胸腹部を触れ，ただちにバイタルサイン（血圧，脈拍，動脈血酸素飽和度）をチェックする．胸腹部の温度に比べ，四肢が冷たいか温かいか，乾燥しているか湿っているかをすぐに把握

することが大変重要である．低心拍出状態では，血圧低下のみならず脈圧も低下する．SpO_2は，肺うっ血の重症度に比例して低下し，肺水腫の場合では酸素投与下でも90%以下であったり測定不能となったりすることがしばしばある．

四肢が冷たく湿り，収縮期血圧が90 mmHg以下で頻脈の場合はショック状態と考え，治療と並行しながら原因を探る．また，四肢は温かいが湿っており，逆に収縮期血圧が非常に高い場合もある．これは，多くの場合，拡張不全が主な原因の心不全であり，心不全の約40%でみられ日常診療でも遭遇する機会は比較的多い．

3．聴診所見
1）心臓：収縮不全・拡張不全いずれの場合でもⅢ音を聴取する．急性僧帽弁逆流，貧血や甲状腺機能亢進など高心拍出状態では，Ⅲ音は比較的強く中〜高調に聴こえるが，収縮不全時のⅢ音は低周波で鈍く，必ずベル型聴診器を心尖部に軽く置くようにして聴取する．また，左室充満圧の上昇により代償性に心房収縮が増強し，Ⅳ音が生じる．

心雑音が聴取される場合は，場所，強さ，時相（収縮期か拡張期か）に気をつければ，その雑音が生じる原因を特定することが可能である．僧帽弁逆流は，心尖部でⅠ音とほぼ同時に始まる高調な全収縮期雑音を聴取する．

2）肺臓：肺うっ血の聴診所見は，湿性ラ音であり，肺胞内への水分漏出のため吸気時に聴取する．さらに肺うっ血が強まり気管支まで浮腫を起こすと，呼気時に連続性ラ音（wheeze）を聴取する．

4．検　査
1）心電図検査：急激に左室の収縮能が低下する疾患を検索する．たとえば，急性冠症候群ならばST変化の有無，心筋炎ではほぼ全誘導にST上昇や不整脈の出現が認められる．とくに，不整脈では，心房細動，心室頻拍や完全房室ブロックによる心拍出量の低下がないかを注意する．

2）胸部写真：まず心拡大の程度と肺うっ血の有無を確認する．肺うっ血では，下肺野よりも上肺野で肺血管陰影の増強が顕著となる．このとき，Kerley B 線などが認められる．さらに肺水腫になれば，肺門部から放射状に広がる butterfly shadow がみられる．

3）心エコー図検査：収縮不全なのか，拡張不全なのかが判別できる．収縮性の評価は駆出率や内径短縮率を算出し，拡張能の評価には左室流入血流速波形や肺静脈流入血流波形，僧帽弁輪部速度などが用いられている．また，左室径の拡大の有無や壁運動低下の程度，壁肥厚の有無，僧帽弁や大動脈弁の性状などをチェックすることで，原因疾患の特定が可能となる．

B．右心不全
1．症　状
患者は，体静脈うっ血に基づく「脚や顔がむくむ」と訴える．しかし，低心拍出症状は，「食欲不振」，「便秘」，「悪心・嘔吐」，「腹部膨満感」等の消化器症状や全身倦怠感など非特異的なものが多いので見逃さない注意が必要である．

2．診察所見
浮腫に伴う体重増加は通常 2〜3 kg 以上に達する．体静脈うっ血の所見として，頸静脈怒張，下腿浮腫，肝腫大，腹水貯留などがあり，肝頸静脈逆流（hepato-jugular reflux：右上腹部を 1 分間手掌で圧迫し，右内頸静脈の拍動の上端が 4 cm以上上昇）陽性とし，右心不全徴候と診断する．心臓の聴診所見として，右室梗塞や肺高血圧などで右室の拡張性が障害されると，ⅡP 音の亢進と胸骨左縁第 3 肋間で吸気時に増強する右心系Ⅲ音を聴取する．

3．検　査
1）心電図検査：浮腫により四肢標準誘導で低電位を認める．胸痛とⅡ・Ⅲ・aVF で ST 上昇がある例では，さらに右側胸部誘導を調べ右室梗塞の有無を必ずチェックする．COPD（chronic

obstructive pulmonary disease；慢性閉塞性肺疾患）が基礎疾患にある場合は，Ⅱ・Ⅲ・aVF で 2mm 以上の高い P 波（肺性 P 波）が認められる．

2）心エコー検査：左心機能の評価と肺高血圧の有無を評価する．左室の狭小化と心室中隔の収縮期圧排像や著明な肺高血圧を認めれば，急性肺血栓塞栓症を考えなければならない．

4．治　療
急性心不全では，目前で患者の呼吸が止まり心拍も停止することがあり，一次救命処置（basic life support；BLS）や二次救命処置（advanced cardiovascular life support；ACLS）が行えるように日頃から準備しておくべきである．

初期治療では，呼吸困難感，動悸や易疲労感などを早期に軽減すれば予後の改善につながる．一般的な治療として安静，とくに肺うっ血が強い場合は半坐位に，逆に右心不全で前負荷が不十分なために低心拍出となっている場合は仰臥位にする．可及的速やかに呼吸循環管理のできる専門施設に搬送する必要があり，SpO$_2$は 95〜98％を目標とし，最低でも 90％以上を確保する．薬物療法は，血管拡張薬が主体であるが，血圧や血行動態を参考にしながらカテコールアミンを併用する．必要に応じて，IABP（intra-aortic balloon pumping）や PCPS（percutaneous cardiopulmonary support）による機械的な循環補助を行う（文献 3「慢性心不全の急性増悪治療のフローチャート」参照）．

Ⅱ．慢性心不全

循環不全症状や臓器うっ血症状により日常生活が著しく障害され，また致死的不整脈，突然死の頻度も高く，その生命予後はきわめてわるい．一方，心不全症例の 30〜40％においては，心負荷に対する心室リモデリング（心肥大・心拡大），心筋線維化，心内膜下虚血などが拡張障害の要因といわれている「拡張不全」である（文献 4「左室機能不全の治療アルゴリズム」参照）．

また慢性心不全では交感神経系や神経体液性因

子が著しく亢進しており，神経体液性因子のレニン・アンジオテンシン系を抑制することで心不全の予後を改善することも認められ，慢性心不全治療の中心となっている．

初診時の対応

自覚症状や身体所見は，四肢冷感，夜間尿，乏尿，脈圧低下など急性心不全と同じである．心電図では左室肥大や拡大，心筋虚血，不整脈として心房細動などを確認する．胸部X線写真で心拡大，肺うっ血，胸水の有無を確認し，心エコー検査では，左室駆出率による心機能の評価や弁膜症の有無，そしてドプラー法による左室流入血流速波形と肺静脈流入血流速波形，組織ドプラー法による僧帽弁輪運動波形により拡張能の評価を行う．血漿BNP値は主に心室で合成されるホルモンで，さまざまな心室の負荷により分泌が亢進し血中濃度が上昇する．そしてNYHA機能分類の重症度とよく相関し，慢性心不全治療の管理指標として有用であり，心不全症状を訴える場合には必ず検査すべき項目である．

再診時のポイント

かかりつけ医にとって慢性心不全の診療に必要なことは，慢性心不全の「急性増悪」と診断する心構えである．呼吸困難を訴える高齢者では，必ず心不全の病態を考慮すべきであり，肺水腫を肺炎と誤診することは絶対に避けなければならない．また，心不全を合併している肺炎を見逃すことも多いので注意が必要である．「息切れ」を訴えて受診した場合には，心不全の急性増悪も考え，BNP（カットオフ値100 pg/ml以上）を測定しなければいけない．

高齢者は我慢することが多く，いつもと違う症状や診察所見から増悪が疑われたら，検査（心電図，胸部X線写真）を行い，安静や飲水制限，薬物を増量し，通院間隔を短くし頻回に診察する．それでも症状，診察所見や検査所見に改善がなけ

れば，入院治療が必要と判断し，循環器専門医へ速やかに紹介する．

継続治療のポイント

1）一般的管理（文献4「慢性心不全患者および家族・介護者に対する教育・カウンセリングの内容」参照）

患者やその家族に，労作時息切れおよび易疲労感の増強や安静時呼吸困難，下腿浮腫の出現はもちろん，食欲不振や悪心，腹部膨満感，体重増加などが心不全増悪の症候でありうることを十分理解してもらう．慢性心不全の急性増悪の誘因は塩分・水分の過剰摂取，過労，服薬の不徹底，精神的・身体的ストレスなど予防できるものが多い．薬物療法に対しての十分な説明を行うとともに減塩（軽症でも7 g/日），水分制限，活動制限や禁煙の指導を行う．とくに，毎日体重を測定し自己管理を行うことも重要である．また，インフルエンザ予防接種を勧める．

妊娠はNYHA機能分類Ⅱ度からⅣ度の慢性心不全を有する患者では死亡率が高く，妊娠を避けるように指導する．また，慢性心不全患者はしばしばうつ病などの精神疾患を合併することがあり，症状によっては心療内科や精神科医による診断と治療，臨床心理士によるカウンセリングを考慮すべきである．

心不全増悪時の入院加療が終わり，退院後に外来受診の間隔が長くなるほど再入院のリスクが高くなるといわれているので2週間に1回の診療が必要である．一方，比較的安定した慢性心不全ならば，適度な運動は運動耐容能を増して生活の質を高めることが明らかとなっており，個々の症例の病態と運動負荷試験から得られた情報に基づき運動処方をする．

2）ACC/AHAガイドラインに基づく治療

心不全をまだ発症していないが高血圧症・糖尿病などの高リスク患者をステージA，NYHA I度の患者をステージB，NYHAⅡ～Ⅲ度で症状の患者はステージC，難治性のNYHAⅣ度の患者をス

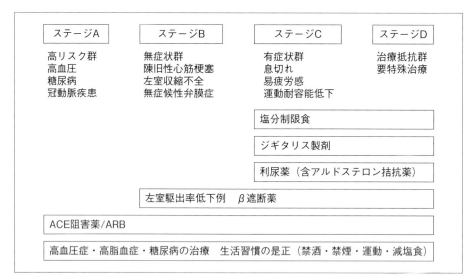

図1 ACC/AHA 心不全診療ガイドライン

テージ D とし，それぞれのステージに応じた治療方針を立てることが，ACC/AHA ガイドラインの特徴である（図1）.

　心不全治療では QOL や予後改善を目的に ACE 阻害薬や β 遮断薬が軽症心不全の早期から推奨され，重症化するに従い利尿薬やジギタリスが併用される．少量でも ACE 阻害薬が投与されていることが重要であり，どこまで投与するかは BNP で 100 pg/ml を目安とし，低血圧による自覚症状がなければ，収縮期血圧で 80 mmHg を割るまでは躊躇せず投与する.

　慢性心不全患者に薬物治療を行う際，ACEI/ARB か β 遮断薬のどちらかを選択することになる．血圧が低く，ACEI も β 遮断薬も投与していないのであれば，BNP を目安にして β 遮断薬をまず投与すべきである．しかし，患者の心機能を正しく評価もせずに，教科書・ガイドラインや薬剤添付文書のみを参照して，少量 β 遮断薬治療を外来で導入すべきでない．また，腎障害を伴う心不全患者では ACEI/ARB を投与することにより腎機能の悪化を招くおそれがあるので安易に投与すべきではない.

文　献

1) 日本循環器学会：循環器病の診断と治療に関するガイドライン（2010 年度合同研究班報告）急性心不全治療ガイドライン（2011 年改訂版）
2) 日本循環器学会：循環器病の診断と治療に関するガイドライン（2004 年度合同研究班報告）．慢性心不全治療ガイドライン（2005 年改訂版）http://www.j-circ.or.jp/guideline/pdf/JCS2006_matsuzaki_h.pdf
3) 日本循環器学会：循環器病の診断と治療に関するガイドライン（2004-2005 年度合同研究班報告），急性心不全治療ガイドライン（2006 年改訂版）http://www.j-circ.or.jp/guideline/pdf/JCS2006_maruyama_h.pdf
4) 日本循環器学会：循環器病の診断と治療に関するガイドライン（2009 年度合同研究会報告）慢性心不全治療ガイドライン（2010 年改訂版）

（中尾　正俊）

6 心筋炎・心筋症

I. 心筋炎

心筋炎とは，文字通り心筋に炎症が及んだ病態を意味するが，炎症の原因には，感染，薬理学的物質，毒性，過敏性，物理的損傷，または全身性疾患などさまざまな原因が炎症反応の病因になり得る．

また，その臨床経過は病因と同程度に多様である．大部分の患者は無症状で自然治癒することが多いが，劇症，急性または慢性的な病態を呈す場合もある．臨床経過は，診断の多様性により予測することが困難である．

心筋が炎症過程にある状態を心筋炎という．原因としては，表1のように炎症性傷害をきたす多くのものが考えられる．臨床的には感染症が大半を占め，ウイルス，リケッチア，真菌，寄生虫などによって起こることが知られているが（表2），欧米や日本における心筋炎の多くはウイルスによると考えられているため，一般に心筋炎とはウイルス性心筋炎を指し，それ以外の原因のものを二次性心筋炎と呼ぶ場合もある．ウイルス性心筋炎の原因ウイルスはとくに RNA ウイルスが多く，ピコルナウイルス群の中でもエンテロウイルス，とくにコクサッキーウイルスは，ウイルス性心筋炎をきたすもっとも頻度の高い原因と考えられている．しかし，日常診療レベルで原因を直接特定することは困難な場合が多いのが現状である．急性ウイルス感染による心病変は必ずしも心筋のみではなく，心内膜や心（外）膜にも障害をきたすことが多い．ウイルス性心筋炎は実に多彩な臨床像で発症するため診断にあたっては常に心筋炎を念頭におくことが重要である．

■ 初診時の対応（現病歴の聴取，既往歴の聴取，家族歴の聴取，現症，検査）

前述したように，心筋炎の病態は非常にさまざまであるが，その多くがウイルス感染症によるものである．ここでは，一般的な臨床症状を述べる．ウイルス感染症による心筋炎の場合，現病歴の聴取で重要なことは先行する感冒様症状とくに上気道炎症状が先行することが多い．その後，吸気時の胸痛を認め心（外）膜炎症状を認めた後に心筋炎を合併していく症例も少なくないといえる．心（外）膜炎後に発症する場合は心電図上では，虚血性心疾患では考えられない広範囲の ST の上昇を認める．また，心筋炎を合併すると異常 Q 波が出現したり虚血性心疾患類似の心電図変化を認めることも少なくなく虚血性心疾患との鑑別は必ず必要である．

検査所見としては，血液生化学検査で CRP，心筋逸脱酵素（AST，LDH や CK-MB），心筋トロポニン T などの上昇が確認される．心筋トロポニン T の迅速測定（ドロップ T テスト）は有用である．胸部 X 線は，心拡大や肺うっ血像を認める場合があるが，特徴的な所見はない．心電図においては，心（外）膜炎の際には前述したように広範囲な ST の上昇を認めるが心筋炎に至ると特徴的な心電図変化はなく多彩な変化を認める．時に刺激伝導系の異常や心室頻拍や心室細動のような致死的不整脈を認めることがあり，心筋炎と診断されれば入院にての心電図モニターによる管理が必要となる．心エコー検査においては，冠状動脈の走行に一致しない壁運動の低下を認める．心嚢液

表1　心筋炎の原因

1．炎症性疾患 　a．感染症 　　ウイルス，リッケチア，細菌，マイコバクテ 　　リア，スピロヘータ，真菌，寄生虫 　b．感染症以外 　　膠原病，肉芽腫症，川崎病 2．代謝性疾患 　a．栄養に関連した疾患 　　チアミン，クワシオルコル，ペルグラ，壊血 　　病，高ビタミンD血症，肥満，セレニウム欠 　　乏症，カルニチン欠乏症 　b．内分泌疾患 　　末端肥大症，甲状腺疾患，粘液水腫，尿毒症， 　　クッシング病，褐色細胞腫，糖尿病 　c．代謝性疾患 　　痛風，蓚酸症，ポルフィリア症 　d．電解質不均衡 3．中毒 　a．コバルト 　b．アルコール 　c．ブレオマイシン 　d．アドリアマイシン 　e．フェノチアジン 　　および抗不安薬 　f．アンチモン化合物 　g．一酸化炭素 　h．鉛 　i．エメチン 　j．クロロキン 　k．リチウム 　l．シクロフォスファミド 　m．炭化水素 　n．カテコラミン 　o．リン 　p．水銀 　q．昆虫毒 　r．蛇毒 　s．パラセタモール 　t．レセルピン 　u．コルチコステロイド	v．コカイン 　w．メチセルジド 4．浸潤性疾患 　a．アミロイドーシス 　b．ヘモクロマトーシス 　c．腫瘍性疾患 　d．サルコイドーシス 　e．ムコ多糖症 　f．ファブリー病 　g．ウィップル病 　h．ゴーツェ病 　i．スフィンゴリピド病 5．線維性疾患 　a．心内膜線維症 　b．心内膜線維弾性症 　c．レフラー線維増殖性心内膜症 　d．カルチノイド 6．血液疾患 　a．鎌状赤血球貧血 　b．赤血球増加症 　c．血栓性血小板減少性紫斑病 　d．白血病 7．過敏症 　a．メチルドパ 　b．ペニシリン 　c．スルホンアミド 　d．テトラサイクリン 　e．フェニンジオン 　f．フェニルブタゾン 　g．抗結核薬 　h．巨細胞性心筋炎 　i．心移植後の拒絶反応 8．物理的要因 　a．熱射病 　b．低体温症 　c．放射線障害 　d．頻泊

（循環器疾患最新の治療 2008-2009，南江堂，東京，2008）

表2　感染症による心筋炎の主要な原因

1．細菌 　溶連菌，ブドウ球菌，肺炎球菌，髄膜炎菌，ヘ 　モフィリア，淋菌，ブルセラ症，ジフテリア， 　サルモネラ，結核，野兎病 2．スピロヘータ 　レプトスピラ，ライム病，回帰熱，梅毒 3．真菌 　アスペルギルス菌，放射菌症，ブラストミコス 　症，カンジタ症，クリプトコッカス，ヒストプ	ラスマ症 4．寄生虫 　胞虫症，住血吸虫症，トキソプラズマ，旋毛虫 　症，トリパノソーマ症，内臓幼虫移行症 5．リケッチア 　ロッキー山熱，Q熱，つつがむし病，発疹チフ 　ス 6．ウイルス感染症

（循環器疾患最新の治療 2008-2009，南江堂，東京，2008）

貯留を伴うこともある．心筋炎を疑ったら必ず心エコー検査を行い，心電図同様，経時変化の観察が必要である．

急性期においては多彩な不整脈や血行動態を示すためICU・CCUでの管理が必要となり虚血性心疾患の鑑別のため心臓カテーテル検査による冠動脈造影を必要とすることが少なくない．また，劇症型においては大動脈内バルーンパンピング（intra-aortic balloon pumping；IABP），経皮的心肺補助装置（percutaneous cardiopulmonary support；PCPS），左室補助装置（left ventricular assist system；L-VAS）といった補助循環を用いる場合も少なくなく，心筋炎の診断がついた時点あるいは，疑った時点で，上記の処置ができうる施設に速やかに紹介することが重要である．

Ⅱ．拡張型心筋症

拡張型心筋症は心筋症の中でもっとも多い疾患である．拡張型心筋症は，両方または片方の心室の収縮および拡張能障害を伴う拡大を特徴とする．収縮拡張能障害を起こす心筋障害は心筋自体による一次的な原因，または全身疾患に伴う二次的な原因による（表3）．

米国および先進国においてもっとも多い拡張型心筋症の分類は「虚血性」であり，これは心筋梗塞後の左室の拡張によるものである．次に多い分類は，原因が特定できない「特発性」である．特発性心筋症には，ウイルス感染によるものや，特定の要因による心筋疾患で，拡張が非可逆性となる終末期まで発見されなかったものが含まれる傾向がある．家族性心筋症も拡張型心筋症の重要な部分を占めると考えられ，特発性心筋症と診断された患者のうち，約25％に家族歴を認める．日本においては，ずっと「虚血性」は他の先進国に比し少ないといわれていたが食事の欧米化のためか最近では徐々に増加傾向にあるとされている．

拡張型心筋症患者のうち，かなりの数の患者が糖尿病をもっている．これまでは，糖尿病をもつ患者の収縮能不全は冠動脈疾患だけによるものと

表3 拡張型心筋症の鑑別

病因	必要とされる評価
末端肥大症	下顎，手または足サイズの変化の経過
アルコール性心筋症	アルコール中毒の既往
動静脈シャント	非腹膜透析患者でとくに検討が必要
脚気	チアミン欠損
化学療法	ドキソルビシンまたはシクロホスファミドへの曝露の既往
コカイン	薬物使用のスクリーニング
膠原病	抗核抗体・リウマチ因子
糖尿病	HbA1c
好酸球増多症候群に関連した疾患	分画を含む血算
家族性	若年死亡（50歳以下）の家族歴は，心臓突然死か心不全による可能性がある
重金属	鉛・ヒ素・コバルトへの曝露
ヘモクロマトーシス	鉄，総鉄結合能
異常血色素症	ヘモグロビン電気泳動
HIV	ウイルスのスクリーニング
ライム病	B. burgdorferi に対する免疫活性測定（活動性感染）または B. burgdorferi 抗体（曝露の既往）のスクリーニング
心筋炎	トロポニン，心内膜心筋生検
栄養失調	チアミン
産褥性心筋炎	妊娠と心不全発症の時間的前後関係
サルコイドーシス	タリウムシンチグラフィ
タバコ	喫煙歴
甲状腺中毒症	甲状腺刺激ホルモン，T_4

（ネッター心臓病アトラス）

考えられていたが，いくつかの研究から虚血性心疾患がなくても心筋障害が起こることが示唆されている．高血圧は糖尿病患者においてよく合併がみられ，糖尿病性心筋症の発症に寄与していると考えられる．

アルコール中毒は，拡張型心筋症の重要な原因であり，早期に発見されアルコールをやめれば可逆的であると考えられるが，見逃されることが多い．

産褥性心筋症は妊娠の重篤な合併症である．古典的には，分娩後の疾患と捉えられていたが，この拡張型心筋症は妊娠後期にも発症する．産褥性心筋症と診断された女性には心筋障害が改善したとしても，再度妊娠しないように助言するべきである．

その他にもいくつかの原因が考えられる．高血圧は虚血性心疾患がなくても，主として拡張障害を起こし，重篤な収縮能障害と拡張型心筋症を起こすこともある．

初診時の対応 （現病歴の聴取，既往歴の聴取，家族歴の聴取，現症，検査）

現病歴については，慢性心不全の急性増悪のため呼吸困難あるいは労作時の息切れなどの自覚症状を認めることもあるが，まったく自覚症状がなく検診でたまたま指摘されることも少なくない．

検査において，特異的な診断法は存在しない．総合的に診断する．虚血性心筋症をはじめとして二次性心筋症，すなわちアルコール性心筋症，内分泌疾患（甲状腺疾患，褐色細胞腫），サルコイドーシス，アドリアマイシン心筋症，産褥性心筋症などを病歴や検査所見から次々と除外して鑑別診断が行われる．もし二次性心筋症と診断されれば，原因疾患に対する直接介入が可能となり心筋機能の改善が望めることとなる．そのため鑑別診断は慎重に行わなければならない．とくにサルコイドーシスは見逃されやすい．より慎重な対応が必要である．

心筋症や突然死の家族歴を詳細に聴取する．生活歴では，海外生活の有無や衛生環境の良否，それに服用薬物の内容にまで立入って聞き取る．症状や体重は経時的な変化や変動を尋ねる．

胸部X線

急性増悪時には心拡大を呈し肺うっ血がみられる．寛解期にはこれらが確認されない場合もある．心拡大がみられなくても cephalization や Kerley B line などに注意する．

心電図

心電図では多彩で非特異的な変化が必ずみられ，ST-T変化，QRS幅の拡大，左室高電位差，四肢誘導での低電位，異常Q波，左軸偏位，左房負荷などが代表的所見である．不整脈では，上室性期外収縮，心室性期外収縮，心房細動が多く，洞結節や房室結節などに刺激伝達異常が及べば徐脈性不整脈を合併する．致死的不整脈の検出にはホルター心電図が有用である．

心エコー図

拡張型心筋症との臨床診断に心エコー図は欠かせない．左室の拡大と収縮能の低下が基本像であり，左室弁輪拡大に伴う僧帽弁逆流も多い．局所的な壁運動低下を認めれば虚血性心筋症の鑑別が必要となる．比較的拡張型心筋症の多くは側壁から後下壁にかけて壁運動が維持されていることが多い．

血液生化学検査

血漿BNP濃度は心不全の重症度判定，臨床経過の予後把握に有用である．BNPは心筋に働く壁応力と密接に相関しており，左室圧や壁厚と比例し左室径と反比例する．一般に，BNP 200 pg/ml以上の症例では心事故率が高い．また，血漿心筋トロポニンT値の上昇が持続する症例では，慢性心筋炎など持続的な心筋細胞脱落の可能性を念頭におかねばならない．血清クレアチニン値や乳酸値の上昇は，低心拍出状態に基づく末梢循環不全を反映する．血清総ビリルビン値の上昇は右心不全のよい臨床指標であり，うっ血と低心拍出状態の進んだ重症例にみられるため注意を要する．

心臓カテーテル検査

虚血性心疾患との鑑別には冠動脈造影が必須検

査である．また，心内膜心筋生検は二次性心筋症の鑑別に欠かせない．拡張型心筋症に特異的な組織像は存在しない．

■ 治　療

確定診断のまだついていない拡張型心筋症の場合は，まず心臓カテーテル検査も含めた精査のできうる医療施設にて確定診断を得ることが望ましい．基本的な治療方針は通常の慢性心不全と同様である．生命予後とともにQOLやADLの改善を目指す．

1．心不全の症状や症候治療

塩分制限による体液・体重コントロール，症例ごとの安静確保と適度な運動処方，服薬コンプライアンスの徹底などは基本療法として不可欠である．薬物療法はACE阻害薬を中心に展開する．ACE阻害薬の副作用にて使用が困難な場合はARBを使用する．また，アルドステロン拮抗薬も高K血症や腎不全などの禁忌がなければ使用することが望ましい．うっ血例にはループ系の利尿薬を使用する．うっ血が改善したところで少量のβ遮断薬の投与を考慮する．心不全の出現とブロックなどの副作用に十分注意し，できれば通常用量まで増量することが望ましい．β遮断薬で現在慢性心不全にエビデンスがあるのは，カルベジロール，ビソプロロール，メトプロロールのみである．

2．致死的不整脈の管理

いずれにせよ拡張型心筋症患者は悪性の不整脈基盤をもっている．とくに持続性心室頻拍や心室細動の発症は致命的であり，臨床的にみられた心機能低下例は植込み型除細動器（implantable cardioverter defibrillator；ICD）の適応候補となる．対症療法としての抗不整脈薬投与は勧められない．ICD植込み後にアミオダロン投与による発症予防を図る．ただし，ICDやアミオダロンの管理については専門医が管理することが望ましい．安定している際にも定期的にホルター心電図などで致死的不整脈の有無については検査する必要性がある．

3．血栓・塞栓症対策

低心機能例では左室内，さらに心房細動合併例では左房内に血栓が形成されやすい．心房細動合併症では抗凝固療法が必要となる．

Ⅲ．肥大型心筋症

肥大型心筋症（hypertrophic cardiomyopathy；HCM）は，弁膜症や高血圧など心筋因子以外の原因がなく，心筋そのものの障害により心室の肥大をきたし心機能異常を生じる疾患である（表4）．心室の全周にわたり対称的な肥大を認める例もあるが，多くは非対称性であり，とくに心室中隔の肥大が高頻度に見受けられる．

左室流出路狭窄を伴うHCMを閉塞性肥大型心筋症（HOCM）と呼び，左室流出路狭窄を伴わないものを非閉塞性肥大型心筋症（HNCM）と呼ぶ．また肥大が心尖部に限局するものを心尖部肥大型心筋症（apical hypertrophic cardiomyopathy；APH），心室中部の内腔狭窄を伴うものを心室中部閉塞型心筋症（midventricular obstruction）と呼ぶ．また経過を経て収縮不全をきたし，心室の拡張や壁の非薄化など拡張型心筋症様の病態を呈したものを拡張相肥大型心筋症（dilated phase of HCM；D-HCM）と呼ぶ．

心電図

HCMの多くの例で12誘導心電図における波形

表4　肥大型心筋症のハイリスク群の予測因子

- ・心停止の既往
- ・持続性心室頻拍
- ・突然死または若年でのHCM関連死亡の家族歴
- ・ホルター心電図での非持続性心室頻拍
- ・神経調節性失神とは考えにくい，意識消失の既往
- ・50 mmHg以上の左室流出路圧較差
- ・著明な左室肥大（壁厚＞20 mm）
- ・左房拡大（＞45 mm）
- ・労作での血圧低下

の変化が認められ，有用なスクリーニング手段と捉えられている．とくに無症状例では診断のきっかけとなることが多い．しかし，その所見そのものは多様かつ非特異的であり，診断の確定や循環動態の評価を単独で行うことはできない．また，HCMでは多彩な不整脈が発生しうるため，全例においてホルター心電図の記録は必要であると考えられる．有症候例やハイリスク例では加算平均心電図や電気生理学的検査の施行も検討されるべきである．

心エコー図検査

左室心筋の肥厚を認めるが，その多くは非対称性である．心室中隔厚/左室後壁厚比が3：1を超えた場合には非対称性中隔肥厚（ASH）と呼ぶ．左室流出路狭窄例では僧帽弁の収縮期前方運動（SAM）がみられるほか，大動脈弁の収縮中期半閉鎖も観察される．また連続波ドプラを用いることで流出路の圧較差を算出できる．その他，二次的な僧帽弁逆流の程度なども評価される．

心臓カテーテル検査・心筋生検

拡張期左室コンプライアンス低下による左室収縮末期圧の上昇，左室流出路または左室内における圧較差の測定が行われる．また，冠動脈造影は胸痛を有する症例において冠動脈疾患との鑑別のために有用である．

心筋生検では心筋細胞の配列の乱れ（錯綜配列）が認められるほか，同質の線維化が観察される．また，特定心筋疾患との鑑別に有用である．

問診のポイントとして上記の症状とともに，家族歴や若年者の突然死の有無についても聞くことが重要である．

管理と治療

一般的にHCMは，収縮障害を伴わないことが多く，心不全を発症することはまれである．管理としては致死的不整脈の定期的な精査が必要となる．初診時に，まだ確定診断のついていないHCMは拡張型心筋症同様に専門施設にて心筋生検を含めた確定診断を受けることが望ましい．

薬物療法

通常の治療は，陰性変力作用をもつ薬物により拡張能を改善することができるという考えのもと，β遮断薬やベラパミルなどを用いて症状を軽減することに主眼がおかれている．

植込み型除細動器（implantable cardioverter defibrillator；ICD）

ICDは突然死の予防に非常に有効であり，したがってHCMのハイリスク群の生命予後を改善する．ほとんど心機能障害のない患者にも心臓突然死の可能性がある．著明な心肥大のみでICDの適応とはならないが，著明な心肥大に加え，突然死の家族歴や意識消失，胸痛，非持続性心室頻拍，労作に伴う血圧低下などのリスクを考慮することにより，予防的なICDで利益を得られる患者を同定することができると考えられる．

Ⅳ. 拘束型心筋症

初診時の対応

軽症例や病初期においては無症状の例も多いが，病態の進行に伴い，労作時呼吸困難，夜間発作性呼吸困難，起坐呼吸，全身倦怠，運動耐容能低下などの左心不全症状，腹部膨隆，全身浮腫などの右心不全症状，上室性不整脈による動悸，などの症状が出現する．また拘束型心筋症は塞栓症も合併しやすいため，塞栓症症状の出現も起こりうる．

胸部X線写真は，軽症例では正常である．しかしながら，病態が進行し重症化するに伴い左房圧上昇，右心系圧上昇が生じてくると，肺うっ血像，左房拡大，右室拡大，右房拡大，胸水貯留などを認めるようになる．

心電図

拘束型心筋症に特異的な心電図変化はない．比較的よく認められる変化としては，Ⅱ誘導における幅広いP波，左室肥大，非特異的ST-T変化，などがある．左房圧上昇が生じてくれば，上室性期外収縮や心房細動を認めることもある．

心エコー

「心室の拘束型拡張障害と拡張期容量の減少を認めるが，心室の壁厚と収機能は正常または正常に近いことを特徴とする．左室内腔は拡大を認めない．以上が拘束型心筋症の定義に合致した形態に関する所見であるが，その他に，左房，右房の高度な拡大やその拡大した心房内に血栓形成を認めうることなども大切な所見である．本疾患と収縮性心膜炎との鑑別が重要であり，心膜肥厚を思わせる像がないことを確認しておくことも大切である．

管　理

拘束型心筋症は，まれな疾患でありまた進行性でもあることから疑った時点で専門医を紹介することが望ましい．確定診断後も専門施設あるいは専門施設との併診が望ましい疾患である．

治　療

拘束型心筋症の原因は不明であるため，原因に対する根本的な治療法はなく，対症療法を行う．拘束型心筋症の基本病態は左心室の拡張障害であり，軽症例や病初期においては無症状の例も多いが，病態の進行に伴い心不全症状が出現する，すなわち拡張型心不全を生じる．したがって，拡張型心不全に対する治療を主として行うこととなる．また心房細動を生じると，心拍数増加による拡張型心不全の増悪に対する対処，心内血栓発生さらには塞栓症発症に対する予防的対処などが必要となる．

1．薬物療法

1）心不全に対する薬物療法

拡張型心不全，すなわち左室収縮機能が保たれている状態に対する治療であり，利尿薬が中心となる．急激に利尿を行うと低心拍出をきたす可能性があるため，緩徐で持続的な利尿を行うように努める．また電解質バランスにも十分注意を払うべきである．その他，ACE 阻害薬，アンジオテンシンⅡ受容体拮抗薬，Ca 拮抗薬，β 遮断薬なども考慮する．

2）不整脈に対する薬物療法

発作性心房細動または持続性慢性心房細動を伴うことが多い．発作性心房細動の場合には可能な限り洞調律を保つようにすることを目標に治療を行う．

3）塞栓症に対する薬物療法

拘束型心筋症においては，心内血栓発生さらには塞栓症発症をしばしば認めるため，塞栓症の既往のある場合，発作性または持続性慢性心房細動を有する場合，心エコーなどにて心内血栓を認める場合などにおいては，抗凝固薬を考慮する．

（泉岡　利於）

心臓弁膜症は僧帽弁と大動脈弁疾患が大部分を占め，三尖弁や肺動脈弁疾患は頻度が少ない．病因は，かつて主体を占めていたリウマチ性弁膜症が減少し，加齢に伴う弁膜症が増加している．なかでも，高齢者の大動脈弁石灰化による大動脈弁狭窄症や慢性心不全に伴う僧帽弁閉鎖不全症が増加し，新たな治療の対象として着目されている[1~3]．

診断は基本的に聴診所見である．しかし，今日では従来の心エコー・ドプラ検査に加え，経食道心エコー検査や MDCT 等の画像診断の進歩により，確定診断や重症度の判定のみならず術式の選定が容易になった．

治療は，従来の心不全治療に加え，経カテーテル治療や小開胸手術等の低侵襲外科治療が進歩してきた[1,4,5]．

治療のポイント：心エコー・ドプラ法による定期検査で重症度を診断して，適切な内科的治療を選択するとともに，弁膜症の手術時期を逸しないことがポイントである．

また，心房細動による脳梗塞等の血栓塞栓症予防のため抗凝固療法が重要となる．さらに，抜歯等で感染性心内膜炎を見落とさないことが極めて重要なポイントである．

ピットホール：抗凝固療法では，近年，直接抗凝固薬（DOAC：direct anticoagulant drug）が普及してきたが，僧帽弁狭窄症と人工弁にはワルファリンを使用すべきである．

Ⅰ．僧帽弁閉鎖不全症
(Mitral Regurgitation；MR)

MR は弁尖・腱索の一次性病変（逸脱・腱索断裂・リウマチ性など）による器質的 MR と，心筋梗塞や拡張型心筋症の左室拡大により生じる機能性 MR に分類される[1]．

 診断のポイント

聴診上，心尖部に全収縮期雑音を聴取する．Ⅰ音は減弱し，左室が拡大し重症になるとⅢ音を聴取する．僧帽弁逸脱症候群は，収縮中期クリックと収縮後期雑音を特徴とする．乳頭筋不全によるMR は，粗い収縮期雑音を呈する．一方，機能性 MR では雑音はしばしば聴取されないことに留意すべきである[1]．

胸部 X 線写真では左房，左室の拡大（左3弓，4弓の突出）を認め，心電図では左室肥大や左房負荷所見および心房細動を認めることが多い．

MR の診断・病因・重症度評価には心エコー・ドプラ検査が必須である（文献1参照）．

心エコー検査で左室径，左房径，左室壁厚，壁運動や左室駆出率を測定する．

また，カラードプラ検査で逆流の程度と発生部位を診断する．僧帽弁逸脱症候群では弁尖の一部が弁輪面を越え左房側に突出する所見が特徴である．

虚血性（機能性）MR は，左室駆出率や，逆流の原因である左室拡大による乳頭筋の外方移動や弁輪拡大から生じる弁尖の可動性・閉鎖の阻害（tethering）を精査する[1,4]．

慢性 MR の場合，初期は症状に欠くが，病態が進行すると易疲労感，動悸，息切れ，労作時呼吸困難などを訴える．

治療のポイント

高度 MR は心機能が正常で無症状であっても6〜10 年を超えると症状出現や左室機能低下をきたして手術適応になる[6]．リウマチ性 MR は内科的治療の 5 年生存率が約 50% とされていた．内科治療抵抗性で，心エコー検査で左室収縮末期径が40〜45 mm を越え，ドプラ法や心臓カテーテル検査でⅢ度と診断された場合，弁形成や弁置換術の適応となる[1]．

僧帽弁逸脱症候群は人工腱索による腱索再建術が多用され弁形成術のよい適応と考えられている．術後遠隔期の生存率低下する因子と認識されている心房細動の発症を含め早期の弁形成術が推奨される傾向にある[1〜4]．

機能性 MR 治療のポイント：機能性 MR は左室機能低下に合併し，軽度の MR であっても予後を悪化させるが，内科的治療が主である．一方，CABGを施行する患者に合併する機能性 MR には，弁形成術も考慮されるが，annulopasty ring を用いた単独弁輪形成術の追加が有益と考えられている[1]．

外科的治療のポイント：僧帽弁形成術が第一選択である．弁置換術（MVR）でも，後尖の温存や腱索を再建し乳頭筋と弁輪の連続性を維持できるかが手術成績を決定する．

高齢者の手術適応のポイント

高齢 MR 患者に対する僧帽弁手術は 75 歳を超えると MVR だけでなく，弁形成術の手術死亡率は 75 歳以下に比較し有意に上昇する．自覚症状等を考慮して治療選択すべきである[1]．

経カテーテル的僧帽弁修復術（MitraClip など）：手術リスクの高い重症 MR に対してカテーテルを用いた低侵襲の治療法が開発されている．僧帽弁前尖と後尖の edge-to-edge repair を行う Mitra-Clip の国内治験も開始され，今後の進歩が期待されている[7]．

Ⅱ．僧帽弁狭窄症
（Mitral Stenosis；MS）

病因は，ほとんどがリウマチ性で，初発症状は労作時呼吸困難である．

左房内血栓に由来する心原性脳梗塞等の血栓塞栓症で診断されることがある．

診断のポイント

聴診上，拡張期輪転様雑音（rumbling murmur）とⅠ音，Ⅱ音の亢進および opening snap が特徴である．胸部 X 線写真は左 2 弓，左 3 弓（左房）の突出所見を示す．心電図では左房負荷所見や心房細動を認める．

心エコー法で，僧帽弁前尖の特徴的なドーム形成や弁下組織の癒合，左房拡大等の所見がみられる．拡張相の弁口をトレースし，弁口面積が求められる．ドプラ法では，弁口部の左室流入速度を計測し圧較差と弁口面積を算出できる（文献 1 参照）．

治療のポイント

正常弁口面積 4〜6 cm^2 であり，1.5 cm^2 以下になると息切れ等の症状が出現する．

経皮経静脈的僧帽弁交連裂開術（percutaneous transvenous mitral commissrotomy；PTMC）や直視下交連切開術（open mitral commissrotomy；OMC）が推奨される．

弁口面積が 1.0 cm^2 以下の場合に弁置換術の適応となる[1,4]．

PTMC のポイント：手術に比較し低侵襲で安全に施行できるため確立された治療法である．妊娠や出産を控えた女性では症状が軽度であっても適応となる．一方，左房内血栓や高度 MR がある場合は禁忌である[1]．

表1　大動脈弁閉鎖不全症の重症度分類

	軽度	中等度	高度
定性評価			
大動脈造影　Grade	I	II	III～IV
カラードプラジェット面積	<25% of LVOT		>65% of LVOT
vena contradta width	<0.3	0.3	>0.6

（文献9から改訂引用）

III. 大動脈弁閉鎖不全症 （Aortic Regurgitation；AR）

診断のポイント

　聴診上，第III肋間胸骨左縁（Erbの領域）に拡張期灌水様雑音（blowing murmur）を聴取する．心尖部で聴取される Austin-FIint mumur は高度 AR の特徴である．

　胸部 X 線写真では左室肥大と拡大が，心電図では左室肥大と左室内伝導障害を認められる．

　心エコー法で，弁の変性や石灰化等から AR の病因を鑑別する．左室収縮末期径，左室拡張末期径および左室駆出率を計測し，ドプラ法で逆流の程度を判定して重症度を診断する（表1）．

治療のポイント

　AR は症状が出現すると内科的治療では年間死亡率は 10％程度で，呼吸困難や狭心症症状等の重篤な症状を呈する場合には 2～3 年以内に死亡する．心エコー法で左室拡張末期径が 70 mm，収縮末期径が 50 mm を越えて左心機能低下例では症状の有無にかかわらず弁置換術も考慮し慎重な管理が求められる [1,2,4]．

IV. 大動脈弁狭窄症 （Aortic Stenosis；AS）

診断のポイント

　聴診上の特徴は，頸部に放散する胸骨右縁第2～3肋間の荒い駆出性収縮期雑音（ejection murmur）である．しかし，心機能低下例では，駆出性雑音の強度がむしろ低下するので注意を要する．心エコー法で，弁の輝度増強や大動脈基部の拡大を診断する．左室径と駆出率および弁口面積を計測し，ドプラ法で血流速度や圧較差を測定することが重症度の判定に重要となる（文献1参照）．

治療のポイント

　予後は狭心症が出現してから約 5 年，失神では 3 年，心不全では 2 年である．収縮期平均圧較差が 40 mmHg 以上，弁口面積が 0.8～1.0 cm^{2}以下（正常 4.0 cm^{2}前後）および最高血流速度が 4.0 m/s 以上になれば，心不全症状が軽度であっても大動脈弁置換の手術適応である [2,4]．

高齢大動脈弁狭窄症患者の治療ポイント

　PTAC（percutaneous transluminal aortic commissurotomy）は経皮的バルーン弁切開術（percutaneous balloon aortic valvotomy）や経皮的バルーン大動脈弁形成術（percutaneous translvular aotic valvuloplasty；PTAV）を指し，経皮的に血管内に進めたバルーンカテーテルを逆行性に，または経静脈経心房中隔的に狭窄した大動脈弁を通過させバルーンを膨らませて狭窄を軽減する治療法である．AVR のリスクが高い患者や高齢者の AS に対して施行される場合があるが，救命処置的な手段と考えられている [1]．

　経皮的大動脈弁置換術（transcatheter aortic

valve replacement；TAVR）はカテーテルを用い
て人工弁を大動脈弁位に留置する手技であり，高
度 AS の治療法として新たに出現した方法であ
る．現時点で適応は手術困難・高リスク症例に限
られているが，今後，デバイスの開発に伴いさら
なる発展が期待されている[8]．

Ⅴ. 三尖弁閉鎖不全症
（Tricuspid Regurgitation；TR）

TR の病因の多くは僧帽弁もしくは大動脈弁疾
患に起因した三尖弁輪の拡大による二次性のもの
である．

聴診上，第 4 肋間胸骨左縁で最強の汎収縮期雑
音を聴取し，吸気時に増強，呼気時に減弱する
（Rivero-Carvallo 徴候）が特徴である．

カラードプラ法で確定診断し逆流の重症度を評
価する．

治療のポイント

中等度以上の TR は僧帽弁手術の際に弁輪縫縮
術（Ring Annuloplasty）が施行されるのが現状で
ある[1,9]．

文　献

1) 大北裕ほか：弁膜疾患の非薬物治療に関するガイドラ
   イン（2012 年改訂版），循環器病の診断と治療に関す
   るガイドライン（2011 年度合同研究班報告）
2) 福田信夫ほか：弁膜疾患の診断とポイント，永井良三
   （編），循環器研修ノート，診断と治療社，東京，p636-
   638，1997
3) 柳生邦良：弁膜疾患の外科治療の適応，永井良三（編），
   循環器研修ノート，診断と治療社，東京，p639-641，
   1977
4) 阿部幸雄：手術時における虚血性僧帽弁逆流の評価，
   吉川純一（監），今日の心臓手術の適応と至適時期，文
   光堂，東京，p75-78，2012
5) 谷口和博：大動脈弁逆流，吉川純一（監），今日の心臓
   手術の適応と至適時期，文光堂，東京，p108-112，
   2012
6) Enriquez-Sarano M：Quantative determination of the
   outcome of asymptomatic mitral regurgitation. N
   Engl J Med；352：875-883, 2005
7) Feldman T, et al：Percutaneous repair or surgery for
   mitral regurgitation. N Engl J Med；364：1395-1406,
   2011
8) Smith CR et al：, Transcatheter versus surgical aor-
   itic-valve replacement in high-risk patients. N Engl
   J Med；364：2187-2198, 2011
9) 皆越眞一：三尖弁逆流，吉川純一（監），今日の心臓手
   術の適応と至適時期，文光堂，東京，p148-153，2012

（櫻井　正之）

8 動脈瘤

初診時の対応

　急性解離性大動脈瘤は胸背部の激痛で始まり，意識消失を伴うことや，痛みが持続し，解離の進展で移動することがある．虚血性心疾患では胸痛が波状に増強し鑑別の参考になる．破裂，心タンポナーデ，心筋梗塞を合併するとショックとなる．四肢血圧差は急性解離を強く示唆する．血圧低下，頻脈，微弱心音は心タンポナーデを強く疑わせる．胸部 X 線で縦隔陰影拡大，左胸水，心電図で洞性頻脈，低電位差，電気的交互脈，心エコーで全周性の echo free space，右心系の拡張期虚脱などの心エコー所見は心タンポナーデに特徴的である．強い胸痛があり，心電図で心筋梗塞が否定的な場合も本症を疑う．ただし虚血所見がある場合も解離は否定できない．これは解離に伴う冠動脈閉塞も考える必要があり，右冠動脈に多い．致命率がきわめて高い疾患で，疑えば専門医療機関に搬送する．

　真性大動脈瘤は通常無症状で，胸部 X 線，心エコー，腹部超音波検査で発見されることもある．腹部では拍動性腫瘤を自覚または触診で触れることもある．腹部大動脈瘤の 1/4 は家族歴をもつ．症状のある場合，すなわち胸背部痛，嗄声，血痰，嚥下障害，心不全など瘤との関連症状で破裂の切迫を意味する．胸部 X 線は瘤の発生部位で縦隔陰影拡大，気管変位，胸骨後面の空間消失などを認める．正面像より側面，斜位像も有用である．基部病変は心エコーが有用であり，腹部超音波検査も組み合わせ大動脈全般を観察し，確定診断は CT，MRI で行う．

再診時継続治療のポイント

　外科的治療は年齢，解離腔内の血流の有無，心タンポナーデの有無，大動脈閉鎖不全の有無，腔狭窄，臓器血流障害（脊髄対麻痺，腸管壊死，腎梗塞，四肢阻血など），Marfan 症候群の有無，などを総合的に判断する．待機手術は成績良好だが緊急手術はきわめて予後がわるいことを理解していただく．近年，低侵襲治療としてカテーテルを用いたステントグラフト挿入も普及しつつある．手術のタイミングは，胸部では瘤径が 5〜6 cm 以上，腹部では 4〜5 cm 以上をその目安とする．また年間 1 cm 以上大きくなるものも破裂のリスクが高いと考えられている．

　内科的治療は血圧のコントロールが重要であり，降圧目標は 105〜120 mmHg にすべきである．血圧が上昇する運動，重量物挙上，排便時いきみ，持続するひどい咳にも注意が必要である．経過は半年から 1 年ごとに CT，MRI で評価していく．

高齢者診療のポイント

　突然死の可能性が高い疾患であるため，1 年に 1 度腹部触診と胸部 X 線による評価を行うことで，早期発見に努めることが肝要である．

文　　献

1）日本循環器学会：大動脈瘤・大動脈解離ガイドライン2011 年改訂版．Circ J 77：789-828，2013

（長尾　　信）

9 閉塞性動脈硬化症

初診時のポイント

全身動脈硬化症の一部として発症することを念頭におき既往歴，臨床症状，理学的所見を聴取することが大切である．さらに虚血肢の重症度を客観的に評価することが重要である．

1．現病歴

四肢冷感，しびれ感，間欠性跛行，夜間に増強する安静時疼痛を聞く．跛行症状については症状の出現する筋群（足底筋，腓腹筋，大腿筋，殿筋など）の部位，出現するまでの時間，距離，最大歩行距離を聞く．Fontaine の重症度分類は状態を評価するのに用いられる（表1）．

2．既往歴

糖尿病，高血圧，脂質異常症，喫煙歴，脳血管障害，虚血性心疾患，腎臓病の既往歴，治療歴の聴取．

3．現　症

患肢の皮膚温低下，痩せ，爪変形発育障害，脱毛，皮膚色調（蒼白，チアノーゼ），静脈うっ滞，虚脱，浮腫，とくに足趾，踵のびらん，潰瘍，壊死に注意．四肢動脈の触知（とくに大腿動脈，膝窩動脈，後脛骨動脈，足背動脈）下肢挙上試験で蒼白化を観察する．血管雑音は頸動脈，下肢動脈を聴取し，thrill にも注意する．

4．検　査

上腕動脈収縮期血圧に対する足関節部位収縮期

表1　Fontaine の重症度分類

Ⅰ度：冷感しびれ
Ⅱa度：軽度間欠跛行
Ⅱb度：中〜高度間欠跛行
Ⅲ度：安静時疼痛
Ⅳ度：潰瘍，壊疽

圧の比（ankle brachial pressure index；ABPI）で下肢動脈の閉塞の程度を推定できる．正常で 0.90〜1.30，0.7 をきると間欠跛行出現，0.5 以下では跛行距離が 300 m 以下になり，0.2 以下では安静時疼痛が出る．運動負荷前後の変化も参考になることがあり，安静時 0.9 以上あるものでも，負荷後下肢血圧が 20 mmHg 以上低下するか ABPI が 20％以上低下すれば血管狭窄が疑われる．

超音波検査は下肢動脈の狭窄・閉塞さらに血流状態を観察する．さらに頸動脈内膜中膜複合体肥厚度（intimal plus medial complex thickness；IMT）プラークの評価，腹部大動脈瘤の有無，石灰化をみる．これらは全身の血管を評価するのに重要である．

再診時のポイント

1．検査結果の評価

末梢動脈疾患の疾病構造は大きく変化し，動脈硬化が原因の閉塞性動脈硬化症が 95％以上を占める．閉塞性血栓血管炎（Buerger 病）は激減している，他に慢性四肢末梢動脈閉塞をきたす疾患や，馬尾性間欠跛行をきたす腰椎脊柱管狭窄症を本症と鑑別する．これらは若年者に多く発症し診断に苦慮する場合は血管外科専門医に診断を依頼する．

２．追加検査

超音波ドップラー検査，MR アンジオグラフィ（MRA），CT，血管造影（digital subtraction angiography；DSA）により病変部位，程度，性状さらに側副血行を調べる．

 継続治療のポイント

治療目標は症状の進行を抑え消失させることである．糖尿病，高血圧，脂質異常をコントロールし，禁煙する．側副血行路の発達を促すため運動療法を行う．

内科的には抗血小板療法，抗凝固療法，プロスタグランジン製剤を用いる．内科的治療に抵抗する場合，急性閉塞をきたした場合は血管外科専門医と連携が必要である．

外科的血行再建術，経皮的血管形成術にはバルーン，アテレクトミー，レーザーがあり，ステントも有効である．潰瘍，壊死が難治の場合，腰部交感神経切除術も行われる．遺伝子治療として血管内皮増殖因子を用いて血管新生を促したり内皮前駆細胞移植も試みられている．

本症は全身の動脈硬化の一部として発症していることを念頭におく必要がある．脳心腎など生命予後に直接関与する臓器の評価，さらに心機能低下で症状がマスクされている場合，造影剤使用前の腎機能評価なども重要である．

 高齢者診療のポイント

60 歳以上の男性でリスクファクターとして喫煙，糖尿病，高血圧，脂質異常症，冠動脈疾患，脳血管疾患，CKD，高ホモシスチン血症，血漿フィブリノーゲン高濃度，アルブミン尿をもつ者は厳重な管理が必要である．

文　　献

1）日本循環器学会：(2014 年度合同研究班報告). 末梢閉塞性動脈疾患の治療ガイドライン(2015 年改訂版)【ダイジェスト版】 http://www.j-circ.or.jp/guideline/pdf/JCS2015-miyata-d.pdf

（洞庭　賢一）

10 頸動脈狭窄

初診時の対応

頸動脈狭窄は，一過性脳虚血発作（transient ischemic attack；TIA）や脳梗塞を起こさない限り，患者が症状を訴えて来院することはない．したがって，ドッグや検診などで偶然に発見されることが多く，日常診療のなかでは見逃されていることも多い．高齢者や喫煙者，あるいは高血圧，脂質異常症，糖尿病などの生活習慣病を有する患者の診察に際しては，頸動脈狭窄の存在を常に意識することが肝要である．アテローム血栓症（atherothrombosis；ATIS）という概念があり，頸動脈狭窄も全身の血管病（血管の内側にコレステロールの塊が蓄積した状態）の1つの病型にすぎない．したがって，頸動脈狭窄を端緒に脳，心臓，末梢血管など全身のアテローム血栓症が発見されることがあり，この点に留意することも必要である．

1．現病歴の聴取

とくに高齢者で高血圧，糖尿病，脂質異常症などの生活習慣病を有している患者に対して，罹病期間や治療歴について確認しておく．また，現在の喫煙の有無のみならず過去の喫煙歴についても充分聴取しておく．

2．既往歴の聴取

TIA やラクナ梗塞を含め，脳梗塞の既往はチェックしておく．また，冠動脈疾患や末梢動脈疾患についても聴取する．

3．身体所見

日常の診療のなかで，聴診器を用いることは重要である．胸部，背部の聴診だけでなく，両側下顎角下部にも聴診器を当て収縮期の血管雑音を聴取してみる．現実には頸部に血管雑音が聴取されることは，極めてまれであるが習慣にしておくとよい．

4．検査

種々の検査法のなかで，頸動脈エコー検査，頸動脈カテーテル検査について概説したい．

1）頸動脈エコー検査

血管壁は内，中，外膜の3層構造をしており，そのうちの内，中膜の厚さを測定する．これは intima-media thickness（IMT）と呼ばれ，動脈硬化時に肥厚するが，基準値は1mm未満である．また，血管内にプラークが確認されれば，血管の断面や血管径から狭窄率を計算する．計算法には，NASCET 法や ECST 法があるが，血管造影で計測した狭窄率と必ずしも一致せず過大評価してしまう可能性がある．

2）頸動脈カテーテル検査

血管造影で50％以上の狭窄を中等度狭窄，70％以上の狭窄を高度狭窄とするが，狭窄率を正確に評価し，治療方針を決定するために必要な検査である．しかし，手技に伴い脳梗塞を発症してしまうリスクがあり注意が必要である．

5．治療

本邦においては，未曽有の高齢化が進んでおり，頸動脈狭窄治療対象者のなかにもかなりの高齢者が含まれている．一口に高齢者といっても元

気な高齢者，健常者と要介護者の中間にいる，いわゆるフレイルと呼ばれる高齢者，寝たきりで介護が必要な高齢者などさまざまである．したがって，その治療を一律に考えるのではなく，個々により慎重に考慮されなければならない．また，頸動脈狭窄が発見された際には，冠動脈疾患，腎疾患，末梢動脈疾患など全身の血管に病変が及んでいる可能性があり，治療戦略を立てるうえで重要である．実際には，専門施設へ紹介するケースが多いと思われるが，その場合もどのような考え方に基づいて，どのように治療が行われるか，ある程度，理解しておく必要があると思う．

治療方針は症候性狭窄であるか無症候性狭窄であるかで異なる．

1）無症候性狭窄

頸動脈狭窄は脳梗塞の原因疾患だが，無症候性の軽度から中等度の頸動脈狭窄は，脳梗塞を起こす危険は少ない．そのため治療は，禁煙，食事，運動などの生活指導から開始し，必要に応じ抗血小板薬等の薬物療法が考慮される．一方，高度狭窄例については，脳梗塞発症予防の観点から頸動脈内膜剝離術（carotid endarterectomy；CEA），あるいは頸動脈ステント留置術（carotid artery stenting；CAS）を考慮する場合もある．

2）症候性狭窄

抗血小板薬，脂質異常症治療薬など最良の内科的治療を行うことは，無症候性狭窄の時と変わらない．その上で，中等度以上の狭窄があればCEAやCASが考慮される．

3）CEA と CAS

CEA と CAS のどちらが優れた治療法であるかは，個々の症例により異なるので一概にいえな
い．過去に行われた臨床研究においても結果は一致しておらず（患者背景が不均一），明確なコンセンサスは得られていない．

2010年に行われたCREST試験[1]は，症候性50％以上，無症候性60％以上の患者をCEA施行群とCAS施行群の2群に無作為に割り付け，脳卒中，心筋梗塞，周術期死亡の複合エンドポイントを調べた．その結果，両群間で複合エンドポイントに有意差を認めずCAS治療はCEA治療と比べほぼ同等の効果があることが示された．一方，両群とも周術期のイベントとして，心筋梗塞（CEA＞CAS）や脳梗塞（CAS＞CEA）が各々数％発症している．健康寿命延伸が重要課題である高齢者に対し，これら侵襲的治療を選択する際には，患者背景にも配慮することを改めて強調したい．

専門施設で治療後，かかりつけ医のもとに患者が戻ってくるとき，アスピリンやクロピドグレルなどの抗血小板薬（頸動脈領域ではシロスタゾールが使用されることも多い）やスタチン，EPA製剤など脂質異常症改善薬が処方されていることが多い．抗血小板薬2剤併用をいつまで続けるのか，抜歯や胃内視鏡生検時に抗血小板薬を続けるべきかなど，悩ましいこともある．したがって，日ごろから専門医との顔の見える関係を築いておくことも必要である．

文　献

1) Thomas GB, et al：Stenting versus endarterectomy of carotid-artery stenosis. N Engl J Med 353：11-23, 2010

（湯浅　章平）

11 感染性心内膜炎・肺血栓塞栓症

Ⅰ. 感染性心内膜炎

感染性心内膜炎とは細菌などが心臓の内膜に炎症を起こして，組織を破壊し弁膜に疣贅（vegetation）を形成する全身性敗血症性疾患である．局所の炎症による弁膜の破壊のみならず，その感染を全身に播種させ重篤な病態を引き起こし，診断の遅れから死亡する例もある．何よりも予防が第一であるので，心腔内でジェット血流が存在する器質的心疾患患者には予防教育が重要である．気道系や尿路系に明らかな感染の原因がないにもかかわらず，発熱が1週間以上持続する場合は，感染性心内膜炎の可能性を考えて，いつも診ている循環器の主治医を受診させるべきである．

■ 初診時の対応

1. 現病歴の聴取
古典的には，発熱，貧血，心雑音の3徴といわれる（文献1「感染性心内膜炎（IE）のDuke臨床的診断基準」参照）．
1）感染による全身所見
発熱は，急性細菌性心内膜炎においては突然に悪寒戦慄を伴って高熱をきたし弛張熱が持続する．亜急性心内膜炎では緩徐に発病し，弛張熱の程度も軽度であるため不明熱として扱われることがある．また，体重減少・食欲不振および筋肉痛・関節痛などを伴うことが多い．
2）塞栓症による所見
塞栓症は急性細菌性心内膜炎に多く，脳塞栓症がもっとも重要である．中枢神経系合併症の出現頻度は20〜40％で脳塞栓症によるもののほか，感染性脳動脈瘤破裂による頭蓋内出血，髄膜炎，脳膿瘍や中毒性脳症などがある．

2. 現 症
身体所見における心雑音，とくに心雑音の変化や新たな出現は診断のための重要な所見である．そのほかに貧血や脾腫をしばしば認める．

3. 検 査（文献1「感染性心内膜炎診断の流れ」参照）
検査所見は，炎症所見のほか，血液培養陽性が重要である．標準的には，未治療時で1時間以上間隔を空けて検体を摂取し，3回以上陽性あるいは4回以上採取したうち70％が陽性，または12時間以上の間隔で採取した検体が2回以上陽性を有意とする．原因菌はグラム陽性球菌，（連鎖球菌，とくに *Streptococcus viridans*，黄色ブドウ球菌），HACEK群が多いが，真菌もある．さらに心エコーで疣贅，膿瘍，弁穿孔などが証明されれば確定できる．経食道心エコーも有用である．しかし，約20％の例では心エコー所見に異常をみないので疑わしいときは再検が必要である．

■ 再診時のポイント

治療中に心不全悪化や脳梗塞などが合併する可能性があることに留意する．長期的に感受性のある抗菌薬投与が必要である．急性の逆流性弁膜症で心不全がコントロールできない例や感染を繰り返す症例は外科手術を検討する．8 mm前後以上の疣贅や膿瘍形成などは内科的コントロールがつかないことも多く，外科的手術を考慮する．

予防的治療（抗生物質はいつから飲めばよいのか？）

ハイリスクの基礎疾患を有する患者には，予防を必要とする処置を受ける際には前もって抗生物質の投与が必要であることを説明しておき，感染性心内膜炎を予防するためのカードを携帯してもらう．抗生物質の血中濃度が治療域に達していることが重要なので，歯科治療の場合は，抗生物質を処置1時間前には服用するように指示する．いきなり抜歯をされないよう，また抗生物質の処方についても歯科医との十分な打ち合わせが必要である．他の医学的処置においては，抗生物質の投与法は点滴が可能であれば，処置前から開始してもらう．予防的投与をした場合，処置後に発熱が続くときは，早めに受診するように指導する．

II．肺血栓塞栓症

肺血栓塞栓症は，通常エコノミー症候群と呼ばれ，静脈系で形成または混入した塞栓子が肺動脈を閉塞する疾患で，臨床的には深部静脈血栓症（DVT）に続発する肺血栓塞栓症の頻度が高い．しばしば診断が困難で，治療の遅れが致死的となることがある．呼吸状態や血行動態がわるい例では，人工呼吸や心肺補助循環装置が必要な場合が多く，適切に提携病院に紹介する．危険因子として，DVT，最近の手術や外傷の既往，安静を余儀なくされていたこと，癌の合併，高齢などが挙げられる．

初診時の対応

1．現病歴の聴取

突然に出現した頻呼吸（≧20/分）を伴う呼吸困難が73％であり，頻度の順に胸痛（48％），発熱（22％），失神（19％）と報告されている．重症例では失神，チアノーゼ，ショックを示し，症状のみからの診断は困難で心不全を合併した急性心筋

2．現　症

右心負荷の所見として，頸静脈怒張，右室拍動，IIpの亢進や右心ギャロップを聴取し，血圧低下，チアノーゼ，肝腫大，下肢浮腫など右心不全徴候を呈する．危険因子として下肢DVTの所見は重要で，下肢腫脹，疼痛，発赤，静脈に沿った色素沈着，静脈瘤を見逃してはならない．

3．検　査（文献2「肺血栓塞栓症の診断手順」参照）

呼吸困難の原因が胸部X線，心電図と血液ガスによって特定できないときは，必ず本疾患を疑わなければいけない．

1）胸部X線写真

心陰影の拡大，とくに右心拡大がみられる．肺門部肺動脈拡大（knuckle sign），限局性の肺野透過性亢進（Westermark's sign），下肺野の末梢を底辺とした三角形の浸潤影（Humpton's hump）などの徴候が知られているが，一見したところ正常像を呈することが多い．

2）心電図

前胸部誘導（V1〜4）でT波の逆転，一過性の右脚ブロック，右軸偏位などが特徴とされるが，軽度の洞性頻脈や心房細動も少なくない．

3）心エコー図

右心の圧負荷所見として，右房・右室の拡大，中隔の左室側への偏位を認め，ドプラ法による肺動脈圧推定が有用である．

4）凝固線溶系検査

FDP，D-ダイマー，TATは血栓塞栓症の急性期に増加する．これらの増加がなければ，急性血栓塞栓症は否定してよい．

これらの検査で肺塞栓症を疑ったならば，造影CTスキャン，肺換気・血流シンチグラム，肺動脈造影などを行い，確定診断をつける．

5）造影CTスキャン

血栓が肺動脈の中枢側に存在するとき陰影欠損として描出され，確定診断をすることができる．

臨床的に意味のある肺血栓塞栓症の診断はおおむね可能であるが，末梢側の小さい血栓塞栓は診断が困難である．またMRIにてもCTと同様に中枢側血管内の血栓を陰影欠損として証明でき，確定診断につながる．

6）肺換気・血流シンチグラム

血流シンチグラムだけであっても多発性区域性欠損を認めれば，肺血栓塞栓症である確率が高く，逆に欠損を認めなければ本症を否定してよい．同時に施行した換気シンチグラムとの対比で不一致（換気があり，血流がない）があれば本症を疑う．

7）肺動脈造影

陰影欠損像と肺血流途絶が直接血栓塞栓を証明する所見であり，確定診断の鍵となる．確定診断のためには選択的肺動脈造影が望ましい．

再診時・継続治療のポイント

急性肺血栓塞栓症では循環動態の異常を伴う場合に予後不良であり，積極的な治療が必要である．診断がつかず，治療が遅れた場合の死亡率は30％前後とされる．予後不良因子としては，高齢者，うっ血性心不全，肺高血圧，虚血性心疾患，癌の合併などが挙げられる．外科手術，とくに整形外科の股関節手術，産婦人科手術後は本症の合併頻度がかなり高いので，低分子ヘパリンの投与，術後の弾性ストッキング着用，術後早期から下肢を動かすなどの予防策を講じる（文献2「静脈塞栓血栓症の付加的な危険因子の強度」参照）．

ESC ガイドライン（2014）において，低リスクの場合には，在宅治療も可能と位置づけられている．高度リスクの場合には，高感度トロポニンTまたは右心負荷所見のどちらかが陰性の場合は入院下での抗凝固療法，または高感度トロポニンTまたは右心負荷所見がともに陽性の場合は抗凝固療法または血栓溶解療法の内科的治療が行われる．出血が多くみられるため，高齢者，脳血管障害の既往者，潜在的な悪性腫瘍の合併者などには注意が必要である．

静注または皮下注射による治療に引き続き，ワルファリンによる抗凝固療法が行われる．近年，新しい経口凝固薬（NOAC）が出現し，最初にエドキサバン，続いてリバーロキサバン，アピキサバンも適応追加になってきており，肺血栓塞栓症における抗凝固療法にも変化が訪れている．

治療期間に関しては，危険因子が可逆性であれば少なくとも3ヵ月間継続し，その後，中止も検討されるが，長期の危険因子を有する例では，生涯の抗凝固療法の継続が推奨されている．

文　献

1）日本循環器学会：循環器病の診断と治療に関するガイドライン（2007 年度合同研究班報告）．感染性心内膜炎の予防と治療に関するガイドライン（2008 年改訂版），p6，2008
2）日本循環器学会：循環器病の診断と治療に関するガイドライン（2002-2003 年度合同研究班報告）．「肺塞栓症および深部静脈血栓症の診断・治療・予防に関するガイドライン」Circ J 68（Suppl Ⅳ）：1079-1134, 2004

（中尾　正俊）

第2章　疾患編
B　呼吸器疾患

1　かぜ症候群

 初診時の対応

かぜ症候群は鼻腔から喉頭までの気道，上気道の非特異的カタル性炎症であり，一般内科外来でもっとも多く遭遇する呼吸器感染症である．その原因の80～90％はウイルス感染であり，残りを一般細菌，マイコプラズマ，クラミジアが占めている．自然治癒傾向が強く，抗菌薬は一般的には不要である．ありふれた疾患であるが，いわゆる"かぜ"症状で初発するほかの疾患も数多い．その点では除外診断が重要となる．

1．現病歴の聴取

上気道炎の臨床症状，鼻汁，咳，咽頭痛，熱などの臨床症状がいつから，またどの程度であるのかを聞き出す．これらの症状は1週間以内に自然治癒傾向を示し，38℃以上の高熱をきたすこと，また発熱が3日以上続くことは少ない．前頭部や頬部などの痛みを訴える場合，また後鼻漏を自覚している場合は急性副鼻腔炎の合併も念頭におく．

咳も一般的に程度は軽いが，鑑別診断のため，"どの時間帯に多いか"を聞き出す．夜間に多い場合は，気管支喘息，心不全，マイコプラズマを考えなければならないし，激しい咳が長期間続く場合，成人の百日咳も考慮する．

咽頭痛が強い場合は，A群β溶連菌などの咽頭，扁桃炎も考える．呼吸困難を伴う場合は前述の気管支喘息，心不全のほか，成人においても急性喉頭蓋炎を考慮する．急激に気道閉塞をたどることがあるので要注意である．

2．既往歴の聴取

血圧治療の有無，またACE阻害薬の服薬の有無がないかを聞く．心不全の有無やACE阻害薬による咳を考えるのに役立つであろう．アレルギー疾患の既往は喘息の可能性があるし，耳鼻科疾患の既往も参考になる．

3．現症，視・触診

咽頭，扁桃の発赤が軽度の場合はライノウイルス（20％），コロナウイルス（5％）によることが多い．咽頭痛がひどく，扁桃腺に白苔を伴うものとしてはA群β溶連菌が有名であるが，淋菌，肺炎クラミジアなどの細菌感染のほか，単純ヘルペスウイルス，アデノウイルス，EBウイルスなどウイルス疾患でも白苔を伴うので注意したい．また，亜急性甲状腺炎の場合，患者はのどが痛いと訴えることが多い．甲状腺の触診をし，圧痛を確認するべきである．また咽頭痛に発疹が伴う場合，EBウイルス，A群β溶連菌のほかHIVも考える．結膜炎を伴う場合，アデノウイルス，エンテロウイルスの可能性が高い．

4．検　査

咽頭や鼻腔ぬぐい液での病原体由来抗原の検出する迅速診断が鑑別に有用である．可能なのはA群β溶連菌，インフルエンザウイルス，RSウイルス，アデノウイルス，パラインフルエンザウイルスであり，それぞれ早期治療や，通勤，登校可能の有無に役立つ．

またマイコプラズマやクラミジアでは咽頭ぬぐい液によるPCR法がある（図1）[1]．

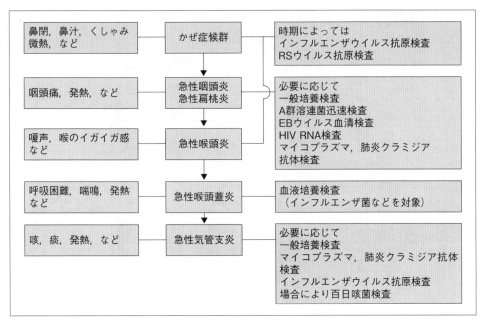

図1 急性気道感染症診断へのアプローチ

（文献1より引用）

5. 治 療

　治療方針は図2[1]となる．原因の大半がウイルスであり，抗菌薬は不要であるばかりでなく耐性菌の発生や副作用の助長の意味からも好ましくない．しかし明らかな起因細菌が認められなくても①3日以上の高熱の持続，②膿性の鼻汁，喀痰，③扁桃の発赤，腫脹に膿栓，白苔付着，④中耳炎，副鼻腔炎の合併，⑤白血球増多，CRP陽性など強い炎症反応の存在，⑥ハイリスク患者（高齢者，糖尿病，慢性呼吸器疾患，心疾患など）には投与適応と考えてよい．

　また，インフルエンザ以外は確実に有効な抗ウイルス薬はなく，治療の基本は安静，保温，保湿，栄養，水分補給などの自宅療養が基本となることや，投薬はあくまでも対処療法が中心であることを患者に啓蒙しなければならない．また二次感染を防ぐため，手洗い，うがいなどを徹底させる．

　発熱，疼痛に対しての解熱・鎮痛薬は症状のはげしいときのみ頓用とする．その際，アスピリン喘息患者には酸性のものは投与禁忌である．ほぼ安全に投与可能なものはCOX1阻害作用がほとんどない塩基性の消炎鎮痛薬（ソランタール®など）である．痰を伴う湿性咳そうでは鎮咳薬は原則使わないが，はげしく，体力が消耗されると考えられるときには使用してよい．

 再診時のポイント

　本症は自然治癒傾向が強いので，3日も内服治療して軽快傾向がない場合，他疾患も考慮すべきである．したがって初診時にこのことは患者に十分説明し，処方も3〜4日分に留め，再受診させるように指導する．また気管支喘息，糖尿病など，かぜによる症状の悪化がみられる可能性の高い基礎疾患を有する場合，主治医と連絡をとれるようにしておくことも大切である．

 高齢者診療のポイント

　高齢者はもともとハイリスク群であり，さらに呼吸器疾患，心疾患などの基礎疾患を持っていることが多いので注意が必要である．2次性細菌感

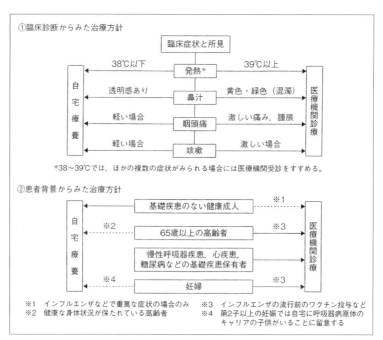

①臨床診断からみた治療方針

臨床症状と所見

自宅療養			医療機関診療
38℃以下	発熱※	39℃以上	
透明感あり	鼻汁	黄色・緑色（混濁）	
軽い場合	咽頭痛	激しい痛み，腫脹	
軽い場合	咳嗽	激しい場合	

※38～39℃では，ほかの複数の症状がみられる場合には医療機関受診をすすめる．

②患者背景からみた治療方針

自宅療養			医療機関診療
	基礎疾患のない健康成人	※1	
※2	65歳以上の高齢者	※3	
	慢性呼吸器疾患，心疾患，糖尿病などの基礎疾患保有者		
※4	妊婦	※3	

※1　インフルエンザなどで重篤な症状の場合のみ
※2　健康な身体状況が保たれている高齢者
※3　インフルエンザの流行前のワクチン投与など
※4　第2子以上の妊娠では自宅に呼吸器病原体の
　　キャリアの子供がいることに留意する

図2　急性上気道炎の治療方針

（文献1より引用）

染症が起こりやすいので注意して，早めの受診などを指導しておく．

 紹介のポイント

急性喉頭蓋炎．
中耳炎や副鼻腔炎の併発を疑う時．
呼吸困難が強い時，呼吸不全や心不全を疑う時．

文　　　献

1）日本呼吸器学会呼吸器感染症に関するガイドライン作成委員会：成人気道感染症診療の基本的考え方．日本呼吸器学会，東京，p1-51，2003

（土屋　　智）

2　インフルエンザ

近年の季節性のインフルエンザは，A型のA/H3N2（A香港）型とA/H1N1型，B型の3種類が流行を繰り返している．このうちA/H1N1型はソ連型が2007-08年シーズンまで流行したのち，2009年に新たにパンデミック型（A/H1N1pdm）が登場して秋を中心に大流行した．このA/H1N1pdm型も2010-11年シーズンは冬季に流行し，2011年4月以降は季節性インフルエンザとして扱われている．またB型は山形系統とヴィクトリア系統の2系統があるが，この2系統が混在して流行することも多い．したがってインフルエンザはこれらのいずれかのウイルスに起因し，毎年主に冬季に流行するウイルス感染症である．日本

での流行は例年12月頃に始まり1〜3月頃にピークを迎え4〜5月に終息することが多いが，その規模・時期や流行するウイルス型は年によって異なる[1]．図1は最近5シーズンにおける診断キットによるA型とB型の発症日分布を，また図2は過去13シーズンにおける亜型の内訳を，いずれも日本臨床内科医会のインフルエンザ研究データから示す．B型は一般的にはA型よりもやや遅れて流行することが多いが，シーズンによってはほぼ同時に流行することもある（図1）．季節性インフルエンザは全国約5,000の定点医療機関から発生報告がなされて，インターネットなどで流行状況が公開されている．このため各地における本症の流

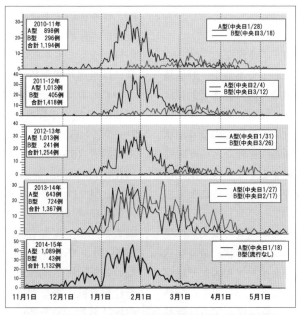

図1　最近の5シーズンにおける発症日別の罹患患者数
（2010〜2015年）

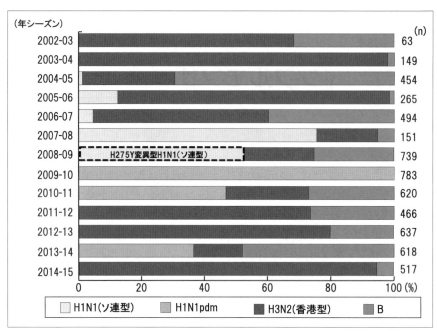

図2　インフルエンザの型・亜型別の内訳（過去13シーズン）

行状況をあらかじめ把握しておくことは本症の診断に欠かせない．

 ## 初診時の対応

1．現病歴

本症は，潜伏期が通常1〜3日程度で，咳，くしゃみなどによる飛沫感染が主であるが，飛沫核感染（空気感染）や接触感染もある．典型的には突然に悪寒，高熱で発症し，同時に頭痛，全身倦怠感，関節痛，筋肉痛，食欲不振などの全身症状をきたし，次いで咳や咽頭痛，鼻汁などの呼吸器症状，上気道炎症状が出現する．また時に消化器症状（嘔吐，下痢，腹痛等）がみられることもある[2]．

厚生労働省の感染症発生動向調査では突然の発症，38℃を超える高熱，上気道炎症状，全身症状の4つすべてを満たす場合をインフルエンザ様疾患としており，Montoらは咳と37.5℃以上の発熱（65歳以上では37.2℃以上）を陽性とする診断基準を提唱している[3]．ただわれわれが迅速診断

キットと比較した結果では，これら症状診断基準は陽性試験予測度（80％前後）は高いが，陰性試験予測度（30％前後）や精度（60〜70％前後）はやや低い[4]．したがって流行期間中に主要症状が揃えば本症の確率は高く，病歴の聴取によってある程度本症の診断は可能だが，これらの主要症状が揃わなくても本症の否定は困難であり正確な診断には迅速診断が必要となる．

われわれの解析ではA型で罹患中の最高体温が38℃を超える頻度は小児（6歳以下：97.2％，7〜15歳：95.9％）よりも，成人（16〜64歳85.5％）や高齢者（65歳以上65.9％）では低く，高齢者の13.6％は最高体温が37.5℃以下であった[2]．最高体温はB型ではA型よりも幼小児を除いて低い傾向にあり（38℃超は6歳以下97.6％，7〜15歳92.1％，成人74.3％，高齢者61.5％），高齢者の23.1％は37.5℃以下であった．咳は比較的早期からA，B型の各年齢層で80％以上の高頻度にみられたが，鼻汁や食欲不振などは小児に多かった[2]．消化器症状はB型でやや多いという報告もあるが，一般に発熱以外の各症状の頻度はA，B型間で大差な

い．また発熱を含めた症状は一般にＡ型よりもＢ型，Ａ香港型よりもＡソ連型のほうが軽い，とする報告もあるが[5]，とくに初感染が多い幼小児ではそれほど差はないと思われる．一方，高齢者では発熱が軽く（とくにＢ型），迅速診断キットがないと診断が困難な場合が少なくない[2,4]．

2．既往歴

過去にインフルエンザに罹ったことがあるかどうか（できればＡ型かＢ型かも含めて）の病歴聴取は大切である．とくに幼児などで初感染の場合は免疫力が不十分でウイルス量が多くなり症状も強くなることが想定される．また同一シーズン内に別の型のウイルス，たとえばA/H1N1に罹患治癒後にA/H3N2やＢ型に罹患することはまれではない[6]．なおＡ型とＢ型のウイルス粒子表面にはヘマグルチニン（HA，Ａ型では16種類）とノイラミニダーゼ（NA，同9種類）という2種類のレセプター（糖蛋白）があり，このHAとNAは同じA/H1N1やA/H3N2でも毎年のようにわずかに抗原性が変化（連続抗原変異）しているため，たとえば同じA/H3N2に毎年のように罹患する患者（とくに小児）もある．

また基礎疾患の把握も大切で，気管支喘息，慢性閉塞性肺疾患（COPD）などがある患者では肺炎などの細菌二次感染を合併しやすく注意が必要である．なおワクチン接種歴の聴取も大切だが，ワクチン株と流行株の一致性が低い場合や，ワクチンを接種しても何らかの理由により抗体価の上昇が十分に得られない場合もあり，ワクチン接種したにもかかわらずインフルエンザに罹患することは珍しくない[7,8]．

3．家族歴

インフルエンザに感染する場所として，学校，職場，公共施設，医療機関などとともに家庭も重要である．発症前の数日以内に家庭内でインフルエンザに罹患していた家族があり，かつ効果的な感染予防対策を施していなければ，その家族から感染した可能性は十分考えられる．とくに本症で

は解熱後もウイルス排出が数日（大部分は2，3日）間続くことが，日本臨床内科医会の調査研究で明らかとなっており，家庭内や学校での感染予防対策は重要と考えられる[9]．

4．現　症

視診では顔面紅潮，結膜充血，鼻咽頭粘膜発赤・腫脹，咽頭後壁リンパ濾胞腫大などがみられる．打聴診では通常は異常ないが，肺炎などの細菌二次感染例では胸部ラ音が聴取される．また体温測定では前述のように程度の差はあってもほとんどの患者で発熱がみられる．発熱が高度であれば脈拍数の増加などもみられ，とくに小児や高齢者などでは脱水症状を伴うこともしばしばある．

鑑別診断として，普通感冒はライノウイルスとコロナウイルスによるものが大部分を占め，鼻炎症状が主で発熱や倦怠感などの全身症状はほとんどなく2〜4日程度で改善する．冬季にインフルエンザ様疾患（influenza like illness；ILI）を起こすウイルス感染症として，アデノウイルスでは発熱以外に咽頭痛や嚥下痛，咽頭粘膜の発赤・腫脹などが強くみられ，迅速診断キットもある．RSウイルス感染症は幼児期に細気管支炎や肺炎など下部呼吸器症状を主徴とし，やはり迅速診断キットがある[10]．パラインフルエンザは幼児で発熱，咳嗽，咽頭痛などの急性上気道炎症状で発症することが多く，初感染例では気管支炎や肺炎を併発することがあり，クループの原因となる．この他に，最近ヒトメタニューモウイルス（hMPV）も注目されており，また主として夏季にみられるILIとしてエコーウイルス，エンテロウイルス，コクサッキーウイルスなどもある．なお激しい咳が続く場合はマイコプラズマ肺炎も疑う必要があり，肺結核なども忘れてはならない．

5．検　査

シーズン中は症状からある程度本症の診断が可能であるが，冬季の本症類似の発熱疾患，いわゆるILIも多く，正確な診断には迅速診断キットが必要となる．現在用いられているキットの多くは

表1 各ノイラミニダーゼ阻害薬の概要

一般名	オセルタミビル	ザナミビル	ラニナミビル	ペラミビル
商品名	タミフル	リレンザ	イナビル	ラピアクタ
投与経路	内服（プロドラッグ）	吸入	吸入（プロドラッグ）	点滴静注
用法	1日2回5日間	1日2回5日間	単回吸入	単回点滴（複数回可）
用量	1回75 mg（1カプセル） 小児ドライシロップ 1回2 mg/kg（75 mgまで）	1回10 mg （2プリスター）	40 mg（2容器） 10歳未満20 mg （1容器）	300 mg 小児10 mg/kg （600 mgまで増量可能）
予防投薬 （保険適用外）	（成人・幼小児） 1日1回成人は75 mgを 7〜10日間，幼小児は2 mg/kg （最高75 mgまで）を10日間	（成人・小児） 1日1回10 mg 10日間	（成人・10歳以上の小児） 20 mgを1日1回， 2日間吸入	未承認

免疫クロマトグラフィ法に基づき約5〜15分で A，B型の鑑別を含めた診断が可能である[11]．検体は鼻腔拭い，咽頭拭い，鼻腔吸引の他に，鼻汁検体も一部保険適応になっている[12]．本キットの感度，特異度はウイルス分離と比較して90%以上あり信頼性は高い[13]．ただ発症早期のウイルス量が少ない時期には陰性で，半日〜1日後に陽性になることが時にあり，初診時陰性でも症状から本症が強く疑われれば再検査を考慮したほうがよい．初診時は血液検査やX線検査などは通常必要ではないが，肺炎などの合併や，マイコプラズマ肺炎など他疾患との鑑別目的で必要となることがある．

本症は，血液検査では白血球数やCRPは上昇せず白血球数はむしろ減少傾向にあり，細菌二次感染例で増加する．なお血清抗体価測定を行う場合は主にHI（赤血球凝集抑制）法が用いられ，急性期と回復期のペア血清で4倍以上の上昇が有意である[13]．

6．治 療

日本では現在，抗インフルエンザ薬としてノイラミニダーゼ（NA）阻害薬のオセルタミビル，ザナミビル，ペラミビル，ラニナミビルの4種類が使用されている．表1にはこの4種類のNA阻害薬の投与経路，用法，用量，予防投薬の可否等を一覧に示す．なおかつて抗インフルエンザ薬としてA型に使用されたアマンタジン（M2蛋白阻害薬）は現在，香港型，H1N1pdm型ともに耐性化率が高いため使用は推奨されていない[14,15]．またファビピラビル（RNAポリメラーゼ阻害薬）は2014年3月にインフルエンザ治療薬として承認されたが新型や再興型インフルエンザ用とされて季節性インフルエンザの治療用には製造されておらず，むしろエボラ出血熱に対する有効性が注目されている．

図3は2014-15年シーズンの各NA阻害薬投与開始から37.5℃未満に解熱するまでの解熱時間をキットのA型とB型について示す（いずれも発症48時間以内の投薬開始例）．平均の解熱時間はいずれのNA阻害薬でもA型で25〜28時間程度，B型で37〜46時間前後と一般的にB型よりもA型のほうが有効性が高い[1,16,17]．NA阻害薬4剤の有効性は薬剤間では大差ないが，投与経路・回数などが異なるため年齢によって使用が容易な薬剤と困難な薬剤があり，複数のNA阻害薬を使い分ける必要がある．2014-15年シーズン，日臨内研究グループにおいて迅速診断でA型かB型と判定された1232例における各年齢層での使用状況を図4左のグラフに示す．9歳以下ではオセルタミビル，10歳代ではラニナミビルとザナミビル，20〜59歳ではオセルタミビルとラニナミビル，60歳以上ではラニナミビル，オセルタミビル，ペラミビル3者の使用頻度が高かった．この理由としては，1〜4歳では吸入が困難であり，逆に10歳代ではオセルタミビルが異常行動との関連性が指

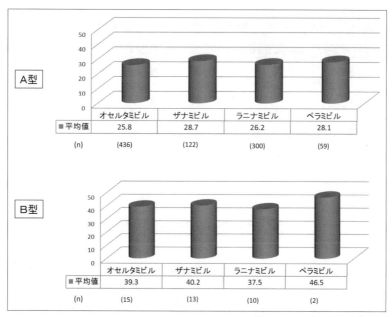

図3　迅速診断キットA型およびB型における解熱時間（2014-15年シーズン）

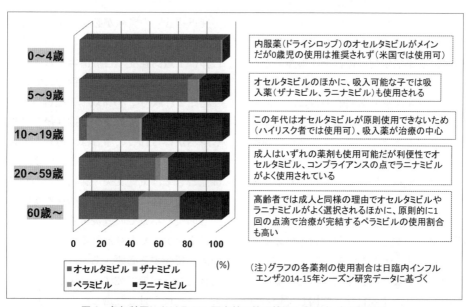

図4　各年齢層におけるNA阻害薬の使用状況と留意点（外来診療）

摘されて使用困難であること，また20歳以上の多忙な成人では内服のオセルタミビルや1回吸入で済むラニナミビルが好まれる可能性などが考えられた．なお60歳以上では1回の点滴静注で治療が完結するペラミビルの使用頻度が年々上がってい

る．これらのことを踏まえて，外来診療における年齢別の使い分けのポイント，留意点を図4右の枠内に示した[18]．

一方，病院等の入院重症例，肺炎例等ではペラミビル，オセルタミビルが主に使用されている．

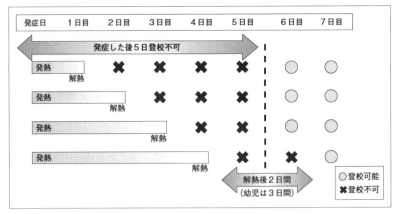

図5　インフルエンザの出席停止期間

またインフルエンザは感染力が強いため，ハイリスク者の多い病棟や高齢者施設等ではしばしば集団発生し，特に香港型流行時などには死亡例も少なからず出ている．このため，これらの病棟，施設でインフルエンザが発生した場合は，速やかに患者隔離や他の患者・収容者への抗インフルエンザ薬の予防投薬等を考える必要があるが，具体的な方法は別途，感染症学会の提言をご参照いただきたい[19]．

以上の抗インフルエンザ薬治療の他に，一般療法，対症療法として，安静，保温，栄養・水分補給などの他に，アセトアミノフェンなどの解熱薬の適時使用，鎮咳去痰薬・抗ヒスタミン薬・蛋白分解酵素薬などの使用は問題ないと思われる．また細菌感染の合併があるときには抗菌薬の適応となる[20]．またその他の留意事項として，幼小児や未成年の若年者で問題となった異常行動はオセルタミビルのみならず，ザナミビル，アマンタジン，アセトアミノフェンなどの使用後や，無治療の場合でも発生しており，本症自体に起因している可能性が高い，と考えられている．このため未成年者については，発症初期には家族等が患者を注意深く見守る必要があることを家族など周囲の関係者に十分に説明をしておく必要がある．

 ## 再診時のポイント

前述のように初診時に迅速診断陰性であっても，なお本症を疑う症状が続いている場合には，再度迅速診断の実施が必要となる場合がある．迅速診断で本症の診断が確定している場合は，本症自体は1週間程度で自然治癒することが多く，抗インフルエンザ薬の投与が行われていれば大体投与開始2日以内で80%以上の症例は解熱する．そのため抗インフルエンザ薬投与後3日以上経っても解熱が得られない場合は，何らかの合併症の存在も考慮する必要がある．本症によくみられる合併症としては気管支炎・肺炎などの呼吸器系の細菌感染症の他に，中耳炎も少なくない．またまれに心筋炎や小児での脳炎・脳症もあり，これらの合併症が少しでも疑われる場合は，それぞれの専門医に紹介する必要がある．また解熱が得られた場合でも，学校保健法では図5に示すように原則的に発症後5日を経過し，かつ解熱後2日（幼児では3日）を経過するまで出席停止期間とされている（ただし学校医やその他の医師が感染の恐れがないと判断した場合は，この限りではない）[1]．

 ## 継続治療のポイント

発症48時間以内にNA阻害薬を使用開始すれ

ば，A，B型とも多くはおおむね2日以内に解熱する．ただし解熱後も咳やウイルス排泄が続くことがあり，またNA阻害薬を使用しても発熱が持続し，黄色痰などが出現する場合は，前述のように細菌感染の二次感染合併が疑われるため，胸部X-Pや血液検査などを実施する必要がある．細菌感染の合併が認められる場合は抗菌薬治療が必要となるが，とくに肺炎などの重篤な合併症では専門医療機関での入院治療が必要となる場合が少なくない．

文　献

1) 日本臨床内科医会インフルエンザ研究班編：インフルエンザ診療マニュアル 2015-2016年版，日本臨床内科医会会誌30巻第2号臨時付録
2) 河合直樹ほか：2002/2003年のインフルエンザ流行時における臨床症状の検討．感染症誌78：681-689，2004
3) Monto AS et al：Clinical signs and symptoms predicting influenza infection. Arch Intern Med 160：3243-3247, 2000
4) 河合直樹ほか：臨床的診断基準の精度．インフルエンザ8：133-140, 2007
5) Kaji M et al：Differences in clinical features between influenza A H1N1, A H3N2, and B in adult patients. Respirology 8：231-233, 2003
6) 河合直樹ほか：2002/2003年のインフルエンザ流行状況とA，B型の複数回感染例の検討．感染症誌78：120-128, 2004
7) Kawai N et al：A prospective, internet based study of the effectiveness and safety of influenza vaccination in the 2001-2002 influenza season. Vaccine 21：4507-4513, 2003
8) 河合直樹ほか：2002〜2003年インフルエンザ流行—ワクチンの効果．インフルエンザ5：103-109, 2004
9) Kawai N et al：Longer virus shedding in influenza B than in influenza A among outpatients treated with oseltamivir. J Infect 55：267-272, 2007
10) 河合直樹ほか：PCRによる高齢者を含めたRSウイルス検出例の検討．感染症誌82：1-5, 2008
11) 河合直樹ほか：迅速診断キットの判定時間．インフルエンザ7：279-284, 2006
12) 岩城紀男ほか：インフルエンザ抗原迅速診断の際の鼻かみ鼻汁検体の診断学的有用性について．臨牀と研究84：1298-1302, 2007
13) 池松秀之：インフルエンザの検査と診断．河合直樹編．よくわかるインフルエンザのすべて．医薬ジャーナル，大阪，p23-28, 2013
14) Bright RA et al：Adamantane resistance among influenza A viruses isolated early during the 2005-2006 influenza season in the United States. JAMA 295：891-894, 2006
15) Kawai N et al：A change in the effectiveness of amantadine for the treatment of influenza over the 2003-2004, 2004-2005 and 2005-2006 influenza seasons in Japan. J Infect Chemother 13：314-319, 2007
16) Kawai N et al：Factors influencing the effectiveness of oseltamivir and amantadine for the treatment of influenza：a Japanese, multi-center study of the 2002-2003 influenza season. Clin Infect Dis 40：1309-1316, 2005
17) Kawai N et al：A Comparison of the effectiveness of oseltamivir for the treatment of influenza A and influenza B：a Japanese multicenter study of the 2003-2004 and 2004-2005 influenza seasons. Clin Infect Dis 43：439-444, 2006
18) 河合直樹ほか：今シーズンのインフルエンザ診療の要点．日経メディカル2016年1月号61-66, 2016
19) 日本感染症学会提言2012．インフルエンザ病院内感染対策の考え方について（高齢者施設を含めて）http://www.kansensho.or.jp/guidelines/pdf/1208_teigen.pdf
20) 池松秀之ほか：インフルエンザ時の咳および鼻汁に対するクラリスロマイシンの効果．化学療法の領域22：1915-1920, 2006

（河合　直樹）

第2章 疾患編
B 呼吸器疾患

3 アレルギー性鼻炎（花粉症）

■ 初診時の対応

1．現病歴

症状的には発作性反復性のくしゃみ，水様性鼻漏，鼻閉の三徴候を主徴とする．眼，口，咽頭，皮膚などの随伴症状を伴うことも多い．アレルギー性鼻炎には通年性と季節性があり，後者がヒノキ，スギ，ブタクサなどの飛散に関連して起こるので，花粉症と呼ばれる．通年性では，ハウスダスト，ダニなどが知られている．症状が花粉の飛散時期に関連して起こるのか，特定の環境で起こりやすいのかを聴取する．非典型的な場合には家族歴でアレルギー性鼻炎や喘息・アトピー性皮膚炎の有無が重要となる．

2．現 症

視診では，典型例ではアレルギー性鼻炎では鼻粘膜が蒼白・浮腫状なのに対し，花粉症では赤みを帯びている．目や口腔の充血や皮膚の掻痒などを伴うことが多い．

3．検 査

補助検査としては鼻汁好酸球検査や皮膚テスト，血清特異的 IgE 抗体検査などがある．鼻汁好酸球検査は1分程度で顕鏡可能となるので外来診療には有用である．鼻汁検査後にくしゃみ発作や涙目が誘発される場合にはアレルギー性鼻炎の可能性が高い．皮膚テストは安価で短時間で結果を直視できるが，痛みを伴い，検査前に少なくとも1週間は薬を中断する必要がある．血清 IgE 抗体の定量は診断に有用であるが，結果が出るまでに数日を要する．典型的な鼻の三徴候（前記）を有し，上記3つの補助検査のうち2つ以上が陽性であればアレルギー性鼻炎と確定するが，たとえ1つだけが陽性であっても，症状が典型的で，検査が中等度以上陽性であればアレルギー性鼻炎と診断可能である．

4．鑑別診断

非アレルギー性非感染性の鼻粘膜過敏症として血管運動性鼻炎と好酸球過多性鼻炎がある．両者の鼻症状はともに非典型で，皮膚テスト・血清 IgE 陰性であるが，鼻汁好酸球の陽性か否かが両者の鑑別に重要である．ウイルスなどによる急性鼻炎では鼻汁中には好中球や脱落上皮細胞が主体で，発熱，咽頭痛・関節痛を伴うことが多い．

5．治 療

アレルギー性鼻炎の治療には局所処置と薬物療法が主体となる．局所処置として，鼻汁の吸引と副鼻腔開口部の開放を目的に血管収縮剤の噴霧または塗布を行う．さらに鼻ネブライザーを用いて副鼻腔への薬液浸透を高めることで，鼻閉の改善が得られる．鼻閉が強い場合には点鼻用血管収縮薬を7日から10日を目途に使用する．連続使用により使用後反跳的に血管は拡張し，かえって腫脹が増すという悪循環に陥るので，濫用しないように注意が必要である．

薬物療法に関しては通年性アレルギー性鼻炎（表1）と花粉症（表2）ではおのおのの治療法を重症度と病型の組み合わせで選択する．

前版からの変更点は点線で囲んだ部分で，鼻閉型または鼻閉を主とする充全型に対して，従来は

表1 通年性アレルギー鼻炎の治療方針

重症度	軽 症	中等症		重 症	
病型		くしゃみ・鼻漏型	鼻閉型または鼻閉を主とする充全型	くしゃみ・鼻漏型	鼻閉型または鼻閉を主とする充全型
治療	①第2世代抗ヒスタミン薬 ②遊離抑制薬 ③Th2サイトカイン阻害薬 ④鼻噴霧用ステロイド薬 ①, ②, ③, ④のいずれか1つ.	①第2世代抗ヒスタミン薬 ②遊離抑制薬 ③鼻噴霧用ステロイド薬 ①, ②, ③のいずれか1つ. 必要に応じて①または②に③を併用する.	①抗LTs薬 ②抗PGD$_2$・TXA$_2$薬 ③Th$_2$サイトカイン阻害薬 ④第2世代抗ヒスタミン薬・血管収縮薬配合剤 ⑤鼻噴霧用ステロイド薬 ①, ②, ③, ④, ⑤のいずれか1つ. 必要に応じて①, ②, ③に⑤を併用する.	鼻噴霧用ステロイド薬 ＋ 第2世代抗ヒスタミン薬	鼻噴霧用ステロイド薬 ＋ 抗LTs薬または抗PGD$_2$・TXA$_2$薬 もしくは 第2世代抗ヒスタミン薬・血管収縮薬配合剤 必要に応じて点鼻用血管収縮薬を治療開始時の1～2週間に限って用いる.
				鼻閉型で鼻腔形態異常を伴う症例では手術	
	アレルゲン免疫療法				
	抗原除去・回避				

症状が改善してもすぐには投薬を中止せず, 数ヵ月の安定を確かめて, ステップダウンしていく.
遊離抑制薬：ケミカルメディエーター遊離抑制薬.
抗LTs薬：抗ロイコトリエン薬.
抗PGD$_2$・TXA$_2$薬：抗プロスタグランジンD$_2$・トロンボキサンA$_2$薬.

(鼻アレルギー診療ガイドライン2016年版)

抗ロイコトリエン薬単独となっていたが, 抗プロスタグランジンD$_2$薬・トロンボキサンA$_2$薬が加わっている. また, 第2世代抗ヒスタミン薬・血管収縮薬配合剤も加わっている. 第2世代抗ヒスタミン薬は眠気の発現は少ないが, 厚生労働省より添付文書で自動車運転等の記載がある医薬品を処方する際には注意喚起の説明が必要との通達がなされている.

鼻噴霧用ステロイドは発現効果が早く, 粘膜から吸収されにくいために全身性副作用が少なく, 通年性・季節性いずれのアレルギーにも使用可能である. 第1世代の抗ヒスタミン薬はくしゃみ, 鼻漏には有効であるが, 眠気や口渇といった作用が強いことから, 近年では眠気や口渇が少なく, 全般改善度, 鼻閉への効果でより優れている第2世代が使われることが多い. 鼻閉には, 遅効性であるがケミカルメディエーター遊離抑制薬が有用である. 漢方薬も遅効性であるが, くしゃみ発作

や鼻漏, 鼻閉に有効である.

花粉症で例年強い症状を有する例では, 花粉飛散開始時期または症状が少しでも現れた時点で初期治療を開始する. しかし, 受診例ではすでに重症・最重症型となっている例も少なくないので, 2剤または3剤併用で対応. 投与時間は通常例では食後でよいが, 症状の強い例では花粉の飛散する前の早朝起床時に投与する. 就寝前と早朝起床時に投与することもある. 抗原除去と回避も重要で, ハウスダストやダニによる場合には掃除や寝具の洗濯による抗原の除去を行う. 花粉症では抗原除去はむずかしいので, 飛散情報の活用や曝露軽減の目的でマスクなどの使用を勧める.

花粉症では眼症状を伴うことが多いので, ケミカルメディエーター遊離抑制薬や第2世代抗ヒスタミン薬の点眼薬も必要となる. 症状が強い場合は点眼用ステロイド薬も用いるが, 緑内障や感染に注意が必要である.

表2　花粉症に対する治療方針

重症度	初期療法	軽症	中等症		重症・最重症	
病型			くしゃみ・鼻漏型	鼻閉型または鼻閉を主とする充全型	くしゃみ・鼻漏型	鼻閉型または鼻閉を主とする充全型
治療	①第2世代抗ヒスタミン薬 ②遊離抑制薬 ③抗LTs薬 ④抗PGD$_2$・TXA$_2$薬 ⑤Th2サイトカイン阻害薬 ⑥鼻噴霧用ステロイド薬 くしゃみ・鼻漏型には①，②，⑥．鼻閉型または鼻閉を主とする充全型には③，④，⑤，⑥のいずれか1つ.	①第2世代抗ヒスタミン薬 ②遊離抑制薬 ③抗LTs薬 ④抗PGD$_2$・TXA$_2$薬 ⑤Th2サイトカイン阻害薬 ⑥鼻噴霧用ステロイド薬 ①〜⑥のいずれか1つ. ①〜⑤で治療を開始したときは必要に応じて⑥を追加.	第2世代抗ヒスタミン薬＋鼻噴霧用ステロイド薬	抗LTs薬または抗PGD$_2$・TXA$_2$薬＋鼻噴霧用ステロイド薬＋第2世代抗ヒスタミン薬 もしくは 第2世代抗ヒスタミン薬・血管収縮薬配合剤＋鼻噴霧用ステロイド薬	鼻噴霧用ステロイド薬＋第2世代抗ヒスタミン薬	鼻噴霧用ステロイド薬＋抗LTs薬または抗PGD$_2$・TXA$_2$薬＋第2世代抗ヒスタミン薬 もしくは 鼻噴霧用ステロイド薬＋第2世代抗ヒスタミン薬・血管収縮薬配合剤 必要に応じて点鼻用血管収縮薬を1〜2週間に限って用いる.症状が特に強い症例では経口ステロイド薬を4〜7日間処方する.
	点眼用抗ヒスタミン薬または遊離抑制薬				点眼用抗ヒスタミン薬，遊離抑制薬またはステロイド薬	
					鼻閉型で鼻腔形態異常を伴う症例では手術	
	アレルゲン免疫療法					
	抗原除去・回避					

初期療法は本格的花粉飛散期の導入のためなので，よほど花粉飛散の少ない年以外は重症度に応じて季節中の治療に早目に切り替える.
遊離抑制薬：ケミカルメディエーター遊離抑制薬.
抗LTs薬：抗ロイコトリエン薬.

（鼻アレルギー診療ガイドライン2016年版）

 再診時のポイント

初回の診断が正しいかどうか，服薬で眠気や他の副作用がないかどうかをチェックする．花粉症で，症状の強い場合には，数種類の薬物の投与とともに局所処置の回数を増やすことも患者のQOL改善に有用である．

継続治療のポイント

有効な薬であっても継続していると効果が減退することもあるので，薬の変更を考慮する必要がある．また，治療によってくしゃみ発作など症状の出る時間帯が変わることがあるので，薬の服薬時間を変えることも必要となる．特異的免疫療法（減感作療法）は長期寛解が期待できる唯一の治療法であり，標準化されたスギ花粉抗原エキスが発

売されるようになったので，治療の選択肢の1つ
として重要となってきている.

　皮下免疫療法に加えて，舌下免疫療法も選択で
きるようになった．小児期発症スギ花粉症では自
然寛解が少ないので選択肢の1つとなるが，投薬
が長期になるので服薬コンプライアンスが課題と
なる.

　手術は不可逆性の組織変性が症状の改善を妨げ
ているときに応用する治療法と考えられる.

文　献

1) 鼻アレルギー診療ガイドライン作成委員会：鼻アレル
　ギー診療ガイドライン―通年性鼻炎と花粉症―2016
　年度版，ライフ・サイエンス，東京，p1-143, 2016

（石川　知子）

第2章 疾患編
B 呼吸器疾患

4 市中肺炎

肺実質の急性感染性炎症である肺炎は，現在でも罹患率，死亡率ともに高い重要な疾患であり迅速かつ的確な診断と治療が必要となる．さらに肺炎の診療においては細菌性肺炎と非定型肺炎との鑑別や，肺結核の否定，画像上浸潤影を呈する非感染症性疾患との鑑別なども重要である（図1）.

初診時の対応

1．現病歴

肺炎の臨床症状は咳嗽，喀痰とともに発熱を呈することが多く，呼吸困難や胸痛を伴う場合もある．咽頭痛や鼻汁など上気道炎症状が先行することも多い．マイコプラズマや肺炎クラミジア（ク

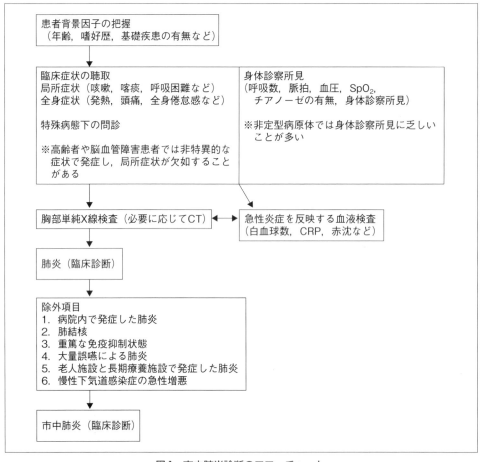

図1 市中肺炎診断のフローチャート

〔文献1）より引用〕

ラミドフィラ）などによる非定型肺炎では，細菌性肺炎と比べて咳嗽の程度が強いことが特徴的である．一方，細菌性肺炎では喀痰量が多く膿性度も高いことが多い．さらに，肺炎球菌性肺炎での鉄さび色の喀痰や嫌気性菌での悪臭痰など，特徴的な喀痰の性状がある．また，呼吸困難は低酸素血症を，胸痛は胸膜炎の合併をそれぞれ示唆する臨床症状である．肺炎発症の背景因子として，普段から「むせ」や誤嚥が多いかどうか（誤嚥性肺炎），インコなど鳥類との接触（オウム病），温泉旅行後・循環式風呂での入浴（レジオネラ肺炎），など，発症前の状況の確認も必要である．

2．既往歴

基礎疾患がない，あるいは軽微な症例に発症する肺炎の原因微生物としては，肺炎球菌，マイコプラズマ肺炎，肺炎クラミジア肺炎の頻度が高い．一方，慢性呼吸器疾患が基礎にある場合には，その急性増悪として発症する肺炎の原因菌として，肺炎球菌に加えてインフルエンザ菌やモラクセラ・カタラーリスを考慮に入れる．脳血管障害や神経筋疾患などで嚥下機能障害がある場合には誤嚥性肺炎の可能性があり，嫌気性菌の関与も考える．膠原病など基礎疾患に対する副腎皮質ステロイド薬を含めた免疫抑制薬の投与中やHIV感染症では，肺結核，ニューモシスチス肺炎，サイトメガロウイルス肺炎なども念頭におく必要がある．

3．家族歴

マイコプラズマ肺炎やクラミジア（クラミドフィラ）肺炎では，飛沫感染により伝播し，家族内感染や集団内流行がみられることがある．また家族や周囲の人からウイルスによるかぜ症候群やインフルエンザが感染することにより，二次性細菌性肺炎や慢性呼吸疾患の急性増悪としての肺炎を発症することがあるため，患者周囲の状況の確認も重要である．

4．身体所見

バイタルサインとして，脈拍，呼吸数の増加や，

重症例ではチアノーゼや血圧，意識レベルの低下を認める場合がある．胸部の聴診では，典型例では病巣部位での水泡性ラ音や肺胞呼吸音の減弱化などを認めるが，非定型肺炎では細菌性肺炎と比べて副雑音を聴取しにくい（表1）．またニューモシスチス肺炎では，とくに低酸素血症を呈しやすく，聴診所見に比べて呼吸困難やチアノーゼが強くみられやすい．

5．検　査

肺炎の最終診断は胸部X線で肺野に新たな浸潤影の出現を確認することである（図2）．ただし，肺炎様の浸潤影を呈する疾患は感染症による肺炎以外にも多く存在するため注意が必要である．血液検査での白血球数，CRP，赤沈などは，炎症の存在を明らかにでき，また細菌性肺炎と非定型肺炎との区別や他疾患の鑑別などに有用な場合があるが，必ずしも肺炎の重症度を正確に反映するものではない．また，血清尿素窒素やクレアチニン値は，脱水の有無や抗菌薬の投与量調節の判断材料となる．

市中肺炎の原因菌としてもっとも多いものは肺炎球菌で，その他にインフルエンザ菌，肺炎マイコプラズマも頻度が高いが，その診断のための喀痰の細菌培養や非定型病原体の抗体価測定は，結果の判明に時間を要する．可能な施設では，グラム染色による検鏡が原因菌の推定と抗菌薬の選択に有用である．喀痰検査を行う際は，抗酸菌につ

表1　細菌性肺炎と非定型肺炎の鑑別

1．年齢60歳未満
2．基礎疾患がない，あるいは軽微
3．頑固な咳嗽がある
4．胸部聴診上所見が乏しい
5．喀痰がない，あるいは迅速診断で原因菌らしきものがない
6．末梢血白血球数が10,000/μl未満である
1～5．の5項目中3項目以上陽性　非定型肺炎疑い 　　　　　　　　2項目以下陽性　細菌性肺炎疑い
1～6．の6項目中4項目以上陽性　非定型肺炎疑い 　　　　　　　　3項目以下陽性　細菌性肺炎疑い

〔文献1）より引用〕

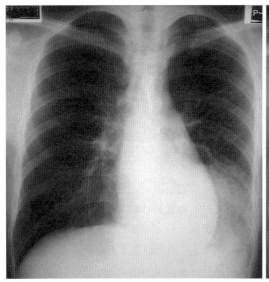

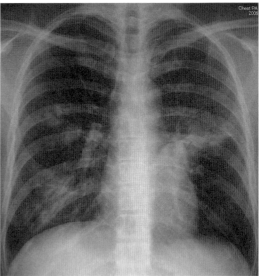

肺炎球菌性肺炎
（左下葉の浸潤影）

マイコプラズマ肺炎
（両肺の多発性浸潤影）

図2　市中肺炎の胸部 X 線像

いての検索も同時に行うようにする．また，肺炎
球菌とレジオネラ・ニューモフィラによる肺炎に
ついては，尿中抗原迅速診断キットが診断に利用
できる（図3）．肺炎マイコプラズマの検出には咽
頭スワブを用いた抗原迅速検査や遺伝子検査
（LAMP 法）も可能になっている．

6．重症度の判定

　肺炎の重症度の判定に用いられる基準は各国の
ガイドラインにより違いがあるが，わが国の成人
市中肺炎診療ガイドライン[1]では，「A-DROP シ
ステム」が採用されている．これは，年齢，脱水
の有無，動脈血酸素分圧，意識障害の有無，血圧
の5項目の指標から肺炎の重症度を判定し，また
それをもとにして治療の場（外来，入院，ICU）の
判断の参考にもするものである（図4）．

7．治　療

　肺炎と診断すれば速やかな治療の開始が必要だ
が，前述のように原因微生物の診断には時間を要
することも多いため，実際の初期治療では，原因
菌の統計学的頻度に基づいて抗菌薬を選択する

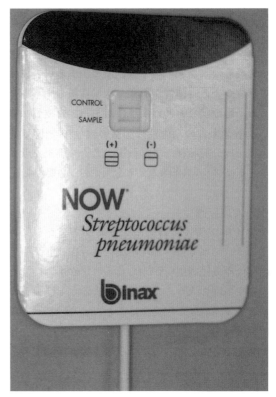

図3　肺炎球菌の尿中抗原迅速診断キット

「経験的治療」を行う（図5）.

　細菌性肺炎を疑う場合での外来における初期治療として，わが国のガイドライン[1]では，基礎疾患や危険因子がない患者に対して経口薬で治療する場合，β-ラクタマーゼ阻害薬配合ペニシリン系薬が第一選択として挙げられている．近年増加傾向にあるペニシリン耐性肺炎球菌やβ-ラクタマーゼ非産生アンピシリン耐性（BLNAR）インフルエンザ菌に対しても，十分量のペニシリンの投与で有効な場合が多いが，用量不足には注意が必要である．基礎に慢性呼吸器疾患があるなどで

原因菌として幅広い可能性を考慮する必要がある場合や，ペニシリンアレルギーがある患者などでは，ニューキノロン系薬のうち肺炎球菌にも強い活性をもった，いわゆるレスピラトリーキノロンを用いる．ただし，その投与に際しては，肺結核や非結核性抗酸菌症の鑑別が必要である．外来や在宅で注射薬を使用する場合には，セフトリアキソンは血中半減期が長く1日1回投与が可能なため点滴投与がしやすく，また胆汁排泄型であり腎障害がある場合にも使用できる.

　一方，肺炎マイコプラズマなど非定型肺炎が疑

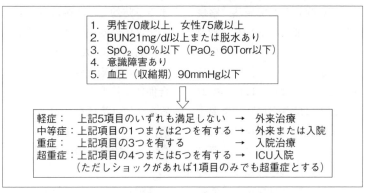

1. 男性70歳以上，女性75歳以上
2. BUN21mg/dl以上または脱水あり
3. SpO$_2$ 90%以下（PaO$_2$ 60Torr以下）
4. 意識障害あり
5. 血圧（収縮期）90mmHg以下

軽症： 上記5項目のいずれも満足しない　→　外来治療
中等症：上記項目の1つまたは2つを有する →　外来または入院
重症： 上記項目の3つを有する　　　　　 →　入院治療
超重症：上記項目の4つまたは5つを有する →　ICU入院
　　　　（ただしショックがあれば1項目のみでも超重症とする）

図4　重症度の判定と治療の場の選択

〔文献1）より引用〕

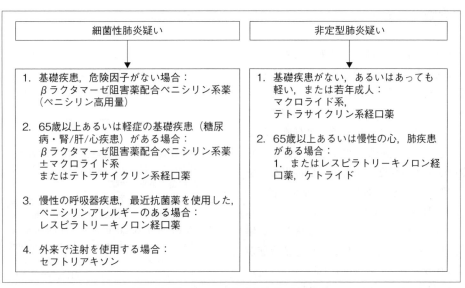

細菌性肺炎疑い

1. 基礎疾患，危険因子がない場合：
　βラクタマーゼ阻害薬配合ペニシリン系薬
　（ペニシリン高用量）

2. 65歳以上あるいは軽症の基礎疾患（糖尿病・腎/肝/心疾患）がある場合：
　βラクタマーゼ阻害薬配合ペニシリン系薬
　±マクロライド系
　またはテトラサイクリン系経口薬

3. 慢性の呼吸器疾患，最近抗菌薬を使用した，ペニシリンアレルギーのある場合：
　レスピラトリーキノロン経口薬

4. 外来で注射を使用する場合：
　セフトリアキソン

非定型肺炎疑い

1. 基礎疾患がない，あるいはあっても軽い，または若年成人：
　マクロライド系，
　テトラサイクリン系経口薬

2. 65歳以上あるいは慢性の心，肺疾患がある場合：
　1．またはレスピラトリーキノロン経口薬，ケトライド

図5　外来における成人市中肺炎の初期治療

〔文献1）より引用〕

われる場合は，マクロライド系薬やテトラサイクリン系薬が第一選択だが，初診時での細菌性肺炎との鑑別が困難なことが少なくなく，高齢者や基礎疾患がある場合には両方を念頭において，初期治療からβ-ラクタム系薬とマクロライド系薬の併用，あるいはレスピラトリーキノロンによる治療を行う場合がある．

再診時のポイント

初期治療に投与した抗菌薬の効果については，まず3日後（重症例では2日後）に評価を行う．治療効果の判定には，臨床症状として発熱，喀痰量や呼吸数，血液検査では白血球数やCRP，胸部X線では浸潤影の改善が一般的な指標として用いられる．このうち，臨床症状の改善は治療効果をもっとも速やかに反映し，CRPはそれに比して改善が遅れ，胸部X線の改善にはさらに時間を要する．グラム染色が可能な場合には，塗抹標本での菌の陰性化もよい指標となる．β-ラクタム系薬による初期治療を行った場合に，この時点で症状の改善がみられないときには，マクロライド系薬の併用やレスピラトリーキノロンへの変更も考慮する．

継続治療のポイント

初期治療の有効性を評価して効果が認められれば，さらに抗菌薬投与を継続して治療を行うが，もし原因菌が判明した場合には，それに感受性があり，かつなるべく狭いスペクトラムの抗菌薬に変更することを考慮する．抗菌薬の投与終了時期については必ずしも明確な指標がなく，臨床症状の改善度や肺炎の重症度，患者の基礎疾患などを総合して判断する必要があるが，一般的には7～14日間の投与期間であることが多い．

一方，肺炎が抗菌薬による治療に反応しない場合，原因としては，①現在投与している抗菌薬が効かない病原微生物による感染症（非定型病原体，薬剤耐性菌，抗酸菌，ウイルス，真菌など），②感受性はあるが，抗菌薬の用法・用量が適正でない，

あるいは宿主側の要因で治癒しにくい，③感染症による疾患でない，などが可能性として考えられる．とくに③で鑑別すべき疾患として，たとえば特発性器質化肺炎，好酸球性肺炎，薬剤性肺炎，肺水腫，浸潤性粘液産生性腺癌，中枢気道の腫瘍や異物による閉塞性肺炎などが挙げられる[2]．抗菌薬治療を行っても改善しない浸潤影を呈する症例では，専門医へ紹介の上，気管支鏡検査などによる診断を考慮する必要がある．

肺炎の予防として，肺炎球菌に対しては肺炎球菌ワクチンが投与可能である．肺炎球菌ワクチンは菌血症を伴うような侵襲性肺炎球菌感染症に対する予防効果は明確にされているが，肺炎の発症予防自体の効果についてはまだ議論もある．しかし，高齢者におけるインフルエンザワクチン接種と併用の有効性が報告されており[3]，とくに肺炎合併により重篤化する危険性のある基礎疾患がある場合には接種を考慮すべきである．

高齢者診療のポイント

高齢者では，肺炎を発症していても，必ずしも発熱や咳嗽など典型的症状を呈さず，倦怠感や食欲不振など非特異的な症状だけの場合があるので注意が必要である．

抗菌薬の投与に際しては，加齢に伴い潜在的な腎機能低下があるので，腎機能の確認が必要である．また，脱水の補正，栄養状態の改善，酸素療法など全身管理も併せて行うことが重要である[1]．

文　献

1) 日本呼吸器学会呼吸器感染症に関するガイドライン作成委員会：成人市中肺炎診療ガイドライン．日本呼吸器学会，東京，2007
2) 斎藤　厚：抗菌薬無効時の対応．肺炎，斎藤厚編．日本医事新報社，東京，p135-138，2005
3) Christenson B, Lundbergh P, Hedlund J et al：Effects of a large-scale intervention with influenza and 23-valent pneumococcal vaccines in adults aged 65 years or older：a prospective study. Lancet 357：1008-1011, 2001

（前田　光一・三笠　桂一）

第2章 疾患編
B 呼吸器疾患

5 マイコプラズマ肺炎

 初診時の対応

1. 問　診

　マイコプラズマ感染症は咽頭喉頭炎，気管支炎，肺炎，胸膜炎とさまざまな病型で発症するため初期症状は多彩であるが，マイコプラズマ肺炎においては発熱や頑固な咳嗽が徐々に悪化する．高熱や激しい咳嗽があっても全身症状は比較的保たれていることが多いので，問診上細菌性肺炎との鑑別（表1）に役立つ．胸部聴診所見では非連続性の異常呼吸音を聴取することもあるが，異常音を聴取しないことも少なくないため注意を要する．

2. 検　査

　胸部単純X線像では発症初期においては気管支壁の肥厚と肺動脈陰影の不鮮明化を伴う区域不一致性の淡いスリガラス様陰影を呈することが多いが，経過とともに細菌性肺炎様の気管支透亮像を伴う浸潤影を呈する例も少なくない．診断においてペア血清で4倍以上の上昇（PA；particle aggregation法，CF；complement fixatin法）は有意とされるが日数を要するため，単一血清でのIgM抗体価（IC；immunochromatography法，EIA；enzyme immunoassay法）で判断することが一般的であった．また，咽頭ぬぐい液，喀痰，気道分泌物の核酸検出法（LAMP；Loop-Mediated Isothermal Amplification法）での迅速診断も有用である．近年抗原をイムノクロマト法で検出する迅速診断検査キットが普及し短時間での外来診断が容易になりつつあるが，まだ一定の割合

表1　細菌性肺炎と非定型肺炎の鑑別

1．年齢60歳未満
2．基礎疾患がない，あるいは軽微
3．頑固な咳嗽がある
4．胸部聴診上所見が乏しい
5．喀痰がない，あるいは迅速診断で原因菌らしきものがない
6．末梢血白血球数が10000/μl未満である．
1．〜5．の5項目中3項目以上陽性　非定型肺炎疑い 　　　　　　　　　　　　2項目以下陽性　細菌性肺炎疑い
1．〜6．の6項目中4項目以上陽性　非定型肺炎疑い 　　　　　　　　　　　　3項目以下陽性　細菌性肺炎疑い

で偽陽性と偽陰性があるので，その診断には臨床経過が最も重要で検査結果の判断には注意を要する．さらに古典的手法としてPPLO培地や寒天培地での分離培養同定も可能であるが，急を要する臨床現場では有用ではない．血液検査では白血球は10,000/μl以下で血清CRPは正常から軽度上昇に留まることが多い．また，一過性に肝酵素（ALT，AST）の上昇がみられることがある．

3. 治　療

　通常新規のマクロライド系抗菌薬を投与するが，クラリスロマイシン耐性例がかなり増加しているので，現状ではアジスロマイシンが第一選択薬と考えられる．呼吸不全を呈する重症例（表2）では抗菌薬とともに副腎皮質ステロイド薬の併用が有効なことがある．

再診時の対応

　外来治療の場合は治療第3日目を目安に再診を促し，胸部単純X線検査と血液検査を行い，治療

表2 身体所見，年齢による肺炎の重症度分類[1]

使用する指標
1．男性 70 歳以上，女性 75 歳以上
2．BUN 21 mg/d*l* 以上，または脱水あり
3．SpO_2 90%以下（PaO_2 60 Torr 以下）
4．意識障害あり
5．血圧（収縮期）90 mmHg 以下
重症度分類
軽症：上記 5 項目のいずれも満足しないもの
中等症：上記項目の 1 つまたは 2 つを有するもの
重症：上記項目の 3 つを有するもの
超重症：上記項目の 4 つまたは 5 つを有するもの，ただしショックがあれば 1 項目のみでも超重症とする

効果を判定する．48 時間以後に解熱が得られない場合は抗菌薬の変更を検討する．初期の治療効果が不十分であれば適応を考慮しつつテトラサイクリン系抗菌薬かニューキノロン系抗菌薬へ変更する．ただし，レボフロキサシンにおいては薬剤耐性が進行している．

継続治療のポイント

急性期感染症であるので通常長期間の観察は不要であるが，マイコプラズマ感染を契機に気管支喘息や咳喘息が顕性化する例もあるので，咳嗽や喘鳴が遷延する場合は呼吸機能検査などで原因を特定し，気管支拡張薬や吸入ステロイド薬，抗アレルギー薬など適切な治療を追加する必要がある．飛沫感染により家族や職場同僚への感染が懸念されるため，周辺での発症について留意を促す．潜伏期間は 2〜3 週間である．治療第 7 日目において画像所見と炎症反応の正常化が得られれば治癒と判断し，咳嗽など残存する症状に対しては適宜病状に応じて治療を追加する．

文　献

1) 日本呼吸器学会呼吸器感染症に関するガイドライン作成委員会：成人市中肺炎診療ガイドライン，日本呼吸器学会，東京，2007
2) 尾内一信：マイコプラズマ肺炎．KEY WORD 感染症（第 2 版）．山口惠三，戸塚恭一編，先端医学社，東京，144-145，2008
3) Suzuki S et al：Clinical evaluation of macrolide-resistant Mycoplasma pneumoniae. Antimicrob Agents Chemother 50：709-712, 2006

（坂東　琢磨）

6 肺結核

肺結核は，抗酸菌属に属する結核菌の感染によって起こる肺の慢性肉芽腫性疾患である．結核は戦前，戦後を通じて，国民病と呼ばれるほど患者数が多く，経過・予後不良な疾患であった．

しかし，戦後の目覚ましい生活・医療環境の向上，加えて抗結核薬の開発・普及により結核は激減し，2013年の結核の新登録患者数は20,495，菌喀痰塗抹陽性（感染性）患者数は8,119と激減している．数字だけみれば，1人の医師が結核の新患者に遭遇するのは36年に1人という状況である．したがって国策として結核をとりあげる必要はないわけであるが，貧困な人々の多い，とくに高齢者の多い地域では軽視できない病気である．なお，医師は治療が必要な結核患者を発見した場合は，保健所に届出る義務がある．

初診時の対応

新患の半数は70歳以上の高齢者である．若年の健常人が結核菌に感染・発病することはまれである．健常人に比して発病リスクの高い疾患として，HIV感染（35倍），透析中の慢性腎不全患者（10〜25倍），胃切除後（2倍），糖尿病（2〜4倍）などが挙げられている．また，免疫抑制薬の使用者には注意が必要である．

1. 診断
1）肺結核を疑う愁訴・症状
肺結核に特異的な症状・所見はない．2週間以上，咳嗽が続くときには，一応，結核を鑑別診断の対象に含めておく．以前，咳嗽，喀痰，血痰，発熱，全身倦怠感，食欲不振などで発見されるこ

とがあったが，現在，このような症状で発見される患者はきわめてまれである．無症状で健康診断時に発見されることもまれである．

2）胸部X線写真
以前には，「肺結核の典型的な画像所見としては，上肺野優位で周囲に散布影を伴う結節性陰影が特徴で，空洞を伴うこともある」と記載されていたが，現状では，肺炎様陰影など多彩な胸部異常陰影を示すことが多いので（図1），どのような画像所見でも肺結核を疑い，結核感染の有無，細

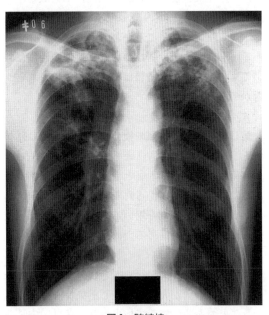

図1 肺結核
59歳男性．1〜2ヵ月前からの咳嗽，少量の喀痰にて受診．両上肺野，とくに右上肺野の浸潤影が認められるが，空洞は明らかではない．インターフェロン検査陽性，喀痰塗沫陽性．
RFP，EB，INHの併用療法開始，1週後には喀痰塗沫陰性となり，6ヵ月にて治療終了．以後，再燃なく経過している．

菌学的検査を進めることが一応は必要である.

3）結核感染の有無の検査

①ツベルクリン反応検査：ツベルクリン反応検査は，結核菌感染以外，BCG 接種，非結核性抗酸菌［*Mycobacterium avium, M. intracellulare*（*M. avium-intracellulare*；MAC）］感染によって陽性化することもあり，特異性に問題があるため現在ではあまり使われない.

②インターフェロンγ遊離試験（QFT-3G, T-SPOT 検査）：結核菌に存在するが，BCG，MAC には存在しない蛋白によって，患者のTリンパ球が刺激されインターフェロンを産生する機序を応用した検査法である．ただ，非結核性抗酸菌のうち，*M. kansassi* 感染の場合，陽性を示すことがあるが，わが国では *M. kansassi* 感染はきわめてまれで，インターフェロン陽性であれば，まず結核菌に感染していると判断して差し支えない.

ただ，免疫機能不全患者，免疫抑制薬服用中の患者では，ツベルクリン反応と同様，インターフェロン陰性となることがあるので注意が必要である．したがって，結核の診断・管理・治療においてもっとも重要な情報は結核菌が検出されるか否かである.

4）結核菌検査

結核の診断には，臨床検体から細菌学的に結核菌を証明することがもっとも重要である.

臨床検体のうち，もっとも重要な材料は喀痰である．喀痰で診断が得られない場合は，胃液，あるいは気管支洗浄液を用いる．喀痰あるいは胃液検査は，検出度を高めるために3回連続で行うことが推奨されている.

①塗沫・培養：まず行うべき検査である．塗沫陽性は，菌が大量に存在し感染性を意味することである．培養で検出された菌は同定・薬剤感受性検査に必要である.

②核酸増幅法：迅速診断に有用である.

③同定法

④薬剤感受性検査

2．管理・治療

結核菌が確認されれば，結核としての管理・治療の対象となるが，症状，胸部 X 線写真所見（とくに，空洞の認められる場合）から，結核が強く疑われる場合には，結核としての管理・治療の対象となる.

1）管理・治療の目標

①体内の菌量を減少させて，患者の病状を改善し，最終的には体内に存在する菌を消失させることで，再発を防ぎ，治癒させる.

②他人への結核菌の感染・伝播を最小限に留める．なお，結核菌の喀痰塗沫陽性患者のみが感染源となる.

③不適切な治療により生ずる薬剤耐性菌の出現を防止する.

2）入院の必要な患者

塗沫陽性患者でも，リファンピシン（RFP）を含む抗結核薬投与により，数日間に，喀痰中の結核菌は消失するので，原則，入院治療は不要で，外来治療で十分に対応できる．ただし，以下の患者は入院治療が必要なことがある.

①愁訴・症状が激しい場合（まれ）

②規則的な通院・服薬の確保が困難な場合の教育的入院

3）薬剤療法

結核の診断が確定すれば，ただちに服薬を開始する.

基本的には，RFP，エタンブトール（EB），イソニアジド（INH）の3剤投与を行う．多剤併用による強化療法を推奨する向きもあるが，ほとんどの患者は3剤投与で十分である．なお，RFP，INH は結核菌に殺菌的に作用するが，EB は静菌的に作用する薬剤である．なお，耐性菌感染の危険性を強調する向きもあるが，きわめてまれなことで，通常の結核治療において，当初から配慮せねばならないことではない.

処方例：RFP　0.45 g

　　　　EB　　1.0 g　1日1回朝食後

　　　　INH　0.4 g

愁訴のない患者では，日常生活を制限する必要はない．ただし，「規則的な服薬励行」の必要性は強調しすぎることはない．

再診時の対応

服薬開始後，排菌，とくに塗沫陽性が陰性化するまでは，毎月受診を勧める．

胸部 X 線所見の推移よりも喀痰中の結核菌の有無が経過・治癒の判断基準となる．薬剤の副作用は，疑わしい症状が出現してからで十分である．肝障害を懸念しての頻回の肝機能検査は不要である．たとえ，副作用が出現しても，当該薬剤の投与を中止すれば問題のないことである．

治療終了時期

通常は 6 ヵ月で終了する．高齢者，糖尿病など免疫機能低下が懸念される患者では 9 ヵ月投与する．再発はきわめてまれである．

上記の対応（診断・治療）に適応しない患者の場合は，入院治療を含めて，専門医の対応が必要である．

付記：結核の激減した現在，問題となることは結核医療関係者が結核の危険性を明治，大正時代と同様な表現を用いて啓蒙する傾向のあることである．結核はきわめて有効な抗結核薬の登場によって治療できる病気になっている．むやみに休職・休学を強いるようなことがあってはならない．

（泉　　孝英）

第2章 疾患編
B 呼吸器疾患

7 非結核性抗酸菌症

非結核性抗酸菌（*Nontuberculous Mycobactriosis*；NTM）症は結核菌以外の抗酸菌による感染性疾患を指す病名である．わが国のNTMの原因菌種の80％は*Mycobacterium avium* complex；MAC）であり，10％が*M. kansasii*，残りの10％を他の希少菌種が占めている．このため，本稿ではMAC症を中心に解説する．

結核の激減した現在，日常診療において，喀痰検査から抗酸菌が検出された場合，ほとんどはNTM症である．NTM症は多くの場合，胸部X線上陰影の増加，軽度の咳・痰・微熱以上の激しい症状を示すことは少ない．

確実に有効な薬剤はないので，副作用を考えると安易な薬剤投与は好ましくない．患者，家族にこのような事情をよく説明し，「結核と混同して恐れない」ように指導することが，なによりも必要である．

初診時の対応

患者は，中高年の女性，とくに細身の女性が圧倒的に多いのが特徴である．

1．検　査
1）NTMを疑う所見
肺の慢性炎症に伴う典型的な症状，咳，少量の喀痰，血痰，全身倦怠感を愁訴として受診することが多い．息切れの訴えは少ない．健康診断時の胸部X線写真で偶然，無症状で発見されることもある．
2）胸部X線写真
肺炎，結核，癌などが除外できる陰影であり，多発性小結節，気管支拡張所見が認められれば，本症を疑う（図1）．
3）インターフェロンγ遊離試験（QFT-3G，T-SPOT検査）
結核菌感染を除外するために行う．しかし，陽性であっても結核菌感染者にNTMが感染する場合があるのでNTM症を否定することはできない．また，*M. kansasii*感染者では陽性になることがあるので注意が必要である．

陰性の場合は，NTM症が疑われるが，この検査だけで診断が確定できるわけではない．
4）抗酸菌検査
喀痰検査で抗酸菌が検出され，NTMと同定さ

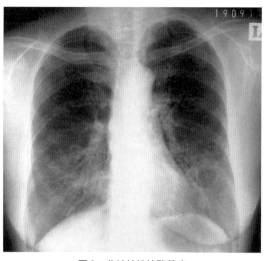

図1　非結核性抗酸菌症
68歳女性．数年前より，軽度の咳嗽あり，血痰をきたして来院．多発性の小結節性陰影と両下肺野の気管支拡張を疑わせる陰影からMACを疑った．
喀痰培養検査でMACを証明，診断確定．無治療のまま経過を観察しているが大きな変化はない．血痰は止血薬の内服にて中止．

れれば NTM 症と判断して差支えない.

2. 診　断

　日本結核病学会のガイドラインでは，臨床的基準，画像的基準，細菌学的基準を設定し，NTM 症の診断を厳格に規定しているが，「NTM 症に矛盾しない胸部 X 線所見が認められ，細菌検査でNTM が検出されれば，NTM 症」としての対応するほうが実践的である.

 再診後の対応

　3〜6ヵ月ごとに，症状の有無，程度を問診するとともに，胸部 X 線所見の時間的推移と変化を確認する．急激な症状，胸部 X 線所見の悪化が認められれば，専門医・専門施設に紹介する.

　大きな変化がなければ，経過観察を続ける．ときに，血痰を認めるが，内服の止血薬で対応できる程度であることが多い.

（泉　　孝英）

第2章 疾患編
B 呼吸器疾患

8 気管支拡張症

気管支拡張症は気管支壁の筋や弾性線維の破壊によって内腔が慢性，非可逆的に拡張する疾患で，形態的に円柱状，静脈瘤状，嚢状（または嚢胞状）などに分類される（図1）．原因としては，カルタゲナー症候群などの線毛運動機能不全，びまん性汎細気管支炎をはじめとする副鼻腔気管支症候群，肺炎や肺結核など呼吸器感染症の後遺症や，腫瘍・異物などによる気道閉塞に続発するものなど，多くのものがある．拡張した気管支では局所的防御機能が低下し，気道感染が反復して慢性炎症となりやすく，治療を行っても症状が持続する症例も少なくない．

 ## 初診時の対応

1．現病歴

典型的な気管支拡張症の症状は，慢性的な気道感染による膿性痰と咳嗽の持続である．さらに突発的あるいは持続的な血痰・喀血や，進行例では呼吸機能の低下による労作性呼吸困難を伴う場合もある．ただし一部には，気管支拡張症が存在しても慢性感染を伴わず，無症状の症例もみられる．

気管支拡張症では，慢性的な喀痰が続くいわゆる持続感染期とは別に，上気道ウイルス感染など

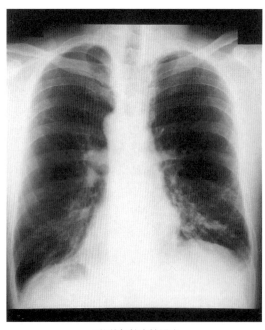
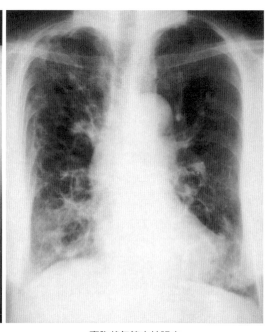

円柱状気管支拡張症	嚢胞状気管支拡張症
（カルタゲナー症候群）	

図1　気管支拡張症の胸部X線像

を契機として臨床症状が悪化する急性増悪の病態も重要である[1]. 急性増悪期では膿性喀痰が急激に増加するとともに, 発熱や咳嗽, 労作時呼吸困難の増悪など, 急性気管支炎や肺炎と同様の症状を呈する. したがって初診でこのような症状をみた場合には, 普段から慢性的な喀痰がないかどうかを確認し, 気管支拡張症を含めた慢性下気道感染の有無について注意する必要がある.

2. 家族歴

原発性線毛運動機能不全症や副鼻腔気管支症候群の一部では家族内集積がみられる場合もある. 同胞に同様な膿性痰の持続や血痰があるかどうか, また慢性副鼻腔炎や不妊など線毛運動機能不全を疑う症候の有無について確認する.

3. 既往歴

幼少期を含めた過去に, 肺炎, 肺結核など呼吸器疾患の既往がないかどうか確認する. また, 不妊症の有無や慢性副鼻腔炎の既往, あるいはそれらが明らかでない場合でも, 鼻閉や嗅覚障害などの症状が普段からないかどうかを確かめる.

4. 身体所見

胸部の聴診では, 病変部で水泡性ラ音が聴取されやすく, 症例によっては連続性ラ音も聴取する. 慢性呼吸不全があるような進行例では, ばち指やチアノーゼ, るいそう, 肺性心に伴う浮腫などを認めることがある.

5. 検 査

胸部単純 X 線での陰影は拡張の形態によりさまざまで, 気管支壁の拡張・肥厚を反映して複数の線状影や索状影, 輪状影などが組み合わさって観察され, その範囲は区域性に限局するものから両肺びまん性に存在するものまである. また, 拡張した気管支内に気道分泌物の貯留による粘液栓や液面形成がみられたり, 気管支周囲の肺実質の繰り返す炎症や線維化により, 拡張気管支が存在する肺葉の容積減少を認めることもある. ただ

し, 軽症の気管支拡張症では, 胸部 CT でしか異常を捉えられない場合がある. 急性増悪で肺炎を合併した場合には, 拡張気管支に由来する異常陰影に加えて, 新たな浸潤影の出現がみられる.

血液検査は, 持続感染期では炎症反応は軽微であることも多いが, 急性増悪時には白血球数やCRP の上昇など炎症反応の増悪がみられやすい. 呼吸機能では病変が広範囲である場合, 閉塞性換気障害がみられ, 重症例では低酸素血症・高二酸化炭素血症を呈する. 喀痰検査では, 持続感染期にはインフルエンザ菌や緑膿菌が, 急性増悪期には肺炎球菌, インフルエンザ菌, モラクセラ・カタラーリスが検出される頻度が高い.

6. 治 療

持続感染期における慢性的な喀痰などの症状に対しては, エリスロマイシンやクラリスロマイシンなど 14 員環マクロライド薬の長期投与が有効である[2]. このマクロライド療法は, 細菌の病原因子に対する抑制作用と生体に対する抗炎症作用との両方によって, 下気道の持続感染による喀痰量を減少させる効果が期待できる.

急性増悪期では, 通常の急性呼吸器感染症に対する対応と同様に, β-ラクタム系薬やレスピラトリーキノロンによる治療を行う.

再診時のポイント

急性増悪が考えられる症状に対して抗菌薬治療を開始した場合には, 喀痰量や発熱などの自覚症状, 血液検査での炎症反応の改善, 肺炎合併時には胸部単純 X 線での浸潤影の改善の有無などから, その効果を確認する.

治療が奏効して急性増悪による症状が改善しても, 治療終了後しばらくすると, 持続感染による喀痰などの症状が再び出現してくることが多い. このような慢性症状が持続する場合には, マクロライド療法を考慮する.

継続治療のポイント

マクロライド療法により慢性症状の改善傾向がみられれば，さらに治療を継続する．ただし，効果がみられるまでには1～2ヵ月間以上の期間を要することも多い．マクロライド療法をいつまで継続するかの明確な基準はなく，もし喀痰がほとんど消失する程度までに効果が得られれば，一度

```
            ┌─────────────────────┐
            │   気管支拡張症の管理   │
            └─────────────────────┘
```

慢性持続感染の管理	急性増悪の予防
気道のクリーニング： 呼吸リハビリテーションおよび 喀痰ドレナージ，去痰薬 （抗菌薬吸入療法については一般的には推奨しない） マクロライド（14, 15員環マクロライド）療法	感冒予防： マスク，うがい，口腔ケア，適度の湿潤環境，栄養，休養 ワクチン： インフルエンザワクチン，肺炎球菌ワクチン

急性増悪時の管理

喀痰の肉眼的観察，問診，身体所見による徴候
胸部X線写真：肺炎の鑑別
血液学的検査：炎症反応
細菌学的検査：喀痰グラム染色，喀痰細菌培養
（肺炎の場合は血液培養も）

喀痰グラム染色所見に基づく抗菌薬選択，または高頻度検出菌をターゲットにしたエンピリック治療
（インフルエンザ菌，肺炎球菌，モラクセラ・カタラーリス）

図2 気管支拡張症の管理
〔文献3）より引用〕

治療を終了して慎重に経過観察してみてもよい．

気管支拡張症の慢性症状に対するその他の一般的療法として，気道のクリーニングも重要であり，理学療法などによる喀痰ドレナージや去痰薬の投与も考慮する[3]．また，急性増悪の予防のためには，口腔内クリーニングのための含嗽や，インフルエンザや肺炎球菌に対するワクチン接種による感染予防も重要である（図2）．

以上のような気管支拡張症の慢性持続感染に対する治療を行っても，喀痰などの症状が増悪し，次第に呼吸機能や血液ガスが悪化する場合や，あるいは，血痰や喀血が頻発してそのコントロールが困難な場合には，専門医への紹介が必要である．

高齢者診療のポイント

とくに慢性呼吸不全を伴うような重症の気管支拡張症を基礎にもつ高齢者が急性憎悪を発症した場合には，初診時から早期に専門医に紹介することを考慮する．

文　　献

1) 古西　満，澤木政好，三笠桂一ほか：慢性下気道感染症における細菌感染の検討―急性増悪と慢性感染の観点から―．感染症学雑誌 65：1593-1599，1991
2) 三笠桂一，澤木政好，古西　満ほか：慢性下気道感染症に対する Erythromycin 長期治療の検討―第3報投与期間3年以上の症例を中心に―．感染症誌 66：561-567，1992
3) 日本呼吸器学会呼吸器感染症に関するガイドライン作成委員会：成人気道感染症診療の基本的考え方，日本呼吸器学会，東京，2003

（前田　光一・三笠　桂一）

9　気管支喘息

　気管支喘息は気道の慢性炎症を基盤とする疾患で，種々の程度の気道狭窄と気道過敏性の亢進，臨床的には繰り返す喘鳴，息切れ（呼吸困難），胸部圧迫感（胸苦しさ），咳が夜間や早朝に起きることを特徴とする疾患である．また，気道狭窄は，自然に，あるいは治療により可逆性を示すが，長期罹患した患者では気道構造の変化（リモデリング）をきたし，非可逆性となることもある．

　日本における気管支喘息の成人での有症率は約3％とされており，内科医が日常診療において気管支喘息患者を診察する機会は多い．気管支喘息の病態の根底には慢性的な気道炎症が存在することより，気管支拡張薬のみの治療でなく，吸入ステロイド薬を主体とした抗炎症治療の重要性が提唱されてから久しいが，日本ではいまだに非専門医における吸入ステロイド薬の使用が不十分であるとされる．また，気管支喘息は症状に基づいて診断することが多く，典型的な発作時に診察した場合には，比較的，診断しやすいが，診察時に症状が軽微な場合には診断に苦慮する場合も多い．

初診時の対応

　喘息発作で来院した患者は症状から比較的容易に，気管支喘息と診断できることが多いが，それ以外の場合は診断する上で，病歴聴取がより重要となる．慢性的に咳や痰を自覚することのみで喘息と思っている患者も多いので注意が必要である．

1．現病歴の聴取
　まず，今までに医師から気管支喘息を疑われたことや診断されたことがあるかどうかを聞く．喫煙歴，夜間や早朝の安静時の症状，喘息発作の有無を確認することが必要である．夜間，早朝安静時に出現する発作性の呼吸困難，喘鳴，咳が反復してみられるのが典型的な気管支喘息の症状であるが，夜間症状3つ（呼吸困難，胸がしめつけられる，咳）のうち2つ以上を伴う喘鳴があれば感度80％で気管支喘息と診断できると報告されている[1]．日本アレルギー学会のガイドライン[2]では成人喘息の診断の目安として6つの項目を挙げているが，気道可逆性試験や気道過敏性試験などは非専門医では実施が困難と思われる．既往症状の確認では，①呼吸困難などの症状の出没・持続②呼吸困難発作による救急外来受診・入院③喘息治療薬による症状の改善④特定の原因への曝露による呼吸困難などの症状の誘発などがあれば喘息の可能性が高い[3]．

　かぜ（ウイルス感染）をきっかけに喘鳴，呼吸困難などの症状が顕在化する場合もあるので，かぜに伴う上気道症状の先行の有無，非ステロイド性消炎鎮痛薬（NSAIDs）の服薬についても確認する．成人喘息の患者の一部はNSAIDsの投与により致死的な発作が起こりうるアスピリン喘息であることを再認識するとともに，喘息患者には原則としてNSAIDsの服薬，貼付，塗布を禁止することが大切である．また，気象（急激な温度変化や低気圧など）との関連，アレルギー性鼻炎に伴う鼻水，鼻づまりの他，副鼻腔炎に伴う嗅覚障害の有無を聞く．いわゆる好酸球性副鼻腔炎では嗅覚障害が出現しやすく，このような患者はアスピリン喘息患者である確率が高く，重症患者が多い．また，難治性の中耳炎（好酸球性中耳炎）を合併する場合には，耳鼻咽喉科専門医への紹介，

併診が必要である[4]．

　すでに気管支喘息と診断されている場合には，発症以来の呼吸困難などの症状の発現頻度，持続，喘息発作による救急外来受診，入院歴の有無，今までに受けた喘息治療薬の内容，治療薬による症状の改善，運動，かぜ，ペットとの接触，ほこりなどの暴露による症状増悪の有無，気象変化，精神的ストレス，過労，月経と喘息症状との関連について聞く．

　典型的な症状とは異なり，痰を伴わない乾性咳嗽を主訴とする患者の中に咳喘息と呼ばれる喘鳴を伴わない喘息の亜型の患者が存在する．一部は典型的な喘息へ移行するとされる．類似した疾患として提唱されているアトピー咳嗽との鑑別がむずかしいが，気管支拡張薬が咳に有効であることが咳喘息診断の根拠となる[5]．咳喘息と診断した場合，通常，吸入ステロイド薬による治療を行う．

2．既往歴，家族歴の聴取

　小児喘息の既往，アレルギー歴，とくにアトピー性皮膚炎，アレルギー性鼻炎，花粉症の既往などを聞くことが重要である．喘息やアレルギー性疾患の家族歴も診断の手がかりとなる．

3．喫煙歴の聴取

　現在の喫煙の有無，喫煙歴を聞き出すことはCOPDとの鑑別上，重要である．喘息と診断されていながら喫煙している患者も意外に多く，禁煙指導を併せて行う．

4．現　症

　有症状時には聴診上，低音性連続音 rhonchi，高音性連続音 wheezes が聴取されることが多い．主に呼気時に聴取されるが，吸気時に聴取されることもある．喘息患者であっても非発作時には安静換気下では連続性ラ音が聴取されないことも多い．その場合には努力呼出下で背部下側での聴診により，聴取できる場合もある．wheezes の高調性が高ければ喘息は重症であり，また，wheezes が聴取される時間（吸気および呼気時間）が長い

ほど重症である．最重症の喘息では呼吸音やwheezes が聴取されないことがあるので，胸郭の動き，呼吸困難感，パルスオキシメーターによる動脈血酸素飽和度（SpO_2）から判断する[6]．また，喘息発作の程度を把握するためには患者が苦しくて横になれないか否か，呼吸困難のため苦しくて動けないか否か，といった点をチェックするとともに，チアノーゼの有無，意識状態を把握し，併せて SpO_2 の測定や，可能であればピークフロー値（PEF）の測定を行うことも客観的な評価をするという点においては重要である．

5．検　査
1）血液検査

　白血球数は正常範囲内のことが多いが，好酸球比率の増加，好酸球数の増加，総 IgE 値（RIST）の増加，ハウスダスト，ヒョウヒダニ，花粉，真菌，ガなどに対する特異的 IgE の増加などがみられればより喘息を疑う根拠となる．しかしながら，成人喘息では抗原特異的 IgE 増加が検出されない非アトピー型喘息も多く存在する．

2）喀痰検査

　喀痰中の好酸球の存在を確認するには Hansel 染色（エオジノステイン®）が簡便であるが，保険収載されており，検査会社へ依頼することも可能である．喀痰が採取できない患者では3～6%の高張食塩水の吸入により得られた誘発喀痰を使用するが，やや手間を要する．喀痰細胞診目的のPapanicolaou 染色でも好酸球の増加は評価できる．痰のスメアを May Giemsa 染色することにより定量的な好酸球増加（一般に喀痰中の白血球，マクロファージ，気道上皮細胞の総数の3%以上好酸球が存在すれば増加していると定義する）を判定できる．また，喘息患者の喀痰では剝離した気道上皮細胞が一塊となった Creola 体や好酸球に由来する Charcot Leyden 結晶という六角錐の針状結晶，ECP（eosinophilic cationic protein）高値などが観察されることがある．

3）呼気 NO 濃度（FeNO）の測定

　気管支喘息患者では呼気中の NO 濃度が増加し

ており，好酸球性の気道炎症を反映するマーカーとして利用されている．気管支喘息の診断のみならず，治療管理に呼気 NO 濃度（FeNO）を指標とする試みもされている．FeNO の測定は保険収載され，今後普及すると思われる．米国胸部学会/欧州呼吸器学会が推奨する標準的な方法（呼気流速 50 ml/秒）で測定した場合，おおよその目安として呼気 NO 濃度が 35 ppb 以上であれば喘息が疑われる．

4）肺機能検査および気道可逆性試験

スパイロメーターを使い，努力呼出下での FEV_1（1 秒量）と FVC（努力肺活量）を測定する．フローボリューム曲線が同時に得られる．気流制限の指標となる FEV_1 の予測値に対する低下，フローボリューム曲線が下に凸になるなどの所見が得られれば診断の一助となる．また，40 歳以上の喫煙歴のある患者で，FEV_1%（1 秒率）が 70%未満の場合には COPD との鑑別がむずかしい場合もある．可能であれば気管支拡張薬（通常，硫酸サルブタモールなどの短時間作用性 β_2 刺激薬（SABA）を使用する）の吸入によって，FEV_1 がどの程度増加するか検査する（気道可逆性試験）．気管支拡張薬は加圧定量噴霧式エアゾール剤（pMDI）をスペーサーを併用して吸入させるか，加圧式ネブライザーで吸入させ，15〜30 分後に FEV_1 と FVC を測定する．気管支拡張薬投与前の値から FEV_1 が 12%以上かつ 200 ml 以上増加すれば気道可逆性ありと判断され，気管支喘息の診断の一助となる．また，治療開始後に気道可逆性試験を実施する場合，短時間作用性吸入 β_2 刺激薬は 8 時間，長時間作用性 β_2 刺激薬は 24 時間，徐放性テオフィリン薬は 24〜48 時間，吸入ステロイド薬は 12 時間，経口ステロイド薬は 24 時間，ロイコトリエン拮抗薬は 48 時間，それぞれ検査前に休薬するのが望ましい．

5）気道過敏性試験

日本アレルギー学会による標準法[7]とアストグラフ法[8]が行われている．初診時に気道過敏性試験を行う必要はなく，気管支喘息の鑑別診断が困難な場合に，専門施設に依頼して行うことが望ま
しい．治療中の患者では試験前一定時間休薬しなければならない点は気道可逆性試験と同様である．

6）胸部単純 X 線写真

CT を用いた詳細な解析では気道壁の肥厚やエアトラッピングの所見などを検出できる場合があるが，通常の胸部単純 X 線写真では異常はみられないことが多い．

6．初診時の治療

気管支喘息と診断した場合，吸入ステロイド薬を基本とした治療を開始する．日本のガイドラインでは昼間の喘息症状や夜間症状の頻度や SABA の使用頻度，PEF や FEV_1 の予測値または自己最良値を基準とした値および変動に基づいて喘息の重症度を 4 段階に分け，重症度に応じた段階的薬物療法を提唱している（表 1，2）．一方前医ですでに治療が開始されている患者では，現在の治療内容と症状から重症度を判断するしかなく，現在の喘息症状，喘息のコントロール状態に基づいた治療法を選択するように変わってきている（表 3）．吸入ステロイド薬（ICS）にはドライパウダー吸入剤（DPI）と加圧定量噴霧式エアゾール剤（pMDI）の 2 種類がある．いずれを用いる場合も吸入方法の指導が大変重要であり，練習器具などを用いて具体的に説明指導するのが望ましく薬剤師との連携が重要である．初診時の患者では，通常，夜間早朝の症状，日中の症状，活動の制限がみられる状況での受診が多いと思われる．症状が毎日みられる場合や最近 1 週間で夜間症状がみられた場合には低用量〜中用量（フルチカゾン換算で 200〜500 μg/日）の吸入ステロイド薬をベースに長時間作用性 β_2 刺激薬（LABA，吸入または貼付薬），ロイコトリエン拮抗薬，徐放性テオフィリン薬のいずれかの併用で治療を開始する．ICS と LABA の合剤は吸入指導さえできれば簡便でもっとも使用しやすい．近年 ICS と LABA の合剤は 1 日 1 回の吸入で済むレルベアエリプタ®や発作時追加吸入（SMART 療法）のできるシムビコートタービュヘイラー®が上市されている．また治療ステップ 3〜4 では長時間作用性抗コリ

表1　未治療の臨床所見による喘息重症度の分類（成人）

重症度[*1]		軽症間欠型 （治療ステップ1）	軽症持続型 （治療ステップ2）	中等症持続型 （治療ステップ3）	重症持続型 （治療ステップ4）
喘息症状の 特徴	頻度	週1回未満	週1回以上だが 毎日ではない	毎日	毎日
	強度	症状は 軽度で短い	月1回以上 日常生活や睡眠が 妨げられる	週1回以上 日常生活や睡眠が 妨げられる	日常生活に 制限
				しばしば増悪	しばしば増悪
	夜間症状	月に2回未満	月に2回以上	週1回以上	しばしば
PEF，FEV$_1$[*2]	%FEV$_1$， %PEF	80%以上	80%以上	60%以上 80%未満	60%未満
	変動	20%未満	20〜30%	30%を超える	30%を超える

*1：いずれか1つが認められればその重症度と判断する.
*2：症状からの判断は重症例や長期罹患例で重症度を過小評価する場合がある. 呼吸機能は気道閉塞の程度を客観的に示し，その変動は気道過敏性と関連する. %FEV$_1$＝（FEV$_1$ 測定値/FEV$_1$ 予測値）×100，%PEF＝（PEF 測定値/PEF 予測値または自己最良値）×100

〔文献2）より引用改変〕

表2　喘息治療ステップ

		治療ステップ1	治療ステップ2	治療ステップ3	治療ステップ4
長期管理薬	基本治療	吸入ステロイド薬 （低用量）	吸入ステロイド薬 （低〜中用量）	吸入ステロイド薬 （中〜高用量）	吸入ステロイド薬 （高用量）
		上記が使用できない場合は以下のいずれかを用いる LTRA テオフィリン徐放製剤 ※症状が稀なら必要なし	上記で不十分な場合に以下のいずれか1剤を併用 LABA（配合剤使用可[*5]） LTRA テオフィリン徐放製剤	上記に下記のいずれか1剤，あるいは複数を併用 LABA（配合剤使用可[*5]） LTRA テオフィリン徐放製剤 LAMA[*6]	上記に下記の複数を併用 LABA（配合剤使用可） LTRA テオフィリン徐放製剤 LAMA[*6] 抗 IgE 抗体[*2,7] 経口ステロイド薬[*3,7]
	追加治療	LTRA 以外の 抗アレルギー薬[*1]	LTRA 以外の 抗アレルギー薬[*1]	LTRA 以外の 抗アレルギー薬[*1]	LTRA 以外の 抗アレルギー薬[*1]
発作治療[*4]		吸入 SABA	吸入 SABA[*5]	吸入 SABA[*5]	吸入 SABA

ICS：吸入ステロイド薬，LABA：長時間作用性β$_2$刺激薬，LAMA：長時間作用性抗コリン薬，LTRA：ロイコトリエン受容体拮抗薬，SABA：短時間作用性β$_2$刺激薬
*1：抗アレルギー薬は，メディエーター遊離抑制薬，ヒスタミン H$_1$拮抗薬，トロンボキサン A$_2$阻害薬，Th2 サイトカイン阻害薬を指す.
*2：通年性吸入アレルゲンに対して陽性かつ血清総 IgE 値が 30〜1,500 IU/mL の場合に適用となる.
*3：経口ステロイド薬は短期間の間欠的投与を原則とする. 短期間の間欠投与でもコントロールが得られない場合は，必要最小量を維持量とする.
*4：軽度の発作までの対応を示し，それ以上の発作についてはガイドラインの「急性増悪（発作）への対応（成人）」の項を参照.
*5：ブデソニド/ホルモテロール配合剤で長期管理を行っている場合には，同剤を発作治療にも用いることができる. 長期管理と発作治療を合せて1日8吸入までとするが，一時的に1日合計12吸入まで増量可能である. ただし，1日8吸入を超える場合は速やかに医療機関を受診するよう患者に説明する.
*6：チオトロピウム臭化物水和物のソフトミスト製剤.
*7：LABA，LTRA などを ICS に加えてもコントロール不良の場合に用いる.

〔文献2）より引用〕

表3　現在の治療を考慮した喘息重症度の分類（成人）

現在の治療における患者の症状	現在の治療ステップ			
	治療ステップ1	治療ステップ2	治療ステップ3	治療ステップ4
コントロールされた状態*1 ●症状を認めない ●夜間症状を認めない	軽症間欠型	軽症持続型	中等症持続型	重症持続型
軽症間欠型相当*2 ●症状が週1回未満である ●症状は軽度で短い ●夜間症状は月に2回未満である	軽症間欠型	軽症持続型	中等症持続型	重症持続型
軽症持続型相当*3 ●症状が週1回以上，しかし毎日ではない ●症状が月1回以上で日常生活や睡眠が妨げられる ●夜間症状が月2回以上ある	軽症持続型	中等症持続型	重症持続型	重症持続型
中等症持続型相当*3 ●症状が毎日ある ●短時間作用性吸入β_2刺激薬がほとんど毎日必要である ●週1回以上，日常生活や睡眠が妨げられる ●夜間症状が週1回以上ある	中等症持続型	重症持続型	重症持続型	最重症持続型
重症持続型相当*3 ●治療下でもしばしば増悪する ●症状が毎日ある ●日常生活が制限される ●夜間症状がしばしばある	重症持続型	重症持続型	重症持続型	最重症持続型

＊1：コントロールされた状態が3〜6ヵ月以上維持されていれば，治療のステップダウンを考慮する．
＊2：各治療ステップにおける治療内容を強化する．
＊3：治療のアドヒアランスを確認し，必要に応じ是正して治療をステップアップする．

〔文献2）より引用〕

ン薬（LAMA）のスピリーバレスピマット®のソフトミス製剤も併用できるようになった．鼻閉を伴うアレルギー性鼻炎合併例では併用薬としてロイコトリエン拮抗薬が使用しやすい．併用薬として徐放性テオフィリン薬を選択する場合には通常400 mg/日を基準とし，高齢者では200 mg/日から開始してもよい．テオフィリンの血中濃度はピーク値で5〜15μg/mlを目標とする．経口の長時間作用性β_2刺激薬は動悸，振戦などの副作用が出やすいため，吸入薬，貼付薬に比べて使用しづらい．合併症としてのアレルギー性鼻炎，花粉症によるくしゃみ，鼻水，眼のかゆみなどの症状がある場合には抗ヒスタミン作用を有する抗アレルギー薬を併用することがあるが，気管支喘息の治療薬として使う必要はない．また，去痰薬，鎮咳薬の処方も通常必要ない．初診時には必ず，呼吸困難出現時のSABAの吸入方法を指導しておく．SABAとしては硫酸サルブタモールまたは塩酸プロカテロールの吸入薬（pMDI）が勧められる．連日夜間症状がみられるような症状が強いと思われる患者には同時に経口プレドニゾロン（0.5 mg/kg）を3〜7日間を目安に処方し，1週間以内にフォローアップする．

7．喘息発作で来院時の治療

　初診時に喘息発作で来院した患者を診察する場合，気管支喘息とすでに診断されている場合は診断しやすいが，左心不全，COPDの増悪との鑑別

が重要となる．労作時息切れ，呼吸困難は心不全の初期症状であることが多く，次第に軽い労作で生ずるようになり，進行性であることが多い．胸部X線所見で肺うっ血の所見の有無をみることやBNPの測定値，心エコー所見などが参考になる．

喘息発作の程度は苦しいが横になれるのか，苦しくて横になれないのか，パルスオキシメーターによって測定されるSpO$_2$が95％以下か否かを目安として判断し，いずれかが確認されれば中発作以上と判断する．脈拍が130/分以下であることを確認し，β_2刺激薬吸入液（硫酸サルブタモールまたは塩酸プロカテロール）0.3〜0.5 mlを生理食塩水で希釈して吸入させる．吸入用の去痰薬のなかでパラベンを含んでいる薬剤は，アスピリン喘息患者への使用が望ましくなく，混ぜる必要はない．吸入を20〜30分後に繰り返してもよいが，上記いずれかを満たす中発作以上の場合やβ_2刺激薬吸入液で症状が軽快しない場合にはヒドロコルチゾン200〜500 mg（通常は200 mgでよいと思われる．メチルプレドニゾロン40〜125 mgまたはデキサメサゾン4〜8 mgでも可）を200 mlの等張補液薬に溶解して，1時間程度で点滴投与する．

アスピリン喘息患者でヒドロコルチゾン，メチルプレドニゾロンの点滴投与を受けたことのない患者ではデキサメサゾンを優先して使用する．酸素吸入はSpO$_2$が95％以下では1〜2 l/分を目安に行ってもよい．また，発作時のテオフィリン（アミノフィリン）の点滴静脈内投与の有用性に関しては，日本に比べて海外での評価が低く，筆者は通常施行していない．テオフィリンの服薬の有無を確認した上で，注射用ステロイド薬にネオフィリンとして125〜250 mgを追加して1時間かけて投与してもよい．エピネフリンの皮下または筋肉内投与も発作強度として中発作までの発作時には，通常必要ないと思われる．経験的には点滴終了時（1時間後）には自覚症状が軽減してくることが多い．この時点で症状が軽快してこない場合は入院施設のある専門医への転送を考慮する．自宅に帰宅可能と判断するためには，最後に気管支拡張薬（硫酸サルブタモールなど）を使用した時点から1時間以上経っても症状が安定していることを確認しなければならない．PEFを測定できる場合には，予測値の70％以上（初診時にPEFがモニタリングされていることは通常ないと思われるが，自己最良値が確認できる患者では自己最良値の70％以上）を目安に帰宅を許可する．SpO$_2$が90％以下または，歩行，会話が困難で苦しくて動けない発作（大発作）ではただちに専門施設へ救急搬送する．

再診時のポイント

吸入ステロイド薬や合剤の吸入がきちんとできているかどうか確認する．吸入手技は初診時の指導のみでは理解できていないことも多いので，繰り返し指導し，確認する．とくに，DPIでは吸気流速が不十分なケースがある[9]．DPIは吸気により薬剤が吸入されるので，pMDIのように噴霧に同調して吸入するという手技上のむずかしさはないが，吸気流速が小さいと気道に薬剤が達さない場合もある．簡便な練習用器具を用いてチェックすることが望ましい．また，初診後のSABA（SMART療法の場合はシムビコート）の使用回数を確認する．多くの喘息患者では，治療により，通常1週間以内に症状が軽快してくる．再診時に症状が軽快しない場合は吸入薬を含めた服薬アドヒアランスが良好であるかどうかを確認するとともに，他の疾患である可能性を十分に考慮しなければならない．可能であればこの時点で肺機能検査を行い客観的な評価ができることが望ましい．初診時の検査結果でダニ，ペットなど回避，軽減が可能なアレルゲンが疑われた場合には，室内の掃除，寝具類の管理，ペットとの接し方などについて指導をする．喘息のコントロール状態が良好でなければ，喘息症状が毎週でない場合は同一治療ステップでの治療強化，喘息症状が毎週あるいは毎日の場合（喘息コントロール不十分または喘息コントロール不良）は治療ステップの1段階あるいは2段階のステップアップとする（表2，表3）．症状が3ヵ月以上安定していれば，低用量へ

表4　喘息コントロールテスト（ACT）

1．この4週間に，喘息のせいで職場や学校，家庭で思うように仕事や勉強がはかどらなかったことは時間的にどの程度ありましたか？
　　いつも：1点　　かなり：2点　　いくぶん：3点　　少し：4点　　全くない：5点
2．この4週間に，どのくらい息切れがしましたか？
　　1日に2回以上：1点　　1日に1回：2点　　1週間に3〜6回：3点
　　1週間に1，2回：4点　　全くない：5点
3．この4週間に，喘息の症状（ゼイゼイする，咳，息切れ，胸が苦しい・痛い）のせいで夜中に目が覚めたり，いつもより朝早く目が覚めてしまうことがどのくらいありましたか？
　　1週間に4回以上：1点　　1週間に2，3回：2点　　1週間に1回：3点
　　4週間に1，2回：4点　　全くない：5点
4．この4週間に，発作止めの吸入薬（サルタノール®やメプチン®など）をどのくらい使いましたか？
　　1日に3回以上：1点　　1日に1，2回：2点　　1週間に数回：3点
　　1週間に1回：4点　　全くない：5点
5．この4週間に，自分自身の喘息をどの程度コントロールできたと思いますか？
　　全くできなかった：1点　　あまりできなかった：2点　　まあまあできた：3点
　　十分にできた：4点　　完全にできた：5点

5つの質問に対する答えの合計点により，25点ならば完全にコントロール，20〜24点ならば十分にコントロール，19点以下ならばコントロール不良と判定される．

減量していくのが原則である．

■ 継続治療のポイント

　治療で重要なことは喘息コントロール良好状態を維持することである．成人気管支喘息は慢性疾患であり，症状が軽快したからといって治ったわけではないことを患者によく理解させる．また，症状が消失し，日常生活が何ら妨げられないこと，発作を起こさないことが当たり前であり，発作を起こして治療する病気でないことを納得してもらう必要がある．継続した受診ができる患者にはPEFの自己測定を勧める．ピークフローメーターは多くの種類のものが販売されており，いずれでもよいが，呼吸機能検査に対応したAmerican Thoracic Society（ATS）規格に準拠した目盛りのものを使用するほうが望ましいと思われる．通常1日2回，朝，晩に測定し，喘息日誌に記録してもらう．喘息日誌にはPEF値の他，SABAの吸入回数，経口ステロイド薬の内服などを記録してもらうとよい．自覚症状に基づく喘息コントロールの指標として，喘息コントロールテスト（ACT）は簡便で有用である[10]．日常生活の時間的制約，息切れの自覚，夜間症状，発作止め吸入薬の使用頻度，患者自身の喘息コントロール状態に対する自覚の5項目に関して，各項目を1〜5点でスコア化し，質問に対する答えの合計点によりコントロール状態が判断される（表4）．また，吸入ステロイド薬には通常の用量では重篤な副作用がないことをよく理解してもらう．吸入ステロイド薬を中断して，喘息発作を起こした場合必要とされるステロイド薬の全身投与のほうがはるかに投与量が多く，副作用も大きいことをよく説明することも大事である．嗄声や喉の違和感は比較的よくみられる局所副作用であり，吸入後の十分なうがい，pMDIではスペーサーの使用をするよう指導する．一部のDPIでは女性，とくに高齢者で高率に嗄声がみられ，高齢者では嗄声の出現頻度は必ずしも吸入ステロイド薬の用量に関係しないので，使用薬剤や吸入デバイスを局所副作用が出現しにくく継続しやすいものに変更する必要がある．pMDIでは残量が確認しづらいので，安定して噴霧できる回数，新しいものへの交換時期を指導することも重要である．内服薬に比べ，吸入ステロイド薬などの吸入薬のアドヒアランスは低下しやすいので，処方するごとに残量の確認をしていくことも大事である．また，吸入薬に併用する薬剤の種類が多くならないような処方の工

夫が必要である．症状が軽快し，患者が継続治療を望まない場合には，低用量の吸入ステロイド薬単独（できれば最低用量）の治療を継続し，1年間無症状で，肺機能が正常であることを確認できれば，中止することが可能になることをよく説明する．

副鼻腔炎，胃食道逆流症，COPD の合併，心身医学的問題など喘息の難治化と関連した合併症を有する場合，専門医に相談することも必要である．

高齢者診察のポイント

高齢者では COPD と喘息は高率に合併例がみられるので注意が必要である．近年 ACOS（Asthma-COPD Overlap Syndrome）として強調して扱われている．COPD とは喫煙歴，CT を含めた画像診断，気道の可逆性，気道過敏性，ピークフロー値の変動，IgE，抗原特異的 IgE，喀痰好酸球，呼気中 NO 濃度などに基づいて鑑別するが，鑑別がむずかしい症例も多く存在する．気管支拡張薬投与後の FEV_1% が 70% 未満で，FEV_1 が予測値の 80% 未満の場合，薬物療法の対象となる COPD の存在が示唆され，高分解能 CT（HRCT）により低吸収域を認める場合や肺機能検査で肺拡散能が低下している場合には COPD の可能性が大きい．

また高齢者では吸気流速が不十分のことがあるので吸入薬の選択時に確認が必要である．吸気流速が不十分の時は吸入薬は pMDI となるが，pMDI では薬の噴霧と同調して吸入することがむずかしいので，できるだけエアロチャンバープラスのような吸入補助具（スペーサー）を併用するほうがよい．スペーサーは初回のみ保険（喘息治療管理料 2）での対応が可能となった．

紹介のポイント

重篤な喘息発作を繰り返し，救急外来受診，救急入院を繰り返す場合，3 ヵ月以上治療しても十分に喘息症状をコントロールできない場合，症状が典型的でなく，他の疾患との鑑別を要する場合，嗅覚障害を伴い好酸球性副鼻腔炎の存在が示唆される場合や耳漏，聴力低下をきたす好酸球性中耳炎を合併した場合，肺野の浸潤影，末梢血好酸球数の著明な増加，神経症状などアレルギー性気管支肺アスペルギルス症や Churg-Strauss 症候群の疑われる場合には専門医への紹介を考慮する．とくに，末梢血好酸球数が 2,000/μl を超える場合は何らかの合併症を有する場合が多く[11]，専門医へのコンサルトが必要である．

文　献

1) Sistek D et al：Clinical diagnosis of current asthma：predictive value of respiratory symptoms in the SAPALDIA study. Swiss Study on Air Pollution and Lung Diseases in Adults. Eur Respir J 17：214-219, 2001
2) 社団法人日本アレルギー学会　喘息ガイドライン専門部会：喘息予防・管理ガイドライン 2015, 協和企画, 東京, 2015
3) 一般社団法人日本アレルギー学会　アレルギー総合ガイドライン 2013, 協和企画, 東京, 2013
4) 岩永　哲ほか：好酸球性中耳炎と喘息．JOHNS 23：895-899, 2007
5) 社団法人日本呼吸器学会　咳嗽に関するガイドライン第 2 版作成委員会（編）：咳嗽に関するガイドライン第 2 版：メディカルレビュー社, 2012
6) 興梠博次：咳・痰．診断と治療 93：591-596, 2005
7) 牧野荘平ほか：気管支喘息におけるアセチルコリン吸入試験の標準法の臨床的検討．アレルギー 33：167-175, 1984
8) 滝島　任ほか：気道過敏性．呼吸 1：4-6, 1982
9) 石塚　全ほか：吸入ステロイド薬をドライパウダー吸入剤（DPI）から加圧定量噴霧式エアゾール剤（pMDI）へ切り替え，臨床症状の改善した気管支喘息患者の 2 症例．日胸 63：787-792, 2004
10) Nathan R A et al：Development of the asthma control test：a survey for assessing asthma control. J Allergy Clin Immunol 113：59-65, 2004
11) Kobayashi S et al：Incidence of peripheral blood eosinophilia and the threshold eosinophile count for indicating hypereosinophilia-associated diseases. Allergy 57：950-956, 2002

（土屋　　智）

第2章 疾患編
B 呼吸器疾患

10 慢性閉塞性肺疾患（COPD）

初診時の対応

1．現病歴

COPDの危険因子（喫煙，職業上の粉塵曝露など）を有する患者で，COPDを疑う症状や徴候（慢性の咳や痰，労作時呼吸困難，喘鳴など）を主訴に受診すれば，COPDを念頭において診察を進める．

COPD患者の中（とくに現喫煙者）には，慢性的な咳嗽や喀痰を「当たり前」のものとし，病気によるものと考えていないことが多い．単に咳や痰の有無を聞くだけでなく，質問内容を工夫し，より詳細な症状理解に努める．たとえば，「家族の人に，以前より咳が多くなっているといわれていませんか」や「タバコを止めた（減らした）のに咳や痰が続いていませんか」などである．

咳については，生じる時間帯も重要である．喘息の場合，夜間・早朝に咳の悪化がみられることが多いが，COPDでは，夜間のみに起こることは少ない．

COPDの呼吸困難は主に労作時に生じ，また経年的な増悪傾向を示す．ただし，緩やかに進行する労作時呼吸困難では，本人の自覚が乏しく「年のせい」と思い，疾患の症状として認識していないこともある．「去年と比べて歩いたときの息切れはどうですか」，「同年代の人と一緒に歩いて遅れませんか」などといった質問で，実際感じている呼吸困難をより詳細に聞き取るように心がける．

また，前かがみの姿勢や両手に重い荷物を持つといった，患者の胸郭の動きが制限される状態の際に，強い息苦しさを自覚する患者もいる．

労作時の呼吸困難の程度は，たとえば修正MRC質問票を用いることで客観的な評価ができ，治療介入の効果判定の参考にもなる（表1）．

重症COPDでは，食欲不振や体重減少がみられ，悪性疾患によるものと心配し，受診契機となることがある．主に呼吸筋によるエネルギー消費量の増加や呼吸困難などによる栄養摂取量の減少が原因である．悪性疾患が否定できたとしても，COPD単独でも十分に体重減少の原因になることに留意しておく．

2．現　症

COPDの典型的な身体所見がみられるのは，多くの場合重症である．そのため，軽症では特徴的な所見が乏しいことがあり，注意が必要である．

視診では，いわゆるpink pufferとblue bloaterが特徴的である．前者は，痩せ型で喀痰はあまり多くなく，労作性呼吸困難の強いタイプである．

表1　修正MRC（mMRC）質問票

グレード	あてはまるものにチェックしてください（1つだけ）	
0	激しい運動をした時だけ息切れがある．	☐
1	平坦な道を早足で歩く，あるいは緩やかな上り坂を歩くときに息切れがある	☐
2	息切れがあるので，同年代の人よりも平坦な道を歩くのが遅い，あるいは平坦な道を自分のペースで歩いている時，息切れのために立ち止まることがある．	☐
3	平坦な道を約100m，あるいは数分歩くと息切れのために立ち止まる．	☐
4	息切れがひどくて家から出られない，あるいは衣服の着替えをする時にも息切れがある．	☐

表2　COPD の病期分類

	病期	定義
Ⅰ期	軽度の気流閉塞	%FEV1≧80%
Ⅱ期	中等度の気流閉塞	50%≦%FEV1＜80%
Ⅲ期	高度の気流閉塞	30%≦%FEV1＜50%
Ⅳ期	きわめて高度の気流閉塞	%FEV1＜30%

気腫優位型にみられることが多い．また後者は，肥満型で喀痰が多く，下腿浮腫などの右心不全兆候を呈しやすい．チアノーゼを示すが，低酸素血症の程度のわりに本人の呼吸困難が乏しい．気道病変優位型に多い．

気腫優位型の重症例では特徴的な身体所見がみられやすい．たとえば口すぼめ呼吸や，呼吸補助筋の緊張や肥大，胸郭前後径の増大（ビア樽状胸郭），また胸郭の非協調性運動（吸気時に胸郭下部の肋骨が内側へ移動：Hoover's sign)などである．

聴診では，肺胞呼吸音の減弱，強制呼気終末の喘鳴が認められる．気道内分泌物が多いときには，湿性ラ音を聴取することもある．

3．検　査

COPD はその定義上，気流制限を有することが診断の必須条件である．「COPD（慢性閉塞性肺疾患）診断と治療のためのガイドライン第4版」（以下，ガイドライン第4版と略す）には，COPD の定義として，「タバコ煙を主とする有害物質を長期に吸入曝露することで生じた肺の炎症性疾患である．呼吸機能で正常に復すことのない気流閉塞を示す」と記されている．

実は，この気流閉塞（＝閉塞性換気障害）の有無を，症状や身体所見から予測することはむずかしい．そのため，COPD を疑うならば，まずは呼吸機能を測定することが肝要である．

閉塞性換気障害の評価の際，理解しておくべき指標は次の通りである．努力性呼出開始から最初の1秒間に出た呼気量が1秒量（FEV_1）である．この FEV_1 を努力性肺活量（FVC）で除した値がFEV_1%（1秒率）である．気管支拡張薬投与後の

スパイロメトリーにて，FEV_1%（1秒率）が70%未満であれば，気流制限があると判断する．

重症 COPD では，FEV_1 の低下とともに FVC の値も低下し，FEV_1%（FEV_1÷FVC）は必ずしも重症度を反映しない（分母の FVC も減少するため）．それゆえ，COPD の病期分類には，%FEV_1（%1秒量）＝（FEV_1実測値÷FEV_1予測値）×100を用いる．

この %FEV_1 を基にして，種々のガイドラインは COPD の病期分類を決めている．表2にガイドライン第4版に記載された分類を示す．

不可逆な閉塞性換気障害を確認した後，COPDと確定診断するには，種々の疾患の除外が必要である．鑑別を要する疾患には，気管支喘息，うっ血性心不全，気管支拡張症，肺結核，塵肺などが挙げられる．

多くの場合，喘息との鑑別が問題となる．COPD 患者においても，喘息と同様に喘鳴を聴取することもある．喘息の気流閉塞は可逆性を示すが，重症や難治喘息の場合，気流閉塞が残存する．また，COPD 患者が若い頃，喘息を罹患していたことも少なくない．中高年以降，厳密な COPD と喘息の鑑別が困難な場合も多々あり，両者の合併，いわゆる喘息・COPD オーバーラップ症候群（ACOS：asthma-COPD overlap syndrome）という概念で理解したほうがよい患者群がいることに留意しておく．

画像診断は，COPD 診断の必須項目ではない．胸部画像上，明らかな異常がないことは COPD を除外しえない．胸部単純 X 線写真は，肺癌や肺結核，気胸などの他疾患の除外診断の意味が強い．気腫性病変の進行した COPD の典型的胸部単純 X 線写真を図1に示す．正面像では，肺の過膨脹，滴状心，横隔膜の低位への圧排，末梢の血管陰影の減少がみられ，側面像では，胸郭前後径の拡大，後胸骨腔の拡大，横隔膜の平坦化がみられる．

胸部 CT は，とくに高分解能 CT では，気腫性病変の早期検出や気腫性病変の視覚的定量評価が可能である．同 CT では，気腫性病変は低吸収領域として描出され，肺気腫を視覚的に認識するこ

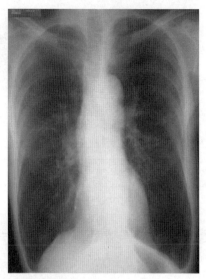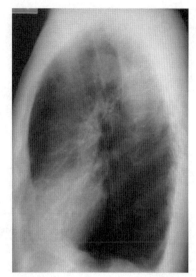

肺の過膨脹，横隔膜の低位への圧排，末梢
の血管陰影の減少

胸郭前後径の拡大，後胸骨腔の拡大，
横隔膜の平坦化

図1　COPD の胸部 X 線写真の特徴

とができる．患者に気腫性変化をみせることで，
喫煙による肺構造の変化を実感させ，禁煙への動
機付けの一歩となることもある．また胸部 CT で
は，肺癌の早期診断に有用である．

 ## COPD への積極的な医療介入

　COPD と診断ができた場合，次に何を目標にし
て，医療介入を行うべきであろうか．ガイドライ
ン第 4 版には，COPD に対する管理目標は，①症
状および QOL の改善，②運動耐容能と身体活動
性の向上および維持，③増悪の予防，④疾患の進
行抑制，⑤全身の併存症および肺合併症の予防と
治療，⑥生命予後の改善，と列挙されている．そ
して，これらの目標を達成するための管理方法と
して，禁煙，薬物療法，呼吸リハビリテーション
（患者教育，運動療法，栄養療法），在宅酸素療法，
換気補助療法，外科療法などが，患者の重症度に
応じて，段階的に呈示されている（図 2・3）．以
前のように，いったん COPD と診断しても医療介
入のすべがない疾患と諦めるべきではないのであ
る．

1．禁　煙
　喫煙は，COPD 患者における呼吸機能の低下を
促進させる危険因子である．禁煙という「医療介
入」（これも 1 つの治療法と考えるべきであろう）
は，呼吸機能の経年悪化を抑え，また，死亡率を
減少させることが，大規模研究で明らかになって
いる．つまり，禁煙を行えば，その後の 1 秒量の
経年悪化を軽減できることを意味する．禁煙とい
う「医療介入」は，COPD のあらゆる病期で意味
があることであり，「病気になったのだからいま
さら禁煙しても意味がない」という患者の思いこ
み（時には医療者側の考え）を正す必要がある．

2．感染の予防
　インフルエンザ感染の予防は COPD の急性増
悪の予防策として重要である．COPD のどの病期
においても，インフルエンザワクチン接種が推奨
される．また，肺炎球菌ワクチン（ニューモバッ
クスやプレベナー）の積極的な施行も望ましい．

3．薬物療法
　薬物療法の中心は気管支拡張薬であり，主に吸

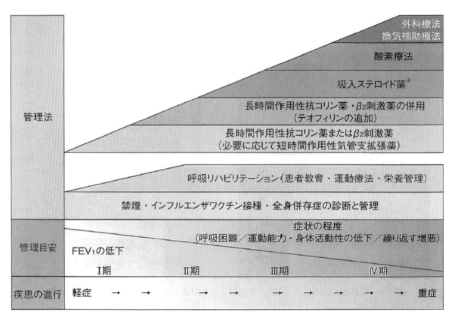

図2　安定期 COPD の管理

（COPD ガイドライン第 4 版 p.64）

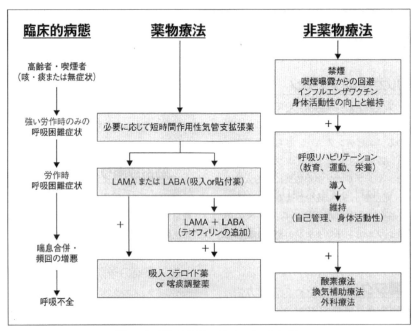

図3　安定期 COPD の治療アルゴリズム

（COPD ガイドライン第 4 版 p.65）

入薬を使用する．COPD患者の気流制限は，可逆性が乏しいとされるが，しかし，十分な気管支拡張薬の投与は，患者の労作時呼吸困難を軽減させ，QOLや運動耐容能の改善も期待できる．

吸入気管支拡張薬にはβ刺激薬と抗コリン薬があり，ともに短時間作用性と長時間作用性がある．患者の利便性や治療遵守性を考慮し，最近は長時間作用性（1日1回ないし2回の吸入）が好まれる．患者の呼吸困難や喘鳴などの症状，急性増悪の頻度などを鑑み，薬剤の選択や追加を行う．

また，最近は，β刺激薬と抗コリン薬の2薬剤が一度に吸入できる配合剤も登場している．

具体的な処方例を以下に示す．

①労作時呼吸困難が軽度ある，あるいは強い労作時のみの呼吸困難の場合：短時間型β吸入または短時間型抗コリン吸入を適宜吸入．

例：β刺激薬：サルタノール® 1回につき1〜2吸入，頓用．

抗コリン薬：アトロベント® 1回につき1〜2吸入．頓用．

②労作時呼吸困難が強い，また頻回に短時間型気管支拡張薬を必要とする場合：長時間型β吸入薬，長時間型抗コリン薬を定期吸入．

例：β刺激薬：オンブレス®（150μg）1回1吸入，1日1回．

抗コリン薬：スピリーバレスピマット®（18μg）1回2吸入，1日1回．

抗コリン薬：エクリラ®（400μg）1回1吸入，1日2回．

③長時間型β吸入薬と抗コリン薬の併用を必要する場合：

例：ウルティブロ® 1回1吸入，1日1回．

アノーロ® 1回1吸入，1日1回．

スピオルト® 1回2吸入，1日1回．

④しばしば急性増悪を起こす場合，あるいは喘鳴の合併が否定できない場合：吸入ステロイド薬を上記気管支拡張薬に追加．

例：フルタイド® ディスカス（200μg）1回2吸入，1日2回．

パルミコート® タービュヘイラー（200μg）

1回2〜4吸入，1日2回．

4．呼吸リハビリテーション

呼吸リハビリテーションは，安定期の非薬物療法の中心的役割を担う．これまでの諸研究で，呼吸リハビリテーションにより，運動能力の改善，労作時呼吸困難の減少，QOLの改善や不安と"うつ"の改善などをもたらすことが示されている．

運動療法が呼吸リハビリテーションの中心であり，全身持久力・筋力トレーニングやADLトレーニングを行うことで，呼吸困難から始まる患者のデコンディショニング（筋萎縮や廃用症候群）の改善や予防をもたらす．

また従来肺理学療法と呼ばれていた，リラクゼーション，呼吸練習（横隔膜呼吸，口すぼめ呼吸），胸郭可動域運動，呼吸筋トレーニングや排痰法は，効率のよい運動療法を行うためのコンディショニングとして位置づけられている．

5．栄養管理

中等症以上のCOPD患者において，体重減少や除脂肪体重の減少が認められ，この体重減少は，予後へ影響する因子である．栄養障害は，呼吸運動によるエネルギー消費量の増加，エネルギー摂取量の低下によって生じる．積極的な栄養補充療法が勧められる．具体的には，炭水化物中心の食事から良質の蛋白質（大豆，魚など）の摂取を心がける．1日3食の形式にこだわらず4〜6食と分食し，1日全体での食事量を確保する．日頃の水分摂取の代わりに，たとえばエネーボ™などの経口栄養剤の摂取を勧める，などである．

6．在宅酸素療法

低酸素血症を呈するCOPDに対して，長期在宅酸素療法は，予後を改善する．在宅酸素療法の適応は，高度慢性呼吸不全例で，①動脈血酸素分圧55 mmHg以下，②動脈血酸素分圧60 mmHg以下で，睡眠時または運動負荷時に著しい低酸素血症をきたすもので，医師が在宅酸素療法が必要であると認めたもの，と定められている．

その導入にあたっては，患者本人とともに家族への酸素療法への理解と教育が不可欠で，患者の自己管理能力や，住居の状況，介護者の有無など，多面的な条件を考慮することが重要である．

ただ，安易な在宅酸素療法開始には慎重であるべきである．当該患者が本当に酸素が必要な病態かの見極めがいる．呼吸困難があるが低酸素血症がない場合の酸素投与の意義は不明である．酸素はADLを向上させるために導入するものだが，ボンベを持っての外出を嫌って，かえって日常活動範囲が狭くなる人もいる．

7．急性増悪の早期診断と管理

慢性経過をたどるCOPDにおいて，急性増悪は，救急受診や入院および死亡につながる重篤な病態である．COPDの急性増悪とは，安定期の状態に比べて，呼吸困難の悪化，痰の量の増加，膿性痰の増加などが生じている状態を指す．

急性増悪は，単なる感冒様症状や軽症の気道感染といった状態から始まり，短時間で喘鳴の出現や呼吸困難の悪化がみられる．多くの場合，一般医家を最初に受診する．時に急速な呼吸状態の悪化がみられるため，入院施設をもつ病院への早い段階での紹介が望ましい．患者によっては，この急性増悪が生じることではじめてCOPDの罹患が明らかになる場合もある．

急性増悪の治療は，十分な気管支拡張薬の投与（β刺激薬吸入，抗コリン薬も有効），全身性ステロイド薬（プレドニゾロン換算40〜120 mg/日），また発熱，白血球増加，膿性痰の増加などがあれば，積極的に抗生物質を投与する．

酸素療法については，急性増悪時の換気力の低下を伴う高炭酸ガス血症に十分に留意し，鼻カヌラやベンチュリーマスクを用いる．自発呼吸での換気が不安定な場合には，非侵襲的陽圧換気（NPPV）を行う．NPPVは，気管内にチューブを挿入することなく，鼻マスクや顔マスクを通して，非侵襲的に患者の呼吸の補助を行うもので，COPDの急性増悪の有効な呼吸管理方法である．

 継続治療のポイント

1．呼吸困難へのアプローチ

COPDの診断や重症度の分類に1秒量の評価は重要ではある．しかし患者のQOLに強い影響を及ぼすのは呼吸困難の程度である．

COPD患者を継続的に診察・治療していくには，呼吸困難に対して，より積極的に医療介入する心構えが，医療者側に必要であろう（図3）．労作で呼吸困難→運動を避ける→筋力や意欲の低下→さらに軽い労作でも呼吸困難→運動をさらに避ける→ADLが低下，といった呼吸困難による「負の連鎖」を食い止める必要がある．

先に述べた気管支拡張薬の投与を十分に行うものの，呼吸困難の軽減が乏しい場合，積極的に呼吸リハビリテーションを考慮する．呼吸方法を習得し日常労作に慣れていくことで，避けがたい労作時呼吸困難を受け入れていくことができる．専門施設でのリハビリ入院も可能である．

2．悪性疾患合併への注意

COPDそのものは，急性増悪がない限り，比較的緩やかな進行を示す疾患である．肺癌を中心とした悪性疾患の合併に常に注意する．胸部画像の定期検査や消化管の悪性疾患（とくに胃や大腸）のスクリーニング（便潜血検査や内視鏡）を年に1〜2回は施行するようにしたい．

 高齢者診療のポイント

COPDはその疾患の特徴から，患者の多くが高齢者である．繰り返しになるが，喫煙者のCOPD患者のほとんどが自覚症状を喫煙や年齢によるものと考え，COPDという疾患のために生じていることに気づいていない．COPDは，先に述べたように，さまざま医療介入を行うことで，症状の改善，ADLの改善が期待できる疾患である．まずは，医療者側が，高齢者のCOPDを的確に診断をすることが肝要である．

また，高齢者特有の問題として，吸入薬をうまく扱えないということがある．昨今，優れた気管支拡張効果を示す薬剤が登場しているが，実際に患者自身がしっかりと吸入できないことには，効果を示すことができない．適宜，吸入指導を行い，薬剤をうまく吸えるように促していく．吸入薬処方後の効果が期待したほど得られない場合，一度手技について確認することが望ましい．

また，最近は，COPDの影響は気道・肺のみに限らず，全身に及び，COPDを全身性疾患として捉えることの重要性が強調されている．COPDは呼吸器疾患ではあるのだが，呼吸困難や不安・抑うつ状態といった患者自身の感覚への影響，また栄養状態や運動能力といった全身性影響をもたらす疾患であり，図4に示すような大きな3つの輪でCOPDを理解するとよいだろう．

さらに全身性疾患であるとともに，多くの併存症をもつ患者も少なくなく，患者との「全人的な付き合い」を医療者側が行っていく必要があるだろう．

以上をまとめる．

1）COPDは，慢性の咳・痰・呼吸困難を呈する，喫煙歴のある中高年者に発症する．

2）潜在的なCOPD患者は数多く存在するとされ，COPDを疑って診断を行っていくことが重要である．少しでもCOPDが疑われれば，積極的に呼吸機能検査を行う．

3）安定期の医療介入には，禁煙，薬物療法，呼吸リハビリテーション，栄養療法，在宅酸素療法などがある．

4）急性増悪は，緊急入院や死亡の危険因子となるので，その予防と早期治療が重要である．

5）COPDを単に肺・気道の疾患とみるだけでなく，全身性疾患として理解することが必要である．とくに高齢者COPDでは，「全人的な」診療が望まれる．

文　献

1）日本呼吸器学会COPDガイドライン第4版作成委員会：COPD（慢性閉塞性肺疾患）診断と治療のためのガイドライン第4版，社団法人日本呼吸器学会

（羽白　　高）

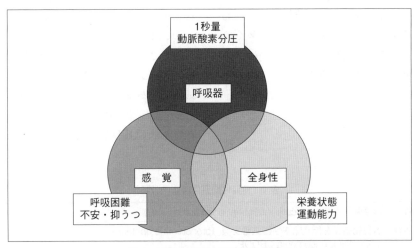

図4　COPDは多面的な全身性疾患

11 間質性肺炎（特発性，膠原病性）

間質性肺炎とは以下に要約される病態を示す疾患の総称である.

①臨床的には，労作時息切れに始まる呼吸困難と胸部 X 線所見上のびまん性陰影が主徴である. ただ，わが国では健康診断時の胸部 X 線所見上から，まったくの無症状期に発見される患者が少なくない.

②病理組織学的には肺胞間質（肺胞壁）を病変とする炎症像と線維化像が認められるが，病変はさまざまである.

③臨床経過としては，急性型，亜急性型，慢性型に分類される. 慢性型においては，急性悪化をきたすことがある.

④治療としては，ステロイド薬が有効な症例も時にはあるが，無効な症例もある.

間質性肺疾患に含まれる疾患の種類は 200 以上との報告があるが，まれな疾患を除くと，多くの患者は原因不明の特発性間質性肺炎あるいは膠原病性間質性肺炎のいずれかである.

Ⅰ．特発性間質性肺炎

特発性間質性肺炎は表1に示したように分類されているが，いずれもまれな疾患（人口 10 万当たり罹患率 1～50 人）である. しかし，ときに遭遇するのは，急性型の AIP と慢性型の IPF である. AIP は救急医療の対象になる疾患であり，IPF 以外の疾患も専門医・専門機関で対応すべき疾患である. ただ，慢性型の IPF は，末期まで一般医が管理でき，また，管理すべき疾患と考えられるので，ここでは，IPF について解説する.

1）診 断

①どのような症状から疑うか

中高年者，男性に多い傾向がある. きわめて緩やかに出現，進展する呼吸困難，「労作時の息切れ」がなによりの主徴である. 軽度の咳を伴っていることもある.

同じような労作時の息切れを示す疾患としては，COPD（慢性閉塞性肺疾患，慢性気管支炎/肺気腫）があるが，COPD では，労作時息切れに加えて，咳，少量の喀痰を伴っていることが多い. 喫煙歴はCOPD を考える根拠となる. IPF におい

表1　特発性間質性肺炎の分類

急性	急性間質性肺炎（acute interstitial pneumonia；AIP）
亜急性	器質化肺炎を伴う閉塞性細気管支炎（bronchiolitis obliterans oraganizing pneumonia；BOOP）／特発性線維化肺胞炎（cryptogenic fibrosing alveolitis；CFP）
慢性型	非特異型間質性肺炎（nonspecific interstitial pneumonia；NSIP）剝離性間質性肺炎（desquamative interstitial pneumonia；DIP）呼吸細気管支炎関連間質性肺疾患（respiratory bronchiolitis associated interstitial lung disease；RB-ILD）特発性肺線維症（idiopathic pulmonary fibrosis；IPF）

ても喫煙歴を有する患者は多いことは留意する必要がある．IPFと気腫性病変が併存する場合もある．

「バチ状指」，肺の背側下部に聴取される「ベルクロ・ラ音」はIPFの重要な身体的所見であるが，早期，とくに無症状で健康診断時の胸部X線所見から発見された患者では，バチ状指を認めることは少なく，また明らかなベルクロ・ラ音が聴取されることも少ない．6ヵ月あるいは年単位に進行し，ベルクロ・ラ音はより明らかになるが，バチ状指の出現は患者の50％程度である．

②胸部X線所見

両肺びまん性に線状網状陰影が認められる．陰影の分布は外側，とくに，下肺野（肺底部）中心の陰影，肺野の縮みを伴っている（図1）．労作時息切れとびまん性に線状網状陰影の胸部X線所見が認められれば，まずIPFと診断して差し支えない．

③パルスオキシメータ〔酸素飽和度（SpO_2）測定〕，スパイロメトリー（換気機能測定）

早期には，安静時，SpO_2低下を示すことは少ないが，労作時・運動時には低下が認められることが少なくない．IPFの特徴である拘束性換気障害が認められるのは，かなり進行して以後である．ただ，喫煙歴を有する患者では明確な拘束性換気障害を示さないことには注意が必要である．

④診断

IPFの確実な診断根拠は肺生検によるUIP（usual interstitial pneumonia）所見の確認である．しかし，実際上，症状，胸部X線写真から推定できれば，生検は必ずしも必要ではない．

多くのIPFはかなり進展するまで，一般医の管理対象となる疾患であるが，まれな疾患であり，当初は専門医，専門施設に紹介し，見解を伺っておくべきである．

2）管理・治療

最近，抗線維化薬が開発され，保険適用ともなっているが，確実にIPFの病変進展を阻止でき

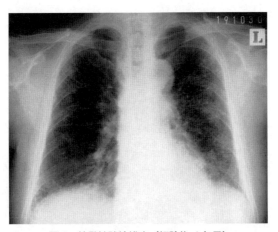

図1　特発性肺線維症（初診後4年目）

78歳男性．健康診断時の胸部X線写真上，異常陰影を指摘され受診，両肺野外側，下肺野を中心とした線状，網状陰影から，IPFが疑われた．4年後の現在，労作時の息切れを覚える程度で日常生活には支障ない．軽度のベルクロ・ラ音が聴取されるが，バチ状指は認められない．
SpO_2 96％：正常
％VC　90.6％，FEV1％　89.2％：換気機能障害は認められない．ただ，DL_{CO} 60.2％と拡散機能障害が認められることはIPFに一致する所見である．

る薬剤ではない．定期的に経過を観察し，対症的に対応すべきことが基本である．患者に指導しておくべき事項を挙げておきたい．

①かぜ，気管支炎，肺炎は病変の悪化を促進させる最大の要因であるので，居住環境の整備を含めて「かぜをこじらせない，早期に対応する」ことが肝要である．

②ある程度以上，進行すると労作は大きな増悪要因になるので，無理な旅行などはしないように注意する．

初期には3～6ヵ月に1回程度の受診（胸部X線写真，SpO_2の測定，肺機能検査）で対応できるが，息苦しさが明確になってくると，2週間～1ヵ月に1回の対応が必要である．注意すべきは，ときにみられる肺癌，肺高血圧の合併である．

病変が進行し，安静時SpO_2低下が認められるようになると，在宅酸素療法を開始する．副作用に配慮しつつ少量のステロイド薬や肺血管拡張薬の投与が必要である．

急激な悪化（急性悪化）がみられるようになると専門医・専門施設の管理対象である．

3）経過・予後

20年くらい前までは，IPFの予後は発見・診断後5年以内とみなされていたが，生活環境（冷暖房），在宅酸素療法の普及により5～10年程度の生存が可能になってきた．

Ⅱ．膠原病性間質性肺炎

膠原病にみられる間質性肺炎である．通常，肺外病変が先行するが，まれに肺病変が先行することもある．膠原病では多種多彩な肺病変が認められるが，間質性肺炎とともに注意すべきは，薬剤性肺炎，肺高血圧症である．また，感染症はもっとも多い合併症であることを承知しておかねばならない．

膠原病性間質性肺炎への対応は，原則的にはIPFと同様であるが，ステロイド薬に加えて免疫抑制薬を併用して効果の示されることがある．

（泉　　孝英）

12 肺 癌

肺の悪性腫瘍である肺癌は原発性肺癌と転移性肺癌に大別される．しかし，一般臨床医が日常診療の場で転移性肺癌に遭遇することはきわめてまれであるので，以下，原発性肺癌（以下，肺癌）について記載する．

肺癌はわが国では近年，人口の高齢化とともに増加が著しく，男性の肺癌死亡者数は 52,054 名で癌死亡の第 1 位，女性では 20,680 名で第 2 位を占めている（2013 年）．総患者数は 303,000 名（2014 年）と推計されている．

無症状の時期に健康診断で発見される患者も少なくはないが，肺癌患者の 75％は職場検診を受診する機会の少ない 65 歳以上の高齢者であることは承知しておかねばならないことである．

実際問題として，患者数からみて，一般臨床医が肺癌の初診患者に遭遇することは数年に 1 回程度ときわめて少ないことである．しかし，肺癌を疑うべき症状がありながら X 線写真撮影を行わなかった場合，また，何らかの理由で X 線写真撮影を行いながら，肺癌の陰影を見逃した場合，肺癌の経過・予後は発見時期・病期によって大きく左右されるものであることが明らかなだけに，責任を問われることが少なくはないことに注意すべきである．

ここでは，肺癌を見逃すことのないための必要・参考事項について記載する．

肺癌を疑い，胸部 X 線写真撮影を行う必要のある症状

症状で肺癌が発見されることは少ないが，主たる初発症状は，咳嗽，喀痰・血痰，胸痛，発熱である．

咳嗽，喀痰が 1 ヵ月以上続いている場合，また，血痰，胸痛が 1 週間以上続いている場合には，胸部 X 線写真撮影を行う必要がある．なかでも重要な所見は咳嗽，血痰で，咳嗽は初発症状の 70％程度，血痰は 20％程度を占める．胸痛あるいは発熱で肺癌が発見されることはきわめてまれではあるが，考慮の中に含めるべきことである．

肺癌は病理組織学的にいくつかの病型がある．近年，喫煙歴と強い関連性のある扁平上皮癌は激減し，関連性の弱い腺癌が大部分を占めている．喫煙歴なしでも，肺癌を疑うことを忘れてはならない．

肺癌を疑うべき陰影

結節性陰影，塊状陰影，無気肺，いずれも肺癌を疑うべき所見であるが，専門医に紹介する前にいくつかの検討すべき事項がある．

①自験例でみる限り，一般臨床医から紹介された患者が持参した胸部 X 線写真のなかには読影困難なものが少なくない．一般臨床医といえども，胸部 X 線写真撮影を行う以上，ある程度の機器と撮影条件の修得が必要である．不鮮明な胸部 X 線写真が責任を問われた事例もある．

②胸部 X 線写真の読影に当たっては，左右の肺野を比較しながらの読影を行うべきである．また，鎖骨下，肺門部の陰影の有無については慎重に判断しなければならない．それが「異常陰影を見逃さないためのコツ」である．

③異常陰影が発見されても，ただちに「新しい異常陰影」と判断する必要はない．

以前の胸部 X 線写真と比較検討する必要があ
る．高齢者では結核などの陳旧性陰影の残存して
いることが少なくない．陰影が増大していれば肺
癌を疑う．結核の再燃は最近はほとんどない．

患者が「健康診断（検診）時の胸部 X 線写真で
異常なし」といわれたと申立てしても，そのまま
鵜呑みにしてはならない．検診機関の胸部 X 線写
真読影担当医が読影の専門家であるとはいえない
現実があるからである．検診時の見逃しはしばし

ば経験されることである．

胸部 X 線写真所見から肺癌が疑われた場合，専
門医療機関に紹介すべきである．しかし，高齢者
とくに後期高齢者では，病気の性質，経過・予後
を十分に説明し，精査，治療については，患者・
家族の希望に十分に配慮することは一般臨床医の
義務である．

（泉　　孝英）

13 過換気症候群

肺胞換気量が増加すると $PaCO_2$ が低下する. $PaCO_2$ が 35 mmHg 以下の状態を過換気状態と定義する[1]. 一般に過換気症候群は，明らかな器質性病変がないのに，主に心配などの精神的ストレスがきっかけで発作的または徐々に自身ではコントロールできない過換気状態となる病態である[2].

初診時の対応

多くはパニック障害の一部としての多彩な症状をきたす病態である（表1）. 胸痛や意識障害などもあるためバイタルサインの確認や器質的疾患との鑑別（表2）を怠ってはならない. まず患者に声をかけ，回復し得る病気であり，後遺症もないことを説明して安心させることが大切である.

1. 現病歴の聴取

たいてい 10〜30 歳までの若者であり，65％は25歳までの女性である. 突然 "いくら吸っても空気が足りない" などの空気飢餓感や胸部圧迫感，

動悸，手のしびれ，呼吸困難を含む呼吸器系，消化器系，神経・筋肉系，循環器系，精神系等の多彩な症状を訴える[1]（表1）. 空気飢餓感と手足のしびれや違和感は本疾患のほぼ全員が自覚する. めまい，脱力感，手足の強直，テタニーなどは病態の進行に伴う呼吸性アルカローシスによる低カルシウム血症に起因する[2]. 心因性因子は交感神経 β 受容体の機能を亢進させて動悸や胸痛をもたらす. これらの症状の出現で患者はさらに不安になり，ますます過換気となり，悪循環をきたし，しばしば "死の恐怖" を自覚する. 重症では脳血管収縮や脳血流量低下により意識障害や失神を起こすこともある[2].

2. 既往歴の聴取

再発例も多く問診で過去に精神的ストレスを受けたときや激しい運動や注射などで過換気を引き

表1 過換気症候群の主な症状

	症状
全身状態	全身倦怠感，易疲労感，脱力感，不眠
呼吸器系	呼吸困難，空気飢餓感，不規則な呼吸，ため息
神経系・筋肉系	めまい，失神，手筋肉の過緊張や硬直，頭痛，四肢のしびれ感や異常感覚，振戦，テタニー
循環器系	動悸，前胸部痛，不整脈
精神症状	不安，パニック状態，集中力低下
消化器系	口腔乾燥，腹部膨満感，嘔気，腹痛

（文献1, 2より改変, 引用）

表2 過換気の原因疾患と病態

1. 薬剤
   サリチル酸，β_2 アドレナリン受容体刺激薬
   呼吸刺激物質（メチルキサンチン誘導体など）
2. 代謝性疾患
   糖尿病，腎疾患に伴う代謝性アシドーシス
   甲状腺機能亢進症，敗血症，肝不全
3. 肺疾患
   肺炎，間質性肺炎，肺塞栓症，気胸
   成人呼吸促拍症候群（ARDS）
   気管支喘息，COPD，無気肺
4. 中枢神経疾患
   髄膜炎，脳炎，脳血管障害
5. 心血管障害
   鬱血性心不全，ショック
6. 心因性，その他
   不安，痛み，発熱，高地，パニック発作
7. 過換気症候群

（文献1, 3より改変, 引用）

起こした経験を知ることもある．他疾患の合併の有無や心身症の既往や学校や家庭や職場での生活上のストレスの有無の聴取も行う[2]．

3．現症と理学的所見

たいていは不安様顔貌を呈しており，手の硬直もしばしば認められる．一見して頻呼吸である．喘鳴や副雑音を聴取せず，チアノーゼも認めず理学的所見に乏しい．しかし，しばしば喘息と合併する．チアノーゼがあれば本疾患は否定的である．経皮的酸素飽和度（SpO_2）は大抵99％以上であり，それ以下なら他疾患も考える．

ほとんどは呼びかけに応じられるが，失神することもある．

4．検査と他疾患との鑑別

胸部X線写真で異常所見を認めない．

動脈血ガス分析で$PaCO_2$の低下（＜35mgHg）や呼吸性アルカローシスを示し，$AaDO_2$は正常である．心電図は時にST低下やQT延長を示すことがある．

SDS（Self-rating Depression Scale）などの心理テストや息こらえ試験が役立つこともある．

過換気を引き起こす薬剤，代謝疾患，呼吸器疾患，中枢神経疾患などの病態（表2）や胸痛を起こす気胸や狭心症や心筋梗塞などの器質性疾患を見逃してはならない．とくに高齢者の過換気症候群の場合には背景となる原因疾患を十分に検索する必要がある．

5．治　療

1）十分な鑑別診断が行われた後の過換気症候群の患者には，背景に重篤な病気の可能性は少なく，自分自身の過剰な呼吸により起こったものであることを話し，手のしびれや呼吸困難などが起こる機序をわかり易く説明して安心させる[1,2]．そして原因疾患があればすぐにそれへの対処と治療を行う[3]．

2）ビニール袋や紙袋を用いたペーパーバッグ法（呼気の再呼吸法）は低酸素血症を誘発する危険性があるため最近では推奨されていない．

3）腹式呼吸で息を深く，ゆっくりと，吸気と呼気が1：2になるよう指導することにより，呼吸を規則的にし，リラックスさせることができる．

4）急性期の薬物療法

不安が強く急性発作の改善が認められない場合はアルプラゾラム（ソラナックス® 0.4～0.8 mg[4]）の内服や，ベンゾジアゼピン系薬剤（セルシン® 5 mg[4]の内服または筋肉注射）を使用する．

5）慢性期の薬物治療

慢性期にはエチゾラム（デパス® 0.5 mg）や副作用の少ない選択的セロトニン取り込み阻害薬（SSRI）などの鎮静薬を投与する．なお，発作に備えてアルプラゾラム 0.4～0.8 mg を処方することもある[2]．

6）ストレスの除去と精神医学的アプローチ

本疾患の大部分が心配や痛みなどの心因性に起因するので，まずその発症原因を確かめ，取り除くことを試みる[3]．精神学的なアプローチが必要な場合にはカウンセリングやバイオフィードバックの専門家とも連携する．

 ## 再診時のポイント

病態の改善度や鑑別診断や合併症の有無の確認のため近日中の再診療を勧める．再診時には病態を確認し，規則的な呼吸の仕方を復習するとともに，発作の初期に頻呼吸をしないよう注意を促す．難治性の場合や頻回な発作例やパニック障害との鑑別が困難な場合には心療内科医や精神科医に紹介する．

文　献

1）陳　和夫：過換気症候群．呼吸器診療マニュアル，工藤翔二監修，日本医師会雑誌：137・特別号（2）：S278-279，2008

2）松村雅代ら：過換気症候群．治療9：45-49，2009

3）Harper RW：Pulmonary Hyperventilation. In, A Guide to respiratory care. JB Lippincott company, Philadelphia・Toronto, p51-52, 1981

（浅本　仁）

14 睡眠時無呼吸症候群

■ 初診時の対応

1. 問診のポイント

睡眠中の呼吸障害にはさまざまな病態がある（表1）が，通常睡眠時無呼吸症候群といえばもっとも頻度が高い閉塞型睡眠時無呼吸症候群を指す．閉塞型睡眠時無呼吸症候群は「日中の過度の眠気もしくは閉塞型無呼吸に起因する様々な症候をいくつか伴い，かつ無呼吸低呼吸指数（AHI；Apnea-Hypopnea index）が5以上」と定義される[2]．代表的な症状は大きないびきと日中の眠気であるが，眠気の症状を全身倦怠感，集中力の低下，あるいは記銘力障害など多彩な訴えで受診す

るため，受動的な問診のみならず診断基準（ICSD-Ⅱ，2005）（表2）に合致する項目があり，本疾患が疑われる場合は各症状について事細かく尋ねる必要がある．可能な限りベッドパートナーに同席してもらうことにより，正確な症状を捉えることができる．他に眠気の自覚症状の目安としてEpworthの眠気テスト[2]が有用であり病状の把握や健診時のスクリーニングに役立つが，必ずしも疾患の重症度とは相関しない．閉塞型睡眠時無呼吸症候群は突然死の危険因子である[2]ことを，

表1 睡眠呼吸障害の診断分類（ICSD-Ⅱ，2005）[1]

```
1）中枢型睡眠時無呼吸症候群
  原発型中枢性睡眠時無呼吸
  病的状態による他の中枢型睡眠時無呼吸
    チェーン・ストークス呼吸パターン
    高地での周期性呼吸
    上記でない中枢型睡眠時無呼吸
  薬物による中枢型睡眠時無呼吸
  乳幼児の原発性睡眠時無呼吸
2）閉塞型睡眠時無呼吸症候群
  閉塞型睡眠時無呼吸症候群（成人）
  閉塞型睡眠時無呼吸症候群（小児）
3）睡眠関連低換気/低酸素症候群
  睡眠関連非閉塞性肺胞低換気，
  特発性先天性中枢性肺胞低換気症候群
  病的状態による睡眠関連低換気/低酸素血症
  肺実質あるいは血管疾患による睡眠関連低換気/低
  酸素血症
  下気道閉塞による睡眠関連低換気/低酸素血症
  神経筋および胸壁疾患による睡眠関連低換気/低酸
  素血症
4）他の睡眠呼吸障害
  複合型睡眠時無呼吸症候群，分類不能
```

表2 成人の閉塞型睡眠時無呼吸症候群の診断基準（ICSD-Ⅱ，2005）[1]

診断基準　A＋B＋D or C＋D
A．少なくとも以下の1項目 　1．覚醒時の睡眠発作，昼間の眠気，熟睡感欠如，倦怠感，不眠 　2．呼吸停止，あえぎ，あるいは窒息感とともに覚醒 　3．ベッドパートナーによる大きないびき，あるいは/および呼吸停止の報告
B．PSGによる以下の所見 　1．1時間に5回以上の呼吸イベント（無呼吸，低呼吸，あるいは呼吸努力関連覚醒（Respiratory effort-related arousal，RERAs） 　2．各呼吸イベントのすべてあるいは一部で呼吸努力が確認される
C．PSGによる以下の所見 　1．1時間に15回以上の呼吸イベント（無呼吸，低呼吸，あるいは呼吸努力関連覚醒（RERAs） 　2．各呼吸イベントのすべてあるいは一部で呼吸努力が確認される（RERAsの場合は食道内圧の測定がもっとも望ましい）
D．他の睡眠障害，医学的あるいは神経学的異常，治療薬や薬物と関係した異常では説明できない

重症度	
軽症	：呼吸イベントが1時間当たり5回以上，15回未満
中等症	：呼吸イベントが1時間当たり15回以上，30回未満
重症	：呼吸イベントが1時間当たり30回以上

家族も含めて必ず説明することが肝要である.

2．検査方法

問診で本疾患を疑う場合，まずは簡易型の終夜睡眠ポリグラフ検査（PSG, Polysomnography）を行う．簡易型検査は簡便であるので，被検者へ使用方法を説明した上で検査機器を貸し出し被検者宅でも検査を施行することができる．企業健診などでは睡眠中の経皮的酸素飽和度を測定することにより，酸素飽和度の低下の有無で疾患のスクリーニングを行うこともできる．検査結果でAHIが基準を超える場合は，脳波を含めたPSG（検査施設での宿泊を要する）で確定診断を得るとともに重症度を判定する．初診時などにおいて，甲状腺機能低下症や心不全など睡眠呼吸障害に関連する合併症の有無についても検索する．

3．治　療

現状において睡眠時無呼吸症候群の治療方法は経鼻的持続陽圧呼吸療法（C-PAP；Continuous positive airway pressure）が第一選択である．1998年の保険適用以後全国的に急速に普及してきている．C-PAPにより血圧の低下，心血管イベントの減少，さらに突然死の減少が報告されており，また居眠り事故や人為的災害の抑制効果もある．保険診療上，簡易検査の段階でもAHIが40以上であれば準緊急的にC-PAPを導入することが認められているが，その後は脳波を含めたPSGで重症度を確定させた上で，PSG施行下での適正圧の設定（C-PAPタイトレーション）を行うことが望ましい．脳波を含めたPSGを行った場合はAHI 20以上がC-PAP導入の基準とされている．他には口腔内装具（マウスピース）の装着や新しい手術療法（高周波治療や軟口蓋インプラントなどの最小侵襲手術，顎延長および顎矯正手術など）があり，軽症例やC-PAP継続不能例で適応を検討する．中枢型睡眠時無呼吸症候群を合併する心不全に対するC-PAPの有用性も報告されている．

再診時のポイント

C-PAP治療例では再診時に使用状況と使用感を可能な限り確認する．治療機器にはおおむね使用状況を示すデータが記録されているので，その解析により容易に状況を把握することができる．

継続治療のポイント

保険診療によるC-PAPにおいては，2016年4月以降3ヵ月に1回以上の受診で治療継続可能となったが，居眠り運転や突然死の危険性をはらむ疾患であるため，可能な限り毎月の受診を促し病状をともに把握することが望ましい．現状ではC-PAP導入後にマスクの違和感のため治療を中断する例が少なくないが，自験例を顧みると慢性副鼻腔炎やアレルギー性鼻炎など鼻閉を呈する疾患を合併する例においてマスク装着への違和感が目立ち，その治療によりC-PAPが継続可能となることが少なくない．また冬季など室温低下に伴う結露対策も重要である．できる限り年1回を目安にPSGを行い病状の改善あるいは悪化について把握しつつ経過観察することが望ましい．とくに肥満がある場合は食事制限や運動療法による体重減少を強く促す．

文　献

1) American Academy of Sleep Medicine：The international classification of sleep disorders：diagnostic and coding manual. 2nd Ed, American academy of Sleep Medicine, Westchester, IL, 2005
2) 睡眠呼吸障害研究会：成人の睡眠時無呼吸症候群—診断と治療のためのガイドライン，メディカルレビュー社，東京，2005

（坂東　琢麿）

15 気 胸

　気胸とは，肺（あるいは胸壁）に穴（気胸孔）が開き，胸腔内に空気が流入し貯留した状態である．外傷によらない自然気胸と外傷による外傷性気胸に分類されるが，本稿では前者について記述する．自然気胸は，明らかな原因疾患のない一次性（特発性）と，肺気腫や肺癌など原因疾患のある二次性（続発性）に分類される．また，気胸孔が弁のようになって胸腔内に大量の空気が溜まってくると胸腔内圧が高くなり，横隔膜は下方へ押しやられ，縦隔も健側へ圧迫されて循環器系にも悪影響が出てくる．これを緊張性気胸と呼ぶ．

初診時の対応

1．現病歴の聴取

　主訴は胸痛と息苦しさである．痛みは何時何分から始まった，と患者が答えられるほど突然に発症する．虚脱の程度に相関した呼吸困難も出現，持続し，時に咳を伴う．緊張性気胸，あるいは両側に同時に気胸が起こると冷汗，血圧低下などのショック症状となり，短時間で心停止をきたす場合がある．もともと基礎疾患による肺機能低下のある二次性気胸では，軽度の気胸でも重症になりやすい．

2．既往歴の聴取

　気胸は再発しやすいため，すでに気胸の既往歴があることがある．二次性気胸では慢性閉塞性肺疾患や陳旧性肺結核などの疾患で通院中のことが多いが，ときには気胸発症により肺癌などが発見されることもある．

3．現　症

　打診にて患側で鼓音，聴診では呼吸音および声音聴診の減弱ないし消失を認めるが，虚脱度が小さい場合は明瞭でないこともある．緊張性気胸では心濁音界が健側へ偏位し，頸静脈の怒張，チアノーゼ，頻脈，血圧低下などもみられる．一次性自然気胸では手足が長い痩せ型の若者が多い．

4．検　査

　胸部単純X線写真が重要である．多くの自然気胸では肺尖部に気胸腔がみられるので，まず肺尖部をみる．肺尖や胸壁に対して凸の形態の肺胸膜（臓側胸膜）が線状に認められ，胸壁との間に血管陰影がみられない部分が気胸腔である．これらの所見は呼気での撮影でより明確になるため，気胸を疑ったときには，通常の最大吸気位だけでなく最大呼気位での撮影を併用すると診断しやすい．鑑別すべき疾患は肺嚢胞（胸壁に対して凹の境界線をもつ）である．また二次性気胸の場合は前後だけに縮む気胸もあるので側面写真が有効なことがある．胸部CTを用いると気胸孔とともに，原因となったブラやブレブが確認できたり，胸膜癒着のため発見しにくい限局した小さな気胸も診断できる．なお，これらの画像から，併存する基礎疾患も評価しておく必要がある．

　肺の虚脱度が大きかったり，基礎疾患があるとSpO_2の低下などがみられる．

5．治　療

　発病後1日以上経過して肺の虚脱が軽度（虚脱率15%以下；図1参照）であれば，ほとんどの場合安静だけで再膨張するので経過観察するだけで

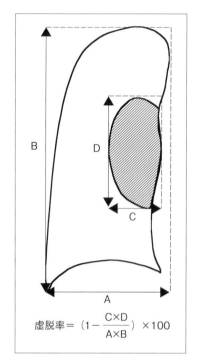

$$虚脱率 = \left(1 - \frac{C \times D}{A \times B}\right) \times 100$$

図1 胸部単純X線写真による気胸の虚脱率

よい．ただし，基礎疾患を有している二次性気胸の場合は自覚症状，SpO$_2$の低下度などを参考にし，入院加療も考慮する．

中等度以上の気胸では持続脱気が必要である．ソラシックベントやソラシックエッグなど一方弁を有する携帯型ドレーンを刺入・固定し，1〜2時間後の胸部単純X線写真でドレナージ効果が確認され全身状態に問題がなければ外来管理もできなくはないが，入院治療が無難と思われる．

緊張性気胸や両側性気胸では，急激に症状が悪化して心停止に至る可能性があるので，緊急に脱気療法が必要となることがある．脱気は一方弁の付いたアスピレーションキットやトロッカーカテーテルなどで行うのがよいが，なければエラスター針などでの脱気や，局所麻酔下で胸壁を切開し開放性気胸にして危機を脱する必要がある．脱気の際に肺が急速に拡張すると再膨張性肺水腫を起こすことがある（一度に2.5 l以上脱気したとき

に起こりやすい）ので注意が必要である．

3回目以上の気胸は軽度の気胸であっても胸腔鏡下手術（VATS）や開胸手術療法を考慮する．

 ## 高齢者診療のポイント

高齢者では慢性閉塞性肺疾患やのう胞性疾患，肺癌などによる二次性気胸であることが多い．したがって気胸の程度が軽度でも呼吸不全に陥りやすく，また原疾患の治療も必要なため専門医への紹介が必要である．

 ## 再診時のポイント

軽度の気胸では2〜3日ごとに再診させ胸部単純X線撮影し，改善していることを確かめる．発病直後に初診した症例は軽度の気胸であっても今後の進展に注意しなければならず，短時間（数時間〜1日）後に胸部単純X線写真を再撮影し，伸展度を確かめる．いずれの場合も症状悪化時にはすぐに来院するように患者に説明しておく．

持続脱気を開始した場合はできるだけ毎日胸部単純X線撮影を施行し，肺が完全に広がりリークがなければ，ドレナージチューブをクランプし，半日〜1日後の胸部単純X線写真で再発のないことを確認してチューブを抜去する．なお，1週間以上経過してもリークが止まらないときは外科的適応となる．

 ## 治癒後の生活指導のポイント

飛行機など気圧の変化で再発することがあるが，何の誘因もなく突然再発することもある．水中での再発は生死の危険を伴うので，ひとりでの遠泳などは避ける．とくにダイビングは気圧の変化を伴い危険である．女性の月経随伴気胸であれば婦人科受診を指導する．

（春日　宏友）

16　胸膜炎

胸膜炎とは，種々の原因により胸膜に炎症が起きた病態で，多くの場合胸水が貯留（湿性胸膜炎）する．癌性胸膜炎（肺癌によるものが多く，乳がん，悪性リンパ腫，最近では悪性胸膜中皮腫などがある）が半数近くを占め，肺炎や肺結核に伴うものがこれに続き，ほかには膠原病，肺梗塞，膵炎や肝膿瘍などの腹部疾患に伴うものなどがある．

初診時の対応

1．現病歴の聴取

胸痛，呼吸困難（貯留胸水量により程度が異なる），咳嗽が主な症状である．癌性胸膜炎では胸痛は軽い鈍痛のことが多く，体重減少などを伴う．肺炎などに随伴する胸膜炎では炎症部位に一致した激しい胸痛を訴え，発熱，喀痰などの症状を伴う．結核性胸膜炎では種々の程度の発熱，咳嗽，喀痰，体重減少を伴うこともある．そのほか，原因疾患による症状として，関節痛や湿疹，腹部症状などについても聴取する．

2．既往歴の聴取

肺結核や肺癌など悪性腫瘍の既往，免疫低下状態を疑わせる疾患・状態の有無を聴取する．

3．家族歴の聴取

肺結核，癌の家族歴を聴取し，参考にする．

4．現　症

まず呼吸状態，体温，脈拍，血圧などのバイタルサイン，チアノーゼの有無などを確認し，緊急処置の必要性を判断する．胸部打診では胸水貯留部位で濁音を呈し，呼吸音が減弱する．音声聴診では音声は小さくなるがやや明瞭化する．胸水を伴わない乾性胸膜炎や，湿性胸膜炎の初期あるいは吸収期には胸膜摩擦音を聴取することがある．

5．検　査

胸部単純X線写真で胸水貯留を確認する．胸水が300 ml以上になると肋骨横隔膜角が鈍化するが，溜まり方によっては鈍化を伴わず肺下胸水や葉間胸水として貯留することもある（図1）．また，陳旧性の胸膜肥厚や軟部組織との鑑別を要することもあるが，紛らわしいときは疑わしい側を

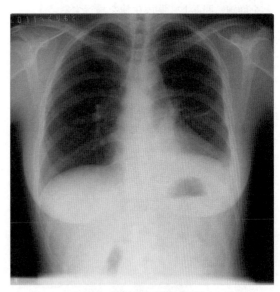

図1　肺下胸水と葉間胸水

症例は18歳女性，主訴は乾性咳嗽，食欲不振，左胸痛．胸部単純X線写真では左肺下胸水（胃泡と肺との距離が増大），葉間胸水（心陰影に重なる三角形の陰影）を認め，肋骨横隔膜角が不明瞭である．最終診断は結核性胸膜炎であった．

下にした側臥位写真や超音波検査，胸部 CT 写真が有用である．画像診断では同時に胸水が両側性か片側性か，肺野に異常陰影がないかなどのチェックも必要である．

胸水検査では，まず漏出性か滲出性かに分類する（以下の3項目の1つでも満たせば滲出性胸水と診断；①LDH：胸水/血清比≧0.6，②LDH：胸水≧血清の正常値上限の2/3，③蛋白：胸水/血清比≧0.5）．漏出性胸水は心不全，肝不全など胸膜以外の疾患から発生した胸水であり，胸膜炎によるものは滲出性である．外観上，血性であれば癌性胸膜炎，膿性なら膿胸が強く疑われる．続いて白血球分画を調べ，好中球優位なら膿胸，ほとんどがリンパ球なら結核性，好酸球が10％以上なら寄生虫などを考える．細胞診で悪性細胞陽性なら癌性と診断できる．結核性胸膜炎では ADA 高値も診断の補助となるが，確定診断には結核菌の証明（陽性率は10％以下），胸膜生検による組織診断や結核菌培養検査が必要である．悪性胸膜中皮腫では血性胸水を呈するが細胞診では診断できないことが多く，石綿職歴がなくても近隣曝露歴などを詳細に問診し，胸膜生検を施行する．

しかし，胸膜炎の原因疾患の鑑別診断は困難なことが多く，たとえ外来で診断できてもさらに精査を要したり，入院治療を要する疾患が多く，また最初少量であっても急激に胸水が増えることもあるので，基本的には入院精査・加療が望ましい．大量の胸水貯留で低酸素血症になったり，循環不全を起こしておればなおさらである．

6．治　療

基本的には入院加療であるが，来院時に大量の胸水貯留があり，呼吸・循環不全を呈する場合は緊急ドレナージを要する．トロッカーカテーテルが最適だが，なければ手許にあるもっとも太い注射針で穿刺，排液する．一度に大量の排液をすると再膨張性肺水腫をきたすため，症状が軽減した時点で中止し，専門病院へ転送する．

 高齢者診療のポイント

高齢者では呼吸器や循環器の疾患を有していることが多く，比較的少量の胸水貯留でもしばしば呼吸状態や循環動態の悪化を惹き起こすため，とくに注意して診療することが大切である．

 再診時のポイント

胸水が少量で，原因疾患の症状も軽く，外来通院で可能な場合の再診時のポイントは，原因疾患により異なるためそれぞれの項に譲るが，常に胸水貯留の増加に注意し，呼吸困難増強時にはすぐに受診するよう患者に伝えておくなどのオリエンテーションが必要である．

（春日　宏友）

1　口内炎

　一般に口腔粘膜（硬・軟口蓋，頬粘膜，歯肉，舌）の全般的な炎症性病変を口内炎と呼ぶ．

　口内炎が特定の部位に限局している場合はその部位から，舌炎，歯肉炎などの名称で呼ぶ．

　原因は多種多様であるが，口内炎が原因，病変ともに口腔粘膜内にあるもの（原発性口内炎）と，全身性疾患に伴う口腔粘膜病変（症候性口内炎）とに分類できる．

初診時の対応

　口腔粘膜病変は原因のいかんを問わず類似した粘膜所見を呈する．このため日常診療における口内炎の多くは視診により分類し（カタル性，びらん性，アフタ性，潰瘍性，水疱性，壊疽性など），治療の第一選択として対症療法を行うことが多い．すなわち，含嗽薬による口腔内の清掃・消毒，表面麻酔薬，ステロイド含有軟膏等での粘膜の鎮静・修復を行う．

　また初診時は，局所的な口腔粘膜のみの病変なのか，全身性病変の一病変なのか不明な場合も多い．明らかな原因がわからない場合は対症療法を行いつつ，症候性口内炎の可能性も念頭に患者指導をしなければならない．

　さらに，悪性腫瘍との鑑別がもっとも重要で，歯肉，舌，口唇，口蓋，頬粘膜などの潰瘍の境界，硬結，可動性，出血の有無，疼痛の有無，大きさ，色調の変化に注意して診察する．

1．問　診
1）現病歴の聴取
　疼痛などの自覚症状について．発症時期はいつ

なのか，経過中口内炎の部位が変化しているのか．症状の寛解・増悪があるのか．口腔以外に症状があるのかどうか．基礎疾患の有無について聴取する．

2．自覚症状・他覚症状
　口内炎の症状は，口内炎の原因や口内炎ができる部位，程度によって異なる．

　基本的な症状は，疼痛，飲食時にしみる，味覚が変わる，口腔内乾燥感，腫脹，出血，などである．

3．視診による診断
　口内炎の分類を表1に示す．

　視診は，より明るく十分な視野を取り行う．

1）カタル性口内炎
　口腔粘膜の発赤を主病変とし，粘膜組織の破壊は認めない．義歯や温熱，放射線などの物理的刺激・化学的刺激，カンジダ，細菌の感染症などによる．

①物理的刺激・化学的刺激
　歯牙や歯科的補綴物による外傷性口内炎は刺激を受けた部位が口内炎となる．

②感染症：細菌，真菌（カンジダなど）
　口腔内カンジダ症；
　a）急性口腔カンジダ症：カンジダは口腔内に常在しており，通常は発症しない．糖尿病，白血病，栄養失調，ステロイド剤服用患者など基礎疾患を有し免疫能が低下している者や，抗生物質の菌交代現象として出現する．カンジダによる急性偽膜性カンジダ症（鵞口瘡）は白い苔状物

表1　口内炎の分類：視診による分類，原因による分類

```
1．視診による分類
　　(1) カタル性
　　(2) びらん性
　　(3) アフタ性
　　(4) 潰瘍性
　　(5) 水疱性
　　(6) 壊疽性

2．原因による分類
　　(1) 感染症によるもの
　　　①ウイルス；単純疱疹，帯状疱疹，水痘，コクサッキー，麻疹，風疹，HIV
　　　　ヘルパンギーナ，手足口病，伝染性単核球症
　　　②リケッチア，ツツガムシ病
　　　③細菌，原虫など；梅毒，結核，猩紅熱，ブドウ球菌，連鎖球菌など
　　　④真菌；カンジダ症，クリプトコッカス，クロモミコーシス
　　(2) 化学物質によるもの
　　　①外的刺激；義歯，歯磨，歯科治療剤，化粧品，医薬品
　　(3) 物理的刺激によるもの
　　　①熱冷，放射線，乾燥，力学的刺激
　　(4) 原因不明・全身疾患に伴って出現するもの
　　　①炎症性角化症；扁平苔癬，乾癬類
　　　②アフタ，潰瘍；Behçet病，Sweet病，多形紅斑類，クローン病，Reiter病
　　　③水疱症；天疱瘡類，類天疱瘡類，表皮水疱症
　　　④膠原病；SLE，DLE，強皮症類，皮膚筋炎，シェーグレン症候群
　　　⑤肉芽腫；サルコイドーシス，環状肉芽腫など
　　　⑥その他；白血病，抗癌剤などの薬剤
```

が散在性あるいは孤立性に白斑を生じ，偽膜様変化をきたす．鵞口瘡の白苔は易剝離性，易出血性で，強い摂食時痛がある．慢性化すると白苔は剝離しにくくなる．紅斑性カンジダ症は抗生物質よる菌交代現象の結果として生じ，自発痛の強い紅斑，びらんが特徴である．

b) 慢性萎縮性口腔カンジダ症：不潔な義歯などの長期使用後に認められる．

c) 慢性肥厚性カンジダ症：カンジダの慢性感染によって引き起こされた角化性の口腔粘膜の肥厚である．その部は前癌状態の白板症様の臨床症状となるため，角化層におけるカンジダの検出のみでなく，生検で悪性所見の有無を確認しなければならない．

2）びらん性口内炎

びらんが口腔粘膜の広範囲に生じたものをびらん性口内炎と呼ぶ．

①口腔扁平苔癬

口腔扁平苔癬は歯肉，口腔粘膜面に白色のレース状，網状の模様が特徴的であり，角化異常を伴う慢性炎症性病変である．症状はきわめて慢性の経過（1～10年）をとる．皮膚扁平苔癬の1/4に口腔粘膜病変を合併する．頬粘膜に好発し，食事時に「しみる」などの症状がある．その原因は不明なことが多いが，歯金属によるアレルギー反応によるものもある．白板症と類似した臨床所見を示すことがあるため，十分な経過観察が必要である．

②放射線性口内炎

照射線量の増加とともに，口腔粘膜の発赤，浮腫，びらん，潰瘍形成を認める．易出血性で接触痛が強い．

3）アフタ性口内炎

もっとも多くみられる口内炎で，粘膜に，円形，あるいは楕円形の浅い有痛性潰瘍で，潰瘍中央は線維性偽膜で白っぽく覆われている．通常は1週間～10日間で治癒する．アフタを繰り返し再発す

るものを再発性アフタと呼ぶ.

症候性アフタ性口内炎には以下のようなものがある.

①ベーチェット（Behçet）病：口腔粘膜の再発性アフタ性潰瘍は，ベーチェット病の初発症状としてみられる場合が多い．帽針頭大から小豆大までの，くり抜いたような小円形潰瘍を呈する.

②Sweet病：口腔アフタをきたし，ベーチェット病との鑑別が困難なこともある.

③Reiter病

④クローン（Crohn）病

4）潰瘍性口内炎

上皮下結合組織に及ぶ組織の欠損で，治癒後に瘢痕を残すのが特徴.

潰瘍表面は黄白色の偽膜形成がみられ，自発痛，接触痛，口臭，などの症状がある.

深い潰瘍を生じている場合は専門医へ紹介.

5）水疱性口内炎

ウイルスによるものと天疱瘡などの慢性皮膚病変からの水疱がある．水疱は食事などですぐ潰れ，びらんや潰瘍になる.

①ウイルス

①疱疹性歯肉口内炎：単純疱疹ウイルス（HSV）の初感染で発症する．発熱などの潜伏期のあと，口腔粘膜に小水疱が多数出現する．ピリピリした刺激痛で硬口蓋や歯肉に多数の小さなアフタと歯肉炎を繰り返す．易出血性で口臭を認める．HSV初感染は小児に多いが，最近成人でも多く認められるようになった．成人はより症状が重い.

②帯状疱疹：帯状疱疹ウイルスにより三叉神経支配領域の片側の口腔粘膜に小水疱が生じ，すぐに破れてアフタ性口内炎などになる.

③コクサッキーA4：ヘルパンギーナ

④コクサッキーA16：手足口病

⑤水痘ウイルス：粘膜部の小水疱

⑥HIV：口腔病変はHIV感染患者でよくみられる症状である．鵞口瘡，疱疹性歯肉口内炎，再発性口内炎，毛状白板症など.

②天疱瘡，瘢痕性類天疱瘡などの水疱症

①尋常性天疱瘡：口腔粘膜に難治性びらんや水疱形成が先行し，突然皮膚と粘膜の上皮内に弛緩性の大水疱を形成する．口腔粘膜のびらんが通常の治療で3週間以上治らなければ本症を疑う.

②瘢痕性類天疱瘡：初発症状は口腔粘膜（水疱，びらん，潰瘍），次いで眼．強い瘢痕，萎縮をきたす.

6）壊疽性口内炎

歯肉の縁が壊死して潰瘍ができ，腐敗菌が感染すると生じる．出血するほか，強い痛みと口臭を伴うのが特徴．壊死性潰瘍性口内炎が急に拡大したものを，壊疽性口内炎と呼ぶ．生体側の因子として，消耗性基礎疾患，白血病，その他の悪性腫瘍の存在が挙げられる.

4．治　療

1）物理的・化学的刺激による口内炎は原因除去を優先する.

処方例：①～②を適宜組み合わせて用いる.

①トリアムシノロンアセトニド；口腔用ケナログ®軟膏（1日1回～数回塗布），
デキサメタゾン；アフタゾロン®口腔用軟膏（1日1回～数回塗布）

②アズノール®うがい液4%，100 mlの微温湯に5～7滴を溶解，1日3～4回，含嗽.

2）カンジダ症

①ミコナゾールとして1日200～400 mg（ミコナゾールゲル10～20 g）を4回（毎食後および就寝前）に分け，口腔内にまんべんなく塗布する．なお，病巣が広範囲に存在する場合には，口腔内にできるだけ長く含んだ後，嚥下する．7～14日間.

②イトリゾール　内用液1%（イトラコナゾール内用液）を1回20 ml，1日1回，夕食前，口腔内全体に薬をいきわたらせた後飲み込む．7日分．下痢症状が強い場合にはイトリゾール内用液1%，1回10 mlを1日2回（朝，

晩）含嗽療法を行う.

3）アフタ性口内炎

ステロイド含有の口腔用軟膏, 貼付錠を使用する.

①トリアムシノロンアセトニド；口腔用ケナログ® 軟膏（1日1～数回塗布）,
アフタッチ® 貼付錠（1患部に1個, 1日1～2回）

②デキサメタゾン：アフタゾロン® 口腔用軟膏（1日1回～数回塗布）

③上記が貼付困難な場合はプロピオン酸ベクロメタゾン：サルコート® カプセル（1回1カプセル, 1日2～3回）噴霧する.

4）疱疹性歯肉口内炎

含嗽と抗ウイルス剤の塗布と錠剤を症状により併用する.

①アズノール® うがい液4%, 5～7滴を水100mlに希釈し1日数回.

②ビダラビン外用剤：アラセナ A® 軟膏, 1日3～4回塗布する.

③バラシクロビル錠（500 mg）2錠, 分2, 5日間.

④痛みが強く, 食物がしみて経口摂取ができない時, キシロカイン® 塗布などで表面麻酔を行う.
摂食障害が強く, 重症例では下記を使用する.

⑤点滴静注用ゾビラックス®（250 mg）1回5mg/kg.
1日3回（8時間間隔）点滴静注（1時間以上かけて）, 7日間.

5）天疱瘡, 瘢痕性類天疱瘡

ステロイド局所療法, 全身投与を行う. 皮膚科など専門医への受診が望ましい.

検査のポイント

1）カンジダ：鏡検でカンジダを確認する. 治療中は毎日スメアを鏡検し, カンジダの有無を確認. 治癒後少なくとも, 2日間は同様治療を継続する. 慢性肥厚性カンジダ症

では肥厚部分の生検で悪性所見の有無を確認しなければならない.

2）ウイルス疾患：臨床症状経過で診断できる場合が多い.
不明な場合はウイルス抗体価を測定.

3）白板症類似の臨床所見をとるものは, 生検が必要である.

再診時のポイント

局所性口内炎は1週間～10日間で通常の治療で治癒する. 改善しない場合は症候性口内炎を考慮しなければならない. 経過観察などで原因が判明すれば, それぞれの最適の薬剤に変更する. 明らかに全身性疾患の一局所所見であれば基礎疾患の治療と局所療法を併用する. 難治性の場合は悪性腫瘍の鑑別のため, 生検を必要とすることも多い.

注意が必要な症候性口内炎を述べる.

1. 原因不明・全身性疾患に伴って出現するもの

1）膠原病とその類似疾患に伴う口内炎

ベーチェット病：口腔粘膜の再発性アフタ性潰瘍. 外陰部潰瘍の有無, 皮膚症状（結節性紅斑, 毛囊炎様皮疹など）, 眼症状（ぶどう膜炎）を見逃さないことが重要である.

全身性エリテマトーデス：硬・軟口蓋部に潰瘍形成を示すことがある.

2）皮疹ともに出現する口内炎

口腔扁平苔癬

前癌病変の白板症を鑑別しなければならない. 専門医へ紹介.

3）天疱瘡, 瘢痕性類天疱瘡などの水疱症

口腔粘膜のびらんが通常の治療で3週間以上治らなければ本症を疑う.

4）その他の全身症状の1つとしての口腔粘膜症状

薬剤による口内炎はペニシリン系薬剤, 抗癌剤, 金製剤などで粘膜びらんあるいは潰瘍が出現することがある. 白血病による

歯肉出血もある．

　抗癌剤使用時の口内炎の発生は，口腔粘膜上皮の細胞周期と関連しており，一般的には抗癌剤投与後5〜10日で出現する．口腔粘膜は通常7〜14日サイクルで再生しており，回復までに通常2〜3週間を要するが，口腔内の湿潤と局所感染を防ぐための口腔ケアが重要である．二次感染出現時は早期に起因菌を同定し，抗生物質投与が必要である．

継続治療・紹介のポイント

　含嗽による口腔内の保清に努めるようにする．刺激のある食物は避けるようにする．

　口内炎が3週間以上続く場合は専門医に受診．

　潰瘍が深いもの．口蓋に白い大きな斑点がある場合．口腔内の強い悪臭を伴い，痛みが激しいとき．

　慢性肥厚性カンジダ症：有棘細胞癌，白板症の有無を確認．

高齢者診療のポイント

　高齢者の口内炎は義歯を原因とするものが多い．義歯の着脱時に口腔粘膜に傷をつけ易い．また義歯装着者や寝たきりの方はカンジダ感染による口内炎が起きやすい．口腔内を清潔に保つことが重要．義歯調整後も治療困難なものや，原因不明のものは慎重な経過観察が必要な場合多く，専門医へ紹介する．

（野村　元積）

第2章 疾患編
C 消化器疾患
2 逆流性食道炎・食道炎

 定義・分類

逆流性食道炎は食道炎の1種類で，胃液を主成分とした胃内容物が食道内に逆流することによって，下部食道にビラン潰瘍を認めるものを逆流性食道炎と呼んでいる．

胃内容物が食道内に逆流することを胃食道逆流（gastro esophageal reflux；GER）と呼び，GERに起因する疾患をGER disease（GERD）と呼んでいる．

また，GERDには内視鏡的にビラン潰瘍を認めるものをerosive GERDと呼び，これが逆流性食道炎（reflux esophagitis）に一致する．一方，GERDには，ビラン潰瘍が内視鏡的に認められないが，GERによってGERD様症状を呈するものをnon-erosive reflux disease（NERD）と呼んでいる（図1）．

GERDは食道炎の中でもっともポピュラーな疾患で，GERD，NERDの病名は日本でも定着しつつある．

GERDの他の食道炎は病因によって，感染性食道炎，放射線食道炎，好酸球性食道炎，薬物性食道炎，特発性食道炎などと呼ばれている．

 初診時の対応

1．問 診

胸やけ，呑酸，嚥下障害が主症状であるので，発症の年齢を聴取する．50歳代以降の発症が多い．

既往歴に胃や食道の手術の有無をきく：術後逆流性食道炎．

胸部の放射線治療：放射線食道炎．

アレルギー疾患の有無：好酸球性食道炎．

薬剤，飲酒の有無：薬物性食道炎．

免疫療法，化学療法，AIDSの有無：感染性食道炎．

などを考える．

合併症に強皮症や皮膚筋炎などの膠原病にGERDを有する率が高い．

また，ヘリコバクターピロリ菌感染の除菌後に，逆流性食道炎が発症することもある．これは除菌により胃内に分泌される胃酸が一過性に高くなり，食道内に逆流する胃液もpHが低くなり量

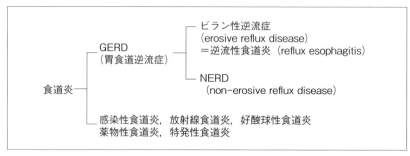

図1 食道炎の分類

も多くなるので発症するとされている.

2. 現　症

胸やけが特徴的な症状である. とくに食後, 飲酒や過食に発症しやすいが, 夜間遅く就寝時にも発症する.

食物との関係も強く, 油もの, 甘いもの, 酸味の強いもの, 赤飯, 甘薯, コーヒー, アルコールを摂取すると胸やけがする.

日常の姿勢や動作では, 前屈位, コルセットや帯, ベルトの着用, 腹圧のかかる動作, 食後の横臥位などで発症しやすい.

その他の症状は, 呑酸, 咽喉頭痛, 前胸部痛, 咳, つかえ感など, 食道外性の症状を訴えることもある. またこれらの症状は, 上半身を挙上したり, 水を飲むと改善消失する.

3. 検査と診断

胸やけは特徴的な症状なので, これだけでも診断できるが, erosive GERD は内視鏡検査で, NERD は内視鏡所見が乏しいので pH モニターとインピダンスモニターとを組合せた方法で検査される.

1）治療的診断法

内視鏡検査や pH モニタリング, インピダンスモニタリングが煩雑で施行できない場合は, 制酸剤や酸分泌抑制剤（H_2受容体拮抗剤, PPI）の投与を試み症状が改善された場合, GERD と診断される. PPI を用いることが多く, PPI テストと呼ばれている.

2）胃食道 X 線造影検査

食道裂孔ヘルニア, 短食道, 狭窄, 変形, ひだ集中, 潰瘍などが認められれば強く疑われる. 逆流性食道炎では, 一般に下部食道は拡張し, 噴門も開大し, 臥位でバリウムが逆流しやすい.

3）内視鏡検査

確定診断のためにこの検査が汎用されている. 食道は上部から下部まで, 粘液や水泡などの内腔残渣物をきれいに洗浄して観察する.

①逆流性食道炎：中部から下部食道に発赤びらん, 潰瘍を形成する. 病変の拡がりの重症度分類が国際的に用いられ, わが国でも星原らが改変したロスアンゼルス分類が用いられている.

②感染性食道炎：もっともポピュラーなものは, カンジダ食道炎でありカンジダが食道粘膜に定着し増殖して白色付着物として観察される. 診断は真菌培養と組織検査が不可欠.

③放射線食道炎：放射線治療後に胸やけ, 嚥下痛, 胸痛異和感を訴える. 食道粘膜に発赤びらん, 粘膜剥離, 潰瘍形成, 出血などの所見を認める.

④好酸球性食道炎：食道機能障害に起因する症状（ものがつかえる）が存在し, 内視鏡検査で白斑, 縦走溝, 輪状狭窄の所見があり, 生検で好酸球数が 15 以上／HPF 認める. また, プロトンポンプ阻害剤（PPI）の反応が不良で, ステロイド吸入薬が有効である.

⑤薬物性食道炎：薬剤が食道内に停滞し, 溶解して食道壁を損傷し発症する. 起因薬剤は, テトラサイクリン, ドキシサイクリン, NSAID, 塩化カリ, 硫酸鉄, キニジン, テオフィリン, 最近では骨粗鬆症治療薬のビスホスホネート薬によるものが多くなった.

食道第二狭窄部に発症しやすく, 服用後一両日以内に突然胸骨下に疼痛を覚える. 早期に内視鏡検査を施行し, 潰瘍を認めその近傍に薬剤の残存を認めることがある. 薬剤を除去し, 水洗いをすれば回復は早まる.

腐食物質（酸, アルカリ, 洗浄剤, 漂白剤, ディスク型電池）の誤嚥によっても発症する.

4）pH モニタリング

微小 pH センサーを食道内に挿入し, 酸逆流を確認し, 酸度や酸逆流停滞時間を測定する.

5）食道胃内圧検査

食道や胃運動を測定し酸逆流や酸排出の機序を把握する検査.

4）と5）の検査は, 被検者に肉体的な苦痛を与えるとともに時間的にも負担がかかるので, あまり普及していない.

6）PPI テスト

GERD は酸分泌を抑制することによって酸逆流

を軽減し，症状の改善が得られる．これを応用して，PPI（proton pump inhibitor；プロトンポンプ阻害剤）を1〜2週間投与し症状の改善を確認して診断する方法である．実地医家にとって容易で安価で，一定の成果が得られる診断法である．

4．治　療

GERD治療の基本は，食道内に酸が逆流するのを防ぐことであり，具体的には胃酸分泌を抑制する方法と酸逆流そのものを防ぐ方法とがある．前者は主に薬剤療法であり，後者は主に外科治療である．

1）薬剤療法

代表的なものにPPIとH$_2$受容体拮抗薬とがある．しかし逆流防止自体には効果がないので，長期間にわたり服薬投与する必要がある．

その他に制酸剤，粘膜保護剤，消化管運動改善剤などが使用されるが，単独では効果は期待されず，酸分泌抑制剤と併用される．酸分泌抑制剤も酸分泌抑制作用の強いほうが効果が高いとされている．新しいタイプの酸分泌抑制剤（P-CAB）が最近市販され治療期間が短縮されている．

2）外科的治療

下部食道に酸逆流を防止する機構を形成する方法である．アプローチの仕方で，①内視鏡下噴門形成術，②腹腔鏡下手術，③開腹手術がある．

3）生活習慣の改善

GERD治療の基本になる方法である．前述の治療法と平行して行うとより効果がある．

①酸分泌を刺激する食事を避ける．コーヒー，紅茶，緑茶，アルコール，炭酸飲料，酸味の多いものは回避する．

②酸逆流を防止する方法として暴飲暴食，高脂肪食，甘味食，赤飯，甘藷，などは避ける．生活動作では食後の横臥，前屈姿勢，腹圧がかかる仕事などは避ける．服装で帯やコルセット，ベルトを強くしめない，頭のほうを高くして寝る，左側で臥位で寝る，などがある．

③肥満は腹圧を高め逆流しやすくなるので体重が多い場合，体重を減少させる．

5．予　後

薬剤治療と生活習慣の改善で，大部分の症例は治癒するか軽快する．しかし逆流防止機構が修復されていないので，治療の中段により再燃再発するものも多い．よって長期治療になるが，それでも改善されないものや服薬に耐えられない症例は外科的治療を行う．

また逆流性食道炎からバレット食道に進展する症例もあり，バレット食道は食道腺癌の発生母地とみなされているので，厳重に経過を追う必要がある．

（関口　利和）

3　消化性潰瘍

消化性潰瘍とは胃潰瘍，十二指腸潰瘍のことで，胃酸とペプシンの強力な消化作用により自己の組織欠損を生じるため，あわせて消化性潰瘍と総称される．本疾患は良性疾患であるが，臨床上の問題点として出血・穿孔・狭窄により入院が必要となることもある．胃・十二指腸潰瘍はその経過から急性潰瘍と慢性潰瘍に区別されるが通常は後者をさす．急性胃・十二指腸潰瘍は薬剤やストレスが原因である急性胃・十二指腸潰瘍粘膜病変（acute gastroduodenal mucosal lesion；AGDML）の一型で突発的に発症し比較的短期間で治癒する．一方，慢性胃・十二指腸潰瘍は慢性難治性で *Helicobacter pylori*（*H. pylori*）感染が関与し，除菌によりほぼ潰瘍再発が抑制される．

消化性潰瘍の罹患率は *H. pylori* 感染者の減少や除菌療法の普及により明らかに減少してきている．一方，低用量アスピリンを含む非ステロイド系消炎鎮痛剤（non-steroidal anti-inflammatory drugs；NSAIDs）による薬剤性潰瘍が増えてきており，実地臨床上注目すべき問題点である．胃潰瘍の好発年齢は 40～50 歳代の中高年齢層であるが，十二指腸潰瘍は 10～20 歳代の若年層に多い．これらは *H. pylori* 感染部位の違いによるとされる．男女比では男性に多い．

初診時の対応

病歴としては心窩部を中心とした疼痛やもたれ，悪心，膨満感，食欲不振などの自覚症状があり潰瘍の既往があれば消化性潰瘍を疑う．胃潰瘍では食後に疼痛などの症状が出現することが多く，十二指腸潰瘍では空腹時や夜間に増強し食事摂取で軽快する傾向が強い．再発や再燃することが多く既往の有無を確認することは重要である．その際に上部消化管内視鏡検査か上部消化管造影検査による診断か否かの確認も必要である．さらに *H. pylori* 感染や治療歴，NSAIDs をはじめとする内服薬の有無，飲酒歴，ストレス増強の有無などを確認する．

1．現　症

消化性潰瘍では，心窩部を中心とした疼痛やもたれ，悪心，膨満感，食欲不振などの自覚症状を訴えるが，NSAIDs によるものではその鎮痛作用により痛みを訴えないことも多い．また，高齢者における高位潰瘍（胃体上部に発生する潰瘍）では胸痛が主訴となることがある．出血を合併すれば，吐血，下血（黒色便）を認める．

2．検　査

合併症のない消化性潰瘍では特徴的な血液検査所見は認めない．出血を合併した場合には一般血液検査で貧血，血液生化学検査で BUN（尿素窒素）/Cr（クレアチニン）比の上昇を認める．穿孔した場合には炎症反応は上昇し立位単純 X 線検査で横隔膜下に遊離ガス（free air）像が出現する．一般診療では診断能が高い上部消化管内視鏡検査が行われる．消化性潰瘍の病期は崎田・三輪分類が日常診療で用いられている．潰瘍のサイクルを内視鏡的に Stage 分類したもので，活動期（A：Active Stage），治癒期（H：Healing Stage），瘢痕期（S：Scarring Stage）の 3 つに大きく分類される．またそれぞれが 2 つに分けられており A1，A2，H1，H2，S1，S2 の 6 段階からなる．

活動期と治癒期は粘膜欠損があり，瘢痕期は粘膜欠損がない状態である．活動期は周囲粘膜の浮腫が強く症状も強い時期であり粘膜欠損も深く大きく，出血や穿孔などの合併症が起こりうる．再生上皮がしっかり出現し粘膜の欠損部が縮小すると治癒期になり潰瘍表面が再生上皮で修復され粘膜欠損が消失すると瘢痕期となる．瘢痕期は発赤を伴う赤色瘢痕期（S1 Stage）と発赤を伴わない白色瘢痕期（S2 Stage）に分類され，S1 Stage では潰瘍が再発する可能性が高いため赤色瘢痕と白色瘢痕との鑑別は治療の観点から重要である．胃潰瘍の好発部位は胃角部小弯であるが高齢者では胃体部小弯や後壁（高位潰瘍）が多い．十二指腸潰瘍は若年者に多く球部に好発する．また潰瘍の再発は旧潰瘍の同一部位または近傍が多い．再発を繰り返していると瘢痕の線状化や，瘢痕による変形として胃角部の潰瘍では小弯側の短縮，十二指腸球部の潰瘍では憩室様に変形するタッシェが形成される．

H. pylori 感染診断は，内視鏡を用いて行う侵襲的検査法である迅速ウレアーゼ試験，鏡検法，培養法と，内視鏡を用いない非侵襲的検査法である尿素呼気試験，便中 H. pylori 抗原測定法，血清もしくは尿中 H. pylori 抗体測定法の6つの検査法がある．除菌前の診断には精度の面から迅速ウレアーゼ試験，尿素呼気試験，便中抗原測定法が推奨される．除菌判定には内視鏡を用いず胃粘膜全体の H. pylori の存在を反映する尿素呼気試験もしくは便中抗原測定法が推奨される．プロトンポンプ阻害剤（PPI）や抗生剤の服用は検査偽陰性の原因となるため2週間の休薬を要する．

3．鑑 別

良性・悪性の鑑別がもっとも重要となり，確定診断には内視鏡下での生検が用いられる．最近は拡大内視鏡や画像強調内視鏡の進歩により内視鏡での診断能が飛躍的に進歩した．

■ 治 療

消化性潰瘍の治療については2007年に厚生労働省の研究班によって「エビデンス（EBM）に基づく胃潰瘍診療ガイドライン」が発表され，2009年に日本消化器病学会より消化性潰瘍診療ガイドラインが作成された．消化性潰瘍の治療は穿孔や出血など特別な場合を除き内科的治療が基本となる．H. pylori の存在や NSAIDs の使用の有無により治療法が異なる（図1）．

通常の診療では初期治療として PPI もしくはヒスタミン H_2 受容体拮抗薬（H_2RA）による潰瘍治療を開始する．H. pylori 陽性消化性潰瘍の H. pylori 除菌治療は，一次除菌レジメンとして PPI の弱点である①効果が出るまでに時間がかかる，②効果に個人差が大きくピロリ除菌率にも影響してしまう，③ピロリ菌の検査で正しくない「偽陰性」を示すことがある，などを改善した P-CAB カリウムイオン競合型アシッドブロッカー（P-CAB）と抗菌剤2剤，ペニシリン系のアモキシリン（AMPC）とマクロライド系のクラリスロマイシン（CAM），以上3剤併用を7日間投与する治療法が2015年より標準化している．除菌率は92.6％と PPI を用いた除菌療法の成績（75.9％）に比し著しく改善している．不成功となる最大の原因はクラリスロマイシンに対する耐性菌の存在である．またアルコールには胃酸の分泌を促す働きがあり，胃酸によって除菌薬の効果が下がる．さらに喫煙者よりも非喫煙者のほうがピロリ菌の除菌成功率が高くなることも報告されている．副作用は軽微なものがほとんどで，腸内細菌叢のバランスが崩れることに伴う下痢・軟便などの消化器症状が多く，口腔内細菌叢のバランスが崩れることに伴う味覚異常や口内炎なども認める．一次除菌不成功例ではクラリスロマイシンをメトロニダゾールに変更して7日間投与する二次除菌療法を行う．二次除菌療法の成功率は98.0％と高率である．H. pylori 除菌療法は従来の PPI による初期治療および H_2RA による維持療法に比し臨床効果が

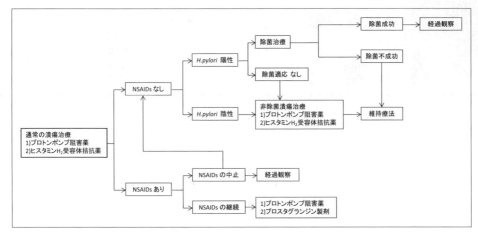

図1 胃・十二指腸潰瘍の診療フローチャート

高いのみならず，医療費の抑制や将来の胃発がん
リスクを抑える効果も期待できる．

　NSAIDs潰瘍は可能であればNSAIDsの投与を
中止し通常の潰瘍治療を行う．基礎疾患のために
NSAIDsを中止ができない場合やNSAIDs継続下
での再発防止にはPPIやプロスタグランジン製剤
が有用である．

　出血性胃・十二指腸潰瘍の診断治療には緊急内
視鏡検査が必要であり止血術を行う．内視鏡的止
血治療には，クリップ法，局所注入法（純エタノー
ル，エピネフリン加高張食塩液），血管凝固法
（ヒータープローブ法，レーザー法，高周波凝固
法，アルゴンプラズマ凝固法），薬剤散布法などが
あるが，その選択は潰瘍や施設によっても異なる．

　外科的治療の適応は内視鏡的にも動脈塞栓でも
止血困難例のほか，穿孔，高度狭窄例である．

 再診時のポイント

　H. pylori 陽性の消化性潰瘍は除菌療法の成功
により再発が激減する．NSAIDs潰瘍を除く除菌
後の潰瘍年間再発率は2%以下である．*H. pylori*
除菌成功により潰瘍はほとんど認めなくなるが，
萎縮性胃炎や腸上皮化生は残存し，胃発がんは1/
3に抑制されるものの発がんの可能性はあるため
定期的な内視鏡検査は必要である．

文　　献

1) 科学的根拠に基づく胃潰瘍診療ガイドラインの策定に
　関する研究班：EBMに基づく胃潰瘍診療ガイドライ
　ン　第2版．じほう，東京，2007
2) 日本消化器病学会編：消化性潰瘍診療ガイドライン．
　南江堂，東京，2009
3) 辻本達寛：ピロリ菌感染胃炎の内視鏡所見．日本臨床
　内科医会会誌，443-446，2015

（辻本　達寛）

第2章 疾患編
C 消化器疾患
4 胃 炎

胃炎とは胃粘膜の炎症をいい，急性胃炎と慢性胃炎に分けられる．

1．急性胃炎

　急性胃炎は急激に発症する上腹部痛，悪心，嘔吐を特徴とし，心窩部・上腹部に圧痛がある．化学的，機械的，物理的刺激，あるいは細菌や毒素の刺激で起こる胃粘膜のびまん性急性炎症で，内視鏡で胃粘膜に浮腫，発赤，びらん，出血がみられるものをいう．急性胃粘膜病変は急性胃炎の重症型と考えればよく，急性胃潰瘍もこの範疇に属すると考えてよい．胃アニサキス症の急性病変は強い上腹部痛，心窩部痛を訴え，急性胃粘膜病変に類似する．

　急性胃炎は 1）急性外因性胃炎，2）急性内因性胃炎に分けられる．

1）急性外因性胃炎

・急性単純性胃炎：食事の不摂生，暴飲暴食，アルコール，種々の薬剤（ステロイド，鎮痛薬など）などによって起こる．

・急性腐食性胃炎：腐食性薬剤（塩酸，硫酸，石灰酸，苛性ソーダ，ホルマリンなど）を誤飲または自殺目的の飲用によって起こる．重症例が多く非可逆性変化，時に穿孔も起こる．

2）急性内因性胃炎

・急性感染性胃炎：インフルエンザ，腸チフス，敗血症などの経過中に二次的に発症する．ヘリコバクターピロリ菌の感染でも一過性の急性胃炎を発症することがある．

・急性化膿性胃炎：黄色ブドウ球菌，大腸菌，連鎖球菌などの感染により，粘膜下層を中心に蜂窩織炎を起こすもので，きわめてまれではある

が重篤な疾患である．

2．慢性胃炎

　慢性胃炎はもっとも使用頻度の多い病名であるが，定義や分類が統一されず混乱があった．従来，慢性胃炎は症状から診断する症候性胃炎，内視鏡検査や胃X線造影検査で診断する形態的胃炎，病理組織学的に診断する組織学的慢性胃炎の3つの意味の総称で用いられていることが多い．慢性胃炎の分類としては①萎縮性胃炎，②表層性胃炎，③肥厚性胃炎に分けるのが一般的である．

　組織学的慢性胃炎の大部分はヘリコバクターピロリ菌の感染によって惹起され，除菌によって治癒可能な慢性胃炎（萎縮性胃炎）であることが明らかとなった．また症候性胃炎の主要症状である上腹部の痛み，膨満感，不快感，もたれ感などの不定愁訴を機能性ディスペプシアとして，胃炎とは別の疾患概念・病態として捉えられるべきと考えられるようになった．ただし，器質的変化のない上腹部愁訴は，慢性胃炎として説明しやすく，また慢性胃炎は薬剤の適応病名として必要なことから，一般の臨床現場では頻用され，混乱はなお解消されていないのが現状である．本稿でも慢性胃炎として解説する．

　他の考え方として以下がある．

　A型胃炎：壁細胞抗体や内因子抗体などの自己抗体の出現による自己免疫の結果としての胃炎．悪性貧血の合併がある．ヘリコバクターピロリ菌が原因していることもある（除菌により改善する）．

　B型胃炎：通常の萎縮性胃炎．

　特殊な胃炎として，前述の自己免疫性胃炎（胃癌，悪性リンパ腫の合併率が高い）のほか，いぼ

状胃炎, 巨大皺襞性胃炎（メネトリエ病, 蛋白漏出性胃腸症を合併する場合がある）, 結節性胃炎（とり肌状胃炎, 胃癌を合併しやすい）などがある.

初診時の対応

まず急性胃炎か慢性胃炎かを判断する.

通常, 急性胃炎は何らかの原因に引き続き急激に強い症状で発症し, 吐下血を伴うこともある（吐下血がある場合, 早急に高次病院への転送を考える）. 症状は軽いこともあるが, 症状が強ければ, あるいは原因がはっきりしていれば急性胃炎として治療すべきである.

慢性胃炎に特徴的な症状はない. 基本的には胃癌の除外目的も含めて内視鏡検査を行い, いずれのタイプの慢性胃炎かを判断すべきであるが, 全例にいきなり内視鏡検査を行うべきではなく, 上腹部を中心とした持続する不定愁訴に対しては, 機能性ディスペプシアも含めて慢性胃炎と考え, 初診時から短期間の治療を開始してもよい. ただし, 治療効果のない場合, および短期間に再燃する場合は内視鏡検査を行うべきである.

1. 問 診

発症の誘因・原因の有無, とくに薬剤の服用歴, 発症後の時間経過, 食事との関連性, 便秘の有無など他の消化器疾患との鑑別を含めて問診する. また既往に同様の症状がないかどうか, 除菌治療の有無も聞いておく.

2. 検 査

検尿, 末梢血液検査, 一般生化学検査でスクリーニングを行い, 必要に応じて胸・腹部 X 線検査, 腹部超音波検査を行う. 胃癌, 消化性潰瘍の鑑別のためにも, 基本的には上部消化管内視鏡検査を行った上で胃炎の診断を明確にし, これに基づいて胃炎の病的意義を説明し, 治療することが望ましい. また胃癌だけにとどまらず, 周辺臓器の消化器癌の早期発見という点でも, 腹部超音波

検査と上部消化管内視鏡検査はスクリーニング検査としたいところであるが, いろいろな制約上, 可能な限りという表現にとどめておく.

再診時のポイント

1）改善傾向にある場合, 診断している病状・病態に応じて数日間から1ヵ月間の投薬を行う. 症状に応じて, 半量の H_2 受容体拮抗薬, 抗コリン薬などの酸分泌抑制薬（ガスター, ガストロゼピン）胃粘膜防御因子増強薬（セルベックス, ムコスタ）, 胃運動機能改善薬（ガスモチン, ガナトン）などが投与される. 内視鏡検査なしでの投薬は短期間（最長1ヵ月以内）にとどめる.

2）強い症状が持続している場合, 早急に内視鏡検査を含めた検査プランを立てる.

3）慢性胃炎のうち機能性ディスペプシアは内視鏡での器質的疾患の除外診断を行った上で診断されるべきであるが, 胃酸過多, 消化管運動機能異常, 知覚過敏, 精神心理的要因, ヘリコバクターピロリ菌感染など多くの要因が考えられる. 治療はこれらの病態を想定して行うが, 実際に投薬して効果を確認しながら薬剤を変更していく. ヘリコバクターピロリ菌感染が確認された場合には, まず除菌療法を試みる. 運動機能改善薬であるアコチアミド（アコファイド®）は, 機能性ディスペプシアの保険病名での投与が認められている. もたれ感を中心とする食後愁訴症候群に効果がみられる.

4）ヘリコバクターピロリ菌感染症には除菌が有効であり, 保険適応が認められている. まず内視鏡検査を施行し, 萎縮性胃炎などのヘリコバクターピロリ菌の感染が疑われる所見が存在する場合には, ヘリコバクターピロリ菌の存在診断検査が保険適応となる.

治療継続のポイント

1）重篤疾患がなければ，症状が消失すれば投薬は終了すべきである．再燃する場合継続投与が必要となるができるだけ少ない種類に減量しておく．症状出現時のみ服薬するという選択肢もありうる．

2）服薬を続ける限り，年1回の内視鏡まで含めた検査が必要である．とくにヘリコバクターピロリ菌感染胃炎では，胃癌の合併リスクが高く，定期的な内視鏡検査は必須である．

3）精神的・心理的な面も含めて，日常生活・食生活の適正化のみでコントロール可能な場合がある．

紹介のポイント

慢性胃炎では紹介入院の必要性はほとんどないが，急性胃炎の場合重症度に応じて入院が必要となる．

1）吐下血がある場合は原則として高次病院への転送を考慮する．

2）摂食不可能，とくに水分摂取も不可能な場合，補液により状態を経過観察してもよいが，改善傾向がなければ維持輸液が必要である．

機能性ディスペプシアについて

ディスペプシアとは胃痛，胃のもたれ，胸やけ，食後の不快感などの上腹部を中心とする症状のことで，内視鏡検査などで潰瘍や癌などの器質的疾患がないにもかかわらずディスペプシア症状を訴える場合，機能性ディスペプシアと呼ぶ．消化器科を受診する患者の半数近くを占めるともいわれるほど患者数が多い疾患である．従来は機能性ディスペプシアという保険病名がなかったために便宜的に慢性胃炎や神経性胃炎という診断で治療されていた．しかし，本来慢性胃炎とは胃粘膜に組織的な炎症を認める病態であり，症状の有無とは関係しないため，正しくは機能性ディスペプシアと診断されるべきである．現在では，内視鏡検査を施行し，もたれ感，胃痛などの症状の原因となる器質的病変が存在しない場合には，保険病名として機能性ディスペプシアと診断することが可能となっている．

機能性ディスペプシアの診断基準としては，Rome Ⅳによると，1）つらいと感じる食後のもたれ感，2）つらいと感じる早期飽満感（食開始後すぐに満腹感が出て，食べられなくなる），3）つらいと感じる心窩部痛，4）つらいと感じる心窩部灼熱感のいずれかの症状が6ヵ月以上前からあり，最近の3ヵ月間は上記の症状が続いていることが必要で，かつ，内視鏡検査を含め症状の原因となる器質的疾患を認めないこととされている．もたれ感を中心とする食後愁訴症候群と胃痛を中心とする心窩部痛症候群に分類される．

臨床的には，器質的疾患を除外するために必要な検査として，検尿，一般血液検査，腹部超音波検査，上部消化管内視鏡検査，便ヒトヘモグロビン検査などが挙げられる．

（鳥居　　明）

5　急性腸炎

急性腸炎とは，下痢，腹痛，嘔気，嘔吐などの消化器症状を呈し，1～2週間の急性の経過をとる腸の炎症をいう．原因は感染性と非感染性に分けられるが，重症度，予後は多彩であり，それぞれ治療法も異なる．原因を的確に診断し，治療法を選択する必要がある（図1，2）．

初診時の対応

1．現病歴の聴取

急性腸炎の主な症状は腹痛，下痢，嘔気，嘔吐，血性下痢などであり，その発症時期，性質を聴取する必要がある．さらに原因として疑われる摂取食品の有無，およびその種類，摂取時期の聴取は不可欠である．また，海外渡航歴の有無，内服薬剤の有無の聴取も重要といえる．

1）摂取食品

感染性腸炎では，感染源の多くは食品であり，生ものや調理後時間が経ったものが原因として疑われる．食中毒として集団発生することもある．毒素性食中毒では原因となる食事を摂取してから数時間で発症するため比較的原因を同定しやすいが，細菌性食中毒では，原因食品摂取後2～3日してから発症することも多く，原因の同定が困難なこともある．問診にあたっては必ず2～3日前に摂取した食品も含めて尋ねる必要がある．また，食品により感染性腸炎を起こしやすいものがあり，魚介類と腸炎ビブリオ，卵とサルモネラ，豚肉，鶏肉とキャンピロバクター，カキとノロウイルスなどは注意を要する．一般に夏場は細菌性が多く，冬場はウイルス性が多い．とくに夏場の屋外でのバーベキューでの発症，冬場の生カキでの発症は頻度が高く，問診時に確認する必要がある．海外渡航歴もきわめて重要であり，発展途上国渡航後ではコレラ，アメーバ赤痢なども疑う必要がある．また，発展途上国では一流ホテルで食事を

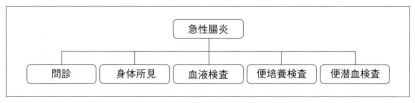

図1　急性腸炎の診断

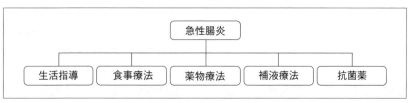

図2　急性腸炎の治療

していても，生もの，生野菜，フルーツなどを摂取している場合には，洗浄に用いた水により感染することも考えられる．下痢原性大腸菌 O1，O6 などは高頻度に検出される．海外旅行に際して発症する下痢症は，「旅行者下痢症」といわれ，とくに注意が必要である．

非感染性腸炎では，特定のものを摂取したあとに起こる食物アレルギーによる下痢，乳製品を摂ったあとに起こる乳糖不耐症による下痢なども，摂取歴を聞くことにより診断に結びつくといえる．

2）薬 剤

抗生物質，消炎鎮痛薬，抗癌薬による薬剤性腸炎の場合は，その内服歴を聞くことにより薬剤性腸炎の診断が容易となる．ペニシリン系抗生物質による出血性腸炎は，内服後 1 週間以内に強い腹痛，水溶性下痢，トマトジュース様血便を伴い，突然に発症する．若年者にも多く認められる．アミノグリコシド系抗生物質，β ラクタム系抗生物質などで発症する偽膜性腸炎は，投与開始数日から数週間後に下痢，腹痛，発熱を呈する．消炎鎮痛薬，抗癌薬による腸炎は比較的高齢者に多く，重篤となることも多い．高齢者の場合は，多種類の薬剤を服用しており，自分自身で把握していないこともある．下痢が続いている場合，内服薬の中に酸化マグネシウムなどの塩類下剤や緩下剤が含まれていないか，処方手帳や処方箋で必ず確認する必要がある．

3）その他

ペット（イヌ，ネコ）との接触で感染するエルシニア腸炎，男性同性愛者ではアメーバ赤痢，ランブル鞭毛虫症も念頭におく必要があり，問診が重要といえる．老人施設，養護施設でも，衛生管理の不備によりアメーバ赤痢の発症が認められ，注意が必要である．

2．既往歴の聴取

高齢者で高血圧，脂質異常症，心疾患，糖尿病などの基礎疾患を有していて，突然腹痛，下痢，血便を認めた場合には虚血性腸炎が疑われる．ま

た AIDS，腎不全，肝不全などの病気あるいは抗癌剤，免疫抑制薬，ステロイド薬などで全身の免疫能が低下している場合には，真菌性腸炎，サイトメガロ腸炎の発症も疑われる．婦人科の悪性腫瘍などで下腹部に放射線を照射した場合には，放射線性腸炎が生じ，下痢，血便をきたすこともある．いずれも既往歴を詳細に聞くことにより診断に導かれる．

3．家族歴の聴取

感染性腸炎の場合はとくに家族歴の聴取は重要といえる．同一食品を摂取して，同様の症状が発現している場合は，原因食品として推察することができる．しかし，個々の体調，抵抗力などにより，同一食品を摂取していても発症しないこともあり，家族に同様の症状がなくとも原因食品として否定することはできない．ウイルス感染の場合は家族内感染も多く，家族歴は重要な手がかりとなる．ノロウイルスなどは原則的には経口感染といわれているが，吐物が暖房などで急激に乾燥した場合には飛沫感染の可能性も出てくる．

4．現 症

急性腸炎の症状は，下痢，腹痛，嘔気，嘔吐などの一般的な消化器症状である．しかし，その重症度，経過は個々の患者できわめて多彩である．高齢者で体力が低下している場合には脱水，腎不全などを併発し，重篤な状況に陥ることもあり，注意が必要といえる．

症状の特徴としては，エルシニア腸炎，下痢原性大腸菌 O-157，キャンピロバクター腸炎では，右下腹部に痛みが強く，虫垂炎との鑑別が必要となる．さらに下痢原性大腸菌 O-157 では溶血性尿毒症症候群などの全身症状を伴う．便の性状にも特徴があり，ロタウイルスでは白色便，コレラでは米のとぎ汁様，アメーバ赤痢ではイチゴゼリー様粘血便を呈する．ノロウイルス腸炎の下痢も完全な水様性で，特徴がある．

身体所見でもっとも重要なポイントは脱水症の把握と急性腹症の鑑別である．下痢，嘔吐により

脱水が進行し，高齢者では腎不全などに移行し，重篤な病態になる危険性もある．血圧，脈拍などのバイタルサインをチェックし，口唇や皮膚の状態から脱水の程度を把握する．腹部に痛みがある場合には，虫垂炎，憩室炎など他の腹膜炎の原因となる疾患との鑑別が重要となる．エルシニア腸炎，下痢原性大腸菌 O-157，キャンピロバクター腸炎では，右下腹部に痛みが強く，触診上反跳痛などの腹膜刺激所見を伴うことがあり，虫垂炎との鑑別に難渋することも少なくない．積極的に緊急でエコー検査，CT 検査を施行し，画像上も鑑別をする必要がある．感染性腸炎では盲腸，上行結腸に炎症性浮腫による粘膜の肥厚，内腔の狭小化を認め，特徴的な所見を呈する．また膵疾患でも脂肪の不消化による下痢と左上腹部の圧痛を認め，感染性腸炎との鑑別が必要である．

5．検　査

病歴聴取により細菌による感染性腸炎が疑われる場合には，便培養検査を行う．便培養キットは，綿棒と培養液がセットになっており，綿棒を肛門部より挿入し，検体を採取する．抗菌薬の感受性をチェックするとともに，下痢原性大腸菌の感染が疑われる場合には，ベロ毒素の検査も行う．

ウイルス性腸炎の場合には血清中の抗体価の測定，キットによるウイルス抗原の検出により検査を行う．

検査においても，脱水症の把握と急性腹症の鑑別はきわめて重要である．血液検査により，白血球，CRP などの炎症反応により炎症の程度を，ヘモグロビン濃度により貧血の程度を把握する．生化学検査で脱水による腎機能の低下，電解質の異常を調べる．適切な補液による補正が必要となる．

また腹痛が強い場合には急性腹症の鑑別が必要であり，腹部単純 X 線検査にて，ニボー形成，小腸ガス貯留の有無を確認する．また，腹部エコー検査，腹部 CT 検査を緊急で行い，腸管病変の有無とその程度，範囲を把握し，他臓器の異常を検索する．血便を認め，腹膜炎所見がなく，腸管病変が疑われる場合には大腸鏡検査の適応となる．

偽膜性腸炎，赤痢アメーバなどでは特徴的内視鏡所見を示すとともに，病理組織検査，培養検査などで確定診断が得られる．

赤痢アメーバの場合は，排便直後の便を鏡検することで確定診断を得ることも多い．

再診時のポイント

急性腸炎では多くの場合は初診時に投薬，補液などの治療が開始される．再診時には症状が改善，消失していることが多い．

感染性腸炎では，再診時に便培養検査の結果が判明し，原因が同定される．初診時に投与した抗生物質，抗菌薬に対して，原因菌が耐性をもつ場合には，再診時に感受性のある抗生物質，抗菌薬に変更して投与する．再診時にも症状が続く場合には，慢性の経過をとる他の疾患を鑑別する必要がある．とくに血便がみられる場合には，大腸鏡による検査を勧め，腫瘍性病変，あるいは炎症性腸疾患の否定が必要となる．

感染性腸炎で便より病原菌が検出された場合には，とくに手洗いの励行を指導する．

継続治療のポイント

急性腸炎では初診時に治療が開始される．脱水症に対する治療と原疾患の治療が大きな柱となる．治療の基本は，下痢や嘔吐により生じた脱水や電解質異常の補正である．経口摂取が可能な場合には，水分とくに電解質の含まれたスポーツ飲料の摂取を勧める．また食事が可能なら，お粥やうどんなどの低残渣，低脂肪食を勧める．

牛乳など乳製品，果汁など繊維分の多いもの，脂肪食，香辛料，アルコールなどは控えるように指導する．

経口摂取が困難な場合には，点滴により水分を補給する．消化液の喪失分を補正する必要があり，成人ではまず 500〜1,000 ml の電解質輸液を行う．同時にホスホマイシンなどの抗生剤を投与する．1 日量としては，下痢による喪失分を考慮

して 2,500〜3,000 ml の輸液を行う.

薬物療法としては，感染性腸炎の場合は起炎菌に感受性のある抗生物質，抗菌薬を投与することが根本療法となる．しかし，培養検査の結果がでるまでには数日がかかるため，病歴より細菌性腸炎が疑われる場合には，ニューキノロン系抗菌薬のレボフロキサシン（クラビット®）や抗生物質のホスホマイシン（ホスミシン®）が投与される.

急性腸炎は原則的には原因を除去することにより自然に改善するものであり，止瀉薬，抗コリン薬の投与は最小限にとどめるべきである．急性腸炎の初期治療としては，原因の除去と乳酸菌製剤などの整腸薬の投与が原則となる．ビフィズス菌（ビオフェルミン®，ラックビー®）や酪酸菌製剤（ミヤ BM®）が用いられる．とくに抗生物質起因

性腸炎では，耐性乳酸菌（ビオフェルミン R®，レベニン®）が有効である．過食による下痢では症状に応じて，腸内殺菌作用を有する塩化ベルベリン（フェロベリン®）などの止瀉薬が用いられる．腹痛が強い場合には，臭化ブチルスコポラミン（ブスコパン®），臭化チキジウム（チアトン®）などの鎮痙剤を使用する．対症療法としては，従来からの下痢止めとして，収斂薬であるタンニン酸アルブミン（タンナルビン®），ビスマス製剤（次硝酸ビスマス®），吸着薬である天然ケイ酸アルミニウム（アドソルビン®）が用いられる．止瀉薬の使用は感染性腸炎では症状の増悪，治療期間の延長をもたらすことがあり，十分な注意が必要である.

（鳥居　明）

第2章 疾患編
C 消化器疾患

6 食中毒

初診時の対応

食中毒は飲食物とともに摂取された病原微生物、有害物質が原因となり急性の胃腸炎症状をきたす疾患である。病原微生物としては細菌、ウイルス、真菌が、有害物質としては農薬などの化学物質、自然毒と呼ばれるフグやキノコなどの自然界の魚介類、植物があげられる。細菌、ウイルスによる食中毒が多い。サルモネラ、腸炎ビブリオによる食中毒は衛生管理の改善により 2000 年以降は急速に減少しており、現在ではカンピロバクター、ノロウイルスの比率が増加している。腸管出血性大腸菌による食中毒については減少していない。一般的に食中毒は自然治癒傾向があり予後は良好な疾患である。初診時の要点は脱水の程度の評価、抗菌剤の必要性の判断である。鑑別診断としてアルコールの過剰摂取、過敏性腸炎、薬剤起因性腸炎、膵炎、潰瘍性大腸炎やクローン病などの炎症性腸疾患、虚血性腸炎、放射線性腸炎、中高年以上の患者では大腸癌などがあげられる。

1．現病歴の聴取

下痢の期間、下痢の回数、粘血便の有無、腹痛の程度、発熱の有無を確認する。肉、卵、魚介類、山菜やキノコの摂取歴、消炎鎮痛剤や抗菌剤の服薬歴、海外渡航歴などを聴取する。患者周囲での食中毒の発生の有無について聴取する。

2．既往歴の聴取

易感染宿主になり得るような疾患の有無、免疫抑制薬の服用について聴取する。

3．現症

主症状は下痢である。そのほか嘔気、嘔吐、腹痛、発熱、血便がみられる。口腔粘膜や皮膚の状態、血圧、脈拍、尿量などから脱水の程度を推測し、経口摂取が可能かどうかを確認する。症状と便の性状から食中毒を「大腸型」と「小腸型」に区別することは原因を推定するうえで有用である。「大腸型」は大腸の組織侵襲により腹痛や粘血便をきたしやすいのが特徴である。一方、「小腸型」は腸管からの分泌亢進に伴う水様性下痢や悪心・嘔吐をきたしやすい。「大腸型」はサルモネラ、カンピロバクター、エルシニア、赤痢菌等の細菌が、「小腸型」はウイルスとブドウ球菌、ウェルシュ菌、セレウス菌、コレラ菌等の毒素を産生する細菌が原因として疑われる。腸炎ビブリオ、腸管出血性大腸菌は産生された毒素が腸管の粘膜を障害する。

4．検査

細菌性の食中毒では便培養が重要である。サルモネラ、エルシニア、チフス性疾患では血液培養も行われる。腸管出血性大腸菌腸炎では CT、超音波検査にて右側結腸壁の浮腫による著明な肥厚を認めることが多い。ノロウイルスについては便中のウイルス抗原の検出が迅速診断として用いられている。重症の脱水が疑われる場合には、血液検査により電解質異常や腎機能障害の有無の確認が必要になる。

治療のポイント

食中毒の治療でもっとも大切なことは脱水の補

正である．食中毒の多くは対症療法のみで改善するため，軽症例では抗菌剤の投与は不要である．止痢剤は原因微生物や毒素の腸管内停滞による腸管障害の恐れがあるため使用は避ける．抗菌剤の投与が必要となる菌は赤痢菌，チフス菌，パラチフスA菌であるが，これらの多くは海外での感染である．抗菌剤の投与を考慮するのは，細菌感染が疑われ，頻回の下痢により脱水を伴う重症例，易感染宿主，高齢者である．サルモネラ，カンピロバクター，エルシニアが対象となる．抗菌剤を投与する前には必ず便培養を実施する．起因菌が不明の場合には，経験的治療としてニューキノロンを第一選択，マクロライドを第二選択とする[1]．カンピロバクターはニューキノロンに対する耐性菌が増加しているためマクロライドが第一選択となる．腸管出血性大腸菌感染については，抗菌剤により溶血性尿毒症症候群を発症する可能性が指摘されており，抗菌剤投与の是非について結論が得られていない．病初期であれば，ニューキノロンまたはホスホマイシンを3日間程度使用する場合もある．

再診時のポイント

　下痢症状が1週間以上にわたり遷延するときは食中毒以外の原因も考慮する．

高齢者治療のポイント

　高齢者では容易に脱水が重症化するので早めに補液を開始する．また吐物による誤嚥性肺炎を発症することがある．

文　献

1) JAIDJSC 感染症治療ガイド・ガイドライン作成委員会：JAID/JSC 感染症治療ガイド 2014. 日本感染症学会，2014

（横井　正人）

第2章 疾患編
C 消化器疾患
7 過敏性腸症候群

過敏性腸症候群（irritable bowel syndrome；IBS）は，大腸および小腸に器質的異常がないにもかかわらず，下痢，便秘などの便通異常と腹痛，腹部膨満感などの腹部症状を呈する症候群である.

■ 初診時の対応

1．現病歴の聴取

過敏性腸症候群の診断には，2016年5月のRome Ⅳ診断基準（表1）が国際的に用いられている．便通異常とともに腹痛，腹部不快感などの腹部症状が長期にわたって持続することがその特徴である．著しい体重減少，身体所見上の異常などの危険徴候（alarm symptom）がある場合は，器質的疾患の除外を慎重に行う必要がある．発症時には何らかのストレスが関わっていることも多い.

2．既往歴の聴取

潰瘍性大腸炎やクローン病などの炎症性腸疾患の既往がある場合，または大腸ポリープ，大腸癌などの腫瘍性疾患の既往がある場合には，器質的疾患の除外を慎重に行う必要があり，大腸鏡による検査が必要である.

3．家族歴の聴取

大腸腫瘍性疾患の家族歴がある場合にも大腸鏡による検査を積極的に勧める.

4．現 症

過敏性腸症候群は便通異常の状態から，下痢型，便秘型，下痢便秘混合型に分類される．腹痛，

表1　過敏性腸症候群の診断基準（RomeⅣ診断基準）

下記の1ないし2項目以上を伴う繰り返す腹痛が，最近の3ヵ月において，平均少なくとも週に1回以上認める.
1．排便と関連する.
2．排便の頻度の変化と関係する.
3．便の形状の変化と関係する.
6ヵ月前より症状が発現し，最近の3ヵ月は上記の基準を満たす必要がある.

腹部不快感などの腹部症状は一般に排便により軽快する．症状の発現や増悪にはストレスが密接に関与している．症状は午前中に強く，夜間には少ない．上腹部消化器症状や，自律神経症状などの不定愁訴を訴えることもある.

5．検 査

過敏性腸症候群の診断は症状よりなされるため，検査は器質的疾患の除外のための検査となる．腹部単純X線検査，血液検査，便細菌培養検査，便潜血反応検査などが行われる．血液検査では，炎症所見の有無，貧血の有無，膵酵素の異常，甲状腺機能の異常などを検索する．便潜血検査が陽性の場合，既往歴，家族歴で大腸疾患を有する場合，高齢者の場合は積極的に大腸鏡による検査，あるいは注腸X線造影検査を勧める.

■ 再診時のポイント

再診時には症状が改善していないことも多いが，慢性の経過をたどるため，ゆっくりと症状が改善していくことを説明する．また，ストレスの影響，生活環境の影響が強いことを再度説明する.

継続治療のポイント

過敏性腸症候群の治療の第一は，患者にその病態を説明し，それを理解してもらうことから始まる（図1）．生活療法，食事療法としては，規則正しい生活が重要であるが，下痢型であれば，腸管の動きを促進する脂肪，繊維などの摂取は避け

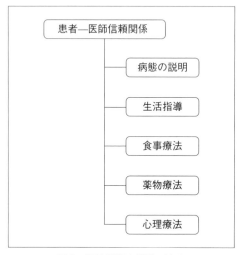

図1　過敏性腸症候群の治療

る．逆に便秘型では積極的に繊維の摂取を勧める．薬物療法の選択は，主となる症状により異なる．下痢，便秘，腹痛，腹部不快感などの症状に対して，それぞれ薬物を選択していく（表2）．いずれの症状においても効果が期待できる薬剤としては，ポリカルボフィルカルシウム製剤（ポリフル®，コロネル®），オピオイド作動薬マレイン酸トリメブチン（セレキノン®），乳酸菌製剤（ビオフェルミン®，ラックビー®）などが挙げられる．下痢型の過敏性腸症候群に対しては，塩酸ロペラミド（ロペミン®）をはじめとする止瀉薬が用いられる．また抗コリン薬（チアトン®）も効果を呈する．便秘型では，酸化マグネシウムなどの塩類下剤，緩下剤の投与も有効である．下痢型患者では，セロトニン 5-HT$_3$受容体拮抗薬である塩酸ラモセトロン（イリボー®）が著効を示す．男性は 5 μg/日，女性は 2.5 μg/日より投与を開始する．心理療法は，過敏性腸症候群の治療においてきわめて有効なことが多い．一般外来において患者の訴えを十分に聞き，受容，共感することも心理療法の1つといえる．いずれの治療においても患者と医師の信頼関係がきわめて重要である．

（鳥居　　明）

表2　過敏性腸症候群の薬物療法

下痢型	便秘型	下痢便秘交替型
塩酸ラモセトロン（イリボー®） ポリカルボフィルカルシウム 　（ポリフル®，コロネル®） マレイン酸トリメブチン 　（セレキノン®） 乳酸菌製剤（ビオフェルミン®） 止瀉薬（ロペミン®） 抗コリン薬（チアトン®）	ポリカルボフィルカルシウム 　（ポリフル®，コロネル®） マレイン酸トリメブチン 　（セレキノン®） 乳酸菌製剤（ビオフェルミン®） 下剤（酸化マグネシウム） 食物繊維	ポリカルボフィルカルシウム 　（ポリフル®，コロネル®） マレイン酸トリメブチン 　（セレキノン®） 乳酸菌製剤（ビオフェルミン®）
腹痛型	腹部膨満感型	腹部症状不安型
ポリカルボフィルカルシウム 　（ポリフル®，コロネル®） マレイン酸トリメブチン 　（セレキノン®） 乳酸菌製剤（ビオフェルミン®） 抗コリン薬（チアトン®） 抗不安薬（セディール®，メイラックス®）	ポリカルボフィルカルシウム 　（ポリフル®，コロネル®） マレイン酸トリメブチン 　（セレキノン®） 乳酸菌製剤（ビオフェルミン®） 消化管ガス排除薬（ガスコン®）	ポリカルボフィルカルシウム 　（ポリフル®，コロネル®） マレイン酸トリメブチン 　（セレキノン®） 乳酸菌製剤（ビオフェルミン®） 抗不安薬 　（セディール®，メイラックス®） 抗うつ薬 　（ルジオミール®，テトラミド®）

第2章 疾患編 C 消化器疾患

8 腸閉塞

腸閉塞は，種々の原因により腸内容の肛門側への通過に障害または完全停止をきたした状態である．症状として，疝攣痛，悪心，嘔吐，重度の便秘，排ガスの停止などがある．診断は臨床的に行い，腹部X線検査などで診断を確定する．治療として，輸液を行い，経鼻胃管やイレウス管などの減圧チューブでガスや腸管内容を吸引し，複雑性腸閉塞に対しては手術を行う．

外国では腸に閉塞がある場合を「腸閉塞：intestinal obstruction」，腸に閉塞がない場合を「（麻痺性）イレウス：ileus」として区別している．

腸閉塞を診た場合，保存療法で対処するか，減圧チューブを使用するか，さらには緊急手術が必要であるかがもっとも重要で，発症から6時間以内でも腸管壊死が10%程度生ずるという報告[1]もあり，腸閉塞が強く疑われる場合や診断がついた場合は，診療所では対処ができず，速やかに外科系病院に転送する必要がある．

機械的腸閉塞は器質的疾患による腸管内腔の狭窄・閉塞が原因となり，通過障害を起こすもので，腸管の内腔が腫瘍や癒着・壁外からの圧迫などにより狭窄・閉塞をきたすことで発生し，血流障害を伴わない単純（閉塞）性のものと，腸管の血流障害を伴う複雑（絞扼）性のものに分類される．機能性腸閉塞は，神経の異常などにより腸蠕動が低下または消失し，内容物が腸に停滞する状態で，麻痺性と疝攣性に分類される（図1）．

近年腸管の蠕動運動が障害されることにより，機械的な閉塞機転がないにもかかわらず，腹部膨満，腹痛，嘔吐などの腸閉塞症状を引き起こす「偽性腸閉塞症（psedo-obstruction）」が注目されている．その病態や，本邦における現状などについ ては未解明な部分も多く，とくに慢性偽性腸閉塞症（CIPO）は，器質的疾患が存在しないにもかかわらず，長年にわたり腸閉塞症状をきたす難治性疾患で，低栄養状態や敗血症などから致死的となることもある．下部消化管運動障害の中でもっとも重篤な疾患で，厚生労働省難治性疾患克服研究事業の一環として調査研究が進められている[2]．

わが国の調査では，腸閉塞の原因として，癒着性が60%，腫瘍が関係するもの（15%），麻痺性（6.1%），絞扼性（5.5%），外ヘルニア嵌頓（3%），腸重積（1.2%），腸軸回転（1.2%）で，癒着性のうち75%で上部または下部消化管手術の既往があり，手術の既往を有さなかったものは1.3%に過ぎなかった．また，小腸では癒着性が，大腸では大腸癌がもっとも多くを占めたと報告されている[3]．

 初診時の対応

1. 現病歴の聴取

臨床症状として，腹痛，嘔吐，排便，排ガスの停止，腹部膨満などの有無を聴取する．病歴として，便秘の有無，痛みについては，嘔吐により軽減するか，いつ生じたか，差し込むような痛みか，食事により増悪するかどうかを，吐物の性状（胃液，胆汁，便臭の有無）についても聞く．また50歳以上という年齢は腸閉塞を起こしやすいので注意する．

2. 既往歴の聴取

開腹手術の既往，以前に腸閉塞を起こしたことがあるか否かを聴取する．悪性腫瘍を疑わせる症

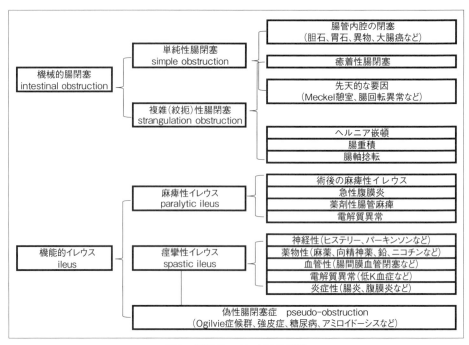

図1　腸閉塞，イレウスの分類

状，ヘルニア（鼠径，大腿，臍，閉鎖孔，腹壁瘢痕）の既往の有無を確認する．

3．現症，視・触診

視診で腹部の膨隆とその部位，手術痕，ヘルニアの有無などを確認する．打診でガスの貯留状況，鼓音の有無を確認．聴診で腸蠕動の確認．機械性腸閉塞では腸蠕動が亢進し，金属音が聴取されることもある．機能性腸閉塞，絞扼性腸閉塞では蠕動音が消失または低下する．触診で圧痛の有無，腹膜刺激症状や筋肉の緊張を診断する．

単純性腸閉塞では腸管の収縮によって起こる周期的，間欠的な疼痛のことが多い．複雑性腸閉塞では，激痛で持続的となる．圧痛は閉塞部位に最強点があり，腹膜炎が進展すれば持続的となり，腹膜刺激症状を伴い腸蠕動は低下する．機能性腸閉塞では，液状便が出て下痢を訴えることがある．

腸閉塞を疑う場合，①腸雑音，②腹部膨満，③手術歴，④嘔吐，⑤便秘のチェックが重要となる．

4．検　査

画像検査が腸閉塞の診断，部位の同定に重要で，腹部単純X線検査，超音波検査，造影CTなどが行われる．

腹部単純X線検査は，立位と仰臥位で行うが，立位が困難な場合，左右側臥位後前方向で撮影する．立位単純X線写真で多くの場合「鏡面像（niveau）」がみられるが，絞扼性腸閉塞や上腸間膜動脈閉塞症ではガスがみられないこともあるため注意する．鏡面像とは腸の下側に水分，上側にガスがある状態で，閉塞部位や重症度の推察もできる．小腸ガス像は小腸（Kerckring）雛襞が格子状あるいはバネ状に確認される．空腸は回腸に比較して雛襞が密に存在し，回腸では疎である．このため空腸の小腸ガス像には多数の雛襞陰影が認められ，ニシンの骨（herring bone）状にみえるのに比し，回腸のガス像は梯子（step ladder）状にみられる．成人では小腸ガス像の出現は異常と考えられる．

異物性の腸閉塞の中でも胆石の落下によるものでは，腹部単純X線写真でpneumobiliaが認めら

表1 単純性腸閉塞と絞扼性腸閉塞の鑑別点

	単純性腸閉塞	絞扼性腸閉塞
全身所見	平熱〜微熱	発熱 重症例ではショック症状
腹痛	間欠性，局在性乏しい	持続性の激痛　限局性
腹部所見	腹部全体の圧痛 腸蠕動音亢進	限局性の強い圧痛 反跳痛　筋性防御 腸蠕動音消失
血液検査	WBC 正常〜軽度上昇	WBC, CK, LDH 上昇 代謝性アシドーシス　PCO_2低下
腹部 Xp	多数の小腸ガス，niveau	gas less または限局性の小腸ガス
US	to and fro movement, keyboard sign	to and fro movement, keyboard sign の消失 腹水貯留　腸管壁肥厚
腹部造影 CT	びまん性腸管拡張	限局性の腸管拡張 腸管壁肥厚・造影低下 腸間膜の肥厚・ねじれ 腹水貯留

れることがある．また回腸のほうが空腸より内腔が狭いため，胆石などの異物は回腸で閉塞を起こすことが多い．

　超音波検査は熟練を要するが，多くの診療所で検査可能である．腸の内容物の動きや腸壁の浮腫み，腹水の有無などを調べる．腸液で充満した腸管がKerckring襞とともに描出（keyboard sign），腸管内容物の移動（to-and-fro movement），閉塞部より肛門側の虚脱した腸管が観察されるが，絞扼性腸閉塞では絞扼分節より口側腸管に，拡張した腸管と小腸雛襞を認める．時間の経過で絞扼腸管周囲に腹水が認められるようになり，腸管壁の肥厚が明瞭化してくる．さらに進行し腸管壊死に至ると，腸内容の移動性や腸蠕動が停止し，壁が菲薄化，腹水が増量してくる．

　造影CTは拡張腸管を連続的に捉えることで，閉塞機転が推定可能なことがある．また腸重積や内ヘルニア嵌頓など特殊な病態も診断可能である．腸液で充満された腸管が描出され，絞扼性腸閉塞の場合，Kerckring襞の消失，closed loop obstruction，腸間膜肥厚，腸間膜のねじれを示すwhirl sign，腹水貯留，血流障害を表す腸管壁造影不良などが認められる．

　減圧チューブを挿入後，先進部からガストログ

ラフィンを用いて造影することで，閉塞部位，閉塞状態，閉塞機転などを診断することが可能で，それにより，手術適応の一助となっている．

　以上の検査のうち，造影CT，減圧チューブからの造影検査は入院した病院で行うべき検査である．

　血液検査では嘔吐や腸液貯留による血液濃縮でHb, Htが上昇，Na, Clの低下を，絞扼性腸閉塞では白血球，LDH，CKの上昇，血液ガスで代謝性アシドーシス，$PaCO_2$低下をきたす一方，虚血性腸閉塞やヘルニア嵌頓では，腸間膜静脈の圧迫で虚血生産性物質が体循環に至らず，血液データに異常を認めないこともある．

　表1に単純性腸閉塞と絞扼性腸閉塞の鑑別点を示す．

5．治　療

　癌による腸管の狭窄，癒着により腸が折れ曲がる機械的腸閉塞の場合，まず保存的治療法が選択される．

　保存療法は鼻または口から細い管を閉塞部位まで挿入し，腸にたまっている水分，内容物，ガスを排出する．閉塞部位が腸の上部にある場合は胃管，下部の場合はイレウス管を使い，腸の狭窄や

捻転の改善を図る．食事や水分の摂取は病態を悪化させる原因になるため，入院の上絶食とし，治療期間中の栄養補給は点滴で行う．

手術療法は，保存療法を3〜7日間（高齢者では3〜4日間）行っても，症状が改善されない場合，血行障害がある場合，腸閉塞を繰り返す場合などに選択される．

手術は腸管のねじれ部分や折れ曲がった部分の修正，原因となる異物や腫瘍の除去，必要に応じて腸管の一部を切除する．より重症度が高い絞扼性腸閉塞では緊急手術が選択される．癒着した部分をはがして血流が回復しない場合，すでに腸の一部が壊死している場合などは，壊死した腸を切断する．

麻痺性腸閉塞でも腹膜炎を併発した場合などは，腹膜炎の部位を切除し，穿孔した場合はその穴をふさぐ手術を行うが，最近では開腹でなく，腹腔鏡手術を選択するケースが増えてきている．

6．予防法

排便習慣をつける．乳酸菌を含むヨーグルトなど整腸作用のある食べ物を摂る．便通を整えるために食物繊維を摂るのも効果的だが，加齢に伴い腸の働きが衰えるため，高齢者の場合，食物繊維の摂りすぎに注意が必要である．食べ過ぎ，早食いは腸の働きを悪化させ，腸閉塞を誘発しやすくする．水分をこまめに取り，消化のよい食べ物を選ぶ．暴飲暴食を避け，規則正しい生活を送る．疲労をためず，体調のすぐれないときは消化のよいものを摂取する．

腸閉塞再発予防にも，食事療法は重要で，ゴボウ，セロリ，ゼンマイ，筍，フキなどの不溶性食物繊維は，腸に負担がかかるので避ける．

7．その他

腸閉塞は原則外科系病院へ紹介するが，機能性腸閉塞の場合，血液検査所見やX線検査を頻回に行い，改善傾向にあれば外来観察も可能である．癌末期やモルヒネなどを使用している場合，認知症高齢者で便秘が強い場合など，ADLとQOLを

検討し，治療方針を決定する．

家族に対しては，手術適応の可能性と緊急性について十分に説明する．軽度の腸閉塞が内ヘルニア嵌頓や複雑性腸閉塞に移行する可能性についても説明する．手術によっても解除不可能な腸閉塞の可能性，予後不良な腸閉塞があることも説明する．

再診時（腸閉塞から回復後），および治療継続のポイント

癒着性腸閉塞は再発の可能性が高く，時に慢性に経過することがある．このような場合，定期的に排便するように治療を継続する．

機能的腸閉塞は，原因薬剤があれば中止・変更を，基礎疾患があればその治療を行う．原疾患が悪性の場合，その進行度，根治度，患者のADLなどから経過観察の仕方を決める．

高齢者診療のポイント

高齢者は身体を動かすことが減り，筋肉も硬くなるため，機械的腸閉塞が減る．その一方，直腸の蠕動能力を含め，臓器の機能が低下するため便が容易に固まりやすく，固まった便を押し出せなくなって腸閉塞になる例が増える．水分が吸収され膨満感や腹痛などの症状が現れる．繁殖した腸内細菌により敗血症が引き起こされることもある．ひどい腹痛，吐き気または嘔吐を伴う，胸のあたりまで苦しい，といった場合は要注意である．

大腸癌などの腫瘍による腸閉塞にも注意する．癌は年齢を重ねると頻度が増え，また大腸など高齢化しても比較的活発に活動している臓器では，腫瘍がすぐに大きくなる．腸は他の臓器に比べて形状が細長く，腫瘍が大きくなるとそれだけで腸閉塞になることが多い．単なる閉塞ではなく，いったん閉塞すると血行が止まり，腸が壊死する可能性がある．高齢化した臓器は壊死したらその影響がすぐに広がるため，速やかな対処が重要となる．

70歳以上の高齢者で手術となった急性腹症の原因では，腸閉塞によるものが多く，術前診断率が低く，術前後の合併症，直死率も高い．若年者と比べて大腸癌の穿孔が多いという報告もある[4]．

文　　献

1) 荒川和久，小林克己，黒崎　亮ほか：絞扼性イウス—腸管壊死に対する臨床検査所見の検討—．日本腹部救急医学会雑誌，35（4）：409-412，2015
2) 難病情報センターHP　診断・治療指針（医療従事者向け）：慢性特発性偽性腸閉塞症．2016年6月12日閲覧
3) 恩田昌彦，高崎秀明，古川清憲ほか：イレウス全国集計21,899例の概要．日本腹部救急医学会雑誌，20(5)：629-636，2000
4) 森本俊雄，渡辺洋三：高齢者急性腹症の統計学的検討—69歳以下の症例と比較検討して—．日消外会誌，20（11）：2579-2583，1987

（山田　俊彦）

9 炎症性腸疾患

炎症性腸疾患（inflammatory bowel disease；IBD）の代表的疾患として，潰瘍性大腸炎（ulcerative colitis；UC）とクローン病（Crohn's disease；CD）が挙げられる．両疾患には

1）発症頻度が欧米で高いという人種的・地理的要因，

2）発症年齢が若年層に集中していることに加えて本邦では罹患者が増加傾向にあるなどの疫学的特徴，

3）慢性に経過する腸管炎症を基盤とする臨床症状，

4）免疫機能異常を背景に多彩な腸管外合併症を発現する，

など多くの共通点が挙げられる．

一方で，UC の病変は大腸に限局するのに対して，CD は全消化管で病変を生じうること，さらに病理組織学的に UC は表層性炎症，CD は全層性炎症を呈するという相違がある．

本稿では UC と CD に分けてそれぞれの診療について概説する．

I．潰瘍性大腸炎（UC）

初診時の対応

1．問　診

UC では腹痛，下痢（排便回数），下血（または粘血便）などの消化管症状が慢性的に自覚される．とくに腹痛はほぼすべての UC 症例で認められ，多くの場合主訴となる．UC は大腸に限局する腸管炎症を主体とする病態であるため，腹痛も下腹部痛が主となる．腹痛は便意によって増強し，排便前後にピークを迎えるという特徴がある．さらに直腸の知覚異常により便失禁や残便感を伴う場合もある．

また，慢性的な食欲低下，発熱，貧血，頻脈や倦怠感などの全身症状および関節痛や皮疹など腸管外症状を伴う場合には，積極的に UC を疑うべきである．重症度の判定は主に臨床症状にて規定されるため，問診および診察所見は診断のみならず治療法の決定にきわめて重要である（表1）．

2．診　察

発熱，貧血や頻脈の有無を確認することは初診時に重症度や治療の緊急性を判断するために必須である．

腹部触診では下腹部を中心した圧痛や反跳痛などの有無を調べる．また腹部聴診により蠕動運動の不規則性などもチェックすべきである．さらに CD との鑑別のために，肛門病変がないことを観察する必要がある．

3．検　査

問診および診察にて UC を疑う場合，一般的な検査による全身検索とともに速やかに下部消化管

表1　UC の臨床的重症度分類

	重　症	中等症	軽　症
1）排便回数	6 回以上		4 回以下
2）顕血便	（＋＋＋）		（＋）～（－）
3）発熱	37.5℃以上	重症と軽症との中間	（－）
4）頻脈	99/分以上		（－）
5）貧血	Hb 10 g/dl 以下		（－）
6）赤沈	30 mm/h 以上		正常

（文献1より）

表2 UCの診断基準

次のa) のほか，b) のうちの1項目，およびc) を満たし，下記の疾患が除外できれば，確診となる.
a）臨床症状：持続性または反復性の粘血・血便，あるいはその既往がある.
b）①内視鏡検査：ⅰ）粘膜はびまん性におかされ，血管透見像は消失し，粗ぞうまたは細顆粒状を呈する. さらに，もろくて易出血性（接触出血）を伴い，粘血膿性の分泌物が付着しているか，ⅱ）多発性のびらん，潰瘍あるいは偽ポリポーシスを認める. ②注腸X線検査：ⅰ）粗ぞうまたは細顆粒状の粘膜表面のびまん性変化，ⅱ）多発性のびらん，潰瘍，ⅲ）偽ポリポーシスを認める. その他，ハウストラの消失（鉛管像）や腸管の狭小・短縮が認められる.
c）生検組織学的検査：活動期では粘膜全層にびまん性炎症性細胞浸潤，陰窩膿瘍，高度な杯細胞減少が認められる. いずれも非特異的所見であるので，総合的に判断する. 寛解期では腺の配列異常（蛇行・分岐），萎縮が残存する. 上記変化は通常直腸から連続性に口側にみられる.
b) c) の検査が不十分，あるいは施行できなくとも切除手術または剖検により，肉眼的および組織学的に本症に特徴的な所見を認める場合は，下記の疾患が除外できれば，確診とする. 除外すべき疾患は，細菌性赤痢，アメーバ性大腸炎，サルモネラ腸炎，キャンピロバクタ腸炎，大腸結核，クラミジア腸炎などの感染性腸炎が主体で，その他にクローン病，放射線照射性大腸炎，薬剤性大腸炎，リンパ濾胞増殖症，虚血性大腸炎，腸型ベーチェットなどがある.
〈注1〉 まれに血便に気付いていない場合や，血便に気付いてすぐに来院する（病悩期間が短い）場合もあるので注意を要する.
〈注2〉 所見が軽度で診断が確実でないものは「疑診」として取り扱い，後日再燃時などに明確な所見が得られた時に本症と「確診」する.
〈注3〉 Indeterminate colitis
クローン病と潰瘍性大腸炎の両疾患の臨床的，病理学的特徴を合わせ持つ，鑑別困難例. 経過観察により，いずれかの疾患のより特徴的な所見が出現する場合がある.

（文献1より）

内視鏡検査を実施すべきである. UCにおける内視鏡検査の特徴的所見を表2に示す.

種々の感染性腸炎との鑑別のため，便細菌培養検査も必須である. さらに，アメーバ赤痢が否定できない場合は，便の検鏡や血清抗体価検査を追加する.

腹部単純X線検査はUCの診断そのものには重要ではないが，巨大結腸症の合併を確認するために必要である. 注腸X線検査は腸管粘膜の刺激になるためUCの活動期には施行を避けるべきだが，UCに特徴的な所見が得られるため診断には有用である（表2）.

4．治療

1）治療方針

UCの治療方針は主に病変範囲，臨床的重症度，過去の治療経過，腸管外合併症の有無と種類などを考慮して決定する. さらに厚生労働省研究班の治療指針に沿って，活動期における寛解導入療法と，寛解期における寛解維持療法に分けて考える必要もある（表3）.

2）処方および治療法

以下に代表的な治療薬および治療法を挙げる

が，詳細は姉妹書「内科処方実践マニュアル[2]」をご参照いただきたい.

アミノサリチル酸製剤
・ペンタサ®（500 mg）：2～4 g（4～8錠）/日
・アサコール®（400 mg）：2.4～3.6 g（6～9錠）/日
・サラゾピリン®（500 mg）：2～8 g（4～16錠）/日

これらの経口アミノサリチル酸製剤は，軽症から中等症のUCに対して寛解導入に有用である.

・ペンタサ®注腸：1 g就寝前
・サラゾピリン®座薬：0.5 g，1～2回/日

座薬や注腸薬は，主に直腸炎型または遠位・左側大腸炎型に，単独もしくは内服治療薬との併用薬として用いられる.

副腎皮質ステロイド薬
・プレドニン®：30～40 mg/日
・水溶性プレドニン®：1～1.5 mg/kg分割または持続投与

経口ステロイド剤は，中等症および重症例に用いられる. 一方，ステロイド長期投与による副作用リスクは，寛解維持効果を上回るとされているため，寛解期の長期使用は避けるべきである.

・ベタメタゾン座薬：1～2 mg/日
・プレドニゾロン注腸：20～40 mg/日

表3 UCの治療指針（内科）

寛解導入療法		軽症	中等症	重症	劇症
左側大腸炎型・全大腸炎型		経口剤：5-ASA製剤 注腸剤：5-ASA注腸、ステロイド注腸 ※中等症で炎症反応が強い場合や上記で改善ない場合はプレドニゾロン経口投与 ※さらに改善なければ重症またステロイド抵抗例への治療を行う ※直腸部に炎症を有する場合はペンタサ坐剤が有用		・プレドニゾロン経口あるいは点滴静注 ※状態に応じ以下の薬剤を併用 　経口剤：5-ASA製剤 　注腸剤：5-ASA注腸、ステロイド注腸 ※改善なければ劇症またはステロイド抵抗例の治療を行う ※状態により手術適応の検討	・緊急手術の適応を検討 ※外科医と連携のもと、状況が許せば以下の治療を試みてもよい。 ・ステロイド大量静注療法 ・シクロスポリン持続静注療法* ・タクロリムス経口 ※上記で改善なければ手術
直腸炎		経口剤：5-ASA製剤 坐剤：　5-ASA坐剤、ステロイド坐剤 注腸剤：5-ASA注腸、ステロイド注腸		※安易なステロイド全身投与は避ける	
難治例		**ステロイド依存例**		**ステロイド抵抗例**	
		免疫調節薬：・アザチオプリン・6-MP* ※（上記で改善しない場合）： 　血球成分除去療法・タクロリムス経口・インフリキシマブ点滴静注・アダリムマブ皮下注射を考慮してもよい		中等症：血球成分除去療法・タクロリムス経口・インフリキシマブ点滴静注・アダリムマブ皮下注射 重　症：血球成分除去療法・タクロリムス経口・インフリキシマブ点滴静注・アダリムマブ皮下注射・シクロスポリン持続静注療法* ※アザチオプリン・6-MP*の併用を考慮する ※改善がなければ手術を考慮	
寛解維持療法		**非難治例**		**難治例**	
		5-ASA経口製剤 5-ASA局所製剤		5-ASA製剤（経口・局所製剤） 免疫調節薬（アザチオプリン、6-MP*）、インフリキシマブ点滴静注**、アダリムマブ皮下注射**	

*　：現在保険適応には含まれていない
**：インフリキシマブ・アダリムマブで寛解導入した場合
5-ASA経口製剤（ペンタサ®錠、アサコール®錠、サラゾピリン®錠）
5-ASA局所製剤（ペンタサ®注腸、ペンタサ®坐剤、サラゾピリン®坐剤）
ステロイド局所製剤（プレドネマ®注腸、ステロネマ®注腸、リンデロン®坐剤）

※（治療原則）内科治療への反応性や薬物による副作用あるいは合併症などに注意し、必要に応じて専門家の意見を聞き、外科治療のタイミングなどを誤らないようにする。薬用量や治療の使い分け、小児や外科治療など詳細は本文を参照のこと。

（文献1より）

座薬は、主に軽症から中等症の直腸炎型または遠位・左側大腸炎型に、単独もしくは内服薬との併用により用いられる。

免疫調節剤
・アザチオプリン AZA（イムラン®）：
　2.0〜3.0 mg/kg 体重/日
・6-メルカプトプリン 6-MP（ロイケン®）：
　1.0〜1.5 mg/kg 体重/日（保険適応外）
寛解維持に有効であり、かつステロイド減量効果も期待できる。
・シクロスポリン（サンディミュン®）：2〜4 mg/kg 体重/日，持続点滴（保険適応外）

シクロスポリン持続静注療法は、主にステロイド抵抗例の重症 UC において使用される。
・タクロリムス（プログラフ®）：1日2回（経口投与）
難治性（ステロイド抵抗性，ステロイド依存性）の活動期 UC（中等症〜重症に限る）に適応が追加された。初回投与量は1回0.025 mg/kg 体重で，治療域（10〜15 ng/ml）を目標に血中濃度をモニターしながら，用量を上げていく。

生物学的製剤（抗 TNF-α 受容体拮抗薬）
・インフリキシマブ（レミケード®）：5 mg/kg 体重（1回投与量），2時間以上かけて慎重投与

・アダリムマブ（ヒュミラ®）：初回 160 mg 皮下投与，2 週後 80 mg，さらに 2 週後からは 40 mg 隔週投与して維持投与に移行

これら抗 TNF-α 受容体拮抗薬は，「既存治療で効果不十分な中等症または重症な UC 患者」が適応とされている．

血球成分除去療法

・白血球除去療法（LCAP）
・顆粒球除去療法（GCAP）

中等症以上，とくにステロイド不応例や不耐例において病状の改善が期待できる．

Ⅱ．クローン病（CD）

 ## 初診時の対応

1．問　診

CD では発症原因がいまだ明らかではなく，家族内発症は 1〜2％程度とされている．喫煙や過度の飲酒，脂肪分の大量摂取が増悪因子として知られている．

主な自覚症状は，慢性的な腹痛，下痢（排便回数），下血（または粘血便）などの消化管症状だが，若年者における繰り返す肛門病変は特に本疾患を疑わせる重要な病歴である．

さらに食欲低下，体重減少，発熱，貧血，頻脈や倦怠感などの全身症状および関節痛，皮疹，口内アフタや眼病変に代表される腸管外症状も聞き逃してはならない．

2．診　察

問診で CD を疑った際に，体温測定のほか，貧血や頻脈の有無を確認することも忘れずに行わなければならない．また，関節炎，皮疹（結節性紅斑，壊疽性膿皮症），口内アフタおよび眼病変（虹彩炎）などの腸管外合併症を見落とさないよう，必要に応じて専門医に相談しながら慎重に評価する．

腹部触診所見に加えて，肛門潰瘍，痔瘻，膿瘍などの肛門病変を観察することは CD の診断および治療法の決定に必須である．

3．検　査

問診および診察にて CD を疑う場合，一般的な検査による全身検索とともに早期の下部消化管内視鏡検査を考慮すべきである．CD における内視鏡検査所見の特徴を表 4 に示す．CD は多様な臨床症状を呈する疾患であり，本邦では消化管病変の肉眼的・病理学的所見を基に診断基準が示されている．

CD は縦走潰瘍，敷石像や狭窄の病変部位により，小腸型，小腸大腸型，大腸型に分類される．そのほかに，多発アフタ型，胃・十二指腸型などの特殊型がある．また，消化管炎症病変のみの炎症型，瘻孔形成を有する瘻孔形成型，狭窄病変を有する狭窄型という疾患型に分類する方法もある．

4．治　療
1）治療方針

CD の治療目標は寛解導入および維持を行い，患者の QOL を高めることにある．治療法の選択にあたっては重症度（表 5）を適正に評価し，さらに厚生労働省研究班の治療指針に従って，寛解維持療法，肛門病変の治療，狭窄/瘻孔の治療，術後の再発予防に分けて決定する必要がある（表 6）．

一方，CD の治療においては，内科的治療のみならず外科的治療の適応判断が重要である．治療中も適宜専門家の意見を参考として，外科治療のタイミングを誤らないことに留意すべきである．

2）処方および治療法

内服治療およびその他の治療法に関しては，表 6 の治療指針に従って行われる．具体的な処方例および治療法は，姉妹書「内科処方実践マニュアル」に加えて，UC と共通する部分も多いため本稿 UC の項もご参照いただきたい．

アミノサリチル酸製剤（ペンタサ®，サラゾピリン®）

副腎皮質ステロイド薬（経口，静注）

抗菌薬（メトロニダゾール，シプロフロキサシン）

現在保険適応はないが，大腸病変や肛門病変への効果が期待される．

免疫調節剤（AZA，6-MP）

表4 CDの診断基準

```
(1) 主要所見
    A．縦走潰瘍〈注1〉
    B．敷石像
    C．非乾酪性類上皮細胞肉芽腫〈注2〉
(2) 副所見
    a．消化管の広範囲に認める不整形～類円形潰瘍またはアフタ〈注3〉
    b．特徴的な肛門病変〈注4〉
    c．特徴的な胃・十二指腸病変〈注5〉
確診例：
    [1] 主要所見のAまたはBを有するもの．〈注6〉
    [2] 主要所見のCと副所見のaまたはbを有するもの．
    [3] 副所見のa，b，cすべてを有するもの．
疑診例：
    [1] 主要所見のCと副所見のcを有するもの．
    [2] 主要所見AまたはBを有するが潰瘍性大腸炎や腸型ベーチェット病，単純性潰瘍，虚血性腸病変と鑑別ができな
        いもの．
    [3] 主要所見のCのみを有するもの．〈注7〉
    [4] 副所見のいずれか2つまたは1つのみを有するもの．
〈注1〉 小腸の場合は，腸間膜付着側に好発する．
〈注2〉 連続切片作成により診断率が向上する．消化管に精通した病理医の判定が望ましい．
〈注3〉 典型的には縦列するが，縦列しない場合もある．また，3ヵ月以上恒存することが必要である．また，腸結核，腸
        型ベーチェット病，単純性潰瘍，NSAIDs潰瘍，感染性腸炎の除外が必要である．
〈注4〉 裂肛，cavitating ulcer，痔瘻，肛門周囲膿瘍，浮腫状皮垂など．Crohn病肛門病変肉眼所見アトラスを参照し，ク
        ローン病に通じた肛門病専門医による診断が望ましい．
〈注5〉 竹の節状外観，ノッチ様陥凹など．クローン病に精通した専門医の診断が望ましい．
〈注6〉 縦走潰瘍のみの場合，虚血性腸病変や潰瘍性大腸炎を除外することが必要である．敷石像のみの場合，虚血性腸病
        変を除外することが必要である．
〈注7〉 腸結核などの肉芽腫を有する炎症性疾患を除外することが必要である．
```

（文献1より一部改変）

表5 CDの重症度分類

	CDAI[#]	合併症	炎症 （CRP値）	治療反応
軽症	150-220	なし	わずかな上昇	
中等症	220-450	明らかな腸閉塞などなし	明らかな上昇	軽症治療に反応しない
重症	450<	腸閉塞，膿瘍など	高度上昇	治療反応不良

[#]：CDAI（Crohn's disease activity index）

（文献1より）

生物学的製剤（抗TNF-α受容体拮抗薬：インフリキシマブ，アダリムマブ）

血球成分除去療法

経腸栄養療法
　・消化態栄養剤：エレンタール®（成分栄養剤），ツインライン®（消化態栄養剤）
　・半消化態栄養剤：クリニミール®

CD治療に用いられる成分栄養剤は糖質がデキストリン，窒素源がアミノ酸，少量の脂肪が主成分で，ほとんど消化を必要とせず吸収される．窒素源がペプチドベースの半消化態栄養剤も栄養療法に用いられる．

表6　CDの治療指針（内科）

<table>
<tr><td colspan="3">活動期の治療（病状や受容性により、栄養療法・薬物療法・あるいは両者の組み合わせを行う）</td></tr>
<tr><td>軽症〜中等症 ▷</td><td>中等症〜重症 ▷</td><td>重症
（病勢が重篤、高度な合併症を有する場合）</td></tr>
<tr>
<td>

薬物療法
・5-ASA製剤
　ペンタサ®錠、
　サラゾピリン®錠（大腸病変）

栄養療法（経腸栄養療法）
受容性があれば栄養療法
・成分栄養剤（エレンタール®）
・消化態栄養剤（ツインライン®など）

※効果不十分の場合は中等症〜重症
　に準じる

</td>
<td>

薬物療法
・経口ステロイド（プレドニゾロン）
・抗菌薬（メトロニダゾール*、シプロフロキサ
　シン*など）
※ステロイド減量・離脱が困難な場合：
　アザチオプリン、6-MP*
※ステロイド・栄養療法が無効/不耐な場合：
　インフリキシマブ・アダリムマブ
栄養療法（経腸栄養療法）
　・成分栄養剤（エレンタール®）
　・消化態栄養剤（ツインライン®など）
血球成分除去療法の併用
　・顆粒球吸着療法（アダカラム®）
※通常治療で効果不十分・不耐で大腸病変
　に起因する症状が残る症例に適応

</td>
<td>

外科治療の適応を検討した上で以下の内
科治療を行う

薬物療法
・ステロイド経口または静注
・インフリキシマブ・アダリムマブ（通常治
　療抵抗例）

栄養療法
・経腸栄養療法
・絶食の上、完全静脈栄養療法
　（合併症や重症度が特に高い場合）
※合併症が改善すれば経腸栄養療法へ
※通過障害や膿瘍がない場合はインフリ
　キシマブ・アダリムマブを併用してもよ
　い

</td>
</tr>
<tr><td>寛解維持療法</td><td>肛門病変の治療</td><td>狭窄/瘻孔の治療 ／ 術後の再発予防</td></tr>
<tr>
<td>

薬物療法
・5-ASA製剤
　ペンタサ®錠
　サラゾピリン®錠（大腸病変）
・アザチオプリン
・6-MP*
・インフリキシマブ・アダリムマブ
（インフリキシマブ・アダリムマブ
により寛解導入例では選択可）

在宅経腸栄養療法
・エレンタール®、ツインライン®等
※短腸症候群など、栄養管理困
難例では在宅中心静脈栄養法
を考慮する

</td>
<td>

まず外科治療の適応を検討す
る。
・ドレナージやシートン法など

内科的治療を行う場合
・痔瘻：
メトロニダゾール*、抗菌剤・抗
生物質、インフリキシマブ・ア
ダリムマブ

・裂肛、肛門潰瘍：
腸管病変に準じた内科的治療

・肛門狭窄：経肛門的拡張術

</td>
<td>

【狭窄】
・まず外科治療の適応を検討す
る。

・内科的治療により炎症を沈静
化し、潰瘍が消失・縮小した時
点で、内視鏡的バルーン拡張術

【瘻孔】
・まず外科治療の適応を検討す
る。

・内科的治療（外瘻）としては
インフリキシマブ・アダリムマブ
アザチオプリン

</td>
</tr>
</table>

（文献1より）

術後の再発予防列：
寛解維持療法に準ずる
薬物療法
・5-ASA製剤
　ペンタサ®錠
　サラゾピリン®錠（大腸病変）
・アザチオプリン
・6-MP*

栄養療法
・経腸栄養療法
※薬物療法との併用も可

*：現在保険適応には含まれていない
※（治療原則）　内科治療への反応性や薬物による副作用あるいは合併症などに注意し、必要に応じて専門家の意見を聞き、外科治療のタイミングなどを誤らないようにする。薬用量や治療の使い分け、小児や外科治療など詳細は本文を参照のこと。

文　献

1) 潰瘍性大腸炎・クローン病診断基準・治療指針　平成25年度厚生労働科学研究費補助金難治性疾患等克服研究事業「難治性炎症性腸管障害に関する調査研究」（研究代表者：渡辺　守）研究報告書

2) 日本臨床内科医会編：内科処方実践マニュアル　改訂第2版. 日本医学出版，168-171；2015

（黒瀬　巌）

第2章 疾患編
C 消化器疾患

10 胃 癌

　臨床内科医の胃癌に対する診療は，診察時に胃癌を疑い，諸検査を施行して確定するまでが主な業務と考える．治療は病変切除術が基本であり，それ以外の化学療法，末期癌のターミナルケアは大部分病院で治療されている．よって本稿では，診療所の外来診療における対応と診断のポイントを述べる．

初診時の対応

1．問　診
1）現病歴の聴取
　症状に胃癌特有のものはなく，心窩部痛，上腹部膨満感，食欲不振，胸やけ，げっぷ，嚥下障害などの上腹部症状から下痢，下血などの下腹部症状，貧血や「るいそう」などの全身症状を訴えることもある．
　しかし，大部分の胃癌症例は，とくに早期の胃癌では無症状のものが多い．
2）既往歴の聴取
　これも特有のものはないが，胃潰瘍や十二指腸潰瘍の既往を聴取する．胃潰瘍や十二指腸潰瘍はヘリコバクターピロリ菌感染を濃厚に示唆するものである．胃癌の発症機序は不明であるが，ピロリ菌感染は発癌の高危険因子と考えられている．また，食塩の過剰摂取や喫煙も高危険因子とされている．
3）家族歴の聴取
　家族内のピロリ菌感染は濃厚であり，遺伝子異常も高危険因子である．

2．現　症
　腹部症状を訴えるものはもとより，貧血,「るいそう」を認める患者には，心窩部の圧痛，心窩部の腫瘤を触診で確かめる．
　また頸部や左鎖骨上窩リンパ節腫大（Virchow腺）が石様硬に触れることもある．
　しかし，これらの所見が得られる症例は，胃癌進展のステージが進行していることが多く，予後の良い早期癌で留まっていることは少ない．

3．検　査
　腹部症状がささいなものでも，ただちに胃X線造影検査や胃内視鏡検査を施行する．同時に可能な限り，血清ペプシノーゲン値とヘリコバクターピロリ菌感染を採血して調べる．この血清学的検査はいずれか1つでも陽性を示す場合，陰性よりは発見率は高くなるので陽性者は入念な検査をすすめる．
　早期に胃癌を発見するためには，外来患者の40歳以上，あるいは上記の血清学的検査の陽性を示す症例には，無症状でも定期的に検査を勧めるとよい．
　胃癌検診の目的は，胃癌を診断することではなく，胃癌によって死亡することを減少させ，さらに早期に発見すれば質の高い Quality of Life；QOL が望める治療が受けられることにある．手術のむずかしい進行癌や末期癌を発見することではない．最近，胃内視鏡検診の有用性が評価され，また上記の2種類の血清学的な検査には疑陰性が存在することが判明しているのでこれらの成績は参考資料にとどめておく．
　とくに，胃内視鏡検査は，確定診断になる直視

下生検も同時に施行でき，発見率も高く，また近年X線検査に慣れていない内科医が多く，上部消化管検査の主流となっているので，まずは内視鏡検査をすすめる．

胃内視鏡検査のポイント

胃粘膜上の泡や粘液を水で洗浄し，残留している胃液を全部吸引して胃粘膜全体を隈なく観察する．

胃壁は十分伸展し，とくに胃体部大弯側の皺壁は谷間も観察できるように伸展する．

胃上部は反転観察するが，Uターン，Jターン両方を駆使し，噴門部，弯窿部を近接で観察し，内視鏡の軸に隠されることがあるので，軸をずらして十分に観察する．

胃癌診断の他には，慢性胃炎とくにヘリコバクターピロリ菌感染胃炎は胃癌の発生母地とみなされ，早期に除菌を勧められているので的確に診断する．

1．早期胃癌

1）Ⅰ型：大きさは通常2cm以上のものが多いが，隆起の表面が粗糙で凹凸不整，顆粒状，結節状を呈する．近接観察すると不整な絨毛様構造が認められる．易出血性，びらんを有するものが特徴的である．

2）Ⅱa型：平盤状隆起もしくは結節状隆起が集簇している形態のものが多い．表面に凹凸不整を認め発赤調である．同じような平盤状隆起で，色調が白色で表面が平滑なものに腺腫がある．近接観察すると前者は絨毛構造が大小不同で，後者は管状あるいは円形の粘膜模様が規則的である．

3）Ⅱb型：平坦であるが，限局して粘膜の色調と表面粘膜の模様が周囲粘膜と異なっていたら，Ⅱbの可能性があるので生検で確認する．

4）Ⅱc型：早期胃癌の中ではⅡc型がもっとも頻度が高く，60～70％にも及ぶ．

内視鏡的特徴は，陥凹面は粗糙で光沢はなく，色調は発赤を伴うか褐色調を呈している．白苔を有するものが多く易出血性である．境界は癌浸潤が深くなるほど鮮明になり，潰瘍が生じるとひだ集中を伴う．周堤が形成されるとさらに進行している．

5）Ⅲ型：ニッシェが認識され，その周辺に浅い陥凹面を認めることが多い．これがⅡc部分でⅢ＋Ⅱcと表記される．白苔が消失し潰瘍は治癒したが癌は消失していない．

2．進行胃癌

Borrmann型分類と同様に，1型，2型，3型および4型が存在する．また分類不能のものを5型に分類している．

確定診断

胃X線造影検査でも胃内視鏡検査でも胃癌を疑った病変は，確定診断目的で内視鏡下直視下生検を施行するのが通常である．また強く悪性が疑われる病変で生検組織で癌と診断できない場合は，再度直視下生検を試みるべきである．

Ⅱa型早期胃癌を疑い，生検で胃腺腫の所見ができた病変は，生検箇所以外に癌病変が混在する可能性もあるので，再生検するか，全病変を内視鏡的粘膜切除術（endoscopic mucosal resection；EMR）をするべきである．

潰瘍性病変は白苔のある潰瘍底から生検するのではなく，潰瘍辺縁から生検すべきであり，この際は陰性の場合は潰瘍が治癒してから再生検したほうが正確に診断できる．

いずれにしても，内視鏡像が癌を疑わせる所見で生検では陰性の場合は再生検の必要がある．

鑑別診断

とくに鑑別を要するものに悪性リンパ腫，MALTリンパ腫などで，多発潰瘍や隆起性病変など混在し，病変の硬化や辺縁の壁硬化が乏しいなど多彩を示す様相では生検で確かめる必要がある．しかし通常の生検病理組織像でも診断できな

いものもあり，特殊染色による場合もある．

なお，悪性リンパ腫やMALTリンパ腫の治療法は現在，化学療法やヘリコバクターピロリ菌の除菌療法が第一段階の治療法になり，外科的切除術は第一選択治療法とはならないので，治療前の診断は正確でなければならない．

治　療

胃癌は外科的に切除するのが原則であるが，最近では微小胃癌の発見が多くなり，内視鏡的胃粘膜切除術（EMR）や内視鏡的胃粘膜下剥離術（endoscopic submucosal dissection；ESD）で治療が完了できるようになった．

一方，臨床的癌症状が顕著で進行していて外科的に完治が望めない症例も少なくない．

化学療法

術前，術後の補助および手術不能胃癌に対する化学療法はあるが，明らかに優れた効果が得られるレジメはない．

薬剤として，TS-1カプセルが使用されるケースが多い．その他5-FU錠，UFTカプセルなど用いられる．

化学療法は現時点では根本治療法になりえないし，副作用も必発であり，専門医に紹介すべきである．

胃癌診療のポイント

1．早期発見

1）外来診療で，心窩部痛や不快感，膨満感，食欲不振などの非特異的な軽微な症状を訴えていても，胃の検査を受けるように説得する．

2）40歳以上の男女はともに他の疾患で受診していても胃検査を勧める．

3）血清ペプシノーゲンと血清ヘリコバクターピロリ菌陽性者は，無症状時より定期的に胃検診を勧める．

4）検査方法は，胃内視鏡検査が感度もよく，

同時に確定診断の生検も可能で簡便で時間的にも負担を被検者にかけないのでお勧めである．

5）胃内視鏡検査が悪心嘔吐などで苦手な人は，胃X線造影検査でもよい．

6）最近，被検者に苦痛の少ない経鼻内視鏡も開発改良されている．被験者に与える苦痛もほとんどなく，画像も改良されてきたので内視鏡が苦手な被検者に勧めることができる．

2．その他の検査

癌転移が考えられる症例は，肝胆膵の腹部超音波検査，胸部X線写真を撮影し転移の有無を確認する．

3．治療方針

1）胃癌の治療は原則的に，病変の進行度に従って日本胃癌学会の定める胃癌治療ガイドラインに沿って治療が進められる．

2）治療の基本は癌病巣の切除である．

3）最近は術後のQOLを重視し，低侵襲の縮小手術の傾向にあり，腹腔鏡下切除が盛んである．

4）微小胃癌は内視鏡的切除術が施行される．これにはEMRとESDがある．

5）手術しても生存期間の延長が望めない症例は，化学療法かあるいは緩和医療になるので，方針が確定しだい，専門医に紹介する．

4．その他の補助診断

胃癌の発症機序は不明であるが，胃癌発生に関与していると考えられる要因はいくつかある．それらは高危険度要因として，診断に応用されつつある．とくに胃検診においては胃癌スクリーニングとして応用されている．

1）高危険度因子には，年齢，性，血清ペプシノーゲン，ヘリコバクターピロリ菌感染，胃粘膜の慢性胃炎などがある．

2）高年齢になるに従って胃癌発生の頻度は高くなる．現在は60〜70歳代が頻度が高くなっている．

3）80歳代でも早期に発見すれば内視鏡的切

除術は可能であり，完治し延命効果が望める．

4）性差では男性は女性よりも2倍頻度が高い．よって70～80歳代の男性に対する胃検査は欠かせない．

5）ヘリコバクターピロリ菌感染はWHOがGroup 1のcarcinogenと指定し，非感染者からの発癌はほとんどないとされている．

6）血清ペプシノーゲンは，胃粘膜萎縮を反映し，萎縮性胃炎を発生母地とする胃癌は血清ペプシノーゲン陽性者で高率に発見されている．

7）胃内視鏡検査で観察しえる萎縮性胃炎，腸上皮化生，胃体部大弯のひだ過形成，鳥肌胃炎，発赤滲出性胃炎は胃癌の高危険度群とみなされ，厳重に経過観察する必要がある．

■ 患者・家族へのインフォームドコンセント

1）病名，病状，病期について基本的に告知すること．

2）治療に関しては，病期に応じた術方式の有益性を説明し，合併症や再発の可能性，術後の経過を観察する必要性を説明する．

3）癌患者の不安を真摯に受け止め，誠実な態度で診療にあたること．

（関口　利和）

第2章 疾患編
C 消化器疾患

11 大腸癌

　わが国の消化管癌は，胃癌が減少傾向にあるものの，大腸癌（結腸癌，直腸S状結腸移行部および直腸癌）が増加の一途をたどっている（図1）．この傾向は1960年（昭和40年）頃からの食事の西欧化，外食産業が拡大してきたこと，米食からパン食への切り替え時期に一致している．この事実は食事の内容が大腸癌発生増加に関与しているとの諸家の研究ですでに検証されている．その一方で興味深い事実は，日本人の平均寿命とすべての癌に関連があると推測される統計である．癌による死亡が人口対10万人比ではじめて死因の第5位に入ったのが1950年（昭和25年）で3年後には脳血管疾患に次いで2位になった．その後，1951年から1980年までは脳血管疾患が1位を占

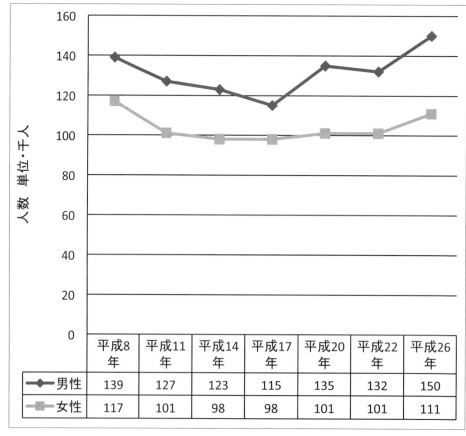

図1　結腸および直腸の悪性腫瘍

（厚生労働省2016年度統計情報・白書より）

	平成8年	平成11年	平成14年	平成17年	平成20年	平成22年	平成26年
男性	139	127	123	115	135	132	150
女性	117	101	98	98	101	101	111

めたが，1981 年に悪性新生物として死因の 1 位になった．以来，今日まで 1 位であり続けている．このように高齢化も癌の危険因子として挙げられる．その他の危険因子として，赤味肉，飲酒，喫煙，肥満，体重増加，脂肪増加，運動不足，野菜の不足などが公表されている．

少子高齢化を迎えた今日，日常の診療において大腸癌を診察する機会はますます増えると考えられるので，大腸癌の予防および早期診断を実践し大腸癌撲滅に寄与しなければならない．

大腸癌の発生経路

大腸癌発生のメカニズムの研究が肉眼診断から組織・細胞レベルそして遺伝子診断まで解明されてきた．さらに今後は詳細な遺伝子解析や特定遺伝子が大腸癌を発生させる事実を突き止める段階に進み，大腸癌発生機序の解明が明らかにされると期待されている．

現在は主として 4 つの大腸癌発生の経路が明らかにされている．

1．adenoma-carcinoma sequence 経路

1974 年に Morson，1975 年に Muto が提唱したもので，大腸正常粘膜に APC（adenomatoua polyposis coli）の不活化が軽度異型腺腫をつくる．さらに K-ras の活性化が起こり，大腸粘膜に高度細胞異型が発生する．そこへ p-53 遺伝子の不活化が発生して大腸癌ができる．

2．HNPCC 経路

正常大腸粘膜に修復遺伝子のミスマッチが起こり大腸癌を発生させる．

3．*de novo* 経路

正常大腸粘膜に p-53 遺伝子の不活化が発生し，腺腫を経過せずに大腸癌が発生する．

4．colitic cancer 経路

潰瘍性大腸炎のように大腸粘膜に長期に広い範囲の炎症があるとサイトカイン　フリーラジカルの関与によって DNA に障害が発生し p-53 遺伝子の不活化が起こる．それが原因で大腸粘膜に異型化が発生し，COX-2 が関与すると大腸癌ができる．

大腸癌の疫学調査

大腸癌は，世界の癌罹患の 4％を占め男性では増加，女性では漸減傾向にあるとの報告がある．2005 年度の人口動態によれば，わが国の大腸癌（直腸 S 状結腸および結腸）の死亡率は男性 11.2％（4 位），女性 1 位（14.4％）である．ちなみに男性の場合，1 位は肺癌（22.9％）2 位は胃癌（16.6％）3 位は肝臓癌（16.3％）5 位は胆嚢癌（3.99％）である．女性の場合，2 位は胃癌（13.6％）3 位は肺癌（13％）4 位は肝臓癌（8.5％）であり乳癌は 5 位（8.2％）であった．男性の死亡は 22,146 人，女性は 18,684 人である．

危険因子

1．脂肪や肉類

総脂肪，動物性（飽和）脂肪と赤味肉の高摂取は，発癌を促進する二次胆汁酸生成量の増加や鉄分による酸化フリーラジカルの生成や，強火の調理によるヘテロサイクリックアミンや代謝過程で生ずるニトロサアミンなどを増加させることで説明できる．

2．野菜や果物と植物繊維

野菜や果物に含まれるカロチノイド，ポリフェノール，フラボノイドなどの抗酸化物質は，癌促進を抑制する．植物繊維は，一次胆汁酸から二次胆汁酸への返還阻害や発癌物質の希釈や糞便の腸管通過時間の短縮に効果があり，結果として癌抑制に働いている．乳酸菌の種類によっては腸内細菌叢を改善し，癌抑制に働く．

3．運　動

適度の運動は，大腸癌の発生を抑制する．その理由は，1）腸管蠕動運動の亢進，2）NK 細胞数の増加による細胞性免疫監視機構の亢進，3）インスリン抵抗性の改善，4）プロスタグランジン E_2

産生抑制の改善，5）活性酸素消去系の活性化，6）メンタルストレスの解消，などが報告されている．

4．飲　酒

飲酒との関連は得られていないが，アルコール代謝機能の低い者の多飲酒はリスクが高いといわれている．これはアルデヒド脱水素酵素や薬物代謝酵素による発癌物質の生成および活性化，DNA 修復阻害，飲酒による葉酸やメチオニンの低摂取に伴う栄養障害が挙げられている．

5．喫　煙

喫煙は前癌病変と考えられる腺腫の発生と密接な関係があり，長期間を考慮すれば高いリスクと報告されている．

6．非ステロイド系抗炎症剤

アスピリンやシクロオキシゲナーゼ 2 選択的阻害剤の服用がリスクの低下に効果的であるが，化学予防として常用するには慎重な検討が必要であるとされている．

初診時の対応

大腸癌診断に特別な臨床症状や臨床検査はないが，常に目の前の患者にも大腸癌が潜んでいるかもしれないと疑ってみる慎重さは必要である（表1，2，図2）．

1．問　診

初診時の問診で大切なことは，便通異常（便秘や下痢），排便習慣，腹痛，下血，腰痛，貧血などを聞き逃さないことである．大腸癌が診断された患者から retrospective に受診のきっかけをアンケート調査した．その結果によると，
1）便に血が付いたことがある．
2）最近になって，下痢や便秘になってバナナのような便が出ない．
3）嫌な下腹痛があった．
4）腹部の膨満感があった．

5）食後に腹部の鈍痛があった．
6）吐いたことがある．
7）思い返してみると，腰痛があった．
などの回答が複数あった．

これらの症状は通常よく聞く臨床症状であり，聞き流すことが多いが，念のため是非，便潜血反応を実施することが望まれる．また，人間ドックや住民健診には便潜血反応が含まれていることが多いので，それらの結果報告書は医師がチェックしておくことが大切である．

次に家族歴，既往歴の中に大腸癌がある場合は必ず大腸内視鏡検査を定期的に行うよう指導しなければならない．同様に，家族性ポリポージス，潰瘍性大腸炎，大腸ポリープ，他臓器の癌，消化器疾患のある患者は大腸癌のハイリスク・グループと心得なければならない．

2．触　診

腹部触診は腹部症状を訴えたときは必ず実施する．可能であれば超音波検査や腹部単純 X 線検査を加えたい．下腹部痛や便に関する臨床症状を聞いたら，直腸診も実施するよう準備しておく．直腸診後の指のうは捨てずに便潜血反応に提出すると見落としの少ない診察ができる．

3．臨床検査

診察の結果，消化管疾患ことに大腸癌を疑った場合は，便潜血反応検査，貧血検査は必ず実施する．なお，腫瘍マーカーとして CEA，CA19-9，NCC-ST-439 などがあるが Dukes A の病期で診断できる確率は低い．早期癌の診断には適していないが傍証の役に立つ．逆にいえば腫瘍マーカーが陽性に出たら癌と診断できるのであるが陰性であっても癌を否定することはできない．

腹部単純 X 線検査，腹部超音波検査を実施する．

注腸 X 線検査は，大腸全体の描写に優れており，病変の部位，大きさ，深達度診断に有用である．しかし，狭窄や穿孔を伴う病変の場合は，急性腹症を作りかねないので慎重に対応する．

大腸内視鏡検査は広く普及しているが誰でも，

表1　大腸癌診断のための規約（大腸癌取扱い規約　第7版）

1．大腸の区分と名称
　　I : Ileum　回腸
　　V : Vermiform processus　虫垂
　　C : Cecum　盲腸
　　A : Ascending colon　上行結腸
　　T : Transvers colon　横行結腸
　　D : Descending colon　下行結腸
　　S : Sigmoid colon　S状結腸
　　RS : Rectosigmoid　直腸S状部
　　R : Rectum　直腸
　　Ra : Rectum（above the peritoneal reflection）上部直腸
　　Rb : Rectum（below the peritoneal reflection）下部直腸
　　P : Proctos　肛門管
　　E : External skin　肛門周囲皮膚
2．壁深達度
　　M : 癌が粘膜内にとどまり，粘膜下層に及んでいない
　　SM : 癌が粘膜下層までにとどまり，固有筋層に及んでいない
　　MP : 癌が固有筋層にとどまり，これを越えていない
　　SS : 癌が固有筋層を越えて浸潤しているが，漿膜表面に露出していない
　　SE : 癌が漿膜表面に露出している
　　SI : 癌が直接他臓器に浸潤している

　　（注）M，SMの癌を早期癌とする．
　　　　　SM癌では浸潤距離を測定して，記載すること．例　pSM（800μm）
　　　　　Aでは浸潤距離を測定して記載することが望ましい．例　pA（2mm）

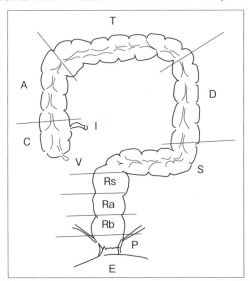

いつでも簡単に行える検査ではないので，前処置を含めて患者の全身状態も考慮して実施することが大切である．ことに，大腸内視鏡 polypectomy を日帰りで実施するためには十分な患者の同意と術後の管理が大切である．

　内視鏡検査の偶発症の発生頻度は，ERCP に伴う偶発症がもっとも多いが，それに次いで大腸内視鏡 polypectomy の出血，穿孔が多く報告されている．また，内視鏡検査の前処置としての薬物による事故，麻酔の事故，内視鏡的治療による事故なども注意を喚起されている．

　内視鏡検査は患者の利益も大きいが反面リスク

表2 大腸癌の表記法

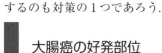

肉眼分類
基本分類
　　0型 ： 表在型
　　1型 ： 隆起腫瘤型
　　2型 ： 潰瘍限局型
　　3型 ： 潰瘍浸潤型
　　4型 ： びまん浸潤型
　　5型 ： 分類不能
表在型の亜分類
　　Ⅰ ： 隆起型
　　　Ⅰp ： 有茎性
　　　Ⅰsp ： 亜有茎性
　　　Ⅰs ： 無茎性
　　Ⅱ ： 表面型
　　　Ⅱa ： 表面隆起型
　　　Ⅱb ： 表面平坦型
　　　Ⅱc ： 表面陥凹型
病変が複合したときは，大きい病変から順に＋を付けて
表現する．

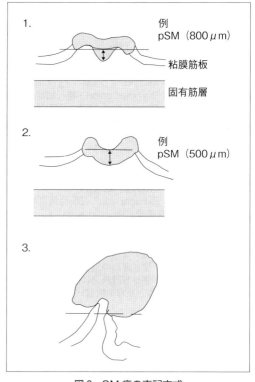

1.
　　例
　　pSM（800μm）
　　粘膜筋板
　　固有筋層

2.
　　例
　　pSM（500μm）

3.

図2 SM癌の表記方式

も高いことを承知しておかなければならない．消
化器内視鏡検査に習熟した医師，専門施設に紹介
するのも対策の1つであろう．

大腸癌の好発部位

　大腸癌489例（早期癌292例，進行癌197例）
の診断，手術された結果から，部位別に分類した．
　表3のように圧倒的に左結腸と直腸に癌が多く
診断されていた．少なくとも進行癌であれば何ら
かの自覚症状があったのではないかと疑わざるを
得ない．佐竹義治氏の報告も「大腸癌の7割はS
状結腸鏡の到達範囲に発生する」と報告されてい
るが，今回の統計と一致した．したがって，問診
で便通異常，下血，貧血など誰にでもあるような
症状を聞いたら，少なくとも便潜血反応検査と腹

部単純X線検査，腹部超音波検査は必須検査であ
る．

検　査

1．注腸造影検査

　大腸癌拾い上げ検査として注腸造影検査の有用
性はいうまでもない．その利点を十分に活用する
には，全大腸部位を正面，側面，充満像，二重造
影像として捉えなければならないので検査法に習
熟しなければならない．また，読影には細心の注

表3 大腸癌部位別分類

直腸部	184例	（早期癌	106例	進行癌	78例）	37.6%
S状結腸	156例	（早期癌	112例	進行癌	47例）	32.5%
下行結腸	38例	（早期癌	33例	進行癌	5例）	7%
横行結腸	41例	（早期癌	28例	進行癌	13例）	8%
上行結腸	45例	（早期癌	18例	進行癌	27例）	9%
回盲部	24例	（早期癌	13例	進行癌	11例）	5%

意が必要である.

すでに病変の存在がわかって注腸造影検査を実施すると,病変の位置,大きさ,病変の広がり,深達度診断などに有用である.

2. 大腸内視鏡検査

現在では全国に広く普及しているが,前処置の煩雑さ,検査時間の不確実さなどで患者から敬遠されているが,大腸癌診断には不可欠な検査である.とくに病変の存在診断,質的診断には欠くことのできない検査である.この検査は診断と同時に治療もできるという特質も兼ねているので,検査を担当する医師は検査法に習熟し患者から嫌われないように努める必要がある.

色素散布や拡大観察・撮影,生検などを駆使し病変の質やさらには深達度診断にも役立つのでより多くの医師がこの検査法を習得されることが期待されている.拡大観察と色素散布によって,病変の表面構造を観察し,癌の浸潤範囲,深達度診断を求める研究が進んでいる.それは,内視鏡的治療の適応の可否,手術適応の可否を求めるもので SM1 までの浸潤であると病変表面観察で確認されれば治療法に新しい道が開かれる.

超音波内視鏡検査(EUS)は腸管腔に脱気水(100〜150 ml)を注入したのち細径プローブを挿入し,あたかも病理割面像をみるように病変を描出するものである.これによって,癌の深達度がm 癌であるのか sm1 までに留まっているのかを診断するもので,この場合は内視鏡的根治的治療ができる.一方,sm2 から sm3 に癌が浸潤していれば手術の適応となる.

現在のところ m および sm1 を区別できた正診率は約 70% であるが,今後の課題として,12 または 7.5 MHz の低周波プローブの専用機の併用が望まれている.

3. バーチャル内視鏡/CT colonography

かつて注腸造影検査や大腸内視鏡検査の不可能な症例があった.たとえば大腸に高度の狭窄があったり,進行癌の口側を診断できないなどの症例である.このような症例に大腸内視鏡検査と同様の前処置をした後,肛門から空気または CO_2 ガス(炭酸ガス)を入れて CT スキャンを,スライス幅 2.5 mm,テーブルスピード 15 mm/rot で行い,二次元横断像を作ってバーチャル内視鏡像とした.

その後,CT 機器の進歩,画像解析能の向上などによって,三次元画像の集積が可能となり,立体的な内視鏡像も可能となった.また,腫瘍と血管やリンパ節との関係を知るばかりでなく,血管造影検査のような襲侵的な検査をすることなく血管を立体的に把握することが可能になった.

さらに,ある薬剤を飲んで CT colonography を行えば,煩雑な前処置による排便を必要とせず,便をコンピュータ処理によって消去することもできるようになった.今後に大きな期待が寄せられている.

4. PET CT

18FDG(半減期 110 分)と被爆線量の少なく半減期の短いグルコースの類似体を服用し,癌細胞が FDG を多く取り込む性質を利用する癌診断装置である.

大腸癌は FDG が比較的良好に集積する癌である.研究の報告によれば,13 mm 以上のポリープがあれば 90% 診断できるという.平坦な病変や陥凹性病変は描出しにくい.また,印環細胞や粘液癌はしばしば PET では検出できないという弱点もある.

参考文献

1) 栗木清典,田島和雄:我が国における疫学的動向;大腸癌の診断と治療,日本臨床社,大阪,2003
2) 岩間毅夫:大腸癌のリスクファクター.大腸癌の診断と治療,日本臨床社,大阪,2003
3) 隈元謙介,竹之下誠一:大腸癌の発生機序.大腸癌の診断と治療,日本臨床社,大阪,2003
4) 神保勝一ほか:消化管癌早期診断のための実践的内視鏡検査指針,中山書店,東京,2006
5) 佐竹儀治,町田マキヲ:大腸癌診断のコツ.治療.上部・下部消化器内視鏡術,南山堂,東京,2006
6) 大腸癌治療ガイドライン,大腸癌研究会,金原出版株

式会社，東京，2005

7）多田正大：大腸癌・大腸ポリープの診断・肉眼分類・
進行度．消化器疾患の診断基準，病型分類，重症度の
用い方，日本メディカルセンター，東京，p100-107,
2006

8）大腸癌取扱い規約：大腸癌研究会，金原出版株式会社,
東京，2006

9）藤井隆広，松田尚久：大腸 sm がんに対する色素内視
鏡と拡大観察―消化器外科―．大腸癌のすべて，ヘル
ス出版，東京，2005

10）斎藤祐輔，藤谷幹浩，渡　二郎，高後　裕：早期大腸
癌に対する超音波内視鏡検査，―消化器外科―．大腸
癌のすべて，ヘルス出版，東京，2005

11）小倉敏裕，小泉浩一，河野　敦：CT colonography―
消化器外科―．大腸癌のすべて，ヘルス出版，東京,
2005

12）村上康二：PET―消化器外科―．大腸癌のすべて，ヘ
ルス出版，東京，2005

13）神保勝一：怖い腹痛，朝日新書，2008

（神保　勝一）

12 急性腹症

急性腹症（acute abdomen）は，穿孔性腹膜炎や腸閉塞などに代表されるような，緊急手術を必要とする腹部の急性疾患を総称する症候をいう．この症候は，最終的には腹部外科の守備範囲であり，患者を1時間でも1分でも早く外科医のもとに送らなければならない．この点から，すべての臨床医はもとより，看護師や技師などの診療に携わるあらゆる職種の者がこの症候を的確に診断し，あるいはその疑いをもって対応しなければならない．

初診時の対応

1. 問 診

歩いて来院したから軽症であると考えるのはこの症候の場合もっとも危険な考察である．そのような患者が待合室や診察の最中に目の前でショックに陥ることもある．具体的な疾患を文献1）から引用する（表1〜4）．これらの疾患が隠れているにもかかわらず，明確な腹部症状が現れるまでの間に時間的余裕が存在する．華々しい随伴症状が次々と出現して，ついにショックに陥る前に，助命可能な時間的余裕を神から与えられたと感謝しなければならない．

急性腹症という症候の場合は，一般に激しい腹痛と腹膜刺激症状を指すので，患者が話せるうちに，痛みの部位，いつから始まったのか，手術歴の有無，食事やアルコールとの関係，妊娠の有無，腎臓結石の既往歴の有無，高血圧や心臓疾患の有無を聞きとっておくことが大切である．

2. 診 断

問診と並行して腹部触診が大切である．激しい腹痛で来院した患者を診たら話しかけながら，いち早く腹部の触診をしなければならない．患者を診察ベッドに仰臥位に寝かせ，両足の膝を立てて，腹筋の緊張を解く．静かに痛がっていない所から次第にもっとも痛がっている部位を触診する．反跳痛や筋性防御反射は軽く触れただけでも慣れればわかるが，押したときと離したときの痛みの違いを確認する．当然，痛いところを押せば痛がるが，反跳痛は押したときよりも手を離したときのほうが跳ね返るように痛がる．また，腹部の筋肉が板のように硬くなっている．これが典型的な腹膜刺激症状である．ことに反跳痛は指で腹部を3〜4cmを押し込んでおいて，いきなり指を離した瞬間に痛みを感ずるか診断する方法で，所見のある人は一瞬腰を浮かせるように，あるいはのけぞるような姿勢を示す．または，それまで軟らかかった腹筋が硬くなるので，離しつつある指に硬さが伝わってくることもある．反跳痛をみながら，「響きますか」と聞いて「響くって？」という返事があれば腹膜刺激症状はないと考えてよい．同様に，痛い部位を押して痛がり，指を離すときに痛がらない場合も腹膜刺激症状がないと診断される．慣れてくれば指で診断ができるが，ショックを招く疾患であるからいち早く診断するか，その疑いをもったら外科へ転送することが必要である．

急性腹症を診断の面から「腹膜刺激症状」を診断することが大切かつ必要であると述べた．しかし，小児や老人の場合は例外が多く，腹膜刺激症状のみに捉われていると診断が遅れることもある．

表1　成人の急性腹症（成因と疾患名）

消化管穿孔が原因	1．胃・十二指腸球部，大腸の潰瘍や癌
	2．異物による穿孔　小腸や大腸
	3．宿便による大腸穿孔
腹腔内臓器の炎症	急性虫垂炎，急性胆嚢炎，急性膵炎，結腸憩室炎
	子宮付属器炎
消化管の血行不全	1．腸間膜動脈・静脈血栓
	2．絞扼性イレウス
外傷が原因	1．刺し傷，切り傷，銃創などの開放傷
	2．非開放傷　打撲，挫傷，圧迫傷など
医原性の疾患	1．診断時の合併症　内視鏡検査，注腸造影検査，浣腸などによる穿孔
	2．治療時の合併症　内視鏡的治療，PTCD に随伴する胆汁漏吻
術後合併症	合部縫合不全，遺残膿瘍など
原発性腹膜炎	血行性腹腔内感染症など
その他特殊な例	肝膿瘍，肝悪性腫瘍の破裂
見逃してはならない疾患	心筋梗塞　大動脈瘤破裂，SMA 血栓
	婦人科疾患，小児科疾患，泌尿器科疾患がある

表2　婦人科の急性腹症

婦人科の急性腹症は緊急手術をしなければ助命できない疾患も含まれるので，至急診断して専門医へ転送しなけらばならない．

主な疾患

炎症性疾患　付属器炎，骨盤腹膜炎，傍結合織炎　クラミジア感染による肝周囲炎
月経に伴う疾患　月経困難症，子宮瘤血腫
腫瘍による疾患　卵巣腫瘍茎捻転，破裂，子宮筋腫
腹腔内出血による疾患　子宮外妊娠，卵巣出血
陣痛に伴う疾患　切迫早産，進行流産，不全流産

表3　小児科の急性腹症

小児科の急性腹症は年齢的要因を考慮に入れて診察を進めなければならないが，問診の重要性と腹部診察が大切である．既往歴や感染症の有無，腹痛の程度と部位，発熱や嘔吐の有無，下痢や下血などを素早く診断する．とくに小児の場合少しの下血でもショックに陥りやすい点に注意が必要である．早急に専門医に転送する．

主な疾患

乳幼児期の疾患	腸重積症，鼠径ヘルニア嵌頓，腸回転異常，腸狭窄症ヘルニア，重複腸管ヘルニア，原発性腹膜炎
幼児期の疾患	急性虫垂炎，腸重積症，胆嚢・道疾患，メッケル憩室炎，クローン病，卵巣嚢胞茎捻転など
学童期の疾患	急性虫垂炎，胃・十二指腸潰瘍穿孔，膵炎，胆嚢炎
	潰瘍性大腸炎，クローン病，卵巣嚢胞茎捻転
	外傷など

表4　泌尿器科の急性腹症

早期の急激な腹痛と血尿は尿路結石を疑う十分な臨床症状だが，結石以外にも泌尿器科の急性腹症は多い．精索軸捻転は緊急手術を必要とし，発症後6時間以内に整復することが必要である．他科の疾患同様に素早く診断し専門医に転送しなければならない．

主な疾患

尿路系疾患　尿路結石症，腎盂自然破壊，急性尿閉
腎臓疾患　腎細胞癌，腎血管筋脂肪腫，褐色細胞腫，腎梗塞など
睾丸疾患　精索軸捻転（睾丸回転），急性精巣上体炎（副睾丸炎）
その他の疾患　前立腺肥大，前立腺癌など

3．臨床検査

外来でただちに行える非襲侵的な検査を実施する．腹部・胸部単純X線検査，血算（白血球数，赤血球数，Hb，Ht，CRP，血沈など），尿検査，心電図，超音波検査はバイタルサインの確認と同時に行うことが確定診断の重大な資料となる．

4．治　療

外科医が常在する施設，連携している総合病院へただちに転送することが患者の助命に直結する．急性腹症を発症してからの時間や，さらに来院までの時間を考えると，疾患の種類や重篤度にもよるが，これらの患者は程度の差はあるものの，脱水を伴っていると考えてよい．手術となった場合，輸液が不十分であると，麻酔や術中管理に困難をきたすので，急性腹症を疑うか診断したらただちにルートを確保し輸液を開始する．

単純性イレウスの例を挙げれば，イレウスになって1日絶食し来院した場合，成人で1日に必要な水分量2,000 mlが不足しており，2,000〜3,000 ml以上の細胞外液の漏出があると考えなければならない．すなわち，すでに4,000 ml以上の脱水状態で来院したと考えるべきである．一番はじめに開始しなければならない治療はルートの確保と輸液である．循環状態の確認には尿量の確認がもっともよい指標だが，バイタルサインとともに輸液を施行して転送することが望まれる．

 病診連携

すべての疾患において病診連携は欠かせないが，急性腹症はその中でももっとも急を要する疾患と考えて対応しなければならない．

文　献

1) 大原　毅，早川　治，藤田敏郎編著：この症状をどう診る，中外医学社，1996
2) 跡見裕監修：実践救急医療，日本医師会雑誌　135巻特別号，日本医師会，2006

（神保　勝一）

第2章 疾患編
C 消化器疾患

13 急性消化管出血

急性消化管出血は日常診療においてしばしば遭遇する疾患であり，ただちに的確な治療をしなければ致命的な状態を招く疾患である（表1〜3）．出血の状態は，明らかに目に見える状態から潜血反応や貧血によって診断される疾患まで幅広く存在する．また，出血の部位も食道，胃，十二指腸，小腸，結腸，直腸とさまざまであり，その原因となる疾患も多様である．近年は内視鏡検査の進歩により，上部消化管診断や下部消化管診断は比較的容易になった．小腸からの出血もダブルバルーン内視鏡の登場によって診断が可能になった．現在ではカプセル内視鏡によって小腸の出血の有無も診断できるようになった．問題は部位の特定や狭窄等によりカプセル内視鏡が回収困難になることである．

初診時の対応

1．問 診

吐血，下血のように患者自身が気のつく場合を除いて，便の色や便秘，下痢，腹痛，食欲不振，嘔気，やせ，全身倦怠感，貧血の有無などを問診で詳細に聞き取ることが大切である．また，家族歴，既往歴，消化管診断歴，手術歴，他疾患の治療歴，現在服用中の薬物の有無，出血の誘因となった原因の有無などを聴取する．最近では海外渡航歴や輸入食品にも注意を払わなければならない．ことに抗凝固薬の服用の有無を確認することは大切である．

2．診 断

出血の程度は血算検査で推測できるのでただちに採血する．血圧測定，体温測定，呼吸の状態などバイタルサインの確認でショック，プレショックの状態が予測できたらただちに，ルートの確保と補液を施行して消化器外科へ転送する．無床外来診療での対応は危険である．

吐血の場合は原則として，Treiz靱帯より口側の病変からの出血で，胃，十二指腸，食道の順に病変があると診断できる．出血の色調は出血部位と量と速さに規制されるが，新鮮血の場合は食道静脈瘤，胃・十二指腸からの出血はやや黒味を帯びた赤色である．これは，凝血塊を混ずるためである．

下血の場合はタール便がもっとも多く，胃・十二指腸からの出血が大部分を占める．小腸からの出血は部位にもよるが多くは赤褐色である．

血便の場合は便に血が混じる，便に血が付着する，粘血便，血がそのまま出るなどさまざまな状態を呈する．結腸，直腸，痔などに出血源がある．

便潜血陽性の場合は，肉眼的に血を確認できないが，ジワジワと結腸から持続する出血が便に混じっているもので，腺腫やポリープ，時には癌のこともあるので安易に見過ごすことができない．

バイタルサインを確認した後，消化管出血の原因疾患の緊急性が高くないと診断できた場合は，上部または下部内視鏡検査を第一選択とし，必要に応じてCT検査を実施することが望まれる．

3．臨床検査

出血の程度と部位の確定が早急に必要であるので，問診によって出血部位を推測し，緊急性の高いものや生命に直結する場合はただちに消化器外科へ転送する．

表1　主な上部消化管出血をきたす疾患

食道疾患	食道静脈瘤		
	食道炎，食道潰瘍		
	マロリーワイス症候群（Mallory−Weiss）		
	逆流性食道炎		
	バレット食道（Barrett esophagus）		
	食道癌		
	食道異物		
胃疾患	胃潰瘍	デュラホイ潰瘍（Dieulafoy ulcer）	
		幽門前潰瘍（pre-pyloric ulcer）	
		カーリング潰瘍（Curling ulcer）	
		クッシング潰瘍（Cushing ulcer）	
		ストレス潰瘍（stress ulcer）	
		急性対称性潰瘍	
		NSAID 起因性潰瘍	
	胃癌	早期胃癌　　進行胃癌	
	胃血管腫		
	胃悪性腫瘍		
	胃粘膜下腫瘍	良性（筋肉腫，脂肪腫，迷入膵，神経鞘腫ほか）	
		悪性（悪性リンパ腫，平滑筋肉腫，GIST）	
	吻合部潰瘍		
	AGML（急性胃粘膜病変）		
	1．急性胃炎		
	2．急性出血性胃炎		
	3．びらん性胃炎		
	4．急性出血性びらん		
	5．急性潰瘍		
十二指腸疾患	十二指腸潰瘍		
	十二指腸潰癌		
	カルチノイド		
	悪性リンパ腫（もっとも多いのは胃で，次に小腸が多い．十二指腸はまれだが潰瘍型を呈する．）		

　時間的，出血の程度，合併症の有無などに余裕のある場合は，確定診断を求めるため，緊急内視鏡検査を実施する．必要な臨床検査は，血算検査，CRP，胸部・腹部単純X線検査，心電図検査，超音波検査，B・C型肝炎抗体検査および感染症検査（エイズ検査は患者の同意が必要），内視鏡検査となる．これらの検査は一連の検査で素早く対応しなければならない．常日頃よりスタッフの習熟が欠かせない．

4．治　療
　外来で薬物治療や内視鏡的治療で対応できる疾患は限られている．緊急内視鏡検査や内視鏡的治療の適応がある疾患の治療を行った場合は術後の厳重な食事内容の説明，アルコールの禁止，激しい運動の禁止，生活環境の配慮，薬物内容の説明

と服用方法の指導，他の疾患が合併している場合は担当医に連絡をするなどが必要である．また，良性の潰瘍や手術を必ずしも必要としない疾患もあるが，患者の理解を得て長期の投薬や定期的診察や検査を実施しなければならない．良性潰瘍のマリグナントサイクルも注意しなければならない．これらの疾患は患者と長い付き合いになるし，病変が急変することもあるので消化器外科へ常に紹介できる体制を整えておかなければならない．

病診連携

　消化管出血をきたす疾患でもっとも多い疾患は癌であり，次いで胃・十二指腸潰瘍がある．その他にも消化管穿孔や難治性疾患，長期観察の必要

表2　小腸における消化管出血をきたす疾患

小腸疾患	非特異性多発潰瘍　非特異性単発潰瘍 NSAID 起因性小腸病変 腸型ベーチェット病 イレウス シェーンライン・ヘノッホ紫斑病（血小板非減少性紫斑病） 動静脈奇形 メッケル憩室炎（胎生期の臍腸管膜管が生後完全に閉鎖せずに生じる腸の憩室で， 　　　　　　成人では回盲部から約1mくらい口側に見いだされる.） 虚血性小腸炎 腸管膜血行不全 クローン病（Crohn） 非特異性小腸潰瘍症 アミロイドーシス 放射線小腸炎 ほか

（西元寺克禮ほか：日本内科学会雑誌 83：1247-1252，1994）

（注）近年の小腸内視鏡の普及により次第に小腸出血性原因の疾患やその頻度が明らかにされると考えられるが，現在の時点で西元寺克禮先生らの研究は貴重である.

表3　主な下部消化管出血をきたす疾患

虚血性大腸炎 大腸癌 大腸ポリポージス（家族性腺腫症，多発性大腸ポリポージス，絨毛腺腫など） 炎症性大腸炎 放射性大腸炎 潰瘍性大腸炎 大腸憩室炎 直腸潰瘍 直腸粘膜脱症候群 薬剤性大腸炎（抗生物質に原因のあることが多い） 血管性病変 腸管外病変 内・外痔疾患，裂肛など 宿便性潰瘍・穿孔，下痢による下血 感染性腸炎（STD も含まれる） 異物による外傷 農薬，劇薬による下血 原因不明の下血 その他

な疾患も含まれているので，消化器外科のある施設や病院との連携は欠かせない．病院の連携室は無床診療所との連携を円滑にとれるよう整えられているが，いざというときは消化器外科医との連携が必要になる．日頃から外科医と連絡を取り合うか，面識を得ておくことも必要である．

文　献

1）西元寺克禮編著：消化管出血内視鏡ハンドブック，中外医学社，東京，1997
2）多田正大，芳野純治編集：新消化器内視鏡マニュアル，南江堂，東京，2002
3）三木一正ほか：消化器内視鏡ゴールデンハンドブック，南江堂，東京，2007
4）神保勝一編著：治療—特集プライマリ・ケア医のための上部・下部消化器内視鏡術，南山堂，東京，2006
5）太田直樹：上部消化管出血．今日の診断と治療，中外医学社，東京，p350-355，1995

（神保　勝一）

1 ウイルス性肝炎（A，B，C型肝炎）

■ 初診時のポイント

1．現病歴の聴取

発症の日時（いつ），発症の様式（どのように），その後の経過を聞く．

①急性ウイルス性肝炎の自覚症状として黄疸，全身倦怠感，食欲不振，発熱，腹痛，濃い褐色尿などがある．この中で黄疸は肝胆道系の疾患を疑う特異性の高い自覚的症状だが，それ以外の自覚症状は特異性に乏しい．急性肝炎の経過中一般に全身倦怠感や食欲不振は黄疸に先行するが，黄疸出現時にもこれらの症状が持続するときは重症化が危惧される．

②慢性肝炎では無症状のことが多いが，肝炎の活動性が高度のときには全身倦怠感や食欲不振，まれに黄疸を認めることもある．

③肝硬変の代償期では慢性肝炎と同様自覚症状に乏しいが，非代償期では全身倦怠感，食欲不振，浮腫，腹部膨満感，黄疸などのほか，異常行動や意識障害などの肝性脳症としての症状が出現する．

2．既往歴の聴取

輸血や血液製剤の使用の有無，とくに1992年以前の血液製剤はC型肝炎ウイルス検査が不十分であることから時期の聴取は重要である．アルコールの一日摂取量や期間，薬剤や健康食品についても摂取時期の聴取は鑑別診断に重要である．海外旅行，とくに発展途上国の中にはA型やE型肝炎ウイルスなどの高度浸淫地区があり，帰国後発症する例も認められる．刺青や覚せい剤使用者のC

型肝炎ウイルス感染率は約7割と高率でありピアスの有無なども含め聴取する．

3．家族歴の聴取

わが国のB型肝炎ウイルス持続感染は母子感染が原因のことが多く，とくに母親や兄弟の肝臓病やウイルス保持について注意深く聴取する．C型肝炎ウイルスの母子感染率は5％前後と低く，夫婦間感染もきわめて低率である．また，A型やE型は経口感染であり，食物や飲水などで感染するが環境衛生が良好なわが国での集団発生は近年きわめて少ない．

4．現　症

全身の観察：診察室に入室直後から表情や歩行状態などに注意する．

身体所見の診察は頭から順に下肢へと診察すると見逃しが少ない．

バイタルサイン：全身状態の観察とともに最初に行う．

意識レベルの診察：問診時の言動で異常を感じたときには肝性脳症の有無について所見をとる．見当識（時，場所など）の有無，簡単な計算力（100から7を順番に引き算する）を聴取する．

頭頸部の診察：視診で黄疸，酒さ，蝶形紅斑の有無などに注意する．瞼結膜で貧血の有無を，球結膜で黄疸の有無を，頸部リンパ節の触知を行う．

上肢：肩から上腕部に蜘蛛状血管腫がみられることがある．肝硬変でみられる手掌紅斑にも注意する．羽ばたき振戦は手首を背側に屈曲すると誘発されやすい．

胸部：肝硬変で頻度の高い蜘蛛状血管腫は前胸

部や上背部で頻度が高い．女性化乳房はスピロノラクトン製剤を服用している肝硬変患者で頻度が高い．

腹部：視診の際，腹水貯留による膨隆や副血行路を示唆する腹壁静脈怒張に注意する．打診では肝濁音界の縮小や消失は急性肝炎では劇症肝炎などの重篤な肝障害を示唆し，慢性肝疾患では肝硬変の末期でみられる．腹水の有無は鼓音と濁音の位置が体位によって変換することや波動の触知で診断する．

下肢：下腿前面の指圧痕の有無が肝性浮腫の有無を早期に知るよい指標である．

5．検査のポイント

1）肝炎ウイルスマーカー

肝炎が疑われるときには肝炎ウイルスマーカーとして疾患の頻度や保険の関係から初診時はIgMHA 抗体，HBs 抗原，HCV 抗体，HCV-RNAの4種を測定する．IgMHA 抗体は A 型肝炎発症直後からほとんどの例で陽性となり感度や特異性が高い．HBs 抗原は HBV のマーカーで感度や特異性は高いが，感染初期（window 期）や HBs 抗原エスケープ変異では陰性となるため HBV-DNA の測定が必要となるときがある．HCV 抗体は急性期では陽性化するまで時間がかかるため感度は高くない．また，慢性感染での感度は高いが既感染が約 30% 存在するため感染の同定のためには HCV-RNA 測定が必須となる．そのため，肝炎が疑われるときには保険の問題がなければ最初から HCV-RNA を測定したほうがよい（表1）．

2）生化学検査

生化学検査項目は多いが，現行の保険制度では包括制度（まるめ）になっており無制限の検査は医療機関の経済的な負担を増すことになる．初診時の必要最小限の肝機能検査としては T-Bil，AST，ALT，LDH，ALP，γ-GTP，ChE，Alb を測定する．

①血液中の T-Bil が 2～3 mg/dl 以上では顕性黄疸となる．T-Bil は肝細胞障害のほか閉塞性黄疸をきたす疾患，体質性黄疸，溶血性貧血などで上昇する．黄疸を認めるときには腹部超音波検査などの画像診断が必須である．閉塞性黄疸や肝細胞障害による黄疸で T-Bil が 3 以上のときには専門医療機関へ早めに紹介する．

②血液中の AST や ALT は種々の細胞からの逸脱酵素である．AST の臓器特異性は低いが，ALT は肝細胞由来のことが多く血液中の上昇は肝細胞の変性や破壊を示し，1,000 以上では急性肝炎のことが多い．慢性肝炎では ALT 優位で，線維化が進み肝硬変へ移行するに従い AST 優位となる．

③ALP や γ-GTP は胆道系酵素といわれ胆道系疾患や肝内胆汁うっ滞で著増する．肝実質障害での上昇は軽度であるが，薬剤性肝障害では高値となることがある．γ-GTP はアルコール多飲でも上昇する．

④ChE や Alb は肝細胞が産生する糖蛋白と蛋白であり，その低下は肝細胞の蛋白合成能の機能低下を示す．ChE は Alb が正常値内の肝硬変でも低値を示し，過栄養性脂肪肝では上昇する．両者は食事摂取の影響を受けるため栄養状態を考慮する必要がある．

3）血液・凝固系検査

急性肝炎と慢性肝炎では一般に血球数や凝固系に大きな変化はないが，肝炎が重症化や劇症化するとPT（プロトロンビン時間）が延長する．PTは凝固因子のⅠ，Ⅱ，Ⅴ，Ⅶ，Ⅹ因子を反映する．これらの凝固因子はすべて肝細胞で産生され，半減時間も短いため肝細胞の蛋白合成能のよい指標だが，DIC やビタミン K 欠乏時にも異常を示す．肝硬変ではさまざまな程度に血球系が減少し，進行した肝硬変では汎血球減少を示す．血小板減少は肝硬変の早期からみられ，肝線維化の進行とともに顕著になる．とくに C 型肝炎では肝の線維化と血小板数はよく相関し，肝硬変では10万以下のことが多い（表2）．

4）腫瘍マーカー

B 型，C 型慢性肝疾患では高率に肝細胞癌を合併する．肝細胞癌の腫瘍マーカーには AFP，

表1　日常診療で用いられるA，B，C型肝炎ウイルスマーカー

肝炎のタイプ	肝炎ウイルスマーカー	ウイルスマーカー陽性時の意義
A 型肝炎	IgM HA 抗体	A 型肝炎の診断
B 型肝炎	HBs 抗原	HBV 感染を示す
	HBV-DNA 量	HBV 感染，高値は肝炎が活動性で低値は鎮静化のことが多い
	HBe 抗原	陽性は HBV 量多く，肝炎は活動性のことが多い
	HBe 抗体	陽性は HBV 量少なく，肝炎は鎮静化のことが多い
	HBc 抗体価	高値は HBV 持続感染，低値は急性感染か過去の感染の既往
	IgM HBc 抗体	高値は HBV 急性感染，低値は慢性感染の急性増悪
	HBV ゲノタイプ	日本では A，B，C の 3 型
	HBs 抗体	過去の HBV 感染，HBV の感染防御抗体
C 型肝炎	HCV 抗体	HCV の感染の既往，陽性例の 70％は持続感染
	HCV-RNA	HCV 感染を示す
	HCV セロタイプ	日本では 1 型と 2 型，1 型は 2 型に比し IFN 治療に難治性

AFPL3 分画，PIVKA II の 3 種がある．AFP は癌胎児性蛋白で肝細胞癌の早期診断のスクリーニングとして有用であるが，癌を有しない慢性肝疾患でも高値を示すため特異性は高くない．しかし，400 ng/ml 以上の例では肝細胞癌の確率が高い．AFPL3 分画は AFP に含まれる糖鎖の癌化に伴う変化を検出する方法で肝細胞癌の特異性が高いので，慢性肝疾患で AFP 高値例では癌を有しない例との鑑別に有用である．PIVKA II は凝固活性のない異常プロトロンビンであり肝細胞癌での特異性が高いが，ワーファリン® などのビタミン K 拮抗薬などによるビタミン K 欠乏で上昇する．

5）画像診断

腹部超音波検査は肝疾患の診断に今やなくてはならない診断法である．急性肝炎では肝の腫大，肝全体のエコーレベルの低下，胆嚢壁の肥厚などの所見が得られ，慢性肝炎では肝左葉辺縁の鈍化や肝実質内部エコーの粗雑化などの所見が，肝硬変では肝左葉辺縁の鈍化や肝実質内部エコーの粗雑化がいっそう高度となり，肝表面が不整となる．

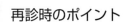

再診時のポイント

1．IgM HA 抗体陽性のとき

A 型急性肝炎と診断する．慢性化することはないが，重症化することがあり，T-Bil が 3 mg/dl 以上か ALT が 1,000 IU/ml 以上，PT が 70％以下

表2　C型慢性肝疾患での線維化と血小板数

肝の線維化の程度	血小板数　万/ml
F1 （軽度）	15～18
F2 （中等度）	13～15
F3 （重度）	10～13
F4 （肝硬変）	10 以下

のときは速やかに専門医療機関に紹介する．

2．HBs 抗原陽性のとき

HBV 感染者であり，①B 型急性肝炎，②HBV 無症候性キャリア，③B 型慢性肝炎，④B 型肝硬変，⑤B 型肝炎を母地とした肝臓癌のいずれかである．HBV 感染者に対してはさらに HBc 抗体，IgM 型 HBc 抗体，HBe 抗原，HBe 抗体，HBV-DNA 量と HBV ゲノタイプを測定する．

①B 型急性肝炎では慢性感染の急性増悪との鑑別がしばしば困難なことがあるが，前者では HBc 抗体価が低く，IgM 型 HBc 抗体価が高い．慢性感染の急性増悪では HBc 抗体価が高く，IgM 型 HBc 抗体価が低い．成人での B 型急性感染は通常は一過性感染であるが，免疫抑制状態や HBV ゲノタイプ A の約 10％は慢性化する．

②無症候性キャリアで HBV-DNA 高値例や HBe 抗原陽性例では今後肝炎の増悪を生じ

1　ウイルス性肝炎（A，B，C 型肝炎）　　*309*

る可能性が高い. 一方, HBe 抗体陽性, HBV-DNA 低値例では良好な経過となる可能性が高いが, 年率 0.1% くらいの肝細胞癌の発症があり, 年1～2回の検査の必要性を患者に説明する.

③④B 型慢性肝炎や肝硬変では肝炎の活動性と HBV-DNA 量は相関することが多く, 活動性では抗ウイルス剤などによる治療の必要があるが, 若年者では自然に改善する例もあることを説明する.

⑤肝癌症例では種々の画像診断や肝予備能などで治療法を決定するため専門医療機関を紹介する.

3. HCV 抗体陽性のとき

HCV 抗体陽性者の 30% は過去の既感染者であり鑑別には HCV-RNA 測定が必要である. HCV-RNA 陽性者は①C 型急性肝炎, ②HCV 無症候性キャリア, ③C 型慢性肝炎, ④C 型肝硬変, ⑤C 型肝炎を母地とした肝臓癌のいずれかである.

①C 型急性肝炎では約 30% が自然治癒するため, 4～6 ヵ月間経過観察し, 遷延例にはインターフェロン治療かインターフェロンを用いない直接型抗ウイルス薬 (DAAs) による治療が必要であることを説明する.

②③④HCV の慢性感染での自然治癒はまれであること, 徐々に進行し肝細胞癌を合併する危険性があること, インターフェロン治療や直接型抗ウイルス薬で HCV 排除ができる可能性があることを説明する.

⑤肝癌例には専門医療機関での治療の必要性を説明する.

継続治療のポイント

A 型, B 型, C 型急性肝炎では重症化が危惧される症例以外は自宅安静の指導と週1～2回の採血検査で管理する. A 型は慢性化せず, B 型も慢性化率はきわめて低いが, C 型は約 70% が慢性化することを患者に説明しておく.

B 型, C 型慢性肝疾患は高率に肝癌を合併すること, 有効な抗ウイルス薬が開発されているが使用の条件や方法, 副作用などで専門的な知識が必要であることから一度は専門医療機関を紹介し, 肝癌のスクリーニングや治療法の決定など医療連携で管理することが望ましい.

高齢者診療のポイント

ウイルス性急性肝疾患における高齢者の占める割合は少ないが, 肝機能異常者では肝炎ウイルス検査は必須である. 高齢者が重症化しやすいとの明らかな報告はないが, 肝再生力は低下しており注意が必要である.

B 型, C 型肝炎ウイルスキャリア率は高齢者では高く, 年齢とともに発癌率が上昇することから, 定期的な画像診断が重要である. また, 免疫抑制薬や抗がん剤治療を行う際は HBV の再活性化に対する考慮も必要である.

文　献

1) 慢性肝炎の治療ガイド 2008, 日本肝臓学会編, 文光堂, 東京, p2-37, 2007
2) 最新臨床検査の ABC. 石井裕正, 渡辺清明, 北原光夫, 宮坂信之, 山田信博編, 日本医師会, 東京, 日本医師会雑誌 135 : 57-222, 2006
3) B 型肝炎治療ガイドライン (第 2.1 版), 日本肝臓学会肝炎治療ガイドライン作成委員会編, p1-23, 2015
4) C 型肝炎治療ガイドライン (第 4.1 版), 日本肝臓学会肝炎治療ガイドライン作成委員会編, p1-5, 2015

（小松　眞史・中根　邦夫）

2 自己免疫性肝胆管疾患

日常臨床上，肝機能検査異常を認める場合，その原因としては，肝炎ウイルス，アルコール，薬物使用，脂肪沈着によるものが多いが，そのいずれも否定的で，自己免疫的機序で肝細胞や胆管細胞が障害され，自己抗体を認める場合を自己免疫性肝胆管疾患と呼んでいる．その場合，肝細胞が標的の場合を自己免疫性肝炎（autoimmune hepatitis；AIH）と呼び，主として中等大小葉胆管，隔壁胆管上皮細胞が標的の場合，原発性胆汁性肝硬変症（primary biliary cirrhosis；PBC）としている．また，肝外胆管，肝内胆管上皮細胞が標的の場合を原発性硬化性胆管炎（primary sclerosing cholangitis；PSC）と定義している．

I．自己免疫性肝炎（AIH）

1．どのような疾患なのか

一般的に中年以降の女性に多くみられる慢性に進行する活動性肝炎であり，肝細胞障害の成立に自己免疫的機序が想定されるものと定義される．

典型例では無症状に経過後，全身倦怠感，発熱，黄疸，皮疹など肝炎症状を伴い発症するとされるが，無症状で発見される場合が多い．

診断にあたっては，肝炎ウイルス，アルコール，薬物による肝障害および他の原因による肝障害を除外する必要がある．臨床上，肝機能のデータのみではウイルス性肝炎との鑑別はむずかしいが抗核抗体，抗平滑筋抗体陽性などの所見で診断する．

原則としてウイルスマーカーは陰性であるが，C型肝炎ウイルス血症を伴ったAIHも存在する．しかし，現在ではC型肝炎の範疇に入れている．

わが国における頻度は約1万人と推定され，男女比は1：7，小児や高齢者にもまれにみられる．時に，急性発症例や劇症肝炎の経過をとる場合があるので注意を要する．

わが国のAIHの多くは，副腎皮質ホルモンが奏功し比較的予後がよいが，肝硬変に進行する例は予後不良である．とくに，劇症肝炎，重症肝炎に移行した症例はきわめて予後がわるい．

2．病　因

自己免疫的機序により肝細胞が障害され発症するとされるがその機序はいまだ解明されていない．病因としては遺伝的因子と環境因子が考えられる．遺伝的因子として欧米ではHLA-DR3の陽性例が多いのに対して，本邦ではHLA-DR4（80％）が多いとされる．遺伝的感受性がある人にウイルス感染（麻疹ウイルス，CMV，EBV，肝炎ウイルスA，C）や薬物（スタチン系薬剤など）などの環境因子が引き金となり発症すると想定されているが確立した証拠はない．AIHは出現する自己抗体により2つに分類される．

3．病型分類

1）Classical type（ANA，SNMA陽性）；99.4％がこのタイプ．
2）肝腎マイクロゾーム（LKM）抗体陽性；小児や若い女性に多く，進行性で肝硬変に進展することが多いとされるがわが国では数例の報告しかない．

4．診　断

AIHの診断は国際自己免疫性肝炎グループによる診断基準を参考にし厚生労働省「難治性肝・

表1 自己免疫性肝炎の診断指針・治療指針（2013年）

Ⅰ. 概念（省略）
Ⅱ. 診断
1. 他の原因による肝障害が否定される 2. 抗核抗体陽性あるいは抗平滑筋抗体陽性 3. IgG 高値（＞基準上限値 1.1 倍） 4. 組織学的に interface hepatitis や形質細胞浸潤がみられる 5. 副腎皮質ステロイドが著効する 典型例　　上記項目で 1 を満たし，2〜5 のうち 3 項目以上を認める． 非典型例　上記項目で 1 を満たし，2〜5 の所見の 1〜2 項目を認める．
Ⅲ. 自己免疫性肝炎の重症度判定

臨床徴候	臨床検査所見	画像検査所見
①肝性脳症あり	①AST，ALT＞200 IU/L	①肝サイズ縮小
②肝濁音界縮小または消失	②ビリルビン＞5 mg/dL	②肝実質の不均質化
	③プロトロンビン時間＜60%	

重　症：次の 1，2，3 のいずれかが見られる．1. 臨床徴候：①または②，2. 臨床検査所見：①＋③または②＋③，3. 画像検査所見：①または②
中等症：臨床徴候：①，②，臨床検査所見：③，画像検査所見：①，②が見られず，臨床検査所見：①または②が見られる．
軽　症：臨床徴候：①，②，臨床検査所見：①，②，③，画像検査所見：①，②のいずれも見られない．

Ⅳ. 治療
1. 診断が確定した例では原則としてプレドニゾロンによる治療を行う． 2. プレドニゾロン初期投与量は十分量（0.6 mg/kg/日以上）とし，血清トランスアミナーゼ値と血清 IgG 値の改善を効果の指標に漸減する．維持量は血清トランスアミナーゼ値の正常化をみて決定する． 3. ウルソデオキシコール酸（600 mg/日）は，プレドニゾロンの減量時に併用あるいは軽症例に単独投与することがある． 4. 再燃を繰り返す例や副作用のためプレドニゾロンを使用しにくい例では，アザチオプリン（保険未収載，50〜100 mg/日）の使用を考慮する．

胆道疾患に関する調査研究」班の診断指針に従い（表1）診断する．典型例は比較的診断は容易である．発症や，経過が典型的でない場合の診断はむずかしい．

AIH はわが国と欧米とは臨床像がやや異なるので国際スコアは必ずしも優れた基準とはいえないかもしれない．

また，AIH に特異的検査項目はないので，まず，肝炎ウイルス，アルコール，薬物および他の原因による肝障害を除外することから始める．

肝機能検査では多くの場合，AST，ALT は 100 IU/ml 以上，胆道系酵素（ALP，γ-GTP）は軽度上昇，ZTT，γ-gl（IgG）が上昇する．抗核抗体（ANA），抗平滑筋抗体（SMA）が陽性に出る．

確診が得られないときは専門医に紹介，腹腔鏡，肝生検を行う．

 初診時の対応

1. チェックポイント

1）中年以降の女性に多い．
2）無症状の場合が多い．
3）発熱，皮疹，関節痛など他の自己免疫性疾患を合併することがある．

合併する疾患としては慢性甲状腺炎，シェーグレン症候群，関節リウマチが多い．

4）飲酒歴，薬剤服用歴の聴取が大切．
5）黄疸があれば肝細胞障害が高度である指標，重症化に注意．

2. 鑑別すべき疾患

1）C 型肝炎では約20%に抗核抗体が陽性に出

るが，一般にその力価は低い．AIH-score
が高ければAIHとして治療する．原則的に
専門医に紹介する．

2）自己免疫疾患，膠原病に併発する肝障害
AIH-scoreのみでは鑑別困難，肝生検が必
要．

3）AIHはPBCを合併することが多い（Over-
lap症候群，Mixed Type），抗ミトコンド
リア抗体（AMA）陽性のAIHは約10%と
され，AIHの臨床所見が前面に出るので発
見が困難．一般にAIHの治療が優先され
る．

4）薬物使用中に抗核抗体陽性の肝障害が発症
した場合，①薬物起因性AIH，②自己免疫
を伴う薬物性肝障害，③AIHと薬物性肝障
害の合併などが考えられ，鑑別困難である
ため薬物の種類，臨床経過で判断するしか
ない．

5）非アルコール性脂肪性肝炎（NASH）の約
20%に抗核抗体が陽性に出る．肥満など身
体所見を参考にするが，肝生検で鑑別する
しかない．

3．治　療

1）副腎皮質ステロイド剤が基本，原則として
生涯にわたり服用するが，骨粗鬆症，耐糖
能異常に注意する．

2）軽症例やステロイド減量目的でウルソ酸
（UDCA）を使用することがある．

3）免疫抑制剤が有効な症例もある．

4）劇症化した場合，非代償性肝硬変例では肝
移植も考慮する．

4．予　後

1）副腎皮質ステロイドで著効が得られた例の
予後は良好である．10年生存率は90%以
上．

2）肝硬変に進展した例の予後は不良，死因は
肝不全が多い．

3）肝細胞癌の合併は少ない．

 ## 専門医への紹介のタイミング

AIHは比較的まれな疾患で，慢性の肝障害をみ
た場合，常にこの疾患の可能性を頭にいれ早めに
専門医に紹介する．

AIHは発症原因が不明のため，原因に基づいた
診断，治療ができない．したがって除外診断が大
切である．今後発症機構が解明され原因療法の開
発が期待される．

II．原発性硬化性胆管炎（Primary Scle-
rosing Cholangitis；PSC）

1．どのような疾患なのか

原因不明の慢性炎症により肝内外の胆管に多発
性，びまん性の狭窄をきたし，胆汁うっ帯の持続
により，肝硬変，肝不全に進展する予後不良の疾
患である．効果的治療法がなく最終的に肝移植を
必要とする症例も少なくない．本邦では比較的ま
れな疾患と考えられていたが，近年症例数が増加
している．

男性に多く35～40歳代と65～70歳代に二峰性
のピークを持つ年齢分布を示し，若年層では炎症
性腸疾患（IBD），高齢層では膵炎の合併が多いと
されている．

高齢層では自己免疫性膵炎（autoimmune pan-
creatitis；AIP）に関連した硬化性胆管炎（IgG4
関連胆管炎）が含まれていた可能性が高いと考え
られ，その鑑別が問題となっていたが，近年IgG4
関連胆管炎の診断基準が定められ鑑別が可能に
なった．しかし，それを除外してもなお，高齢発
症の多いPSCの存在が本邦の特徴と思われる．

2．病　因

胆管上皮に対する自己免疫的機序が胆管障害の
原因と考えられているが詳細は不明．

3．診　断

PSCの診断にはLindorなどの診断基準が使用

表2　原発性硬化性胆管炎診断基準

1 ）あらゆる部位の胆管に生じた典型的な胆管造影の異常所見
2 ）臨床像（炎症性腸疾患の病歴，胆汁うっ滞の症状），および血液生化学所見（ALP 値が 6 ヵ月にわたって 2～3 倍に増加）が矛盾しない
3 ）以下の原因による二次性硬化性胆管炎を除く
・胆管炎
・AIDS による胆管病変
・胆道系悪性新生物(PSC が以前に診断されていれば可)
・胆道系の手術，外傷
・胆管結石
・胆道の先天異常
・腐蝕性硬化性胆管炎
・胆管の虚血性狭窄
・floxuridine 動脈内投与による胆管障害・狭窄

(Lindor, Mayo clinic, 2003)

される（表2）.

診断は画像診断（ERCP），生化学的所見，二次性硬化性胆管炎の除外でなされる.

初診時の対応

1．ポイント

1 ）男女比は 2：1 で男性に多く，若年層，高齢層に二峰性ピークを持ち，患者数は 1,200 人程度と推定されている.
2 ）若年層と高齢層とでは異なった臨床像を呈する．若年層では炎症性腸疾患（IBD）の合併が 4 割程度と高率なのに対し高齢層では合併は少なく，膵炎の合併が多い.
3 ）PSC の初発症状は半数が全くない．黄疸は 25%，胆管炎 20%，掻痒感 17% である.
4 ）検査所見，Al-P や γ-GTP などの胆道系酵素の上昇，進行すれば Bil が上昇してくる特異的マーカーは存在しない.

　　　高齢者発症の PSC では血清 IgE が高値を示し，IgG，IgM も高値になるとの報告があるが IgG4-SC が混入している可能性が強い.
5 ）外来ではまず，MRCP を施行，肝内外胆管狭窄多発の有無を調べる．MRCP で所見を認めた場合は，外来で大腸内視鏡を施行，

IBD 合併の有無，大腸癌のスクリーニングも兼ねる．IBD があれば，ほぼ診断を確定してよい.

2．鑑別すべき疾患

1 ）IgG4-SC（IgG4-Sclerosing Cholangitis, IgG4 硬化性胆管炎）
2 ）胆管癌，結石（肝内，総胆管）

PSC においては 4～20% の症例で胆管癌が合併するといわれている．とくに高齢層では発症後 1～2 年目に発癌が多いので要注意，診断には腫瘍マーカー，胆汁酸細胞診等を含めた総合的評価が必要.

3．治　療

1 ）胆汁うっ帯の改善を目的としてウルソデオキシコール酸を投与（600 mg/日）高用量の投与は癌を誘発する可能性が強いとされているので要注意.

　　　ウルソで肝機能の改善は期待できるが，組織的改善，予後の改善は期待できない.
2 ）ベザフィブレート（ベザトール SR®，100 mg/日）を併用してみる価値はあるが根本的治療にはならない.
3 ）ステロイドは推奨されない.
4 ）内視鏡的治療ステント留置など有効な場合もあるが，安易に行うべきでない.
5 ）肝不全をきたした症例に対しては肝移植が唯一の治療法である.

4．予　後

肝移植なしの場合は 5 年生存率 75%，移植後は 92% とされている.

胆管癌の発生は 7%，大腸癌を含めた悪性腫瘍の発生は 30% との報告あり経過をみる場合，考慮が必要である.

専門医への紹介のタイミング

PSC はまれな疾患であるが，閉塞性黄疸，超音

波など画像診断で胆道系に異常を認めた場合は速やかに専門医に紹介する.

IgG4 関連疾患と自己免疫性膵疾患（Auto-immune Pancreatitis；AIP）

AIP は高齢の男性に好発する疾患で多くは閉塞性黄疸で発症し，画像上，膵管狭窄，膵腫大が特徴的で，γ-G1，IgG 高値，抗核抗体陽性などを認めることが多く，特に IgG4 の上昇が高率に認められる上に膵外病変として胆管，胆のう，唾液腺などに，膵と同様な IgG4 が関連した特異的な炎症と線維化をきたすことがある. これらを総称して IgG4 関連疾患と呼称する. とくに胆管病変は IgG4-SC として PSC との鑑別がむずかしいとされている. しかし IgG4-SC にはステロイドが著効し鑑別の目安になる. 予後は良好な疾患である.

文　献

1) 恩地　森一：肝免疫と肝疾患，中外医学社，東京，p69，2008
2) 戸田　剛太郎　編：非肝炎ウイルス性肝疾患，メジカルビュー社，東京，p72，1999
3) 小俣政男　監修：専門医のための消化器病学，医学書院，東京，p385，2005.
4) 厚生労働省難治性疾患克服研究事業「難治性の肝・胆道疾患に関する調査研究」班：自己免疫性肝炎（AIH）診療ガイドライン（2013 年）. 肝臓 56（5）：217，2015

（木村　直躬）

第2章 疾患編
D 肝・胆・膵疾患
3 非アルコール性脂肪性肝疾患（NAFLD），脂肪肝・NASH

　非アルコール性脂肪性肝疾患（nonalcoholic fatty liver disease；NAFLD）はメタボリックシンドロームの肝病変として捉えられており[1]，わが国の肥満人口の増加を受け，成人の人間ドック受診者における有病率は15〜30%を占める（表1）[2].

　NAFLD は，長くその病態は進行しないという誤った概念が普及し，疾患としての重要性が見落とされてきたが，NAFLD の中で肝硬変症，ひいては肝癌へ移行する病変が非アルコール性脂肪性肝炎（non-alcoholic steato-hepatitis；NASH）であり，最近，増加し注目をあびている肝疾患である[3,4].

■ NAFLD の診断

　NAFLD は単純性脂肪肝と NASH からなるが，単純性脂肪肝と NASH の初期病像に差異は認められず，臨床症状は全身倦怠感，易疲労性，右季肋部痛などがあるが，自覚症状を欠くことも多い．したがって，診断の契機は健康診断，人間ドックなどの超音波検査で指摘され，アルコール性肝疾患や他の肝疾患を否定された後，NAFLD と診断されることが多い．

■ 初診時の対応

1．問診のチェックポイント
□毎日お酒を飲んでいますか？　何をどのくらい飲みますか？
□20歳頃に比べ何kgくらい太っていますか？（BMI≧30：NASH の割合36%）

表1　脂肪肝の成因

1. 過栄養性
2. アルコール性
3. 糖尿病
4. 栄養障害（吸収不良症候群，クワシオコールなど）
5. 薬物性（副腎皮質ステロイド，テトラサイクリン，イブプロフェンなど）
6. 中毒性（四塩化炭素，黄リンなど）
7. 急性妊娠性脂肪肝
8. Reye 症候群
9. 内分泌疾患（クッシング症候群）

□夜食をとる習慣がありますか？
□早食い，やけぐい，まとめ食いをしますか？
□カロリーの高いもの，脂もの，甘いものを好みますか？
□運動不足ではありませんか？
□不規則な生活習慣をしていませんか？
□薬剤，漢方薬，市販薬の常用はありませんか？

2．診察のコツ
□全身を診察する．とくにクモ状血管腫，手掌紅斑と腹部所見を中心にチェックする．

3．診断に必要な検査のポイント
1）血液生化学
血清診断マーカーがないため，他の原因による肝疾患の除外が必要である．
検査におけるチェックポイント
□ALT（GPT）優位のトランスアミナーゼ上昇を認めることもあるが，トランスアミナーゼ正常例もあるため注意が必要である．
□単純性脂肪肝：ALT（GPT）11〜80 IU/*l*（m-

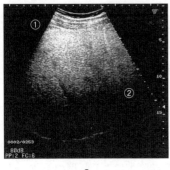 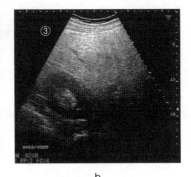 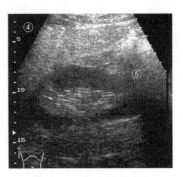

a b c

図1 脂肪肝の超音波所見

a：①いわゆる bright liver pattern
　　②深部エコーの減衰
b：③肝静脈の狭小化，不明瞭など
c：④肝腎コントラスト
　　⑤腎辺縁高エコー帯消失

34).

NASH：ALT（GPT）12〜509 IU/l（m-79）.

□NASH：トランスアミナーゼ高値であるが，
　肝硬変症に進行すると ALT が低下する.
□肝硬変症：AST 優位となり，AST/ALT は1
　以上となることが多い.
□γ-GTP（γ-グルタミルトランスペプチダー
　ゼ）はアルコール性肝障害で高値となるが，
　NASH では正常から軽度上昇に止まる.
□Fe，フィリチン，血小板，ヒアルロン酸は
　NASH 予測マーカーになりうる.

2）画像診断
①腹部超音波検査
　脂肪肝は肝実質の超音波検査から診断を確定で
きる唯一の疾患といえる.しかし，日常診療では
その進行した病態である NASH との鑑別は困難
であり，NASH の約30％が肝硬変症に進展するこ
とから NAFLD から効率よく NASH を拾い上げ
ることが重要である（図1a〜c）.
　超音波診断を行う上でのチェックポイント
　□視野を広く観察し，モニターの一点を注視し
　　ない.
　□画像記録時以外は探触子を持つ手の動きを止
　　めない.

　□常に正常画像を思い浮かべ，それと比較しな
　　がら検査を進める.
　□肝エコー所見の変化を目ざとく捉える.
　□高度の脂肪肝や強い線維化を伴ったアルコー
　　ル性脂肪肝でみられる櫛状シャドーなど，肝
　　実質以外の副所見も見逃さない.
　□病態の解明，把握に役立つように論理的に検
　　査を進める.
②腹部造影超音波検査
　レボビスト®を投与し，肝実質へのレボビス
ト®の取り込みを5分から50分まで観察する.脂
肪肝では15分の時点では取り込みを認めず，50
分かけて徐々に染色低下をみる.NASH では比較
的早期からレボビスト®の肝実質への取り込みが
起こる[5].
③他の画像診断
　CT 検査
　肝脾の CT 値をとり，その比を求める方法が一
般的で多く用いられている[6].CT 値比0.9未満の
ときに脂肪肝と診断している.しかし，NASH と
の鑑別診断は不可能である.

NASH の治療

　NASH の治療法としては，これまで食事療法，

運動療法, プロブコール, ベザフィブラート, メトホルミン, ピオグリタゾン, ウルソデオキシコール酸 (UDCA), ビタミン E, ベタイン, N-アセチルステインなどでの改善効果が報告されている.

- □食事療法は摂取エネルギーと脂肪摂取の減量を目標とする. ただし, 急激な体重減少はかえって脂肪肝の悪化をまねくことから, 2～3 kg/月の体重減少を目標とする.
- □運動療法は中性脂肪や VLDL を減少させ HDL を増加させる効果が期待できる.
- □プロブコールや PPA-α agonist であるフィブラート系薬剤のベザフィブラートは脂質異常症改善作用を有することより, NASH の治療薬として注目されている.
- □ビグアナイド系薬剤のメトホルミンは, インスリン抵抗性改善効果を有すること, キマジリン誘導体のピオグリタゾンは, PPAR-γ の agonist として, 脂肪細胞の分化調整や脂質代謝に有用であると考えられている.
- □UDCA は肝疵護作用より注目されている. しかし, 現在のところは NASH の発症機序がすべて明らかになっておらず, 最良の治療に対するエビデンスは得られていない.

専門医紹介のポイント

- □腹部超音波検査で内部エコーの変化が認めら

れる場合.
- □NASH が疑われ, 肝生検が必要な場合.

高齢者診療のポイント

とくに, 高齢者糖尿病合併例において, 血糖が徐々に低下する場合, 交感神経症状が現れにくく, 主として中枢神経症状が現われ認知症とまちがわれやすい. 意識障害による転倒の予防, 早期発見のほか, 低血糖に対する早急な対応と周辺, 家族への十分な説明をしておくことが重要である.

文　献

1) 奥平雅彦, 内藤周幸, 岩本　淳：脂肪性肝硬変の病理組織学的並びに科学的研究. 日病会誌 46：484, 1957
2) 笹森典雄：2005 年人間ドック全国集計成績. 日本病院雑誌 53：1799-1845, 2006
3) Shimada M, Hashimoto E, Taniai M, Hasegawa K, Okuda H, Hayashi N, Takasaki K, Ludwig J：Hepatocellular carcinoma in patients with non-alcoholic steatohepatitis. J Hepatol 37：154-160, 2002
4) James OFW, Day CP：Non-alcoholic steato hepatitis (NASH)：a disease of emerging identify and importance. J Hepatol 29：495-501, 1988
5) Moriyasu F et al：Diagnosis of NASH using delayed parenchymal imaging of contrast ultrasound. Hepatol Res, 2005
6) Riccic et al：Noninvesive in vivo quantiative assessment of fat content in human liver. J Hepatol 27：108-113, 1997

（永田　宰）

4 原発性胆汁性肝硬変症

1．どんな疾患か

原発性胆汁性肝硬変症（primary biliary cirrhosis；PBC）は肝内の小葉間胆管から隔壁胆管の上皮細胞が自己免疫機序により障害され，慢性の進行性の胆汁うっ滞が起こる疾患である．胆管消失は不可逆的変化で最終的には肝硬変へと進展する．

中年以降の女性に好発し，男性の頻度は約10%である（男女比1：7）．自己抗体である抗ミトコンドリア抗体（AMA）が出現する（約85%）．わが国におけるPBCの年間発生頻度は約500人，患者数は約5万人と推定されている．

2．病　因

発症には遺伝的要因と環境的要因が考えられているが詳細は不明である．

環境因子として，有毒廃棄物の廃棄施設の近くに有病率が高い．化粧品や香料に含まれる成分がPBCの対応抗原を修復するとされ，化粧品を女性が頻用する点，興味深い．

また，PBCに尿路感染症が多い点から，グラム陰性桿菌など，感染微生物との関係も解析されている．遺伝子要因に環境要因が加わり，免疫応答異常が出現し発症すると考えられる．

3．病型分類

1）症候性（symptomatic）PBC
2）無症候性（asymptomatic）PBC
に分類される．

症候性は肝障害に基づく自覚症状(皮膚掻痒感，黄疸，など）のある場合（約5%）で難治性特定疾患の対象になっている．

無症候性はこれらの症状のない場合（約95%）

で，数年間で約30%が症候性に移行するとされている．

自己免疫性肝炎（AIH）を併発（overlap 症候群）することがある．また，PBCからAIHに移行する例もまれに認められる．

4．臨床的病型分類と重症度

PBCの予後は個々の症例によって大きく異なる．多くの症例は自覚症状もなく一般人と変わらぬ生涯を送るが，黄疸が進行し肝不全により生涯を閉じる場合もある．後述するがUDCAの使用により，最近，臨床経過と予後が大きく変化した．

PBCの進展は臨床的な観察から大きく3つの型に分類される．

1）緩徐進行型
2）門脈圧亢進症先行型
3）黄疸肝不全型

予後測定因子としては血清ビリルビンがもっとも重要な因子である．重症度診断にはPBC用に修正したChild-Pugh分類が用いられる（表1）．

表1　PBC用 ChilD-Pugh 分類

Score	1	2	3
Bil （mg/dl）	1〜4	4〜10	>10
Alb （g/dl）	3.5<	2.8〜3.5	<2.8
PT （%） INR	70%< <1.7	40〜70% 1.7〜2.3	<40% >2.3
腹水	なし	軽度	中等度
脳症	なし	Grade 1〜2	Grade 3〜4

Grade A：5〜6点　Grade B：7〜9点　Grade C：10〜15点
（文献4）より）

初診時の対応

1．問診のポイント

1）中年以降の女性に多い．
2）自覚症状として皮膚搔痒感，黄疸の有無に注意．ビリルビン 3 mg/dl 以上で眼球結膜黄染が診断可能．
3）自己免疫疾患を合併することが多い（慢性甲状腺炎，シェーグレン症候群など）．
4）家族歴に自己免疫疾患が多い．
5）薬物服用歴，尿路感染症既往の有無を聞く．

2．診 断

診断基準に従って行う（表2）．

3．臨床検査の読み方のポイント

1）胆道系酵素（ALP，γ-GTP，LAP）の上昇，とくに γ-GTP が早期に上昇している例が多い．

　検診では γ-GTP のみ検査の場合が多く女性の場合低値に出ることが多いので見逃さないよう注意．また，胆汁うっ滞を反映して血中コレステロールが上昇していることが多い．胆道系酵素の上昇のない早期 PBC もまれに存在する．

　黄疸がある場合は直接型ビリルビンが優位である．

2）自己抗体として抗ミトコンドリア抗体（AMA）が陽性（約85％）に出るため，確診率が高いが，陰性の PBC も数％存在する．AMA は，肝硬変，AIH，薬剤性肝障

表2　原発性胆汁性肝硬変の診断基準（平成 22 年度）

「難治性の肝・胆道疾患に関する調査研究」班 原発性胆汁性肝硬変分科会
概　念 　原発性胆汁性肝硬変（primary biliary cirrhosis，以下 PBC）は，病因・病態に自己免疫学的機序が想定される慢性進行性の胆汁うっ滞性肝疾患である．中高年女性に好発し，皮膚搔痒感で初発することが多い．黄疸は出現後，消退することなく漸増することが多く，門脈圧亢進症状が高頻度に出現する．臨床上，症候性（symptomatic）PBC（sPBC）と無症候性（asymptomatic）PBC（aPBC）に分類され，皮膚搔痒感，黄疸，食道胃静脈瘤，腹水，肝性脳症など肝障害に基づく自他覚症状を有する場合は，sPBC と呼ぶ．これらの症状を欠く場合は aPBC と呼び，無症候のまま数年以上経過する場合がある．sPBC のうち 2 mg/dl 以上の高ビリルビン血症を呈するものを s_2PBC と呼び，それ未満を s_1PBC と呼ぶ．
1．血液・生化学検査所見 　症候性，無症候性を問わず，血清胆道系酵素（ALP，γGTP）の上昇を認め，抗ミトコンドリア抗体（antimitochondrial antibodies，以下 AMA）が約90％の症例で陽性である．また，IgM の上昇を認めることが多い．
2．組織学的所見 　肝組織では，肝内小型胆管（小葉間胆管ないし隔壁胆管）に慢性非化膿性破壊性胆管炎（chronic non-suppurative destructive cholangitis，以下 CNSDC）を認める．病期の進行に伴い胆管消失，線維化を生じ，胆汁性肝硬変へと進展し，肝細胞癌を伴うこともある．
3．合併症 　慢性胆汁うっ滞に伴い，骨粗鬆症，高脂血症が高率に出現し，高脂血症が持続する場合に皮膚黄色腫を伴うことがある．シェーグレン症候群，関節リウマチ，慢性甲状腺炎などの自己免疫性疾患を合併することがある．
4．鑑別診断 　自己免疫性肝炎，原発性硬化性胆管炎，慢性薬物性肝内胆汁うっ滞，成人肝内胆管減少症など
診　断 　次のいずれか 1 つに該当するものを PBC と診断する． 1）組織学的に CNSDC を認め，検査所見が PBC として矛盾しないもの． 2）AMA が陽性で，組織学的には CNSDC の所見を認めないが，PBC に矛盾しない（compatible）組織像を示すもの． 3）組織学的検索の機会はないが，AMA が陽性で，しかも臨床像及び経過から PBC と考えられるもの

害，アルコール性肝障害でも陽性に出ることがあるので要注意．

AMA は対応抗原の違いから M1 から M9 抗体に分類されているが PBC に特異性の高いのは M2 抗体である．自己抗体で問題になるのは抗核抗体（ANA）で，PBC の 30〜50％の症例で陽性に出る．AMA 陰性で ANA 陽性の場合，自己免疫性胆管炎（AIC）と呼んだ時代があったが現在では AMA 陰性の PBC として統一されている．

3）血清中の IgM，高値も特徴的である．他の自己免疫疾患を合併することが多い．それぞれの疾患の自己抗体が出現する．

4）腹部超音波，CT，MRCP などの総合的な画像診断法を駆使し，肝外胆道系の異常，肝内胆汁うっ滞，肝腫瘍（肝細胞癌，転移性肝癌など），肝細胞障害（肉芽腫性肝炎，サルコイドーシス，アミロイドーシスなど）との鑑別が大切である．

臨床病期の診断と予後予測のため，最終的には腹腔鏡による肝表面の観察，肝生検による組織検査が必要である．

再診時のポイント

1）診断が確定したら進展度の判定を行い経過を観察する．
2）進展度判定には血小板，ビリルビン，Ⅳ型コラーゲンなどで線維化度を評価．
3）骨粗鬆症，脂質異常症など合併症への対策．
4）肝細胞癌の併発を予知するため定期的に腫瘍マーカー（AFP，PIVKA-Ⅱ，L3 分画）の検査および US，CT などの画像検査が大切．

1．治　療
PBC に根本的治療法はない．
基本は
1）進行性の胆汁うっ滞，肝機能障害への対応．
2）胆汁うっ滞による皮膚掻痒感，骨粗鬆症への対応．
3）門脈圧亢進症のコントロールである．
無症候性でも進行する例（約 30％）があるので治療をしたほうがよい．

2．治療の実際
1）ウルソデオキシコール酸（UDCA）600 mg/日で開始，効果がなければ 900 mg/日に増量．（胆汁酸置換作用，免疫反応調整作用により有効性が確認されている）．
2）フィブラート系薬剤　ベザフィブラート 400 mg/日．
胆道系酵素を低下させる効果が認められており，UDCA 無効例にも有効．
3）皮膚掻痒感には，これまでコレスチラミン，コレスチミドなどが使用されてきたが効果が限定的であった．2015 年ナルフラフィン塩酸塩（レミッチ®）が保険認可された従来の止痒剤とは異なる作用機序を有する化合物で有効性が期待されている．
4）骨粗鬆症に対しては，VitK2 が推奨されている．
5）効果が認められず，黄疸が進行する例には肝移植を考慮する．

3．予　後
1）無症候性 PBC の 5 年，10 年生存率はそれぞれ 98％，90％とされ比較的予後良好である．
2）症候性 PBC のうち，皮膚掻痒感のみの場合，5 年，10 年生存率は 88％，70％である．血中ビリルビン値 2 mg/dl 以上の 5 年，10 年生存率は 55％，35％である．
3）血中ビリルビン値が 5 mg/dl 以上で胆道系酵素の改善がみられず，血小板数低下，プロトロンビン時間が延長してきた場合は予後不良であり，肝移植を考慮に入れる．肝移植後の 5 年生存率は 75〜80％と良好である．

専門医に紹介するタイミング

胆道系酵素の上昇があり，他の肝，胆道疾患が否定されれば，PBC を疑い，診断確定のため専門医に紹介することが望ましい．

とくに症候性 PBC の場合，難治性疾患であり，将来肝硬変への進展の可能性があるため，また黄疸の進行，肝予備能の低下を認める場合，肝移植評価のため専門機関へ紹介する．

病名に対する議論

原発性胆汁性肝硬変症という病名は 1950 年代に提唱された疾患概念で，診断される症例はすべてかなり進行した肝硬変であった．しかし抗ミトコンドリア抗体や，強力な診断ツールが存在する現在，無症状で診断される症例がほとんどで肝硬変はなく実情と大きく乖離する．欧米ではこの病名を変更しようと議論され，とりあえず，PBC の C を尊重して「肝硬変（Cirrohsis）」を「胆管炎（Cholangitis）」と変更することに決定した．本邦でも変更される可能性が高い．

文　献

1) 高橋信一編：消化器疾患ガイドライン，総合医学社，東京，2007
2) 小俣政男監修：専門医のための消化器病学，医学書院，東京，p391，2005
3) 井廻道夫編集：肝疾患診療のコツと落とし穴，中山書店，東京，p60，2002
4) 厚生労働科学研究費補助金難治性疾患克服研究事業「難治性の肝・胆道疾患に関する調査研究」班編：原発性胆汁性肝硬変（PBC）の診療ガイドライン（2012年）．肝臓 53；633，2012
5) 下田慎治，田中　篤：PBC--"cirrhosis"から"cholangitis"へ，日消誌 113（1）；26，2016

（木村　直躬）

第2章 疾患編
D 肝・胆・膵疾患

5 アルコール性肝障害

アルコール性肝障害はアルコールの過飲により引き起こされる肝細胞障害と定義されるが，長期にわたる常習，大量飲酒に伴って認められる疾患である．

以前は，アルコールは直接の肝臓毒ではなく，大量飲酒に伴う栄養不良が主因と考えられていたが，最近の研究の結果，アルコールの慢性の大量摂取が直接原因となることが証明され，その発生機序が次第に解明されつつある．

わが国では，従来ウイルス性慢性肝炎が多く，アルコール多飲者の肝障害もウイルスの関与が多いと認識されていたが，最近ではB型，C型ウイルス肝炎は次第に克服され減少傾向にある．

最近，アルコール消費量は減少傾向にあるが，アルコール性肝障害による死亡数は増え続けている．その要因としては慢性飲酒者の高齢化や女性の飲酒率の増加などが考えられる．一方，肥満率の増加は著明で，糖尿病，高血圧，脂質異常症などのメタボリックシンドロームが増加し，それらにNAFLD（非アルコール性肝疾患)/NASH（非アルコール性肝炎）の合併頻度が高いことが明らかにされた．慢性飲酒者も同様で，肥満はアルコール性肝障害の発生リスクを増加させると考えられている．また，アルコールによる肝障害は，飲酒量のみに限定されるわけでなく，その感受性には個人差が大きく，人種，性差，年齢，栄養状態，遺伝的素因，基礎疾患の有無などさまざまな因子が関与している．

飲酒による肝障害といってもその種類はさまざまで，脂肪肝からアルコール肝炎，線維症，さらに肝硬変に至るまでの多彩な病態を示し，時に重症化して死に至ることもある．

 初診時の対応

1. 問診のポイント

1) アルコール性肝障害の診断には，まず，ウイルス性，薬剤性，自己免疫性などの肝障害の除外が必要である

2) アルコールが肝障害の原因であると確定するには，飲酒状態を正確に聞き出すことが必須である．一般に飲酒者は量を少なく申告する傾向にあるので，家族も含めての十分な問診が大切になる．飲酒量を聞き出す場合，ただ単に1日の飲酒量を聞くのではなくてアルコールの種類，ビールなのか，日本酒なのか，洋酒かなど雑談風に聞き出すことがコツである．また自宅で飲むのか，馴染みの店で飲むのか，何時頃帰宅するかなど飲酒時間から正確な飲酒量を割り出す必要がある．一方，患者が女性の場合は非常にむずかしい．家族が飲酒に気づいていない場合が多く正確な飲酒量を聞き出すのは困難で，飲酒を否定されると益々むずかしくなる．その場合，女性は男性に比べて肝障害が起こりやすいことを説明し，診断と治療に飲酒量が重要な因子であることを理解させ，再度聴取を繰り返すことが必要である．

アルコール性肝障害の診断基準（表1）では常習飲酒家（日本酒換算3合/日）と大酒家（5合/日以上）に分けているがこれを参考にする．

大酒家の肝障害がアルコールだけで引き

表1　アルコール性肝障害診断基準（JASBRA 2011 年版）

Ⅰ．概念

「アルコール（AL）性」とは，長期（通常は 5 年以上）にわたる過剰の飲酒が肝障害の主な原因と考えられる病態で，以下の条件を満たすものを指す．

①過剰の飲酒とは，1 日平均純エタノール 60 g 以上の飲酒（常習飲酒家）をいう．ただし女性や ALDH2 活性欠損者では，1 日 40 g 程度の飲酒でも AL 性肝障害を起こしうる．

②禁酒により，血清 AST，ALT およびγ-GTP 値が明らかに改善する．

③肝炎ウイルスマーカー，抗ミトコンドリア抗体，抗核抗体がいずれも陰性である．

付記

1．肥満者における AL 性肝障害
　肥満者では，1 日平均純エタノール 60 g の飲酒に満たなくても AL 性肝障害を起こしうる．

2．肝炎ウイルスマーカー，抗ミトコンドリア抗体，抗核抗体陽性者についての取り扱い
　肝炎ウイルスマーカーまたは抗ミトコンドリア抗体や抗核抗体が陽性であるが，病理組織で他の病院より AL 性の変化が明らかに強い場合，肝炎ウイルスマーカー陽性など他の病院を付記して AL 性肝障害と診断できる．

Ⅱ．アルコール性肝障害の病型および病理診断

1．アルコール性脂肪肝（alcoholic fatty liver）
2．アルコール性肝線維症（alcoholic hepatic fibrosis）
3．アルコール性肝炎（alcoholic hepatitis）
4．アルコール性肝硬変（alcoholic liver cirrhosis）
5．アルコール性肝がん（alcoholic hepatocellular carcinoma）

付記

一部のアルコール性肝炎では，禁酒しても肝腫大などアルコール性肝炎の症状が持続するものがあり，肝性脳症，肺炎，急性腎不全，消化管出血などの合併症を伴う場合は予後不良である．このような症例には重症度判定を行い，積極的な治療介入を行う．

表2　各種アルコール飲料のエタノール含量

アルコール飲料	目安量	エタノール含有量
清酒	1 合	23.0 g
ビール	大ビン 1 本	22.3 g
ウイスキー	ダブル 1 杯	20.6 g
焼酎	1 合	36.0 g
ワイン	グラス 1 杯	14.4 g

起こされているとは限らないので，診断にあたっては飲酒量の確認とアルコールに特有な病態の特徴を把握すべきである．

3）飲酒量聴取のための参考に
　飲酒量を正確に知るためには各アルコール飲料に含まれるエタノール量を知る必要がある．（表2）．また問題飲酒者のスクリーニングに久里浜式スクリーニングテスト（KAST）が繁用されている（表3）．

4）身体所見を詳細にとることも他疾患を除外する参考になる．
　アルコール臭，圧痛を伴う肝腫大（発熱を伴う場合もあり胆石症と誤診しやすい），黄疸，クモ状血管腫，手掌紅斑，鼻部，頬

部，前胸部の毛細血管の拡張，女性化乳房，腹水，脾腫などが特徴的である．

5）生化学的指標としては，AST/ALT＞1，γ-GTP，平均赤血球容積（MCV）などが繁用されるが，γ-GTP は飲酒以外の疾患でも上昇するし，低反応者も存在するので特異性に限界がある．とくに女性大酒家の場合γ-GTP は低く出る傾向があるので注意が必要である．

また，γ-GTP は胆道系疾患，薬剤性，自己免疫性肝障害でも高値をとるので ALP を同時に検査し比較検討する必要がある．

大量飲酒者では IgA や糖鎖欠損性トランスフェリン（CDT）が上昇することが報告されているが，飲酒マーカーとしては有用であるが，肝障害のマーカーとはなりえない．現在アルコール性肝障害の診断に特異的なマーカーはない．

また，腸管からの鉄吸収の亢進により，血清フェリチン値が高値になることが多い．いずれにしても生化学的指標が陽性で，禁

表3 久里浜式アルコール中毒スクリーニングテスト

質問番号	要因	カテゴリー	カテゴリー数量	レンジ	レンジの大きさ順位
15	酒が原因で大切な人間関係にひびがはいる	あった ない	−0.38 0.11	0.49	1
16	今日だけは飲むまいと思いながらつい飲んでしまう	ある（多い） ない	−0.33 0.11	0.44	2
5	大酒飲みと非難	された されない	−0.23 0.08	0.31	3
10	つい酔いつぶれるまで飲む	あてはまる あてはまらない	−0.22 0.08	0.30	4
13	翌朝，前夜のことを思い出せない	ある ない	−0.22 0.07	0.29	5
4	休日は，ほとんどいつも朝から飲む	あてはまる あてはまらない	−0.18 0.05	0.23	6
6	二日酔いで休んだり，大事な約束を守らない	ある ない	−0.15 0.05	0.20	7
14	糖尿病，肝臓病，または心臓病の診断・治療	受けた 受けない	−0.13 0.03	0.16	8
9	酒がきれると汗が出たり手がふるえたり，いらいらや不眠で苦しい	ある ない	−0.09 0.02	0.11	9
2	商売や仕事上の必要で飲むこと	よくある ときどきある めったにない ない	−0.08 0.0 +0.02	0.10	10
12	酒を飲まないと寝つけない	ある（多い） ない	−0.07 0.02	0.09	11
3	ほとんど毎日3合以上の晩しゃく	する しない	−0.07 0.02	0.09	12
11	酒の上の失敗で転職や失職	ある ない	0.07 −0.01	0.08	13
17	酒の上の失敗で警察のやっかいになった	ある ない	−0.06 0.01	0.07	14
7	不安や緊張をほぐすために，つい酒を飲む	ある ない	0.03 −0.01	0.04	15
1	飲酒が習慣化した年齢	20歳未満 20歳以上	0.03 −0.01	0.04	16
8	酔うと怒りっぽくなる	あてはまる あてはまらない	−0.01 0.0	0.01	17

酒によりこれらの検査が速やかに改善すれば，アルコール性肝障害と診断して差し支えない．

6）外来で簡単にできる検査として腹部超音波がある．脂肪肝の診断や胆道系疾患の鑑別に有用である．

2．アルコール性肝障害の診断

1）アルコール肝障害の診断基準としては，長年，高田班の「診断基準試案」が用いられてきたが，ウイルス肝炎の診断法の確立や，非アルコール性脂肪性肝炎（NASH）の疾患概念の普及に伴い，より日常診療における有用性を高めるため表1のように改訂された．

表4　Japan Alcoholic Hepatitis Score（JAS）

Score	1	2	3
WBC（/μL）	<10,000	10,000≦	20,000≦
Cr（mg/dL）	≦1.5	1.5<	3≦
PT（INR）	≦1.8	1.8<	2≦
Total Bil.（mg/dL）	<5	5≦	10≦
GI bleeding or DIC	−	+	
Age（yo）	<50	50≦	

JAS：≦7 は mild，8〜9 は moderate，10≦は severe.
（JASBRA アルコール性肝障害診断基準より）

2）アルコール性肝障害の中で，緊急に入院加療が必要な疾患は急性アルコール肝炎である．死亡に至る場合もあるので，その診断は迅速に正確にされねばならない．

とくに重症アルコール肝炎はアルコール肝炎の中で，肝性脳症，急性腎不全，消化管出血，などを合併しエンドトキシンショックをきたし，断酒したにもかかわらず死亡することがあるので要注意である．

アルコール性肝炎の重症度判定にはいくつかの臨床的スコアリングシステムの報告があるが，より正確で簡単に予後が診断できる Japan Alcoholic Hepatitis Score（JAS）がある（表4）．

このような評価方法を用いて予後不良の場合は早急に専門施設に紹介し集学的治療を導入すべきである．

3）肝生検は実地医家には実施困難だが，アルコール肝障害を病型別に診断確定し，肝障害の程度と予後を判定する上で是非とも施行したい検査である．

しかし，アルコール性肝障害と類似する病理組織像を呈する非アルコール性脂肪性肝炎（NASH）との鑑別は専門家でもむずかしい．

3．一般的治療

1）原則的に禁酒である．アルコール性肝障害は禁酒により速やかに改善する．

2）長期にわたって絶対的禁酒が必要か否かは各人の自己管理能力により見極める必要がある．ウイルスマーカーが陽性の症例は肝細胞癌を併発しやすいので絶対的禁酒．

3）肥満者ではカロリー制限も必要である．

4）ビタミン不足の場合は総合ビタミン剤を投与．

5）アルコール離脱症候群には早期離脱（禁酒後7〜8時間後から出現）と後期離脱（72〜96時間後に出現）とがある．マイナートランキライザーの投与を行う．

6）せん妄状態ではメジャートランキライザーを投与するが，精神科医との連携が望ましい．

7）非代償性肝硬変の場合はウイルス性肝硬変の治療に準ずる．

専門家への紹介のタイミング

アルコール性肝障害は禁酒により速やかに改善する場合が多い．しかし前述したように急性アルコール肝炎や重症アルコール肝炎の場合は，速やかに重症度判定を評価し専門施設に紹介すべきである．

また，高度のアルコール離脱症候群で，せん妄状態が強度の場合は精神科医と連絡を密にすべきである．繰り返し飲酒するアルコール依存症の場合も専門施設や，自助グループを紹介し，断酒を図るべきと考える．

文　　献

1）戸田剛太郎編：非肝炎ウイルス性肝疾患．メジカルビュー社，東京，p154，1999
2）加嶋　敬編：消化器診療　二頁の秘訣．金原出版，東京，p8，2003
3）高橋信一編：消化器疾患ガイドライン．総合医学社，東京，p165，2007
4）堤　幹宏：アルコール性肝障害の病型．日消誌；112（5），1623，2015

（木村　直躬）

第2章 疾患編
D 肝・胆・膵疾患

6 薬物性肝障害

薬物性肝障害は，その臨床経過から肝細胞障害型，胆汁うっ滞型，それらの混合型に分類されるが，わが国では肝細胞障害型が多く，胆汁うっ滞型の報告は少ない．また肝障害発生機序から，アセトアミノフェンに代表される容量依存性の「中毒型」と個人の特異体質で限られた人のみ発生する「特異体質型」とに分けられる．「特異体質型」は薬物代謝関連酵素の遺伝的素因より肝毒性の高い代謝産物が生じて障害を引き起こすもの（薬物代謝特異体質性）とアレルギー機序によるもの（薬物アレルギー性）とに分けられる．アレルギー性機序では，多くの場合，薬物代謝産物が体内の蛋白と結合してハプテンとして免疫反応が生じ T 細胞依存性肝障害が惹起されて出現する．

一般に「特異体質型」の肝障害は，少量でも発症することがあり，発症予測は困難なことが多い．

特殊型として，タモキシフェンのように高度脂肪化を引き起こし脂肪肝や非アルコール性脂肪肝炎の原因になるものや，蛋白同化ホルモンや経口避妊薬の長期服用を原因とする肝腫瘍等がある．

■ 初診時の対応

薬物性肝障害の重篤化を防ぐためには，その兆候をいかに早期に把握するかが重要である．まず，すべての薬物には低頻度ながら肝障害が生じる可能性があるため，肝障害が発生した場合には薬物性肝障害を疑い診断治療を進めていくことが重要である．厚生労働省より副作用の早期発見・早期対応に資するため，包括的にまとめた薬物性肝障害の対応マニュアルが示されている[1]．

1．現病歴の聴取
1）薬物使用歴の詳細な聴取
問診では，市販薬，漢方薬なども含めた薬物使用歴の詳細な聴取を行うことである．とくに最近，漢方薬，健康食品による薬物性肝障害の報告が数多く認められ，患者自身が薬と思っていないこともあり，これらも忘れず詳細な聴取が必要である．

また，軟膏，毛髪の染め薬でも出現することがあるので，注意が必要である．

原因となる薬物の薬効別分類では抗生物質（とくにセフェム系，ペニシリン系）がもっとも多く，次いで，精神・神経用薬，健康食品，解熱鎮痛薬，循環器用薬が多い．解熱鎮痛薬ではロキソプロフェンが処方量の関係からか圧倒的に多い．

①薬物投与開始時期と肝障害の出現までの期間
服薬開始から症状出現までの潜伏期間は 4 週間以内が 70％以上，8 週間以内が 80％を超える．同一薬物を再投与すると発症までの期間は短くなる．用量依存性がなく肝障害が出現することがある．また，2 年以上の継続投与で発症した例もあり，投与期間の長短で薬物性でないと断言できないことも念頭におく．

②薬物中止から肝障害出現までの期間
肝細胞障害型では 15 日以内，胆汁うっ滞型，混合型では 30 日以内であれば矛盾しないとされている．代謝に時間を要する薬物の場合は，この期間を過ぎても否定できないので注意が必要である．

2．既往歴・家族歴の聴取
既往歴に原因不明の肝機能障害を発症したこと

があるかどうか．また，肝障害をもつ患者も薬物により肝障害が増悪しやすい．とくに肝代謝・胆汁排泄性の高い医薬品において危惧される．慢性飲酒者も肝細胞内で脂質過酸化が起こりやすいため，健常人より肝障害を発生しやすい．アセトアミノフェンは飲酒家で重篤になりやすいので注意．その他，医薬品の添付文書に服薬後定期的な肝機能検査の指示がある薬剤や，「重篤な肝機能障害では禁忌」となっている薬物の使用については，より注意が必要である．

また，アレルギー性肝障害では，本人はもとより，家族歴にアレルギー性疾患があるかどうかも参考になる．

3．自覚症状・他覚症状

薬物性肝障害に特徴的なものはない．とくに，代謝性特異体質肝障害によるものは，アレルギー症状がなく，通常のウイルス肝炎と同様な症状で発症する．自覚症状がなく，肝機能検査ではじめてわかる場合も多い．アレルギー性肝障害は初期症状として発熱（38～39℃），発疹，掻痒感などのアレルギー反応が早期に出現することがある．皮膚症状の出現頻度は低いが早期に出現することで，その診断的意義は大きい．肝障害に由来する症候として，自覚的には全身倦怠感，食欲不振，悪心，嘔吐などが，他覚的には肝の腫大や圧痛などがある．

胆汁うっ滞型では全身症状は軽微であるが，掻痒感と黄疸（尿濃染，眼球黄染），灰白色便を認めることが多い．

4．検 査

薬物性肝障害の診断と重症度を決定するために行う．

薬物性肝障害の診断には，薬物投与と肝障害の出現・消退の時間的関係と，他原因の除外診断がポイントとなる．診断には，国際コンセンサス会議の診断基準をわが国の現状に合うように改訂した診断基準案DDW-J2004薬物性肝障害ワークショップのスコアリング[2]が用いられることが多

い（表1）．

1）血液生化学検査

薬物による肝機能障害かどうかを判断するには，投与前の肝機能が重要であり，肝障害発症の可能性が高い場合は事前に肝機能検査を実施しておく．また投与数週間後に採血して肝障害の有無をチェックする必要がある．また以前の人間ドック，健診データを参考にする．副作用の重篤度については表2を参照．医薬品などの副作用の重篤度分類基準〔（平成4年6月29日　薬安第80号厚生省薬務局安全課長から各都道府県衛生主管部（局）長あて）[3]〕を参考にする．

肝炎型ではALTの上昇は症例によりさまざまであるが，胆道系酵素はALTの上昇に比べ軽度である．ただ，γ-GTPは薬剤の酵素誘導によりウイルス肝炎に比べ，高値を示すことがある．胆汁うっ滞型では，ALT上昇に比べ，胆道系酵素の上昇が著明であり，混合型は肝炎型と胆汁うっ滞型の中間の所見を呈する．

2）末梢血液検査

アレルギー性機序によるものでは，末梢血白血球増多や好酸球増多をみることが多く，好酸球増多（薬物性肝障害の診断基準における末梢血好酸球増多は6％以上を指す）は30％程度みられる．また，除外診断のため以下の検査を行う．

3）急性ウイルス性肝炎の除外診断

HAV，HBV，HCV，HEV感染等の除外．

4）自己免疫性肝炎の除外診断

抗核抗体の測定．自己免疫性肝炎との鑑別は，薬物で自己免疫性肝炎の発症する場合や，また自己抗体が出現する薬剤（ミノサイクリン等）もあり，診断に苦慮することもある．

5）閉塞性黄疸の除外診断

胆汁うっ滞型では超音波検査，腹部CT，MRCPなどで肝外閉塞性黄疸を除外する．

6）DLST

薬物性肝障害が強く推定されたときに，DLST（薬剤リンパ球刺激試験）を行うこともあるが，とくに肝障害のややピークを過ぎた時期に検査をすると陽性率が上昇する．ただ，保険が未収載であ

表1　DDW-J 2004 薬物性肝障害ワークショップのスコアリング

	肝細胞障害型		胆汁うっ滞または混合型		スコア
1．発症までの期間[1]	初回投与	再投与	初回投与	再投与	
a．投与中の発症の場合					
投与開始からの日数	5〜90 日	1〜15 日	5〜90 日	1〜90 日	+2
	<5 日，>90 日	>15 日	<5 日，>90 日	>90 日	+1
b．投与中止後の発症の場合					
投与中止後の日数	15 日以内	15 日以内	30 日以内	30 日以内	+1
	>15 日	>15 日	>30 日	>30 日	0
2．経過	ALT のピーク値と正常上限との差		ALP のピーク値と正常上限との差		
投与中止後のデータ	8 日以内に 50％以上の減少		（該当なし）		+3
	30 日以内に 50％以上の減少		180 日以内に 50％以上の減少		+2
	（該当なし）		180 日以内に 50％未満の減少		+1
	不明または 30 日以内に 50％未満の減少		不変，上昇，不明		0
	30 日後も 50％未満の減少か再上昇		（該当なし）		−2
投与続行および不明					0
3．危険因子	肝細胞障害型		胆汁うっ滞または混合型		
	飲酒あり		飲酒または妊娠あり		+1
	飲酒なし		飲酒，妊娠なし		0
4．薬物以外の原因の有無[2]	カテゴリー 1，2 がすべて除外				+2
	カテゴリー 1 で 6 項目すべて除外				+1
	カテゴリー 1 で 4 つか 5 つが除外				0
	カテゴリー 1 の除外が 3 つ以下				−2
	薬物以外の原因が濃厚				−3
5．過去の肝障害の報告					
過去の報告あり，もしくは添付文書に記載あり					+1
なし					0
6．好酸球増多（6％以上）					
あり					+1
なし					0
7．DLST					
陽性					+2
擬陽性					+1
陰性および未施行					0
8．偶然の再投与が行われた時の反応	肝細胞障害型		胆汁うっ滞または混型		
単独再投与	ALT 倍増		ALP（T. Bil）倍増		+3
初回肝障害時の併用薬と共に再投与	ALT 倍増		ALP（T. Bil）倍増		+1
初回肝障害時と同じ条件で再投与	ALT 増加するも正常域		ALP（T. Bil）増加するも正常域		−2
偶然の再投与なし，または判断不能					0
				総スコア	

1）薬物投与前に発症した場合は「関係なし」，発症までの経過が不明の場合は「記載不十分」と判断して，スコアリングの
　対象としない．
　投与中の発症か，投与中止後の発症化により，a または b どちらかのスコアを使用する．
2）カテゴリー 1：HAV，HBV，HCV，胆道疾患（US），アルコール，ショック肝．カテゴリー 2：CMV，EBV．
　ウイルスは IgM HA 抗体，HBs 抗原，HCV 抗体，IgM CMV 抗体，IgM EB VCA 抗体で判断する．
判定基準：総スコア 2 点以下：可能性が低い．3，4 点：可能性あり．5 点以上：可能性が高い．

ること，偽陰性例が約半数例に認められることに注意が必要である．

7）血液凝固検査を行い，重症度の判定に用いる．

　重症化すれば PT の低下を認める．

表2　医薬品などの副作用の重篤度分類基準；肝臓

肝障害の重篤度については，原則として，下表に掲げられた臨床検査値，症状などによりグレード分けを行う．また全身倦怠感，悪心，発熱，発疹等があるなど臨床症状等から肝障害が疑われる場合には，当該症例のAST, ALT等を確認して，下表より同様に分類すること．また肝生検の結果が得られている場合にはこれを考慮して判断すること．

副作用のグレード	グレード1	グレード2	グレード3
T. Bil（mg/d*l*）	1.6以上～3.0未満	3.0以上～10未満	10以上
AST, ALT（U）	1.25×N以上～2.5 N未満 50以上～100未満	2.5×N以上～12 N未満 100以上～500未満	12×N以上 500以上
AL-P	1.25×N以上～2.5 N未満	2.5×N以上～5 N未満	5×N以上
γ-GTP	1.5×N以上	—	—
LDH	1.5×N以上	—	—
PT	—	—	40%以下
症状等		黄疸 肝腫大 右季肋部痛 脂肪肝	出血傾向，意識障害等の肝不全症状 肝硬変 肝腫瘍 6ヵ月以上遷延する黄疸

N：施設ごとの正常値上限

副作用の重篤度分類基準
本基準は，副作用の重篤度をおおむね次の通り1～3のグレードに分類したものである．
グレード1：軽微な副作用と考えられるもの
グレード2：重篤な副作用ではないが，軽微な副作用でもないもの
グレード3：重篤な副作用と考えられるもの．すなわち，患者の体質や発現時の状態などによっては，死亡または日常生活に支障をきたす程度の永続的な機能不全に陥るおそれのあるもの

再診時のポイント

　薬物以外の原因検索で，とくにウイルス性肝炎が除外された場合，薬物性肝障害を強く考慮しなければならない．肝障害の原因と考えられる薬物はその可能性を除外できない限り，中止することが原則である．多剤併用であれば，疑わしい順に中止あるいは変更する．多くは服用開始後4週間以内に発症する薬物が多いことも参考に中止する．

　しかし，薬物投与後のALT値が軽度の異常であれば，正常化することもあり，注意深く観察しながら継続することもある．当然，急激に悪化するようであれば中止する．多くは起因薬物の投与中止により肝障害は停止し，予後良好である．

継続治療のポイント

　肝細胞障害型でALTの上昇が200～300 IU/*l*以上と高度で遷延する場合では，強力ネオミノファーゲンシー®注を1回40～100 ml　1日1回静注（保険適用外）を外来で経過観察することもある．

　肝機能がALT 200～300 IU/*l*以上，T. Bil 3 mg/d*l*以上，また改善傾向が遅れている場合は入院での治療が望ましい．栄養管理を行いつつ，安静，臥床あるいは5%ブドウ糖液などの単味の補液で経過観察を行う．起因薬物の中止により，3ヵ月以内に約90%が治癒し，一般には予後良好である．

　胆汁うっ滞型で黄疸が長期に遷延する場合には，UDCAや副腎皮質ホルモンを投与する．UDCA 600 mg，あるいはプレドニン®30～40 mgより開始し効果をみながら1，2週ごとに漸減する．UDCA，プレドニン®の二者併用療法がより有効であることが多い．また，胆汁うっ滞型では脂肪の吸収障害が起きるので，低脂肪食とする．

紹介のポイント

　劇症肝炎への移行がもっとも怖い．持田らの厚生労働省調査報告書によると平成23年，24年に集積された劇症肝炎（LOHFを含む）507例のうち52例（12%）が薬物性アレルギーによるものである．これらは難治性であり，肝移植も考慮しなければならない．PT 50%以下，ALT 500 IU/*l* 以上は急性肝不全に移行する可能性があり，早急に専門医療機関に紹介する．胆汁うっ滞型では起因薬剤の中止にもかかわらず，黄疸が遷延化したり，慢性化する症例は専門医療機関へ紹介する．

　また，自己抗体出現の急性肝機能障害は薬物性肝障害と自己免疫性肝炎との鑑別に苦慮することが多く，肝臓専門医へ紹介する．

　また，自己抗体出現の急性肝機能障害は薬物性肝障害と自己免疫性肝炎との鑑別に苦慮することが多く，肝臓専門医へ紹介する．

文　献

1）厚生労働省：重篤副作用疾患別対応マニュアル（薬物性肝障害），2008
2）滝川　一，他：DDW-J2004薬物性肝障害ワークショップの診断基準，肝臓46：85-90，2005
3）医薬品などの副作用の重篤度分類基準〔（平成4年6月29日薬安第80号厚生省薬務局安全課長から各都道府県衛生主管部（局）長あて〕
4）中山伸朗，持田　智：劇症化への予測—劇症肝炎を惹起した薬剤—．肝胆膵68（2）：161-171，2014

（野村　元積）

第2章 疾患編
D 肝・胆・膵疾患

7 肝硬変

肝硬変とはウイルスなど種々の原因により生じた肝障害が持続し慢性の経過をたどり進行した肝疾患の終末像である．肝硬変の定義は形態学に基づいているために厳密な意味では組織的検索を行わないと正確には確定診断が得られないことになる．

しかしながら現実的にすべての例に肝生検など組織的検索を行うことは困難であり，慢性肝炎と肝硬変の境界を判断することはむずかしい．したがって日常診療においては，身体所見，生化学検査，各種画像検査を駆使し総合的に診断，診療を行うことになるが，肝硬変は肝臓だけの病気ではなく全身性疾患であるとの認識をもつことが大切である．

肝硬変の成因と臨床的分類

肝硬変の成因としては，HBV が 12％，HCV が 66％，HBV＋HCV が 1.2％，非 B 非 C 4.3％，アルコール 13％，その他 4.5％と報告され，ウイルス性とアルコール性が大半を占めるが最近，脂肪性肝炎（NASH）によるものが増加傾向にある．

肝硬変は臨床的機能分類としてその成因は問わず，肝不全症状の有無から 1）代償性，2）非代償性，に分けられる．すなわち，黄疸，腹水，浮腫，肝性脳症，消化管出血などの肝機能低下と門脈圧亢進に基づく明らかな症候のいずれも認められない病態が代償期であり，これらの症候のうち 1 つ以上認められる病態が非代償期である．

初診時の対応

1．問　診

生活歴では飲酒歴，薬剤の服用歴，輸血の有無などの詳細な聴取が大切．

家族歴，遺伝性のものがあるかを確認する．

身体的所見は前胸部のクモ状血管腫，手掌紅斑，女性化乳房，肝脾腫，黄疸，腹壁静脈の怒張，腹水，浮腫，出血傾向，皮下出血などである．

2．肝機能検査

肝硬変症の臨床検査は 1）肝機能を反映した検査（合成能，解毒排泄能）と，2）肝血流を反映する検査，とに分けて考えると理解しやすい．

1）肝機能を反映した検査

①肝合成能を反映する検査としては，アルブミン，ChE，コレステロール，凝固因子（プロトロンビン時間など）などがあり，肝硬変ではこれらの値は低下する．

②解毒排泄能を反映する検査としては，血清ビリルビン，血中胆汁酸の測定などがある．血清ビリルビンは，肝硬変の重症度を反映する重要なマーカーである（表1）．

代償期には増加しないが，非代償期には，直接ビリルビンが，末期には間接ビリルビンの比率が高くなる．

胆汁酸は肝細胞でコレステロールより合成され，胆汁中に排泄される．排泄された胆汁酸は腸管で再吸収され，門脈を経て肝臓に運ばれる．したがって血中胆汁酸は肝細胞機能を反映する検査で，非代償期，胆汁性肝硬変

表1 Child-Pugh 分類

臨床所見・生化学検査	スコア		
	1	2	3
アルブミン（g/d*l*）	>3.5	2.8〜3.5	<2.8
ビリルビン（mg/d*l*）	<2	2〜3	<3
胆汁うっ滞性疾患： ビリルビン（mg/d*l*）	<4	4〜10	>10
PT（延長・秒）* または	<4	4〜6	>6
INR*	<1.7	1.7〜2.3	>2.3
腹水	なし	少量	中等量
脳症（grade）	なし	1〜2	3以上

*プロトロンビン時間（PT）または INR（international normalized ratio：国際標準比）を点数化に用いる.

class	総点数
A	5, 6
B	7〜9
C	10〜15

で上昇する.

③肝細胞の壊死, 変性を反映するものとしては逸脱酵素の AST（GOT）, ALT（GPT）がある. 肝硬変では AST, ALT の上昇が認められるが通常正常値の5倍以内にとどまることが多い. 肝硬変では GOT/GPT＞1 を示し, 慢性肝炎との鑑別に有用である.

2）肝血流を反映する検査

①ICG（indocyanine green）排泄試験：

慢性肝炎が進行すると線維化に起因して門脈圧が亢進し, 肝内外のシャントが成立し肝細胞に至る血流が低下する. ICG は肝細胞に取り込まれ代謝されることなく胆汁中に排泄される. その排泄量は肝予備能を反映するが, 少量の ICG 負荷では排泄量よりは肝血流を反映する.

肝硬変では $ICGR_{15}$（15分停滞率）＞20. ICG 消失率（K_{ICG}）＜0.10 のことが多く慢性肝炎との鑑別に役立つ.

②線維化マーカー：

ヒアルロン酸, PⅢP, Ⅳ型コラーゲンなどがある. 慢性肝炎と肝硬変との鑑別にはヒアルロン酸と 7S（Ⅳ型コラーゲン）の測定が有用とされる. 肝硬変ではクッパー細胞の機能低下, および門脈-大循環シャントのため肝臓における抗原処理能力が低下, 脾臓などの網内系が活性化され γ-グロブリンが増加する. そのため血清膠質反応である TTT, ZTT も増加する. 通常肝硬変では IgG が増加するが, アルコール性では IgA が, PBC では IgM が増加する.

また, 肝硬変では門脈圧が亢進し, 脾腫を生じるが, それにより血球破壊が促進され, 汎血球減少が起こる. 血球の中でも, とくに血小板数が減少する. 肝硬変に進行すると血小板数の平均値は 20 万から 10 万に減少するとされている（表2）. これは肝臓におけるトロンボポエチン（血小板増殖因子）の産生低下の影響もあるが, 脾腫による脾内血小板プールと破壊亢進が主因とされている.

最近では, 一般検査値を組み合わせて, 肝線維化を非侵襲的に評価する方法 Fib4Index ＝年齢（year）× AST（U/L）/血小板数（10^4/ L）× $\sqrt{ALT(U/L)}$ が C 型肝炎や非アルコール性脂肪性肝疾患（NAFLD）の線維化の進行度を評価する方法として有用視されている. また, 糖鎖構造の変化を捉える新しい線維化マーカーとして Mac2 結合蛋白（M2BP）が保険適応され臨床的応用が期待されている.

3．画像診断

1）腹部超音波検査（US）

日常検査でもっとも有用, 非侵襲的で簡便な検査で実地医家は是非とも習熟しておくべき検査法である.

肝表面の不規則性, 肝辺縁の鈍化, 肝内部エコーの不均一, 胆嚢壁の肥厚, 脾腫などをチェックする. HCC の早期発見のため, 少なくとも3ヵ月に1回は検査する.

2）腹部 CT, MRI

超音波の盲点を補う意味で1年に1回は施行する.

3）非侵襲的肝線維化診断法

肝臓の線維化の評価方法として, US や MRI を

表2　血小板数からみた肝線維化進展度の目安と肝発癌率

病期（staging）	血小板数	肝発癌率（年）
F1（軽度）	15〜18 万	0.5%
F2（中度）	13〜15 万	1.5%
F3（重度）	10〜13 万	5%
F4（肝硬変）	10 万以下	8%

〔日本肝臓学会（編）：慢性肝炎の治療ガイド，慢性肝炎の手引き，
より引用・改変〕

用いて肝硬度（Liver stiffness）を測定する装置が開発され臨床応用されている．US を利用した肝硬度測定には Fibroscan などが，MR を用いたものでは MR elastography がある．

4．肝硬変の重症度診断

肝硬変の治療方針や生活指導の決定には病態の重症度判定が重要である．

一般的には Child-Pugh 分類が用いられている（表1）．

5．肝硬変症の合併症

肝硬変症は合併症により急速に重篤な状態になりうることを常に念頭において診療に当たるべきである．重要な合併症は門脈圧亢進と低蛋白血症に伴うもので1）腹水，2）食道胃静脈瘤，3）消化管出血，4）肝性脳症，などがあげられる．

再診時のポイント

肝硬変症の予後決定の重要な因子は，アルブミン，ビリルビンと肝癌併発である（Child 分類参照）．そのため肝機能では，上記検査に加え，GOT＞GPT，腫瘍マーカー（AFP，L3 分画，PIVKA Ⅱ），を毎月チェック，合併症の併発（とくに HCC）に注意し3ヵ月に1回，US を施行，経過をみることが必須である．食道胃静脈瘤については日常診療上発見が遅れることが多いので消化管専門医との連携を密にすることが必要である．

最近，C 型肝炎を基盤とする肝硬変症では糖代謝に異常を示す（インスリン抵抗性）場合が多くみられ，将来，肝癌の発生に関与する可能性が強

いと考えられるので，糖尿病の併発には十分配慮する．

肝硬変症は肝細胞癌の前癌病変と考えられ，常に肝癌の超危険群であるとの認識を忘れてはならない．

専門医への紹介のタイミング

1）黄疸，腹水など合併症が出現した場合は，急性増悪，肝不全を予想して専門医に紹介．

2）吐血，下血がある場合は静脈瘤破裂のおそれあり，緊急内視鏡が必要．

3）下血があり，血中アンモニア値が高い場合，肝性脳症の出現を警戒．

4）US で異常陰影をみつけた場合，肝癌の併発を考え CT，MRI を撮り専門家にその後の対応について相談する．

肝硬変の場合は，常に，病態の急変に備え平素から専門家との連携を密にしておくことが大切である．

治　療

肝硬変の治療は病態が代償性か，非代償性かによって異なるが，現在の病態を悪化させることなく，維持，改善させ，予測される合併症に対応することが大切になる．

1．一般的治療

肝硬変症の治療目的は，病態を安定させ肝癌への進展を阻止することにある．したがって日常生活は，過労を避け，禁酒し，バランスのよい食事

を摂り規則正しい生活をするよう指導する．栄養管理としては，適正なエネルギー量（30〜35 kcal/kg）で良質な蛋白量（1.2〜1.5 g/kg）の摂取が必要である．とくに低アルブミン血症（3.5 g/dl以下）を伴う場合は，就寝前に夜間食，LES（late evening snack）を考慮する．

肝硬変に特別の治療薬はないが，肝庇護剤（ウルソ®，強力ネオミノファーゲンシー®など）を使用し，AST，ALT をなるべく 70 以下に保ち，肝細胞癌の発生を阻止，あるいは発癌時期を遅らせるよう治療計画を立てる．

一方，原因療法として，C 型代償性肝硬変に対してもインターフェロン療法に次いで，DAA（Direct Acting Antivirals）の適応が認可され，ウイルスの排除が可能になり病状の進展を食い止め，発癌の防止など予後の改善が期待されている．

一方，B 型代償性肝硬変症でも，HBV 陰性化の維持を目標とした核酸アナログ療法が主体で，肝炎を鎮静化させることで肝予備能を改善させ，肝不全への進展を遅延，肝癌発生のリスク低下を図るべきである（詳細は肝炎の抗ウイルス療法を参照）．また，肝癌の発症を予防するためインターフェロンの長期少量維持療法も推奨されている．

2．非代償期の治療

黄疸，浮腫，腹水，肝性脳症，食道胃静脈瘤などに対するそれぞれの対策が必要である．原則的に入院加療が必要になる．非代償性肝硬変の管理には 1 日の飲水量，尿量や窒素バランスの把握が大切である．肝硬変症の死因は，肝細胞癌（70%），肝不全（20%），消化管出血（10% 以下）とされる．したがって，これらの合併症が出現する以前に，タイミングよく専門医に紹介することが望ましい．

わが国では生体部分肝移植が盛んに行われ，非代償性肝硬変症についても，好成績が得られている．難治性の場合，一度は勧めてみるべき方法であろう．技術的には問題ないが，最近では，ドナーの不足とともに十分な移植肝容積が得られないことも問題になっている．

文　献

1) 高橋信一編：消化器疾患ガイドライン，総合医学社，東京，p143，2007
2) 小俣政男監修：専門医のための消化器病学，医学書院，東京，p427，2005
3) 戸田剛太郎ほか：肝臓病の最新治療，先端医療技術研究所，東京，p191，2006
4) 菅野健太郎ほか編集：消化器疾患最新の治療 2007-2008，南江堂，東京，p308，2007
5) 三田村圭二編：ウイルス肝炎，肝硬変，メジカルビュー社，東京，p144，2001
6) 三田英治，平松直樹編：肝硬変の成因と治療，肝炎診療バイブル，メディカ出版，大阪，p232，2015

（木村　直躬）

わが国の肝細胞癌の大多数はB型肝炎ウイルス（HBV）およびC型肝炎ウイルス（HCV）による持続感染が原因である．HBV陽性16%，HCV陽性70%であり，肝細胞癌患者の約90%近くがウイルス肝炎関連肝細胞癌である[1]．

B型肝炎ウイルスにおける年間発癌率は，慢性肝炎1%，代償性肝硬変症で2〜3%，非代償性肝硬変症では7〜8%と報告されている[2]．また，C型肝炎ウイルスによる発癌は肝硬変症を経過してのことが多いが[3]，B型肝炎ウイルスによる発癌はさまざまな時期で発生する特徴がある[4]．

診療の上では原因ウイルスがわかっていることにより，高危険群の囲い込みは比較的容易である．また，発見癌に対する治療はその技術進歩により可能であっても，肝硬変症は終生の病であるという側面があることを念頭においた診療が重要である．

初診時の対応

1．問 診
・以前，健診や採血時に肝臓がわるいといわれたことはありませんか？
・B型，C型といわれましたか？
　それはいつですか？
・輸血を受けたことがありますか？
　それはいつですか？
・手術を受けたことがありますか？
　それはいつですか？
・はり治療を受けたことがありますか？
　それはいつですか？
・アルコールは何をどのくらいの量を，どのく

らいの頻度で，どのくらいの期間飲みましたか？
・家族に肝臓病の人はいますか？
・初診時に肝硬変，肝癌の中長期予後について本人や家族へ説明しておく．

2．身体所見
・血圧，体重，脳症の有無，貧血，黄疸，手掌紅斑，クモ状血管腫，腹水，浮腫など，全身の診察を丁寧に行う．
・とくに打触診によって肝脾腫などの腹部所見を毎回チェックする．

3．初診時，再診時に必要な検査
大きく分けると血流腫瘍マーカーと画像診断がある．

1）肝腫瘍マーカー
肝細胞癌の腫瘍マーカーは代表的なものとして，α-フェトプロテイン（AFP）とAFPL 3%，PIVKA（protein induced by Vitamin K absence or antagonist）Ⅱがあり，互いに相補的な関係にある．

AFPL 3%は肝細胞癌の生物学的悪性度評価として，PIVKA-Ⅱは門脈浸潤を予測する有用なマーカーとされる．

現在のところ保険診療上は月1回1種類の腫瘍マーカーしか測定できないため，交互に測定すれば意義がある．

①判読のポイント
・α-AFPは慢性肝障害においても上昇がみられ，とくに経時的な上昇がみられる場合は，腫瘍特異性の高いAFPL 3%を測定する必要

がある.

・ビタミン K 拮抗剤であるワーファリン® 使用患者は PIVKA-II が異常高値となるため測定の意義はない.

・腫瘍マーカーはあくまで腫瘍が生体へ発信するシグナルであるが，全例で陽性となるわけではない．また，腫瘍の存在部位を特定できない.

・腫瘍マーカー陰性例でも肝癌は否定できない.

・腫瘍マーカー陽性例では治療後の効果判定にも有用であり，とくに AFPL 3% 分画陽性の患者で治療後も陰性化しない症例では予後不良とされ注意が必要である.

2）肝機能検査

肝機能検査は，肝疾患をはじめとした潜在性肝疾患の発見，重症度判定，経過予後の判定などに用いられる．日常診療では慢性肝炎と肝硬変症の鑑別が問題となるが，慢性肝炎を非活動性に分類評価することや，肝線維化の指標により肝硬変から肝癌への進展予後リスクを評価することも重要である.

①必要な肝機能検査

・トランスアミラーゼ：GOT（AST），GPT（ALT），LDH などの逸脱酵素，ALP，γ-GTP，LAP，Ch-E

・蛋白分画，膠質反応：ZTT，TTT

・凝固因子，ヘパプラスチン，AT-III，血小板

・鉄（血清鉄，フェリチン）

・血中アンモニア，総コレステロール，ビリルビン

・糖，経口ブドウ糖負荷テスト

・線維化マーカー，ヒアルロン酸：類洞内皮細胞機能を表し線維化，CAH と相関する.

・III・IV型コラーゲン

3）画像診断

基本的な画像診断としては，腹部超音波検査と MRI 検査があり，精査と治療を兼ねた検査として腹部血管造影検査および angio CT 検査がある．診療所の内科医が行う検査しては腹部超音波検査が主体となる.

①腹部超音波検査

肝細胞癌の high risk group である慢性肝炎，肝硬変症患者に対して血液検査を行うとともに，画像検査の中でも外来で無侵襲に行える超音波検査は重要である.

HCC 早期発見のコツ

・HCC の高危険群や超高危険群を囲い込む.

・検者により技術差異を伴いやすいため，常に技術修練を積んでおく.

・検査の必要性に対する被検者のモチベーションを高めておく.

・超音波診断装置の設定条件を常時良好な状態としておく.

・異常所見を発見した場合，正確に診断するとともに治療法も考慮しながら検査を施行する.

・確定診断がむずかしい病変では CT など他の画像診断を併施する.

・CT 画像において描出された病変が，超音波画像ではどのような位置に存在するか，立体的に認識できるようにトレーニングを積んでおく.

B モードエコー

慢性肝疾患患者（high risk group）に対しては，3〜6ヵ月ごとに B モードエコーを施行する．肝細胞癌の特徴的な B モード像としては，①モザイクパターン，②ハロー，③結節内結節像（nodule in nodule）がある（図1）．これらは 2 cm 以上の結節型肝細胞癌の特徴的な所見で，結節内部が隔壁により分割された状態がモザイクパターンで，線維性の被膜があれば辺縁低エコー帯のハローとして認められる．また，分化度の低い癌組織が結節内から発生した場合，結節内結節像となる.

カラードップラ法

カラードップライメージング法は血流の方向と速度が色によって表示される．非侵襲的に結節内血流イメージ，さらには流速波形分析による血流の性状診断も可能なため，質的診断を行う上で優れた方法といえる.

パワードップラ法

平均速度ではなく，周波数偏位を積分した値

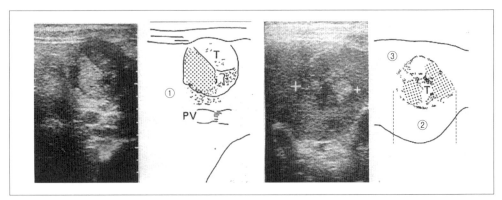

図1 肝細胞癌（HCC）

（パワー）を表示したイメージ方法である．パワードップラエコー法は肝細胞癌の診断能を向上させ，肝癌の検出感度はCO_2US，（THACCT during hepatic arteriography）に匹敵する[5]．

CO_2動注 US angiography

水溶性ヨード造影剤のかわりにCO_2を超音波造影剤として使用し，CO_2の流れを超音波装置でモニターしながら，血管構築の診断を行う方法である．TAE（肝動脈塞栓術）やRFA（ラジオ波焼灼療法）後の血流残存による再発の発見にも有効とされる．

経静脈性超音波造影剤を用いた造影エコー法

造影剤としてレボビストが使用可能となった．レボビストを静脈内注入すると，強い反射エコーによって血流シグナルが増強し，より詳細な血流イメージが得られる．また，最近発見されたsonazoidは，検者にかかわらずさらに再視可能な画像を得ることができるようになった．はじめにsonazoidを半量注入して10分程度待ったのちに，造影剤の染まらない結節を検出し，その腫瘍に再び半量の造影剤を注入し，同部位が染まれば肝細胞癌であるとするdefect re-perfusion imagingテクニックがある[6]．これらは血行動態を加味した超音波検査法として有用であり，一般の内科医に普及することが望まれる．

②他の画像診断

CT，MRI，腹部血管造影，angio CT

肝細胞癌では，動脈血流に富むhypervascularな腫瘍であるため，dynamic CTやGd-DTPAによるdynamic MRIにおいて早期相で濃染し，後期相でwash outされる所見が典型像である．

angio CT検査は，腹部血管造影検査とCT検査をコンビネーションさせたものである．典型的な症例ではCTAPにおいて門脈血流の欠損，CTAにて動脈血流の流入が確認される．

MRI検査における肝細胞癌の特徴は，T1強調画像では，さまざまな信号をとり，T2強調画像では高信号をとることが多い．MRI造影剤であるEOBプリモビストが発売されたことにより，局在診断と血流評価が可能となり，期待されている．

専門医紹介のタイミング

・腹部超音波検査，α-AFP高値などで肝腫瘍が疑われ，CT，MRI検査，治療などが必要な場合．
・腹水，黄疸，脳症，静脈瘤などの肝不全症状が出現する場合．
・治療後の再発が疑われる場合．

高齢者診療のポイント

他の標準的治療の適応がなく，肝予備能低下により手術不能例では緩和ケアも選択肢の1つとなる．

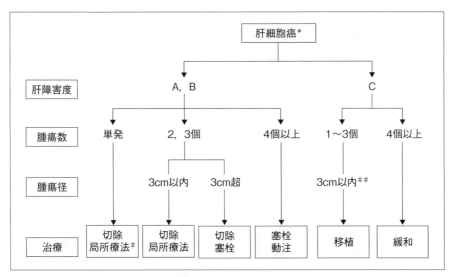

図2　肝細胞癌治療のアルゴリズム

＊脈管侵襲，肝外転移がある場合には別途記載
＃肝障害度B，腫瘍径2cm以内では選択
＃＃腫瘍が単発では腫瘍径5cm以内

肝細胞癌の治療

　大別すれば，外科的治療と内科的治療に分けられる．

1．経皮的局所療法（ラジオ波凝固療法）

　本邦で開発された経皮的エタノール注入療法：PEI（percutaneous ethanol injection）や経皮的マイクロ波凝固療法：PMCT（percutaneous microwave coagulation therapy）を経て，現在ではラジオ波凝固療法：RFA（radiofrequency ablation）が主流となっている[7]．なお，図2に示す肝細胞癌治療のアルゴリズムを参考に，腫瘍径3cm以下，腫瘍個数3個以下を適応としている施設が多い[8]．

2．IVR（interventional radiology）

　切除や局所療法の適応外の治療として，ラチンスポンジ細片で塞栓する肝動脈塞栓術TAE（transcatheter arterial chemoembolization）や，ゼラチンスポンジ細片を用いずリピオドールによる抗癌剤注入：lip-TAI（lipotranscatheter arterial infusion chemotheraphy）がある．

3．動注化学療法

　さらに進行した肝細胞癌，とくに門脈や肝静脈といった脈管浸潤を伴う高度進行例にリザーバーカテーテルを留置し，ポートより持続に抗癌剤を動注する治療法である．

4．分子標的薬ソラフェニブ

　ソラフェニブは腫瘍増殖と血管新生シグナルの両者の伝達を阻害するマルチキナーゼインヒビターである．国際共同無作為比較試験での結果をふまえ，肝細胞癌の治療に新しいパラダイムシフトをもたらすことが期待され保険収載となった．とくに肝内病変は安定し，肝機能の保たれている遠隔転移のある肝癌で，TACEを多く繰り返すような症例に適応があるとされている．

5．プロトン線，重粒子線[9]

　治療施設が限定されており，肝細胞癌の治療アルゴリズムにも放射線治療の記載はなく，主に遠

隔転移の緩和治療として施行されることが多かった．本治療は高エネルギーを腫瘍に集中させながら，高い治療効果が得られることから，肝癌切除不能例や予備能低下例に適応がある．

6．生体肝移植

2004年1月に保険診療の改定により，肝細胞癌が生体肝移植の適応疾患として許可され，ミラノ基準に適合すれば，保険診療にて肝移植を施行することが可能となった．

7．再発予防

C型肝炎ウイルスや関連肝細胞癌への再発予防として，インターフェロンによる抑制の報告が多い．

文　献

1）第17回全国原発性肝癌追跡調査報告．日本肝癌追跡調査委員会，日本肝癌研究会事務局，2006

2）八橋　弘ほか：HBVの自然経過と治療方針について．日本消化器病学会雑誌 104：1450-1458，2007
3）C型肝炎に起因する肝がん撲滅を目指して，日本肝臓学会，平成13年度出版
4）藤山重俊ほか：原発性肝癌（胆管細胞癌も含む）肝胆膵 44：799-807，2002
5）Choi B I, Kim T K, Han J K et al：Powerversus conventional color doppler sonography comparision in the detection of vasculate in liver tumors. Radiology 200：55-58, 1996
6）工藤正俊ほか：肝細胞癌治療支援における sonazoid 造影エコー法の新技術の提唱：defect Re-perfusion Imaging の有用性．肝臓 48：299-301，2007
7）科学的根拠に基づく肝癌診療ガイドライン作成に関する研究班：科学的根拠に基づく肝癌診療ガイドライン2005年度版，金原出版社，東京，2005
8）Rossis et al：Pericutaneous ultrasound-guided radio-frequency electrocautery for the treatment of small hepatocelluler carcinoma. J Interv Radiol 8：97-109, 1993
9）福光延吉ほか：肝がんの放射線治療．日本内科学会雑誌 103：116-122，2014

（永田　宰）

I．胆　石

　上腹部症状で来院した患者に超音波検査をすると無症候性の胆石を認めることが多々ある．胆石が原因で症状が発現しているときは，胆石を除去する方針での治療が主体となるが，主訴である症状が胆石によるものかどうか判然としない場合も多い．しかし，胆石を放置しておくことにより将来的に胆嚢炎や膵炎等の合併症を起こすことも十分に考えられるので，経時的なフォローアップは大事である．

初診時のポイント

　胆嚢結石は加齢とともに頻度が増加し，女性に多い．胆管結石は高齢男性に多い傾向がある．その他胆石発症の危険因子として，妊娠，経口避妊薬，エストロゲン補充療法，遺伝，肥満，急速な体重減少，糖尿病，肝硬変，クローン病，胆嚢収縮不全，高脂血症治療薬のクロフィブラート，抗生剤のセフトリアキソン，運動不足などが挙げられている．

1．症　状

　上腹部症状の原因が胆石によるものか否かを判別することは重要である．症状が胆石由来であれば胆嚢摘除あるいは胆管結石除去が根治治療になるが，そうでないときは不必要な治療を受け，不必要な医療費がかかることになる．

　臨床的特徴で4つの群に分けて考えるべきである．

　1）症状がなくて画像検査では胆石を認める群

　2）典型的な胆道系症状があって，画像検査で胆石を認める群

　3）典型的でない症状があって，画像検査で胆石を認める群

　4）典型的な胆道系症状はあるが，画像検査で胆石を認めない群

　1群は経過観察が一般的であり，2群では胆石除去を目的とした治療を選択すべきである．3, 4群は患者さんそれぞれの状況によって決定されるべきである．

　胆嚢結石の主要症状は胆石疝痛である．胆石疝痛は中程度に激しい，次第に強くなる右上腹部痛で，背中，右肩に痛みが放散し，発汗・悪心・嘔吐を伴うことがある．疝痛と称されてはいるが，痛みは一般的に一様である．脂肪成分の多い食事によって約1～2時間後に誘発されることもあるが，食事とは関係なく痛みが生じる患者もいる．痛みは体動で増悪しないし，しゃがんだり，排便，放屁によって軽減されることはない．痛みは持続しても普通4時間を超えることはないし，発熱や全身症状が伴うことは珍しい．4時間以上続く痛みあるいは全身症状が伴った痛みは急性胆嚢炎の発症を示唆するかもしれない．

　たいていの患者では痛みはそれほどひどくはないので，数回の疝痛発作を経験してから受診してくることが多い．

　鼓腸，胸やけ，胃酸逆流，おくびなどの症状を訴えることが多いが，胆石によって直接引き起こされるものではないようである．

　胆石は上腹部症状を訴えて来院する患者の鑑別診断の一部として考えられるべきである．鑑別す

べき疾患としては消化性潰瘍，心臓由来の胸痛，食道由来の胸痛，胃食道逆流症，非潰瘍性消化不良，過敏性腸症候群，Oddi 括約筋ジスキネジー，肝炎，慢性膵炎が挙げられる．

2．身体所見

単純に胆石疝痛を訴えて来院することが多く，普通具合がわるそうにみえず，発熱や頻脈もない．腹部所見もはっきりしたものはみられない．胆石疝痛は純粋に内臓性なので，胆嚢壁の炎症がなければ腹膜刺激症状もみられない．胆嚢壁の炎症が生じるとマーフィーの徴候（後述）が陽性となり，急性胆嚢炎の診断が可能となる．

3．検　査

1）生化学検査

合併症のない胆石疝痛を訴える患者では生化学検査で異常を認めないが，一般的な生化学検査を行うことは他の疾患を除外するのには有用である．検査の進め方は，主治医の考える鑑別診断を実行する形でいい．

2）画像検査

①腹部超音波検査

胆石が存在するかどうか判断するにはもっとも有用な検査であるが，むやみに行うのではなく，胆石疝痛の既往があり，胆石をもつと疑われた患者に施行されるべきである．1〜3 mm の胆石を見極めるのはむずかしい．

腹部超音波検査は 8 時間以上絶食にして胆嚢が十分に拡張した状態で施行されるべきである．胆嚢の出口（ハルトマン嚢）には胆石が隠れていることがあるので，とくに入念に検査されるべきである．

熟練した検査者でも胆嚢内にある胆石の数，大きさを判別するのはむずかしい．とくに 1〜2 mm 径の胆石が数多くあると，一塊りになって一個の胆石と判定されることがあるので注意を要する．

胆泥と胆砂：胆泥は高輝度で音響陰影をひく多発性の小結石のようにみえる．胆砂は高輝度ではあるが，音響陰影はひかない．

胆嚢ポリープは音響陰影をひくことはない．体位の変換によって結石は動くが，ポリープは動かないことで鑑別ができる．

②腹部単純 X 線

症状のある患者に胆石をみつけるための検査としては有用ではない．単純 X 線でみえるほどカルシウムが多い胆石は全症例の 10％程度である．

③経口胆嚢造影検査

以前は胆石診断と胆嚢機能をみるために普通に行われていたが，現在はその役割は腹部超音波検査にとって代わられている．

④CT 検査

石灰化がないと，たいていの結石は胆汁と同密度なために CT でも判読不可能となる．胆石溶解療法の適応か否かを判別するには有用かもしれない．

⑤胆嚢シンチグラフィ

胆石の診断には役に立たないが，急性胆石疝痛を訴えている患者で急性胆嚢炎があるかどうかを除外するのには有用である．

 継続治療のポイント

1 群の無症候性の胆石患者に今後生じるかもしれない症状，合併症について十分説明しておくこと．無症候性胆石の予防的胆嚢摘除は勧められない．

2 群の患者は，症状が再発し，もっとひどくなる可能性があるので，予防的胆嚢摘除が勧められるべきである．

3 群の患者は，腹部症状が胆石由来である確証がもてず，胆嚢摘除後も症状が持続することがあるので，ウルソデオキシコール酸による経口胆石溶解療法がまずは勧められる．溶解療法に対する症状の変化が今後の継続治療の内容を決めてくる．

4 群の患者は一般の画像検査では認められない微小胆石あるいは胆泥が存在するか，胆石とは関係のない，たとえば Oddi 括約筋の機能不全のような病態にあるのかもしれない．微小胆石あるいは胆泥の存在を確認することは重要である．なぜ

なら，胆嚢摘除，胆石溶解療法が効果的であるから，Oddi 括約筋の機能不全の場合，胆嚢摘除は症状を増悪させる．微小胆石あるいは胆泥が疑われたら，何回も腹部超音波検査を繰り返すことでその存在が確認できることもあるが，それでもだめなときは専門医療機関での胆汁の顕微鏡検査か超音波内視鏡に頼らざるをえない．

胆石疝痛のコントロールには，最近，非ステロイド消炎鎮痛剤が使われている．

腹腔鏡による胆嚢摘除が一般的になっていて，内科的に有症状の胆石患者をフォローアップすることはまれになってきているが，外科的摘除ができない患者さんもおり，経口胆石溶解療法や体外衝撃波による砕石療法など，患者と話し合って継続療法を行っていくことが必要な場合もある．

胆石の発生を予防する因子として，ビタミンC（とくに女性で），コーヒー，植物性蛋白質，多価および単純不飽和脂肪が挙げられている．

■ 高齢者診療のポイント

高齢者に胆石保有者は多いが，多くは無症状で，腹部超音波検査で偶然に見つかることが多い．しかし，無症状であっても致死的になりかねない胆嚢炎の発症要因となりうるので定期的な検査が必要である．疝痛発作を繰り返す場合や，胆嚢炎を併発する危険性のある場合には胆嚢摘除も必要となるが，年齢を考慮した対策が必要となる．

Ⅱ．胆嚢炎

急性胆嚢炎は普通胆石に関連して生じる右上腹部痛，発熱，白血球増多症を特徴とする疾患である．まれに（10%程度）無胆石性のものもあるが，臨床的症状は同一である．

慢性胆嚢炎は組織学的にみられる胆石による慢性炎症性細胞浸潤を述べるために名付けられた名称であり，臨床症状がみられるわけではない．

■ 初診時のポイント

1．現　症

右上腹部痛は持続的で激しく，悪心，嘔吐，食思不振が合併したり，右肩や背中に放散することがある．脂肪成分を摂取して1時間以上経ってから生じることが多い．

4〜6時間以上続く右上腹部痛があり，とくに発熱しているときは，胆石による疝痛というよりは胆嚢炎を考えるべきである．

2．身体所見

急性胆嚢炎の患者はいかにも病人らしく，発熱していて，頻脈で，診察台に静かに横たわっていることが多い．局所の腹膜炎があるので，体動で痛みは増悪する．筋制防御も普通認められる．マーフィーの徴候の誘発も有用な診断技術である（マーフィーの徴候：肝臓の下縁にある胆嚢窩に手をおいて，患者に深く息を吸ってもらう．胆嚢が下方に下りてきたときに胆嚢が検者の手に触れると，局所の腹膜炎があるので，急性胆嚢炎の患者は不快感が増悪し，ときに息を吸うことをやめることがある）．

治療しないでいても7〜10日で症状は和らぐかもしれないが，下記に挙げる合併症が非常に高率に生じてくる．

壊疽：胆嚢炎でもっとも一般的な合併症で，高齢者，糖尿病の患者，治療が遅れた患者で起きてくる．敗血症の様相を呈してくるが，手術によって明らかになる場合もある．

穿孔：壊疽のあと生じることが多い．胆嚢周囲膿瘍になることが多いが，まれに腹腔内に穿孔して腹膜炎を起こすことがある．

胆嚢腸管瘻：十二指腸あるいは空腸に直接穿孔して生じる．

胆石閉塞：胆嚢腸管瘻を胆石が通過して回腸末端部で機械的な腸閉塞を起こすことがある．

気腫性胆嚢炎：ガスを発生するウェルシュ菌などによる胆嚢壁の二次感染．胆嚢部付近の捻髪音

は診断の重要な手がかりである．腹部超音波で腸管ガスとまちがえることもある．

3．検　査

胆石がある患者で，上で述べられた症状を訴えたときは急性胆嚢炎を疑うが，なんといっても重要な身体所見はマーフィーの徴候である．

1）生化学検査

末梢血検査，白血球分画検査が最初の検査である．合併症のない胆嚢炎ではビリルビンや ALP は上昇しないのが一般的である．上昇しているときは胆管炎や，総胆管結石，ミリッツイ症候群（胆嚢管に陥頓した胆石が総胆管を圧排する現象）が合併しているかもしれない．

2）画像検査

①腹部超音波

胆石の存在は診断の一助になるが，その他，胆嚢壁の肥厚，浮腫，さらに腹部超音波検査下でのマーフィーの徴候が診断を進める．小結石や胆泥はみつけられないことがあることに注意．

②胆嚢シンチグラフィ

腹部超音波でも診断がつかないときに施行されるが，専門施設での施行が望まれる．

③MRC

胆嚢炎の診断における有用性についてははっきりとしていない．

④CT

胆嚢炎の合併症（気腫性胆嚢炎や胆嚢の穿孔など）が疑われるとき，また鑑別診断のためには有用であるが，胆嚢炎そのものの診断には必ずしも必要な検査ではない．

鑑別診断として挙げられる疾患は，急性膵炎，虫垂炎，急性肝炎，消化性潰瘍，右腎疾患，右側の肺炎，Fitz-Hugh-Curtis 症候群，肝下膿瘍，腹腔内膿瘍，内臓穿孔，虚血性心疾患，クロゴケグモ毒物くも中毒などがあるが，詳細な問診と発症機序，そして適切な検査で鑑別可能である．

4．治　療

胆嚢摘除と抗生剤による治療が基本となる．

 高齢者治療のポイント

高齢者では結石は胆嚢内に限局して無症状に経過するものが多い反面，病変が容易に胆嚢外に波及し，重篤化傾向を示しやすいことに注意しなければならない．

胆管炎は肺炎や尿路感染症にならぶ高齢者発熱の原因であるが，胆管炎は胆嚢炎に合併することが多い．胆石による胆嚢炎と合併した胆管炎は，原因となる胆石の発生を抑止しなければ何度でも再発する．

（石塚　尋朗）

第2章 疾患編
D 肝・胆・膵疾患

10 胆道癌（胆嚢癌・胆管癌）

初診時の対応

　胆道癌は，その発生部位から胆嚢癌，胆管癌，十二指腸乳頭部癌に分類されている．厚生労働省による人口動態調査によると，2014年の胆道癌死亡者数は1万8,117人（男性9,052人，女性9,065人）で，全悪性新生物死亡者数の5%程度を占める．胆嚢癌の初発症状は黄疸，食欲不振，体重減少，悪心嘔吐，発熱である．しかし，症状を伴わないこともあり，胆嚢癌の約3割の症例は，無症状で発見されており，注意が必要である．十二指腸乳頭部癌の場合，血液検査で肝胆道系酵素が変動することがあり，一時的に黄疸が軽減しても，油断してはならない．初診時の留意点としては，リスクファクターの有無である．胆嚢癌のリスクファクターは胆管非拡張型の膵胆管合流異常，胆管癌のリスクファクターは胆管拡張型の膵胆管合流異常や原発性硬化性胆管炎である．2012年塩素系有機洗剤を大量に使用してきた印刷工場の従業員がきわめて高頻度で胆管癌を発症していることが報告され，1,2ジクロロプロパンが原因である可能性が指摘されている．

再診時のポイント

　非侵襲的検査としては，血液検査および腹部超音波検査である．胆道癌に対する特異的な腫瘍マーカーはないが，一般的にはCEA，CA19-9が測定される．胆道癌でのCEA陽性率は18%，CA19-9は69%である．しかし，腫瘍マーカーは良性疾患（胆石症，慢性膵炎など）でも陽性とな

ることがあり，これらの値の推移をみることが重要である．また画像診断では，腹部超音波検査が有用であり，とくに胆嚢隆起性病変の描出に優れている．胆管癌の場合も，肝内胆管あるいは総胆管の拡張所見は，胆管閉塞を疑わせる重要な所見である．さらにMDCT，ERCP，PTCなど直接，胆道造影することにより正確な病変を描出することが可能となる．

　胆嚢癌に胆石が合併する頻度は50～80%とされている一方，先行する胆石の存在により胆嚢癌発生頻度が優位に増加しないという報告も認められる．

継続治療のポイント

　胆道癌における唯一の根治療法は外科的切除であり，一般的には，肝，肺，腹膜転移，遠隔リンパ節転移の症例は切除不能とされており，その場合，化学療法，放射線療法が検討される．在宅医療が広がりをみせるなか，診療所の医師が癌の終末期医療を担う機会も増し，胆道ドレナージの管理も求められている．

　また胆嚢ポリープと胆嚢癌の鑑別が問題となることがある．胆嚢ポリープが10 mm以上で画像上，増大傾向を認める場合，あるいは大きさにかかわらず，広基性の場合，胆嚢癌である可能性があり胆嚢摘出が推奨される．

文　献

1) 厚生労働省：平成26年 人口動態統計年報
2) 胆道癌診療ガイドライン作成委員会編：胆道癌診療ガイドライン第2版, 2014

（武石　昌則）

11 膵 炎

膵炎は急性膵炎と慢性膵炎に大別される.

Ⅰ. 急性膵炎
(急性膵炎の診療ガイドラインに準拠する)[1]

急性膵炎とは何らかの原因により膵酵素が活性化され, 膵の自己消化が起こる病態で, 他の隣接する臓器や遠隔臓器にも影響を及ぼしうるものである.

日本ではアルコールと胆石が急性膵炎の2大成因であり, 男性ではアルコール性膵炎が多く, 女性では胆石性膵炎が多い.

 初診時のポイント (表1)[2]

上腹部の急性腹痛発作と圧痛が主症状で, 他に背部への放散痛, 食欲不振, 嘔気・嘔吐, 腸蠕動音の減弱, 発熱, 筋制防御などが頻度の高い症状, 徴候であるが, これらは急性膵炎にのみ特異的ではなく, 他の急性腹症との鑑別を要する.

成因により治療方針が異なってくるので (後述), アルコール摂取歴, 胆石既往の有無, 胆石疝痛発作の有無 (胆石・胆嚢炎の項参照), 脂質異常症の既往等の問診が大事である.

また, 内視鏡的逆行性胆管膵管造影 (ERCP)・内視鏡的乳頭処置・手術・薬剤投与などの膵炎発症に関与する検査・処置の有無などもチェックする必要がある.

若年者の急性膵炎の原因としては遺伝性, 感染性 (風疹など), あるいは外傷性が考えられる.

急性膵炎による腹痛は, 発現時から10~20分で最大となり, 治療がなされなければ何日間も続く

表1 急性膵炎診断基準

1. 上腹部に急性腹痛発作と圧痛がある.
2. 血中または尿中に膵酵素の上昇がある.
3. US, CT あるいは MRI で膵に急性膵炎を示す所見がある.
上記3項目中2項目以上を満たし, 他の膵疾患および急性腹症を除外したものを急性膵炎とする. ただし, 慢性膵炎の急性増悪は急性膵炎に含める. 注:膵酵素は膵特異性の高いもの (膵アミラーゼ, リパーゼなど) を測定することが望ましい.

(厚生労働省特定疾患難治性膵疾患調査研究班 2008 年)

(6~8時間持続する胆石疝痛とは異なる).

約半数の急性膵炎で帯状の背部への放散痛を認める.

アルコールが成因の急性膵炎はアルコールの大量摂取あるいは禁酒して1~3日後に起こることが多い.

1. 現 症

視診:側腹壁にみられる Grey-Turner 徴候, 臍周囲にみられる Cullen 徴候, 鼠径靱帯下部にみられる Fox 徴候などの皮膚着色斑が急性膵炎に特徴的な臨床徴候として挙げられているが[1], その出現頻度は3%と低く, また膵炎以外の患者でも観察される.

まれではあるが, 四肢遠位部の皮下に結節性の脂肪壊死 (脂肪織炎) がみられたり, 血栓性静脈炎, 多発性関節炎も生じる.

触診:急性膵炎の患者ではときに仮性囊胞を触知することがある.

その他, 急性膵炎の成因に関連した所見, たとえばアルコール性膵炎の場合には肝腫大, 脂質異

常症が原因の急性膵炎患者では黄色腫，そして風疹ウイルスによる急性膵炎の場合は耳下腺腫脹等，全身の身体所見をとる必要性がある．成因診断，治療方針の迅速な決定への手助けとなる．

2．検　査
1）血液・尿検査
　急性膵炎の診断では，血中もしくは尿中の膵酵素上昇を認めることが重要である．多くの場合，迅速な測定が可能でもっとも普及している血中アミラーゼの上昇により診断が可能であるが，単一の膵酵素値のみを診断の根拠とすることは好ましくなく，下記に挙げた酵素活性を理解したうえで判断することが望ましい．
　急性膵炎と他疾患との鑑別が問題となる場合，血中リパーゼが血中アミラーゼを含めた他の膵酵素に比べてもっとも優れている．
　①血中アミラーゼ
　急性膵炎は，通常，血中アミラーゼ値の上昇を認めることにより診断が可能である．しかし，診断の特異度が低いことによるいくつかの限界も報告されており，とくに，併存疾患の有無など注意を要する．
　血中アミラーゼの感度が低くなる要因として，次の2点に留意しなければならない．⑦アルコール性急性膵炎では，とくに慢性膵炎を背景とする場合，血中アミラーゼが上昇しないことが多い．④血中アミラーゼは，他の膵酵素に比べて，発症後速やかに低下し，異常高値が持続する期間が短いため，発症から来院までの期間が長いと正常化していることがある．また，脂質異常症を原因とする急性膵炎では血中アミラーゼ値は上昇しにくいことも報告されている．
　急性膵炎の診断で，とくに血中アミラーゼが問題となるのは，膵疾患以外でも異常高値がみられることが多い点である[1]．
　②尿中アミラーゼ
　尿中アミラーゼは，かつて急性膵炎の診断に高い感度を示すことが報告されていたが，他の血中膵酵素に比べて優位性はないと報告されている．

また，単に尿中へのアミラーゼ排出を測定するのみでは，脱水や腎不全の影響を受けるため，クレアチニン・クリアランスに対する比率（ACCR）を測定することが合理的であり，急性膵炎に対し特異度が高いとされたが，その後の追試ではACCRも決して特異度は高いとはいえないことが報告されている．
　③血中リパーゼ
　血中リパーゼは，異常高値が持続する期間が，血中アミラーゼに比べて長く，血中アミラーゼが正常である場合の急性膵炎の診断に有用である．
　④血中エラスターゼ1
　血中エラスターゼ1は，他の膵酵素に比べ異常高値がもっとも長期に持続する特徴があるので，発症から時間を経て受診した際に有用と考えられるが，一般的には，急性膵炎の診断や重症度判定に付加価値を認めていない．
　⑤その他の血中膵逸脱酵素
　トリプシンは急性膵炎発症の鍵となる酵素であるが，血中においてはプロテアーゼインヒビターにより急速に不活性化されるため，酵素活性を測定することは困難である．
　血中ホスホリパーゼ A_2 は急性膵炎において著明に上昇し，重症度と相関することが報告されている．
　両者とも免疫学的方法による測定のため，迅速な測定は困難で，実地臨床（一般臨床）における急性膵炎の診断には適さない．
　⑥その他の尿中膵酵素
　膵酵素であるトリプシンの前駆物質トリプシノーゲン-2は，急性膵炎の発症早期から尿中に排泄される．試験紙状のスティックを用い，尿中トリプシノーゲン-2を約5分で判定可能な手法が報告されている．保険適応にはなっていないが，今後一般臨床医にとって急性膵炎の診断の迅速化や，他の腹部救急疾患との鑑別に期待がもたれるところである．

2）画像診断
①胸腹部単純X線
　胸部単純X線所見として，胸水の貯留，ARDS

(acute respiratory distress syndrome) 像, 肺炎像などが認められるが, 急性膵炎に特異的なものではない.

腹部単純 X 線所見として, イレウス像, 大腸の拡張の急な途絶 (colon cut-off sign), 左上腹部の局所的な小腸拡張像 (sentinel loop sign), 十二指腸ループの拡張・ガス貯留像, 後腹膜ガス像, 石灰化胆石, 膵石像などがある.

胸腹部単純 X 線所見のみで急性膵炎の診断を下すことはできないが, 急性膵炎患者の臨床経過の評価や, 消化管穿孔などの他疾患との鑑別診断には必須の検査であり, 急性膵炎が疑われる場合にはルーチンに撮影すべきである.

②腹部超音波検査

超音波検査は, 膵腫大や膵周囲の炎症性変化をとらえることが可能であり, また, 腹水, 胆道結石, 総胆管拡張などの急性膵炎の原因や病態に関連する異常所見を描出しうる. とくに, 総胆管結石や総胆管拡張の有無のチェックは, 胆石性膵炎に対する内視鏡的乳頭処置の必要性を判断する場合にも必要である. 初回検査で胆道結石を描出しない場合でも, 繰り返して施行して, 見落としがないかどうかをチェックすべきである.

③CT

CT は, 急性膵炎の診断と腹腔内合併症の診断にもっとも有用な画像検査である. CT の施行により, 胃十二指腸潰瘍の穿孔など他の腹腔内疾患との鑑別や, 腹腔内臓器の併存疾患や膵炎に伴う合併症の診断が可能となり, 急性膵炎の重症度判定の一助ともなる. とくに, 重症急性膵炎では, 腹痛やイレウスの合併のため超音波検査では情報が十分に得られないことが多く, また, 併存疾患や膵炎合併症の把握は, 治療方針の決定に重要であるため, 積極的に CT を施行すべきである.

④MRI

腫大を伴わない浮腫性膵炎は CT では診断が困難であるが, MRI の T2 強調像では浮腫の程度に応じて膵は高信号を呈する. また, 膵周囲の液体貯留や前腎筋膜の肥厚も CT と同程度の診断能を有する. 膵周囲の脂肪壊死と液体貯留の鑑別は

CT では困難なこともあるが, MRI では明瞭に区別可能である (脂肪壊死は液体と比べて T1 強調像ではやや高信号, T2 強調像でやや低信号). また, 出血性の脂肪壊死はとくに脂肪抑制 T1 強調像では高信号を呈するので, 比較的容易に診断可能である. 膵壊死部は Gd-DTPA による造影ダイナミック MRI で濃染不良域として描出できる.

MRCP は ERCP と異なり, 乳頭部の操作を必要とせず, また造影剤を用いることなく胆管膵管像を短時間で撮像することができ, 胆石や総胆管結石の描出能が高いので, 超音波や CT で胆道結石が明らかでない場合には積極的に施行するべきである. MRCP はまた膵管胆道合流異常や膵管癒合不全, 総胆管囊腫, 膵腫瘍などの急性膵炎の原因の精査にも有用である.

⑤ERCP

急性膵炎の診断そのものに対して ERCP は行わないが, 胆石性膵炎などに対しては内視鏡的治療を前提とした ERCP が施行されることが多い.

⑥超音波内視鏡

急性膵炎発作時に施行する場合は少なく, 発作が治まった後に体外式超音波検査で総胆管結石を同定しえない場合に適応となる.

 ## 重症度判定の必要性

急性膵炎には, 自然軽快傾向の強い軽症例から, 循環不全, 重要臓器不全や感染などの致命的合併症を併発し, 死亡する確率の高い重症例まで, その重症度はさまざまで, 選択されるべき治療法の妥当性にも重症度は深く関わる.

初診時における重症度判定, 正確な重症度判定に基づく適切な初期治療の導入, 場合によっては高次医療施設への転送, さらに治療効果の経時的な判定は急性膵炎の救命率を改善させるために重要である (表2)[3].

 ## 高齢者診療のポイント

腹痛を認めないこともあり, また炎症所見に乏

表2　急性膵炎重症度判定基準：2008年改訂

A．予後因子
　原則として発症後 48 時間以内に判定することとし，以下の各項目を各 1 点として，合計したものを予後因子の点数とする．

> 1．BE≦−3 mEq またはショック
> 2．PaO_2≦60 mmHg（room air）または呼吸不全
> 3．BUN≧40 mg/dl（または Cr≧2.0 mg/dl）または乏尿
> 4．LDH≧基準値上限の 2 倍
> 5．血小板数≦10 万/mm^3
> 6．総 Ca 値≦7.5 mg/dl
> 7．CRP≧15 mg/dl
> 8．SIRS 診断基準における陽性項目数≧3
> 9．年齢≧70 歳

臨床徴候は以下の基準とする．
・ショック：収縮期血圧が 80 mmHg 以下
・呼吸不全：人工呼吸を必要とするもの
・乏尿：輸液後も 1 日尿量が 400 ml 以下であるもの
SIRS 診断基準項目：
　(1) 体温>38℃あるいは<36℃
　(2) 脈拍>90 回/分
　(3) 呼吸数>20 回/分あるいは $PaCo_2$<32 mmHg
　(4) 白血球数>12,000/mm^{3}か<4,000 mm^{3}または 10%超の幼若球出現

B．造影 CT　Grade
　原則として発症後 48 時間以内に判定することとし，炎症の膵外進展度と，膵の造影不領域のスコアが，合計 1 点以下を Grade 1，2 点を Grade 2，3 点以上を Grade 3 とする．
1．炎症の膵外進展度
　(1) 前腎傍腔　　　　　：0 点
　(2) 結腸間膜根部　　　：1 点
　(3) 腎下極以遠　　　　：2 点
2．膵の造影不領域：膵を便宜的に膵頭部，膵体部，膵尾部の 3 つの区域に分け，
　(1) 各区域に限局している場合，あるいは膵の周辺のみの場合　：0 点
　(2) 2 つの区域にかかる場合　　　　　　　　　　　　　　　　：1 点
　(3) 2 つの区域全体をしめる，あるいはそれ以上の場合　　　　：2 点

炎症の膵外進展度 膵造影不良域	前腎傍腔	結腸間膜根部	腎極以遠
<1/3	Grade 1	Grade 1	Grade 2
1/3〜1/2	Grade 1	Grade 2	Grade 3
1/2<	Grade 2	Grade 3	Grade 3

C．重症度判定
　予後因子が 3 点以上または造影 CT　Grade 2 以上のものを重症，いずれもないものを軽症とする．

SIRS（Systemic Inflammatory Response Syndrome）：全身性炎症反応症候群

しい場合もあり，診断に難渋することもある．また，加齢に伴う身体機能低下もあり，合併疾患によりその治療には難渋することが多い．重症化した場合，非高齢者に比べ予後不良とされているので，膵炎の重症度を的確に把握し，必要な場合には逡巡することなく専門医へ搬送することも常に考慮に入れておきたい．

Ⅱ. 慢性膵炎

慢性膵炎とは進行性の炎症があり，やがては膵外分泌，内分泌機能不全に至る永続的な組織障害がみられる病態である．非進行性の炎症病態である急性膵炎とは対照的だが，3〜13%の急性膵炎が慢性膵炎に移行すると考えられている．

成因としては男性ではアルコール性が多く，女性では特発性が多い．

初診時のポイント

1. 現　症

腹痛は慢性膵炎の主要症状で，心窩部痛で背部へ放散することが特徴的である．腹痛は食後15〜30分でより激しくなり，ときに悪心・嘔吐を伴う．背筋を伸ばして正座したり，かがんだりすると痛みが軽減することがある．慢性膵炎の初期には痛みは断続的に生じるが，病態が進行するに従って持続的な痛みになってくる．腹痛を訴えない慢性膵炎患者もいるので注意を要する．

膵外分泌機能不全により脂肪の吸収不良が生じ，水洗トイレで流しきれないような柔らく，脂ぎった，腐敗臭の便，脂肪性下痢がみられる．

膵内分泌機能不全により耐糖能障害が生じるが，あきらかな糖尿病状態は慢性膵炎がかなり進行してから生じる．慢性膵炎患者で起きてくる糖尿病の治療にはインスリン注射が必要になってくるので，慢性膵炎が疑われるような患者では早期から耐糖能検査が必要である．

2. 検　査

生化学検査，画像検査とも正常であることがあるので，慢性膵炎の診断は臨床医の能力が問われる疾患である．また，慢性膵炎を疑わせる症状があっても実際は膵臓癌であることもある．古典的な三徴候である膵臓の石灰化，脂肪下痢，糖尿病は慢性膵炎の診断を促すが，3つともみられるのは慢性膵炎がかなり進んだ時期であることも忘れてはいけない．また，観察期間内は無痛性あるいは無症候性の症例も存在するので，診断には日本膵臓学会が定めた慢性膵炎臨床診断基準2009[4]を厳格に適用すべきであり，期間をおいた複数回の検査が必要となる．外来にて診断する際のポイントを列記しておく．

1）生化学検査

血中アミラーゼ，リパーゼは上昇することもあるが，一般的には正常範囲である．

ビリルビンやALPが上昇する場合，膵浮腫，線維化，あるいは癌による膵内胆管の圧迫を疑わせる．

便中エラスターゼ測定は膵外分泌機能不全を早期に評価する上で手助けになりうる．

2）画像検査

①腹部単純X線

慢性膵炎患者の約30%で膵管内の石灰化が認められる．石灰化がみられる慢性膵炎のほとんどがアルコール性だが，遺伝性の慢性膵炎でもみられる．特発性の膵炎でみられることはまれである．

②腹部超音波

慢性膵炎確診例：音響陰影を伴う膵内の高エコー像（膵石エコー）が描出される．

慢性膵炎準確診例：膵内の粗大高エコー，膵管の不整拡張，辺縁の不規則な凹凸がみられる膵の変形，のうち1つ以上が描出される．

③CT

慢性膵炎確診例：膵内の石灰化が描出される．

慢性膵炎準確診例：辺縁の不規則な凹凸がみられる膵の変形が描出される．

④内視鏡的逆行性胆道膵管造影（ERCP）

慢性膵炎確診例では次のいずれかを認める．

・膵に不均等に分布する，不均一な分枝膵管の不規則な拡張

・主膵管が膵石，蛋白栓などで閉塞または狭窄しているときは，乳頭側の主膵管あるいは分枝膵管の不規則な拡張

慢性膵炎準確診例：主膵管のみの不規則な拡張，蛋白栓のいずれかが観察される．

⑤MRCP

慢性膵炎準確診例で，膵全体に不均一に分布する分枝膵管の不整な拡張，または主膵管の狭窄より十二指腸乳頭側の主膵管および分枝膵管の不整な拡張がみられる．

3）膵機能検査

画像検査で確定診断できないが，臨床症状からは初期の慢性膵炎を疑わせる患者の診断のために使われる．BT-PABA 試験（PFD 試験）で明らかな低下を認める．

3．鑑別診断

以上述べられた検査は慢性膵炎の診断を支持する所見ではあるが，必ずしも確定診断できるものでない．鑑別診断として考えておかなければいけない疾患は，膵癌，消化性潰瘍，胆石，過敏性腸症候群，急性膵炎である．

再診時のポイント

アルコール摂取を続けている患者で急性膵炎を引き起こす場合がある．慢性膵炎の患者で症状の増悪や症状に変化がみられたときは急性膵炎の可能性も考えなければいけない．

慢性膵炎の合併症として，仮性嚢胞，総胆管閉塞，十二指腸閉塞，膵性腹水，胸水，脾静脈血栓症，仮性動脈瘤が報告されているので，再診時には十分注意が必要である．

継続治療のポイント

アルコールが起因の場合は禁酒させることが急務である．また，糖尿病が発症した例では糖尿病の食事療法・運動療法等の教育，合併症の進行の阻止に努めなければいけない．

膵癌発症の可能性を常に念頭において，定期的な画像検査による経過観察をすべきである．

慢性膵炎の患者を継続治療するうえで常に問題となるのが痛みのコントロールである．患者の状況に応じて以下の治療法を随時選択して対処して

いくのが肝要であろう．

・アルコール摂取の禁止
・低脂肪食で少量の食事，必要なら絶食
・非ステロイド消炎鎮痛剤の投与
・膵酵素の補助投与
・麻薬性鎮痛剤（ソセゴン® 等）の投与，ただし依存症に注意すること
・神経ブロック
・膵管の拡張
・膵石の破砕
・手術

高齢者診療のポイント

痛み，膵外分泌機能の低下，内分泌機能の低下，いずれもが生活環境の悪化を招き，また低栄養状態に陥りやすくなるので，痛みのコントロール，外分泌・内分泌機能の補てん等，非高齢者に比べて注意深い外来での診療・指導，服薬管理が必要と考える．

Ⅲ．自己免疫性膵炎

膵炎や膵癌・総胆管癌などの悪性疾患の診断過程で鑑別診断として考慮されなければならない疾患として，自己免疫性膵炎（autoimmune pancreatitis：AIP）があげられる．除外診断できれば，AIP はステロイド投与により改善する疾患であり，不必要な外科的処置が回避される可能性もある．

日本膵臓学会が作成した AIP 臨床診断基準2011[5]の内容を抜粋，要約してみる．

・AIP とは，現状では，びまん性の膵腫大や膵管狭細像を示す症例が中心であり，高γグロブリン血症，高 IgG 血症または高 IgG4 血症や自己抗体（抗核抗体やリウマチ因子）の存在，ステロイド治療が有効など，自己免疫機序の関与を示唆する所見を伴う膵炎である．
・硬化性胆管炎，硬化性唾液腺炎，後腹膜線維症を合併する症例もあり，本症は全身的疾患

である可能性もある.
・臨床的特徴としては, 上腹部不快感, 胆管狭窄による閉塞性黄疸, 糖尿病を認めることが多い. 中高年の男性に多く, 長期予後は不明であるが, 膵石合併の報告がある.
・本症の診断においては膵癌や胆管癌などの腫瘍性病変との鑑別がきわめて重要であり, ステロイド投与による安易な治療的診断は避ける.

診断基準の下記3項目の中で, 1を含め2項目以上を満たす症例をAIPと診断する.

1) 膵画像検査にて特徴的な主膵管狭細像と膵腫大を認める.
2) 血液検査で高γグロブリン血症, 高IgG血症, 高IgG4血症, 自己抗体のいずれかを認める. 高γグロブリン血症 (2.0 g/dl 以上), 高IgG血症 (1,800 mg/dl 以上), 高IgG4血症 (135 mg/dl 以上) が1つの基準である. 自己抗体では抗核抗体, リウマチ因子が陽性になることがある.
3) 病理組織学的所見として膵にリンパ球, 形質細胞を主とする著明な細胞浸潤と線維化を認める.

ただし, 他の原因による膵炎や膵癌・胆管癌などの悪性疾患を除外することが必要である.

ステロイド投与により症状が改善する疾患だが, 安易なステロイド投与により, 早期膵癌の診断を遅らせる可能性もあるということで, ステロイドによる治療的診断はAIPを熟知している膵臓の専門家が注意深く施行するべきである.

文　献

1) 急性膵炎診療ガイドライン2010, 金原出版, 東京, 2009
2) 木原康之ほか：急性膵炎の発症・重症化機序. 日消誌 105：1157-1165, 2008
3) 片岡慶正：急性膵炎重症度判定基準2008改訂—検証と今後の展開—. 日消誌105：1166-1173, 2008
4) 日本膵臓学会：日本膵臓学会慢性膵炎臨床診断基準 2009. 膵臓24：645-646, 2009
5) 日本膵臓学会：自己免疫性膵炎診断基準2011. 膵臓 27：17-25, 2012

（石塚　尋朗）

第2章 疾患編
D 肝・胆・膵疾患

12 膵 癌

膵癌は早期発見がむずかしく，いまだもって予後不良の疾患であるが，近年の診断技術の向上，化学療法の進歩で少しずつではあるが，その生存率が上昇してきている．

膵癌は男性に多く，45歳以上になると発生率が急上昇してくる．

■ 初診時のポイント

膵癌の重要な危険因子として，慢性膵炎，喫煙，糖尿病，癌が多発する家系が挙げられているので，膵癌を疑わせる患者の問診の際，重点的に聴取すべきである．

膵癌の患者は，腹痛，体重減少，黄疸，あるいは説明のつかない膵炎を主訴として来院することが多い．

腹痛：80〜85％の患者が腹痛を訴えて来院する．上腹部痛（鈍痛）で，背部に放散する．痛みは間歇的で食事により増強する．

体重減少：激烈な体重減少で，食思不振，早期の満腹感，下痢，あるいは脂肪性下痢が関連しているかもしれない．

黄疸：黄疸は搔痒，無胆汁便，暗色尿が付随して起こる．痛みを伴う手術不能の膵癌の約半数でみられ，また手術可能な治癒が期待できる膵癌の約半数でもみられる．

初発症状は膵癌の局在部位による．膵体部癌，尾部癌は痛みと体重減少をきたし，膵頭部癌は脂肪性下痢，体重減少，黄疸をきたすことが多い．典型的でない糖尿病の最近の発症，説明のつかない最近生じた血栓性静脈炎，あるいは急性膵炎の

既往は留意されるべきであろう．

残念ながら，大部分の膵癌は臨床症状が発現し，診断がなされるときにはすでに手術不可能な状態であることが多い．早期発見が急務である．

早期発見そして癌の早期切除を可能にするためにいろいろな報告がなされている．

膵癌が診断される3年前から出現する症状としては，腹痛，食欲低下，黄疸，青白い便，いつにないおくび，体重減少，異常な鼓腸が挙げられている．また，やせた高齢者に発症してくるような，典型的でない糖尿病の出現も早期症状として考えられるので，上記の症状も合わせて訴えているような患者には積極的にCT検査を行うべきである．

1．身体所見

腹部腫瘤，腹水，胆囊腫大（黄疸のある患者では）を認めることがある．全身に拡がっているとVirchowリンパ節の腫脹，直腸棚（rectal shelf）を触知することがある．まれに，皮下の結節性脂肪壊死(膵性脂肪織炎)もみられるかもしれない．

膵癌患者の多くは凝固能が亢進していることが多く，血栓，塞栓の発生率が，とくに進行癌で高くみられる．一般臨床の場で説明のつかない血栓性病変，塞栓性病変をみたときは膵癌の可能性も考慮しておかなければならない．

2．診断と病期

ルーチンの生化学的検査では血清ビリルビン，ALPが上昇し，軽度の貧血がみられるかもしれない．

膵癌の診断は放射線学的に，そして組織学的になされることが標準的である．鑑別疾患としては

慢性膵炎，膵内分泌腫瘍，自己免疫性膵炎，リンパ腫などが挙げられる．

1）画像診断

①腹部超音波

黄疸のある患者を診て，まずやるべき検査は腹部超音波である．拡張した胆管，あるいは膵頭部に存在する腫瘍は膵腫瘍の存在を疑わせる．

②CT

CT 検査は腹部超音波検査より感度がよく，同等の特異度をもつ検査ではあるが，黄疸のない患者や腸内ガスで超音波検査が施行できない患者にとくに有用である．CT 検査で胆管，膵管の拡張，膵内の腫瘍，膵外部（肝臓やリンパ節）への浸潤や転移が認められるかもしれない．造影剤を使ったヘリカル位相 CT 検査が病期診断にもっとも信頼性のある検査である．

造影ヘリカル CT 検査は膵癌の血管（門脈，上腸間膜動静脈など）への侵襲に関する情報を得るのにとくに有用である．血管侵襲が手術による切除可能か否かを反映する．

③内視鏡的逆行性胆管膵管造影（ERCP）

膵癌の診断に広く使われている．膵癌を疑わせる ERCP 所見は総胆管と膵管の重ね合った狭窄あるいは閉塞（double duct sign），1 cm 以上の膵管狭窄，膵管閉塞，そして慢性膵炎を疑わせる変化がないことである．

ERCP の限界は膵実質の異常は推測となるし，膵鉤部，副膵管，尾部の腫瘍は見逃されることである．

④超音波内視鏡（EUS）

EUS よる検査は術者の技量に依存するが，一般的には 2～3 cm 未満の腫瘍診断に有用であり，またリンパ節や主要血管が巻き込まれているかどうかを判断する際に有用である（ただし，上腸間膜動静脈を除いて）．

⑤MRI，MRCP

ルーチン MRI 検査は造影 CT と比較して優っているわけではなく，MRI 検査か CT 検査の

どちらを施行するかは臨床医の選択にまかせていい．

MRCP は胆道系，膵管の解剖の輪郭をみるうえでは CT 検査に優っている．また，胆管で狭窄部位の上流，下流を検査できるし，膵内腫瘤を同定できる．ERCP と同程度の感度で膵癌を発見することができるので，造影剤を膵管内に注入しないと検査できない ERCP に比べれば，検査による副作用が回避できる．

胃の出口や十二指腸に狭窄のある患者，ビルロート II 再建術を受けた患者，ERCP では評価できない膵管途絶のある患者，慢性膵炎が背景で生じた胆管閉塞の検査，ERCP が不成功に終わったり，膵管閉塞のために不十分な情報しか提供できない患者に MRCP が選択される．

⑥PET

PET は 18-fluorodeoxyglucose（FDG）が増殖する病変に集積する性質に依存した検査なので，癌や炎症性疾患（慢性膵炎も含めて）で陽性となる．膵癌の診断，病期診断に有用であるかどうかはいまだはっきりしていない．しかしながら，小さな転移性病変の発見には有用であるかもしれない．最近，使われ始めている PET/CT の膵癌での有用性についても検討されている．FDG の集積が低い膵癌が多々経験され診断に限界があるが，術後再発診断や遠隔リンパ節転移，肝転移，遠隔転移には有用と報告されている．

2）血清腫瘍マーカー

膵癌の診断に CA19-9 はもっとも有用とされているが，腫瘍の大きさと数値が密接に関連していて，手術可能な膵癌での的確さについては限界がある．さらに，種々の良性膵胆道系疾患でも値が上昇することもあるので，膵癌のスクリーニングテストとしての CA19-9 測定は推奨されない．

CA19-9 異常高値の場合，手術でも切除不可能な例が多く，また予後不良であることが予想されるが，CA19-9 値のみで手術の可能性を論じることはしないほううがいい．

根治的手術が行えた患者，化学療法を受けている患者でCA19-9を経時的に測定することは有用である．再発したかどうかは最終的には画像診断か生検で診断されるべきであるが，CA19-9測定で再発を早期に予測できるかもしれない．

3）微細針吸引生検査Fine needle aspiration（FNA）biopsy

USかCT下での経皮FNA，あるいはEUSガイド下でのFNA，病期決定のための腹腔鏡検査等，膵癌の診断，病期診断に行われているが，一般臨床医にとってルーチンに行われるものではなく，必要なときは専門医に相談すべきである．

膵癌の家族歴があるハイリスク患者をどうするか．米国消化器病学会（AGA）では，遺伝性膵炎の患者では35歳で，膵癌の家族歴がある場合は，最初に膵癌が発見された人の年齢より10歳若いときから膵癌のスクリーニングが始められるべきであると推奨している．

 高齢者診療のポイント

非高齢者と診断・治療方針に差はないと考えるが，最終的にはADLが維持できるような，年齢を考慮にいれた治療を考えるべきであろう．

（石塚　尋朗）

第2章 疾患編
E 代謝・内分泌疾患

1 糖尿病

■ 初診時の対応

来院目的をまず聞く．①健診などで糖尿病が疑われた，②自覚症状から糖尿病が気になる，③すでに糖尿病の治療が行われているなど．

1．現病歴の聴取

いつから，どのような症状があったか，具体的に聞く．口渇（口が渇く），多飲，多尿（とくに夜間頻尿，通常2～3 l/日，3 l以上は尿崩症を疑う）．体重減少，全身倦怠感，陰部掻痒症などは空腹時血糖値250 mg/dl以上で出現する．通常は無症状である．

嘔気，腹痛は糖尿病性ケトアシドーシスでも出現する．通常，口渇など上記に挙げた症状が先行するが，劇症1型糖尿病では，発症後数日間でケトアシドーシスに陥る．発熱，倦怠感などの感冒様症状が先行しているケースが多い．

発症後5年以上経過していると，神経症状がすでに出現していることもある．足先のしびれ（通常両側性，片側性や手が先行していれば脊椎病変や手根管症候群を疑う）や感覚異常（足の裏に紙が張りついている，皺の寄った靴下を履いている感じ，湿った絨毯の上を歩いている感じなど），立ちくらみ・勃起障害・胸焼け・便秘・下痢（自律神経障害）などの有無も確認する．

難聴（感音性）があればミトコンドリア糖尿病も念頭におく．日本人の糖尿病の1%，母系遺伝．インスリン治療に移行しやすい，健康食品利用の有無も聞く．

2．既往歴の聴取

とくに体重は重要である．過去に肥満歴があると，膵臓が酷使されたため，膵臓が疲弊しやすい．現在，20歳時，過去最大体重，最近の体重の推移を確認する．最大体重後，数年で発症することが多い（図1）．

妊娠・出産歴，とくに4 kg以上の巨大児分娩，妊娠中の耐糖能異常，自然流産の有無など，歯周病の有無や喫煙，アルコール摂取についても聴取する．

3．家族歴の聴取

親・兄弟に糖尿病患者がいる家系では，8割位に食後の初期追加インスリン分泌の遅延がみられ，空腹時血糖値は正常でも食後過血糖が起こりやすくなるので，糖尿病の家族がいるかどうかは重要である．

若年発症（30歳以前）で肥満がなく，3世代にわたる家族歴があれば，若年発症成人型糖尿病（MODY；maturity-onset diabetes of the young）を疑う．2型糖尿病の3～5%を占める．常染色体性優性遺伝でインスリン分泌が低下する．原因遺伝子により，MODY1～5に分類される．日本人に多いMODY3は尿糖排泄閾値が低く，尿糖陽性で発見されることが多い．MODY5は多発性腎嚢胞を合併しやすいので，腹部エコーで確認しておく．

4．現 症
1）視診

白癬，カンジダ等の感染症の有無をチェックする．黒色表皮腫（図2），浮腫性硬化症（図3），ルポイド類壊死症は著しい高インスリン血症（空腹

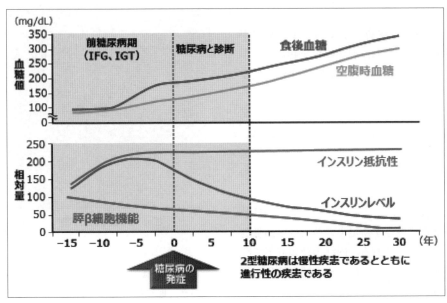

図1　2型糖尿病の自然歴

Kendall DM, et al.：Am J Med, 2009, 122（6 Suppl）, S37

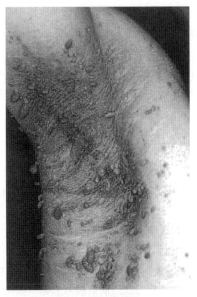

図2　黒色表皮腫
（第99回国試問題より引用）

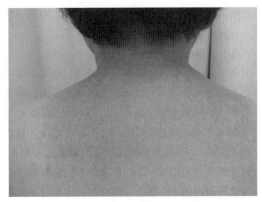

図3　浮腫性硬化症（当院症例）

クッシング症候群を，手足が大きく下顎が突出していれば末端肥大症を疑う．

黒色表皮種—項・頸部，腋窩，乳房下部，肘窩，膝窩，肛囲周囲に認められことが多い黒褐色の色素沈着．

浮腫性硬化症—後頸部から肩にかけて皮膚が硬くなる．

ルポイド類壊死症—中年女性の前脛骨部に好発する，不規則で境界明瞭な楕円形の黄褐色の萎縮斑で中央は硬化している．自覚症状はない．きわ

時 IRI 30μU/ml 以上）を示唆し，インスリン受容体異常症 A（インスリン受容体遺伝子変異で，多毛，多嚢胞性卵巣も伴うことも多い）を疑う．

体幹性肥満，多毛，皮膚線条，満月様顔貌は

めてまれ.

Dupuytren 拘縮は皮膚の下にある手掌腱膜が肥厚, 収縮し, ひきつれ, 屈曲拘縮を起こす. 手が拡げられなくなる（図4）. 第4, 5指から始まることが多く, 結節が触れる.

皮膚の状態：顔貌, 体幹―脱水状態の有無（高血糖から生じる現症）, 皮膚の弾力性も確認する.

2）触診

甲状腺疾患の合併が少なくないので甲状腺の触知は必ず行う.

足背動脈は健常人でも走行異常のため1割は触知しない. 壊疽に関与する足裏の血流は後頸骨動脈支配で, より重要である. 内踝の踵側直下で触知できる. 触知できない時は ASO（閉塞性動脈硬化症）を疑う.

口腔内は歯周病の有無, う歯, 感染症などを観察する.

3）身体所見

通常の内科診療を行う. 身長, 体重, 腹囲, 血圧, 状況により体温も測定する.

アキレス腱反射, 振動覚をチェック.

アキレス腱反射は背筋, 腕を伸ばし壁に手をついた姿勢で検査する. 増強法といい, この姿勢をとると反射が出やすくなる. この方法で陰性の場合を真のアキレス腱反射消失と診断する. 通常の方法で陰性, 増強法で陽性に出る時は減弱とする.

振動覚検査は C128 音叉を用いる. 振動させた音叉を内踝に当て, 振動を感じなくなるまでの秒数をカウントする. 当てた時点ではなく振動させた時点から数える. 10秒以内を減弱と判断する.

5. 検　査
1）血糖値

糖尿病は「血糖値の高い状態が続く病気」であるから, その診断は血糖値でなされる.

特定健診では空腹時血糖値 100 mg/dl が基準となっているが, これは 75gOGTT 2時間血糖値 140 mg/dl に相当する. 空腹時血糖値 100〜109 mg/dl は正常高値血糖に分類される.

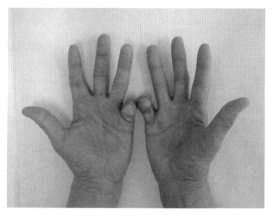

図4　Dupuytren 拘縮（当院症例）

2）尿糖値

通常, 血糖値が 170 mg/dl 以上で尿に糖が排泄されるので, 食後3時間の尿糖検査は食後高血糖が起きているかどうかを調べるにはきわめて有用な検査である. 高齢者では尿糖排泄閾値が上がるので, 意義が薄れる. 空腹時は糖尿病でも通常, 尿糖は陰性のことが多く診断の指標にはならない.

3）インスリン値（IRI）

10 mg/dl 以上であればインスリン抵抗性がある. 15 mg/dl 以上では顕著と捉えてよい. 膵臓が疲弊すると, インスリン分泌が低下してくるため, 低くてもインスリン抵抗性がないとはいえない. インスリン値は発症4年前位にピークとなり, 3年位前から減少してくる. 客観的にインスリン抵抗性を評価する指標として, HOMA-R（homeostasis model assessment）がある[1]. 空腹時血糖値×空腹時インスリン値÷405 が 1.6 以上でインスリン抵抗性がある, 2.5 以上は顕著なインスリン抵抗性があると考えてよい. 空腹時血糖値が 140 mg/dl 以上では, 血糖値の影響が強くなるため, この式は使えない.

4）75 g ブドウ糖負荷試験

ブドウ糖負荷試験の目的は, 耐糖能異常者に特徴的な①負荷後早期のインスリン分泌応答の遅延, ②負荷後の高血糖からの回復の遅延を見つけることにある.

随時血糖値の評価がむずかしいのは, 通常の食

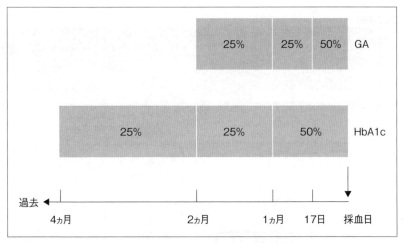

図5　GA, HbA1c はいつの血糖を反映するか？

〔文献6) より引用〕

事での食後血糖値のピークを捉えて採血できない点にある. 通常30～60分で最高値になるが, 食開始後2時間経ってもなお, 140 mg/d*l* 未満に低下しないことが耐糖能異常を示唆する所見と考えてよい（IDF でもこの基準を採用している）.

注）①空腹時血糖値が境界領域の 110～125 mg/d*l*, ないし②100～109 mg/d*l* であっても, 糖尿病の家族歴がある, 血圧が高い, 過去に肥満歴がある, 脂質異常症がある, HbA1c が 6.0%以上などの場合は糖尿病が疑われるため, 診断をつけるためにブドウ糖負荷試験の適応と考えてよい. 空腹時血糖値が 126 mg/d*l* 以上であっても, 治療薬を選択する上でインスリン分泌動態を把握することは意義があり, ブドウ糖負荷試験を行うことも少なくない. しかし, 空腹時血糖値が 150 mg/d*l* 以上の例では, 負荷による高血糖で命に関わることもありえるので施行しない. まず血糖値を確認してから負荷試験を行う必要がある.

5）CPR：（C ペプチド免疫活性）

CPR はインスリンの A 鎖と B 鎖を結合している蛋白で, 膵 β 細胞内にインスリンと等モル比で貯蔵され, ブドウ糖などの刺激により, 両者が血中に分泌される. インスリンの血中濃度は肝臓や末梢組織における代謝の影響があるが, CPR は代謝を受けないので, より実際に近い分泌量を反映

している. 早朝空腹時であれば, 代謝の度合が一定しているから, インスリンでも CPR でも評価できるが, インスリン注射を行っているときは, 内因性インスリンの絶対量の評価は CPR で行う必要がある. 空腹時の CPR の基準値は 0.5～2.0 ng/m*l* で, 0.5 ng/m*l* 未満ならインスリン分泌不全, 0.3 ng/m*l* 未満なら高度インスリン分泌不全, 4 以上であればインスリン抵抗性が疑われる.

CPR も腎臓排泄のため, 腎機能が低下しているときは, 評価が困難になる.

1 日のインスリン分泌総量も, CPR で判断する必要がある. 健常人の平均尿中 CPR 量の基準値は 50～100 μg/日. 30 μg/日未満であれば, インスリン依存状態と捉えることができる. 10 μg/日未満は完全に枯渇している状態と考えてよい.

6）HbA1c 値

最近 1～2 ヵ月の平均血糖値を表す. 平均血糖値がおおよそ 35 mg/d*l* 上昇すると HbA1c が 1%上昇する. とくに最近 1 ヵ月間の関与が大きい（図5）.

正常型と境界型, 糖尿病型の HbA1c の分布はオーバーラップしており, HbA1c 値から糖尿病あるいは境界型の診断をつけることはできない[2]. HbA1c 5.6%は空腹時血糖値 100 mg/d*l*, 2 時間後血糖値 140 mg/d*l* に, 6.0%は空腹時血糖値 110

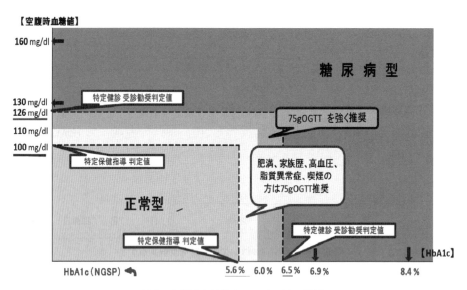

図6　空腹時血糖値と HbA1c 値の関係
東京都医師会生活習慣病対策委員会作成（東京都医師会ホームページより引用）

mg/d*l* に，6.5%は空腹時血糖値126 mg/d*l*，2時間後血糖値200 mg/d*l* に相当する．糖尿病実態調査では6.0〜6.4%を「糖尿病を否定できない人」，6.5%以上を「糖尿病が強く疑われる人」として扱い，前者は予備軍，後者は糖尿病として厚生労働省の栄養調査時の基準では扱われている．特定健診で用いられている基準5.6%は食後過血糖を見逃さないようにする基準といえる（図6）．

HbA1c は慢性貧血では赤血球寿命が延長するため高めに出る．治療により造血能が亢進すると，逆に糖化の不十分な赤血球が増えるため，実際より低く出る．肝硬変の場合は脾機能亢進により，透析の場合も赤血球寿命が短縮し造血能が亢進するため，低く出る[3]．

発注する検査会社間の検査値の違いがかなりあるので，自分の使っている検査会社の傾向を知っておく必要がある．

7）GA（グリコアルブミン）値

GA は最近1〜2週間の平均血糖値を表す．HbA1c が空腹時血糖値とよく相関するのに対し，GA は食後最高血糖値との相関がよい．これは，アルブミンの糖化の速さがヘモグロビンより10倍速いことが関係している．妊娠時は常に厳格な

コントロールが要求されるため，またインスリン導入時は短期間での血糖値の変動が大きいためにとくに有用で，保険診療でも妊娠時には2回施行することができる．

GA 値を3で割った数値を HbA1c 値（参考値）として，患者さんに提示している施設もある．

高齢者や甲状腺機能低下症，肝硬変では，アルブミン代謝が落ちるため，ターンオーバーが伸び実際より高く出る．ネフローゼ症候群や甲状腺機能亢進症のように，アルブミンの産生が亢進しているときは低く出るが，低アルブミン血症のみではほとんど影響はない．メタボリックシンドロームでは低く出る傾向がある．

肝硬変の場合，HbA1c は低く，GA 値は高く出るが，換算式が提唱されている．

$$LC - HbA1c = (HbA1c + GA/3)/2$$

8）1,5-AG 値

1,5-AG も尿糖が出ると一緒に出ていくため，食後高血糖の指標で，最近1〜2日の平均を表している．とくに，空腹時血糖値は正常で，食後血糖値だけが高値になるケースでは HbA1c や GA が正常範囲に留まることも多いので，1,5-AG が役立つ．

高齢者では尿糖排泄閾値が上昇するため，実際より高めに出る．

次回受診時に過去の検査結果をすべて持参するよう指示．関連のある日臨内小冊子を渡し，目を通しておいてもらう．生活習慣チェックシートを渡し，次回までに記入してもらう．家庭血圧計を保有している患者では，次回来院日までの起床時血圧（排尿後，朝食前）を測定してもらう．

再診時のポイント

1．検査結果の説明

受診者の糖尿病に関しての受け入れ状態にかかわらず，診断名と根拠，病気に関する情報は再診時（結果説明時）にきちんと話しておく必要がある．

説明を次回にまわすと，その後患者が来院しないケースもあり，「糖尿病だとは聞いていなかった」「糖尿病で腎臓（眼）がわるくなるなんて知らなかった」など，医師と患者の認識のズレが生じる可能性がある．

糖代謝の面から，インスリン分泌能（基礎分泌，初期分泌），インスリン抵抗性の2要因について考慮する．初期分泌が低下している，インスリン抵抗性のあるケースは糖尿病に移行しやすい．過去の検査結果から，血糖値，体重などの推移を把握する．

糖尿病の診断基準により診断する（図7, 8）[4]．

1）正常型の場合

正常型であっても，血糖値あるいは，HbA1c値の上昇傾向があれば注意し，現在の生活習慣に問題点はないか考えてもらう．血糖値の上昇傾向が続いて10年くらいして，急激に上昇してくることが多い[5]．年に一度は健診を受けるよう指示する．

危険因子の多変量解析では，高齢者，男性，肥満，中性脂肪高値例で糖尿病の発症率は高くなっている[6]．上記のような症例は毎年，空腹時血糖値だけでなく食後血糖値や尿糖値もチェックする必要がある．食後2時間血糖値 140 mg/dl 以上は耐糖能異常を疑う．

2）境界型の場合

初診時の OGTT 判定別にみた糖尿病発症率の検討では，2時間後血糖値 170～199 mg/dl の IGT2 群は介入しなければ7割が糖尿病に移行する．1時間後血糖値が 180 mg/dl 以上の群でも発症率が高くなる．インスリン初期追加分泌能が低下している例も，インスリン抵抗性が加わると糖尿病を発症しやすくなる．ΔIRI/ΔBS が 0.4 未満は初期分泌低下と捉えてよい．上記のような症例は糖尿病に移行しやすく慎重に経過を追う（空腹時血糖値だけでなく，食後血糖・尿糖値ないしブドウ糖負荷試験など）．

上記の点をふまえ，「毎年 5～10％が糖尿病に移行していくだけでなく，動脈硬化が進みやすく，心筋梗塞や脳梗塞を起こしやすくなること，境界型そのもの自身が危険であること」を理解してもらう[11]．生活習慣記録表（図9）をみながら，日常行動の問題点を話し合う．その中から日常生活で 70％実行できそうな改善点がないか考えてもらう．肥満があれば体重の 5％の減量を当面の目標とする．他の動脈硬化の危険因子を重複保有している場合は，より危険と考え，脈波検査，頸動脈エコー検査などを行い，動脈硬化の進展が考えられる場合は，循環器専門医に診察を依頼する．

3）糖尿病型の場合

糖尿病患者の予後は，はじめて糖尿病と診断した医師が，患者にどう話したかで決まるといっても過言ではない．「糖尿病は男性で9年，女性で13年平均寿命に関係してくる病気であるが，きちんと治療を続ければ生活習慣に気をつけるため，健常人より長生きできる可能性を持った病気であること，糖尿病の治療は，合併症を起こさず，より楽しく，より充実した人生を歩んでいくために行われること，治療の中断はもっとも危険であること」は，糖尿病と診断した時点で必ず話しておく必要がある．

網膜症，腎症，神経障害，大血管障害（心筋梗塞，脳梗塞，閉塞性動脈硬化症）の各合併症についても，どのようなものであるかを短時間でもいいから，話しておく．癌，認知症，骨粗鬆症，歯

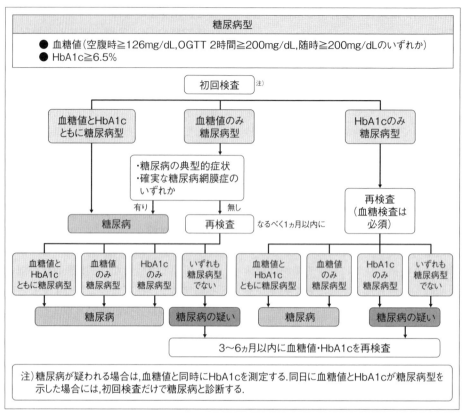

図7　糖尿病の臨床診断フローチャート

日本糖尿病学会編：糖尿病治療ガイド 2016-2017，p21，文光堂，2016

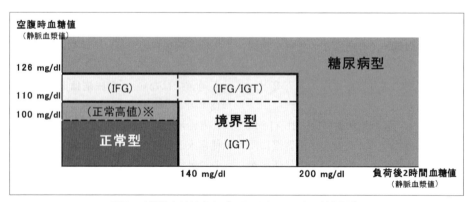

図8　空腹時血糖値および 75gOGTT による判定区分

※空腹時血糖値が 100〜109 mg/dl は正常域ではあるが，「正常高値」とする．この集団は糖尿病への
　移行や OGTT 時の耐糖能障害の程度からみて多様な集団であるため，75gOGTT を行うことが勧め
　られる.
IGT，IFG は WHO の糖尿病診断基準に取り入れられた分類
IGT（耐糖能異常：Impaired Glucose Tolerance），IFG（空腹時血糖異常：Impaired fasting glycaemia）
　　　　　日本糖尿病学会編・著：糖尿病治療ガイド 2016-2017，p23，文光堂，2016 より改変

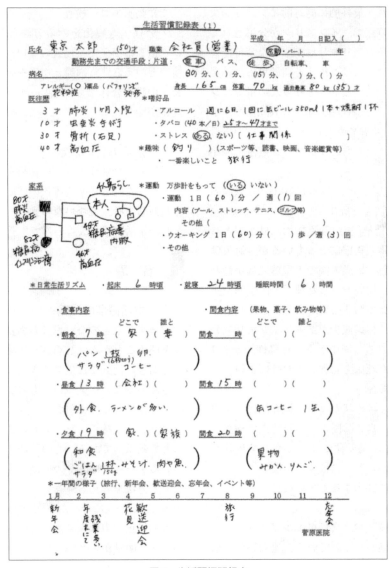

図9　生活習慣記録表

周病，NASH にも関与していることにも触れてお
く．

　糖尿病の診断がついたら，①1 型か 2 型か，そ
の他（膵臓癌，甲状腺疾患・クッシング症候群の
ような内分泌疾患）の鑑別，②合併症のチェック
を行う．そのために必要な検査を下記に示す．

2．特殊検査の施行（糖尿病の原因を鑑別す
るための検査）

1）抗 GAD 抗体（1 型糖尿病かどうか調べる
検査，緩徐進行性 IDDM の診断にも必
須）[7〜9]

　保険病名は糖尿病（1 型疑い）．「1 型糖尿病の疑
い」では査定を受けることがある．
　1 型糖尿病で発症に先立って出現する代表的な
自己抗体．1 型糖尿病は，自己免疫機序により膵

β細胞が破壊され，最終的に絶対的インスリン欠乏に至る．その時点で，インスリンが分泌されていても，やがてインスリン分泌がなくなる可能性が高く，早期にインスリン療法を開始する．枯渇するまでの時間が長くなり，より少ない量でコントロールできる．抗GAD抗体値がCosmicキットで10 U/mℓ以上（基準値1.5 U/mℓ以下）の場合は1型と考えて，ただちにインスリン療法を開始する．

抗GAD抗体が陽性で抗体値が10 U/mℓ未満の場合は，さらに抗IA-2抗体(insulinoma-associate antigenⅡ)の測定を行い，陽性であれば1型と診断する．医療保険の適応になっているが，対象は抗GAD抗体陰性の30歳未満でⅠ型糖尿病が疑われる糖尿病患者．検査を行った理由，医学的根拠をレセプトに書いておく必要がある．家族歴がない，肥満がない，体重減少がある，インスリン分泌の低下がみられる，尿中ケトン体陽性，など1型糖尿病を疑った理由を記載しておけばよい．

2）腹部CT検査

初期の膵臓がんは症状がなく，検査値にも反映されにくい．糖尿病の診断がついた時点で検査しておく必要がある．通院開始後1〜2年して症状が現れ膵癌がみつかるケースは少なくない．

3）動脈硬化を評価するための検査

①負荷心電図

マスター2階段試験，自転車エルゴメーター，トレッドミル試験が行われている．運動時の心筋の酸素欠乏をみている検査なので，ある程度狭窄していないと陽性に出ない．75%狭窄の感度は70%程度．心筋梗塞の7割は50%未満の狭窄部位で起こっており，20%程度の狭窄病変からも起こることも少なくない．運動負荷試験で陽性に出れば虚血性心疾患を疑う根拠になるが，陰性であっても否定することはできない．

②脈波検査

血管の中を波動が伝わる速さから血管の硬さを推定する．PWV，CAVIが行われている．ABIも同時に施行でき，閉塞性動脈硬化の診断に必須の検査．

③頸動脈エコー検査

アテローム硬化をみる方法として，頸動脈エコー検査は簡便で，侵襲のない，もっとも優れた検査といえる[10]．内膜と中膜を合わせた厚さ（内膜・中膜複合体厚）が0.9 mmを超えると，動脈硬化が疑われる．

3．治療方針の決定

耐糖能，合併症の評価の結果をカルテにまとめておく．ただちに薬物療法の適応になるかどうかを判断し，そうでないなら食事，運動療法を主体とした生活習慣の改善のみで3ヵ月間経過をみる．

治 療

1．生活習慣の改善

改善する意志のない患者の場合，まず患者の考えを聞くことからはじめる．趣味や生きがいのことを聞き，元気で長生きできれば楽しいこともたくさんあることに気づいてもらったり，自分のためだけではなく，大事なご家族のために長生きしたいという気持ちになってもらえるよう説得することも効果的である．心の隙間を食べ物で充たしているケースでは，その原因を振り返り，隙間をなくす方法を考える．運動や，趣味，サークル活動など，その人に合った方法を一緒に考えてみる．

行動修正は100点満点を目指さずに，70点でいいから，明日からといわず，今日できることからはじめることが大事．改善できそうな問題点がみつかったら，紙に書いておき，実行できたかどうか，毎日チェックしてみるのも有効な方法(図10)．肥満の人には体重を毎朝，食前にチェックしてもらう．日常生活の中で，実践するのは大変だが，少しでもできている点をみつけ，褒めることが患者のやる気につながる．どんなに正しいことをいっても，事務的に対応したのでは，行動は変えられない．常に患者を温かく見守っているという気持ちが伝わると，よい結果に結びつくことが多い．生活習慣の改善効果は大きく，IGTからの糖尿病の発症が58%抑制されたと報告されている[11]．

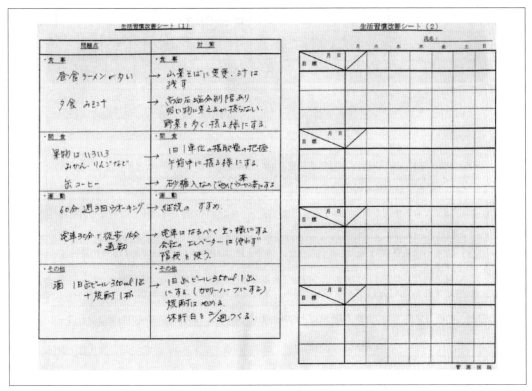

図10　生活習慣改善シート

2．食事療法

　腹8分目，野菜，海藻，キノコなど，食物繊維の多いものを多く摂り，先に食べる，ゆっくり食べるなどが基本．菓子類や，アルコール，清涼飲料水，果物や主食が過剰でないかチェックする．夕食の時間，量が血糖コントロールに与える影響はきわめて大きく，食事のチェックは夕食だけでも効果がある．糖尿病の食品交換表（日本糖尿病協会発行）を用いると，バランスのよい食事が作れる．日臨内の小冊子も患者の指導に役立つ．

3．運動療法

　速歩などの安全な有酸素運動を主体に週3～5日，30～45分程度行う[11]．日常生活の中でも，モップ拭き，洗濯干し，洗車などは歩行と同程度の活動量がある．筋肉は1kg増えると，エネルギー消費量が50 kcal程度増えるので，基礎代謝を落とさないためにも高齢者こそ筋力増強運動が必要．スクワット，背筋，腹筋，膝つき腕立てなど大きな筋肉を使う運動を取り入れるようにする．テレビ体操も柔軟性を高めるだけでなく，下肢の筋力増強効果もあり効果的である．食後のストレッチ運動は関節可動域を拡げるだけでなく，食後血糖値を下げる効果もある．

継続治療のポイント

　糖尿病患者の治療の目的は，合併症の進展を抑え，充実した人生を歩んでもらうために行われる．そのためには，血糖値のコントロール，合併症の発症・進展予防，癌など糖尿病以外の健康管理も重要である．

　血糖コントロールに関しては良好な血糖コントロールを保つほど合併症の発症，進展が抑制される．まずHbA1c 7.0％以下を目指す（図11）．

　治療目標は，年齢，罹病期間，低血糖の危険性，

	コントロール目標値[注4]		
目　標	血糖正常化を 目指す際の目標[注1]	合併症予防 のための目標[注2]	治療強化が 困難な際の目標[注3]
HbA1c（%）	6.0 未満	7.0 未満	8.0 未満

治療目標は年齢，罹病期間，臓器障害，低血糖の危険性，サポート体制などを考慮して個別に設定する．

注1）適切な食事療法や運動だけで達成可能な場合，または薬物療法中でも低血糖などの副作用なく達成可能な場合の目標とする．
注2）合併症予防の観点から HbA1c の目標値を 7%未満とする．対応する血糖値としては，空腹時血糖値 130mg/dL 未満，食後 2 時間血糖値 180mg/dL 未満をおおよその目安とする．
注3）低血糖などの副作用，その他の理由で治療の強化が難しい場合の目標とする．
注4）いずれも成人に対しての目標値であり，また妊娠例は除くものとする．

図 11　血糖コントロール目標（65 歳以上の高齢者については「高齢者糖尿病の血糖コントロール目標」を参照）

日本糖尿病学会編・著；糖尿病治療ガイド 2016-2017．p27．文光堂．2016

サポート体制などに加え，高齢者では認知機能や基本的 ADL（食事，排泄，入浴など），手段的 ADL（買い物，洗濯，金銭管理，服薬管理など），併存疾患なども考慮して個別に設定する．ただし，加齢に伴って重症低血糖の危険性が高くなることに十分注意する．

高齢者では低血糖を起こす可能性のあるインスリン，SU 薬などを使用患者には，HbA1c に下限閾が設けられた．65 歳以上では HbA1c 下限閾 6.5%以上（コントロール目標 7.5%未満），75 歳以上では 7%以上（同 8%未満），中等度以上の認知症，基本的 ADL 低下，多くの併存疾患や機能障害の場合（カテゴリーⅢ）は 7.5%以上（同 8.5%未満）．通常，低血糖を起こさない DPP4 阻害薬，α-GI，などでは下限閾はなく，7%未満がコントロール目標となるが，カテゴリーⅢでは 8%未満となる．

合併症に関しては細小血管症に分類される網膜症，腎症，神経障害と，大血管症に分類される脳卒中，心筋梗塞・狭心症，糖尿病性足病変がある．発症 10（25）年でおおよそ神経障害 30（50）%，網膜症 20（40）%，腎症 10（30）%と覚えておく

と役立つ[13]（図 12）．

1．糖尿病網膜症
①症状が出現したときはすでに重症になっている場合が少なくない．
②15 年前後で発症することが多いが，血糖コントロールが不十分だと 5〜10 年で発症する．
③糖尿病と診断されたら，ただちに眼科を受診して，自覚症状がなくても定期的な眼底検査を受けることが大切．
④症状は出にくいが，黄斑症の場合は比較的早期から視力低下が起きる．

2．糖尿病腎症（図 13）[14,15]
新規に透析を導入される患者の 4 割が糖尿病で，透析には 1 人年 500 万円かかるため，医療経済的にも問題になっている．以下のような特徴がある．

①発症後 5〜10 年して起きる（網膜症，神経障害合併例が多い）．
②発症後数年で蛋白尿出現，血尿，顆粒円柱が

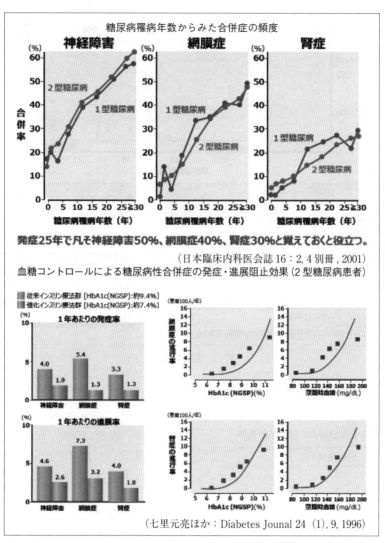

図12　合併症

出現している場合は糖尿病以外の疾患を考える.
③持続的な蛋白尿出現後，平均10年，クレアチニン2mg/d*l*になってから1〜3年（平均2年）で透析に入る.
④透析後の予後がわるい（5年生存率50%）.

微量アルブミン尿は発症後10年くらいすると，約半数の患者に認められる．このうち1/3は消失し，1/3は微量アルブミンの段階にとどまり，1/3が進行し尿蛋白が陽性になっていく．蛋白尿が出ると，腎症の進行は加速され，元に戻すのは困難になる．微量アルブミンの時期であれば，血糖値

のコントロール，血圧のコントロール，塩分の制限を厳格に行えば，腎症の改善が期待できる．尿中微量アルブミンの測定は，早い段階で腎症を発見し，患者に，より厳格な治療が必要であることを理解してもらい，動機づけをするためにも必須の検査である．微量アルブミン尿を1回も測定せずに透析になり，医師が訴えられ敗訴した事例がある．医療保険の適応があり，3ヵ月に1回検査することができる．

患者に図13を見せて，現在どの段階にいるか説明すると動機づけになる．蛋白尿が出ているとい

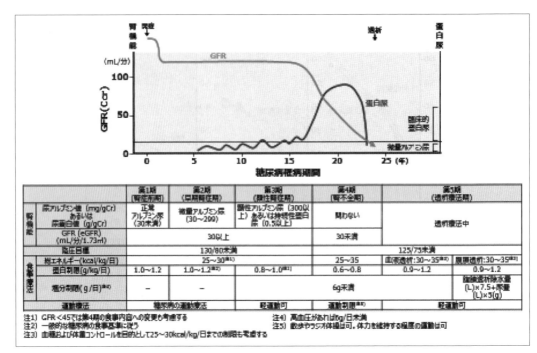

図13　糖尿病腎症

糖尿病診療マニュアル．日本医師会雑誌特別号，130：S12，2003 一部改変
数値は日本糖尿病学会編・著；糖尿病治療ガイド 2016-2017，p82, 84-85，文光堂，2016 に準拠

表1　糖尿病性多発神経障害の簡易診断基準

必須項目
以下の2項目を満たす. 　1．糖尿病が存在する 　2．糖尿病性多発神経障害以外の末梢神経障害を 　　否定しうる
条件項目
以下の3項目のうち2項目以上を満たす場合を「神経 障害あり」とする. 　1．糖尿病性多発神経障害に基づくと思われる自 　　覚症状（下肢） 　2．両側アキレス腱反射の低下あるいは消失 　3．両側内踝振動覚低下

糖尿病性神経障害を考える会（代表　八木橋操六）
1998年9月作成，2002年1月改訂

うことは，途中下車するのは困難な透析に向かう列車に乗ったということで，重く受けとめる必要がある.

腎症の食事療法の蛋白制限食を成功させるコツは，低蛋白食品を上手に用いること．主食から摂る蛋白質は15g程度になり，おかずを減らすのは大変だが，低蛋白ご飯，低蛋白パン，低蛋白うどん，低蛋白スパゲッティなどを用いることにより，10g以上減らすことができる.

3．神経障害

糖尿病性多発性神経障害は，①早期から出現し，②合併頻度が高く，③罹病期間が長いほど，血糖コントロールがわるいほど罹患率が高くなり重症化しやすく，④左右対称に出現し，末梢から中枢へ進行するという特徴がある.

糖尿病性神経障害を考える会の簡易診断基準（表1）がよく用いられている．この基準を使うと，非専門医でも専門医と同程度の頻度で神経障害の診断ができるとされている．40％程度は無症候性の神経障害である.

自覚症状にアキレス腱反射と振動覚検査結果を考慮して診断する．ここでいう自覚症状とは糖尿病性神経障害に特徴的な，下肢の①しびれ，②痛み，③異常感覚（足の裏に紙が張りついている等）

を指す．アキレス腱反射は感度，特異度ともに高い検査で糖尿病性神経障害の診断にきわめて有用である．アキレス腱反射が両側で消失していれば，神経障害の可能性は高いといえるが，無症候性の場合は，振動覚検査を併用して診断することが好ましい．

こむら返りは神経障害の初発症状としてしばしばみられるが，電解質異常（Ca，K，Mg）や肝硬変，閉塞性動脈硬化症，アルカローシスなどでも出現し，多くは夜間から明け方に起こり，睡眠を妨げられることも多い．

しびれや異常感覚は陽性症状といって，残存神経が過剰反応，異常伝導して起こる．これに対して感覚鈍麻は神経の破壊による機能欠落によるもので陰性症状といい，より重症度が高い．

急激に血糖コントロールを改善すると，数週〜数ヵ月後に posttreatment neuropathy（有痛性末梢神経障害）が出現することがある．灼熱感，異痛症（アロディニア：ちょっと触ったり，押しただけでも痛みがでる）などの異常感覚で，就寝時の電撃痛により，睡眠が妨げられたり，反応性うつ病に陥るなど患者の QOL を大きく損なうこともある．すでに神経障害のある例，未治療で放置されていた例で起こりやすいことが報告されている．

糖尿病では自律神経も障害される．起立性低血圧，食道括約筋の機能が低下すると逆流性食道炎，胃腸の動きが障害されると胃無力症，便秘や下痢，膀胱括約筋の働きがわるくなると無緊張性膀胱になる．発汗異常は下肢の発汗が低下し，顔面，上半身の発汗が過多になる．心筋梗塞を起こしても痛みを感じなくなる（無痛性心筋梗塞）．罹病歴の長い糖尿病の患者さんに不整脈が現れたり，突然足がむくんだり，倦怠感を訴えたり，心不全になったときは，心筋梗塞の可能性がある．自律性神経障害を客観的に診断する方法として心電図の R-R 間隔の標準偏差をみる検査が行われている．EKG 所見の自動判定ができる通常の心電図装置には，この機能がついている．心電図 R-R 間隔の変動係数には保険点数はついていないが，同時に心電図検査を行えば，EKG に対して保険請求ができる．

糖尿病患者の9割が，軽症以上の ED をもっているとの報告もある．

単一神経障害として，栄養血管の閉塞による脳神経麻痺（外眼筋麻痺，顔面神経麻痺）が起こることがあるが，多くは3ヵ月程度で自然治癒する．

4．動脈硬化

定期的に，脈波伝導速度，頚動脈エコー検査を行う．若い人で1 mm，高齢者で1.1 mm 以上では，循環器専門医に紹介している．心筋梗塞は狭心症を経ないで突然起きることも少なくない．スタチン，バイアスピリンの適応を検討する．

5．糖尿病以外の管理[16]

1）癌

当院では，患者が受診した癌検診をチェックしている．「通院していたのに，なぜもっと早く癌をみつけてくれなかったのか」というのは，癌になった患者，家族が抱く当然の疑問である．あの時もっと勧めておけばよかったと後悔しないためにも，定期的チェックは必要である．

2）喫　煙

通院している患者の喫煙率は，そのクリニックの生活習慣病の医療水準を表しているといっても過言ではない．喫煙は腎症の進展にも大きく関与している（喫煙—リスク5倍，喫煙歴—3倍）．

3）骨量のチェック

高齢者の3/1は骨粗鬆症．2型糖尿病患者は1.7倍（1型は7倍）骨折しやすい．骨量のチェックが必要．

4）認知症のチェック

物忘れについて，聞いてみる．初期の MCI（軽度認知障害）の時期でも，大半の患者は気づいているという．患者の了解を得て，MMSE や長谷川式などの検査を実施する．

6．診療の工夫

1）効率的な診察

患者にまず「自分で点数をつけると，食事療法，

運動療法はそれぞれ何点くらいですか？」と問うことから始めている．70点と答えたら，前向きに取り組まれていることを褒めた上で，「減点されている30点は具体的にどのようなことですか？」と聞き，患者自身が不十分だと考えていることを明らかにしてもらう．さらに「食事と運動合わせて，あと10点上げるには，具体的にどのようなことが可能でしょうか？」と話し，患者が7割がた実行可能と考えている事項を生活習慣改善シート（図10）に記入する．患者が自らの生活習慣を振り返り，受診を契機に新たに目標をもって明日からの生活に結びつけるというすべての過程が含まれており，外来診療の効率を上げるために有効な方法だと考えている．

尿中微量アルブミン尿の測定，頸動脈エコー検査，脈波伝導速度（PWV）などを最後に行った日付を鉛筆でカルテ表紙に記載しておくと，次回の検査を組みやすい．

2）治療中断者への対処

手紙に，放置すると危険なので，必ず医療機関を受診するようにと記した文章，当院で今まで行った検査，最新の処方内容を書き記したものを同封して郵送している．2割くらいの患者は再受診される．

3）診療時間の工夫

私のクリニックでは毎月1回早朝採血（午前7時～8時）を行っている．会社員が通勤の前に来院して採血していく．この日に合わせて来院されるので，月に1回でも喜ばれている．

4）友の会の設立

模範的な糖尿病患者は，メディカルスタッフ以上に影響力をもっている．同じ病気をもった仲間と知り合い，語らうのは患者にとって療養生活をより楽しく充実したものにする．医療スタッフも含め5名からでも作れるので，まずは日本糖尿病協会登録医になることをお勧めしたい．2年後に書類審査を経て糖尿病療養指導医の資格が得られる．日本臨床内科医会の専門医は直接，療養指導医になることができる．

文　献

1) Matthews D R et al：Homeostasis model assessment insulin resistance and beta-cell function from fasting plasma glucose and insulin concentrations in man. Diabetologia 28：412-419, 1983
2) 糖尿病診断基準検討委員会（葛谷　健，中川昌一，門脇　孝ほか）：糖尿病の分類と診断基準に関する委員会報告．糖尿病 42：385-404，1995
3) Inaba M et al：Glycated albumin is a better glycemic indicator than glycated hemoglobin values in hemodialysis patients with diabetes：effect of anemia and erythropoietin injection. J Am Soc Nephrol 18：896-903, 2007
4) 日本糖尿病学会編：糖尿病治療ガイド 2016-2017, p21-23，2016
5) 伊藤千賀子：NIDDM の発症過程．医学の歩み 156：968-971，1991
6) 田原保宏ほか：最新医学 50（増刊号）：646-656，1995
7) Kobayashi T et al：Small doses of subcutaneous insulin as a strategy for preventing slowly progressive beta-cell failure in islet cell antibody—positive patients with clinical features of NIDDM—. Diabetes 45：622-626, 1996
8) Takino H, Yamasaki H et al：The preliminary report from the nation-wide prevention study for type 1 diabetes initially diagnosed as type 2 in japan. Diabetes Metab Rev 14：334-335, 1998
9) Hamaguchi K, Kimura A et al：Clinical and genetic characteristics of GAD-antibody positive patients initially diagnosed as having type 2 diabetes. Diabetes Res Clin Pract 66：163-171, 2004
10) Kawamori R, Yamasaki Y et al：Prevalance of carotid atherosclerosis in diabetic patients. ultrasound high-resolution B-mode imaging on carotid arteries. Diabetes Care 15：1290-1294, 1992
11) Medical Walking　南江堂，2013 年
12) Diabetes Prevention Program Research Group：Reduction in the incidence of type 2 diabetes with lifestyle intervention or metformin. N Engl J Med 346：393-403, 2002
13) 後藤由夫ほか：日本臨床内科医会調査研究グループ，日臨内研究 2000, 糖尿病に関する調査研究日臨内会誌 16（2）：181，2001
14) 村瀬敏朗ほか：糖尿病診療マニュアル．日本医師会雑誌特別号 130（8）：S12，2003
15) 日本糖尿病学会編：糖尿病治療ガイド 2016-2017, p82-85，2016
16) 菅原正弘：患者の健康寿命を伸ばすための実践マニュアル．日本医学出版，2016

（菅原　正弘）

第2章 疾患編
E 代謝・内分泌疾患

2 脂質異常症

脂質異常症は臨床現場で遭遇する頻度の高い動脈硬化危険因子である。2013年の人間ドック受検者300万人の集計では33%が総コレステロール（TC）220 mg/dl 以上（LDL-C140mg/dl に相当）の高C血症と判定されている。高LDL-C血症，高トリグリセライド（TG）血症，低HDL-C血症などの異常は動脈硬化性疾患の発症，進展に強く関わっておりその対応は重要である。動脈硬化の危険因子は，脂質異常症以外にも高血圧，喫煙，肥満，糖尿病など多岐にわたる。これらの危険因子が重なるほど動脈硬化性疾患発症のリスクが高まる。動脈硬化性疾患予防のためには脂質異常症以外の危険因子も含め包括的に管理する必要があり，13学会が合同で「脳心血管病予防に対する包括的リスク管理チャート2015」[1]を策定している。

最近増加しつつある脳梗塞も動脈硬化性疾患の重要なものであり，LDL-Cとの関連が報告されている。本稿では冠動脈疾患を中心に脂質異常症診療の進め方についてまとめるが，この考えは脳梗塞予防にもつながるものである。

現病歴，理学所見の取り方

1．現病歴

問診は治療方針決定のための重要なステップである。脂質異常症発見のきっかけ（検診で指摘され受診，通院中の患者の検査値で発見など），合併症の有無（糖尿病，高血圧，CKD，その他），既往歴，生活歴・嗜好（喫煙，アルコール，ライフスタイル，閉経の有無など），家族歴（男性55歳未満，女性65歳未満の若年性冠動脈疾患発症歴，あるいはFHの存在はFHの診断に重要），経過（何歳の時指摘，発見されたか，治療歴はどうか），などの情報を得る。初診患者にはあらかじめこれらを含む問診票を準備しておくことが望ましい。

脂質異常症診断基準は日本動脈硬化学会の基準（表1）[2]を用いるが，人間ドックや健診機関で基準値が異なる場合があり注意する。

表1　脂質異常症：スクリーニングのための診断基準（空腹時採血*）

LDL コレステロール	140 mg/dl 以上	高LDL コレステロール血症
	120〜139 mg/dl	境界域高LDL コレステロール血症**
HDL コレステロール	40 mg/dl 未満	低HDL コレステロール血症
トリグリセライド	150 mg/dl 以上	高トリグリセライド血症

・LDL コレステロールは Friedewald（TC−HDL-C−TG/5）の式で計算する（TGが 400 mg/dl 未満の場合）。
・TG が 400 mg/dl 以上や食後採血の場合には non HDL-C（TC−HDL-C）を使用し，その基準は LDL-C＋30 mg/dl とする。
*10-12 時間以上の絶食を「空腹時」とする。ただし，水やお茶などカロリーのない水分の摂取は可とする。
**スクリーニングで境界域高LDL コレステロール血症を示した場合は，高リスク病態がないか検討し，治療の必要性を考慮する。

（文献2より引用）

2．理学所見

身長，体重，BMI，ウエスト周囲径は必須である．血圧測定は必ず両側で測定する．左右差があれば低いほうの動脈に狭窄が疑われる．病歴から下肢閉塞性動脈硬化症が疑われるときは下肢の血圧も測定する．典型的症例では上肢血圧より下肢血圧が低く，その比が 0.9 以下となる．橈骨動脈は同時に両側を触れてみる．脈拍の不整，片側の緊張度減弱，欠損などに注意する．

触診，視診も重要である．角膜輪は家族性高コレステロール（C）血症（FH）に特徴的であるが，老人環との区別が困難な場合もある．眼瞼黄色腫は頻繁にみられるが，FH 診断の意義は低い．甲状腺の触診は高 C 血症の原因である甲状腺機能低下症を見落とさないためにも必須である．指圧痕をきたさない下肢浮腫も参考になる．アキレス腱肥厚は FH の重要な所見であり，高 C 血症患者では軽症であっても必ず触診する．両側の凹凸不整な隆起が典型的である．

聴診では両側頸動脈，心臓は必須である．腹部，鼠蹊部，膝窩に聴診器をあてれば時に動脈狭窄病変の発見につながる．

検査の進め方

1．血液検査

血清脂質測定には 10～12 時間絶食後の空腹時採血が重要である．前日の飲酒はトリグリセライド（TG）値に影響するので原則禁じる．カロリーのない水分は摂取可能である．空腹時 TC，TG，HDL-C を測定すれば多くの場合診療に十分である．LDL-C は Friedewald 式（TC-HDL-C—TG/5）で測定する．直接法も最近のキットは精度が上昇したので用いてもよい．ただし保険では TC，LDL-C，HDL-C の中の主たる 2 項目しか認められない．Friedewald 式は TG≧400 mg/dl では使用できないので，この時は TC-HDL-C で計算できる non HDL-C を代替指標とする．これは非空腹時でも測定可能という利点をもつ．LDL-C 以外のレムナント，Lp（a）など動脈硬化惹起性リ

ポタンパクを包括した指標であり，LDL-C に劣らない動脈硬化性疾患予測能を有する．特定健診では LDL-C に代わり non HDL-C の採用が議論されている．

すでに動脈硬化性疾患を発症している 2 次予防患者や脂質が異常高値を示す患者では，病態解明のため補足的検査を行うことがある．もっとも有用性が高い検査はポリアクリルアミドゲル電気泳動（PAGE）である．リポタンパクを粒子サイズにより振り分けるもので⊕電位から⊖電位方向にHDL，LDL，VLDL の順（サイズの小さいものから大きいものの順に）にピークが得られる．ミッドバンドは LDL と VLDL の間に出現する丘上隆起で，レムナントの存在を示す．また VLDL ピークと LDL ピークの距離を VLDL ピークと HDLピークの距離で除した値が 0.4 以上なら，動脈硬化惹起性の高い小粒子高密度 LDL の存在が疑われる（図 1）[3]．著明な高 C 血症＋高 TG 血症を示す Ⅲ型高脂血症の診断にはアガロースゲル電気泳動が適している．

アポタンパクはリポ蛋白代謝酵素活性やリポ蛋白粒子数推計に有用である．LDL-C 異常高値，異常低値のときはアポ B，HDL-C 異常値のときはアポ AⅠ，AⅡ，TG 異常値のときはアポ CⅡ，CⅢ，E などが参考になる．アポ E 表現型は保険適応がないが，Ⅲ型高脂血症の診断には必須であり E2/2 を示す．

レムナントリポ蛋白 C は VLDL やカイロミクロンの中間代謝産物で，多量の C を血管内皮下へ運び込み，粥状動脈硬化病変形成を促進する．高TG 血症患者で測定することがある．

Lp（a）は LDL アポ B に apo（a）が S-S 結合し形成されるもので，脳梗塞や冠動脈疾患の独立した危険因子である．これらの疾患が疑われるとき測定する価値がある．その他酸化 LDL，脂肪酸分画，リポ蛋白リパーゼ，LCAT などさまざまのものがあるが，意義は成書に譲る．

脂質異常症以外の危険因子検索のため，糖尿病，CKD，甲状腺疾患鑑別のための血液検査，検尿が随時必要であることはいうまでもない．薬物

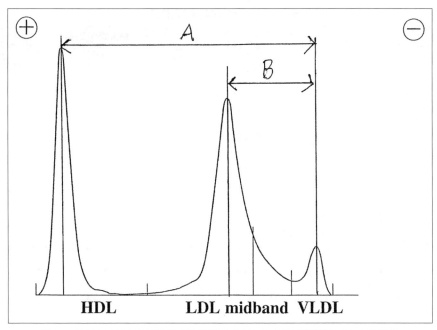

図1　ポリアクリルアミドゲル電気泳動法を用いた小粒子高密度 LDL の推定法
B/A≧0.4 なら小粒子高密度 LDL の存在が推測される.

治療が必要と思われる患者では，投薬前の肝機能，腎機能，末梢血液所見，CPK が正常であることを確認しておく．

2．非観血的動脈硬化評価法：CAVI，IMT

胸部 X-P，安静時心電図は基本的検査であり，患者の病態に応じてぜひ実施すべきである．動脈硬化早期発見のために実地医家でも実施可能な検査を病変進行の順に列挙すると：血管内皮機能評価のための FMD，動脈の機能的変化を評価する CAVI，PWV，器質的変化を評価するエコー検査，進行した狭窄病変を評価する CT，MRI などである．診診連携，病診連携を生かし必要な検査を行う．この中で簡便で情報量の多いものは CAVI と頸動脈エコーであろう．

CAVI は血管弾性係数により血圧の影響を除外して，心臓と足首間の動脈硬化度を評価するものであり，粥状動脈硬化を直接評価するものではない．末梢動脈疾患の指標である ankle-brachial blood pressure index（ABI）が自動計測されるメリットがある．

頸動脈エコーは直接頸動脈の粥状動脈硬化病変を観察できるもので，内膜-中膜複合体肥厚度（IMT），プラークのサイズと性状，血管径狭窄度，ドプラーによる血流評価など多くの情報が得られる検査法である．臨床現場ではぜひ活用したい．

 脂質異常症診療の進め方

上記で述べた検査結果を総括し，各患者に絶対リスクに基づく脂質管理目標を設定する．動脈硬化性疾患予防ガイドライン 2012 では NIPPON DATA 80 を参考に，10 年間の冠動脈疾患死亡率から LDL-C の管理目標を設定することを推奨している（表 2）[2]．2017 年の改訂では冠動脈疾患発症リスクによる管理目標設定に変更される予定である．

表2 リスク区分別脂質管理目標値

治療方針の原則	管理区分	脂質管理目標値 （mg/dL）			
		LDL-C	HDL-C	TG	non HDL-C
一次予防 まず生活習慣の改善を行った後，薬物療法の適用を考慮する	カテゴリーⅠ	<160	≧40	<150	<190
	カテゴリーⅡ	<140			<170
	カテゴリーⅢ	<120			<150
二次予防 生活習慣の是正とともに薬物治療を考慮する	冠動脈疾患の既往	<100			<130

・家族性高コレステロール血症については動脈硬化性疾患予防ガイドライン 2012 年版 9 章を参照のこと．
・高齢者（75 歳以上）については動脈硬化性疾患予防ガイドライン 2012 年版 15 章を参照のこと．
・若年者などで絶対リスクが低い場合は相対リスクチャート（動脈硬化性疾患予防ガイドライン 2012 年版参考資料 1：P133）を活用し生活習慣の改善の動機づけを行うと同時に絶対リスクの推移を注意深く観察する．
・これらの値はあくまでも到達努力目標値である．
・LDL-C は 20〜30％の低下を目標とすることも考慮する．
・non HDL-C の管理目標は，高 TG 血症の場合に LDL-C の管理目標を達成したのちの二次目標である．TG が 400 mg/dl 以上および食後採血の場合は，non HDL-C を用いる．
・いずれのカテゴリーにおいても管理目標達成の基本はあくまでも生活習慣の改善である．
・カテゴリーⅠにおける薬物療法の適用を考慮する LDL-C の基準は 180 mg/dl 以上とする．
・カテゴリーⅠ：10 年間での冠動脈疾患死亡率 0.5％未満，カテゴリーⅡ：同 0.5 以上 2.0％未満，カテゴリーⅢ：同 2％以上

（文献 2 より引用）

 治療の実際

1．食事療法，運動療法

　冠動脈疾患の一次予防，二次予防にかかわらず生活習慣管理は治療の基本である．不要な薬物療法の回避，あるいは薬物投与量の減量のためにも生活習慣改善は継続しなければならない．禁煙，カロリー制限，アルコール摂取制限，動物性脂肪摂取制限，食物繊維摂取，塩分制限，適度の運動の励行などがポイントである（表3）[2]．

　食事療法に対するC低下の反応性は個人差が大きい．これらの一部にはC吸収，運搬にかかわる遺伝子多型が関与している．例えばアポ E3/3 を示す例に比べアポ E4/3 を示す例ではカロリー制限に対する LDL-C 低下率が大きいし[4]，小腸の C 吸収に関与するトランスポーター NPC1L1 の遺伝子異常例では LDL-C が約 12 mg/dl 低い[5]．

　健常者ではC摂取量の制限を行う根拠が明らかでないが，高 LDL-C 血症患者では飽和脂肪酸摂取制限（総カロリーの 4.5〜7.0％程度），トランス脂肪酸摂取制限，C 摂取制限に留意する．トランス脂肪酸は天然油脂を水素添加で固形化すると

表3 動脈硬化性疾患予防のための生活習慣の改善

1．禁煙し，受動喫煙を回避する
2．過食を抑え，標準体重を維持する
3．肉の脂身，乳製品，卵黄の摂取を抑え，魚類，大豆製品の摂取を増やす
4．野菜，果物，未精製穀類，海藻の摂取を増やす
5．食塩を多く含む食品の摂取を控える
6．アルコールの過剰摂取を控える
7．有酸素運動を毎日 30 分以上行う

（文献 2 より引用）

生じるが，LDL-C 上昇，HDL-C 低下，インスリン抵抗性増強などを示し動脈硬化促進作用が強い．また認知症や不妊のリスクにもなる．

2．薬物療法

　生活習慣改善療法を数ヵ月指導しても脂質値の改善が不十分なときは薬物治療を行うが，日本人は欧米人に比べ心血管イベントの絶対リスクが低いので，薬物治療の適応は慎重に考慮すべきである．とくに若年者や閉経前女性では，高リスクの場合（FH，糖尿病，二次予防患者など）を除き薬物治療の適応はほとんどない．患者の脂質異常の

病型を LDL-C 上昇の Ⅱa 型，LDL-C と TG 両者が上昇する Ⅱb 型，TG 上昇が主体の Ⅳ型に分類すると薬剤選択を考えやすい．もっとも重要なことは LDL-C のコントロールであり，冠動脈疾患の一次，二次予防，脳梗塞予防への有効性が確認されている．薬物治療に反応性が低いときは遺伝性脂質異常症（FH，家族性複合型高脂血症など）や続発性脂質異常症（甲状腺機能低下症，ネフローゼ症候群，原発性胆汁性肝硬変など）の可能性に注意する．

薬物療法開始後は副作用に細心の注意を払う必要がある．肝機能障害，消化器症状，筋肉痛，脱力感，横紋筋融解症（重篤）などにはとくに注意する．服用開始後数ヵ月は血液検査を定期的に行い，肝機能，腎機能，CPK などをチェックする．

ガイドラインで示されている管理目標（表2）は絶対的なものではなく努力目標値である．LDL-C を治療前の 30％程度低下させることも目標として妥当である．

1）高 LDL-C 血症主体型（Ⅱa 型）

スタチンが第一選択薬であり，有効性に関して日本人のエビデンスも集積されている．日本人は欧米人より少ない LDL-C 低下度でも欧米人同様の冠動脈イベントリスク低下が期待され，すべての患者に強力なスタチンを投与する必要はない．アトロバスタチンやシンバスタチンは薬剤代謝酵素（CYP）で代謝されるため，経口抗真菌薬，クラリスロマイシン，オメプラゾールなどとの併用で血中濃度が上昇する可能性がある．またグレープフルーツジュースとの相互作用にも十分注意が必要である．

小腸コレステロールトランスポーター NPC1L1 阻害薬エゼチミブは，小腸での食事および胆汁酸由来の C 吸収を阻害することにより，陰イオン交換樹脂レジンは腸管での胆汁酸再吸収抑制作用を示すことにより LDL-C 低下作用を示す．しかしその効力は単独ではスタチンの効力に及ばない．作用機序の面からもスタチンの効果が不十分な場合の併用薬としての有用性が高い．最近，発症間もない急性冠症候群患者を対象に，スタチン単独療法とスタチン＋エゼチミブ併用療法の動脈硬化イベント予防効果を比較した IMPROVE-IT が報告された[6]．エゼチミブ併用で LDL-C は単独群に比べ 16 mg/dl 低下し，心筋梗塞および脳梗塞のリスクがそれぞれ 13％，21％と有意に低下することが示された．リスクの高い二次予防例ではスタチンと他剤の併用による LDL-C の厳重な管理「the lower the better」が有用であることを示した結果であり，今後の欧米のガイドラインに影響を与えるであろう．

日本人ヘテロ接合性 FH 患者では高用量スタチンとエゼチミブ併用で LDL-C のコントロールができる症例が多い．スタチンは奇形を起こす可能性があり妊娠の可能性のある女性には投与しない．妊娠中，授乳中も禁忌である．

2）高 LDL-C 血症＋高 TG 血症（Ⅱb 型）

スタチン，エゼチミブ，あるいはフィブラートを単独投与するが，効果不十分例では併用を試みる．Ⅱb 型では LDL-C 管理が第 1 目標であり，non HDL-C 管理が第 2 目標である．スタチンとフィブラートの併用時には横紋筋融解症のリスクが高まるので，腎機能障害例では併用しない．スタチンとエゼチミブの併用，スタチンとイコサペント酸エチルとの併用も有用である．Ⅱb 型を示す患者には家族性複合型高脂血症や Ⅲ型高脂血症患者が潜在しているので見落とさないよう注意する．

3）高 TG 血症（Ⅳ型）

高 TG 血症は 2 型糖尿病やメタボリックシンドロームに合併しやすい脂質異常である．レムナント増加，低 HDL-C 血症，小粒子高密度 LDL 増加，インスリン抵抗性増強，血栓形成傾向など多くの動脈硬化促進因子を背景に有する．食事療法が重要であり，炭水化物，果糖，アルコール摂取制限を強化する．運動療法も有効である．

薬物療法ではフィブラートが第一選択であるが，スタチンに比べると心血管イベント抑制のエビデンスは少ない．腎機能障害患者では横紋筋融解症を起こす危険性があり，特にスタチンとの併用時にはリスクが高まる．その他イコサペント酸

エチル，オメガ-3脂肪酸エチルなども用いられる．TGが1000 mg/dlを超えるような異常者では急性膵炎の危険性があり，早期に薬物療法を開始する．

女性の脂質異常症への対応

閉経前女性のLDL-Cレベルはエストロゲンの作用で男性より低値であり，閉経前女性の冠動脈疾患発症リスクは男性より極めて低い．したがって閉経前女性の脂質異常症は非薬物治療が中心である．ただしFHや冠動脈疾患二次予防例，一次予防ハイリスク患者では薬物治療を考慮する．閉経後女性の場合も基本は生活習慣改善であるが，危険因子の合併状態によっては薬物療法が必要となる．

心血管疾患イベントリスクが男性より低い女性にスタチンを投与しても，有意なイベント抑制効果がみられない可能性がある．しかしわが国で行われたスタチンによる心血管疾患一次予防試験（MEGA）では，女性において冠動脈疾患と脳梗塞を合わせた心血管疾患イベント発症リスクは，スタチン併用群で55歳以上からハザード比0.63と食事療法単独群に比べ37%の有意なリスク低下を示した．さらに脳卒中も55歳以上からスタチン併用群でハザード比0.47とリスクが半減し，総死亡のリスクもスタチン併用群で50歳以上からハザード比0.59と有意に低下していた[7]．

危険因子の状況から冠動脈疾患の危険性が高いと判断された女性に対してスタチンを投与することは有効と考えられた．

高齢者への対応

高齢者では男性の20〜25%，女性の35%が高LDL-C血症を呈しており，また高齢者のおよそ20〜25%が高TG血症である．脂質異常症は高齢者においても重要な動脈硬化危険因子である．高齢者人口は増加し続けており，高齢者の脂質異常症管理は重要性を増している．

大規模臨床試験のメタ解析によれば，前期高齢者においてスタチン投与による心血管疾患イベントの相対リスクはLDL-C 38 mg/dl低下ごとに22%低下し，65歳未満の成人と同等のリスク低下が認められた[8]．これまでの高齢者に対する研究結果から，高LDL-C血症を合併した前期高齢者において，スタチンは冠動脈疾患一次，および二次予防効果を有すること，後期高齢者では二次予防効果を示すことが明らかにされている．

一方，85歳以上の超高齢者では高LDL-C血症に対する治療の意義が不明であり，主治医の判断で管理する．

脂質異常症を合併した高齢者に対する薬物療法では，①少量から開始し，副作用に細心の注意を払いながらゆっくり増量していく，②定期的血液検査，とくに開始直後の3ヵ月は毎月血液検査を行い，副作用，効果をチェックする，③飲み忘れがないよう服薬状況の確認を行い，一包化など服薬コンプライアンスを高める工夫をする，などの配慮が求められる．

見逃してはならない原発性高脂血症

1．家族性高コレステロール血症

家族性高C血症はLDL受容体および関連遺伝子の異常で起こる常染色体優性遺伝の疾患である．LDL受容体機能低下のためLDL除去能が低下し著しい高LDL-C血症を示す．冠動脈疾患のリスクが高く男性では30歳代，女性では50歳代から発症リスクが高まる．ヘテロ接合性は約500人に1人の割合で存在し頻度の高い遺伝性高脂血症である．診断基準はLDL-C≧180 mg/dl，腱黄色腫の存在，早発性冠動脈疾患の存在の3項目のうち2項目が当てはまることである（表4）[2]．LDL-C<100 mg/dl，あるいはLDL-Cが前値の50%未満になることが治療目標である．治療は専門医の指導の下に行うことが望ましい．

小児のヘテロ接合性FHでは腱黄色腫など身体所見がみられないことが多く，LDL-C≧140 mg/dlと家族歴の2点が診断基準である（表5）[2]．小

表4　成人（15歳以上）FHヘテロ接合体診断基準

| 1．高 LDL-C 血症（未治療時の LDL-C 180 mg/dl 以上） |
| 2．腱黄色腫（手背，肘，膝などの腱黄色腫あるいはアキレス腱肥厚）あるいは皮膚結節性黄色腫 |
| 3．FH あるいは早発性冠動脈疾患の家族歴（2 親等以内の血族） |

・続発性高脂血症を除外した上で診断する.
・2 項目が当てはまる場合，FH と診断する．FH 疑いの際には遺伝子検査による診断を行うことが望ましい.
・皮膚結節性黄色腫に眼瞼黄色腫は含まない.
・アキレス腱肥厚は軟線撮影により 9 mm 以上にて診断する.
・LDL-C が 250 mg/dl 以上の場合，FH を強く疑う.
・すでに薬物治療中の場合，治療のきっかけとなった脂質値を参考とする.
・早発性冠動脈疾患は男性 55 歳未満，女性 65 歳未満と定義する.
・FH と診断した場合，家族についても調べることが望ましい.

（文献 2 より引用）

表5　小児 FH ヘテロ接合体の診断基準

| 1．高コレステロール血症：未治療時の LDL-C≧140 mg/dl
　（総コレステロール≧220 mg/dl の場合は LDL-C 値を測定する） |
| 2．FH あるいは早発性冠動脈疾患の家族歴（2 親等以内の血族） |

・小児の場合，腱黄色腫などの臨床症状に乏しいため診断には家族の FH について診断することが重要である.
・成長期には LDL-C が変動することがあるため，注意深い経過観察が必要である.
・早発性冠動脈疾患は男性 55 歳未満，女性 65 歳未満と定義する.

（文献 2 より引用）

表6　家族性複合型高脂血症（FCHL）の診断基準

項　目	①Ⅱb 型を基準とするが，Ⅱa，Ⅳ型の表現型もとり得る
	②アポ蛋白 B/LDL コレステロール＞1.0 または small dense LDL（LDL 粒子径＜25.5 nm）の存在を証明する
	③家族性高コレステロール血症や，糖尿病などの二次性高脂血症を除く
	④第 1 度近親者にⅡb，Ⅱa，Ⅳ型のいずれかの表現型の高脂血症が存在し，本人を含め少なくとも 1 名にⅡb 型またはⅡa 型が存在する
診　断	①～④のすべてを満たせば確診とするが，①～③のみでも日常診断における簡易診断基準として差し支えない

（厚生労働省特定疾患原発性高脂血症調査研究班　平成 12 年度報告より）

児に対する薬物療法はレジンが第一選択である.
10 歳以上で LDL-C コントロール不良例ではスタチン投与を考慮する．ピタバスタチン（1 mg, 最大 2 mg まで）が小児 FH の適応となっている．小児は成人より運動量が多いので横紋筋融解症の発現に注意が必要である．また女児への投与試験は行われていない.

2．家族性複合型高脂血症

家族性複合型高脂血症（FCHL）は，Ⅱb 型高脂血症が基本形であるが食事の影響で高 LDL-C 血症優位，あるいは高 TG 血症優位へと表現型が変化しやすい遺伝性高脂血症である.

厚生労働省特定疾患原発性高脂血症調査研究班の診断基準は表 6 のようであり，一般人口 100 人に 1 人と FH よりも数倍高率である．アキレス腱肥厚は認めない．成人心筋梗塞患者の 6 割近くに FCHL が認められるが，診断が困難なため見過ごされている例が多い．治療の基本は食事療法・運動療法の徹底であり，カロリー制限，体重減少によく反応する．スタチン，フィブラートが有効である.

表7　家族性Ⅲ型高脂血症の診断基準

大項目	①血清コレステロール値，血清 TG 値がともに高値を示す
	②血漿リポ蛋白の電気泳動で VLDL から LDL への連続性の broad β パターンを示す
	③アポリポ蛋白の電気泳動で，アポリポ蛋白 E の異常（E2/E2，E 欠損など）を証明する
小項目	①黄色腫（ことに手掌線状黄色腫）
	②血清中のアポリポ蛋白 E 濃度の増加（アポリポ蛋白 E/総コレステロール比が 0.05 以上）
	③VLDL コレステロール/血清 TG 比が 0.25 以上
	④LDL コレステロールの減少
	⑤閉塞性動脈硬化症，虚血性心疾患などの動脈硬化性疾患を伴う
診　断	大項目の 3 個すべてそろえば確診 大項目のうち 2 個および小項目のうち 1 個以上有すれば疑診

（厚生省特定疾患原発性高脂血症調査研究班　昭和61，62年度報告より）

3．家族性Ⅲ型高脂血症

アポ E 欠損あるいはアポ E2/2 によるレムナント代謝障害で，糖尿病や甲状腺機能低下症の合併で顕性化する．アガロースゲル電気泳動で broad β パターンを示す．重症Ⅱb 型高脂血症を示すことが多く，冠動脈疾患発症リスクが高いので，早期診断，早期治療が重要である．重症例では手掌線状黄色腫や皮膚結節性黄色腫が出現する（表7：厚生労働省特定疾患原発性高脂血症調査研究班）．食事療法・運動療法に対する反応性がよく，糖尿病などの合併疾患の治療で著明な脂質値の改善が期待できる．

新しい脂質異常症治療薬

1．PCSK9

PCSK9 はプロタンパク質転換酵素ファミリー 9 番目の因子で，肝臓，小腸，腎臓で高発現している．細胞内，外で LDL 受容体（LDL-R）に結合しリソゾームで分解するため，LDL-R による LDL 代謝能が低下する．PCSK9 の機能獲得変異では LDL-R 分解が亢進するため LDL-C が異常高値となり，FH の原因の 1 つとなる．PCSK9 の作用を阻害すれば LDL-R の作用が増強し LDL-C 低下が期待される．最近 PCSK9 に対する医薬抗体が開発され注射薬として発売された．単独投与，あるいはスタチンとの併用で，LDL-C が投与前値の 60% 程度まで下がり，1 年間の前向き研究で通常治療群に比べ心血管イベントリスクが 53% 低下すると報告された[9]．日本人でも治療に抵抗するヘテロ FH などへの有効性が期待される．

2．ペマフィブラート

PPARα はステロイド/甲状腺ホルモン受容体スーパーファミリーの 1 つの核内受容体である．活性化により脂肪酸 β 酸化亢進と TG 産生低下，LPL 産生増加，TG 分解亢進，アポ AⅠ，AⅡ 産生増加などが惹起され TG 低下，HDL-C 上昇がもたらされる．ペマフィブラートは高活性，高選択的 PPARα モジュレータ（SPARMα）で TG 低下，HDL-C 上昇作用を示す．これまでのフィブラートに比べ副作用が少なく，スタチンとの併用がより安全に行えるといわれている．

3．MTP 阻害薬

ミクロソームトリグリセリド転送蛋白（MTP）は肝臓，小腸においてアポ B 分子に脂質を転送する機能を担う．VLDL，カイロミクロン生成に重要である．MTP 欠損症として知られているのが無 β リポ蛋白血症であり，脂肪吸収障害，脂溶性ビタミン欠乏，脂肪肝などを呈する．MTP 阻害薬は強力な LDL-C 低下作用を示し，FH ホモ，スタチンの使用できない FH ヘテロ，アフェレーシスが適応でない小児ホモ FH などが適応となる．

副作用として下痢，嘔気，肝機能障害，脂肪肝などの頻度が高い．

　脂質異常症は動脈硬化危険因子として重要であるが，脂質異常症以外の危険因子にも十分留意し包括的に管理していく必要がある．そのステップとして，問診，診察所見，検査所見を総合した患者のスクリーニング，脂質異常症以外の危険因子の評価，冠動脈疾患絶対リスクチャートによる10年間の死亡確率の評価，それに応じた脂質管理目標ならびに合併危険因子の管理目標設定，そして治療では生活習慣改善の十分な指導，各病態に対する適切な薬物治療の選択などのステップを踏まえていく．脂質異常症の治療の基本は生活習慣改善であり，薬物療法中もその指導を継続することが重要である．

文　　献

1）脳心血管病予防に関する包括的リスク管理合同会議：脳心血管病予防に関する包括的リスク管理チャートについて．日本内科学会雑誌 104：824-860，2014
2）日本動脈硬化学会（編）：動脈硬化性疾患予防ガイドライン 2012 年版．日本動脈硬化学会，2012
3）三島康男，他：簡便な PAG 電気泳道キット（Lipo Phor system）を用いた LDL 粒子サイズの推定：Lipo Print LDL system との比較．動脈硬化 25：1-34，1997
4）Saito M et al：Effect of apolipoprotein E4 allele on plasma LDL cholesterol response to diet therapy in type 2 diabetic patients. Diabetes Care 27：1276-1280, 2004
5）The Myocardial Infarction Genetics Consortium Investgators：Inactivating mutations in NPC1L1 and protection from coronary heart disease. N Engl J Med 371：2072-2082, 2014
6）Cannon CP, et al：Ezetimibe added to statin therapy after acute coronary syndrome. N Engl J Med 372：2387-2397, 2015
7）Mizuno K, et al：Usefulness of pravastatin in primary prevention of cardiovascular events in women. Analysis of the Management of Elevated Cholesterol in the Primary Prevention Group of Adult Japanese (MEGA Study). Circulation 117：494-502, 2008
8）Cholesterol Treatment Trialists' (CTT) Collaboration：Efficacy and safety of more intensive lowering of LDL cholesterol：a meta-analysis of data from170,000 participants in 26 randomised trials. Lancet 13：1670-1681, 2010
9）Marc S et al：Efficacy and safety of Evolocumab in reducing lipids and cardiovascular events. N Engl J Med 372：1500-1509, 2015

（江草　玄士）

高尿酸血症は尿酸塩結晶沈着症（急性関節炎発作，腎障害など）の病因であり，血清尿酸値が 7 mg/d*l* を超えるものと定義する．性，年齢は問わない．

痛風は関節内に析出した尿酸塩結晶が起こす関節炎である．痛風発作中の尿酸値は低値のこともある．高尿酸血症は生活習慣病としての側面もあり，高カロリー食，ストレス，激しい運動，薬剤などもからむ．

高尿酸血症の原因は尿酸の生成と排泄の不均衡があり，尿酸の産生過剰，排泄低下のいずれか一方，またはその両者（混合型）によって高尿酸血症は発症してくる．

 初診時の対応

1. 現病歴の聴取

高尿酸血症自体無症状で，健診で指摘される場合が多い．家族歴，肥満の有無，飲酒の有無，飲酒量，生活全般の背景を探ることが必要となる．二次性の高尿酸血症も鑑別する必要があるので，服用している薬剤，既往歴，自覚症状の詳細な聴き取りが必要である．

痛風発作は第一中足趾節関節，足関節が好発部位であるので，発作の際の部位の聴取は診断価値が高い．

2. 既往歴の聴取

尿酸産生の増加には血液疾患，糖原病，アルコール，薬剤がからむ．尿酸排泄の低下には腎疾患，内分泌疾患，高血圧などがからむので既往歴聴取の参考とする．

3. 家族歴

通常の問診でよい．

4. 現症

高尿酸血症のみで痛風の症状がない時でも，二次性高尿酸血症の鑑別となる事項や，痛風発作の有無を聞く．

痛風発作は母趾中足趾関節の場所が定型的に痛みを発する．偽痛風，化膿性関節炎などを鑑別する．痛風発作は飲酒，過度の運動による脱水，過労，薬剤投与後に血清尿酸値の急激な変動を契機として誘発されることがある．

5. 検査

高尿酸血症では尿酸高値（7 mg/d*l* 以上）を認める．

痛風発作中には必ずしも尿酸値は高値を示さないことがある．尿酸コントロール薬の服用中に起きた痛風発作の場合は一般に低値である．関節中の尿酸炎結晶を確認することは確定診断である．関節液を採取して顕微鏡で観察すると尿酸ナトリウム結晶の針状結晶が認められる．

 再診時のポイント

高尿酸血症，痛風の治療のまとめを表1に示した[1]．

痛風発作治療の基本は"抗炎症"である．極期に非ステロイド消炎鎮痛薬を比較的大量を短期間用いる．使用できない時は副腎皮質ステロイドを選択する．

痛風発作中は患部の安静を指示し，冷却させ

表1　尿酸降下薬の種類と投与量[1]

	商品名	用法・用量
尿酸排泄促進薬	ベネシッド®	500〜2000 mg　分 2〜4
	パラミヂン®	300〜900 mg　分 1〜3
	ユリノーム®	25〜100 mg　分 1〜2
尿酸合成阻害薬	ザイロリック®	100〜300 mg　分 1〜3
	フェブリク®	40〜60 mg　10 mg から開始　分 1
	ウリアデック®	60〜80 mg　20 mg から開始　分 2

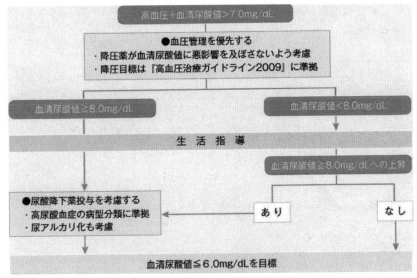

高血圧＋血清尿酸値>7.0mg/dL

●血圧管理を優先する
・降圧薬が血清尿酸値に悪影響を及ぼさないよう考慮
・降圧目標は『高血圧治療ガイドライン2009』に準拠

血清尿酸値≧8.0mg/dL　　　血清尿酸値<8.0mg/dL

生　活　指　導

血清尿酸値≧8.0mg/dLへの上昇

●尿酸降下薬投与を考慮する
・高尿酸血症の病型分類に準拠
・尿アルカリ化も考慮

 あり　　　なし

血清尿酸値≦6.0mg/dLを目標

図1　高尿酸血症の治療指針[1]

る．飲酒のある場合は禁酒を指示する．発作の前兆がある場合はコルヒチンを1錠から使用する．

　痛風発作中の尿酸コントロール薬は発作を増悪させることがある．発作が安定してから尿酸コントロール薬を開始する．

　高尿酸血症の薬物治療は図1に示した．治療の原則（痛風発作または痛風結節があれば 7 mg/dl 以上で行う．高尿酸血症のみでは 8 mg/dl 以上となっている）に沿って尿酸排泄促進薬および尿酸合成阻害薬いずれかを用いる．いずれも少量から使用して，漸増させて血清尿酸値を 6 mg/dl 未満に保つ．腎結石，腎機能低下例には尿酸合成阻害薬を低用量から開始する．

　尿酸排泄促進薬使用時は尿アルカリ薬を併用する．ベンズブロマロンは重症肝障害の報告があるので，投与開始2週間ごとに3ヵ月間程度は肝機能検査を行う．

継続治療のポイント

　痛風の治療は，痛風発作の予防と発作治療のための薬物療法（コルヒチン，非ステロイド性消炎鎮痛薬）となる．

　高尿酸血症では血清尿酸値を 6 mg/dl 未満に維持し，痛風発作予防も目標である．推定糸球体濾過量（eGFR）30 ml/分/1.73 m^{2}未満であれば尿酸合成阻害薬にする．経過中腎機能に注意する．

　腎結石，尿路結石の有無につき腹部超音波検査などを定期的に行う．

　高尿酸血症の一般的な生活指導としてはアルコール摂取の制限，過度な肉食の制限を勧める．過度の運動を避けることも指導する．脱水を避け，運動後にアルコールを避ける．1日2lの水分摂取を指示する．

高尿酸血症の患者には，痛風発作を起こさなくても肥満，脂質異常症，高血圧の合併をよくみる．痛風腎による腎不全を起こさないようにする．

高齢者対策

高齢者は腎機能低下，心血管障害，脳血管障害のリスクあるので，高尿酸血症があるとリスクが高いので注意が必要である．

高齢者の投薬も半量投与から開始するなど，十分な配慮が必要である．

文　献

1）日本痛風・核酸代謝学会ガイドライン改訂委員会編：高尿酸血症・痛風の治療ガイドライン第2版2012年追補ダイジェスト版，日本痛風・核酸代謝学会，メディカルレビュー社，2012

（鈴木　研一）

4 甲状腺疾患

初診時の対応

甲状腺疾患の多くは甲状腺腫が存在する．しかしながら，患者自らが甲状腺腫に気づいていて来院することは意外と少なく，医師の注意深い診察（触診）によって発見されることも多い．甲状腺疾患の診断は病歴の聴取とともに理学所見，とくに甲状腺腫の有無，その性状を正確に把握することでかなりのところまで診断可能である（表1）．

1. 現病歴の聴取

甲状腺機能亢進症の臨床症状の中心は甲状腺ホルモン過剰に基づく代謝亢進の症状である．発汗過多，暑がり，動悸（労作時だけでなく安静時にもみられる），手指振戦，微熱，不眠，気分がイライラして落ち着かない，易疲労感などが多い．やせも重要な症状で，とくに食欲があり，よく食べるが痩せてくるとの訴えが多いが，若年者では逆に体重増加をきたすこともあり，また，老齢者では食欲不振を訴えることもあるので注意する．排

便回数の増加，軟便もしばしばみられ，ひどい場合には激しい下痢をきたし，腸炎や膵炎と誤診されることもある．

筋力低下は近位筋群に多くみられ，男性ではときには周期性四肢麻痺をきたす．女性の場合は生理不順（過少月経，無月経），不妊，流産を訴え，産婦人科を受診することも多い．

一方，甲状腺機能低下症の臨床症状は甲状腺ホルモン不足による全身の新陳代謝の低下と粘液水腫性浸潤によって特徴づけられるが，発症年齢やホルモン不足の程度，あるいはその期間によって多彩な症状を呈する．軽症例では肩こり，易疲労感，食欲不振など非特異的な不定愁訴が多く，女性では更年期障害や自律神経失調症と誤診されやすい．また機能低下の程度が進んだ場合には，精神機能が低下し，意欲の低下，物忘れ，動作緩慢などのために老人性認知症やうつ病などと誤診されることも少なくない．

問診にあたってはいつ頃から，どのような症状があったかを具体的に聞くことが重要である．また結節性病変については発見のきっかけ，いつ頃

表1 甲状腺腫と甲状腺機能状態との関係

甲状腺機能 ＼ 甲状腺腫	なし	あり	
		びまん性	結節性
正常	健常人	単純性甲状腺腫 慢性甲状腺炎 先天性甲状腺腫	甲状腺良性腫瘍 機能性甲状腺腺腫 腺腫様甲状腺腫 悪性甲状腺腫
亢進	外因性甲状腺ホルモン中毒症	バセドウ病 無痛性甲状腺炎 亜急性甲状腺炎(初期)	機能性甲状腺腺腫 腺腫様甲状腺腫
低下	特発性粘液水腫	慢性甲状腺炎 先天性甲状腺腫	

からあったのか，大きさの変化，痛みの有無，嚥下障害の有無，声のかすれなどに注意して聴取する．

2．既往歴の聴取

　過去に甲状腺疾患の治療を受けたことがないかどうかを聞く．とくにバセドウ病の既往のある患者では放射性ヨード治療（アイソトープ治療）の有無を尋ねることが重要である．アイソトープ治療後10〜20年以上経過して粘液水腫（甲状腺機能低下症の究極像）に陥っている場合がしばしばみられる．

　女性の場合には妊娠・分娩（流産を含む）を契機にして甲状腺機能が亢進したり低下したりすることがある．多くの場合は一過性で産後甲状腺炎として知られている．また，血中甲状腺ホルモン測定値に影響を及ぼすような薬剤の服用（経口避妊薬，男性ホルモン薬，蛋白同化ホルモン薬，副腎皮質ホルモン薬など）の有無に注意する．

　既往歴ではないが，食生活でのヨード摂取状況を聞いておくことも重要で，慢性甲状腺炎ではヨード過剰摂取のために機能低下症に陥ることがあり，この場合にはヨード摂取を制限するだけで軽快するし，バセドウ病でもヨードの摂り過ぎは治癒を遷延させる．

3．家族歴の聴取

　甲状腺疾患，とくに自己免疫性疾患と考えられているバセドウ病や慢性甲状腺炎（橋本病）患者ではしばしば血縁者に同様の甲状腺疾患を有している場合が多く，家族歴の聴取は重要である．これらの疾患は女性に多い（バセドウ病では4〜5倍，橋本病では10〜15倍くらい女性に多いとされている）ので，女性の血縁者については詳しく聞く必要がある．また，甲状腺髄様癌や乳頭癌でも家族性発症をみることがある．

4．現　症
1）視診

　バセドウ病では眼球突出が有名であるが，約半

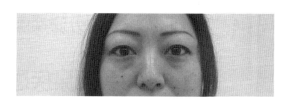

図1　バセドウ病：輝眼と上眼瞼の浮腫がみられる

数にみられるにすぎない．しかし，眼球突出はなくても眼光鋭利，輝眼や上眼瞼の浮腫を認めることが多い（図1）．これらの眼所見は必ずしも両眼性ではなく，片眼性のこともある．

　粘液水腫では顔全体が腫れぼったく，表情に乏しい．鼻梁が幅広くなり，口唇・舌も厚ぼったくなる．頭髪や眉毛は脱落し，とくに眉毛の外側1/3が薄くなる（図2）．

　皮膚所見としては，甲状腺機能亢進症では皮膚は湿潤し，びまん性の色素沈着がみられることが多い．限局性の色素脱出（白斑）もバセドウ病や橋本病でしばしば認める．甲状腺機能低下症（粘液水腫）では皮膚は乾燥して粗糙となり，肘関節部や膝関節部，足踵の皮膚に角化がみられ，頬部紅潮や，顔面，手掌，足踵の黄染がしばしばみられる．

　前頸部の腫脹，腫大がないかどうかも注意する．甲状腺腫が疑われる場合には次項の触診で確認するが，嚥下運動によって喉頭と一緒に上下すれば甲状腺の腫大と確認できる．

2）触診
①甲状腺の位置と大きさ

　甲状腺を触診するにあたっては，まず正常の甲状腺の位置と大きさを理解しておく必要がある．図3に示すように，正常甲状腺は気管前面の輪状軟骨中央からほぼ1cm下方に峡部が位置し，さらに気管と喉頭（甲状軟骨）の両側に接して左右の側葉が縦に細長くぴったりとくっ付いている．側葉は幅が約2cm，長さが4〜5cmで，その上極は甲状軟骨の大体真ん中辺りの高さにある．重量は成人で約20g前後で，原則として正常甲状腺は触知できない．

②甲状腺の触診法

　触診は原則として座位で行う．触診の方法に
は，患者の背面に立って両手で頸を挟み込み，拇
指以外の4指をそれぞれ患者の前頸部から当て，
気管の前側面をなでるように触れる方法（図4）
と，患者の前面に対座して両手で頸を挟み込み，
両拇指のみで触診する方法（図5）とがある．後
者のほうが視診を併せて行える利点がある．

　対座法はまず患者と対面して座り，患者の甲状
腺の位置に検者の目の高さを合わせてよく視診を
行う．視診の場合には患者の顎を少し上げさせた
ほうがわかりやすいが，触診の場合は顎を少し下
げさせて前頸筋を弛緩させたほうが触診しやすい．

　触診をする場合には甲状腺だけを触るのではな
く，喉頭と甲状腺とを一緒にして相互の位置関係
で触るように心がける．喉頭の位置は非常に個人
差があり，一般に男性のほうが女性に比べて喉頭
の位置が低いことが多い（図6）．しかし，喉頭と
甲状腺との位置関係には男女差はなく，甲状腺峡
部が甲状軟骨下端の約1 cm下に位置するので，
この位置を基準にして触れるようにするとよい．
そして甲状腺の解剖学的位置を念頭において甲状
腺全体を触れてみる．右葉を触れるときには左拇
指の腹側で，気管に沿って気管の側面から後ろに
向かって触っていく．それで抵抗なく拇指が入る
ようなら病的なものはない．もし病的に甲状腺が
腫大していれば途中で指が止まる．左葉について

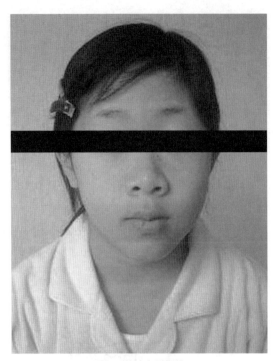

図2　粘液水腫顔貌

も右拇指の腹で同様に触診する．峡部は輪状軟骨
の1 cm下方で，気管の上を拇指の腹で上下に触
れてみる．病的なものがなければ輪状軟骨の凹凸
を直接触れることができる．

③甲状腺腫の性状

　甲状腺腫の存在が明らかになれば，次に甲状腺
腫の性状を鑑別する．甲状腺腫は大別すると，

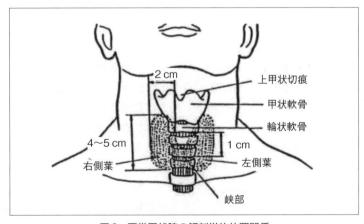

図3　正常甲状腺の解剖学的位置関係

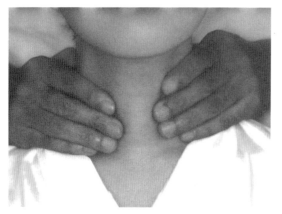

図4　背面よりの触診法

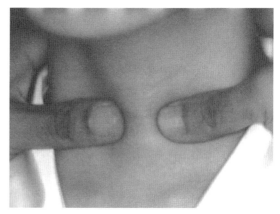

図5　正面よりの触診法（対座法）

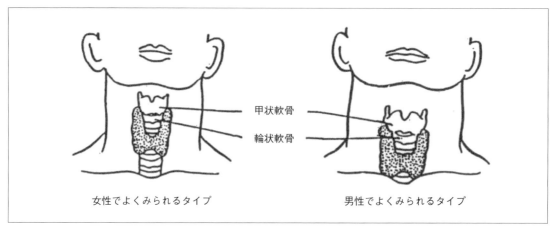

女性でよくみられるタイプ　　　　　　　　　男性でよくみられるタイプ

甲状軟骨
輪状軟骨

図6　正常甲状腺の位置

1）びまん性甲状腺腫（diffuse goiter）
2）結節性甲状腺腫（nodular goiter）
に分けられる（表2）.

　びまん性甲状腺腫とは甲状腺が増殖肥大したもので，原則として甲状腺の原型を保って増大する．代表的な疾患として単純性甲状腺腫，バセドウ病，慢性甲状腺炎があり，その他に亜急性甲状腺炎や先天性甲状腺腫などが挙げられる．甲状腺腫の大きさ，硬度，表面が平滑か否か，圧痛・自発痛の有無などに注意して触診するが，その他バセドウ病では甲状腺腫の上に猫喘（thrill）を触れたり，血管雑音（bruit）を聴取することがあり，診断的価値がある.

　一方，結節性甲状腺腫は甲状腺内に発生した腫瘍性病変であり，甲状腺の原型とは無関係である．結節性の場合にはそれが単発性か多発性かを確かめ，さらに良性か悪性かの鑑別をしなければならない．そのためには腫瘍の表面が平滑か凹凸不正か，硬度はどうか，周囲組織との癒着の有無，圧痛・自発痛の有無，周囲リンパ節の腫脹の有無などに注意して十分検索する必要がある．腺腫と癌との鑑別は触診のみでは必ずしも容易ではないが，甲状腺癌は比較的早期から気管と癒着する性質があるので，とくに気管との移動性に注意して触診する.

　3）身体所見
　甲状腺機能亢進症では脈拍は頻脈で，しばしば心房細動を認める（老齢者では心房細動のみが前

景に出て，その他の中毒症状が目立たないことがあるので注意を要する）．血圧は収縮期血圧が上昇し，拡張期血圧は低下しやすいために脈圧が大きくなり，触診では速脈となる．振戦は随意筋の小さく早い振戦で，手指，舌，眼瞼にみられることが多いが，著しい機能亢進状態では膝や身体全体がガクガクした感じを呈する．アキレス腱反射は亢進し，反射のスピードが速くなり，治療により正常化する．過量になれば遅くなる．

逆に，進行した甲状腺機能低下症（粘液水腫）では言語は緩徐で，嗄声となり，ときには無声となることもある．聴力も低下する．脈拍は徐脈となり，血圧も低血圧となることが多い（高血圧を合併することもある）．腱反射は遅延あるいは消失し，とくにアキレス腱反射の戻りが遅くなる．

5．検　査
1）甲状腺機能検査
甲状腺ホルモンにはサイロキシン（T_4）とトリヨードサイロニン（T_3）の2者があり，甲状腺から血中へ分泌されるとその99％以上は蛋白と結合して存在し，残りのごくわずかが遊離型（free T_4あるいは free T_3）として実際のホルモン活性を示す．甲状腺ホルモンの分泌調節は主に視床下部・下垂体・甲状腺系 negative feedback system によって行われている（図7）．甲状腺機能異常がある場合に，その原因が甲状腺そのものか上位の中枢側（視床下部-下垂体）にあるのかの鑑別，あるいは前者の場合にその程度を知るために甲状腺刺激ホルモン（TSH）の測定は必須の検査であり，甲状腺機能異常があるかどうかのスクリーニング検査としてはこの TSH と free T_4（fT_4）の両者を測定すれば十分である．
2）抗甲状腺抗体
甲状腺組織に対する自己抗体の検査には抗サイログロブリン抗体（TgAb）と抗甲状腺ペルオキシダーゼ抗体（TPOAb）の2つがある．自己免疫性甲状腺疾患であるバセドウ病や慢性甲状腺炎（橋本病）で高率（約80〜95％）に陽性となるので，びまん性甲状腺腫の患者ではルーチンに検査

表2　甲状腺腫の分類

1　びまん性甲状腺腫
1）単純性びまん性甲状腺腫
2）バセドウ病
3）慢性甲状腺炎（橋本病）
4）亜急性甲状腺炎（病初期にしばしば結節性）
5）先天性甲状腺腫
2　結節性甲状腺腫；単発性，多発性
1）単純性結節性甲状腺腫（腺腫）
2）機能性結節性甲状腺腫（Plummer 病）
3）腺腫様甲状腺腫
4）悪性甲状腺腫（甲状腺癌）
5）急性化膿性甲状腺炎

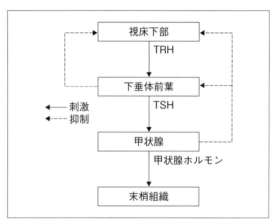

図7　視床下部・下垂体系と甲状腺の関係

する（一方だけが陽性になる場合があるので必ず両者を測定する）．
3）TSH 受容体抗体
TSH 受容体抗体（TSH receptor antibody；TRAb）の測定は，バセドウ病の診断，活動性の評価に有用である．TRAb の測定方法には TSH 受容体への結合活性を求める TBII（TSH binding inhibitor immunoglobulin）と，甲状腺に対する刺激活性を求める TSAb（thyroid stimulation antibody）とがある．通常 TRAb というときは TBII を指している．TRAb は開発順に第一世代法，第二世代法，第三世代法と呼ばれる3つの方法があるが，診断には感度のよい第二あるいは第三世代法が優れている．未治療バセドウ病での陽性率は約95％で，5％で陰性である．また特発性粘液水腫患者の数10％に陽性となる．この場合の TBII

表3　甲状腺中毒症を呈する疾患

```
1　異常甲状腺刺激物質によるもの
　　（刺激性甲状腺中毒症）
　　1）バセドウ病（グレーブス病）
2　甲状腺組織の破壊によるもの
　　（破壊性甲状腺中毒症）*
　　1）亜急性甲状腺炎
　　2）無痛性甲状腺炎（橋本病）
　　　　a）自然発症
　　　　b）出産後発症
3　腫瘍性病変から甲状腺ホルモンが過剰に
　　産生されるもの
　　1）機能性結節性甲状腺腫（Plummer病）
　　2）甲状腺癌
　　3）腺腫様甲状腺腫
4　TSH あるいは TSH 様物質の過剰分泌によるもの
　　1）TSH 産生下垂体腫瘍
　　2）異所性 TSH 産生腫瘍
　　3）絨毛性腫瘍
5　外因性甲状腺ホルモン中毒症*
```

*：破壊性甲状腺中毒症や外因性甲状腺ホルモン中毒症では，自己の甲状腺機能は逆に低下しており，厳密な意味では甲状腺機能亢進症から除外される．

表4　甲状腺機能低下症の原因による分類

```
1　原発性（一次性，甲状腺性）
　　1）先天性（クレチン症）
　　　　a）無甲状腺症
　　　　b）甲状腺形成不全（異所性甲状腺を含む）
　　　　c）甲状腺ホルモン合成障害
　　2）後天性
　　　　a）慢性甲状腺炎（橋本病）
　　　　b）特発性甲状腺萎縮
　　　　c）医原性甲状腺機能低下症
　　　　　（手術，X線照射，131I治療，抗甲状腺剤）
2　続発性（間脳下垂体性または二次性，三次性）
　　1）下垂体前葉機能低下症（二次性）
　　2）視床下部障害（三次性）
3　末梢性（甲状腺ホルモン不応症）
```

は TSH の作用を阻害するタイプの抗体として作用している．

4）血中サイログロブリン（Tg）

Tg は甲状腺濾胞内に高濃度に存在し，血中には微量（30〜40 ng/ml 以下）しか存在しない．血中 Tg は甲状腺分化癌の大部分の症例で高値であり，未分化癌や髄様癌では上昇しない．そのほか，甲状腺腺腫（とくに出血性腺腫），腺腫様甲状腺腫，バセドウ病，橋本病，亜急性甲状腺炎などでも上昇するため，厳密な意味では甲状腺癌の腫瘍マーカーとなり得ないが，手術の成否，転移の有無あるいは術後再発の指標として有用な検査である．バセドウ病では Tg 高値が持続する症例は難治のことが多い．

5）超音波検査と穿刺吸引細胞診

超音波検査は甲状腺疾患の診断には不可欠で，とくに結節性甲状腺腫の患者では必須である．腫瘤の性状，大きさ，周囲組織への浸潤の有無，リンパ節腫大の有無などを知る手段として非侵襲・簡便で有用な検査で，鮮明な画像を得るためには 7.5 MHz 以上の探触子が必要である．一方，穿刺吸引細胞診（aspiration biopsy cytology；ABC）

は特殊な用具は必要でなく，5 ml の注射器と21G の注射針があればどこの診療所でも容易に検査できる．熟練すれば ABC の正診率は高く，乳頭癌で約90％，濾胞癌でも約70％である．

6）その他

上述した特殊検査のほかに，当然一般検査は行っておく．末梢血液検査（貧血の有無，白血球数ならびにその分類），生化学検査（総コレステロール，ALP，GOT，GPT，LDH，CPK，膠質反応，血糖），心電図，胸部 X 線写真はルーチンに検査する．これらの異常から逆に甲状腺疾患が発見されることもしばしばある．

7）核医学検査

^{123}I または^{131}I，^{99m}Tc による甲状腺摂取率の検査はヨードの有機化障害の有無や，バセドウ病と破壊性甲状腺中毒症（無痛性甲状腺炎，亜急性甲状腺炎）との鑑別に有用である．シンチグラフィは甲状腺の形態や異所性甲状腺の確認，機能性結節の診断には必須であるが，特殊な施設が必要であり，一般医療機関では実施困難である．

6．診断の進め方

臨床的に甲状腺中毒症状を呈する疾患は表3に示すとおり種々の疾患があるが，この中でもっともよく知られ，かつ頻度の高いものはバセドウ病である．バセドウ病が TSH 受容体抗体によって甲状腺が刺激され，自らの甲状腺の機能が亢進しているのに対して，破壊性甲状腺中毒症は甲状腺

組織に対して何らかの破壊性機序が加わり，甲状腺濾胞の崩壊が生じて濾胞内の甲状腺ホルモンが血中に漏出して甲状腺中毒症状をきたすものであり，亜急性甲状腺炎と無痛性甲状腺炎が代表的である．

一方，甲状腺機能低下症も種々の原因によって惹起されるが（表4），臨床的に重要なものは原発性甲状腺機能低下症の中で慢性甲状腺炎（橋本病），特発性粘液水腫（橋本病の究極像とも考えられる）である．これら日常よく遭遇する甲状腺疾患について，日本甲状腺学会が一般臨床医家向けに作成した診断ガイドラインを表5～9に示した．

表5　バセドウ病の診断ガイドライン

バセドウ病
以下のa）の1つ以上に加えて，b）の4つを有するもの a）臨床所見 　　1　頻脈，体重減少，手指振戦，発汗増加等の甲状腺中毒症所見 　　2　びまん性甲状腺腫大 　　3　眼球突出または特有の眼症状 b）検査所見 　　1　遊離 T_4，遊離 T_3 のいずれか一方または両方高値 　　2　TSH低値（0.1μU/ml 以下） 　　3　抗TSH受容体抗体（TRAb，TBII）陽性，または刺激抗体（TSAb）陽性 　　4　放射線ヨード（またはテクネシウム）甲状腺摂取率高値，シンチグラフィでびまん性 確からしいバセドウ病 a）の1つ以上に加えて，b）の1，2，3を有するもの バセドウ病の疑い a）の1つ以上に加えて，b）の1と2を有し，遊離 T_4，遊離 T_3 高値が3ヵ月以上続くもの 付記 　　1　コレステロール低値，アルカリフォスターゼ高値を示すことが多い． 　　2　遊離 T_4 正常で遊離 T_3 のみが高値の場合がまれにある． 　　3　眼症状がありTRAbまたはTSAb陽性であるが，遊離 T_4 およびTSHが正常の例はeuthyroid Graves' disease または euthyroid ophthalmopathy といわれる． 　　4　高齢者の場合，臨床症状が乏しく，甲状腺腫が明らかでないことが多いので注意をする． 　　5　小児では学力低下，身長促進，落ち着きの無さ等を認める． 　　6　遊離 T_3（pg/ml）/遊離 T_4（ng/dl）比は無痛性甲状腺炎の除外に参考となる．

〔日本甲状腺学会　診療ガイドライン甲状腺疾患診断ガイドライン（第7次案）参照，http://thyroid.umin.ac.jp/guideline/02.html#2〕

表6 甲状腺機能低下症の診断ガイドライン

原発性甲状腺機能低下症

以下のa) およびb) を有するもの
a) 臨床所見
　　無気力, 易疲労感, 眼瞼浮腫, 寒がり, 体重増加, 動作緩慢, 嗜眠, 記憶力低下, 便秘, 嗄声等いずれかの症状
b) 検査所見
　　遊離T$_4$低値およびTSH高値

無痛性甲状腺炎の疑い
a) のすべてとb) の1~3を有するもの

付記
　1　慢性甲状腺炎（橋本病）が原因の場合, 抗マイクロゾーム（またはTPO）抗体または抗サイログロブリン抗体陽性となる.
　2　阻害型抗TSH受容体抗体により本症が発生することがある.
　3　コレステロール高値, クレアチンフォスフォキナーゼ高値を示すことが多い.
　4　出産後やヨード摂取過多などの場合は一過性甲状腺機能低下症の可能性が高い.

中枢性甲状腺機能低下症

以下のa) およびb) のすべてを有するもの
a) 臨床所見
　　無気力, 易疲労感, 眼瞼浮腫, 寒がり, 体重増加, 動作緩慢, 嗜眠, 記憶力低下, 便秘, 嗄声等いずれかの症状
b) 検査所見
　　遊離T$_4$低値でTSHが低値~正常

除外規定
甲状腺中毒症の回復期, 重症疾患合併例, TSHを低下させる薬剤の服用例を除く.

付記
　1　視床下部性甲状腺機能低下症の一部ではTSH値が10μU/mlくらいまで逆に高値を示すことがある.
　2　中枢性甲状腺機能低下症の診断では下垂体ホルモン分泌刺激試験が必要なので, 専門医への紹介が望ましい.

〔日本甲状腺学会　診療ガイドライン甲状腺疾患診断ガイドライン（第7次案）参照,
http://thyroid.umin.ac.jp/guideline/02.html#2〕

表7 無痛性甲状腺炎の診断ガイドライン

無痛性甲状腺炎
以下の a）および b）のすべてを有するもの a）臨床所見 　　1　甲状腺痛を伴わない甲状腺中毒症 　　2　甲状腺中毒症の自然改善（通常 3 ヵ月以内） b）検査所見 　　1　遊離 T$_4$高値 　　2　TSH 低値（0.1 μU/ml 以下） 　　3　抗 TSH 受容体抗体陰性 　　4　放射性ヨード（またはテクネシウム）甲状腺摂取率低値 無痛性甲状腺炎の疑い a）のすべてと b）の 1〜3 を有するもの 除外規定 甲状腺ホルモンの過剰摂取例を除く． 付記 　　1　慢性甲状腺炎（橋本病）や寛解バセドウ病の経過中発症するものである． 　　2　出産後数ヵ月でしばしば発症する． 　　3　甲状腺中毒症状は軽度の場合が多い． 　　4　病初期の甲状腺中毒症が見逃され，その後一過性の甲状腺機能低下症で気づかれることがある． 　　5　抗 TSH 受容体抗体陽性例がまれにある．

〔日本甲状腺学会　診療ガイドライン甲状腺疾患診断ガイドライン（第 7 次案）参照，
http://thyroid.umin.ac.jp/guideline/02.html#2〕

表8 慢性甲状腺炎（橋本病）の診断ガイドライン

慢性甲状腺炎
以下の a）および b）の 1 つ以上を有するもの a）臨床所見 　　びまん性甲状腺腫大 　　ただしバセドウ病など他の原因が認められないもの b）検査所見 　　1　抗甲状腺マイクロゾーム（または TPO）抗体陽性 　　2　抗サイログロブリン抗体陽性 　　3　細胞診でリンパ球浸潤を認める 除外規定 甲状腺ホルモンの過剰摂取例を除く． 付記 　　1　他の原因が認められない原発性甲状腺機能低下症は慢性甲状腺炎（橋本病）の疑いとする． 　　2　甲状腺機能異常も甲状腺腫大も認めないが抗マイクロゾーム抗体およびまたは抗サイログロブリン抗体陽性の場合は慢性甲状腺炎（橋本病）の疑いとする． 　　3　自己抗体陽性の甲状腺腫瘍は慢性甲状腺炎（橋本病）の疑いと腫瘍の合併と考える． 　　4　甲状腺超音波検査で内部エコー低下や不均一を認めるものは慢性甲状腺炎（橋本病）の可能性が強い．

〔日本甲状腺学会　診療ガイドライン甲状腺疾患診断ガイドライン（第 7 次案）参照，
http://thyroid.umin.ac.jp/guideline/02.html#2〕

表9 亜急性甲状腺炎（急性期）の診断ガイドライン

亜急性甲状腺炎
以下のa）およびb）のすべてを有するもの a）臨床所見 　　　有痛性甲状腺腫 b）検査所見 　　1　CRPまたは赤沈高値 　　2　遊離 T_4 高値，TSH低値（$0.1\mu U/ml$ 以下） 　　3　甲状腺超音波検査で疼痛部に一致した低エコー域 亜急性甲状腺炎の疑い a）とb）の1および2を有するもの 除外規定 橋本病の急性増悪，嚢胞への出血，急性化膿性甲状腺炎，未分化癌 付記 　　1　上気道感染症状の前駆症状をしばしば伴い，高熱をみることもまれでない． 　　2　甲状腺の疼痛はしばしば反対側にも移動する． 　　3　抗甲状腺自己抗体は原則的に陰性であるが経過中弱陽性を示すことがある． 　　4　細胞診で多核巨細胞を認めるが，腫瘍細胞や橋本病に特異的な所見を認めない． 　　5　急性期は放射線ヨード（またはテクネシウム）甲状腺摂取率の低下を認める．

〔日本甲状腺学会　診療ガイドライン甲状腺疾患診断ガイドライン（第7次案）参照．
http://thyroid.umin.ac.jp/guideline/02.html#2〕

■ 再診時ならびに継続治療のポイント

1．バセドウ病

　まず無痛性甲状腺炎とバセドウ病との鑑別が重要である．放射性ヨード摂取率が検査できれば鑑別は容易であるが，この検査は一般医療機関では行えない．無痛性甲状腺炎の約半数は出産後数ヵ月で発症し，甲状腺中毒症状が軽く，病悩期間が短いなどの特徴があり，病歴聴取が大切である．また未治療のバセドウ病ではTRAbが90%以上の症例で陽性であるが，本症では陰性であるので診断の手助けとなる．

　バセドウ病の診断がつけば，日常生活上の注意（心身の安静，ヨード過剰摂取制限，禁煙指導）を行い，治療法について詳しく説明する必要がある．治療法としては抗甲状腺剤による薬物療法，放射性ヨードによるアイソトープ療法と外科的手術療法があるが，それぞれに利点欠点がある（表10）．

1）抗甲状腺剤療法

　わが国で市販されている抗甲状腺剤はチアマゾール（MMI）とプロピルチオウラシル（PTU）の2種類である．表11に両剤の比較を示したが，1錠の効果はMMIのほうがPTUよりも強い．ただPTUには末梢での $T_4 \rightarrow T_3$ への変換抑制作用があり，一概に両者の優劣はつけがたい．また薬剤の胎盤通過性や乳汁中への移行性に差異があることは銘記しておく必要がある．

　①抗甲状腺剤治療の適応

　抗甲状腺剤は重篤な副作用さえなければあらゆる症例が適応となりうる．妊娠を希望する場合には催奇性の報告のあるMMIは少なくとも妊娠4〜7週は避ける必要があるが，その他の時期は副作用の観点からMMIが推奨されている．授乳中の婦人に対しては原則としてPTUを選択するが，MMI 10 mg/日以下であれば，授乳させても乳児の甲状腺機能には影響はないとされている．

　抗甲状腺剤のもっともよい適応は病悩期間が短く（1年以内がもっともよい），甲状腺腫が比較的小さい症例であるが，それ以外でも患者が手術や

表10　バセドウ病の各種治療法の利点欠点

抗甲状腺剤療法			
〔利点〕	1　患者に苦痛を与えない 2　治療法が簡単である 3　治療をしながら日常生活が可能である	〔欠点〕	1　寛解率が低い 2　長期連用が必要である 3　副作用がありうる
放射線ヨード療法			
〔利点〕	1　患者に苦痛を与えない 2　放射線障害の心配がない 3　効果が比較的短期間で得られる	〔欠点〕	1　治療効果が不確実で予測できない 2　甲状腺機能低下症の発生が少なくない
外科的手術法			
〔利点〕	1　効果が早期に確実に得られる 2　寛解率が高い	〔欠点〕	1　患者に苦痛を与える 2　危険性，後遺症がありうる 3　手術瘢痕をのこす

表11　PTUとMMIの比較

	PTU	MMI
ヨードの有機化障害	(+)	(+)
末梢での $T_4 \rightarrow T_3$ 変換抑制作用	(+)	(−)
免疫抑制作用	(−)	(+)
吸収時間*	60分	60分
血中半減期*	約2.5時間	約6時間
排泄時間*	～24時間	～48時間
蛋白結合率	70～80%	<5%
胎盤通過性	少	(+)
乳汁移行性	微　量	大

*：甲状腺機能状態により若干変動する

アイソトープ療法を拒否する場合には適応となる．また手術やアイソトープ療法の適応と判断された場合でも，まず甲状腺機能を正常化することが先決であるので，抗甲状腺剤療法を開始する．

②投与法および投与期間

原則として初期に大量を投与し，その後漸減していく方法をとる．初期量は一般にMMIで30 mg/日，PTUで300 mg/日から開始する．投与回数はPTUの場合は作用時間が短いので維持量になるまでは少なくとも1日3回，場合によってはさらに頻回に分割投与する必要があるが，MMIでは1日2回，場合によっては1日1回投与でも十分である（通常例ではMMI 30 mg/日，2回分割投与例と，15 mg/日，1回投与例で，甲状腺機能の正常化までの期間に差異がないという報告もある）．

治療初期の間は後述する副作用の発現に注意しながら2～4週ごとに臨床症状，甲状腺機能，白血球数ならびに分類，肝機能などをチェックする．甲状腺機能は free T_3 (fT_3)，fT_4 および TSH 値を指標とする．治療開始後2～4週間経過するとほとんどの症例で fT_3，fT_4 は低下し始め臨床症状は軽快してくるが，薬剤への反応には個体差があるので，用量の決定には注意が必要である．抗甲状腺剤は副作用さえなければ無効例はまずないので，治療開始後2ヵ月を経ても効果がみられない時は服薬が確実に行われているかどうかを確認する．服薬が確実にもかかわらず効果が不十分な場合には増量するか，無機ヨードの併用を行うが，このような例のほとんどは甲状腺腫が大きく，いずれは手術などの他の治療法を考慮したほうがよい．

甲状腺中毒症状が改善し fT_3，fT_4 が正常域に入ってきたら減量を考慮する．一般に T_4 の正常化よりも T_3 の正常化が遅れ，TSH はさらに1～数ヵ月遅れて正常化してくることが多い．経過中，有痛性の筋肉のけいれん（こむら返り）や甲状腺腫の増大をきたすことがあるが，これは過剰投与あるいは機能低下の兆候であり，このような場合には速やかに減量する．ただあまりに減量を急いで慌てて休薬すると再燃し，とくに TSH が抑制されたままで減量すると再燃しやすいので，fT_3，fT_4，TSH の三者が正常範囲になるように投与量を調節するのがコツである．

このようにして投与量を調節していくが，多くの場合1〜2ヵ月ごとに減量可能で，治療開始後6ヵ月前後で3錠/日くらいに維持できるようになる．ここまで達したらこれから先の減量はより慎重に行う．2〜3ヵ月ごとに甲状腺機能検査を行って正常範囲を保ち，さらに3〜6ヵ月ごとにTRAbをチェックして抗体価の低下を確認しながら1/2〜1錠ずつ漸減していく．TRAb抗体価の高値が続く場合には抗甲状腺剤を少し大目に使い，甲状腺ホルモン剤を併用しながら正常化を図ることもある（block & replacemennt法）．

③中止時期の決定

抗甲状腺剤治療は他の治療法に比べて手軽に行える反面，薬剤中止時期の判定がむずかしいのが難点である．一般的には抗甲状腺剤で1年以上治療し少量（1〜2錠）でeuthyroidを維持できるようになったら，寛解に入ったかどうかを確認して休薬を決定する．

寛解の指標としては的確なものはないが，日常臨床においては，少なくともTSHの正常化，TRAbの陰性化，Tgの正常化が6ヵ月以上持続することを最低必要条件として休薬するのが実際的である．筆者は最低維持量1錠を6ヵ月以上維持してこの条件を満たしたら，用心のために1/2錠/日，さらに隔日投与と漸減して再燃しないことを確認して休薬している．

④休薬後の再発

抗甲状腺剤療法の最大の欠点は寛解率が低く，休薬後の再発率が高いことである（約半数の症例は再発する可能性がある）．再発例の多くは休薬後半年から1年くらいで何らかの兆候が現れてくるので，数ヵ月に1回の甲状腺機能のチェックが必要である．休薬後2年を経過すると再発の可能性はずっと少なくなるが，1年に1回くらいの検査は勧めておくほうが安心である．

抗甲状腺剤治療によって再発を繰り返す症例では手術療法やアイソトープ療法に切り替えるか，場合によっては抗甲状腺剤の少量を半永久的に服薬する覚悟で治療を継続する（もちろん患者の同意が必要である）．

⑤抗甲状腺剤の副作用

抗甲状腺剤の副作用としては皮膚掻痒感，蕁麻疹，発熱，リンパ節腫脹，肝障害，胃腸障害，関節痛，白血球減少などの軽度な副作用から，無顆粒球症，多発性関節炎，重症肝炎，MPO-ANCA関連血管炎などの重篤な副作用まで，さまざまである．この中でもっとも重篤なものは無顆粒球症で，その頻度は0.1〜0.3％と決してまれでもない．治療開始後4〜8週前後に突発的に高熱，咽頭痛などの上気道炎で発症することが多いが，バセドウ病患者の末梢白血球数は元来4,000/mm^{3}前後（リンパ球優位）と少ないことが多く，あまりに白血球数に気を使いすぎると抗甲状腺剤は使えなくなる．患者に風邪症状など何らかの異常を感じたら，すぐに受診するように指導しておくことが大切で，万一，白血球数が2,000/mm^{3}以下ないし無顆粒球症を発症したら，ただちに入院させ，休薬する．抗生物質，免疫グロブリン，副腎皮質ホルモン剤，β-遮断剤，無機ヨード投与など適切な処置をした後，時期をみて他の治療法を選択しなければならない．

その他の副作用も治療開始早期に出現することが多いが，他剤に変更するか減量して抗ヒスタミン剤などを併用することで継続投与が可能なことも少なくない．このような処置をしても副作用がある場合には他の治療法に切り替える．

2）放射性ヨード（^{131}I）療法

^{131}I療法は抗甲状腺剤が副作用で使用できない症例，手術後の再発例，心不全などの重篤な合併症のために手術療法が不適当な症例などが適応となる．従来，^{131}I療法は若年者や将来妊娠の可能性のある婦人は禁忌とされていたが，近年，若年者でも安全と考えられるようになった．原則として，18歳以上で，妊娠を希望する場合には治療後少なくとも4〜6ヵ月は避妊するように指導する．

^{131}I療法の欠点は治療効果が不確実であり，効果発現まで数ヵ月を要することである．また治療後10〜20年以上経過して晩発性甲状腺機能低下症をきたす可能性が高いことにも注意しておく必要がある．

3）手術療法

手術療法の利点は短期間に効果が確実に得られ、他の治療法に比べて寛解率が高いことである。手術瘢痕が残り、手術に伴う合併症（反回神経損傷や副甲状腺機能低下症など）が起こりうることが欠点である。また、術後の甲状腺機能低下症も決してまれではない。したがって、手術をするかについては慎重に検討する必要がある。

2．甲状腺機能低下症（慢性甲状腺炎）

甲状腺機能低下症の治療目標は不足した甲状腺ホルモンを補って組織中のホルモン濃度を正常化し、甲状腺ホルモン不足によって生じているすべての異常を元に復させることである。補充療法にあたっては甲状腺ホルモン分泌の生理学的動態を理解し、使用する甲状腺ホルモン剤の特質を知っておくことが大切である。かつては甲状腺機能低下症といったん診断すると、患者には生涯にわたって服薬するように指導していたが、甲状腺機能低下は必ずしも永続的なものではなく一過性のこともしばしばあるので、その見極めをすることも重要なポイントである。

慢性甲状腺炎ではしばしばヨードの有機化障害を認め、ヨード過剰摂取によって甲状腺機能低下症をきたしやすい。この場合、ヨード摂取制限だけで甲状腺機能の正常化がみられることがある。海藻類の多食など明らかなヨード過剰摂取歴がある場合や、それほど甲状腺機能低下症状が強くない場合にはヨード制限を指導して2～4週間後に甲状腺機能を再検し、甲状腺機能の改善がなければ補充療法を開始する。

1）甲状腺ホルモン剤

甲状腺ホルモン剤には動物の甲状腺から調整された乾燥甲状腺末と、化学的に合成された合成 T_4 剤、合成 T_3 剤とがある。乾燥甲状腺は有機ヨードを0.3～0.35％に含有するように調整されているが、製品の batch によって T_3, T_4 含量が異なることがあり、近年、あまり使われなくなった。T_3 剤は腸管よりほぼ完全に吸収され、血中半減期は約1～2日と短い。1～3日で効果が発現するので、即効性を必要とする際に用いられるが、血中 T_3 値の動揺が大きく、一般に補充療法には適さない。T_4 剤は T_4 の左旋性異性体のナトリウム塩で、腸管から約50％吸収され、体内で T_3 へ転換されることにより、血中の T_3, T_4 ともに増加する。効果は投与後3～5日で現れ、半減期は約7日で効果の持続が長い。安定した血中 T_3, T_4 値を保つことができ、1日1回投与でよいため補充療法の主流になっている。

2）補充療法

補充療法にあたって患者の年齢、病悩期間、合併症（とくに狭心症・心筋梗塞、副腎不全の合併）の有無などに注意して治療することが必要である。

①治療の開始

原則として少量の甲状腺ホルモン剤から開始し、徐々に漸増する。通常、成人の甲状腺機能低下症では合成 T_4 剤 $25\mu g$/日から開始して、臨床的に特別な異常を認めないことを確認しながら、その後1～2週ごとに $12.5～25\mu g$/日ずつ増量していく。高齢者や虚血性心疾患を合併した症例では初期投与量はさらに少量（$12.5\mu g$/日）から開始し、その後の増量も慎重に行う。一方、若年者や発症間もない症例では初期量やその後の増量も通常より多くしても差し支えない。

副腎皮質機能低下が存在する患者では、甲状腺ホルモン剤投与により副腎クリーゼを誘発する可能性があるので注意が必要である。続発性（下垂体性あるいは視床下部性）甲状腺機能低下症ではしばしば ACTH 分泌不全を伴っており、原発性甲状腺機能低下症でも副腎皮質機能低下症を合併（Schmidt 症候群という）することがまれにあり、また甲状腺機能低下が長期に及ぶと二次的に副腎皮質機能が低下することがある。したがって、副腎皮質機能低下の存在が疑われる場合には前もって下垂体・副腎皮質系の検査を行って、もし異常があれば、まずグルココルチコイドの補充療法を行ってから甲状腺ホルモン剤の投与を開始すべきである。

②治療効果の判定と維持量の決定

甲状腺ホルモン不足の程度は症例によって異な

るので，個々の症例について臨床症状と検査成績から治療効果を判定し，維持量を決定していかなければならない．臨床症状としては，治療開始後2〜3週くらいから利尿がつき始め，尿量の増加とともに顔，手足の浮腫がとれ体重減少が起こってくる．T_4製剤で $50\,\mu g/$日くらいまでに増量してくると，脈拍，血圧，体重の正常化，身体・精神活動性の改善がみられ，顔つきも生き生きとしてくる．皮膚の乾燥や毛髪（脱毛）の改善はやや遅れる．一般検査成績ではコレステロール，CK，LDH などの各種酵素の異常は比較的速やかに正常化してくるが，貧血の改善には数ヵ月を要することが多い．

甲状腺ホルモン剤を漸増し，治療効果や維持量を正確に判定するには血中甲状腺ホルモン濃度，TSH 濃度を測定する必要がある．原発性甲状腺機能低下症では至適維持量の指標としては TSH 濃度の正常化を目標にすればよいが，続発性甲状腺機能低下症では TSH は指標とはならず，血中 fT_4 値を正常範囲内に維持し，そのほかの臨床所見などを総合的に考慮して維持量を決定する．

維持量が決まった後は，服薬のコンプライアンスの確認，甲状腺機能のさらなる悪化や必要量の変化などがないかどうかを確認するために，年に数回は血中 TSH と fT_4 を測定し，維持量が適正かをチェックする必要がある．TSH が高めであれば服薬忘れの有無，ヨード過剰摂取の有無を確認し，必要ならば増量する．逆に TSH が低値であれば（原発性の場合）減量を試みる．

③副作用と禁忌

乾燥甲状腺末では製剤中に含まれる夾雑物に対してまれにアレルギー反応を起こすことがあるが，T_3製剤，T_4製剤ではまずアレルギー反応はないと考えてよい．甲状腺ホルモン剤の主な副作用は，1）過剰投与による甲状腺中毒症と，2）虚血性心疾患や心不全の誘発である．心悸亢進，脈拍増加，不整脈などの循環器系症状，振戦，不眠，頭痛，めまい，発汗，神経過敏，興奮，躁鬱などの精神神経系症状，食欲不振，嘔吐，下痢などの胃腸症状，その他体重減少や脱力感などの症状が

現れた場合には過剰投与の恐れがあるので減量し，狭心症や心筋梗塞，心不全が誘発された場合にはいったん休薬して，副作用が消失した後に少量から再開し，副作用を誘発しない量で維持する．

新鮮な心筋梗塞例では禁忌となり，狭心症，陳旧性心筋梗塞，脳動脈硬化症，高血圧症などの重篤な心血管系障害のある患者，または高齢者，副腎不全あるいは下垂体機能低下症，糖尿病のある患者では慎重な投与が必要である．

3）潜在性甲状腺機能低下症

甲状腺ホルモン値は正常範囲内であるが，TSH 値が軽度上昇している病態を潜在性甲状腺機能低下症という．一般に，TSH 値が $10\,\mu U/ml$ 以上の場合には治療を行い，$5〜10\,\mu U/ml$ 以下では経過観察する．

4）一過性甲状腺機能低下症の存在

慢性甲状腺炎の甲状腺機能はきわめて多彩であり，機能正常，低下，潜在性機能低下および甲状腺中毒症の4つの病態がみられる．出産後や無痛性甲状腺炎後の甲状腺機能低下症は一過性のことが多いので，落ち着いた時点で補充療法を中止するか，あるいは減量して経過をみることが大事である．甲状腺機能低下状態にある慢性甲状腺炎でも自然に機能正常になることがあるので，いったん甲状腺機能低下症になっても必ずしも生涯補充療法を続ける必要のない場合もあることを常に念頭におくべきである．

実際的には，このような症例では補充療法を行ってしばらく機能正常を維持した後に維持量の50〜75％に減量してみて，甲状腺機能低下が再び起こるかどうかを見極めて，その後の補充療法を継続するかどうかを判断すればよい．なぜこのことが大事かというと，甲状腺ホルモン剤の過剰投与が骨粗鬆症の一因になるからである．

3．亜急性甲状腺炎

亜急性甲状腺炎は有痛性の甲状腺腫大と一過性の甲状腺中毒症を特徴とする疾患で，ウイルス感染（ムンプス，インフルエンザ，コクサッキー，アデノウイルスなど）が原因と考えられている．

1）臨床症状

上気道感染・感冒症状が先行した後に，前頸部の自発痛・圧痛，甲状腺腫大，発熱などで急激に発症する．炎症は通常甲状腺の一部に始まり，甲状腺内を移動して全体に及ぶことが多いが，時には両側同時に起こったり，一側のみで終わることもある．痛みは前頸部を触れたり嚥下運動で増強し，しばしば患側の下顎や耳介部へ放散する．

急性期には動悸，息切れ，体重減少，全身倦怠感などの甲状腺中毒症状を伴うことがあるが，軽度のことが多く，また一過性で比較的短期間で回復するために気づかれないことも多い．炎症の回復期には甲状腺機能低下に陥る症例もあるが，これも軽度で一過性のことが多く，ほとんど機能障害を残さずに正常に回復する．

2）検査成績

炎症反応として病初期から赤沈の著明な亢進（しばしば 50 mm/1 時間以上）と CRP 高値がみられる．赤沈・CRP の強度の変化に比べて白血球増多は著明でなく，せいぜい 10,000/mm^{3}程度である．

急性期には血中甲状腺ホルモン値，Tg 高値，TSH は低値となり，ヨード摂取率は低下する．甲状腺超音波検査では疼痛部に一致して境界不明瞭な低エコー域を認める．炎症の軽快とともに甲状腺ホルモン値，Tg 値は正常域へと回復し，TSH は低値から正常域になってくる．炎症性変化が軽度～中等度の場合にはこのまま治癒に向かうが，強度の場合には甲状腺機能低下に陥る．しかし，多くの場合は機能低下は軽度で一過性であり，永続的機能低下になることはまれである．

3）治療

無治療のまま放置しても 3～6 ヵ月で自然治癒するものであるが，疼痛，発熱，倦怠感など患者を悩ませる症状が強いので対症療法を行う．軽症の場合は非ステロイド系消炎剤を用いるが，中等症以上の場合は副腎皮質ステロイド剤を用いる．ステロイド剤の効果は劇的であり，投与後数時間から24時間以内には症状は軽快する．通常はプレドニゾロンで 20～30 mg/日を初期量とし，局所所見や赤沈を指標に 5～7 日ごとに 5 mg/日ずつ減量する．10 mg/日以下になったら 2.5 mg/日ずつ慎重に減量し，6～8 週間かけて漸減・中止する．

4）鑑別疾患

特徴的な有痛性の甲状腺腫をみれば本症を見逃すことはまずないが，咽頭炎，扁桃炎などの急性上気道炎と誤診しないように注意する（抗生物質の投与はまったく無効である）．

硬い甲状腺腫を触れるので癌と誤診されることもある．局所の痛み，強い炎症反応，頸部リンパ節腫脹がないことなどで甲状腺癌と区別されるが，急速に増大する未分化癌では強い痛みを訴えることがあるので注意を要する．その他，囊胞内出血，慢性甲状腺炎の急性増悪，急性化膿性甲状腺炎を鑑別する必要がある．

（栗林　忠信）

5　更年期障害

初診時の対応

　更年期とは生殖期から非生殖期である老年期への移行期であり，わが国では閉経の前後の5年間，すなわち45歳から55歳の10年間[1]を指す．この更年期には卵巣機能が消失し始め，やがて月経が不順から完全に閉止し，閉経となり，生殖内分泌機能が低下する．したがって更年期の中間に閉経が位置すると考えるべきである．

　更年期に現れる症状の中で，器質的変化に起因しない症状を更年期症状と呼び，これらの症状の中で日常生活に支障をきたす病態を更年期障害と定義する[1]．更年期症状と更年期障害は異なるが，ここでは日常生活に支障をきたして受診に至る更年期障害について記載する．更年期障害の主たる原因は卵巣機能の低下であり，これに加齢に伴う身体的変化，精神・心理的な要因，社会文化的な環境因子などが複合的に影響することにより症状が発現すると考えられている[1]．

　患者から月経歴を聴取し，月経が不順になっているか，閉経になっているか，もしくは婦人科疾患で両側の卵巣摘出術を受けているかを把握する．また，閉経前後の約5年である更年期の年代に相当するかを確認する．来院理由として，多岐にわたる愁訴があり，しかもその愁訴が固定的でなく，変化に富むことが特徴的である．愁訴から把握できる症状として，のぼせ，ほてり，発汗，腰や手足が冷えるといった血管運動症状を主体とする身体症状がみられる．加えて，憂鬱，意欲がわかない，不眠，不安感，神経質，イライラする，興奮しやすいなどの精神神経症状がみられる．

診断のポイント

　問診により年代，月経状態，愁訴を把握する．月経状態は正順な周期で認められていた月経が不順になっていることから容易に把握可能である．

　閉経の診断は40歳以上で12ヵ月以上の無月経が続いた場合に確定できるが，子宮摘出を行っている女性では月経によって判断できないので，「FSH値40 mIU/mL以上，かつエストラジオール（E$_2$）値20 pg/mL以下」をもって閉経と判断する[2]とされている．しかし，NIH 2002国際方針声明でも「FSHの上昇は閉経の予兆であるが，閉経年齢を予想するにはあまり役立たない」と明記されているとおり，FSHとE$_2$の値のみで閉経時期の予測を行うことは難しい[3]．FSHとE$_2$の値はこの年代では下垂体・卵巣機能によって変動があり，ワンポイントでは把握できず，数ポイントの測定でも必ずしも把握しきれないので，これらの値に頼ることは議論のあるところである．

　発症原因は上記の①エストロゲンの低下に伴う内分泌学的変化としての加齢に伴う退行性変化と②個人を取り巻く家庭や社会での環境変化に伴う心理社会的変化などが複雑に関与している．したがって，発症に家庭や社会での環境的変化の有無を聴取することも診断のポイントとなり，更年期障害の診断に重要となる．

　症状には特徴があり，①エストロゲン欠落症状である血管運動症状と②精神神経症状，③その他に分類される．①としては顔のほてり，のぼせ（ホットフラッシュ），異常発汗，動悸，めまいなどがある．②としては情緒不安，イライラ，抑う

表1　日本人女性の更年期症状評価表

症状	症状の程度		
	強	弱	無
1. 顔や上半身がほてる（熱くなる）			
2. 汗をかきやすい			
3. 夜なかなか寝付かれない			
4. 夜眠っても目をさましやすい			
5. 興奮しやすく，イライラすることが多い			
6. いつも不安感がある			
7. ささいなことが気になる			
8. くよくよし，ゆううつなことが多い			
9. 無気力で，疲れやすい			
10. 目が疲れる			
11. ものごとが覚えにくかったり，物忘れが多い			
12. めまいがある			
13. 胸がどきどきする			
14. 胸がしめつけられる			
15. 頭が重かったり，頭痛がよくする			
16. 肩や首がこる			
17. 背中や腰が痛む			
18. 手足の節々（関節の痛みがある）			
19. 腰や手足が冷える			
20. 手足（指）がしびれる			
21. 最近音に敏感である			

〔日本産科婦人科学会生殖・内分泌委員会. 日産婦誌 2001 改変〕

つ気分，不眠，頭重感などがある．また③として
は腰痛，関節痛などの運動器症状，吐き気，食欲
不振などの消化器症状，乾燥感，かゆみなどの皮
膚粘膜症状および排尿障害，頻尿，性交障害，外
陰部違和感などの泌尿生殖器症状がある．

　これらの多岐にわたる更年期障害を患者自身も
整理しきれていない可能性があり，またそれを受
けて医療者のほうも適切に把握しきれないことが
あるため，更年期障害の把握のための症状評価表
の活用が必須となる．この評価には患者自身の訴
えに基づいた Kupperman 更年期指数が世界的に
広く用いられてきたが[4]，点数化などにいくつか
の問題点があり，欧米では現在使用されていな
い．また，症状の発現頻度や強度には人種差があ

り，とくにホットフラッシュは白人に比べて日本
人では頻度が少なく，その程度も軽い．さらに，
日本人では肩こり，腰痛などの筋骨格系症状や易
疲労感といわれる疲れやすさを訴えることが多い
のが特徴である．

　そこで，日本産科婦人科学会では日本人の特徴
に適合した独自の評価表を作成している（表1）．
従来の Kupperman 更年期指数などはスコア化を
していたが，更年期障害はトータルな点数で強弱
が決まるものではなく，症状数が少なくても，強
い症状があると日常生活に支障をきたすので，ス
コア化をしないのが原則である．

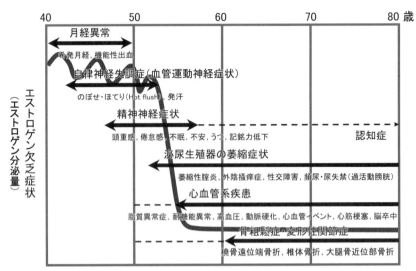

図1　加齢に伴うエストロゲン欠乏症状の変化

〔太田博明　作成
日本産科婦人科学会生殖・内分泌委員会. 日産婦誌 2000　改変〕

鑑別診断のポイント

　更年期障害の症状に対応する器質的疾患が認められないときに確定診断がなされる．症状が強い場合や，変化がなく一定している場合，更年期障害に対する治療が奏功しない場合には，鑑別診断のため各専門科への依頼が必要となる．

　日本人女性にしばしば認められる「易疲労感」は非特異的症状であり，他の各種疾患にも認められるので注意が必要である．そのため，鑑別診断目的の内科的なスクリーニング検査（血算，肝機能・腎機能等の血液生化学的検査）は不可欠である．鑑別診断がとくに必要となる疾患の中で「うつ病，悪性腫瘍，甲状腺機能障害がある．

　身体症状に比して精神神経症状を強く訴える場合には，問診・心理テスト等により，更年期障害の中に混在している専門的な治療を要する中等度以上の神経症・うつ病・ヒステリーを除外する．悪性腫瘍を除外しなければならないことは当然であるが，甲状腺機能障害は機能亢進症，低下症ともに更年期障害と類似した症状が多く，特別な注意が必要である．甲状腺疾患は月経異常，血管運動症状，精神神経症状など多彩な症状を認め，症状だけからは更年期障害と鑑別困難な場合がある．更年期女性は甲状腺疾患の発症好発年齢であり，さらに閉経女性の 2.4% が治療が必要な甲状腺疾患を有する[5]．そこで，更年期障害で受診した患者に対し甲状腺腫大をチェックし，甲状腺機能検査（血中 free-T_3 値, free-T_4 値, TSH 値）を行う[6]．

更年期障害の位置付け

　わが国の女性は世界一の生命寿命を獲得しており，今や人生 90 年時代を迎えている．したがって，一般的には 45 歳くらいから始まる更年期は女性の人生の中間点・折り返し点である．この時期に器質的疾患に起因しない多種多様な自律神経失調症状が男性にはない更年期障害である．その原因には複合的要因があるが，主因となるのはエストロゲンの欠乏症状であり，その後，加齢に伴い各種の疾患にも関与する（図 1）．

　更年期障害のうち，精神神経症状は高齢期となると記銘力の低下に結びつき，やがて認知症に進展する可能性がある．一方，心筋梗塞・脳卒中に

よる心血管イベントに結びつく脂質異常症は閉経と一致するがごとく，LDL-コレステロール（C）および TRG の上昇，HDL-C の低下となる．閉経後，数年の潜伏期があるが，耐糖能異常，高血圧，動脈硬化を経て，心血管イベントへと進展する．

　以上を考えると，女性の更年期障害は女性の加齢による疾患のスタートであり，健全老化に向けてのヘルスケアの契機となる疾患である．更年期は向後の高齢化対策に向けてヘルスチェックのスタートを切るべき時期であることに留意すべきである．

文　献

1）日本産科婦人科学会編：産科婦人科用語集・用語解説集改訂第 3 版．2013
2）日本更年期医学会編：更年期医療ガイドブック．2014
3）NIH2002 国際方針声明書：実行委員会要約，女性の健康と更年期：包括的アプローチ．2003
4）KUPPERMAN HS, WETCHLER BB, BLATT MH：Contemporary therapy of the menopausal syndrome. J Am Med Assoc 171：1627-1637, 1959
5）Schindler AE：Thyroid function and postmenopause. Gynecol Endocrinol 17（1）：79-85, 2003
6）Goodman NF, Cobin RH, Ginzburg SB, et al：American Association of Clinical Endocrinologists. American Association of Clinical Endocrinologists Medical Guidelines for Clinical Practice for the diagnosis and treatment of menopause：executive summary of recommendations. Endocr Pract 17（6）：949-954, 2011

（太田　博明）

6 メタボリックシンドローム

メタボリックシンドロームという言葉は従来循環器専門医の間で「正常冠動脈であっても狭心症が起こる病態」として使われていた用語であるが，それが近年，内臓脂肪，肥満およびインスリン抵抗性の共通した病態に対して使用されるようになった．そしてこの病態は生活習慣病に大きく関わっており，国民の間に広く知られることとなった．健康啓発の点からも好ましい状況である．ちなみに，前者はカルディアックシンドローム（cardiac syndrome），後者はメタボリックシンドローム（metabolic syndrome）と呼ばれていた．それだけに，この言葉の定義や意味するところを正しく理解して，状況に応じて必要なれば適宜是正し，そのつど，国民にわかりやすく説明する必要がある．生活習慣病は薬物治療のみでは予防や目的を達成することは困難であり，国民の積極的な参加が必要な分野である．医療側と国民側とが協力して成り立つものである．今後，現在合意が得られているメタボリックシンドロームの考え方や診断基準も医学や医療の進歩ならびに社会状況の変化によっては訂正あるいは追加されることもあり，その際は迅速な伝達が要求される．最近，見直しが進められているが，本記末に記載する．まず，メタボリックシンドロームが生まれるまでの経緯を説明する．

1．メタボリックシンドロームとマルチプルリスクファクター

危険因子が重複すると動脈硬化性疾患（虚血性疾患）の発症率が増加することがフラミンガム研究などで実証されて以来，その成因に注目して1つの症候群として提唱したのがリーブン（Gerald Reaven）[1]である．コレステロール以外（Beyond cholesterol）の概念でリーブンらはインスリン抵抗性を共通病態とした高血圧，耐糖能異常，高中性脂肪血症，低HDLコレステロール血症，高インスリン血症が重複して合併すると虚血性心疾患に罹患しやすいとして「シンドロームX」と名付けた．その後，カプラン（Kaplan）[2]は肥満が有害とする点から高血圧，耐糖能異常，高中性脂肪血症に身体的特徴を取り入れた上半身肥満を加えて「死の四重奏」として内臓脂肪の重要性を示した．さらにデフロンゾ（DeFronzo）[3]はインスリン抵抗性を共通点とした高インスリン血症，脂質代謝異常，高血圧，肥満を伴うものを「インスリン抵抗性症候群」，さらにわが国の松澤らは肥満の程度より内臓脂肪蓄積こそ重要であり，これを上流として下流に耐糖能異常，高脂血症，高血圧を加えて「内臓脂肪症候群」と称した[4]（表1）．いずれにしても，これらは肥満とインスリン抵抗性が共通した病態であり，内臓脂肪蓄積を上流因子とするマルチプルリスクファクター症候群の概念が米国コレステロール教育プログラム〔NECEP（National Cholesterol Education Program）〕のメタボリックシンドロームの考え方に，またインスリン抵抗性を上流因子としたインスリン抵抗性の概念がWHOの概念の基盤となった．

2．メタボリックシンドロームの診断基準の設定

以上のように，危険因子を重複する症候群はインスリン抵抗性と肥満とを共通している病態であり，虚血性心疾患を高率に発症するところからメタボリックシンドロームと国際的に統一して呼ば

表1　マルチプルリスクファクター症候群の概念

シンドロームX (syndromeX) Reaven	死の四重奏 (deadly quartet) Kaplan	インスリン抵抗性症候群 (syndrome of insulin resistance) DeFronzo	内臓脂肪症候群 (visceral fat syndrome) Matsuzawa
インスリン抵抗性 高インスリン血症 耐糖能異常 高TG血症 低HDL血症 高血圧	耐糖能異常 高TG血症 高血圧 上半身肥満	高インスリン血症 インスリン依存型糖尿病 脂質代謝異常 高血圧 肥満 動脈硬化性疾患	耐糖能異常 高脂血症 高血圧 内臓脂肪蓄積

TG：トリグリセリド

（日本内科学会雑誌　第53巻第4号：637，2004）

表2　メタボリックシンドロームの代表的な診断基準の比較[5]

	世界保健機関　WHO (1999)	米国コレステロール教育プログラム ―高脂血症治療ガイドライン(2001)	国際糖尿病連合 IDF (2005)	日本（2005）
定義	糖尿病，空腹時高血糖，耐糖能障害，またはインスリン抵抗性が必須項目 上記に加え下記5項目から2項目以上	下記のうちから3項目以上	中心性肥満（民族別のウエスト周囲長で男女別に定義）が必須 上記を除く下記4項目から2項目以上	中心性肥満（ウエスト周囲長）が必須 上記を除く下記4項目から2項目以上（トリグリセリドとHDL-Cはどちらか一方でも満たせば1項目とする）
肥満	ウエスト・ヒップ比 ＞0.85（女性） ＞0.90（男性） またはBMI＞30 kg/m²	ウエスト周囲長 ＞88 cm（女性） ＞102 cm（男性）	ウエスト周囲長を民族別に定義 アジア系は ≧80 cm（女性） ≧90 cm（男性） 日本人は ≧90 cm（女性） ≧85 cm（男性）	ウエスト周囲長または内臓脂肪面積 ≧90 cm（女性） ≧85 cm（男性） または内臓脂肪面積 ≧100 cm²
トリグリセリド (mg/dl)	≧150	≧150	≧150 または薬物治療中	≧150 または薬物治療中
HDL-C (mg/dl)	＜39（女性） ＜35（男性）	＜50（女性） ＜40（男性）	＜50（女性） ＜40（男性） または薬物治療中	＜40または薬物治療中
血圧（mmHg）	≧140/90	≧130/85	≧130/85 または薬物治療中	≧130/85 または薬物治療中
尿中アルブミン	尿中アルブミン排泄率≧20 μg/分 またはアルブミン・クレアチニン比≧30 mg/g			
空腹時血糖 (mg/dl)	空腹時血糖だけでなく，上記の耐糖能に関する異常いずれかが必須項目	≧110	≧100 または2型糖尿病	≧110 または薬物治療中

（齋藤　康：メタボリックシンドローム up to date. 日本医師会雑誌第136巻特別号：S27，2007）

れるようになった．しかしながら，診断基準については国際的に必ずしも統一されたものではない．

1）日本と世界の診断基準の比較（表2）

米国コレステロール教育プログラムの成人治療編-Ⅲ〔NCEP-ATPⅢ（National Cholesterol Education Program の Adult Treatment Panel Ⅲ）〕は①臍周囲径で診断する内臓肥満，②高中性脂肪血症，③低 HDL コレステロール血症，④高血圧，⑤耐糖能異常，のうち3個以上もつ場合をメタボシックシンドロームと診断するとしている．一方，WHO の診断基準では糖尿病，耐糖能異常あるいはインスリン抵抗性を基本条件に，①内臓肥満，②高中性脂肪血症，③低 HDL コレステロール血症，④高血圧，⑤尿中微量アルブミンのうち2個以上をもつ場合をメタボシックシンドロームと診断する．これに対してわが国では糖尿病学会，肥満学会，内科学会など8学会の合同委員会が1年間の検討の上，内臓脂肪の蓄積を必須項目とするメタボリックシンドロームの診断基準が定められた．

2）わが国の診断基準

わが国の診断基準は[6]，ウエスト（臍周囲径）が男性は85 cm 以上，女性は90 cm 以上，空腹時血糖値は110 mg/dl 以上，高中性脂肪血症が150 mg/dl かつ/または低 HDL コレステロール血症は40 mg/dl 未満，収縮期血圧が130 mmHg 以下かつ/または拡張期血圧が85 mmHg 以下と定められた（表3）．これに対して国際糖尿病連盟（IDF）はわが国の診断基準と多少異なり，空腹時の血糖値は100 mg/dl 以上とし，民族別ウエスト周囲長は日本を除くアジア系では男性は90 cm 以上，女性は80 cm 以上とした．また HDL-コレステロールについてはわが国以外は男女別に設定した（表2）．

初診時の対応

1．現病歴の聴取

いずれにしても，癌を除くと，死因の最大の原因が脳血管，虚血性心疾患であり，この疾患の予防ならびに治療対策が現在最大の課題である．そ

表3　メタボリックシンドロームの診断基準（日本）

内臓脂肪（腹腔内脂肪）蓄積	
ウエスト周囲径	男性≧85 cm 女性≧90 cm
（内臓脂肪面積　男女とも≧100 cm²に相当）	
上記に加え以下のうち2項目以上	
高トリグリセリド血症 かつ/または 低 HDL コレステロール血症	≧150 mg/dl <40 mg/dl 男女とも
収縮期血圧 かつ/または 拡張期血圧	≧130 mmHg ≧85 mmHg
空腹時高血糖	≧110 mg/dl

＊CT スキャンなどで内臓脂肪量測定を行うことが望ましい．
＊ウエスト径は立位，軽呼気時，臍レベルで測定する．脂肪蓄積が著明で臍が下方に偏位している場合は肋骨下縁と前上腸骨棘の中点の高さで測定する．
＊メタボリックシンドロームと診断された場合，糖負荷試験が薦められるが診断には必須ではない．
＊高 TG 血症，低 HDL-C 血症，高血圧，糖尿病に対する薬剤治療をうけている場合は，それぞれの項目に含める．
＊糖尿病，高コレステロール血症の存在はメタボリックシンドロームの診断から除外されない．

（メタボリックシンドロームの定義と診断基準．メタボリックシンドローム診断基準検討委員会．日本内科学会雑誌 94：794〜809，2005）[6]

こで，その前段階をメタボリックシンドロームと総称して捉えようとするのが今回の試みである．動脈硬化性疾患の成因としては古くから知られている①脂質異常，②肥満，③高血圧，④糖尿病も含めた高血糖，⑤喫煙など危険度の高い因子であり，これらの聴取と，さらに，これらの危険因子はその1つ1つの程度が軽くても，これらが重なると動脈硬化性疾患の発症率は飛躍的に増大することが疫学調査から明らかであり[7]（図1），メタボリックシンドロームの診断には個々の危険因子とともにその重複を問診で十分に聴取する必要がある．

2．既往歴の聴取

上述の危険因子は同時に発症することは少なく，肥満，脂質異常の後に高血糖，高血圧が出現

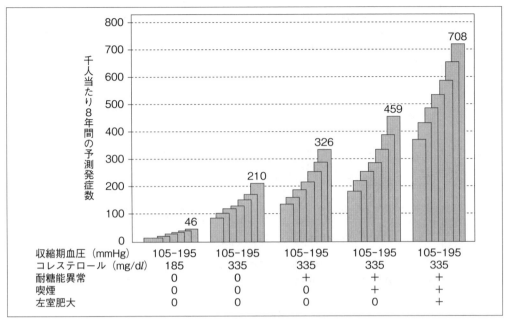

収縮期血圧（mmHg）	105-195	105-195	105-195	105-195	105-195
コレステロール（mg/d*l*）	185	335	335	335	335
耐糖能異常	0	0	+	+	+
喫煙	0	0	0	+	+
左室肥大	0	0	0	0	+

図1　フラミンガム研究における40歳男性の冠動脈疾患のリスク[7]

することが多い．とくに若い頃からの体重の変化は重要であり，出産時の過体重あるいは逆に低体重が後の生活習慣病とも関与するとの説もあり，体が出来上がる20歳時，あるいは既往最大体重とともに聴取できれば後々参考となる．

また，これらの危険因子を有するものには自覚症状がなくても，すでに糖尿病をはじめとした生活習慣病を発症していることがあり注意が必要である．

3．家族歴の聴取

メタボリックシンドロームは動脈硬化性疾患の根源とされており，それに準じた家族歴の聴取をする．すなわち，肥満歴のほか脂質異常症，糖尿病，高血圧の有無，さらには心疾患，脳血管疾患，慢性動脈閉塞症などの動脈硬化性疾患による死因の聴取も必要である．この場合3世代以上家族歴が追跡できると参考になる．

4．現　症

身長，体重，腹囲のほか，メタボリックシンドロームの基準を満たしているかどうかであり，単純に上記の項目に従って診察し，チェックする．体型的には腹部の膨隆あるいは肝臓の触知などが参考になる．しかし，この基準に当てはまらなくても動脈硬化性疾患を伴うことがあることを忘れてはならない．

5．検　査
1）内臓脂肪測定法と腹囲計測法

今回の診断基準は内臓脂肪を重視したものであり，本来はCTによる内臓脂肪面積から求めるべきであるが，これまでの研究からある程度腹囲測定からも推定することが可能であることが証明されている．とくに内臓脂肪面積は100 cm^{2}以上になると危険因子が重複して出現することから[6]（図2），これを基準値として腹囲径を求めた．それが男性では85 cm以上，女性は皮下脂肪が多く90 cm以上と設定された．ただし，腹囲は皮下脂肪と内臓脂肪とを合わせた長さであり，銘記しておく必要がある．男女が逆転しているのはわが国だけであり，腹囲の周囲径の長さ，男女の違いなどいずれが正しいかについては今後検討され一部訂正があるものと思われる．なお，腹部の測定に

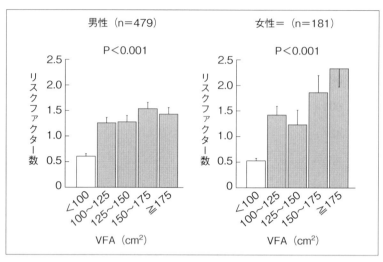

図2 内臓脂肪面積とリスクファクター保有数の関係
内臓脂肪面積（VFA）と今回の診断基準によるリスクファクター数．Kruskal-Wallist 検定（Mean±SE）

（日本内科学会雑誌第 94 巻第 4 号：1951，2005）

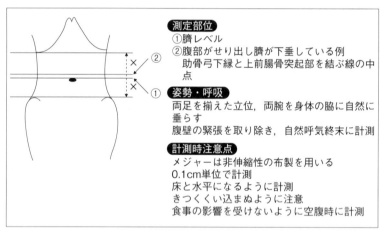

図3 標準的腹囲測定法と測定時の注意点

関しては図3に示すように，臍レベルなのか，肋骨弓下線と上前腸骨突起部を結ぶ線の中点なのかによって違いがあり注意が必要である．

2）血液，血圧の検査

メタボリックシンドロームの診断基準として空腹時血糖値は 110 mg/dl 以上，高中性脂肪血症が 150 mg/dl かつ/または低 HDL コレステロール血症は 40 mg/dl 未満，収縮期血圧が 130 mmHg 以下かつ/または 85 mmHg 以下と定められており，

それぞれの検査を実施する．

 ## 再診時の対応

初診時にメタボリックシンドロームと診断された項目について再検査を行う．そして，その後に合併症が現れたかどうかの問診，検査が重要となる．

①体重の測定

②血圧の測定

③血液検査

④腹囲の測定

⑤合併症のチェック（心電図，眼底，尿検査，
必要ならばさらに脳MRI，頸動脈エコー，ホ
ルター心電図，心機能検査，PWV，心カテな
ど）

⑥運動療法，食事療法を含め，生活環境の変化
の聴取

⑦その他

以上の項目は再診時の追跡検査であり，受診ま
での間隔が長期間である場合は本人に受診までの
検査経過資料があれば持参させること．

メタボリックシンドロームの臨床的意義

メタボリックシンドロームの概念は広く知られ
るところとなった．とくに欧米では動脈硬化性疾
患中でも虚血性心疾患は深刻であり，近年その対
策がとられてきた．ここにきて，血中コレステ
ロール，食塩の制限，血圧のコントロールなど
個々の疾病対策では虚血性心疾患の減少率は頭打
ちにきており，総合的なアプローチとしてこのメ
タボリックシンドロームが導入された．それが肥
満，糖尿病，心血管障害が増加の傾向にあるわが
国を始めとしたアジア，中南米，アフリカ，イン
ドなどへと拡大された．確かに，動脈硬化性疾患
は増加の一途にあり，その予防により医療費の削
減だけでなく，健康で長寿を目標とした国民の希
望も叶えられるからである．

メタボリックシンドロームの頻度 ～日本と世界の比較～

既述のように多少各国の診断基準は異なり，違
いはあるが，基本的には肥満とインスリン抵抗性
である．そこで，それぞれの診断基準によって世
界数ヵ国でのメタボリックシンドロームの発現率
を求めたデータがある[5]ので表4に示した．調査

の時期，男女の診断基準の違いなどによって多少
異なるが，一般的には欧米で発現率が高いが，最
近では日本を含めて発展途上国に増加傾向がみら
れる．

ちなみに，日本におけるメタボリックシンド
ロームの発現率は男性が女性より2～3倍高く，加
齢に伴いややその差が縮まっている（図4）．

高血圧，高血糖は男女とも加齢とともに増加す
るが，肥満，高脂血症は中年期に頂値となり，女
性では閉経期後増加して60歳ごろに頂値となる．
しかし，アメリカの資料によると，NCEP-ATPⅢ
の基準によるがメタボリックシンドロームの頻度
は男女とも高齢になるとともに増加している[8,9]
（図5）．一方，わが国においても同じ傾向である
が，わが国の診断基準によると男女差は大きく[6]
（図6），これをいかに解釈するかは今後に残され
た課題である[10]（表5）．

メタボリックシンドロームと虚血性心疾患との
関連は種々の疫学調査から密接な関連にあること
が報告されている．フィンランドとスウェーデン
の一般住民を対象としたボツニア研究（Botnia
study），東部フィンランドの男性を対象としたク
オピオ研究（Kuopio study），米国のサンアントニ
オ心臓研究（San Antonio Heart Study）でも虚血
性心疾患の危険性は高い[5]．

また，糖尿病の発症にも重要な予測因子として
も注目されているが，メタボリックシンドローム
の診断基準，糖尿病の診断基準によって違いはあ
るが，糖尿病の発症に関連したメタボリックシン
ドロームのオッズ比は1.95～6と幅がある．

メタボリックシンドロームの病態

肥満，とくに内臓脂肪型肥満では内臓脂肪が腸
間膜と大網にその多くが存在して門脈と直結して
おり，脂肪細胞から分泌された炎症性，血栓性ア
ディポサイトカインが肝臓を経て全身に大きな影
響を与えている．すなわち，肥大した脂肪細胞か
らは悪玉アディポカインの異常分泌とともに，善
玉アディポカインであるアディポネクチンの低下

表4　最近の疫学調査におけるメタボリックシンドローム有病率の国際比較，診断基準別[5]

診断基準					
	日本	WHO	IDF	NECP-Ⅲ	NECP-Ⅲ-Asian
NTT 従業員（男女40～59歳，2001～2005年）					
男性2,947人	25.5				
女性627人	5.4				
久山町研究（男女40～79歳，2,366人，1988年）					
男性				16.6	
女性				22.0	
端野・壮瞥町研究　男性803人，平均年齢60.3歳，1993年					25.0
日本人健診受診者（男性14～94歳，女性17～85歳）					
男性70,996人	7.8				11.6
女性41,946人	2.2				4.0
信楽町住民（男女1,416人，1999年）					
男性537人	16				
女性879人	0.9				
36施設共同研究（20～79歳，男女，2000年）					
男性1,917人	12.1				
女性1,357人	1.7				
中国人，20地域（男女35～74歳，15,540人）					
男性				9.8	
女性				17.8	
台湾人（男女20歳以上，24,329人，2000～2001年）					
男性				9.5	12.9
女性				10.6	15.5
				8.1	10.5
韓国人（国民栄養調査，20～79歳，6,824人，1998年）					
男性		13.5			
女性		15.0			
韓国人健康診断受診者（20～82歳，40,698人，2001年）					
男性				5.2	9.8
女性				9.0	12.4
シンガポール国民健康調査（18～69歳男女，1998年）					
中国系				9.4	14.8
マレー系				18.7	24.2
インド系				20.4	28.8
インド工業都市勤務者とその家族（男女20～69歳，10,442人）					
男性				20.9	
女性				36.3	
オーストラリア（調査年不明）					
男性44～55歳，1,001人				17.9	
女性50～65歳，587人				15.3	
ギリシャ（男女18歳以上，9,669人）			43.4	24.5	
フランス人（男女30～64歳，1994～1996年）					
男性2,109人				9.7	
女性2,184人				6.6	
英国民族別調査（40～69歳男女，1988年，1991年）					
ヨーロッパ系白人2,346人（男性76%）					
男性		18.8		18.4	
女性		9.1		14.4	
東南アジア系1,711人（男性83%）					
男性		46.3		28.8	
女性		30.8		31.8	
アフリカ・カリビア系803人（57%）					
男性		26.7		15.5	
女性		26.4		23.4	
イタリア人（男女19歳以上，1997～1999年）					
男性940人				18	
女性1,160人				15	
米国国民健康調査（NHANES Ⅲ，20歳以上の男女，1988～1994年）					
白人3,500人		25.1		23.9	
		23.8		24.0	
アフリカ系アメリカ人2,388人		28.0		21.9	
メキシコ系2,388人		38.1		32.0	
米国国民健康調査（NHANES Ⅲ，20歳以上の男女4,060人，1999～2002年）					
男性			40.7	34.4	
女性			37.1	34.5	
ベネズエラ人（男女3,108人，1999～2001年）					
男性2,162人				29.8	
女性946人				35.0	

（上島弘嗣：日本医師会雑誌　第136巻特別号（1）：S42～S45，2007）

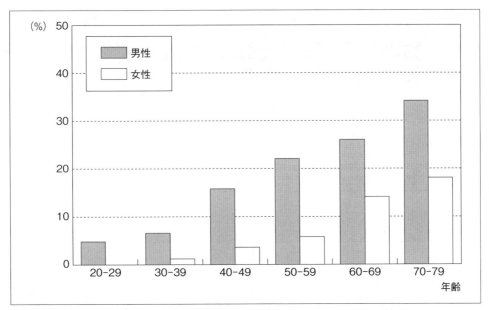

図4　国民健康・栄養調査におけるメタボリックシンドロームの頻度

（Nikkei Medical, p25, 2007）

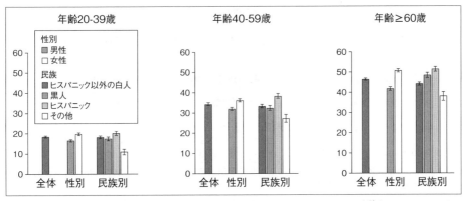

図5　米国における年齢，性別，民族別，メタボリックシンドロームの罹患率[8]（2003-2012）

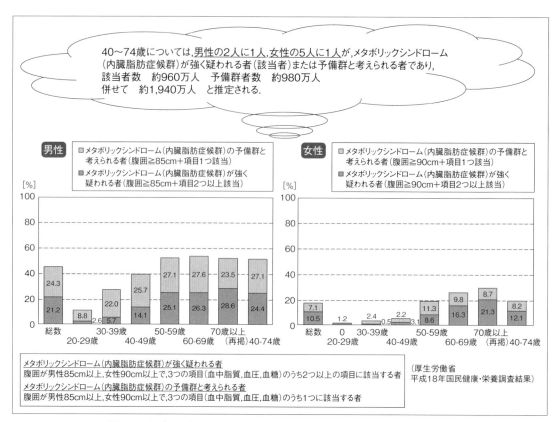

40〜74歳については，男性の2人に1人，女性の5人に1人が，メタボリックシンドローム（内臓脂肪症候群）が強く疑われる者（該当者）または予備群と考えられる者であり，該当者数 約960万人 予備群者数 約980万人 併せて 約1,940万人 と推定される．

男性
- ☐ メタボリックシンドローム（内臓脂肪症候群）の予備群と考えられる者（腹囲≧85cm＋項目1つ該当）
- ▨ メタボリックシンドローム（内臓脂肪症候群）が強く疑われる者（腹囲≧85cm＋項目2つ以上該当）

[%]

女性
- ☐ メタボリックシンドローム（内臓脂肪症候群）の予備群と考えられる者（腹囲≧90cm＋項目1つ該当）
- ▨ メタボリックシンドローム（内臓脂肪症候群）が強く疑われる者（腹囲≧90cm＋項目2つ以上該当）

[%]

メタボリックシンドローム（内臓脂肪症候群）が強く疑われる者
腹囲が男性85cm以上，女性90cm以上で，3つの項目（血中脂質，血圧，血糖）のうち2つ以上の項目に該当する者
メタボリックシンドローム（内臓脂肪症候群）の予備群と考えられる者
腹囲が男性85cm以上，女性90cm以上で，3つの項目（血中脂質，血圧，血糖）のうち1つに該当する者

（厚生労働省 平成18年国民健康・栄養調査結果）

図6　メタボリックシンドローム（内臓脂肪症候群）該当者・予備群の状況

表5　日本人を対象とした腹囲のカットオフ値に関する主な研究結果[9]

番号	著者（文献）	対象者	対象者人数		年齢（男女計）	カットオフ値	
			男	女		男	女
1	Miyawaki T et al (Proc Japan Acad 81：471-479, 2005)	近畿地方の通信会社の従業員とその家族	2,947	627	40〜59	86 cm	77 cm
2	Hara K et al (Diabetes Care 29：1123-1124, 2006)	新潟県新発田市の住民	408	284	30〜80	85 cm	78 cm
3	Eguchi M et al (Hypertens Res 30：315-323, 2007)	札幌医大病院受診者	235	185	14〜92	83 cm	78 cm
4	Narisawa S et al (J Epidemiol 18：37-42, 2008)	新潟市および周辺住民	7,762	4,963	21〜88	87 cm	83 cm

（札幌医大　島本ら）

などによりインスリン抵抗性，メタボリックシンドローム，動脈硬化を引き起こすと考えられている．すなわち，遊離脂肪酸（FFA），単球送化性蛋白質（MCP-1），腫瘍壊死因子（TNFα），レジスチン，プラスミノーゲン活性化阻害因子-1（PAI-1），アンジオテンシノーゲンなどアディポサイトカインの異常はインスリン抵抗性，高血糖，脂質異常，高血圧，血液凝固異常，炎症，血管障害などメタボリックシンドロームの諸因子の原因となる（図7）．

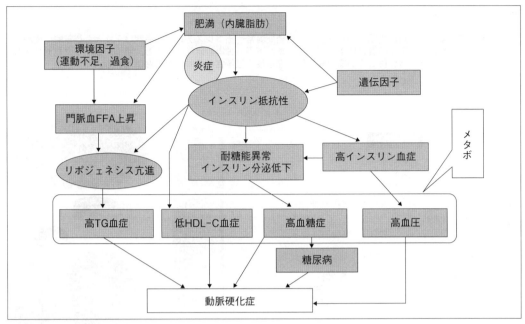

図7　メタボリックシンドロームの成り立ち

メタボリックシンドロームの治療

　メタボリックシンドローム患者の治療には，この病態の危険性を十分に患者に理解させることが重要である．そして，本病態の基盤である内臓脂肪を軽減することが治療の目的であり，減量目的を立てて，体重の測定とともに，腹囲の測定も同時に行う必要がある．内臓脂肪は皮下脂肪に比較して代謝が活発な組織であり，食事療法のみならず運動療法を加えることによって，少しの減量により内臓脂肪をかなり減少させることが可能である．

　図8は企業労働者において，リスクファクターの集積が虚血性心疾患の発症リスクに与える影響をみたものであり，肥満，高血圧，高中性脂肪血症，高血糖の4因子のうち3因子以上がそろうと，いずれの因子ももたない例に比べると約35倍も発症リスクが増えている[11]．

　したがって，肥満の減量以外にこれらの因子を1つ1つ取り除くことが最終の目標となる．

1．食事療法

　摂取エネルギー量は25 kcal/kg標準体重を目安に減量の場合には12～18 Kcal/kg/日現体重とし，それに個々の体格や活動性を考慮して設定する．一般に軽度の肥満者が多いが，BMIが35％以上のような肥満者では減量のための摂取エネルギー量の減量は緩やかにすべきであり，25 Kcal/kgで求め，その後段階的に摂取量調節することが望ましい．これでも十分に効果があり，あまり急激な減量はかえって体調を崩し，また本人の意欲を欠くことになる．肥満者の食習慣の特徴として，満腹感に乏しく，1）腹いっぱい食べる，2）間食が多い，3）まとめ食いがある，4）野菜が嫌い，5）甘いものが好きなどの上に運動嫌いも多い．ちなみに，内臓脂肪となりやすい食品として，砂糖類，アルコールがあり，これらの摂取量をできる限り抑えることである．

2．運動療法

　運動療法で大事なことは内臓脂肪を減量するもっとも効果的な方法であるということと同時

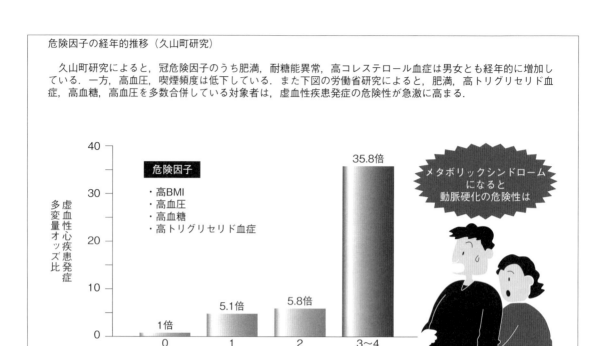

危険因子の経年的推移（久山町研究）

　久山町研究によると，冠危険因子のうち肥満，耐糖能異常，高コレステロール血症は男女とも経年的に増加している．一方，高血圧，喫煙頻度は低下している．また下図の労働省研究によると，肥満，高トリグリセリド血症，高血糖，高血圧を多数合併している対象者は，虚血性疾患発症の危険性が急激に高まる．

図8　危険因子の保有数と虚血性心疾患発症オッズ比—多変量オッズ比

（労働省作業関連疾患総合対策研究班：Jpn Circ J 65：11, 2001）

に，運動することによって筋肉細胞内の Glut4 が細胞膜面に集まり，糖の取り込みを促進し，また，エネルギー産生，消費の場である筋肉を発達させるばかりではなく，筋肉内に貯蔵されている脂肪が取り除かれるためメタボリックシンドロームの本体であるインスリン抵抗性が軽減されることである[12]（図9）．ちなみに，食事療法は脂肪肝を改善して肝臓でのインスリン抵抗性を改善する．そのため最近では，一部に，「食事療法，運動療法」ではなくて，「運動療法，食事療法」といわれている．実際の運動療法としては無酸素運動と有酸素運動療法の組み合わせが推奨されている．

　その他，最近注目されている運動療法に「高め強度インターバル運動」がある．2つのタイプに大別されるが，有酸素系とスプリント系である．有酸素系は高負荷の自転車こぎやランニングを数分間した後に低〜中負荷をはさみ，繰り返す．スプリントはかなり高回転の自転車こぎを15〜30秒間行い，休息期を挿んで繰り返す．このような

運動療法も，メタボリックシンドロームに効果的であるという報告が相次いでいる[13]．

3．行動療法

　行動療法は個々に置かれた環境と生い立ちなど現在に影響を及ぼしている状況を把握して，その上で，メタボリックシンドロームの危険性を認識させることである．方法として取り入れやすいのは肥満療法でよく用いられている体重の測定である．できれば毎食後に測定してそれを日記のように記載することであるが，1日1回でも構わないから時間を決めて測定する．そこから，運動療法，食事療法の重要性を認識する．体重と同時に，測定した血清脂質，血圧，血糖値なども記載すると患者の納得は得られやすい．

4．薬物療法

1）抗肥満薬

　現在，BMI35％以上の高度肥満症に対して，食

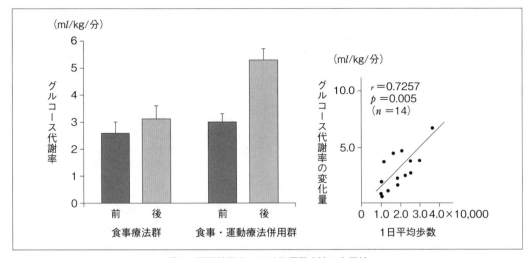

図9　肥満糖尿病における運動療法の有用性
グルコース代謝率はインスリン感受性の指標である.
（日本内科学会雑誌 93 巻第 4 号：726，2004）[11]

欲抑制剤であるマジンドールが保険適用となっている．試用期間も 3 ヵ月と限定され，安全性の点からむやみに使われないようになっている．したがって，食事・運動療法では効果のない症例が適用となっている．効果は症例によって異なるが，最大 10% は減量できる．しかし，折角できた減量も何年かするとリバウンドして元に戻る症例も少なくない．そこで，マジンドールを再投与しても初回投与より効果が得られないことが多い．そのほか，食欲抑制薬であるシブトラミンがわが国でも治験段階にあるが，副作用の点から安全性が気になる．最近，レプチンが脳内を刺激して摂食抑制作用を示すことが明らかにされ抗肥満薬として期待されている．

また，糖尿病治療薬として販売された SGLT2-I 薬に効果があるのではと注目されているが，副作用の点から慎重投与となっている[14]．

2）高血圧

血圧に関してはとくに内臓脂肪に対して有効であるとする確固たる成績はないが高血糖，脂質異常の点からアンジオテンシンII拮抗薬，あるいは ACE 阻害薬が望ましい．しかし，血圧が目標値（130/80 mmHg）まで下がらない場合にはカルシウム拮抗薬など他の降圧薬も積極的に使用する

（高血圧治療ガイドライン JSH2009）．

3）高血糖

この段階では食後の高血糖状態にある場合が多く，運動・食事療法とくに食物繊維などグリセミックインデックス（GI）の低い食品などの利用方法もあるが[15]，それで不十分な場合には α グルコース吸収抑制薬，超速攻型インスリン分泌薬，ビグアナイド薬を用いることがある．また最近，抗動脈硬化作用の点から注目されているチアゾリジン薬も効果的であるが，浮腫，脂肪細胞数の増加から食事療法が守れない症例にはその後に体重増加につながり注意が必要である．

4）脂質異常

薬物療法としてはスタチンが基本となるが，内臓脂肪の点からフィブラート系，DHC にも効果がいわれている．目標値は LDL-コレステロールの 120 mg/dl 以下である．

長い間の飢餓の時代を経てきたわれわれの体は突然豊かとなった現代に戸惑いをみせている．摂取したエネルギーはできるだけ取り込み蓄え，消費はできるだけ抑えるという誠に見事な，また精巧な仕組みが大なり小なりわれわれの体に備わっている．現代ではこれが災いとなって生活習慣病

を作り出している．そして，その中の肥満，インスリン抵抗性という共通の基盤を有したのがメタボリックシンドロームであり，これからもしばらくは戦わねばならない健康に対する大きな壁である．特定健診・特定保健指導はその戦略の1つである．

メタボリックシンドロームの見直し，危険因子重視

　近年，厚生労働省研究班などが，腹囲やBMIが基準値未満でも，血糖値や血圧，血中脂質濃度に異常があると，心血管疾患や生活習慣病の発症リスクが高まり（隠れメタボ），その逆に，腹囲が基準以上でも，それ以外の異常がない場合はリスクに変化がないとした研究結果が発表されており，本当に指導が必要な人が見落とされているのではないか，との懸念が示されていた．

　また，腹囲は内臓脂肪蓄積の目安にはなるものの，腹囲が基準以上であれば必ず内臓脂肪の蓄積があるわけではなく，基準以下でも内臓脂肪の蓄積がある可能性もある．厚生労働省は，特定健康診査（メタボ健診）のメタボリックシンドローム診断基準を見直し，腹囲（ウエスト周囲長）に異常がなくても，そのほかの診断項目に異常がある場合，特定保健指導の対象にすると，2016年5月10日の同省検討会で発表した．新たな方法では，検査で高血圧や脂質異常，高血糖が示されれば保健指導の対象となる．その上で，腹囲が基準以上の場合は，従来通り保健指導を通して減量をすすめる．基準未満の場合は，内臓脂肪蓄積以外のリスク因子を特定する必要があるため，原因を調査できる方法や，原因ごとの新たなプログラムを開発していくという．新基準での健診は2018年から実施される予定である．

文　　献

1) Reaven GM：Banting lecture 1988. role of insulin resistance in human disease. Diabetes 37：1595-1607, 1988

2) Kaplan NM：The deadly quartet. upper body obesity, glucose intolerance, hypertriglyceridemia, and hypertension. Arch Intern Med 149：1514-1520, 1989

3) DeFrozo RA, Ferrannini E：Insulin resistance. a multifaceted syndrome responsible for NIDDM, obesity, hypertension, dyslipidemia, and atherosclerotic cardiovascular disease. Diabetes Care 14：173-194, 1991

4) Matsuzawa Y et al：Classification of obesity with respect to morbidity. Proc Soc Exp Biol Med 200：197-201, 1992

5) メタボリックシンドローム　up to date. 日本医師会雑誌 136：S1-S316, 2007

6) メタボリックシンドローム診断基準検討委員会：メタボリックシンドロームの定義と診断基準. 日本内科学会雑誌 94：794-809, 2005

7) Kannel WB, McGee D et al：A general cardiovascular risk profile：the Framingham Study, Am. J Cardiol 38：46-51, 1976

8) Ford ES, Giles WH et al：Prevalence of the metabolic syndrome among US adults：findings from the third National Health and Nutritional Examination Survey. JAMA 23：356-359, 2002

9) Maria A, Taft B et al：Prevalence of the Metabolic Syndrome in the United States, 2003-2012. JAMA 313：1973-1974, 2015

10) 島本和明：メタボリックシンドロームの病態と疫学. 日本臨床 62：1053-1058, 2004

11) Nakamura T, Tsubono Y et al：Magnitude of sustained multiple risk factors for ischemic heart disease in Japanese employees：a case-conntrol study. Jpn Circ J 65：11-17, 2001

12) 押田芳治, 佐藤祐造：運動療法のやり方と効果. 日本内科学会雑誌 93：726-732, 2004

13) Tjonna AE, Lee SJ. et al. Aerobic interval training versus continuous moderate exercise as a treatment for the metabolic syndrome：a pilot study. Circulation 118：346-354, 2008

14) 加来浩平, 下村伊一郎　他：5. 選択的SGLT2阻害薬トホグリフロジンのメタボリックシンドローム合併有無別に見る有効性および安全性〜国内治験の併合データーを用いた部分集団解析. 医学ジャーナル 50：2240-2250, 2014

15) 土井邦紘：エビデンスから見た糖尿病の食事療法—糖尿病食事療法と食物センイ—. Diabetes Frontier16：446-454, 2005

（土井　邦紘）

第**2**章　疾患編
　E　代謝・内分泌疾患

7　内分泌疾患

内分泌疾患（表1）は特徴的な体型，容貌，症状などを示すことが多いが，また，隠れた症状で，検査によってはじめて診断がつくことも意外と多い．したがって，珍しい疾患が多いが代表的なものについてはまず特徴を知っておくことである．そして，内分泌疾患が疑わしい場合は臆せずに専門医に紹介して，診断ならびに今後の治療について意見を尋ねることが望ましい．手術あるいはホルモン療法によって患者の生活が一変するからである．

初診時の対応

診察にあたっては内分泌ホルモンの作用（表2）をある程度理解した上で，まず，内分泌疾患を疑うことから始まる．日常診療で見過ごされているケースが少なくないからである．診察室で特徴を捕まえ（現症），その上で問診を行う．

1．現　症
1）身体的特徴を示す疾患
①手足顔貌などの異常：よく知られた疾患に，顎の突出，手足の肥大と時に長身を認める末端肥大症（成長ホルモン：GH），眼球突出あるいは前頸部に腫瘤をもつ甲状腺疾患，第四中手骨の短縮がある偽性副甲状腺機能低下症（副甲状腺ホルモン：PTH）やターナー症候群がある．
②肥満：肥満の多くは単純肥満であり，病的ではない．一方，中心性肥満には高血圧，糖尿病，異常脂質血症を伴うことがあり，丸顔（満月様顔貌）のクッシング症候群（コルチゾール，TSH）が，また洋ナシ型肥満に視床下部性由来

表1　主な内分泌疾患

1．脳下垂体
先端巨大症（末端肥大症）
クッシング病
プロラクチン産生腫瘍
非機能性下垂体腺腫
下垂体機能低下症
頭蓋咽頭腫
尿崩症
2．甲状腺
バセドウ病（甲状腺機能亢進症）
橋本病（慢性甲状腺炎）
甲状腺機能低下症
亜急性甲状腺炎
甲状腺の腫瘤（結節）
妊娠・出産と甲状腺
3．副甲状腺
副甲状腺機能亢進症
副甲状腺機能低下症
4．副腎
副腎偶発腫瘍
原発性アルドステロン症
クッシング症候群
褐色細胞腫
非機能性副腎腫瘍
5．高血圧（内分泌疾患によるもの）
原発性アルドステロン症，クッシング症候群，褐色細胞腫，先端巨大症（末端肥大症），クッシング病の主要な症状のひとつとして高血圧がある．
6．代謝性骨疾患
骨粗鬆症
骨軟化症（クル病）
7．膵臓内分泌疾患（糖尿病を除く）
インスリン産生腫瘍
ガストリン産生腫瘍
8．二次性糖尿病
クッシング症候群，褐色細胞腫，先端巨大症（末端肥大症），クッシング病の主要な症候のひとつとして糖尿病がある．

のブラダビリー症候群などの内分泌疾患が疑われる．

その他，浮腫で体重が増加する甲状腺機能低下症（甲状腺ホルモン），四肢末端が大きくなる末

表2　内分泌臓器と分泌されるホルモンの作用

下垂体前葉	甲状腺
・甲状腺刺激ホルモン（TSH） ・副腎皮質刺激ホルモン（ACTH） ・成長ホルモン→IGF-I（ソマトメジンC）合成促進 ・性腺刺激ホルモン（ゴナドトロピン）[黄体形成ホルモン（LH），卵胞刺激ホルモン（FSH）] ・プロラクチン（PRL）（乳腺刺激ホルモン）→乳汁分泌促進	・甲状腺ホルモン 　トリヨードサイロニン（T_3）→代謝亢進 　サイロキシン（T_4）→Ca低下 ・カルシトニン→Ca低下
	副甲状腺（上皮小体）
	・副甲状腺ホルモン（PTH）→骨吸収，Ca再吸収，ビタミンD活性化，血清Ca濃度上昇

下垂体後葉	心臓・血管
・バソプレシン[抗利尿ホルモン（ADH）]の貯蔵→水の再吸収 ・オキシトシン→子宮収縮，射乳促進	・ANP（心）→Na利尿 ・BNP（脳・心）→Na利尿 ・エンドセリン（血管）→血管収縮 ・アンジオテンシンⅡ→血管収縮

視床下部	消化管
・ACTH放出ホルモン（CRH）→ACTH放出 ・TSH放出ホルモン（TRH）→TSH放出 ・GH放出ホルモン（GHRH）[グレリン（脳-腸管ペプチド）]→GH放出 ・LH放出ホルモン（LHRH）→LH放出，FSH放出 ・ソマトスタチン（GH抑制因子）⇨ GH放出因子 ・ドパミン⇨ PRL抑制 ・バソプレシン[抗利尿ホルモン（ADH）]の産出	・ガストリン（胃）→胃酸分泌 ・セクレチン（十二指腸）→膵液分泌
	副腎皮質
	・コルチゾール→血糖上昇，免疫抑制など ・アルドステロン→Na再吸収，昇圧 ・DHEA-S→男性ホルモン作用 副腎髄質 ・アドレナリン→昇圧，血糖上昇 ・ノルアドレナリン→昇圧，血糖上昇

肝臓	膵臓
・IGF-I（インスリン様成長因子：ソマトメジンC） ・レニン基質産出→昇圧	・インスリン→血糖降下 ・グルカゴン→血糖上昇 ・ソマトスタチン→ホルモン分泌抑制

卵巣	腎臓
・エストロゲン（卵胞ホルモン） ・プロゲステロン（黄体ホルモン） ・インヒビン⇨ FSH放出抑制	・レニン→アンジオテンシンⅠ，Ⅱ産生し昇圧反応 ・エリスロポエチン→赤血球産生刺激

精巣（睾丸）	脂肪
・テストステロン（男性ホルモン） ・インヒビン⇨ FSH放出抑制	・レプチン→食欲抑制

端肥大症，女性に多毛を伴った多嚢胞性卵巣症候群（テストステロン）がある．

③低身長：成長ホルモンの欠乏である小人症と偽性副甲状腺機能低下症やターナー症候群などがある．

④皮膚の色素沈着：皮膚や粘膜にびまん性の色素沈着がみられる．コルチゾール欠乏のためACTHが過剰に惹起されるアジソン病，先天性副腎酵素欠乏症があり，機械的刺激を受けたり，瘢痕部に色素沈着を認めるクッシング病，甲状腺機能亢進症がある．そのほか膵臓の腫瘍であるグルカゴノーマにも湿疹による色素沈

着，高血糖がみられる．

⑤性徴候異常：二次性徴の欠如や逆に小児期の早期発現（思春期早発症）は内分泌疾患を疑う必要がある．

2）訴えから内分泌疾患を疑う

①動悸：食べても太らない疾患に高血糖状態が続いた糖尿病があるが，内分泌疾患としては比較的多くみられる動悸，ふるえ，体温の上昇を訴える甲状腺疾患がある．偶発的に発見されることも多いが，典型例には動悸，発汗と腹部腫瘤を認める褐色細胞腫がある．

②太った〔1）の②〕

③引っ込み思案：精神疾患として扱われた人の中に内分泌疾患が含まれていることがある．たとえば，代謝機能が低下する甲状腺機能低下症によりうつ状態になったり，ステロイド過剰症（クッシング症候群）でうつになることがある．

④手がつったり，麻痺する：運動をしすぎたり，過換気症候群などにみられるが，内分泌疾患としてカルシウム低下症のため骨格筋のテタニーをきたす副甲状腺機能低下症がある．また，手足の麻痺に甘いものを食べた後に低カリウム血症となり四肢麻痺を呈する甲状腺ホルモン過剰あるいはアルドステロン過剰状態（血漿レニン活性，アルドステロン），バーター症候群などがある．

⑤妊娠していないのに生理が止まったり，乳汁分泌がある：乳汁分泌はプロラクチン（PRL）によって起こり，まず，下垂体腫瘍の1つであるプロラクチノーマではないか，筋肉体質，声変わり，陰核の肥大などを観察し血中テストステロン（卵巣，副腎のテストステロン産生腫瘍）を測定する．その他上述のプロラクチノーマを含む下垂体腫瘍や出産後の下垂体不全であるシーハン症候群など下垂体性性腺機能低下症（エストロゲン，プロゲステロン）がある．

⑥腰痛や尿路結石を繰り返す：繰り返す尿路結石がある場合は副甲状腺機能亢進症を疑って血中高カルシウム，低リン血症がないか調べる（PTH）．

2．問　診

前述の特徴が少しでもあれば内分泌疾患を疑って問診をするが，この際，発育初期からと思春期以後になって現れる疾患もあり，また，他の内分泌疾患以外との鑑別がむずかしい場合もあり，その発症過程の問診は重要である．したがって，既往歴，家族歴は疾患によって診断の手がかりとなる．

1）既往歴の聴取：末端肥大症は発症後容貌が大きく変わり，それまでの写真などで比較すると判断しやすい．また，後述の薬剤の服用の有無も鑑別診断として必要である．

2）家族歴の聴取：糖尿病，甲状腺疾患，家族性低身長，思春期遅発症，ターナー症候群などは家族歴が重要であるが，他の多くの内分泌疾患は現在は必ずしも参考にはならない．

3．検　査

検査はそれぞれが特殊検査であって，大きく分けて血液生化学検査（表3），尿中（表4）ならびに血中ホルモン（表5）の測定と画像診断（X線，超音波，血管造影，CT，MRI，シンチグラフィ）による診断がある．最近では遺伝子診断の技術の進歩が診断精度を向上させた（表6）．

注意事項：プロラクチノーマでは，時に視野狭窄を伴う．GH産生下垂体腫瘍で同時にPRLを産生したり，原発性甲状腺機能低下症でTRHの増加とともにPRLの分泌も増加することがある．

生理が止まる場合にはストレスが原因であることが多いが，女性の男性化にも注意する．ひげが濃いのでわかりやすい．

注：内分泌疾患を見逃さないための最低限の一般血液検査

アルブミン，総ビリルビン，AST，ALT，ALP，尿酸，クレアチニン，ナトリウム，カリウム，クロール，カルシウム，リン，総コレステロール，血糖，尿素窒素，LDH．
（補正簡易法：血清カルシウム値の mg/dl 値に4を足して，アルブミン値を引く）

4．診　断

診断は問診と検査所見から診断されるが，まれな内分泌疾患で見逃されることも少なくない疾患がある．

高齢者にみられる甲状腺機能亢進症，神経性食欲不振症にみられる間脳腫瘍，かぜ引きで熱が出て喉が痛いと来院した患者で亜急性甲状腺炎，高カルシウム血症にみられる副甲状腺機能亢進症はよく知られているが，実際には悪性腫瘍が多い．

表3　血液生化学検査異常から疑われる内分泌疾患

項目	異常値	疑われる内分泌疾患
血糖	高血糖	糖尿病，二次性糖尿病を呈する疾患
	低血糖	治療中の糖尿病，インスリノーマ，副腎皮質機能低下症，下垂体機能低下症，GH 欠乏症，甲状腺機能低下症
血清電解質	高 Na 血症	尿崩症
	低 Na 血症	SIADH，副腎皮質機能低下症，下垂体機能低下症，低アルドステロン症
	高 K 血症	原発性副腎皮質機能低下症，低アルドステロン症
	低 K 血症	原発性アルドステロン症，クッシング症候群，二次性アルドステロン症，バーター症候群
	低 Cl 血症	原発性アルドステロン症，バーター症候群，クッシング症候群
	高 Ca 血症	副甲状腺機能亢進症，副腎皮質機能低下症，PTH 関連ペプチド産生腫瘍など
	低 Ca 血症	副甲状腺機能低下症，クッシング症候群
	高 P 血症	末端肥大症，甲状腺機能低下症，副甲状腺機能低下症
	低 P 血症	副甲状腺機能亢進症，甲状腺機能亢進症
血漿浸透圧	浸透圧高値	尿崩症，糖尿病性昏睡
肝機能	ALP 高値	甲状腺機能亢進症，副甲状腺機能亢進症
	AST 高値	甲状腺機能低下症
	ALT 高値	甲状腺機能低下症
	LDH 高値	甲状腺機能低下症，副甲状腺機能低下症
CK（CPK）	CK 高値	甲状腺機能低下症，副甲状腺機能低下症
脂質	高 T-Chol 血症	甲状腺機能低下症，褐色細胞腫，多嚢胞性卵巣症候群
	高脂血症	クッシング症候群
	低 T-Chol 血症	甲状腺機能亢進症
γ-gl	低 γ-gl 血症	クッシング症候群

SIADH；ADH 不適合分泌症候群　T-Chol；総コレステロール　γ-gl；γ グロブリン

5．治療方針

内分泌疾患には治療によって治癒するものと，補充，維持療法が必要な疾患とに分けられる．

1）第一選択が手術療法（手術）

褐色細胞腫，末端肥大症（下垂体腺腫），プロラクチン腺腫（下垂体），甲状腺機能亢進症（若年者），原発性副甲状腺機能亢進症，クッシング症候群（下垂体腺腫，副腎の腺腫），原発性アルドステロン症（副腎），インスリノーマ（膵臓），消化管のカルチノイド腫瘍，多嚢胞性卵巣症候群．

2）ホルモン補充療法

成長ホルモン分泌不全性低身長：成長ホルモン，アジソン病（先天性副腎低形成）：副腎皮質ホルモン，先天性副腎過形成症：決められたヒドロコルチゾン，性腺機能低下症：性ホルモン，ACTH 単独欠損症：副腎ステロイド，尿崩症：バゾプレシン，デスモプレシンの点鼻，プロラクチン腺腫：ドパミン作動薬，ブロモクリプチンの内服．

3）その他の治療法

甲状腺機能亢進症：甲状腺刺激ホルモン抑制薬，甲状腺機能低下症：合成 T_3 製薬．

急性副腎不全：輸液・電解質の補正．生理食塩水とブドウ糖液とヒドロコルチゾンの静脈内投与．

褐色細胞腫クリーゼ：フエントラミン（レギチーン®）静注．

表4　主なホルモン基準値*

	検体	単位	測定方法	性差なし	男性	女性
GH	血清	ng/ml	RIA	<5		
		ng/ml	IRMA		<0.4	0.5〜3.5
TSH	血清	μg/ml	RIA	0.3〜3.5		
LH	血清	mIU/ml	IRMA		2〜5	2〜7.5
FSH	血清	mIU/ml	IRMA		3〜8	5〜14.5
PRL	血清	ng/ml	IRMA		1.5〜10	1.5〜15
ACTH	血漿	pg/ml	IRMA	10〜50		
FT$_3$	血清	pg/ml	RIA	2.5〜4.3		
FT$_4$	血清	ng/ml	RIA	1.0〜1.8		
intact PTH	血清	pg/ml	IRMA	6.5〜60		
PTH-C 末端	血清	ng/ml	RIA	<1.5		
PTH-中間部（M）	血清	pg/ml	RIA	180〜560		
コルチゾール	血清	μg/ml	RIA	早朝4〜18 23：00<5		
アルドステロン	血清	pg/ml	RIA	30〜160		
エストラジオール	血清	pg/ml	RIA		15〜60	25〜100
テストステロン	血清	ng/ml	RIA		3〜110	<1
レニン活性	血漿	ng/ml/時	RIA	0.5〜2		
17-OHCDS	尿	mg/日	比色法		2〜11	2.5〜8
17-KS	尿	mg/日	比色法		3.5〜13	3〜8
アドレナリン	尿	μg/日	HPLC	<15		
ノルアドレナリン	尿	μg/日	HPLC	100〜150		

＊男女とも成人の基準値，女性においては閉経前の卵胞期の値
RIA：放射免疫測定法，　IRMA：免疫放射定量測定，　HPLC：高性能液体クロマトグラフィ

表5　末梢血検査異常から疑われる内分泌疾患

検査項目	内分泌疾患
貧血	ACTH 単独欠損症，甲状腺機能低下症
多血症	クッシング症候群，褐色細胞腫
Hb, Ht 高値	クッシング症候群，尿崩症による脱水
白血球増加	褐色細胞腫，クッシング症候群
白血球分画異常 　好酸球増加 　リンパ球増加 　好酸球減少 　好中球核の左方移動	 副腎皮質機能低下症 クッシング症候群 クッシング症候群 クッシング症候群

4）放射線療法
　プロラクチン腺腫，末端肥大症，時に，甲状腺機能亢進症—放射性ヨード内服（高齢者）．

5）その他
　薬剤による内分泌症候に注意する．慢性湿疹，喘息などでセレスタミン®，ステロイドを大量かつ長期使用後の中断．

7　内分泌疾患　　419

表6 転写因子異常が関与する内分泌疾患

内分泌組織他	転写因子	異常性
下垂体	Pit 1-1 Prop-1 Pitx2 (Ptx2/RIEG) LHX3 Tpit Hexe1 (Rpx)	先天性 GH, PRL・TSH 複合欠損症 ACTH 以外の下垂体前葉ホルモン欠損症 リーガー症候群 ACTH 以外の下垂体前葉ホルモンの欠損症, 頸椎異常 ACTH 単独欠損症 septo-optic dysplasia
甲状腺	Pax8 TTF-2 (FKHL15) TRβ	先天性甲状腺機能低下症 甲状腺の無形成, 口蓋裂, choanal atresia 甲状腺ホルモン不応症
副甲状腺	GATA3	HDR 症候群
副腎・性腺	DAX-1 Ad4BP (SF-1) SOX9 FOXL2 GR AR	低ゴナドトロピン性性腺機能低下を伴う先天性副腎低形成 XY sex reversal, 原発性副腎不全 XY sex reversal, 骨格奇形 早期卵巣不全, BPES グルココルチコイド抵抗症 アンドロゲン不応症
脂肪組織・ 膵臓・糖尿病	PPARγ HNF-4α HNF-1α HNF-1β (TCF2) PDX-1 (IPE-1, IDX-1) SHP/NROB2 IB-1	Pro13Ala 変異：糖尿病抵抗体, Pro115Gin 変異：肥満症 MODY3 MODY1 MODY5 ホモ：膵無形成, ヘテロ：MODY4 MODY, 若年性肥満 2 型糖尿病
骨組織他	Cbfa1 (Runx2) SHOX AIRE ERα MR VDR	cleidocranial dysplasia 特発性低身長, Leri-Weill 症候群 多腺性自己免疫症候群 1 型 骨量減少症 偽性低アルドステロン症 I 型 II 型ビタミン D 抵抗症
共役因子の 異常	CBP AR-AF-1 特異的 coactiveator GR, MR, AR の共通の共役因子? TR の共役因子?	ルビンスタイン-テイビ症候群 完全型アンドロゲン不応症 GR, MR, AR 抵抗症 甲状腺ホルモン不応症

症状：食欲不振, 心窩部の不快感, 関節痛, 意識レベルの低下（副腎不全）.

高カルシウム血症：アルファロール®, ロカルトロール® の内科, 整形外科での重複処方に脱水が伴うと腎不全になる.

低カリウム血症：漢方薬, 甘草の処方(小柴胡湯, 芍薬甘草湯).

高プロラクチン血症：ドパミンブロッカー（プリンペラン®, ナウゼリン®）, H_2ブロッカー, メイジャートランキライザー, 抗うつ薬.

 現時点での合併症

　褐色細胞腫, クッシング症候群, 末端肥大症, 原発性アルドステロン症などでは高血圧, なかには糖尿病を合併することが多い. また, 多嚢胞性卵巣症候群ではインスリン抵抗性からやはり血糖の上昇をみることがある. インスリノーマ, ACTH 単独欠損症では反対に低血糖, とくに ACTH 単独欠損症では飲酒後に認める. 脂質代謝異常は甲状腺疾患以外に末端肥大症がある. 骨折もやはり甲状腺機能亢進症以外に副甲状腺亢進

症，クッシング症候群がある．

1）高血糖をきたす内分泌疾患

1．クッシング病（Cushing disease）

2．末端肥大症（acromegaly）

3．バセドウ病（Basedow's disease）

4．褐色細胞腫（pheochromocytoma）

5．原発性アルドステロン症（primary aldoste-ronism）

6．グルカゴノーマ（glucagonoma）

7．ソマトスタチノーマ（somatostatinoma）

2）経過の説明

外科的処置で治癒しない場合や，反対に手術範囲が大きくなり，対象臓器ホルモンの欠乏をきたすことで，経年的にホルモンを補充する必要があるため，説明して納得してもらうこと．また，疾患によっては精神障害を伴うこともあり，家族への説明も欠かせない．

3）継続治療

手術，放射線治療法であった多くの疾患もホルモンの補充療法は必要である．検査を進めつつ継続した治療を要する．

4）診療の工夫

診療の工夫は何といっても疾患を疑うことに始まる．また，疑わしきは専門医の紹介である．長期間にわたる治療が必要なこともあり，患者の環境から病診連携が望ましいことが多い．

文　献

1）内分泌疾患診療マニュアル，日本医師会雑誌，生涯教育シリーズ—59，第127巻12号，2002

2）特集・内分泌疾患—診断と治療の進歩—．日本内科学会雑誌，第92巻4号，2003

3）特集・内分泌・代謝疾患の救急〜初期対応のポイント〜日本内科学会雑誌，第105巻4号，2016

（土井　邦紘）

第2章 疾患編
F 腎疾患

1 慢性腎臓病（CKD）

「慢性腎臓病：chronic kidney disease（CKD）」とは，1）検尿異常などの腎障害（特に 0.15 g/gCr 以上の蛋白尿の存在が重要），あるいは，2）腎機能低下〔糸球体濾過量（GFR）が 60 ml/分/1.73 m²未満〕が 3 ヵ月以上持続しているものと定義されており，従来からの慢性糸球体腎炎，糖尿病性腎症，腎硬化症，慢性腎不全，等の多くの腎疾患を包括した概念であり，専門医でなくても容易に診断できるように工夫された名称である．この CKD という概念が提案された背景には，腎臓病が早期に発見されないために，腎不全に進行し透析を受ける患者が増え続けていることに加えて，CKD は糖尿病などと同じように心血管病（CVD）の高リスク群であることも明らかになり，CVD の発症予防の面からも腎臓病対策を重視しようとなったことが大きい．また，腎臓は血液の濾過装置であるという概念が一般にも広く受け入れられていることから，CKD 診療においては，腎機能の指標として GFR，とくに血清クレアチニン（Cr）から推算する GFR（eGFR）を用いる（表1）．CKD の重症度は原因（Cause：C），腎機能（GFR：G），蛋白尿（アルブミン尿：A）による CGA 分類で評価する（表2）．従来，ステージは GFR で区分される腎機能のみを示したが，同じ GFR でも尿蛋白量によりリスクが異なるため，ステージは GFR と尿蛋白を併記する．

CKD 診療のポイントは，1）将来腎不全に進展する患者を早期発見し，専門医と相談をしながら進行抑制の手段を講じることと，2）CVD 発症を抑制することである．

表1 日本人の推算 GFR 式（日本腎臓学会，2008 年）

$$\text{eGFR（ml/分/1.73 m}^2\text{）} = 194 \times Cr^{-1.094} \times Age^{-0.287}$$
（女性はこれに×0.739）

〔文献 2）より引用〕

初診時の対応

CKD 発見のきっかけは，1）健診で検尿異常・腎機能低下を指摘され受診する，あるいは，2）他疾患で通院加療中に検尿異常・腎機能低下が出現する，ということが多い．通院中の CKD ハイリスク群（表3）には，定期的な（少なくとも年に 1 回の）検尿と血清 Cr 測定を実施し，CKD 発症の早期発見に努める．

1．問 診
1）現病歴
検尿異常はいつから指摘されているか．正確な病歴を評価するためには，健診を受け始めたのはいつからかということの聴取も重要である．

随伴症状（腹痛・腰痛，排尿時痛，発熱，等）の有無．痛みを伴う場合は，結石や腫瘍などの泌尿器科的疾患の可能性．上気道炎時の肉眼的血尿は，IgA 腎症などを示唆する重要な所見である．

2）家族歴
多発性嚢胞腎，Alport 症候群，良性家族性血尿（菲薄基底膜病）など遺伝性の腎疾患の鑑別のため，「家族に蛋白尿・血尿，腎臓病あるいは腎不全（透析を受けている）患者はいないか」等を質問する．

表2　CKDの重症度分類

原疾患	蛋白尿区分		A1	A2	A3
糖尿病	尿アルブミン定量 （mg/日）		正常	微量アルブミン尿	顕性アルブミン尿
	尿アルブミン/Cr比 （mg/gCr）		30未満	30〜299	300以上
高血圧 腎炎 多発性嚢胞腎 移植腎 不明 その他	尿蛋白定量 （g/日）		正常	軽度蛋白尿	高度蛋白尿
	尿蛋白/Cr比 （g/gCr）		0.15未満	0.15〜0.49	0.50以上
GFR区分 （mL/分/ 1.73 m²）	G1	正常または 高値　≧90			
	G2	正常または 軽度低下　60〜89			
	G3a	軽度〜 中等度低下　45〜59			
	G3b	中等度〜 高度低下　30〜44			
	G4	高度低下　15〜29			
	G5	末期腎不全 （ESKD）　＜15			

重症度は原疾患・GFR区分・蛋白尿区分を合わせたステージにより評価する．CKDの重症度は死亡，末期腎不全，心血管死亡発症のリスクを緑 ■ のステージを基準に，黄 ■，オレンジ ■，赤 ■ の順にステージが上昇するほどリスクは上昇する．

（KDIGO CKD guideline 2012を日本人用に改変）

表3　CKDハイリスク群

高齢者，CKDの家族歴，高血圧，糖尿病，肥満・メタボリックシンドローム，脂質代謝異常，高尿酸血症，薬剤常用（NSAIDsなど），膠原病，感染症，尿路結石

〔文献1）より引用〕

3）既往歴

続発性糸球体疾患の鑑別のため，糖尿病，高血圧，膠原病などの既往の有無．薬剤性腎障害の鑑別のため服薬歴の聴取が重要であり，とくに腎機能低下の原因となりうる消炎鎮痛薬，ビタミンD（VD）製剤，カルシウム製剤，抗菌薬，降圧薬（とくにACE阻害薬，AⅡ受容体拮抗薬（ARB））の服用について把握をしておく．

2．現　症

身長・体重（肥満関連腎症），血圧，浮腫の有無，難聴の有無（Alport症候群），扁桃肥大・白苔付着の有無（IgA腎症，溶連菌感染），腹部血管雑音（腎動脈狭窄），腎の触診（多発性嚢胞腎），腎叩打痛（急性腎盂腎炎，腎梗塞），blue toe（コレステロール塞栓），紫斑（紫斑病腎炎）．

3．検　査

1）検尿検査のポイント

将来腎機能が低下するリスクとなるのは，蛋白尿あるいは血尿＋蛋白尿であり，血尿のみの場合は，腎機能低下のリスクは低く，泌尿器科的疾患を十分に除外することが重要である（第1章「症候編」30.　血尿・蛋白尿を参照）．しかし，血尿のみの場合でも，将来蛋白尿を伴うようになる慢性

糸球体腎炎（とくに IgA 腎症）の初期のこともあるので，年1回の経過観察は必要である．

①蛋白尿＋血尿

蛋白尿と血尿をともに認めれば，糸球体腎炎がもっとも疑われるので，腎臓専門医での腎生検等の精査が必要である．

②蛋白尿のみ（血尿陰性）

蛋白尿のみの場合は，体位性蛋白尿等を除外すれば，蛋白尿の程度で経過観察か腎臓専門医での精査かを判断する〔試験紙法で2＋以上，あるいは蛋白定量（尿中 Cr 補正）で 0.5 g/gCr 以上は要精査〕．

若年者における，ネフローゼレベルではない蛋白尿単独例の大部分は起立性蛋白尿であるが，中高年者では腎硬化症，糖尿病性腎症，膜性腎症，巣状糸球体硬化症，など将来腎機能低下の可能性がある疾患が鑑別診断として挙げられる．

2）血液検査のポイント

血清 Cr からの eGFR を評価する（表1）．

IgA 高値（≧315 mg/dl）は IgA 腎症の可能性を示唆する．とくに，血尿と蛋白尿が認められ，IgA≧315 mg/dl を呈していれば，IgA 腎症の可能性がきわめて高い．

補体の低下は急性糸球体腎炎，膜性増殖性糸球体腎炎，全身性エリテマトーデスの可能性を考える．

CRP 陽性は，抗好中球細胞質抗体（ANCA）関連血管炎による急速進行性糸球体腎炎（RPGN）の診断の参考になる．すなわち，血尿を呈し，腎機能が比較的急速に（数週から数ヵ月）悪化する症例で，CRP 陽性であれば本疾患の可能性が高い．引き続き，MPO-ANCA，PR3-ANCA の測定で診断を確定するが，進行がきわめて速い例は，ANCA の測定は専門医にまかせて，すぐに腎臓専門施設に紹介するのが望ましい（1～2週間程度で末期腎不全に進行する症例や，肺出血などを合併する症例もあるため）．

3）画像検査のポイント

プライマリケアとしての画像診断は，腹部エコー検査が主体であり，泌尿器科的疾患を十分に除外するとともに腎サイズ，皮質エコー輝度などから腎障害の程度・原因を推測する．

再診時の対応

1．検査結果の説明と専門医への紹介

血清 Cr からの eGFR の結果を説明する．たとえば，「60歳男性，eGFR 40 ml/分」であれば，GFR の正常値は若年者ではほぼ 100 ml/分であることから，以下のように説明をする．「若い人の腎機能が 100％とすると，残念ながらあなたの腎臓は約 40％の働きになっています．そして，この腎機能が 10％未満まで低下してしまうと命に関わるようになり，血液透析という治療が必要になります」．本来は年代により平均 GFR は異なるので，同年代の人と比べて何％かを説明できればよいのだが，日本人の eGFR は図1のように，年代・性別の GFR の分布図が報告されているのみである．また，実際の透析導入時の eGFR は 6 ml/分前後であることが多い．

eGFR 50 ml/分未満は，将来末期腎不全に進行する可能性があるので，腎臓専門医に紹介する．とくに eGFR 30 ml/分未満（CKD ステージ 4～5）は，腎臓専門医とかかりつけ医との併診が望ましい〔腎臓専門医に期待できること：①難治性高血圧の管理，②栄養指導，③血液ガス分析などの特殊検査，④エリスロポエチン（EPO）適応の判断，⑤透析導入適応の判断，等〕．

CKD 患者は CVD 発症リスクが高いことを説明し，CVD・動脈硬化スクリーニング検査を勧める．図2のように，CKD を有すると CVD 発症率は約3倍に増加する．

2．CVD・動脈硬化の評価

胸部 X 線により心拡大，胸部大動脈瘤，あるいは血管石灰化を評価し，心電図検査も一度は実施しておきたい．胸部症状があり，虚血性心疾患が疑われる場合は，造影剤を使用する MDCT や CAG 検査などが適応となるが，腎機能が低下した CKD ステージ3以降は造影剤腎症を引き起こ

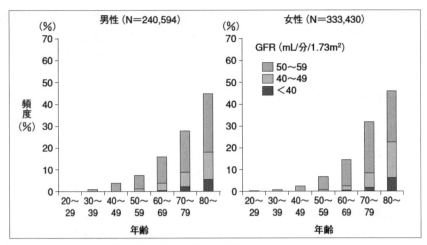

図1　年齢別のCKD患者の頻度（GFRの分布）
（574,024人の健診データ）

〔文献2）より引用〕

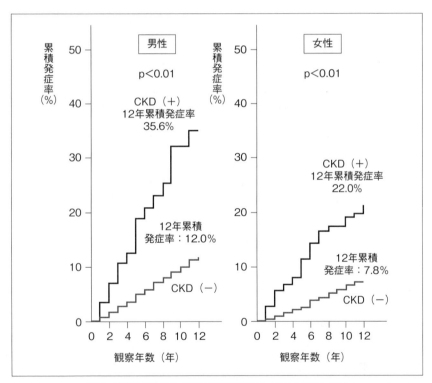

図2　CKDの有無と心血管疾患発症率（久山町研究より）

〔文献3）より引用〕

す可能性があり注意が必要である．また，無症状
の場合は，スクリーニング目的での造影剤検査は
適応となりにくく，頸動脈エコーや，ABI/PWV
あるいはCAVIなどで動脈硬化を評価することに
なる．

■ 治　療

　ステロイド療法の適応となるような腎炎に関しては、初期治療を入院加療で行うことも多く、専門医に治療をまかせるのがよい。しかし、腎機能がすでに低下してしまっている慢性腎不全や、ステロイドの適応にならない高齢者などは、専門医と連携を取りながら治療を進める。

1．CKD の腎機能悪化を抑制するための治療

　表4は、エビデンスの高い順に並べられているが、もっとも重要なのは血圧コントロールである。降圧薬としては、ACE 阻害薬/ARB を使用することが重要であるが、血圧を厳密にコントロールすることのほうが、予後をより改善することが示されている。降圧目標は130/80 mmHg 以下である。

　食事療法も有効な治療法であるが、低蛋白食（表5）の実践は大変むずかしい。患者のコンプライアンスの問題と、蛋白制限食はエネルギー不足になりやすく、低蛋白食の効果が発現しないばかりか、栄養不良状態に陥ることがあるためである。そのため、低蛋白食療法を成功させ、さらに栄養障害を防ぐためには、表6のような要件をすべて満たすことが必要である。このような蛋白制限食の指導は、軽度の蛋白制限であれば、主食を蛋白調整食品に置き換えることにより無理なく実践しやすいので、一般病院の管理栄養士やかかりつけ医でも指導可能と思われるが、中等度から高度の蛋白制限は、腎臓病の栄養指導に熟練した管理栄養士と、定期的な腎臓病教室などの患者教育プログラムや、蓄尿検査による蛋白・塩分摂取の

表4　腎臓を守るために

1．血圧コントロール（130/80 mmHg 以下） 2．ACE 阻害薬、AII 受容体拮抗薬（ARB）の使用 3．血糖コントロール（糖尿病性腎症） 4．蛋白制限、塩分制限 5．血清脂質のコントロール（CVD 予防、腎保護） 6．禁煙 7．消炎鎮痛剤の使用に注意 8．貧血を改善させる

〔文献4）より引用、一部改変〕

表5　CKD ステージによる食事療法基準（日本腎臓学会、2014 年）

ステージ（GFR）	エネルギー（kcal/kgBW/日）	たんぱく質（g/kgBW/日）	食塩（g/日）	カリウム（mg/日）
ステージ1（GFR≧90）	25〜35	過剰な摂取をしない	3≦　<6	制限なし
ステージ2（GFR 60〜89）		過剰な摂取をしない		制限なし
ステージ3a（GFR 45〜59）		0.8〜1.0		制限なし
ステージ3b（GFR 30〜44）		0.6〜0.8		≦2,000
ステージ4（GFR 15〜29）		0.6〜0.8		≦1,500
ステージ5（GFR<15）5D（透析療法中）		0.6〜0.8		≦1,500
	別表			

〔文献5）より引用、一部改変〕

注：0.5 g/kgBW/日以下の厳格なたんぱく質制限によって、ステージ G5 における腎機能が安定したという報告がある

モニタリングなどのシステムが整った環境でないとうまくいかない（表7）．また，減塩に関しては，みそ汁，漬け物・梅干し，干物類，練り製品，等の塩分の多いものを控えるだけでも，うまく実践できることが多い．そのため，厳密な蛋白制限食の実践がむずかしければ，減塩と軽度の蛋白制限のみを指導し，薬剤による高血圧管理に重点をおくということでも，治療効果が期待できる．

脂質異常症（高脂血症）治療（とくにスタチン治療）がCKDの予後を改善することは，小規模のランダム化比較試験（RCT）とそのメタアナリシスや，CAREスタディでのサブ解析でも報告されていたが，最近ではTNT試験のサブ解析やLIVES試験のサブ解析においてもスタチン投与によりGFRが改善することが報告された．また，後述のCVD予防のためにも脂質改善対策が必要である．

喫煙は，腎不全の進行因子であるので，禁煙を勧める．

非ステロイド抗炎症薬（NSAIDs）は腎機能をさらに悪化させる可能性があるので慎重に投与する．他の頻用薬では，抗菌薬は腎機能に応じた減量が必要であり，アロプリノールやH_2ブロッカーも腎不全では減量が必要である．またビタミンD（VD）製剤も骨粗鬆症治療薬として頻用されているが，高Ca血症を引き起こし，腎機能低下の原因になることもあるので，VD投与中は血清Ca濃度に注意する．低アルブミン血症のときは，補正Ca濃度を計算する．補正Ca濃度（mg/dl）＝実測Ca濃度（mg/dl）＋〔4－血清アルブミン濃度（g/dl）〕．

CKDに伴う貧血は腎性貧血の可能性が高いが，消化管出血などの他の原因を見逃さないように注意する．貧血を改善させることで，腎障害の進展を抑制できることが示されていることや，貧血は心不全の増悪因子でもあることから，ESA製剤により貧血治療を行う必要がある．ESA製剤の開始基準は日本腎臓学会のCKD診療ガイド2012ではHb 10 g/dl以下，2015年版日本透析学会の腎性貧血治療ガイドラインではHb 11 g/dl未満，維持すべき目標Hbも日本腎臓学会では10〜12 g/dl，透析学会では11〜13 g/dlとやや異なる．CVD高リスク群では，Hbを上げすぎるとCVD合併症を引き起こしたり，血圧を上昇させる可能性もあることから，実際には両基準の中間ぐらいの値，すなわちHb 10 g/dl前後で治療を開始し，Hb 11 g/dl

表6 CKD患者に対する低蛋白食療法の要件

1．蛋白質摂取量を腎機能低下抑制のための有効量（0.6〜0.8 g/kg/日）まで減少させる
2．炭水化物や脂質から十分にエネルギーを摂取する（脂質比率は20〜25％とする）
3．食事全体のアミノ酸スコアを100に近づける 　1）主食類（米飯，パン，麺など）をでんぷん製品あるいは蛋白調整食品を用いる 　2）蛋白質摂取源は，その60％以上を動物性食品とする

（CKD診療ガイド2009より引用）

表7 日本人の蛋白摂取量と低蛋白食指導法

・日本人の平均蛋白摂取量：70〜80 g/日 ・日本人の食事摂取基準（2015年）（蛋白質） 　　成人男性：推定平均必要量50 g，推奨量60 g 　　成人女性：推定平均必要量40 g，推奨量50 g
a．蛋白質0.7〜0.8 g/kg（40〜50 g）の制限　　　一般病院（管理栄養士）でも指導可能（かかりつけ医でも指導可能か？）
主食を低蛋白食品に置き換えると，3食で15 gの蛋白質を制限でき，さらに副食の肉・魚を7〜8割程度に減らせば，ほぼ達成できる．
b．蛋白質0.5〜0.6 g/kg（20〜30 g）の制限　　　一部の腎臓専門施設で指導可能
腎臓病の栄養指導に熟練した管理栄養士と，定期的な腎臓病教室などの患者教育プログラムや，蓄尿検査による蛋白・塩分摂取量のモニタリングなどのシステムが整った環境で可能となる．

前後（12 g/dl を超えない）に維持するのがよいと考える.

2．CVD発症を予防するための治療

CKD悪化とCVD発症に共通した最大のリスクは高血圧であり，そのコントロールは両者の抑制にもっとも重要である．糖尿病性腎症を対象にしたRENAAL試験では，ARBは腎保護効果に加えて，CVD抑制効果も同時に示されている.

スタチンがCVDリスクを下げることは周知のことであるが，ステージ3のCKDにおいてもスタチンがCVDリスクを低下させることが報告されている．しかし，透析中の糖尿病患者（CKDステージ5-T）を対象にしたRCT（4Dスタディ）では，スタチン投与によりCVD発症およびCVD死の減少効果は認められず，CKD早期からの脂質異常症（高脂血症）対策の重要性が指摘されている．LDLコレステロールは120 mg/dl 未満（可能であれば100 mg/dl 未満）にコントロールすることが推奨されている．スタチンは腎不全でも使用できるが，頻度は低いものの横紋筋融解症を引き起こすことがあるため，注意深い観察が必要である．高トリグリセリド（TG）血症に用いられるベザフィブラート，フェノフィブラートは腎不全（血清 Cr 2.0 mg/dl 以上，CKDステージ4〜5）では禁忌である．そのためCKD患者の高TG血症に対しては，イコサペント酸エチル（EPA）などが使用しやすい.

腎性貧血はCKD進展の危険因子であると同時に，心不全の悪化因子でもあり，貧血の適切な是正が推奨される.

Ca・P代謝異常は血管石灰化・動脈硬化に関連することから是正が必要である.

継続治療のポイント

血圧コントロールは家庭血圧を指標とするべきであり，血圧記録手帳などを用意し，毎回受診時に記録を見せてもらい評価をする（早朝高血圧に注意）.

また，受診時の血圧と家庭血圧がかけ離れているときは，患者の血圧測定手技とともに自宅の血圧計の精度をチェックする.

厳しい食事療法を長期間継続していくためには，患者自らが学び，自覚をもって，療養を継続していけるようになるのが理想的である．そのような患者の自立を目指して，定期的な勉強会や，毎回の診療を通じてアドバイスをしていく．患者会などが中心になり，調理実習などを開催し，楽しく食事療法に取り組んでいる例もある．また，教育入院という形式で食事療法も含めたCKD教育を実施している施設も増えてきている．長期に食事療法を継続するための工夫として，1〜2週間に1食だけは制限をせずに好きなものを食べてもよいとし，他の日は蛋白制限を頑張る，というようなメリハリをつけるのもよい方法である（蛋白質の食べ過ぎが続かなければ，1食だけ蛋白質の多いものを食べても腎障害を悪化させることはない）.

CVDのチェックのため，前述の胸部X線，心電図，頸動脈エコー，ABI/PWVあるいはCAVIなどを年1回はフォローしていく.

高齢者診療のポイント

加齢に伴い腎機能（GFR）は低下し，70歳以上ではとくにeGFR 40 ml/分未満から腎機能低下のリスクが高まる．そのため，70歳以上の高齢者では，かかりつけ医の判断により，上述の腎臓専門医への紹介基準をeGFR 40 ml/分未満としてもよい.

高齢者では高度な動脈硬化を合併していることも多く，降圧による起立性低血圧（立ちくらみ），とくに一過性の脳虚血症状を呈することもあり，緩徐な降圧を心がけ，収縮期110 mmHg 未満にならないように注意する．また，脱水により腎機能が低下しやすいため，利尿薬の使用には細心の注意が必要である.

高齢者のCKDの原疾患としては，糖尿病性腎症とともに，腎硬化症が増加している．腎硬化症，

痛風腎，薬剤性腎障害では検尿異常を認めること
が少ないので，eGFR による評価が必須である．
また，まれな疾患ではあるが骨髄腫腎を見逃さな
いため，蛋白分画での M 蛋白の有無もチェックし
ておくことが望ましい．

　急速に腎機能が悪化する症例では，ANCA 関連
血管炎がとくに高齢者に多いので，疑い症例は，
直ちに専門医に紹介する．

文　献

1) 日本腎臓学会編：CKD 診療ガイド. 東京医学社，東京，2009
2) 日本腎臓学会編. CKD 診療ガイド 2012. 東京医学社，東京，2012
3) Ninomiya T, Kiyohara Y, Kubo M et al：Chronic kidney disease and cardiovascular disease in a general Japanese population：the Hisayama Study. Kidney Int 68 228-236, 2005
4) Hebert LA, Wilmer WA, Falkenhain ME et al：Renoprotection：one or many therapies? Kidney Int 59：1211-1226, 2001
5) 日本腎臓学会編：慢性腎臓病に対する食事療法基準 2014 年版. 日腎会誌 56：553-599，2014
6) 2015 年版日本透析学会：慢性腎臓病患者における腎性貧血治療のガイドライン. 透析会誌 49：89-158，2016

（大谷　晴久）

第2章 疾患編
F 腎疾患

2 IgA 腎症

　IgA腎症はわが国でもっとも頻度の高い慢性糸球体腎炎で，約3〜4割を占める．最近広まっている慢性腎臓病（Chronic kidney disease；CKD）という概念は，IgA腎症などの慢性糸球体腎炎，糖尿病腎症，腎硬化症などのさまざまな腎疾患を含む．透析導入原疾患でもっとも多いのは1998年以降，糖尿病性腎症であるが，それでもなお，約7,000人の患者が慢性糸球体腎炎のために透析導入となっていることを考えると重要な疾患である．また，2014年に難病指定され，医療費の補助も行われるようになった．

　腎メサンギウム領域にびまん性にIgAが沈着するというIgA腎症の疾患概念は1998年に提唱された．いまだその原因は不明であるが，近年，扁桃における粘膜免疫異常がIgA腎症の発症に重要であるという研究成果が日本からなされ，診断と治療の大きな進歩が期待されている．

初診時の対応

1．発見の動機

　IgA腎症の発見の動機は，約70%が"健診での検尿異常"である．無症状であり，偶然健診で発見された尿所見という意味で，chance proteinuria and/or hematuria（無症候性蛋白尿かつ/または血尿）と呼ばれる．上気道炎後の肉眼的血尿で発見されるものが，約10%である．このことから学校や職場での健診異常を，どう専門医につなげるかが，IgA腎症の発見に重要であり，かかりつけ医の重要な役割である．

2．現病歴の聴取

　いつから健診での尿所見異常が指摘されているのか，尿所見異常の詳細（蛋白尿のみ，血尿のみ，あるいはその双方）を聞く．尿所見異常が"持続性"であることが特徴であり，臨床的には3回以上の検尿異常を有意とする．一般に蛋白尿があると，その後の腎機能低下が生じやすい．無症状であるため，健診時の検尿異常を主訴にかかりつけ医を受診しても，腎専門医へ紹介するまで数年以上経っていることが多い．

　また，肉眼的血尿が発見の動機の第2位なので，その問診も重要である．この際，肉眼的血尿は糸球体性であることより，その色調はコーラ色，ぶどう酒色であり，尿路結石や尿路系の悪性腫瘍による肉眼的血尿が鮮紅色であることと異なる．肉眼的血尿は上気道炎後（多くは扁桃炎），2，3日して認められることが特徴であり，溶連菌感染後急性糸球体腎炎の場合には，扁桃炎後約10ないし14日後に認められることと対照的である．扁桃炎を繰り返しやすいかどうかも聴取する．

　その他，急性腎炎様，ネフローゼ様で発見されることがあるが，むくみ，尿量減少，胸水，腹水貯留の症状などの有無を聞く．

　家族歴については，家族性のIgA腎症が認められることがあるが，頻度は多くない．ただ，家族性に検尿異常（無症候性の血尿）が認められることがある．全国調査によると，家族に腎不全患者がいるのは，約4〜5%に認められた．腎疾患の家族歴を聞くことも重要である．

3．既往歴・合併症の聴取

　IgA腎症の発症年齢は，二峰性を示し，10歳代

と40歳代に多く，最近は高齢者のIgA腎症も報告が多くなっている．成人の場合には，高血圧や糖尿病，脂質異常症，メタボリックシンドロームを合併する可能性が多く，これらの疾患自体も，慢性腎臓病の原因であり悪化因子である．IgA腎症の経過に大きな影響を与えるので，これらの疾病に関する病歴聴取は重要である．

未熟児は，成人になって高血圧，腎臓病を発症するリスクが高いことが知られており，生下時体重の聴取も重要である．

小児のときに，IgA腎症と診断された患者が，内科を受診することがある．その際には，副腎皮質ステロイドの使用の有無などの治療内容や蛋白尿の程度（もし，むくんだことがあれば，ネフローゼ症候群を呈していたことを示唆する）なども聴取する．

4．身体所見

上気道炎（扁桃炎）後に，肉眼的血尿を呈したり，蛋白尿や血尿の増悪をきたすことが多い．また，扁桃摘出後にIgA腎症が軽快することがあることにより，扁桃所見は大切である．しかしながら，急性扁桃炎を起こしているときを除いて，腫大や炎症が認められることは少ない．むしろ，扁桃弓の間に比較的小さく表面が白っぽかったり，陥没型の慢性扁桃炎の所見を示すことが多い．

一般に，その他の身体所見に異常を認めない．ネフローゼ症候群を合併したり，腎機能低下があるときには，むくみの有無などに注意する．また，高血圧，糖尿病，脂質異常症などによる動脈硬化の進展がないか，その他の全身疾患がないかに留意して診察する．

5．検査所見
1）検尿所見
①尿所見：蛋白尿か血尿，または蛋白尿と血尿の双方が陽性となり，その程度はさまざまである．IgA腎症の診断基準においては，必発所見として持続的顕微鏡的血尿，頻発所見として間欠的または持続的蛋白尿，偶発所見と

して急性上気道炎または急性消化管感染症後の肉眼的血尿を挙げている．なお，IgA腎症は慢性のものであり，少なくとも尿所見異常は3ヵ月（検尿回数からすると3回以上）以上持続する．

②早朝尿の意義：蛋白尿には，"生理的蛋白尿"として，起立性，運動後，発熱により蛋白尿が出ることが知られている．よってこれらを除外することが大切である．運動後や発熱は問診により除外できる．起立性蛋白尿かどうかは，早朝尿で尿蛋白が陰性であることを確認する必要がある．

③蛋白尿の定量：他の腎臓病と同じように，尿蛋白量が多いほど腎障害の程度は強く，予後不良である．よって，尿蛋白量の評価は，予後推定，治療効果判定に重要である．蓄尿は，かかりつけ医では困難であることが多く，随時尿により1日尿蛋白量を推定する．随時尿の尿蛋白量を計ると同時に，クレアチニン濃度も測定し，その比を計算することで，1日尿蛋白量が推定できる〔1日推定尿蛋白量＝随時尿の尿蛋白濃度（mg/dl）÷同じ随時尿のクレアチニン濃度（mg/dl）〕．

④血尿：尿沈渣の顕微鏡観察で，変形赤血球を呈すると，血尿が糸球体性（腎炎の可能性大）であることを示唆する．血尿は，消失することも少なくなく，腎機能低下は生じにくいとされているが，一方では1割で蛋白尿を生じてくるともいわれているので，検尿のフォローは必要である．

⑤尿沈渣：血尿の程度がひどいと赤血球円柱，腎炎重度だと白血球，蛋白尿などの成分が多いと顆粒円柱が認められる．

2）採血

頻発所見とされている血清IgA値315 mg/dl以上は，約半数以上に認められる．通常，血中IgAは正常範囲より高値であると思われがちであるが，そうではない．腎機能はさまざまであるが，多くの患者で発見された時点での腎機能は正常であることが多い．

3）画像検査

腹部エコーや腹部 CT などは，かかりつけ医でルーチンに行う必要はないが，腎生検を前提にする場合には，片腎でないこと，腎臓の萎縮がないことなどを確認する必要がある．また，中年以降にはじめて出現した血尿は，必ず尿路結石や悪性腫瘍などの泌尿器科疾患を鑑別する必要がある．尿細胞診や膀胱鏡，画像検査を考慮する．なお，腎盂造影は以前よく行われていたが，尿路結石を疑う場合や腎腫瘍や奇形を疑う場合以外は行われるときは少ない．

 ## 再診時のポイント

1．検査結果の説明

IgA 腎症の確定診断は，腎生検によってなされる．どのようなときに腎生検が必要となるか，なぜ必要かを説明する必要がある．

1）腎生検が必要な場合：CKD（慢性腎臓病）診療ガイドでは，腎専門医へ紹介すべき場合として，①0.5 g/g Cr 以上，または 2＋以上の蛋白尿，②推定糸球体濾過量（eGFR）が 50 ml/分/1.73 m^2 未満，③蛋白尿と血尿がともに陽性（1＋以上）が挙げられており，多くの場合腎生検が必要となる．これに加えて④急性上気道炎や急性消化器症状（腹痛や下痢）後の肉眼的血尿がみられたときには，IgA 腎症の可能性が高いので，腎専門医への紹介が望ましい．

2）なぜ，腎生検が必要なのかの説明：IgA 腎症疑いの患者は，ほとんどが無症状である．よって，どうして入院しての腎生検を受けなくてはならないのかを理解してもらうには，時間をかけて説明する必要がある．もっとも大切なのは，ドロップアウトを防ぐことであり，腎生検のことを理解できない患者には，引き続き検尿と腎機能の評価のために少なくとも定期的な通院の大切さを伝える．

3）腎生検の説明：腎専門医施設で，腎生検が行われることを説明する．腎生検とは何かを具体的に説明する内容を挙げる．

①腎生検とは，微細な針で腎組織を採取し，顕微鏡で観察する検査をいう．

②腎臓は後腹膜臓器であるため，腹臥位になり，腰背部から細かい針を刺して腎組織を採取する．

③腎臓は血液が豊富であるため，出血しやすく，入院が必要となる．

④腎生検そのものは局所麻酔薬を注射して行うので痛みは少ないが，その後，多くは半日から 1 日ベッド上安静をとる必要がある．

⑤入院期間は，約 1 週間前後である．

4）重要な検査結果項目

①蛋白尿：前述したように，随時尿により 1 日尿蛋白量を推定する〔1 日尿蛋白量＝随時尿の尿蛋白濃度（mg/dl）÷同じ随時尿のクレアチニン濃度（mg/dl）．単位は，g/gCr で表記されることが多い〕．正常でも 1 日に約 0.1〜0.15 g の蛋白尿が出ている．0.3 g/gCr 以上が，蛋白尿として有意である．0.5 g/gCr 以上が腎専門医への紹介基準となっている．これ以下であれば，かかりつけ医でフォローすることとなる．

②血圧：慢性腎臓病の血圧目標は，130/80 mmHg である．慢性腎臓病は高血圧の原因となりうると同時に，高血圧でも慢性腎臓病を生ずる（腎硬化症）．また，高血圧は IgA 腎症の悪化因子であるため，これ以上の高血圧があれば，降圧薬の適応となる．

③腎機能：腎機能の評価は，血清クレアチニン値ではなく，eGFR で行う．eGFR は，血清クレアチニン値より早期の腎機能低下を検出しやすく，かつ，eGFR の変化は，腎機能推移を客観的に評価するのに優れている．eGFR は，血清クレアチニン値，年齢，性別から推算されるが，ほとんどの検査会社で自動計算して，検査結果に記されるようになった．eGFR 値と尿蛋白量により，CKD のステージ分類がなされており，かかりつけ医と専門医との連携に有用である．

表1 IgA腎症の診断基準

1. 臨床症状
   大部分の症例は無症候であるが，ときに急性腎炎様の症状を呈することもある．
   ネフローゼ症候群の発現は比較的稀である．
2. 尿検査成績
   尿異常の診断には3回以上の検尿を必要とし，そのうち2回以上は一般の尿定性試験に加えて尿沈渣の検鏡も
   行う．
   A．必発所見：持続的顕微鏡的血尿
   B．頻発所見：間欠的または持続的蛋白尿
   C．偶発所見：肉眼的血尿（急性上気道炎あるいは急性消化器感染症後に併発することが多い）
3. 血液検査成績
   A．必発所見：なし
   B．頻発所見：成人の場合，血清 IgA 値 315 mg/dl 以上
4. 確定診断
   腎生検による糸球体の観察が唯一の方法である．
   A．光顕所見：巣状分節状からびまん性全節性（球状）までのメサンギウム増殖性変化
   B．蛍光抗体法または酵素抗体法所見：びまん性にメサンギウム領域を中心とする IgA の顆粒状沈着
      （他の免疫グロブリンと比較して IgA が優位）
   C．電顕所見：メサンギウム基質内，特にパラメサンギウム領域を中心とする高電子密度物質の沈着
[付記事項]
1. 上記の 2-A，2-B，および 3-B が認められれば，本症の可能性が高い．ただし，泌尿器科的疾患の鑑別が必要．
2. 本症と類似の腎生検組織所見を示しうる紫斑病性腎炎，肝硬変症，ループス腎炎などとは，各疾患に特有の全身症状
   の有無や検査所見によって鑑別を行う．

2．IgA腎症の診断

"エビデンスに基づく IgA 腎症診療ガイドライン"[1]では，腎炎徴候を示唆する尿所見を呈し，優位な IgA 沈着を糸球体に認め，その原因となりうる基礎疾患が認められないものとされている．2011年の厚生労働省進行性腎障害に関する調査研究班 IgA 腎症分科会による IgA 腎症診療指針第3版における IgA 腎症の診断基準を表1に示す[2]．要約すると，無症状で，蛋白尿 and/or 血尿をきたし，血清 IgA 値が 315 mg/dl 以上を示していれば，臨床的に IgA 腎症である可能性が高くなる．IgA 腎症の確定診断は，腎生検によるため，かかりつけ医は，IgA 腎症を疑うときには，積極的に腎専門医への紹介を行う．腎生検により，IgA 腎症の診断確定だけではなく，重症度の判定と予後の推定，そして治療方針が決定される．下記に示すように，いろいろな治療法が選択され，腎不全に陥ることが少なくなっているので，治療のタイミングを遅くすることは避けなくてはならない．

鑑別疾患は，臨床的には，各慢性糸球体腎炎（膜性腎症や巣状糸球体硬化症など）であり，組織学的には，IgA が糸球体に沈着する疾患（紫斑病，肝硬変，全身性エリテマトーデスなど）を含めて鑑別を行う．

3．IgA腎症の治療

1）重症度分類

治療方針を決定するために，腎生検結果から重症度を決定する．現在，用いられているのは，国際腎病理協会による Oxford 分類（2009年）[3,4]と，厚生労働省進行性腎障害研究班 IgA 腎症分科会によって示された "IgA 腎症診療指針第3版"（2011年）[2]が用いられている．各々できるだけ再現性の高い評価を目指しており，詳細は省略するが，組織変化（メサンギウム増殖，糸球体硬化，尿細管間質変化の程度など）を半定量化し評価する．組織変化が強いほど，予後は不良であり，可逆性があると判断される病変があるときには，下記のようなステロイド・パルス療法を含めた治療法が選択される．

臨床所見も予後判定に重要であり，その予後判定参考基準を表2に掲げる．項目として，蛋白尿と eGFR によって，臨床的重症度が規定される．

表2 IgA 腎症の予後判定基準（腎生検所見以外の臨床所見）

臨床的重症度	尿蛋白（g/日）	eGFR（ml/min/1.73 m²）
C-Grade I	<0.5	—
C-Grade II	0.5≦	60≦
C-Grade III		<60

この以外にも，血圧は重要である．

2）腎機能レベルと病診連携

一般に CKD 診療ガイド 2012 に従って病診連携を行ってよい．かかりつけ医が主としてフォローするのは，CKD ステージ 1，2（それぞれ eGFR 90 ml/分/1.73 m²以上，60〜90 ml/分/1.73 m²）である．腎専門医の意見を聞きながら，かかりつけ医が主となってフォローするのは，ステージ 3（eGFR 30〜60 ml/分/1.73 m²）であるが，この時期が腎機能低下を防ぐために非常に重要な段階となる．ちなみに，40 歳における eGFR 30 ml/分/1.73 m²に相当する血清クレアチニン値は男性では 1.9 mg/dl（女性の場合，1.5 mg/dl）と，意外に低値である．

3）生活規制

生活規制が必要なのは，一般的に eGFR 30 未満の慢性腎不全のレベルである．通常の勤務や学業は差し支えないが，残業や，深夜業務，過労，激しい運動は避ける．脱水にならないように水分補給に努める．腎機能が低下するほど，生活規制はより厳しくなるが，QOL を極端にわるくしないようにも留意する．

① 脱水を避ける：発熱，下痢などのときの水分補給は十分に．腎機能低下が進行しているとき，経口摂取が不可能，あるいは不十分なときには点滴を行い，十分な尿量を確保する．

② 解熱鎮痛薬に注意する：腎臓内の血流を低下させ，腎機能低下を起こしうる．腎機能低下があるときには，減量する（通常の 2/3，あるいは半量程度とする）．とくに発熱や下痢で脱水があるときには，腎臓では薬物濃度が高くなり，腎毒性が増す．高齢者になると整形外科をはじめとして複数の病院に通院する

機会が増えるため，内服薬の問診は重要である．

4）食事療法

① 減塩：日本人は塩分摂取が多い．高血圧を合併することが多く，とくに後述するアンジオテンシン受容体阻害薬（ARB）やアンジオテンシン転換酵素阻害薬（ACEI）の効果は減塩により増強するため，減塩は大切である．麺類，汁物，漬け物や干し物に塩分が多く含まれているが，減塩できているかどうかの評価は簡単ではない．蓄尿や早朝第一尿による食塩摂取量評価[5]が用いられている．また，個人により塩分感受性が異なることが明らかとなっており，高血圧患者を多くみる機会の多いかかりつけ医にとって，減塩の指導は重要であり，食塩摂取の評価を積極的に行うべきである．

② 蛋白摂取制限：過剰な食塩摂取を避ける．低蛋白食の意義については一定の見解は得られていない．低蛋白食が守られているかどうかの評価が蓄尿や食事調査でしかできない点と，毎食ごとの蛋白摂取量が献立により変動しやすいため，低蛋白食のエビデンスを検討することが難しい．しかしながら，過剰摂取は好ましくなく，栄養士からの個別指導が望ましい．かかりつけ医で困難な時には，病診連携先の病院において行ってもらうことが実践的である．

5）薬物療法

この方針を立てるのは腎専門医であるが，かかりつけ医として知っておくべき概略をここで述べる．

① レニン・アンジオテンシン・アルドステロン

系（RAA系）阻害薬：IgA腎症に限らず，これら薬剤の慢性糸球体腎炎に対する有用性が明らかにされており，頻用される．とくに高血圧を伴い，蛋白尿陽性の場合には，第一選択薬として，ACEIやARBが用いられる．これら薬剤は，糸球体内圧を低下させ，あるいは免疫学的機序により，降圧効果とは別に腎保護作用をもつ．ARBとACEIの併用療法については，否定的な報告が多いが，症例毎に検討されるときもあり，専門医とよく相談を行う．用量の決定には，血圧や尿蛋白量を目安とする．血圧は130/80 mmHg以下，蛋白尿が1 g/日以上のときには，125/75 mmHg以下を目標とする．尿蛋白量の定量は，用量の増減，追加薬の決定に重要である．副作用の中で，もっとも多いのは，高カリウム血症であり，腎機能低下がある場合に起こりやすく，とくに夏場に腎機能低下が増悪することもしばしば経験される．よって，これらの使用の際には腎専門医と連絡を取りながら行うことが大切である．また，これらで降圧効果が十分でないときには，カルシウム拮抗薬や利尿薬が追加される．

②副腎皮質ステロイド：腎生検でステロイドの反応が期待される急性病変があるときに，パルス療法も含めて検討される．腎機能低下がない（糸球体濾過量70 ml/分以上）ときは，有効性が高い．無症状だからといって，無治療でフォローアップしておくと，急性病変が慢性病変となり腎障害が進行していく可能性が高いので，専門医への紹介は躊躇してはならない．

③抗血小板薬：IgA腎症を含む慢性糸球体腎炎において，さまざまな凝固，線溶系の異常が報告されており，塩酸ジラゼプ（コメリアン®）がIgA腎症に，ジピリダモール（ペルサンチン®）が，ステロイド抵抗性ネフローゼ症候群に，ジピリダモール徐放剤（ペルサンチンL®）が慢性糸球体腎炎に保険適応が認められている．しかしながら，世界的な十分

なエビデンスに欠ける．

④Fishoil：エイコサペンタエン酸（EPA）やドコサヘキサエン酸（DHA）を多く含んでいるfishoilの有効性が1994年に報告され注目されたが，その後のメタアナリシスで腎機能保護作用を有していないことが明らかとなっている．日本ではイコサペント酸エチル（エパデール®）が脂質異常症の適応があるが，IgA腎症の治療薬として用いられることはない．

6）扁桃摘出

扁桃炎後に肉眼的血尿が出現したり，尿蛋白が増悪することが知られており，病巣感染巣を除去する目的で扁桃を摘出することは以前から行われていた．一時は有効性がないという見解が多数を占めたが，近年再びその有用性が注目された．とくに扁桃摘出とステロイドパルス療法の併用が，よく行われているが，腎障害が強い場合には，この有効性が低下することも知られている．前向き研究の報告がないこと，全身麻酔下の治療となることなどにより，この治療法は世界的には認められていない．患者やその家族がインターネットで調べてかかりつけ医に相談することも少なくない．現時点では腎専門医とよく話し合い，場合によってはセカンドオピニオンを得ながら，治療法を選択，決定することが必要であろう．基礎研究で扁桃における免疫異常が明らかとなっており，新しい時代に大きな期待がかかっている．

 継続治療のポイント

1．腎専門医との連携

最近では，CKDの認識が普及し病診連携の動きが活発となってきているが，実際にどの段階で，どんなことに留意して，腎専門医との連携を行うのか，確立したシステムの構築がされているとはいいがたい．とくに無症状であるため，進学や転勤などでドロップアウトしてしまうことも少なくない．それを再びすくい上げることができるのは，かぜや健診などの異常で受診するかかりつけ医である．蛋白尿2+以上，または，蛋白尿1+

かつ血尿1＋の検尿異常や，eGFR 50 ml/分/1.73 m^{2}未満（血清クレアチニン値が正常域を少しでも超えると該当する）の患者が受診したときには，必ず腎専門医への受診を勧めることが必要となる．

2．変化しうる重症度

大切なのは，一度腎生検によって，明らかにされた腎障害の程度も，経過中に変わりうるということである．すなわち予後良好と思われていても，腎障害が進行して腎不全に陥ることもある．IgA腎症は，10年単位の疾患であるため，経過をしっかりフォローすることが重要となる．よって，もっとも恐れるのは，ドロップアウトである．

尿蛋白の急激な増加，腎機能の急速な低下が認められたときには，腎障害が進展している可能性があるので，ただちに腎専門医へ紹介するが，実際にどの程度の変化のときに対応するかの規定はない．CKDでは，25％以上のeGFR低下，年5以上のeGFR低下がある場合には，腎専門医の意見を求めることが望ましいとされている．

3．腎機能低下時に使用される薬物

IgA腎症に特異的な治療法でなく，腎不全状態となったときに用いられる．腎専門医とよく相談して用いる．

1）クレメジン®：最近はより早期の段階から使用すると有用性が高いとの報告もある．
2）赤血球造血刺激因子製剤（ESA）：いわゆるエリスロポエチン製剤である．血清クレアチニン値2 mg/dl以上，eGFR 30以下の腎性貧血に用いる．貧血が腎機能悪化の増悪因子であり，貧血の是正が腎機能保護に役立つことが明らかとなっている．腎専門医の指導のもと，かかりつけ医での使用は十分に可能である．毎週から月2回，月1回の製剤までさまざまで，皮下注，または採血時の静注で投与する．貧血の改善で高血圧が増悪することがあるので，血圧のコントロールをきちんとしておくことが必要である．

4．予後

長期予後に関しては，20年間で約40％が腎不全に陥るとされており，諸外国の報告とほぼ一致する．一方，ステロイドや免疫抑制薬の投与なしで，20年後も約6割は腎機能が正常であることや，腎生検時から約5年後に尿蛋白が陰性または±となっている患者が約4割いることも明らかとなっており，IgA腎症が非常に不均一な疾患であり多様性に富んでいることを示している．

リスク因子としては，腎生検の病理学的組織障害のほか，収縮期血圧，高度蛋白尿，腎機能低下が挙げられる．

少なくとも現時点では，放置しておくと予後は決してよくない疾患である可能性があることを再認識しておくことが重要である．

また，小児期に発見されたIgA腎症患者が，ドロップアウトとなり，成人期に健診で検尿異常や腎機能低下で再び発見されることもある．このときには，まずは，腎臓専門医への紹介が必要である．

文　献

1）エビデンスに基づくIgA腎症診療ガイドライン2014 日腎会誌57：5-137，2015
2）IgA腎症診療指針第3版．日腎会誌53：123-135，2011
3）The Oxford classification of IgA Nephropathy：Pathology definitions, correlations and reproducibility. Kidney Int 76：546-556, 2009
4）The Oxford classification of IgA Nephropathy：Rationale, clinicopathological correlation, and classification. Kidney Int 76：534-545, 2009
5）Validation of the equations for estimating daily sodium excretion from spot urine in patients with chronic kidney disease. Clin Exp Nephrol 15：861-867, 2011

（宮崎　正信・西野　友哉）

3 ネフローゼ症候群

ネフローゼ症候群とは，大量の血中蛋白（主にアルブミン）が蛋白尿として腎糸球体から漏出することによって発症する症候群であり，低蛋白血症，浮腫および脂質異常症（高脂血症）を呈する．わが国では，表1に示す診断基準と治療効果の判定基準が用いられている[1,2]．ネフローゼ症候群の必須項目は，3.5 g/日以上の尿蛋白の持続と6.0 g/dl 以下の血清総蛋白濃度（あるいは 3.0 g/dl 以下の血清アルブミン濃度）である．

上記症状以外に，血液凝固能の亢進による血栓症や免疫能の低下による易感染性を呈することも重要である．また，成人例では，一次性糸球体疾患のみならず糖尿病，アミロイドーシスなど種々の二次性糸球体疾患がネフローゼ症候群の原因疾患になるので，鑑別診断が必要になる．

本稿では，ネフローゼ症候群の診断における実地臨床での重要なポイントについて概説する．

初診時の対応

ネフローゼ患者の主訴は，浮腫（眼瞼，下腿，足背部），腹部膨満感，全身倦怠感，食思不振などが多く，肉眼的血尿で来院することはまれである．浮腫の程度は，下腿や足背部に溜まる軽度なものから胸腹水の貯留を示す高度なものまでさまざまである．腸管浮腫によって食思不振や下痢，

表1　ネフローゼ症候群の診断基準と治療反応性の診断基準

成人ネフローゼ症候群の診断基準
1．蛋白尿：3.5 g/日以上（随時尿において尿蛋白 /尿クレアチニン比が 3.5 g/gCr 以上の場合もこれに準ずる）
2．低アルブミン血症：血清アルブミン値 3.0 g/dl 以下．血清総蛋白量 6.0 g/dl 以下も参考になる．
3．浮腫
4．脂質異常症（高 LDL コレステロール血症）
注：上記の1と2の両所見を認めることが必須条件である．3と4は必須条件ではない．尿中卵円形脂肪体は診断の参考になる．
ネフローゼ症候群の治療効果判定基準と治療反応性
治療効果の判定は治療開始後1ヵ月，6ヵ月の尿蛋白定量で行う．
完全寛解：尿蛋白<0.3 g/日
不完全寛解I型：0.3 g/日≦尿蛋白<1.0 g/日
不完全寛解II型：1.0 g/日≦尿蛋白<3.5 g/日
無効：尿蛋白≧3.5 g/日
ステロイド抵抗性ネフローゼ症候群：十分量のステロイドのみで治療して1ヵ月後の判定で完全寛解または不完全寛解I型に至らない場合とする．
難治性ネフローゼ症候群：ステロイドと免疫抑制薬を含む種々の治療を6ヵ月行っても，完全寛解または不完全寛解I型に至らないものとする．
ステロイド依存性ネフローゼ症候群：ステロイドを減量または中止後再発を2回以上繰り返すため，ステロイドを中止できない場合とする．
頻回再発型ネフローゼ症候群：6ヵ月間に2回以上再発する場合とする．
長期治療依存型ネフローゼ症候群：2年以上継続してステロイド，免疫抑制薬等で治療されている場合とする．

（ネフローゼ症候群治療指針　2012 とエビデンスに基づくネフローゼ症候群診療ガイドライン 2014 から引用）

表2　ネフローゼ症候群の原因疾患

Ⅰ．一次性ネフローゼ症候群
　1．微小変化型ネフローゼ症候群
　2．巣状糸球体硬化症
　3．膜性腎症
　4．メサンギウム増殖性糸球体腎炎（IgA 腎症を含む）
　5．管内増殖性糸球体腎炎
　6．膜性増殖性糸球体腎炎
　7．半月体形成性糸球体腎炎
Ⅱ．二次性ネフローゼ症候群
　1．代謝疾患（糖尿病性腎症，アミロイドーシス，クリオグロブリン血症）
　2．膠原病および血管炎（ループス腎炎，紫斑病性腎炎，多発動脈炎）
　3．悪性腫瘍（Hodgkin 病，多発性骨髄腫，固形癌）
　4．薬物（金製剤，DMARDs，NSAIDs，ヘロイン）
　5．感染症（B および C 型肝炎ウイルス，HIV，梅毒，シャント腎炎，マラリア，日本住血吸虫，フィラリア）
　6．先天性疾患（先天性ネフローゼ症候群，アルポート症候群）
　7．その他（妊娠中毒症，うっ血性心不全，鎌状赤血球症，蜂刺傷など）

ときに腹膜炎様症状が出現する．

　初診時に検尿を実施するので，高度蛋白尿の存在を見逃すことは少ないと思われる．ただし，乏尿例では検体を提出してくれない場合があり，注意しなければならない．

　高度の浮腫や腎機能障害（血清クレアチニン値の上昇）が認められた場合は，ただちに入院を勧める．

1．現病歴の聴取

　ネフローゼ症候群の原因疾患は多岐にわたるので（表2），鑑別診断を念頭におきながら現病歴を聴取する．

　浮腫の出現様式によって疾患をある程度予想できるので，浮腫についての聴取を詳細に行う．浮腫が急激に出現した場合には，微小変化型ネフローゼ症候群や巣状糸球体硬化症を疑う．その場合，感冒などの先行感染を伴うことも多い．肉眼的血尿と急激な浮腫を主訴に来院した患者では，溶連菌感染後急性糸球体腎炎を疑うが，ネフローゼ症候群を呈することは少ない．一方，浮腫が緩徐に出現する場合や改善と増悪を繰り返す場合には，膜性腎症を強く疑う．

　尿量の減少，「尿の泡立ち」，体重増加の出現時期を聞き取ることも大事である．高度のネフローゼ例では，循環血漿量の減少や腎間質の浮腫に起因する急性腎不全を発症し，透析が必要になることがある．したがって，尿量には十分に注意する．

　患者の年齢も鑑別診断に有用であり，小児や若年者では微小変化型ネフローゼ症候群，50 歳以上では膜性腎症，糖尿病，アミロイドーシスなどを疑って検査を進める．

2．既往歴の聴取

　既往歴の聴取は鑑別診断に欠かせないものであり，服薬歴も詳細に聴取する．

　疾患では，糖尿病，関節リウマチなどの膠原病，高血圧，ウイルス性肝炎の既往は必ず聴取する．ウイルス性肝炎では，慢性肝炎の活動性とネフローゼ症候群の発症との間に関係がみられない症例があり，肝炎の活動性がみられないというだけで原因から除外してはいけない．

　薬物では，とくに抗リウマチ薬，NSAIDs の使用を聴取する．

3．家族歴の聴取

　内科領域では，ネフローゼ症候群の家族内発症はまれである．しかし，遺伝性腎疾患であるアルポート症候群がネフローゼを呈することがあり，注意を要する．アルポート症候群は，腎障害，感音性難聴と眼疾患を伴う．85％の症例が伴性（X連鎖性）優性遺伝を示す．大部分の症例が血尿の

家族歴をもつので，必ず血尿の家族歴を聴取する．

4．現　症

通常の内科診察でよいが，浮腫，腹水，胸水の程度・有無を診察する．血栓形成傾向にあるので，下肢の浮腫の左右差にも注意する．

肝脾腫，巨舌，心不全兆候を調べる．血圧に関しては，低血圧例が多いが，高血圧例もみられる．著明な低血圧がある場合は，アミロイドーシスを疑う．

5．検　査

1）尿検査

検尿は，試験紙法だけでなく，沈渣を検鏡することが望ましい．赤血球，白血球，多彩な円柱がみられれば，膜性増殖性糸球体腎炎や全身性エリテマトーデスが疑われる．

蛋白尿は，蓄尿して1日排出量を測定するのが原則であるが，随時尿において尿蛋白/尿クレアチニン比を代用してもよい．蓄尿時には，同時に尿中クレアチニン，尿中尿素窒素，尿電解質を測定する．腎機能評価には推算糸球体濾過量（eGFR）だけでなく，24時間クレアチニンクリアランスの算出が望ましい．アミロイドーシスや多発性骨髄腫が疑われるときは，尿中ベンスジョーンズ蛋白の測定や尿免疫電気泳動を実施する．

2）血液検査

内科一般の血液検査（末梢血，生化学，蛋白分画，HbA1c など）に加えて，免疫グロブリン（IgG，IgA，IgM）と補体（C3，C4，CH50）を必ず測定する．全身性エリテマトーデスなどの膠原病が疑われるときは，自己抗体（抗核抗体，抗ds-DNA 抗体など）を測定する．

■ 再診時のポイント

1．検査結果の説明

上記検査の結果，腎機能障害が認められたときは，ただちに腎臓専門施設へ紹介する．一次性糸球体疾患が疑われるときや原因疾患が特定できな

いときは，病理組織診断が唯一の診断法になるので，腎生検を勧める．この場合も，専門施設への紹介が必要になる．

糖尿病性腎症のように，原因疾患が特定でき，浮腫が高度でないのなら外来で治療してもよい．

2．検査結果の解釈や注意点

1）蓄尿して1日尿蛋白量を測定することが望ましいが，随時尿において尿蛋白/尿クレアチニン比が 3.5 g/gCr 以上持続するときはネフローゼ症候群を強く疑ってよい．

2）一次性糸球体疾患や糖尿病などの多くの二次性糸球体疾患では，漏出によって免疫グロブリン値は低値を示すが，全身性エリテマトーデスではむしろ高値である．

3）低補体血症は，膜性増殖性糸球体腎炎，溶連菌感染後急性糸球体腎炎，全身性エリテマトーデスおよびクリオグロブリン血症でみられるにすぎず，診断的意義が高い所見である．

4）蛋白分画で，M 蛋白が認められれば診断に役立つ．しかし，アミロイドーシスや多発性骨髄腫では，M 蛋白がみられない症例があるので注意を要する．

5）アミロイドーシスネフローゼ例では，肝胆道由来 ALP が上昇している場合が多いので（アミロイドの沈着による），ALP 高値例ではアミロイドーシスの存在を念頭において検査を進めるべきである．

3．特殊検査の施行

1）画像検査

腎臓の形態を把握するために，超音波検査やCT 検査を実施する．萎縮腎では腎機能の回復が期待できないし，腎生検も実施できない状態なので，萎縮の有無は必ず確認する．さらに，血栓の好発部位である腎静脈や下大静脈の血栓を調べるためにも画像検査を実施すべきである．

2）他科紹介の検査

糖尿病性腎症例がネフローゼ症候群を呈する場

合，すでに腎機能低下例が多く，HbA1c や血糖値が高値でないことがある．糖尿病性腎症の疑いが少しでもあれば，網膜症の確認のために眼底検査を考慮すべきである．

アルポート症候群が疑われるときは，聴力検査や眼科的検査を実施する．

3）腎生検

小児例では，大半が微小変化型ネフローゼ症候群であり，副腎ステロイドが奏功するので治療を優先させる．一方，成人例では原因疾患が多岐にわたり，副腎ステロイドが有効でない疾患も多数含まれるので，腎生検を実施することが望ましい．なお，腎生検は超音波ガイド下針腎生検が一般的である．

4．治療方針と治療

治療目標は，完全寛解導入と腎機能の保持であり，寛解維持下での治療薬の減量・中止である．しかし，難治例では，社会復帰や QOL を配慮し，治療薬の副作用を最小限にとどめるために治療計画の変更も必要である．薬物療法だけではなくて，食事療法と生活指導を必ず併用する．

1）食事療法および生活指導

従来はネフローゼ例に対して高蛋白食が投与されてきたが，高蛋白食が実験腎炎を悪化させることや低蛋白食によって実験腎炎のみならずヒトにおいても蛋白尿の減少がみられることから，現在では低蛋白食（蛋白 0.8 g/kg/日）が推奨されている．高カロリー（35 kcal/kg/日）・減塩食（5 g/日）を併用する[2,3]．

生活指導では，治療導入期は入院が原則である．

2）薬物療法

①一次性糸球体疾患

糸球体腎炎の治療では，副腎皮質ステロイドと免疫抑制薬が主軸になる．原疾患によって，抗血小板・抗凝固療法，LDL 吸着療法，アンジオテンシン I 変換酵素阻害薬（ACEI）とアンジオテンシン II 受容体拮抗薬（ARB），メチルプレドニゾロン・パルス療法，シクロホスファミド・パルス療法を適時追加する．なお，治療効果の判定は投与後 1 ヵ月で行うのが一般的である．

代表的処方例を提示する．

A．一次性糸球体疾患の初発例の治療
・プレドニゾロン（プレドニン®）
成人例　40～60 mg/日　朝食後　4 週間
通常プレドニゾロン投与後 2 週程度で蛋白尿は改善する．急激なステロイドの減量は再発をきたしやすいので，ゆっくりと漸減する．

B．ステロイド抵抗例や難治例の治療（以下の薬のいずれかをステロイド薬に追加する）
・シクロスポリン（ネオーラル®）
1.5～3.0 mg/kg/日　朝食前
・シクロフォスファミド（エンドキサン P®）
1.5～3 mg/kg/日　朝食後
・ミゾリビン（ブレディニン®）
150 mg/日　朝食前
・ミコフェノール酸モフェチル（セルセプト®）
30 mg/日　分 2　朝夕食後
・メチルプレドニゾロン・パルス療法
1,000 mg/日×3 日点滴静注を 1 クールとして 3 クール実施
・リツキシマブ（リツキサン®）[2] 1 回 375 mg/m^2 を 1 週間感覚で 4 回投与

以上のようにネフローゼ症候群の治療では，副腎皮質ステロイドと免疫抑制薬を長期に大量に使用する．また，寛解後の治療薬漸減中に再発を繰り返す症例や感染症を合併することも少なくない．したがって，治療薬の効果と副作用を熟知している腎臓専門医に委ねるべきである．

②糖尿病性腎症

日常診療で遭遇するネフローゼ患者のほとんどが糖尿病性腎症であり，治療の対象も糖尿病性腎症例と考えてよいだろう．ただし，ネフローゼ期の患者は腎機能障害を伴っているので，原則的には腎臓専門医に紹介することが望ましい．

食事療法として，低蛋白食（蛋白 0.6～0.8 g/kg/日），減塩食（5～8 g/日），総エネルギー（30～35 kcal/kg/日）を併用する[4]．薬物療法として，血圧の管理が必須であり，130/80 mmHg 未満を目標とする．ACEI あるいは ARB を投与することは

周知のことである[5].

利尿薬は，速効性あるいは持続性ループ利尿薬を用いる．

 ## 継続治療

対象疾患が糖尿病性腎症に限られると思われるので，治療目標はネフローゼと腎機能両者の悪化の抑制といえよう．しかし，腎機能悪化は確実に進行するので，腎臓専門医に紹介する時期がポイントになると思われる．浮腫がコントロールできなくなれば，紹介することに異論はないであろう．腎機能に関しては，現在のところ一定した意見はみられないが，クレアチニン値が 2 mg/dl 以上になれば，溢水による心不全のリスクが高くなるので紹介すべきであると考える．

文　献

1) 厚生労働省難治性疾患克服研究事業進行性腎障害に関する調査研究班　難治性ネフローゼ症候群分科会編：ネフローゼ症候群診療指針ガイドライン 2014
2) 日本腎臓学会編：エビデンスに基づくネフローゼ症候群診療ガイドライン 2014
3) 日本腎臓学会編：腎疾患の生活指導・食事療法ガイドライン，p75-77，1998
4) 日本腎臓学会編：CKD 診療ガイド 2009，p60-64
5) 日本高血圧学会高血圧治療ガイドライン作成委員会編：高血圧治療ガイドライン 2014，p75-78

（椎木　英夫）

第2章 疾患編
F 腎疾患

4 腎不全

Ⅰ. 急性腎障害 Acute Kidney Injury (AKI)

急速な腎機能低下により高窒素血症, 肺水腫をはじめとする腎不全症状をきたす疾患群を, かつては急性腎不全としてきた. しかし多種の病因を含むこの疾患群を定義する共通の診断基準は存在しなかった. 2005 年に国際的ネットワークである Acute Kidney Injury Network 主導のもと, 汎用性・融通性の高い指標を用いて, 早期の腎機能障害を診断しうることを目標に AKI の診断基準とステージ分類が示された (表 1)[1,2].

AKI の定義・ステージ分類

腎機能評価において汎用性が高く, 簡便かつ感度・特異度が高いマーカーとして血清 Cr 値と尿量が用いられている (表 1). 腎機能障害の早期に診断し治療を開始するという目的のため, 血清 Cr 値 0.3 mg/dl 上昇という比較的わずかな上昇でも

ステージ 1 としている. 実際, Cr 値が 0.3 mg/dl 上昇すると死亡リスクが 4.1 倍になることが報告されており, 早期の治療介入の重要性が示されている[1,2]. 臨床的には軽微な腎機能の低下の重要性が強調される.

ステージ分類については2004 年に Acute Dialysis Quality Initiative により示された重症化分類 Risk of renal dysfunction, Injury to the kidney, Failure or Loss of kidney dysfunction, and End-stage kidney disease (RIFLE) criteria を踏襲する形となっている. このステージが高いほど生命予後が悪化することが示されており, 早期に診断するとともに治療を開始し, AKI の進行を防ぐことが, 生命予後を改善させるために重要であることを示している.

初診時の対応

1. 病歴・自覚症状の聴取

AKI 発症前の手術, カテーテル検査の有無や,

表1 AKI 定義とステージ分類

ステージ	血清 Cr 基準	尿量基準
1	血清 Cr 0.3 mg/dl 以上増加 または Cr が基礎値の 1.5-2 倍に上昇	<0.5 ml/kg/時が 6 時間
2	Cr が基礎値の 2-3 倍に上昇	<0.5 ml/kg/時が 12 時間
3	Cr が基礎値の 3 倍以上に上昇 または Cr 4 mg/dl 以上 (少なくとも 0.5 mg/dl 上昇)	<0.3 ml/kg/時が 24 時間 または 12 時間以上無尿

AKI 定義
急激な (48 時間以内) 腎機能低下.
腎機能低下とは血清 Cr 0.3 mg/dl 以上増加または 1.5 倍以上の上昇, 尿量 0.5 ml/kg/時以下が 6 時間以上持続すること

〔文献 1) より引用〕

出血症状，体液喪失などの脱水症状の有無，また
薬物の服用歴，たとえばNSAIDsやアミノグリコ
シド系抗生剤，利尿薬の服用歴，また造影剤の使
用歴などを確認する．肝疾患や血管炎を原因とす
る場合もあり，基礎疾患の有無についても聴取す
る．前立腺肥大や前立腺がん，骨盤内腫瘍などに
よる尿路閉塞症状についても確認する．

　AKIに伴う臨床症状は腎臓の機能すべてが障
害され，表2に示すような臨床症状，検査値異常
が出現しうる[3]．症状は尿毒症や水・電解質異常
に伴うものなどがあり非常に多岐にわたる．尿毒
症症状として消化器症状，すなわち悪心・嘔吐や
下痢，神経症状として頭痛，全身倦怠感，集中力
の低下や，さらには意識昏迷・昏睡なども起こり
うる．出血傾向や心外膜炎も尿毒症に伴い出現す
ることがあり，注意を要する．水・電解質異常に
より心・肺症状として浮腫や高血圧，心不全が出
現し，動悸・息切れを自覚する．エリスロポエチ
ン産生能低下およびレニン濃度上昇に伴い，貧血
症状や高血圧症状を呈することもある．尿量に関
して，急性腎不全の20～50%は非乏尿性であるこ
とより，尿量が確保されていることがAKIを否定
することとはならないことに留意が必要である[4]．

2．身体所見

　腎前性の原因の場合，脱水，容量減少状態を示
唆する所見，すなわち皮膚緊張度の低下，毛細管
再充満時間の延長（爪を押して赤みが戻るまでの
時間が2秒以上），頻脈，起立性低血圧，体重減少
の有無を確認する．一方，水分貯留をきたした場
合，浮腫や頸静脈の怒張，さらに頻呼吸や起座呼
吸がみられ，肺野に湿性ラ音や喘鳴が聴取され
る．また，皮疹は血管炎や膠原病，クリオグロブ
リン血症，薬剤性急性間質性腎炎の存在を示唆す
る．側腹部，下腹部に圧痛や腫瘤が触知される場
合，尿路系の閉塞による腎後性の原因を考慮す
る．カテーテル検査や心・血管手術後にAKIが顕
在化した場合，必ずblue toeの有無を確認する
（図1）．これらの病歴・所見はコレステロール塞
栓症の存在を示唆する．腹部の血管性雑音が聴取

表2　腎の機能異常による所見

1．老廃物の排泄
　　高窒素血症，食欲低下，吐き気，嘔吐，
　　全身倦怠感，意識障害，出血傾向，心外膜炎

2．水・電解質，酸塩基平衡調節
　　体内Naと水分量の調節―浮腫，高血圧，心不全
　　K濃度の調節―高K血症，不整脈
　　Ca・P代謝の調節―低Ca血症，高P血症

3．内分泌器官としての役割
　　ビタミンDの活性化―低Ca血症
　　エリスロポエチンの産生―貧血
　　レニン産生―高血圧

〔文献3）より引用，改変〕

された場合，腎動脈狭窄症のみならず腹部大動脈
瘤等の有無を速やかに確認すべきである．

3．検査所見

　腎障害の原因により治療方針が異なってくるた
め，その原因診断は重要である．AKIを認めた場
合は，必ず超音波やCTなどにより腎形態を評価
する．両側水腎症や尿管拡張を認めた場合には腎
後性腎障害の可能性が高く，泌尿器科専門医とも
相談する．腎前性の鑑別には表3が参考となる[4]．
利尿薬が投与されている場合，腎前性でも尿中
Na排泄率は増加するため，尿素窒素排泄率も参
考にする．

　腎前性，腎後性ともに否定された場合，腎性と
考える．検尿にて蛋白尿・血尿あるいは尿沈渣異
常が認められれば糸球体腎炎を考慮しMPO-
ANCAやPR3-ANCA，抗糸球体基底膜抗体，抗
核抗体などを測定する．単クローン性高γグロブ
リン血症を認めた場合，尿中ベンスジョーンズ蛋
白，血清免疫電気泳動にて骨髄腫腎を鑑別する．

4．造影剤腎症に関して

　造影剤腎症発症には，腎機能障害，高齢，糖尿
病の存在がリスクファクターとして挙げられてい
る[5]．リスクが高いと判断される場合には予防策
や，造影剤の使用量をできる限り少なくするこ
と，また可能であれば造影剤を使用しない代替検

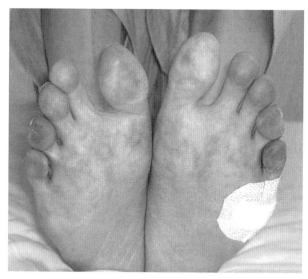

図1　コレステロール塞栓症患者の blue toe

表3　腎前性 AKI と急性尿細管壊死の鑑別

	腎前性 AKI	急性尿細管壊死
尿検査	硝子円柱など	蛋白尿・血尿 種々円柱
尿浸透圧 (mOsm/kg/H_2O)	>500	<350
尿中 Na 濃度（mEq/l）	<20	>40
Na 排泄率（%）	<1	>2
尿素窒素排泄率（%）	<35	>35
尿酸排泄率（%）	<7	>15

$$X 排泄率（\%）= \frac{尿中 X × 血清 Cr}{血清 X × 尿中 Cr} × 100$$

〔文献 4）より引用，改変〕

査を考慮する．

　腎機能障害時の造影剤の使用量に関しては明確なコンセンサスは得られていないが，造影剤使用量を体重（kg）×5 ml/血清 Cr（mg/dl）以上にすると腎症の発症が増加するとの報告がある[6]．（例　体重 60 kg，血清 Cr 2.0 mg/dl の場合　60×5/2.0 ＝150 ml を超えない）

　検査前からの輸液療法，とくに生理食塩水の点滴に腎症の発症予防効果が認められている．入院検査の場合，1 ml/時/kg体重の生理食塩水を検査前6～12時間，検査後さらに12時間程度点滴する

ことにより腎症の発症を低下させる．輸液を検討すべき患者の目安は，造影CT など静脈からの非侵襲的造影では GFR 45 mL/分/1.73 m^{2}未満，冠動脈造影など，動脈からの侵襲的造影では GFR 60 mL/分/1.73 m^{2}未満である[5]．

　また，MRI 用造影剤のガドリニウム（Gd）にて腎性全身性線維症（Nephrogenic Systemic Fibrosis）の発症が認められている．皮膚の肥厚と強直が出現し，骨格筋や肺，肝，心などにも線維化をきたす．患者の 5%は劇症型の臨床症状を示し，死に至る．NF の発症予防のため，本邦のガイドラインでは Gd 造影剤を使用しない基準として，長期透析が行われている終末期腎不全例，非透析例で GFR 30 mL/分/1.73 m^{2}未満，急性腎障害例が挙げられている．また，GFR 30-60 mL/分/1.73 m^{2}の症例においても慎重な検討が要するとされている[7]．

 AKI の治療

　適切な時期に適切な治療を行わないと，腎不全が進行するばかりか，生命予後も悪化するため，診断，治療にあたっては，腎臓専門医の意見も参考にする．治療は AKI の原因に関する治療とその

AKIから回復するまでの腎不全期の管理の2つからなる[3].

腎機能の回復を期する治療においては，腎障害の原因と思われる薬剤の中止，また腎毒性のある薬剤を極力使用しないことが重要である．脱水，容量減少などによる腎前性の場合，生食の点滴などにより腎血流を改善することで腎機能の改善が期待できる．糸球体・間質疾患が原因の場合は原疾患の治療を行う．腎後性の場合には閉塞を解除する治療が優先される．一方，利尿薬や低用量ドパミン製剤などは利尿作用は期待できるものの，腎保護作用については現在のところ否定的と考えられている[4].

腎不全期の合併症管理として，栄養・水分・電解質および尿毒症の管理が必要となる．水分出納を考える上で，頻回な胸部X線や中心静脈圧などの確認は必要不可欠である．K制限にもかかわらず高K血症が認められた場合，K吸着剤を開始する．高K血症緊急時には静脈注射用Ca製剤（10%グルコン酸カルシウムや塩化カルシウム1Aを2〜3分で静注），重炭酸（炭酸水素ナトリウム1Aを5分で静注）やグルコースインスリン療法（ブドウ糖10gにインスリン1単位の割合で混ぜて点滴静注）を開始する．これらの治療によるK低下は一時的なので，その後血液浄化療法やK吸着剤を考慮する．水・電解質異常は，悪化時には速やかに血液浄化療法を必要とするため，透析設備の整った医療施設での治療が望ましい．日本腎臓学会よりAKI診療ガイドラインが発刊される予定である．

Ⅱ．慢性腎不全

慢性腎不全の診断は血清Cr値上昇，高窒素血症などによる．慢性腎不全の明確な定義はないが，2016年に厚労省難治性疾患等実用化研究事業の成果として，CKDステージG3b-5患者のための腎障害進展予防とスムーズな腎代替療法への移行に向けた診療ガイドライン2015が刊行された．本稿では，このガイドラインに則り，GFR 44 ml/

min以下の患者を想定し，その評価・管理について概説する．

初診時の対応

1．病歴・自覚症状の聴取

ほとんどの腎疾患が慢性腎不全の原因となりうる．これまで検尿異常を含めて何らかの腎障害を指摘されていなかったかを聴取する．高血圧や糖尿病の基礎疾患などについても確認する．常染色体優性多発性のう胞腎など遺伝性の進行性腎疾患もあることから，腎疾患の家族歴を問診しておく．常用薬に鎮痛薬をはじめとする腎毒性のあるものが含まれていないか確認する．

自覚症状はAKIと同様に多岐にわたる．初期には尿濃縮力低下による夜間多尿を自覚することがある．進行すると水分貯留や腎性貧血のため浮腫，動悸，息切れなどが出現する．また食欲不振，悪心，嘔吐，下痢など消化器症状もみられる．皮膚のかゆみを訴えることもある．末梢神経症状として下肢のだるさや違和感（restless leg），中枢神経症状として集中力低下，睡眠障害から振戦，痙攣，傾眠傾向がみられることもある．

2．身体所見

貧血や特有の尿毒症性口臭を認める．高血圧は難治性を示すことも多い．水分貯留による心不全，肺水腫の所見も確認する．腹部では，多発性のう胞腎の場合，腫大した腎を触知することがある．皮膚では色素沈着をみることも多い．四肢では浮腫や，筋萎縮の有無を確認する．四肢末梢の感覚障害，振戦など神経学的な異常も認める．

3．検査所見

慢性腎不全の診断は血清Cr値上昇，高尿素窒素血症などによる．AKIとの鑑別は，画像的な腎萎縮，高P血症・低Ca血症や二次性副甲状腺機能亢進症が存在すれば慢性腎不全を疑う．鑑別困難な場合には数日後に腎機能が悪化していないか再検する．病歴，身体所見などより必要な検査を

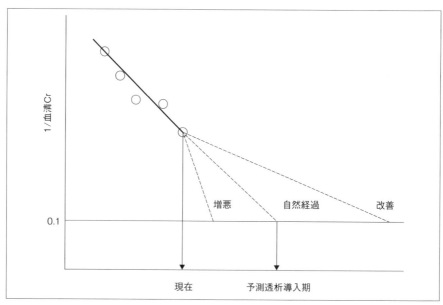

縦軸: 1/血清Cr
横軸ラベル: 増悪　自然経過　改善
0.1
現在　予測透析導入期

図2　慢性腎不全の経過

適宜行う．多発性のう胞腎が原因の場合，脳動脈瘤，心臓弁膜症を合併することがあるため，これらの精査も行う．

血清 Cr 値，尿素窒素ともに上昇を認めるが，尿素窒素/Cr 比は通常約10となる．この比が上昇（尿素窒素が Cr に比較し高値）している場合は，脱水や異化亢進（悪性腫瘍，消化管出血，ステロイド内服など）の鑑別，この比が低下（尿素窒素に比較し Cr が高値）している場合は腎後性の尿管狭窄の鑑別を要する．

正球性正色素性貧血を示す腎性貧血，二次性副甲状腺機能亢進症，また血液ガス分析にて代謝性アシドーシスを確認する．胸部 XP，心電図において心肥大，溢水，電解質異常に伴う不整脈の有無を確認する．

 ## 予　後

腎不全の進行速度を予測するために1/血清Cr-時間直線を臨床的に用いることも多い（図2）．1/血清Crが約0.1となる時期が透析導入の予測時期である．ほかに治療，増悪因子による進行速度の変化を知ることが可能となる．

増悪因子としては，コントロール不良の高血圧，高血糖，肥満，喫煙などが挙げられる．ほかから脱水や感染症，心不全，侵襲の大きい手術，腎毒性のある薬剤も増悪因子となる．

 ## 治　療

慢性腎不全の診療においては，CKD ステージ G3b（eGFR 45 ml/min/1.73 m^{2}未満）では，かかりつけ医と腎臓専門医の医療連携，ステージ G4，5（eGFR 30 ml/min/1.73 m^{2}未満）では医療連携に加えて，コメディカルを加えた多職種によるチーム医療で患者教育を実践することが，ガイドラインで推奨されている[8,9]．これらの医療連携や患者教育により，腎機能の保持，透析導入の遅延，透析導入時の入院日数短縮など有効であることが報告されている．

慢性腎不全では代償機構として残存したネフロンに過剰濾過がかかり，それによりさらに残存ネフロンの障害につながることが明らかとなっている．糸球体過剰濾過を防ぐことが治療の目標となる．

降圧の目標値としては，糖尿病を合併している

場合，糖尿病を合併していなくても，蛋白尿を伴う場合は130/80 mmHg未満，糖尿病を合併していない場合は140/90 mmHg未満となる．また，降圧薬の第一選択薬は，糖尿病を合併している場合，糖尿病を合併していなくても，蛋白尿を伴う場合はRA系阻害薬が勧められている．しかしながら，RA系阻害薬の投与により，血清カリウム値の上昇，腎機能の悪化を認めることがあり，使用には注意が必要である．降圧目標に到達しない場合はさらにCa拮抗薬をはじめとする他剤を併用する．また，糖尿病を合併している場合，スタチンでの脂質管理により，心血管疾患の発症を抑制，蛋白尿の減少，生命予後の改善が期待できる[8,9]．

食事に関しては，塩分制限（6 g/日未満）は末期腎不全，心血管疾患，死亡のリスクを抑制するため，推奨されている．血清カリウム値によっては，カリウム制限食およびカリウム吸着薬が必要である．血清リン高値も同様に食事療法から行うが，それでも正常範囲を超える場合には，リン吸着薬の投与が推奨されている．

蛋白質制限は腎代替療法が必要となるまでの時間を延長させるが，腎機能の低下速度を抑制する効果には乏しい．蛋白質制限の適応は，ステージG3b以降で，0.6〜0.8 g/kg標準体重/日で指導することが推奨されている．糖尿病性腎症などではステージG4以降で0.6〜0.8 g/kg標準体重/日の指導としてもよい．十分なエネルギーの確保が必要で，サルコペニア，Protein-energy wasting，フレイルなどの発症に十分注意する．とくに，後期高齢者ではeGFRを中心とした腎機能評価に基づいて一律に蛋白質制限を行うことは勧められず，患者個々の状態を総合的に勘案してその要否を判断する必要がある．

エリスロポエチン製剤使用による腎性貧血の治療は，CKDの進行やCVDの発症を抑制することを示唆する報告がある．一方で，目標値をHb>12〜13 g/dlと設定した場合，Hb>9〜11.5 g/dlと比較して効果が認められず，かえってCVDのリスクを増加させる可能性があるため，注意を要す

る．貧血の原因として鉄欠乏を合併している場合もあり，血清フェリチン値，およびトランスフェリン飽和率［血清Fe（μg/dl）/総鉄結合能（TIBC）（μg/dl）］×100により判断される．鉄欠乏が示唆される場合には鉄補充を考慮してもよいが，現時点で鉄剤補充に関して明確な安全限界は示されてはいない．

経口吸着用炭素製剤（クレメジン®）は，腎機能の指標を一部改善させ，CKDの進行を抑制させる可能性があるため，使用を考慮してもよい，とされている．

CKDステージG5（GFR 15 ml/分/1.73 m²未満）では，希望する腎代替療法を担当する透析または腎移植の専門医を中心に腎代替療法の準備を開始することが望ましい．ただし，eGFRの低下速度は症例により異なり，進行性の腎機能低下を示す症例では，CKDステージG5より早期の段階から腎代替療法の準備が必要となることもある．

AKI，慢性腎不全いずれも，腎のみならず，全身合併症を念頭に精査・加療を進めていくことが患者のQOL，生命予後の改善に重要と考えられる．本稿で紹介したCKDガイドライン2013（http://www.jsn.or.jp/guideline/ckdevidence2013.php），腎機能障害が進行したCKDステージG3b-5患者のための診療ガイドライン（http://reach-j.jp/wp-content/uploads/2015/07/guideline.pdf）はいずれもweb上で公開されている．そのほかのガイドラインも日本腎臓学会のwebから閲覧可能である（http://www.jsn.or.jp/guideline/guideline.php）．実際の診療にあたっては，個々の症例の状態を考慮したうえで，これらガイドラインを参考にされたい．

文　献

1) Mehta RL et al：Acute Kidney Injury Network：report of an initiative to improve outcomes in acute kidney injury. Crit Care 11：R31, 2007
2) Chertow GM et al：Acute kidney injury, mortality, length of stay, and costs in hospitalized patients. J Am Soc Nephrol 16：3365-3370, 2005

3) 菱田　明：急性腎不全. 日本腎臓学会誌 44：94-101, 2002
4) 杉本恒明（編）：内科学 第9版, 朝倉書店, 東京, 1269-1277, 2007
5) Lameire N et al：Acute renal failure. Lancet 365：417-430, 2005
6) Freeman RV et al：Nephropathy requiring dialysis after percutaneous coronary intervention and the critical role of an adjusted contrast dose. Am J Cardiol 90：1068-1073, 2002
7) 日本医学放射線学会, 日本腎臓学会：腎障害患者におけるガドリニウム造影剤使用に関するガイドライン. 2009
8) 日本腎臓学会：エビデンスに基づく CKD 診療ガイドライン 2013. 2013
9) 厚生労働科学研究委託事業研究班：CKD ステージ G3b-5 患者のための腎障害進展予防とスムーズな腎代替療法への移行に向けた診療ガイドライン 2015. 2016

（岩田　恭宜・和田　隆志）

第2章 疾患編
F 腎疾患

5 電解質異常

本稿では，日常臨床で遭遇する機会が多く臨床的に重要であるカリウム異常，ナトリウム異常，高カルシウム血症について，どのようなときに検査すればよいのか，鑑別診断とその治療法について述べる．

カリウム（K）異常について

・K は細胞内の主要な陽イオンであり，細胞外液中には全体の 2% 程度が存在するにすぎない．K 過剰・欠乏の程度は，血清中の K 濃度だけからは判断できない．
・通常，毎日約 60 mEq（バナナ 10 本分程度）の K を経口摂取し，そのほとんどを尿中に排泄している．
・K 代謝の異常は①in（摂取）の異常，②out（排泄）の異常，③細胞内外の分布異常として考える．

1）In（摂取）の異常

尿中 K 排泄は 1 日 15 mEq まで減らすことができる．明らかな長期の摂取不良がある場合を除いては，摂取量の低下単独で低 K 血症の原因となることは少ない．

2）Out（排泄）の異常

腎臓からの K 排泄量は遠位尿細管・皮質集合管からの K 分泌量により調節されている．このもっとも重要な調節因子は Na, K-ATPase を介して身体に Na を再吸収し K を排泄するアルドステロンである．その他，下記の原因により K 排泄量が増加する．

・遠位尿細管に到達する Na 量の増加（Na 負荷）：アルドステロンポンプが効率よく回り，

K 排泄が増加する．
・利尿薬（とくにループ利尿薬）：K の再吸収を抑制する．
・アルカローシス：尿細管管腔内に増加した HCO_3^- に K^+ が引っ張られて，排泄 K 量増加する．

3）細胞内外の分布異常

K の細胞内外の分布を調節している機構

①K の細胞内取り込みは，アルカローシス，カテコラミン，インスリンで増加する．
　また，細胞の急激な増殖（G-CSF 使用により化学療法後に血球が回復する場合など）により K が細胞内に取り込まれる場合もある．

②K を細胞外に押し出す因子は，アシドーシス，β 遮断薬，インスリン不足である．
　また，細胞の急激な崩壊（腫瘍崩壊症候群や横紋筋融解症）により重度の高 K 血症を呈しうる．

4）K 濃度異常への work up

①まず細胞内外の分布異常を除外する．
　カテコラミンやインスリン使用の有無を確認，必要に応じて動脈血ガスで pH 異常をチェック，細胞の急激な増殖を呈しうる状況か？　細胞崩壊はあるか？

②次に out（排泄）異常について評価する．
　尿中 K 排泄量の評価，下痢はあるか？　その他体腔液の喪失はあるか？　胆汁持続ドレナージ中の電解質喪失も見逃しやすい．胆汁は細胞外液と組成が同じであり，ドレナージ量と同量の細胞外液の補液を行わないと多彩な電解質喪失を招く．

③in（摂取）を評価する．

栄養状態はどうか，極度の偏食はないか，などを評価．

1．高K血症

1）高K血症の症状

Kは細胞膜安定化に関与しているため，全身の筋力低下や異常感覚（しびれ感等），心電図変化や不整脈が出現する．心電図変化は特徴的で，テント状のT波に始まり，QRS波延長→サインカーブ状のQRS波へと進行する．高K血症による症状出現やその危険度・緊急性は，K値そのものではなく，K値上昇のスピードや心電図変化の程度によって判断される．

2）高K血症へのwork up（表1）

静脈採血時の駆血による溶血などでの偽性高K血症を比較的高頻度に認めることも念頭におき，場合によっては動脈血での再検査を行う．

①細胞内からの放出

アシデミア，β遮断薬投与，インスリン作用欠乏の有無を確認する．横紋筋融解症や腫瘍融解症候群など，細胞崩壊をきたすような病態がないか確認．

②out（排泄）低下

腎機能が正常な場合はKの排泄能力は非常に大きいために，Kが過剰な状態となっても速やかに尿中に排泄され，K上昇は一過性である．臨床的に問題となる持続性のかつ高度な高K血症の場合は，腎不全（eGFR＜10 ml/分/1.73 m^2），アルドステロン作用不全（アルドステロン拮抗薬投与），低レニン性低アルドステロン症などによる腎からの排泄低下が背景にある．

③in（摂取）過多

腎機能低下による腎からの排泄低下に加えて，K過剰摂取が加わると，高K血症が悪化する．これが臨床的にもっとも多く認められるパターンである．

食事指導（腎不全食）をきちんと遵守しているか（Kは水溶性であり，Kを多く含む生野菜や果物などは30分程度水にさらすと大部分のKを抜くことができる），またK製剤の服用の有無をチェックする．

3）高K血症の治療

緊急性については心電図で判断するが，K＞6.0 mEq/l（再検査後）の場合も同様に緊急性ありとして治療する．以下に，実際の対応例を記載する．

5.5＜K＜6.0（黄色信号）

・心電図で異常所見がなければ外来で治療可能．

表1　高K血症の鑑別

①細胞内からの放出
　インスリン作用欠乏（→高血糖）
　アシデミア
　β遮断薬服用
　細胞崩壊（横紋筋融解，腫瘍融解症候群）
　ジギタリス製剤服用
②腎臓からの排泄低下（ほぼ必須）
　腎臓低下（GFR＜10 ml/分）
　アルドステロン作用不全
　　薬剤性（ACE-I，ARB，スピロノラクトン，メシル酸ナファモスタット，NSAIDs，ST合剤，ヘパリンなど）
　　原発性副腎不全（アジソン病）
　　低レニン性低アルドステロン血症（高齢の糖尿病患者など）
③摂取過多（多くの場合関与）
　生野菜や果実摂取
　Kを含む薬物投与（ペニシリンGカリウム® など）
　輸血

（深川雅史，重松隆，安田隆：カリウムバランスの調節とその異常，図解　水・電解質テキスト，文光堂，東京，p100，2006より一部改変）

・脱水が誘因となることが多く，飲水励行あるいは点滴補液．
　例：ソリタ T1® (500)×1 本点滴，利尿薬静注は脱水のリスクを考慮して判断．
・K 上昇をきたす薬剤は減量または中止．
・K 制限食の指導を徹底，かつイオン交換樹脂内服開始．
　例：ケイキサレートドライシロップ®3.27 g/3×毎食後(以前に比べて服用しやすい製剤が増えている)

6.0<K（赤信号）

まずは心電図を確認．入院加療も考慮する．不整脈監視目的で心電図持続モニターを装着し，末梢静脈ルートを確保．治療を行う（表2）．

カルチコール® 静注(1-2A を 5 分程度かけて静注．効果発現数分，持続は 30 分から 2 時間程度．

あくまで"つなぎ"の治療であることを留意)，そして，メイロン静注（2A を 5 分程度で静注，効果発現 10 分，持続は 2 時間だが効果は弱い），G・I（グルコース・インスリン）療法（速効性インスリン 10 単位を 10%ブドウ糖液 500 ml に加えて，1 時間程度で点滴する．効果発現に 30 から 60 分，持続は 4〜6 時間）で K の細胞内取り込みを促し，同時に補液（＋利尿薬）で腎臓からの排泄を促進する．数時間後に改善が思わしくなければ（もっとも治療効果が確実な）血液透析も考慮する．カリメート® 注腸（30〜60 g を経腸投与．その際，ソルビトールは投与しない．微温湯 100〜200 ml に溶かして注腸．効果発現 30 分，持続は 4〜6 時間程度）は出血傾向や状態不安定で血液透析が施行困難な症例に試みる．

なお，ACE 阻害剤や ARB などのレニン・アン

表2　高 K 血症の治療

薬剤	投与方法	効果発現時間	持続時間	作用機序	注意事項
8.5%グルコン酸Ca（カルチコール®）	5（1 A）〜10 ml（2 A）を 1〜2 分でゆっくり静注 効果がなければ 5〜10 分後に再投与可	1〜5 分	30〜60 分	K と拮抗し細胞膜安定化	ジギタリスの心毒性を増強
G（グルコース）・I（インスリン）療法	①レギュラーインスリン 4単位＋50%ブドウ糖液 40 ml を静注 ②レギュラーインスリン 5〜10 単位＋10%ブドウ糖液 500 ml を点滴静注	10〜20 分	4〜6 時間	細胞内への K 取り込み促進（→いずれ再湧出してくる）	血糖のモニター必要 高血糖→インスリンのみ，や 低血糖→糖液のみ，でも可．
NaHCO$_3$（メイロン®）	40 ml（2 A）を 5 分以上かけて静注	10 分	2〜4 時間	同上	Na 負荷となり，溢水に注意（生食の 8 倍程度の Na 濃度）カルチコール® を使用した際は使用しない（CaCO$_3$塩を形成するため）
イオン交換樹脂・注腸	カリメート® 30 g（6 包)＋5%ブドウ糖液 100 ml（ぬるま湯程度に加温）を注腸→1 時間後にバルーン抜去で洗腸後終了	30〜90 分	4〜6 時間	消化管にて K を血中から除去	注腸の際にはソルビトール添加は禁忌（腸穿孔の報告あり）
血液透析		ただちに	比較的長時間	拡散の原理で K を血中から除去	ブラッドアクセスが必要となる

＊メイロン® については，効果は G・I 療法に劣り，かつカルチコール® 使用後には投与不可であるため，現実的に使用する価値はほとんどないとしている文献もある．
(「藤野鉄平，飯野靖彦：電解質の異常 a．カリウム異常．腎疾患・透析最新の治療 2008-2010，飯野靖彦，槇野博史，秋澤忠男編，p76，南江堂，東京，2008，より改変し転載)

ジオテンシン・アルドステロン系阻害剤を投与されている場合，原則として中止する．

2．低K血症

腎臓は，Kの余剰分を排泄する能力は十分であり，通常の10倍の量を摂取しても血清K値は上昇しない．

1）低K血症の症状

よく認められる症状は，筋力低下，疲労感，筋肉痛と多尿である．K値が3.0 mEq/l以下にならない限り，ほとんど症状は出ない．重篤な場合は，呼吸筋の障害が生じ呼吸不全になったり，横紋筋融解症や不整脈を生じる．低K血症によりジギタリス中毒が惹起されやすくなる．遷延する低K血症は尿細管障害・尿濃縮力障害をきたし，多尿（腎性尿崩症）・腎機能低下を呈する低K性腎症を引き起こす．2.5 mEq/l以下になると筋肉脱力や麻痺が起こる．2.0 mEq/l以下になると心室細動が起こり致命的となる．

2）低K血症へのwork up

①細胞内へのK取り込みを考える．

インスリン使用，アルカリ血症，カテコラミン使用の有無をチェック．テオフィリン中毒，高度のストレス，低K血症性周期性四肢麻痺もこの範疇に含まれる．

②K排泄過剰を考える．

腎臓からの喪失（尿中）か？　それ以外（便，その他）か？

尿中K濃度を測定：尿中K排泄量>20 mEq/l＝腎からの喪失，腎以外からの喪失では<20 mEq/lとなる．

腎臓からの喪失であった場合，薬剤の使用の有無をチェックする．利尿薬使用によるものが最多，次に抗菌薬その他による尿細管障害によるもの．

RAA系の亢進は，頻度としてはまれである．TTKG（＝蓄尿K濃度÷尿浸透圧/血漿浸透圧÷血清K濃度）にてRAA系の亢進の有無が判断可能である．

特殊で重症の低K血症をきたしうるのが

グリチルリチン製剤による偽アルドステロン症である．多くの漢方製剤に含まれており，確認が必要である．

マグネシウム（Mg）はKの体内への吸収・保持に重要な役割を果たしており，低Mg血症があると，難治性かつ重症の低K血症を呈する．Mgは細胞内に多く含まれており，Mg濃度が正常範囲内であってもMg欠乏状態であることは十分にありうる．1日100 mEq程度の経静脈的K補給にもかかわらず改善傾向がない場合，低Mg血症を疑う．

③臨床的にK排泄過剰が考えられにくいとき，K摂取不足を考える．

3）低K血症の治療

治療は，Kの補充である．Kは細胞内に多く分布してしまうために，血清K濃度を1 mEq/l上げるためには，少なくとも100〜200 mEq（約2〜4 mEq/kg）のKを補給する必要がある．

・軽度のものは，経口で補正する．

例：スローケー®3錠3×毎食後…腎機能正常者

グルコン酸K®（4 mEq）1g1×食後…腎不全/透析患者

嘔吐，下痢，利尿薬による低K血症は，Cl値も低値のことが多く，KCLの投与でないと，なかなか回復しないため，KCL製剤であるスローケーが望ましい．

・重篤なもの（K<2.5 mEq/l）や不整脈を伴うものは経静脈的補正の必要がある．Kには血管刺激性があるため，末梢ルートからの補正は「20 mEq/時以下，かつ濃度も40 mEq/l以下」と緩徐に行う．中心静脈ルートからはより高い濃度でのK投与が可能であり，K 20 mEq＋生理食塩水200 ml/2時間程度までの高濃度Kの高速投与が可能である．重篤なものや不整脈を伴う低K血症の補正には，原則として中心静脈ルートからの補正が望ましいが，くれぐれも高K血症とならぬよう頻回のチェックが重要である．

例：アスパラK®（K 10 mEq含有）2A＋生

理食塩水 200 ml/2 時間中心静脈内投与
→2 時間後に K 0.5 mEq/l 程度上がる.

治療は, まずは K 3.5 mEq/l 程度を目標に補正を行い, 高 K 血症にならぬようにする.

■ ナトリウム（Na）異常について

・Na は血漿浸透圧を決定する重要な浸透圧物質である（血漿浸透圧＝2×Na＋ブドウ糖濃度/18＋尿素窒素濃度/2.8）. 血漿浸透圧の安定は生命の営みに不可欠であるため, 一定の Na 濃度となるよう厳重に監視・管理されている. そのメカニズムは体液の希釈・濃縮, つまり体水分量の調節である. たとえば, 塩辛いものを食べて体内の総 Na 量が上昇→血漿浸透圧上昇→視床下部の浸透圧受容体が感知して, ①口渇感↑で飲水行動, ②抗利尿ホルモン（ADH）分泌亢進を介して腎からの free water 排泄減少→希釈により血清 Na 濃度正常化という具合である. Na 濃度異常は常に体水分量とのバランスで考えねばならない. 体水分量調節を行っている直接の機構は, ①飲水, ②ADH 作用を介した腎からの free water 排泄である.

1. 低 Na 血症

・血清 Na 濃度の調節で, とくに大きいのが腎からの水分排泄であり, 大きな予備能力を有している. この機序が正常であれば低 Na 血症は持続しない. 腎には時間あたり 1.2 l, 1 日に 25 l の水分排泄能力があり, 通常の水分摂取量では低 Na 血症は生じない. したがって低 Na 血症の持続にはこの機序の破綻, すなわち腎からの水分排泄障害が存在する.

1）腎での水分排泄の障害の原因

①腎機能低下〔GFR（糸球体濾過量）低下〕に影響を受ける. GFR 自体が落ちていると, 尿量は増えようがない.

②ADH 作用の持続；ADL 分泌が抑制されない状態

・ADH 不適切分泌症候群（SIADH）
・甲状腺機能低下症, 副腎不全, 低栄養, ストレスや疼痛などの神経因子
・有効循環血漿量低下（うっ血性心不全, 肝硬変など）

2）低 Na 血症の症状

急性の低 Na 血症の症状は, 細胞外液の血漿浸透圧低下による細胞内への水分の移動, すなわち脳細胞の浮腫（＝脳浮腫）が起こり生じる. したがって, 症状は神経系が主であり, 重篤度は変化の速度とその程度による.

125 mEq/l 以上…一般に無症状（嘔気や全身倦怠感）

120〜125 mEq/l…頭痛, 見当識障害, 歩行障害, 無気力

120 mEq/l 以下…けいれん, 昏睡, 呼吸停止

慢性の低 Na 血症の場合, 脳細胞から浸透圧物質が排出される防御機構が働くため, 110 mEq/l 近くまで無症候性であることもありうる.

3）低 Na 血症への work up（図1）

まず臨床的に意義のある低 Na 血症かどうか最初に判別する. 頻度は高くないものの, 偽性低 Na 血症, 希釈性低 Na 血症という2つの病態が時折認められる. 前者は, 血清中に蛋白や脂質などが過剰に存在している状態（多発性骨髄腫, マクログロブリン血症, 脂質異常症）で, 見かけ上低 Na 血症を呈する. 後者では, 高血糖やマンニトール投与時など血清中に Na 以外の有効浸透圧物質が増加した場合に, 細胞内から細胞外へ水分が移動するために Na 濃度は希釈され低下する（血糖値 100 mg/dl 上昇で血清 Na 値は 1.6 mEq/l 低下）. 通常の低 Na 血症と区別するには血漿浸透圧を測定する. 通常の低 Na 血症では血漿浸透圧は低下するが, 偽性低 Na 血症→血漿浸透圧正常, 希釈性低 Na 血症→血漿浸透圧上昇となる. とはいえ, 血漿浸透圧測定はほとんどの施設で外注検査しており, 毎回測定するのは現実的でない.

体水分量を評価する一番わかりやすい指標は体重変化である.

①体重増加あり→体水分量増加あり→希釈され

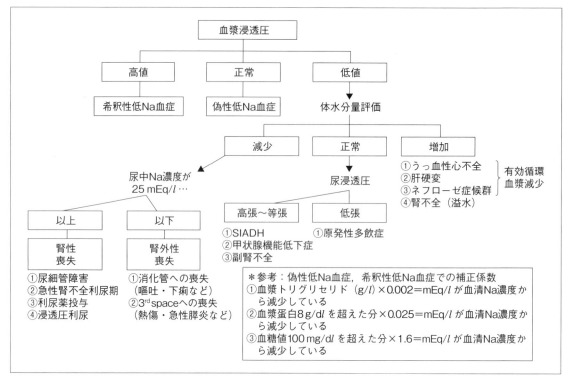

図1 低Na血症の診断アルゴリズム

(深川雅史, 重松 隆, 安田 隆：ナトリウム・水バランスの調節とその異常. 図解 水・電解質テキスト, 文光堂,
東京, p49, 2006 より一部改変)

てNa濃度低下, となるこのパターンが最多
である. Naは血管内にも3rd spaceである間
質液や体腔液 (胸腹水など) にも等しく分布
するため, (ⅰ) 血管内水分量増大のために体
水分貯留傾向となり, 希釈性に低Na血症を
呈するパターン (うっ血性心不全や腎不全に
よる溢水の場合など), (ⅱ) 間質液や体腔液
増大が主となるパターン (肝硬変やネフロー
ゼ, 低栄養など, 低アルブミン血症で膠質浸
透圧低下により3rd spaceへの水分量漏出が
起こり血管内脱水をきたす) がある. 血管内
水分量評価においてもっとも簡便かつ有用な
のは, 腹部エコー検査である. 下大静脈
(IVC) 径≧20mmが血管内水分量増大と判
断される (正常では10mm程度). 3rd space
へ漏出した水分量の評価は血管内水分量評価
と比べて困難であるが, 下腿浮腫や胸腹水の

程度から推測可能である.
　うっ血性心不全と肝硬変やネフローゼ, 低
栄養などでは, 血管内の「有効」循環血漿量
が減少しており, 身体 (頸動脈洞, 心房, 腎
臓の血管内受容体) はこれを"水分不足"と
解釈するためADH分泌増加を介して水分維
持を行おうとする. このため, 水は余ってい
るのにさらに水が体に溜まり続ける悪循環
(生じた低Na血症がさらに持続) が生じる.
なお, 腎不全による溢水 (GFR低下) の場合
は, GFR自体が減少して尿量減少→水分貯留
となり, ADHを介さない機序で低Na血症は
持続する.
②体重減少あり→体水分量減少あり→低Na血
症の場合は, 高度な電解質喪失を伴った脱水
状態 (低張性脱水) と判断される. 原因はほ
とんど医原性に限られ, 高度の脱水 (細胞外

液の高度喪失）に対して，薄い濃度の電解質液を大量に補液した場合などである．この場合においても有効循環血漿量の減少のためADH分泌は持続，そのため低Na血症にもかかわらず水分貯留傾向となり低Na血症は悪化する．

③体重不変→体水分量不変の場合は，体水分量増減に対してADH分泌で対応するのが，生理的反応である．よって，体水分量が正常であるならば，自律的に低Na血症を引き起こしている病因が存在する．ADH不適切分泌症候群（SIADH）等をはじめとした内分泌疾患である．念頭におくのはまずSIADHであるが，その診断は基本的に除外診断となっている．

SIADH診断基準
　　①低Na血症＜135 mEq/l
　　②低浸透圧血症＜270 mOsm/kgH$_2$O
　　③尿浸透圧＞血漿浸透圧
　　④尿中Na濃度は相対的高値＞20 mEq/l
　　⑤腎機能正常
　　⑥副腎皮質機能や甲状腺機能正常

確実例は，以上の所見があり，かつ脱水が否定できるものとされ，生理的なADH分泌刺激としての有効循環血漿量減少（頸動脈洞，心房，腎臓の受容体）と血漿浸透圧低下（視床下部の受容体）の2つに依っていないことを証明せねばならない．そして内分泌因子（甲状腺機能低下，副腎不全）や神経因子（ストレスや疼痛）を否定する必要がある．

ADH分泌刺激は存在せず，低Na血症で血漿浸透圧低値であるにもかかわらず，自律性の病的ADH分泌状態がSIADHである．すなわち，低Na血症にもかかわらず，ADHが抑制されず（本来，低Na血症になると，ADHは強く抑制され低値となるはず）分泌されている状態である．ADH分泌過剰により身体は水分貯留方向へと傾くが，それに対して代償機転としてNa利尿をつけて是正しようとする（尿中Na濃度＞20 mEq/l）．その結果，体水分量はほぼ正常範囲となるが低Na血

症は増悪，またADH作用により尿浸透圧＞血漿浸透圧となる．

SIADHを引き起こしうる原因として
①異所性ADH産生腫瘍（肺癌，肺小細胞癌が最多）
②中枢神経疾患（髄膜炎など）
③肺疾患（肺炎等，胸腔内圧の変化が原因とされる）
④薬剤性（カルバマゼピン，三環系抗うつ薬，抗精神病薬，ビンクリスチンなどの抗癌剤，クロルプロパミド，NSAIDs，トラマドール等）
⑤特発性
を考えて鑑別していかねばならない．

4）低Na血症の治療
①症候性か無症候性か．症候性であるということは，脳細胞への障害を意味しており，急性・慢性にかかわらず早急な治療の対象となる．
②発症してからの経過時間→急性か慢性か．発症から2日以内が急性，それ以降（ないし発症時期不詳）は慢性と考えられる．この鑑別が重要なのは，両者間で補正目標血清Na値が異なるためである．急性低Na血症では，代償機転（脳細胞の浸透圧変化に対する防御機構）が働き出すまでに時間がかかるために早急な治療が必要となるが，慢性低Na血症では代償機転により，脳細胞では細胞内液の浸透圧が細胞外液と同じレベルになっている．そのため，急激に細胞外液の浸透圧補正を行ってしまうと脳細胞内の水分が一気に細胞外に移動し，橋中心髄鞘崩壊（central pontine myelinolysis；CPM）のような致命的な細胞萎縮を起こす可能性がある．急性か慢性か判然としない場合，慢性のものとして治療する．

5）低Na血症治療の実際（図2）
一般に，血清Na濃度が125 mEq/l以下となるような高度の低Na血症の場合，その原因検索は125 mEq/lまで補正することが優先される．

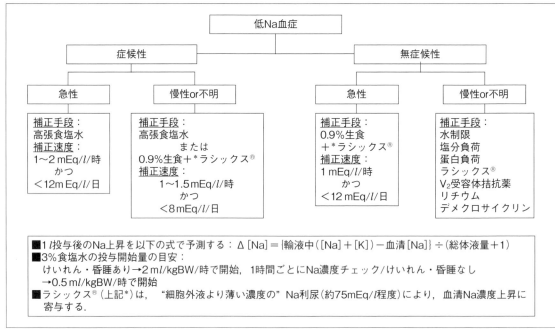

図2　低 Na 血症の治療

（柴垣有吾：低 Na 血症への新しいアプローチ．腎疾患・透析最新の治療 2008-2010，飯野靖彦，槇野博史，
秋澤忠男編，p.25，南江堂，東京，2008 より改変し転載）

高張食塩水（3％食塩水）の作製法；0.9％生食 400 ml（500 ml ボトルから 100 ml 抜く）+ 10％NaCl 溶液×6 アンプル（= 120 ml）

3％食塩水では 1 ml/kgBW/時（50～60 ml/時）の投与で Δ[Na] が 0.7 mEq/l/時増加する．

実際には 0.5 ml/kgBW/時（20～30 ml/時）で開始し，その後の Δ[Na] をみてから最大 2 ml/kgBW/時（100～120 ml/時）まで必要に応じて増量する．ただし，症候性で，急激に補正を行う必要がある場合は 2 ml/kgBW/時（100～120 ml/時）で開始し，1時間ごとに血清 Na 濃度をチェックしつつ必要に応じて減量していく．

なお，輸液補正による低 Na 血症の改善度を予測する便利な式（アドローグ・マディアス式）が報告されている．それによると輸液 1 l 投与後の血清 Na 濃度変化（Δ[Na]）は以下の通りである．

Δ[Na] = {輸液中（[Na] + [K]）- 血清 [Na]} ÷（総体液量 + 1）

たとえば，3％食塩水（Na 513 mEq/l）1 l を血清 Na 濃度 112 mEq/l，体重 50 kg（総体液量 = 50×0.6 = 30 l）の症候性低 Na 血症の患者に投与すると，

Δ[Na] = {(513 + 0) - 112} ÷（30 + 1）= 12.9 mEq/l

となる．1 時間に 2 mEq/l/時上昇させたいので，2 ÷ 12.9 ≒ 0.15 l/時 = 150 ml/時で投与すればよいことになる．

とりあえず 3％食塩水を作製，20～30 ml/時で開始し，一息ついたところでこの式で概算，微調整するとよい．

2．高 Na 血症

1）高 Na 血症の機序

血清 Na 濃度の増加による血漿浸透圧上昇時には，視床下部の浸透圧受容体がこれを感知し，①口渇刺激による飲水，②ADH 分泌増加による腎からの水分排泄減少によって補正される．このうちの①飲水は重要で，水分補給のない場合には高

Na血症は改善しない．高Na血症の持続は，水に
アクセスできず飲水できない状態，ないし脳神経
障害により口渇を感じない場合などで，水分補給
のない場合である．一般に高Na血症は，食塩水
や塩分の過剰投与（多くは医原性）や水分の喪失
が引き金となって発症し，飲水不能が加わること
によって持続する（ADH作用が減弱している尿
崩症単独では高Na血症をきたさない．これは，
ADH作用不足のため大量のfree waterが希釈尿
として排泄され血清Na上昇傾向となるが，これ
を補う分だけ飲水が増加して補正するためであ
る．→多尿・多飲）．

　2）高Na血症の成因
　①喪失した体液分の水分が補給されない場合
（水分喪失）と，②NaClの過剰負荷である．①は
すべての体液のNa濃度は血清Na濃度より低値
であり，体液喪失では相対的に水分喪失量のほう
が多くなるため，適切な水分補給がなければ高
Na血症を生じる．不感蒸泄上昇や発汗増多，高度
下痢や尿量過多の場合などである．②は高張食塩
水投与時などである．

　3）高Na血症の症状
　増加した血漿浸透圧のために脳細胞内から水分
が吸い出され，脳細胞は萎縮する．症状出現は発
症速度と程度に依存する．実際の高Na血症の症
状は，低Na血症と同様，神経系が主であるが，
非特異的である．全身倦怠感，脱力感や性格変化，
けいれんや意識障害などである．重篤な症状の出
現は，血清Na濃度が150 mEq/l以上へ急激に増
加したときなどにみられ，180 mEq/l以上では死
亡率が高い．

　4）高Na血症へのwork up
　高Na血症の場合も体水分量とのバランスで考
える．
　（1）体水分量（体重）の増加：一般にNaClの
　　過剰投与による場合が多い．高張食塩水点
　　滴などによることが多く，全身浮腫傾向と
　　なり体水分量の著明な増加を示す．
　（2）体水分量（体重）の減少：Naの喪失以上の
　　水分喪失が原因であり，利尿薬投与や浸透

圧利尿などの腎性喪失，または下痢や発汗
などの腎外性喪失を考える．尿中Na濃度
が25 mEq/l以上で腎性喪失，25 mEq/l以
下で腎外性喪失と判断される．
　（3）体水分量（体重）がほぼ不変：特殊なもの
　　であり，尿崩症などの病態に飲水低下が加
　　わった場合などである．
　（4）尿浸透圧測定：高Na血症における正常の
　　代償機転は，ADH分泌増加を介した尿浸
　　透圧増加をもたらす（500～1,200 mOsm/
　　kgH$_2$O）
　　①尿浸透圧高値（500 mOsm/kgH$_2$O以
　　　上）：浸透圧利尿がなければ，腎以外の要
　　　因
　　②尿浸透圧低値（300 mOsm/kgH$_2$O以
　　　下）：尿崩症

　5）高Na血症の治療
　一般に，150 mEq/lを目標にまず補正を行い，
その後に原因検索を行う．
　補正速度：急激な発症で症状を有する場合に
　　は，1 mEq/l/時での迅速な補正が必要であ
　　る．発症から時間が経過している場合には，
　　0.5 mEq/l/時で補正する．いずれの場合も1
　　日10 mEq/l以下の補正幅に抑え，治療目標
　　値は150 mEq/lである．慢性高Na血症に対
　　する急激な是正は脳浮腫のリスクを高める．
　投与する輸液：5％ブドウ糖液，1/2生理食塩水
　　（1号輸液）などが適している．投与する輸液
　　が低張なほど，輸液速度は遅くするべきであ
　　る．輸液の種類とその速度に関して，アド
　　ローグ・マディアス式が参考になる．
　たとえば，体重60 kgで血清Na 170 mEq/lの高
Na血症の症例で考えてみる．本症例に5％ブドウ
糖液で高Na血症補正を行う場合，式に当てはめ
て（Δ[Na]＝｛輸液中（[Na]＋[K]）−血清[Na]｝÷
（総体液量＋1）），（0−170）÷（60×0.6＋1）＝−4.6
つまり本症例に5％ブドウ糖液1 lを投与したら最
終的に血清Na濃度は4.6 mEq/l低下することが
わかる．1日に10 mEq/lの低下を見込む場合，1
l×10/4.6≒2.2 lの輸液量が必要である．これに1

日の水分喪失量（尿量や不感蒸泄量など）を加えた量を24時間で投与することとなる．この間，適宜血清Na濃度をモニターして輸液内容を調整する．

カルシウム（Ca）異常について

1. 高Ca血症

血清Ca，P濃度は，透析分野以外ではルーチンで測定されることは少ない．頻度としてもっとも遭遇する可能性が高いのは高Ca血症であり，どのようなときに高Ca血症を疑って測定すべきか，高Ca血症をきたす原因について述べる．

1）高Ca血症をきたす原因

主なものは①原発性副甲状腺機能亢進症 ②悪性腫瘍である．この2つで原因の90％を占める．

①原発性副甲状腺機能亢進症：外来での高Ca血症の原因のほとんどを占める．約85％が単一腺の腺腫で，15％が4腺の過形成，1％が副甲状腺癌である．ほとんどが無症候性の高Ca血症を呈し，偶然発見されることが多い．

②悪性腫瘍：入院中の患者の高Ca血症のほとんどを占め，2つの主な機序による．1つはLOH（local osteolytic hypercalcemia）であり，局所的な悪性細胞の浸潤による骨融解による高Ca血症を呈する．多発性骨髄腫などの場合に起こりやすい．もう1つはHHM（humoral hypercalcemia of malignancy）と呼ばれ，悪性腫瘍の産生するPTH関連ペプチド（PTHrP）により骨吸収が促進して高Ca血症を呈する．各種臓器の扁平上皮癌などで起こることが多い．

③その他：最近増加傾向であるのが薬剤性（ビタミンDやCa製剤の過剰服用）である．特に最近はビタミンD高用量のものも発売されており，脱水時や腎機能低下するときに，高Ca血症をきたしやすくなる．まれなものでは，肉芽腫性疾患（サルコイドーシスなど）によるもの，甲状腺機能亢進症によるもの，リチウム服用によるもの，長期臥床によるもの，サイアザイド系利尿薬によるもの，家族性低Ca尿性高Ca血症などがある．

2）どのようなときに血清Caを測定すべきか

高Ca血症の症状は非特異的である．重要なのは，高Ca血症をきたしやすい背景をもった患者に対して，「高Caによる異常を呈するかもしれない」という認識をもつことで，「高Ca血症を疑って」血清Ca濃度を測定することである．悪性腫瘍を基礎疾患にもっている場合（とくに多発性骨髄腫や扁平上皮癌など）や，ビタミンD服用中，長期臥床中の場合などは，当初から高Ca血症による症状である可能性を鑑別に入れる必要がある．

3）高Ca血症の症状

血清Caが12 mg/dlを超えると症状が出現することが多いが，多くは非特異的である．症状の出現と程度は高Ca血症の程度と進行速度に関連する．慢性の場合には12 mg/dl以上でも無症状のことがある．一般に，10.5～12 mg/dlまでは軽度上昇，12～14 mg/dlまでは中等度上昇，14 mg/dl以上は高度上昇とされる．腎では尿細管間質障害をきたして尿濃縮力障害のため多尿を呈する．慢性化すると尿路結石を起こしたり，腎機能障害が顕在化してくる．心臓ではQT時間短縮を介して不整脈が起こりやすくなり，筋骨格系では全身筋力低下を呈する．もっとも多いのが中枢神経症状であり，軽度では嘔気，嘔吐や全身倦怠感，抑うつ状態，不穏，重度となるとけいれんや意識消失をきたす．消化器症状として多いのは嘔気，嘔吐，便秘であるが，まれに急性膵炎を誘発する．

4）実際の診断手順（図3）

健康な人の高Ca血症では，頻度の点からまず原発性副甲状腺機能亢進症を疑う．悪性腫瘍では高Ca血症が主症状となることはまれで，悪性腫瘍による症状が主である．

原発性副甲状腺機能亢進症では正常上限～軽度上昇であることが多い．13 mg/dl以上の場合は，悪性腫瘍やその他の原因を考える．

5）高Ca血症の治療

治療は急性期治療と慢性期治療（基礎疾患の治療）とに分かれる．主に急性期治療について述べ

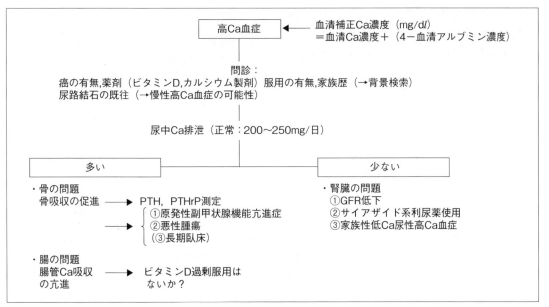

図3 高Ca血症の診断アルゴリズム

（深川雅史，重松　隆，安田　隆：カルシウムバランスの調節とその異常．図解　水・電解質テキスト，文光堂，東京，p124，2006より一部改変）

る．

症候性であったり，血清Caが12 mg/dlを超えている場合の治療の目的は，急速に血清Ca濃度を正常化することではなく，症状を緩和することである．

治療の方法は，Ca排泄を増加させることと，もう1つは骨吸収を抑制して骨へのCa取り込みを促進させることである．

①補液：多くの高Ca血症症例では，嘔気，嘔吐そして尿中塩類喪失増加により体液量が減少しているため，生理食塩水による体液量の回復をまずは図る．初期には200〜300 ml/時の速度で急速補液を行い，引き続き尿量が十分に得られるように調節する．尿量をみながら適宜ラシックス®静注を追加する（参考：ラシックス®は，近位尿細管とヘンレのループ上行脚での受動的再吸収を阻害してCa排泄を増加させる）．

②カルシトニン，ビスホスホネート：骨吸収の抑制には，破骨細胞機能を抑制して血清Ca濃度を低下させるこの2剤が用いられる．効果が強力で持続性であるのはビスホスホネート（効果は2週間以上持続）だが，作用発現までに2〜4日を要し，そこまでの「繋ぎ」としてカルシトニンや生理食塩水補液を用いる．

カルシトニンの作用は4〜6時間後よりみられるが，タキフィラキシー（急速耐性）のため効果は48時間に制限される．60〜70％の患者では血清Ca濃度が数時間のうちに1〜2 mg/dl低下する．カルシトニンはビスホスホネートと比較して薬効は弱いが，重篤な毒性がなく腎不全でも安全に使用できる．副作用としては顔面紅潮，悪心，まれにアレルギー反応がある〔処方例：エルシトニン®40単位を1日2回（朝，夕）筋注〕．

ビスホスホネートは破骨細胞に作用し，骨吸収を強力に抑制する．カルシトニンや生理食塩水補液より強力で，悪性腫瘍に伴うものなど中等度以上の高Ca血症に使われる．保険適応（点滴静注製剤）は現在，悪性腫瘍による高Ca血症しか認められていない（処方例：ゾメタ®4 mg＋5％ブドウ糖液100 ml/30分で点滴）．

その他，副腎皮質ステロイドがある．サイトカイン放出を抑制したり，ある種の腫瘍に対しては直接細胞溶解性に働き，腸管からのCa吸収を阻害し，尿中Ca排泄を促進することによって血清Ca濃度を低下させる．多発性骨髄腫，サルコイドーシス，ビタミンD中毒による高Ca血症では有効とされている．プレドニゾロン換算で30〜40 mg/日で開始としているものが多い．効果発現には5〜10日かかり，効果発現後は徐々に必要最小量まで漸減する．

以上の内科的保存療法に抵抗性の場合は，血液透析も考慮される．最近の血液透析液のCa濃度は 2.5 mEq/l のものが多く，これは血清濃度換算では 10 mg/dl であり，透析後には血清Ca濃度は 10 mg/dl に近づく．

文　献

1) 深川雅史・重松　隆・安田　隆：図解　水・電解質テキスト．文光堂，東京，2006
2) 柴垣有吾：低Na血症への新しいアプローチ．腎疾患・透析最新の治療 2008-2010．飯野靖彦，槇野博史，秋澤忠男編，p21-26，南江堂，東京，2008
3) 飯野靖彦：輸液療法パーフェクト レジデントノート．羊土社，東京，2009
4) 長浜正彦：輸液スーパー指南塾．羊土社，東京，2013
5) 塚本雄介：電解質の異常 c．カルシウム異常．腎疾患・透析最新の治療 2008-2010．飯野靖彦，槇野博史，秋澤忠男編，p81-83，南江堂，東京，2008
6) Gary G Singer：水分・電解質の管理．ワシントンマニュアル第9版（日本語翻訳版），p55-95，メディカルサイエンスインターナショナル，東京，2002
7) Paul L. Marino et al：ICUブック第2版（日本語翻訳版，監訳：稲田英一，唐澤富士夫，長谷場純敬），メディカルサイエンスインターナショナル，東京，2001

（宮崎　正信・西野　友哉）

6 尿路感染症

尿路感染症とは，腎臓から外尿道口に至る尿路に起こった感染症であり，上部尿路感染症（腎盂腎炎，腎膿瘍，腎周囲膿瘍，腎結核）と下部尿路感染症（膀胱炎，尿道炎，前立腺炎，精巣上体炎）に大別される．また尿路の基礎疾患のないものを単純性尿路感染症，尿路の構造上あるいは機能上の異常があるものを複雑性尿路感染症という．このうち，日常よく経験するものが，膀胱炎であり，尿路感染症の約半数を占めている．尿路感染症の罹患率は女性で圧倒的に高く，生殖年齢時期の結婚，妊娠，出産に関係するものが多い．この時期における年齢層の男性は，基礎疾患がなければ尿路感染症を発症しないと考えてよい．

初診時の対応

1．病歴の聴取

問診では，①尿路感染症の既往歴，②月経周期あるいは妊娠の可能性，③排尿症状および排尿状態，④性感染症の罹患機会の有無について聞いておく．頻回の尿路感染症の既往は基礎疾患の存在を疑わせる．とくに小児の場合では膀胱尿管逆流を，成人女性でも頻回の急性腎盂腎炎を繰り返す場合では原因疾患を精査する必要がある．高齢男子では前立腺肥大症による下部尿路通過障害の存在を疑わなければならない．

通常，単純性尿路感染症は女性に発症するものである．とくに急性膀胱炎は，排尿痛，頻尿，残尿感，下腹部不快感，排尿後不快感，混濁尿などの特徴的な症状を呈する．肉眼的血尿をみることもある．発熱などの全身症状をみることはない．男性の単純性膀胱炎はまれであり，男性で膀胱炎症状を呈する場合には，尿道炎，前立腺炎や複雑性膀胱炎を考えねばならない．

急性単純性腎盂腎炎は，発熱，悪寒，全身倦怠，背部叩打痛，嘔気，先行する膀胱炎症状を呈する．女性がほとんどすべてを占める．高齢者は典型的な症状を欠くこともある．

2．検 査
1）検体採取法

単純性膀胱炎を疑う場合では中間採取尿を採取する．すなわち出始めの尿を取らずに途中から尿を採取する．女性では看護師あるいは患者自身が外陰部を清拭してから採取することが重要である．男性の尿道炎を疑う場合では出始めの尿を採取する初尿採取を実施する．

2）一般尿検査

色調，混濁度，臭いを観察してから，試験紙法によるpH，蛋白，糖，潜血反応を調べる．次に鏡検用の標本を作製する．尿沈渣標本は，尿10 mlを毎分1,500回転で5分間遠心して作成する．鏡検の強拡大（400倍）で膿尿の有無を確認する．可能ならば，同時にグラム染色し，グラム陽性菌か，陰性桿菌を区別する．尿迅速検査の白血球エステラーゼテストは膿尿の存在を示し，感受性75〜95％とされている．亜硝酸試験法が陽性の場合は，ほぼ細菌尿と判定される．

3）尿細菌培養法と薬剤感受性測定法

診断を確定するとともに，起炎菌に対する良好な抗菌薬を使用するのに，必須の検査である．

4）血液検査

急性単純性腎盂腎炎では，末梢血中の白血球数増多，CRPの高値，赤沈値の亢進がみられる．

5）画像検査

急性膀胱炎では，頻回の既往がなければ，画像検査は不要である．38℃を超える発熱がある場合は，水腎症などの尿路通過障害を診断するために，腹部X線単純写真（KUB）および超音波検査を実施したほうがよい．

3．治　療

急性単純性膀胱炎では，大腸菌感受性があり，腎排泄性のセフェム系薬，キノロン系薬などを3～5日間投与する．急性単純性腎盂腎炎の起炎菌も大部分が大腸菌であることから，βラクタム系またはニューキノロン系抗菌薬を14日間投与する．重症例では，βラクタム系の注射用抗菌薬を解熱まで点滴静注するか，アミノグリコシド系抗菌薬を筋肉注射する．

4．患者・家族へのインフォームドコンセント

①水分を十分摂取すること．
②尿を我慢せず，早めにトイレへ行くこと．
③自覚症状がなくなっても勝手に服薬をやめないよう指導する．
④尿路の自浄作用を促す．
⑤膀胱炎の発症および重症化の誘因として，排尿の我慢，過度の飲水制限，性行為などが挙げられるため，注意を促す．

5．複雑性尿路感染症

性的活動期にある女性以外，すなわち小児，高齢者，男性が膀胱炎や腎盂腎炎を呈している場合は，複雑性尿路感染症を疑うべきである．尿路基礎疾患の検索と治療の目的で泌尿器科へ紹介しなければならない．

 再診時の対応

1．問　診

投薬中あるいは投薬終了後に排尿痛などの膀胱炎症状が消失しているかを確認する．

2．膿尿と細菌尿に対する効果判定

尿沈渣標本を再度作成し，膿尿が正常化（強拡大で白血球が4個以下）していること，尿中細菌が全く認められないことを確認して，尿路感染症が治癒したと判定する．

3．再発予防

女性の急性単純性膀胱炎は一般にきわめて再発しやすい．規則的な排尿，性交直後の排尿，十分な水分摂取を指導する．

（山田　宏治）

第2章 F 疾患編 腎疾患

7 尿路結石症

初診時の対応

1. 現病歴の聴取

腎結石の場合，腰背部の鈍痛程度であり，無症状のことも多い．結石が尿管へ移行すると，腎盂内圧の上昇のために突然の激しい腰背部痛や側腹部痛を発症する．痛みとともに肉眼的血尿を示すこともある．

2. 既往歴の聴取

特発性カルシウム結石症患者において，平均再発率は30～40％と高く，尿路結石症の既往についての問診が参考となる．

3. 家族歴の聴取

シスチン尿症によるシスチン結石など，遺伝的疾患による尿路結石があり，家系内の尿路結石症の既往を知ることは重要である．

4. 現 症

肋骨脊柱角の圧通や叩打痛が有用な所見である．発熱を認める場合は，複雑性尿路感染症として腎盂腎炎を合併している可能性がある．

5. 検 査

検査診断は尿路結石症診療ガイドラインに沿って行う[1]．初期評価の画像診断としてX線検査（KUB）や超音波検査を行う．単純CTは感度・特異度ともに90％以上であり，確定診断に際しては単純CTが推奨される（図1）．妊娠可能な年齢の女性にCTを施行する際には，妊娠の有無を確

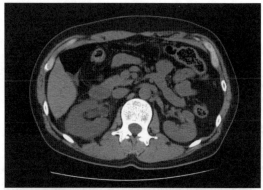
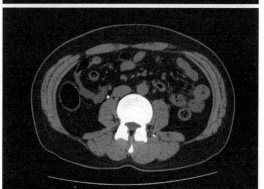

図1 腰背部痛を訴え，単純CTにより右水腎症と尿管結石を認めた症例
ESWLによる加療を行った．

認する．静脈性尿路造影検査は，発作時には疼痛の増強の原因になるために行わない．尿検査では，肉眼的・顕微鏡的血尿を認めることが多いが，完全閉塞の場合は血尿を認めないこともある．血液検査では，血算，CRP，血液生化学（クレアチニン，尿酸，カルシウム，リンなど）を行い，尿路感染の合併，尿路閉塞による腎機能障害について調べる．

6. 治 療

　初期治療は尿路結石症診療ガイドラインに沿って行う．腎杯結石の多くは無症候であるが，10 mm 以上の結石や，明らかな増大傾向など加療すべき要因が存在する症例，あるいは症候性の症例は，治療介入を要する．尿管結石の急性期は疼痛管理が主であり，管理方法として非ステロイド性抗炎症薬（NSAIDs）が推奨される．ただし，腎機能低下やアスピリン喘息を合併した症例には注意が必要である．NSAIDs の使用がむずかしい症例には，ペンタゾシンの投与を行う．

　偶発的な尿路結石を含めて，結石の大きさと閉塞の有無について評価した上で治療方針を検討する．前述した検査で 10 mm 以上の尿管結石は自然排石の可能性が高くなく，体外衝撃波結石破砕術（ESWL；extracorporeal shock wave lithotripsy）や経尿道的尿管砕石術（TUL；transurethral ureterolithotripsy）等の治療が必要となる場合があり，専門医への紹介が望ましい．

　10 mm 以下の尿管結石であれば自然排石が期待できるため，保存的な治療が可能である．保存的加療中に疝痛を繰り返した場合，尿路感染を合併した場合，あるいは水腎症を合併した場合は結石除去が必要になるため専門医への相談が必要である．

再診時のポイント

　血液検査，検尿，尿生化学検査，あるいは結石採取器具を用いた排石の採取と成分検査を行い，治療の参考とする．保存的に加療している症例であっても，症状発現後，1 ヵ月以上自然排石されない尿管結石は積極的な治療介入が必要となる場合があり，専門医への紹介を検討してもよい．

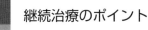 継続治療のポイント

　患者指導と結石再発の確認のために，継続治療を行う．再発予防は，結石成分や発生原因にかかわらず食事以外に 1 日 2,000 m*l* 以上の水分摂取を基本とし，1 日尿量 2,000 m*l* 以上を目標とする．もっとも頻度が高いシュウ酸カルシウム結石の形成にはシュウ酸の摂取と尿酸が関係している．シュウ酸を多く含むコーヒー，紅茶，お茶は結石形成の促進要因となる．高プリン食品，糖分，アルコールは血清尿酸値を上昇させ，尿路結石の再発の原因となる可能性が高く，過剰摂取を避ける．高尿酸血症を伴うシュウ酸カルシウム結石の再発の予防には，キサンチンオキシダーゼ阻害薬であるアロプリノールやフェブキソスタットなどが有効である．食事はバランスの取れたものが基本となる．カルシウムは過剰摂取の場合のみ制限する．塩分の過剰摂取はシュウ酸カルシウム結石の再発の危険因子であり，塩分制限を行う．

高齢者診療のポイント

　65 歳以上の高齢者において，結石の部位やサイズは若年者とかわらないが，尿管拡張や感染症などの合併症をきたしやすいという報告がある[2]．高齢者の尿路結石症を診療する際には，慎重な観察が必要である．

文 献

1）日本泌尿器科学会，日本泌尿器内視鏡学会，日本尿路結石症学会 編集：尿路結石症診療ガイドライン 2013年版，金原出版，東京，2013
2）Arampatzis S, et al：Geriatric urolithiasis in the emergency department：risk factors for hospitalisation and emergency management patterns of acute urolithiasis. BMC Nephrol 13：117, 2012

（遠山　直志・古市　賢吾・和田　隆志）

脳出血

初診時の対応

　脳出血の一番多い機序は高血圧性小血管による lipohyalinotic aneurysm の破綻である．残りは，脳動脈瘤破裂・脳動静脈奇形・海綿状血管腫・脳腫瘍・頭部外傷・アミロイドアンギオパシー・血液疾患・抗血小板薬や抗凝固薬の服用・脳梗塞後の二次性出血である．出現した血腫は機械的に脳実質損傷を引き起こし，出血部位に応じた神経症状を残す．したがって，超急性期の血腫増大を予防することは予後の面から重要であり，この場合，救急外来におけるバイタルサイン，とくに血圧の管理が重要である．その後の治療の要点は，血腫による周囲脳への圧迫から生じる二次的脳損傷をいかに抑えるかであり，この意味でグリセオールなどの薬物による内科的減圧のみでなく，血腫除去術による外科的減圧が考慮されなくてはならない．しかし，外科治療は侵襲的であり，すべての症例に適応があるわけではない．軽症例では手術，麻酔に伴う不利益が大きく，また，超重症例では保存的療法と同様に治療成績はわるく，

一般に手術適応はない．

1．現症とその管理

　脳出血は活動中に突然発症し，意識障害を伴うことが多い．家人あるいは発症現場に居合わせた人から病歴を聴取しつつ，迅速な救急処置を講じる必要がある．まずバイタルサイン・意識レベルを確認し，神経学的重症度を判定する（表1）．

　意識障害が重度の場合は，舌根沈下や吐物による気道閉塞の恐れがあるので，体位（昏睡体位か半腹臥位）あるいは鼻咽頭エアウェイにより気道を確保する．呼吸障害が重度あるいは嘔吐が頻発する場合は，早めに経鼻気管内挿管を行う．高炭酸ガス血症は脳血管を拡張し，頭蓋内圧亢進をきたし，一方，低酸素血症は脳浮腫を悪化させるので，動脈血ガス分析を行い，適切な呼吸管理の指標とする．

　脳出血急性期には，血圧を含む循環管理・脳浮腫・けいれん・不穏・消化管出血・感染症対策が必要となる．経口摂取が困難な場合が多いので，輸液による電解質および栄養管理を行う必要がある．これらのために静脈路を確保しておく．また，

表1　高血圧性脳出血の神経学的重症度（金谷ら[2,3]）

重症度	基準	Japan coma scale
1	意識清明あるいは錯乱	0〜1
2	傾眠	2〜10
3	昏迷	20〜30
4a	半昏睡（脳ヘルニア症候*を伴わない）	100〜200
4b	半昏睡（脳ヘルニア症候*を伴う）	200
5	深昏睡	300

＊脳ヘルニア症候：一側あるいは両側の瞳孔散大（5 mm 以上）と
　対光反射消失，一側あるいは両側の除皮質あるいは除脳硬直

表2　脳出血部位と臨床症候[4]

症候／部位	被殻出血	視床出血	橋出血	小脳出血	皮質下出血
意識障害	（−）／大血腫で（＋）	（−）／大血腫で（＋）	（＋）	（−）／大血腫で（＋）	（−）／大血腫で（＋）
運動障害	対側片麻痺	対側片麻痺	四肢麻痺	（−）	部位により対側片麻痺
感覚障害	対側に（＋）	対側に（＋）	（＋）	（−）	部位により対側に（＋）
瞳孔：大きさ	正常 脳ヘルニアで病側大	縮小 ときに左右不同（病側小）	縮小（pinpoint pupil）	正常 脳幹圧迫で左右不同	正常 脳ヘルニアで病側大
対光反射	正常	消失	減弱—正常	正常	正常
眼球位置	病側を向く共同偏視	鼻尖を向く共同偏視	正中固定 水平性眼振，ocular bobbing	対側を向く共同偏視 水平性眼振	病側を向く共同偏視
高次脳機能障害	優位側で失語 劣位側で失認	優位側で失語 劣位側で失認	（−）	（−）	優位側で失語 頭頂葉で失認・失行
けいれん	ときに（＋）	（−）	（−）	（−）	ときに（＋）
嘔吐	ときに（＋）	ときに（＋）	（＋）	著明，反復性	ときに（＋）
その他	同名半盲		脳神経麻痺 失調性呼吸	病側肢失調 めまい	後頭葉で同名半盲

尿閉・尿失禁を伴うことが多いので，バルーン付きカテーテルを膀胱内に留置し，尿路を確保する．これにより尿量確認・尿検査が容易となるので，輸液・電解質管理の上からも好都合である．

2．検査と手術適応

　脳出血は日中活動時の発症が多い．前駆症状はなく，しびれ感などから始まり，血腫の増大，拡大に伴って片麻痺，言語障害，半身の感覚障害などが出現する．血腫が大きいと頭蓋内圧亢進により頭痛，悪心，嘔吐などを伴い，意識障害が出現する．ベッドサイドにおける神経学的検査所見は血腫部位により異なり，鑑別診断の助けになる（表2）．救急処置により，バイタルサインが一応安定したことを確認した後，頭部CT撮影を行う．脳出血は，その70〜80％がいわゆる高血圧性脳出血であり，その部位別頻度は被殻出血40％，視床出血30％，皮質下出血20％，小脳・橋出血10％の順である．図1abcは被殻出血の経時的なCTスキャン像（発症1日目：a，発症9日目：b，発症

17日目：c），図1dは視床出血陳旧例のMRIである．CTにより出血巣を確認したら，手術適応があるかどうかを判断する必要がある．それには，①神経学的重症度，②出血部位，③出血巣の規模，④年齢などを考慮する．術式としては脳室体外ドレナージ術，開頭血腫除去術に加え，定位的脳内血腫除去術も行われる．以下に，手術適応のない場合，または手術までの待機的処置について述べる．

継続治療のポイント

1．血圧管理

　脳出血における血圧の管理は，諸家により意見が分かれる．脳神経外科医には，血腫の増大と再出血の防止という観点から積極的に降圧を行うべきとするものが多く，収縮期圧を100〜120mmHgまで下げろという主張もある．一方，神経内科医には降圧に慎重な意見が多くみられる．出血巣周辺部では，血腫による圧迫と脳浮腫により

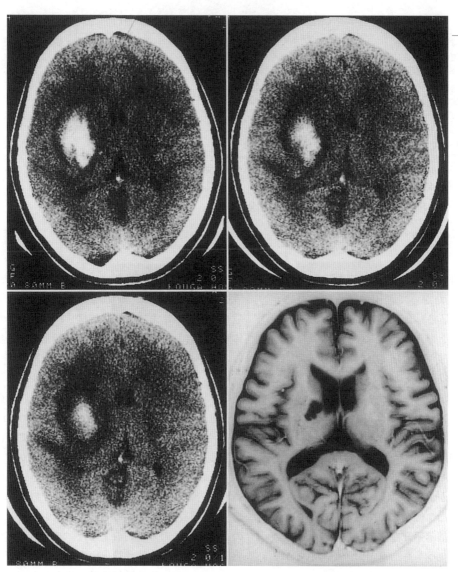

脳出血 F01a　　　　　　　　　脳出血 F01b
脳出血 F01c　　　　　　　　　脳出血 F01d

図1　被殻出血（abc）および視床出血（d）のCT/MRI 所見

血流は低下しているが，組織壊死をまだ免れてい
る部分（ischemic penumbra）や，血流低下によ
り酸素消費は十分であるが酸素代謝が最小限と
なっている部分（misery perfusion）が存在する
ことが知られている．もし過度の降圧を図れば，
これらの部分が不可逆的な壊死状態に陥る可能性
がある．また脳血管には，血圧の変動に対して血
管径を拡張または縮小させて脳血流を一定値（約

50 ml/100 g/分）に保とうとする作用があり，こ
れは脳血流自動調整能と呼ばれている．正常で
は，この自動調整能は平均動脈血圧で60～150
mmHg 程度であるが，脳出血急性期には自動調節
能が障害され，下限値が出血前よりも上方に偏位
しているとされる．このような状態では，わずか
の降圧によっても ischemic penumbra のみなら
ず，健常な脳部位さえも虚血に陥る恐れがある．

表3 脳卒中（脳出血・脳梗塞）の合併症診療レジメ（秋口）

予後難度 C			
予後難度 C 生命予後を左右 （緊急に対応する）	Convusion[1] Coma Cp complication[2]	けいれん 意識障害 心肺合併症	すぐ Diazepam 10 mg 筋注 すぐに CT スキャン すぐに心電図，呼吸管理
予後難度 B 生命予後に関連 日常機能予後を左右 （早急に対応する）	Barre sign Bulbar palsy Bladder dysfunction	片麻痺 球麻痺 失禁	寝たきり，褥瘡感染 嚥下障害，気道感染 寝たきり，尿路感染
予後難度 A 日常機能予後に関連 社会機能予後を左右 （ゆっくり対応する）	Aphasia Abulia・Amnesia Ataxia・AIM	失語 自発性低下・健忘 運動失調・運動異常	MRI・MRA SPECT ST・PT・OT に相談

[1] 脳卒中発症後 24〜48 時間に起こるものを初発けいれん，それ以降に起こるものを晩発けいれんという.
[2] Cardiopulmonary complication

自動調節能の下限値は急性期平均血圧の約 80% といわれる．したがって脳出血後も収縮期圧が 200 mmHg を超える症例については，その 20% 程度の降圧が妥当と考えられる．

脳浮腫・高炭酸ガス血症・低酸素血症・尿閉・便秘あるいは不安・ストレスなどの昇圧因子を除外してもなお上記の高血圧が持続する場合，降圧薬を用いる．処方例としては，ニフェジピン（アダラート®）5〜10 mg 舌下，レセルピン（アポプロン®）0.5〜1.0 mg 筋注，あるいはトリメタファン（アルフォナード®）250〜500 mg/500 ml 糖液点滴静注，などがある．

出血性要因：出血性要因のある場合は，止血剤が有効である．線溶系亢進時には抗プラスミン薬であるトランサミン®を，凝固因子であるビタミン K 欠乏時にはケイツー®などを用いる.

2．脳浮腫抑制

脳出血においては，血液脳関門の障害により血清蛋白が血管外に漏出し，細胞間際に水分が貯留し，血管性浮腫を生じる．これらを放置すれば ischemic penumbra を増悪させるだけでなく，頭蓋内圧亢進により脳ヘルニアを引き起こす恐れがある．脳浮腫を抑制するには，呼吸・血圧管理を適正に行った上で，高張溶液グリセロールの点滴を行う．

グリセロールは，作用時間が長い，点滴終了後のリバウンド現象が少ない，腎障害が少ない，電解質異常をきたしにくいなどの利点がある．また最近，脳虚血によって生じるフリーラジカルが生体膜を障害し，脳浮腫をきたすと考えられ脳梗塞の合併があればラジカット®がこの病態の防止のため用いることができる．グリセロールでもこの反応を抑制する作用が指摘されている．市販のグリセロールを浮腫の程度に応じて 1 日 400〜1,200 ml，時間 150〜200 ml で 2〜4 回に分けて点滴静注する．マンニトールは作用発現は速やかであるが，持続時間が短く，リバウンドが大きい，電解質異常をきたしやすいなどの欠点がある．したがって，脳浮腫が高度で急速に脳圧を下げる必要のある場合にのみ用いる．また，ステロイドは，感染症や糖尿病・消化管出血を増悪させるが，脳出血において抗脳浮腫作用は認められないといわれている．

3．合併症の治療（表3）

感染症：とくに気道感染症が死亡原因となることが多いので，抗生物質の予防的投与を行う．

けいれん：呼吸抑圧に留意しつつ，ジアゼパム（10 mg）を緩徐に静注する．30 mg/日を限度とするが，なお抑制不十分の場合は，アレビアチン®あるいはフェノバール®を用いる．

消化管出血：急性期に合併しやすいので，H_2ブロッカーと胃粘膜保護薬を併用する．

耐糖能異常：急性期には耐糖能異常や糖尿病の増悪が出現しやすいので，この場合はインスリンや経口剤によりコントロールする．

4. 輸液・栄養管理

脳出血急性期には，不感蒸泄の増大や経口摂取が困難なために脱水を生じやすい．電解質濃度をチェックしながら適正な輸液を行う必要がある．なお，急激な高Na血症の是正は脳浮腫を増悪し，一方，低Na血症の急激な是正はcentral pontine myelinolysis を引き起こす恐れがあるので注意しなければならない．意識障害や嚥下困難のある場合は絶飲食とし，静脈路より糖液を補給するが，経口摂取が遅れる場合は経管栄養を行う．消化管出血を認める場合は中心静脈栄養を行う．脳出血急性期の診療実践について述べたが，その要点は呼吸管理・血圧管理・脳浮腫対策・合併症の予防である．再発については血圧管理がもっとも重要である．

文　献

1) Fisher M : Clinical Atlas of Cerebrovascular Disorders, Wolfe, London, 1994
2) 小川　彰，黒田清司：脳出血．脳血管障害，最新内科学大系 66：p129-142，中山書店，東京，1996
3) 渡辺俊之，安田　譲，秋口一郎：脳出血の first aid. Clinical Neuroscience 12：1412-1414，1994
4) 織田雅也，宇高不可思：脳内出血の診断基準と部位診断・鑑別診断．日本臨床 64（創刊号 8）：332-337，2006
5) Donnan GA, Fisher M, Macleod M, Davis SM：Stroke. Lancet 371：1612-1623, 2008

（秋口　一郎・渡邊　俊之）

2 くも膜下出血

■ 初診時の対応

脳卒中は、年間に人口10万人当たり250〜500人の発症がある。このうち70％は脳梗塞、20％は脳出血で、10％がくも膜下出血である。3：2：1ならぬ7：2：1の比であるが、死亡率は逆に、脳梗塞10％、脳出血20％、くも膜下出血30％である。合計すると、年間人口10万人当たり75人くらいの死亡率となり、癌に次いで心臓病とともに死亡率の高い重要な成人病の1つである。さらに、発病後24時間以内に死亡する突然死には、くも膜下出血、脳出血も少なからず含まれ、くも膜下出血の死亡率はこのような突然死例を入れると40〜50％にいたるとの報告もある。このくも膜下出血の70〜80％は破裂動脈瘤により出現し、部位としては前交通動脈や内頸・後交通動脈、中大脳動脈や脳底動脈の分岐部に好発する。

動脈瘤は、従来は先天性が大部分とされたが、最近ではこの他に血行力学的に後天的に形成されるもの、動脈硬化に基づくもの、感染性（心内膜炎に合併する細菌性脳動脈瘤、真菌性など）、外傷性、解離性脳動脈瘤など多くの病因が明らかにされている。解離性脳動脈瘤は椎骨動脈に多く出現し、これがくも膜下出血で発症する場合には、中膜または中膜-外膜間の解離による場合が多い。

1. 現 症

くも膜下出血の初発症候は激しい頭痛が多いが、嘔吐、けいれんで始まる場合もある。意識障害は一般に短時間であるが、数日から2〜3週間持続することもある。この他に、せん妄、錯乱状態、失見当識、記銘力障害、Korsakoff症候群を示すこともあるが、一過性のことが多い。約30％で不全片麻痺、失語などの巣症状を認める。重症の場合には脳圧亢進症状が早期から出現し、この場合は予後不良である。くも膜下出血は早期の手術適応判断が重要であるので、診断が確定したらできるだけ早く脳外科医に連絡を取り、移送しなければならない。

脳外科では、意識障害の程度やCT所見をもとにくも膜下出血の重症度が判定され、これにより治療方針や術後経過が記載される。よく用いられているものとしてはHunt and Kosnikの分類（表1）とCTによるFisher分類（表2）がある。意識障害分類についてはJapan coma scale（JCS）やGlasgow coma scale（GCS）がよく用いられ、とくにGCSによりWorld Federation of Neurological Surgeons（WFNS）のくも膜下出血grade分類（表3）が判定でき、これが大規模臨床解析に広く用いられている。

2. くも膜下出血の頭痛

くも膜下出血の頭痛の一番の特徴は、"これまでで最悪の頭痛"、"バットで打ちのめされたような頭痛"というように、頭痛の性質が激しいことである。また、一般に頭痛の出現した時刻がはっきりしており、たとえば帰宅して玄関の戸を開けた時に急に激しい頭痛が出現した、などと訴える。患者は頭痛の説明に関しては多弁ではなく、憔悴して口数の少ないことが多い。しかし、よく聞き出すと、約50％の患者は、出血に先行して発症前2週間の間に何らかの頭痛を経験しているという（warning leak）。患者の話からくも膜下出血

表1 くも膜下出血の重症度[3]

Grade 0	非破裂例
Grade I	意識清明で神経症候のないもの，またはあってもごく軽度の頭痛・項部硬直のあるもの
Grade I a	意識清明で急性期症候なく，神経徴候の固定したもの
Grade II	意識清明で中等度か強い頭痛・項部硬直はあるが，神経徴候（脳神経麻痺以外の）を欠くもの
Grade III	意識障害は傾眠，意識不鮮明である．軽度の局在神経徴候をもつこともある
Grade IV	意識障害は昏迷，中等度から強度の片麻痺，時に除脳硬直，自律神経障害の初期症候を示すもの
Grade V	昏睡，除脳硬直，瀕死の状態のもの

＊下記を認めるときは grade を1つ下げる．
①重症の全身疾患（高血圧，糖尿病，高度の動脈硬化症，慢性肺疾患）
②脳血管撮影上高度の脳血管攣縮像

くも膜下出血を報告・記載する場合，たとえば，"患者は SAH（エス・エイ・エッチ）day1，重症度は Hunt, Kosnik の Grade II，CT は Fisher 分類の Group 2" と表現する．

(Hunt & Kosnik, 1974)

表2 CT によるくも膜下出血の程度分類[3]

Group 1	血液の認められないもの
Group 2	びまん性に存在するか，すべての垂直層(IHF，島回槽および迂回槽)に1mm以下の薄い層を形成しているもの
Group 3	局所的に血塊があり，(and/or) 垂直層の髄液槽内に1mmまたはそれ以上の血液層を形成しているもの
Group 4	びまん性 SAH，または SAH はなくても，脳内または脳室内に血塊をみるもの

(Fisher ら，1980)

表3 WFNS の grade 分類[1,4]

Grade	Glasgow coma scale	失語または片麻痺
I	15	−
II	14〜13	−
III	14〜13	＋
IV	12〜7	＋または−
V	6〜3	＋または−

の疑いのある場合は，CT スキャンをただちに撮る必要がある．CT でくも膜下腔に血腫による high density を認めるか，血性髄液を認めれば，診断を確定することができる．ただし，高齢者では，くも膜下出血や髄膜炎の場合でも頭痛や項部強直のはっきりしない例があるので注意する必要がある．また CT で捉えられない，腰椎穿刺をしても血性髄液の所見が得られない突然発症の頭痛

も存在する．その原因としては，頸動脈あるいは椎骨動脈解離，静脈洞血栓症，未破裂動脈瘤の拡大などの原因があげられる．

くも膜下出血の誤診でもっとも多いのは機能性頭痛（片頭痛，筋収縮性頭痛，群発頭痛）であり，2位が発熱（インフルエンザ，髄膜炎，脳炎），3位が嘔吐（急性・ウイルス性胃腸炎など）である．発熱や意識障害を伴っていて髄膜炎，脳炎，インフルエンザと，嘔吐が強くてウイルス感染症（胃腸炎）と誤診されることも少なくない．その他，腰痛のみ，性格変化・行動異常のみ（前交通動脈瘤破裂）にも注意が必要である．

3．局所症候

くも膜下出血では髄膜刺激症状と意識障害が前面に現れ，脳局所症候を認めることは少ない．しかし，血腫の進展部位によっては局所症候を呈することがある．内頸動脈-後交通動脈分岐部や脳底動脈-上小脳動脈分岐部のすぐ外側には動眼神経が走行しており，これらの部位の動脈瘤がその外側に向かって成長し，血腫を形成すると同側動眼神経麻痺をきたす．脳動脈瘤が脳実質に向けて破裂し脳内血腫を伴う場合には，その部位に応じた症状を示す．中大脳動脈分岐部動脈瘤はその向きにより前頭葉や側頭葉に血腫を形成することがあり，この場合，片麻痺や失語・健忘を示すこと

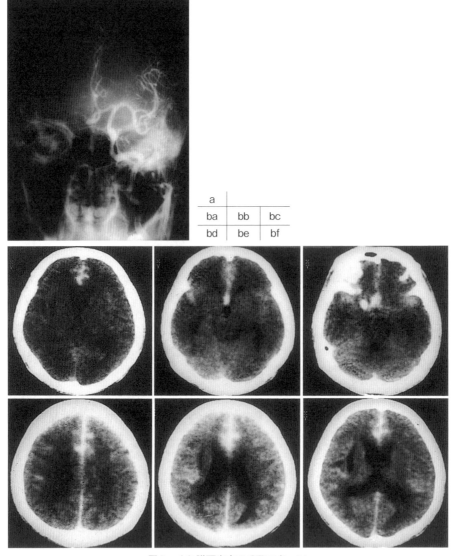

a		
ba	bb	bc
bd	be	bf

図1　くも膜下出血の CT スキャン

がある.

4. 検 査

　くも膜下出血の診断では X 線 CT がもっとも有用である（図 1）. しかし, くも膜下腔の高吸収域と破裂動脈瘤の部位とは必ずしも対応するわけではない. また, 出血量が少なく, 貧血の合併がある時には, 必ずしも高吸収域にならず等吸収域として描出されることもあるので注意を要する. 軽

微なくも膜下出血を CT で捉えるための条件はさまざまであり, スライスの厚さと角度, 体動による画像のぼやけなどの撮影条件ばかりでなく, 出血量や発症からの経過時間によっても CT の感度は大きく左右される. 一般にヘモグロビン値で 10 g/dl 未満の貧血患者の頭蓋内出血は脳実質より high density にならずに isodensity に留まることが示されている. また, 理想的な撮影条件下では, 発症後 24 時間以内で 90% 以上の感度があっても,

2日後には76％，5日後には58％とCT感度は低下する．くも膜下出血の誤診率はCTの発達や普及度と関係なく20％以上と高く，CTでもわからない軽いくも膜下出血がその主体をなしていることが指摘されている．

出血した脳動脈瘤の局在，形態，親血管との関係などを明らかにするためには，MR血管撮影（MRA），3D-CT，脳血管造影が必要である．多発性脳動脈瘤は約20％の患者で認められる．したがって，脳血管造影を行うときには両側の内頸動脈および椎骨動脈のいずれも造影し，多発性脳動脈瘤を検索することが必要である．血管造影では脳動脈瘤の診断のみならず，頭蓋内側副血行路の動態など手術に必要な情報を得るように留意する．しかし，最近はMR血管撮影の精度が向上したことにより，血管造影をせずに手術を行う場合も少なくない．

継続治療のポイント

1．再破裂と血管攣縮

動脈瘤の出血部位は周囲の血腫で圧迫止血されている状態にあるので，これが脆弱である超急性期には再破裂が多い．脳動脈瘤の再破裂は出血後24時間以内にピークがあり，とくに6時間以内に多い．くも膜下出血後には脳動脈の周囲に血腫が充満することにより，脳血管攣縮が起こり，その血管径が狭小化する．破裂数時間以内にみられる早期攣縮と出血後3日〜3週間に認められる遅発性攣縮があり，これらの攣縮に伴い，脳灌流圧が低下し遅発性脳虚血を起こす．攣縮の発生頻度や程度はくも膜下腔の血腫の多さに比例し，脳血管造影上の攣縮は約70％，虚血症状を示す症候性攣縮は約1/3とされる．程度が強いと虚血性脳浮腫をきたし，脳圧亢進により予後不良となる．

2．その他の随伴症候

くも膜下出血超急性期には交感神経系の過緊張状態が誘発され，不整脈，神経原性肺水腫などをきたす．くも膜下出血に伴う心電図異常は70〜80％に認められ，不整脈や心筋梗塞類似所見をしばしば認める．神経原性肺水腫の際には，呼吸障害とピンク色の泡沫状喀痰を示す．脳圧亢進が強いと網膜静脈圧の上昇により，網膜出血や硝子体下出血などをきたすことがある．

また，くも膜下出血の脳室穿破例では，血腫が脳室を圧迫することにより閉塞性水頭症を呈したり，くも膜下腔の広範なブロックにより非閉塞性水頭症を呈することもある．水頭症はそれ自体が脳圧を亢進させ，意識障害の増悪因子となる．

3．治療方針のポイント

破裂脳動脈瘤は通常，脳動脈瘤ネッククリッピング術により治療される．clippingが不可能な例ではcoatingやpatchに留める場合もあり，時に母動脈起始部の結紮を選択する場合もある．しかし最近では血管内手術が増加し，より根本的な治療が可能となっている．また，MRIやMRAないし3D-CTによる脳ドックで未破裂脳動脈瘤が発見される頻度が増え，一般に動脈瘤径が5mm以上のものに対しては予防的治療が積極的に行われるようになっている．

2012年にわが国の脳外科チーム（The UCAS Japan Investigators）による未破裂動脈瘤の予後・実態調査結果が報告された．集団は5720症例（平均62.5歳，女性が68％），2001年1月から2004年4月に新たに発見された未破裂脳動脈瘤患者を登録．年齢は20歳以上，動脈瘤サイズは最大径3mm以上，解析は患者ごとでなく，動脈瘤ごと．6697個の動脈瘤が検討され，うち91％は偶発的に発見された．動脈瘤部位は中大脳（36％），内頸/内頸ICPC（34％），前交通（16％），脳底tip/SCA（7％），椎骨/PICA（2％），動脈瘤の最大径は平均5.7±3.6mmであった．観察期間の11,660動脈瘤/年で111人の動脈瘤が破裂し，（年間破裂率は0.95％）．破裂率は最大径3〜4mmの動脈瘤を基準として以下の破裂リスク（ハザード比）であった．5〜6mmで1.13倍，7〜9mmで3.35倍，10〜24mmでは9.09倍，25mm以上になると76.26倍．また前交通動脈や内頸-後交通動脈分岐部の

動脈瘤では中大脳動脈の動脈瘤と比較して破裂率が有意に高値であり中大脳動脈動脈瘤を基準としたハザード比は前交通動脈で 2.02 倍，内頸動脈-後交通動脈分岐部で 1.90 倍，さらに不正な突出のある瘤（daughter sac）では破裂ハザード比が 1.63 倍と増加した．以上より前交通動脈と内頸動脈-後交通動脈分岐部における 7 mm 以上の未破裂動脈瘤については予防的治療を検討する必要がある．

4．高齢者診療のポイント

65 歳以上の高齢者で発症するくも膜下出血には，以下のような特有の診断・治療のポイントがあるので注意を要する．

1）高齢者の動脈瘤の部位は前大脳動脈 28.7%，前交通動脈 25.3% と両者で過半数を占める．このため高齢者の破裂動脈瘤では，精神症状，認知を示しやすい．

2）年齢を考慮しない場合のくも膜下出血の再出血は 40〜73% であるが，高齢者では約 10%（平均 75 歳）である．すなわち高齢者では初回発作を生きのびれば，再発はまれである．ただし，高齢になるほど初回発作で死亡する頻度は大である．

3）高齢者では症候が非定型的であることが多いため，鑑別上紛らわしい疾患に注意する必要がある．脳出血，脳静動脈奇形，脳腫瘍，脳梗塞，側頭動脈炎，急性髄膜炎，血管性頭痛，多発脳神経炎などがその鑑別の対象となる．

4）前述の理由などから，高齢者の脳動脈瘤の手術適応については，慎重に考慮する必要がある．また，高齢者では MRI による脳ドックや，初回発作時の血管撮影で未破裂の複数の脳動脈瘤を見つけたからといって，何回も手術を行うような方針はとるべきではない．

文　献

1) 菊池晴彦，宮本　亨：脳動脈瘤とくも膜下出血．脳血管障害，最新内科学大系 66 161-167 頁，中山書店，東京，1996
2) 秋口一郎：頭痛・めまい・しびれと脳卒中．medicina 34：2305-2308，1997
3) 秋口一郎：臨床神経学の手引き　改訂第 2 版，南江堂，東京，2004
4) 清水宏明，冨永悌二：くも膜下出血の診断基準，重症度分類，転帰分類．日本臨床 64（創刊号 8）：559-565，2006
5) The UCAS Japan Investigators：The Natural Course of Unruptured Cerebral Aneurysms in a Japanese Cohort. N Engl J Med 366 (26)：2474-2482, 2012
6) Smith WP Jr, Batnitzky S, Rengachary SS：Acute isodense subdural hematomas：a problem in anemic patients. AJR Am J Roentgenol 136：543-546, 1981
7) Edlow JA, Caplan LR：Avoiding pitfalls in the diagnosis of subarachnoid hemorrhage. N Engl J Med 342：29-36, 2000

（秋口　一郎・八木　秀雄）

第2章 疾患編 G 神経疾患

3 脳炎・髄膜炎

脳炎は，脳実質の炎症を主体とし，発熱，意識障害，けいれん，髄膜刺激症状などが出現する．髄膜炎は，脳の表面を被う脳軟膜とくも膜の炎症で，発熱，頭痛，項部硬直などの髄膜刺激徴候，髄液細胞増加などを認める．これらは，しばしば髄膜脳炎としてみられる．近縁あるいは同一疾患群として，脳膿瘍，急性脳症，二次性脳炎，急性散在性脳脊髄炎（ADEM），遅発性ウイルス感染症，プリオン病などがあり，病原は多岐にわたる（表1，2）．急性脳症では意識障害を主徴とし，髄液細胞増加はみられない．二次性脳炎，ADEMは風疹，麻疹などのウイルス感染に随伴して発症する．一方，免疫機序による自己免疫性脳炎/脳症が増加傾向にある．また，炎症所見に乏しく，慢性の経過をたどる遅発性ウイルス感染症〔亜急性硬化性全脳炎（SSPE），進行性多巣性白質脳症（PML）〕，やプリオン病〔クロイツフェルト・ヤコブ病（CJD）〕，などがあるが，本稿では急性型の脳炎・髄膜炎を主体に述べる．

初診時の対応

1．現病歴の聴取，既往歴・家族歴の聴取

現病歴の聴取は意識障害などのため，同居人からの聴取がポイントとなる．海外渡航歴，動物の飼育歴，基礎疾患の有無なども併せて尋ねる．発疹，リンパ節腫大などの随伴症状の有無に注目する．意識レベルを含めたバイタルサイン，一般理学的所見，神経学的には，精神症状，脳神経症状，錐体路，錐体外路症状，髄膜刺激徴候を調べ，後述する髄液所見（表3）などと併せ脳炎・髄膜炎の鑑別を進め，迅速に治療を開始する[1]．

表1 脳炎・髄膜炎の病原

```
ウイルス，その他
  1．RNA ウイルス
    コクサッキー A，B，エコー，
    日本脳炎，ムンプス，麻疹，風疹，
    狂犬病，インフルエンザ A，B，HTLV-1，HIV
  2．DNA ウイルス
    単純ヘルペス 1，2，水痘・帯状ヘルペス，
    サイトメガロウイルス，Epstein-Barr，
    HHV-6，アデノ
  3．プリオン：異常プリオン蛋白
細菌，その他
  1．細菌
    グラム陽性菌：肺炎球菌，連鎖球菌，リステリア
    グラム陰性菌：インフルエンザ菌，髄膜炎菌
    抗酸菌：結核菌
    スピロヘータ：梅毒トレポネーマ，ボレリア
  2．真菌
    クリプトコッカス，カンジダ
  3．原虫，他
    トキソプラズマ，マラリア
```

表2 脳炎・髄膜炎と類縁疾患

```
1．ヘルペス脳炎，日本脳炎，二次性脳炎
2．髄膜炎（ウイルス性，細菌，結核，真菌，他）
3．脳膿瘍，脳静脈洞感染
4．脳幹脳炎
5．急性散在性脳脊髄炎（ADEM）
6．遅発性ウイルス感染症，プリオン病
7．寄生虫・原虫感染症
```

2．脳炎・髄膜炎患者の診療指針

急性期においては，バイタルサインの把握と迅速診断である．血圧，呼吸はもちろんのこと意識レベルの変化，けいれん発作，脳圧亢進症状などに注意を払う．静脈路の確保，気道確保を行ったのち，一般治療，抗ウイルス薬，抗菌薬の適応の検討，けいれんおよび脳浮腫対策などを行う．しかし，本症では高次病院への依頼時期が遅れては

表3　髄液所見による脳炎・髄膜炎の鑑別

項目	外観	圧（側臥位）mmH₂O	細胞数 /mm³	蛋白 mg/d*l*	糖 mg/d*l*	その他
正常	水様透明	70〜180	5以下	15〜45	50〜80	
ウイルス性脳炎・髄膜炎	水様（日光微塵）	正常〜上昇	30〜500 リンパ球，単球	50〜200	50〜80	PCR，各種抗体検査
細菌性髄膜炎	混濁，膿性	200〜600	500以上 多核白血球	50〜1,000	0〜20	PCR，塗沫，培養 ラテックス凝集反応
結核性・真菌性髄膜炎	水様（日光微塵）	200〜600	30〜500 リンパ球，単球	50〜500	40以下	PCR，ADA*

髄液糖/血糖値比＝0.6〜0.8，　*adenosine deaminase

ならない．

　その判断の指標としては，1）感冒などでも2〜3日頭痛を伴うが遷延する場合，2）意識障害，けいれん発作，頭蓋内圧亢進症状がある場合，3）ICUなどの管理施設がない場合，4）病原検査，CT，MRI，脳波などの補助診断や病期の把握に必要な設備がない場合，である．

　なお，ウエストナイル熱（脳炎），日本脳炎，ライム病は4類感染症（全数把握），ヘルペス脳炎などの急性脳炎，プリオン病，髄膜炎菌髄膜炎，破傷風などは5類全数把握に指定され，保健所に届け出ることが義務づけられている．細菌性髄膜炎，無菌性髄膜炎などは5類定点把握に指定されている[2]．

3．緊急処置

　いずれの疾患においても必要不可欠なことはバイタルサインの把握である．意識レベルの低下が認められ，舌根沈下による気道閉塞や呼吸抑制が認められた場合は，低酸素による二次性脳障害を防止するためにも躊躇することなく気管挿管を行うべきである．また併発する痙攣に対しては速やかに抗痙攣薬や鎮静薬の投与を行う．頭蓋内圧亢進に対しては脳圧降下薬の投与を行う．発熱に対しては解熱薬を投与すると熱型がわからなくなるため安易にこれを行わない．

脳炎・髄膜炎の概念

1．脳　炎

　急性脳炎ではヘルペス脳炎の頻度が高く，年間100万人に1人，約300〜400例の発症とされ，主として単純ヘルペスウイルス1型（HSV1型，口部ヘルペス）による．ヘルペス脳炎は側頭葉・大脳辺縁系が好発部位であり，意識障害，けいれん発作，記憶障害などの頻度が高い[3]．日本脳炎の場合7〜9月小流行がみられる．ウエストナイル熱・脳炎は，元来中近東の風土病であるが，1999年ニューヨークに発生しアメリカ全土に拡大し大きな脅威となっている．日本への侵入も懸念されているが，現在のところウエストナイル脳炎の発生は確認されていない．インフルエンザ，風疹，麻疹などに伴って意識障害，けいれんを認める場合，これらのウイルスによる急性脳炎・急性脳症（二次性脳炎）と考えられる．自己免疫性脳炎/脳症には，傍腫瘍性にも位置づけられ，免疫機序による抗NMDA受容体脳炎（卵巣奇形腫に伴う）や抗VGKC複合体抗体関連などがあげられる．

2．髄膜炎

　原因からみた主な髄膜炎は以下の4つである．1）ウイルス性髄膜炎，2）細菌性（化膿性）髄膜炎，3）結核性髄膜炎，4）真菌性（クリプトコッカス）髄膜炎である．この他，癌性髄膜炎（髄膜癌腫症）や寄生虫による髄膜炎などがある．髄液

所見による各種髄膜炎の鑑別要点を表3に示す．ウイルス性・細菌性髄膜炎は急性髄膜炎で，結核性・真菌性髄膜炎は亜急性・慢性経過をたどる．細菌性髄膜炎の起因菌は年齢によって異なり，新生児では大腸菌，B型連鎖球菌，3ヵ月以降の乳幼児においてはインフルエンザ菌，成人では肺炎球菌，髄膜炎菌，老齢者ではグラム陰性桿菌，リステリア菌の頻度が高い．髄膜炎菌による髄膜炎は5類感染症（全数把握）に指定され，7日以内に届け出が必要である．細菌性髄膜炎，無菌性髄膜炎（ウイルス性髄膜炎）は，指定機関での定点把握と定められている．

脳炎・髄膜炎の診断と治療

1．脳炎の診断のポイント

赤沈の亢進，CRP上昇などの炎症所見，髄液所見で細胞数増加がみられ，糖値の低下は細菌性，結核性，真菌性髄膜炎を鑑別する必要がある．CT・MRI，脳波を施行する．ヘルペス脳炎では側頭葉・辺縁系に好発し，日本脳炎では視床，基底核，黒質に異常がみられる（図1）．ADEMにおいては散在性病変を示す．脳波では，ヘルペス脳炎において周期性一側てんかん放電（PLEDs）がみられる．自己免疫性の急性脳炎/脳症の卵巣奇形腫に伴う抗NMDA受容体脳炎や抗VGKC複合体抗体関連症候群では，一部大脳辺縁系に主座を示す点で鑑別上重要である．抗NMDA受容体脳炎では若年女性に好発し，抗VGKC複合体抗体関連においては，低Na血症や脳症型が多いなどの特徴を示す[3]．

病原診断では，各種ウイルスに対する髄液からのPCR法を含む病原検索，血清，髄液の酵素抗体（EIA），補体結合抗体（CF），血球凝集抑制抗体（HI）などの抗体価検査がポイントになる．PCRによるウイルスゲノム検出は発症10日以内の急性期で陽性率が高く，抗体価は回復期にかけて上昇を調べる．髄腔内の局所抗体産生をみる場合，血清・髄液抗体価比（正常100以上），抗体価指数（正常0〜1.91）を検索する．なお，経時的な検索のため，血清・髄液の一部を−80℃に保存しておく．

2．脳炎の治療
1）ヘルペス脳炎

ヘルペス脳炎が疑われる場合，10 mg/kg，1日

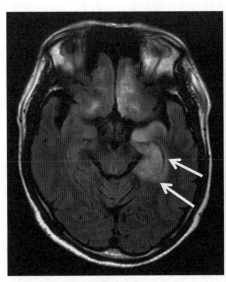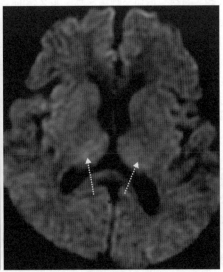

左海馬・扁桃体の高信号病変　　　　両側視床病変

図1　ヘルペス脳炎，日本脳炎急性期MRI所見

3回，14〜21日間のアシクロビルの点滴静注に踏み切る．投与開始は，髄液所見でウイルス性脳炎と診断した時点を目安とする[4]．

ヘルペス脳炎は主として HSV 1 型によるが，HSV 2 型による髄膜炎・脳炎，水痘，帯状疱疹に伴う脳炎にもアシクロビルは適応になる．遷延例に対しては，アシクロビルの1クールの追加投与，あるいはビダラビンに切り替える．自己免疫介在性の急性脳炎/脳症の初期治療は，副腎皮質ステロイド，免疫グロブリン療法を考慮する．けいれん発作にはジアゼパム，フェノバルビタール，フェニトインの静注，筋注，痙攣重積には呼吸管理下でジアゼパム，ミダゾラム（2〜3 g/日）の持続点滴投与を行う．脳浮腫に対しては10%グリセオール 500 ml/日を点滴投与する．

2）ウイルス脳炎（二次性脳炎），急性散在性脳脊髄炎（ADEM）

麻疹，風疹，ムンプスなどに伴って意識障害，痙攣を認める場合，二次性脳炎が考えられる．また，ADEM に対し副腎ステロイドの適応がある．

3．髄膜炎の診断のポイント

発熱，頭痛，髄膜刺激徴候を認め，髄液検査による細胞数増加が決め手である．髄液所見における細胞の種類，蛋白，糖値，細菌・ウイルス学的検査によって各種髄膜炎の推定診断ができる（表3）．細菌性，結核性，真菌性髄膜炎では，髄液糖値の低下がみられる．ウイルス，細菌に対する髄液からの PCR 検査が迅速診断に威力を発揮しており，グラム染色，抗酸菌染色，墨汁染色，一般細菌，血液培養，髄液培養検査，各種抗体検査と併せ行う．

4．髄膜炎の治療

病原によって治療が異なるので，的確な病原診断，抗ウイルス薬，抗菌薬の選択が大切である．一般的に解熱剤，鎮痛剤，症例によっては脳圧降下剤，抗痙攣剤の投与も必要である．頭痛，嘔吐に対し，鎮痛剤の投与，制吐剤の投与，脳圧亢進に対し，グリセロールなどの脳圧降下剤の点滴静注を行う．

1）ウイルス性髄膜炎

エンテロウイルス（エコー，コクサッキー），ムンプスが多く対症療法が中心で，通常特別な治療を必要としない．HSV 1, 2，水痘・帯状疱疹ウイルスによる髄膜炎が疑われる場合，アシクロビルなどの抗ヘルペスウイルス薬による治療を行う．Mollaret 髄膜炎（良性再発性髄膜炎）は，ウイルス感染，頭蓋内腫瘍，膠原病などで引き起こされるが，HSV 2 型性器ヘルペスに伴う再発性髄膜炎の報告が増加している．

2）細菌性髄膜炎

一般的に発症後 24 時間で病変はピークに達するので早期診断，早期治療がポイントとなる．実際の治療にあたっては緊急性が要求されるため，髄液所見より細菌性髄膜炎が疑われた場合には起炎菌の同定結果を待つことなく抗菌薬の投与を開始する．起因菌が同定されるまでは，スペクトラムの広い抗菌薬であること，髄液移行性がよいこと，髄液濃度を十分に上げる必要があることなどが挙げられる．主要起炎菌のペニシリン耐性肺炎球菌（PRSP），メチシリン耐性黄色ブドウ球菌（MRSA）の増加を考慮すると，パニペネム・ベタミプロン，あるいはセフトリアキソン＋バンコマイシンで開始する．グラム染色で起炎菌が想定，検出されれば抗菌薬を変更する[5]．

適切な抗菌薬投与で数日内に髄液中の菌は陰性化し，約2〜3週間で髄液の性状も正常化する．臨床所見，赤沈，CRP，髄液所見を目安に2〜4週間抗生剤投与を継続する．この他，抗脳浮腫薬，抗痙攣薬，鎮痛・解熱薬の投与を行う．

3）結核性髄膜炎

亜急性の発症で特徴づけられ，脳底部が侵されやすい．治療にはイソニアジド（INH），リファンピシン（RFP），ピラジナミド（PZA），エタンブトール（EB）の4者併用が標準的な組み合わせである．一般に症状の回復に3ヵ月以上長期になることが多く，抗結核薬の副作用にも十分注意を払う．

4）真菌性（クリプトコッカス）髄膜炎

エイズなどでの日和見感染症として注目されているが，アンホテリシンB，5-フルオロシトシン，フルコナゾール，ミコナゾールが用いられている．アンホテリシンBは5％ブドウ糖に溶解し3～6時間で点滴静注する．投与中の過敏反応，長期投与での骨髄抑制，腎機能障害などの副作用に注意する．副作用の少ない点からフルコナゾールの投与も一般化しており，点滴静注，あるいは経口投与も可能である．

文　献

1）庄司紘史，芝原友也，福嶋由成：ウイルス性髄膜脳炎．化学療法の領域 30：56-64，2014
2）感染症の診断・治療ガイドライン 2004，日本医師会誌 132：43-59，2004
3）特集自己免疫性辺縁系脳炎—病態研究の進歩．Clin Neurosci 26：497-570，2008
4）ヘルペス脳炎診療ガイドライン 2016．医学書院，東京，2016（発刊予定）
5）細菌性髄膜炎の診療ガイドライン．医学書院，東京，2007

（庄司　紘史・貴田　秀樹）

第2章 疾患編
G 神経疾患

4 脳梗塞

脳梗塞は一般に，アテロームプラークを基盤としたアテローム血栓性梗塞，心臓由来の心原性脳塞栓，脳内の細い血管である穿通枝が閉塞して起こるラクナ梗塞，その他の原因に分類される．その他の原因として，脳動脈解離，凝固異常などがある．この数年で，脳梗塞急性期の治療の進歩は目覚ましく，tPA による血栓溶解療法，血管内治療の領域で劇的な変化がみられている．画像で脳梗塞を診断した場合，心臓，大動脈，頸動脈，頭蓋内主幹動脈などの病変を特定し，梗塞の成因を明らかにしておくことが必須である（図1）．

 病態別治療・予防のポイント

1．アテローム血栓性梗塞の病態と治療

頭蓋外・頭蓋内の血管のアテローム硬化による狭窄・閉塞によりさまざまの虚血性病変が生じる．アテロームプラーク上の血栓で閉塞するアテローム in situ の閉塞はむしろ少なく，内頸動脈や中大脳動脈の高度狭窄を背景に，血行力学と微小塞栓機序が重複して，境界梗塞を生じる場合は，進行性脳梗塞の形をとることが多い（図2）．強力な抗血栓療法とともに，内頸動脈狭窄では血管形成やステント留置が行われ（図3・4），また，手術的に内膜剥離術を行う場合もある．一方，大動

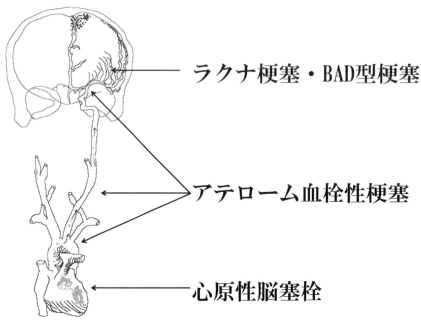

ラクナ梗塞・BAD型梗塞

アテローム血栓性梗塞

心原性脳塞栓

図1　脳梗塞の病態

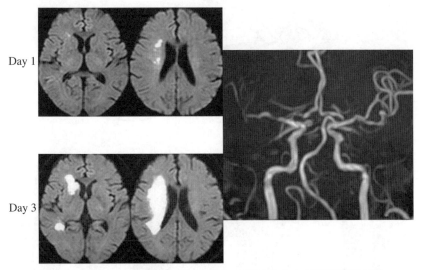

図2　74歳男性　右麻痺が3日間にわたって進行した中大脳動脈狭窄症例
左上段：第1日目，左下段：第3日目，右：MRAで右中大脳動脈狭窄を認める

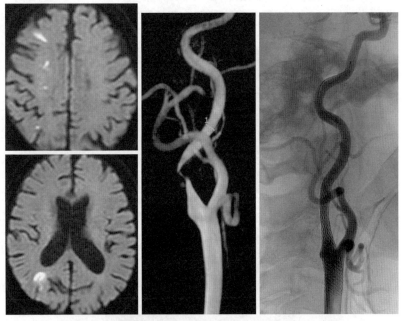

図3　77歳男性　食事中に左手中指～小指にしびれが出現
その後も3回同様症状あり，その頃から歩こうとするとふらつきを自覚．受診時，左口
角下垂，左上肢脱力を認め入院後やや進行した．拡散画像で境界領域梗塞（左），頸動
脈に高度狭窄を認め（中央），ステント留置により改善（右）．

脈の弓部のアテロームプラーク由来の血栓が飛来
することもあり，原因不明の場合は経食道エコー
を行って原因検索する必要がある（図5）．

2．心原性脳塞栓の病態

　心原性脳塞栓は心臓由来の栓子に起因する脳塞
栓症であり，非弁膜症性心房細動が大半を占め
る．予防は抗凝固療法であり，ワーファリン®ま

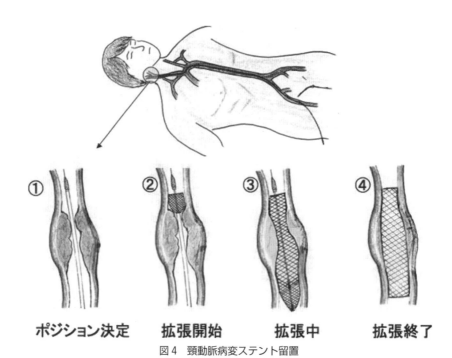

① ポジション決定 　② 拡張開始 　③ 拡張中 　④ 拡張終了

図4　頸動脈病変ステント留置

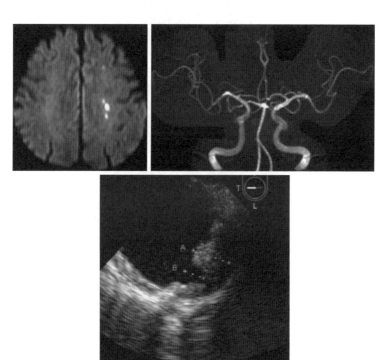

図5　72歳女性　ごく軽い右麻痺が出現

内頸動脈，中大脳動脈異常なし，心房細動なし．拡散画像で軽微な梗塞（左上），
頭蓋内血管病変なし（右上），経食道エコーにて大動脈弓部に5 mm以上の可動
性プラークの突出を認める（下）．

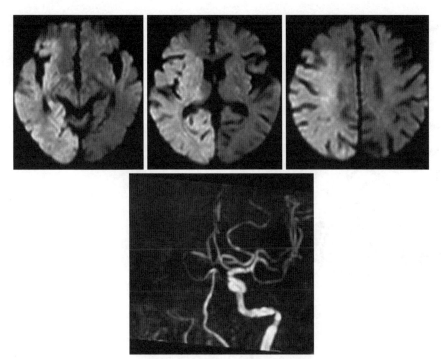

図6　78歳男性　心房細動（＋）
自宅で倒れているところを発見され救急搬送．広範梗塞を認め2日後に脳ヘルニアにて死亡
（上段）．右内頸動脈閉塞を認める（下段）．

たは新規抗凝固薬を用いる．突然脳血管を閉塞するため，側副血行の発達がわるく広範な梗塞を生じやすい（図6）．近年，血管内治療の進歩により従来致命的であった内頸動脈の塞栓症でも，超急性期であれば血栓回収が可能で劇的な改善を示す例もみられる．

3．ラクナ梗塞および branch atheromatous disease の病態

ラクナ梗塞は通常1本の穿通枝の閉塞により生じる深部の梗塞とされる．しかし，穿通枝の血管病理は大きく2つに分けることができる．通常200μ以下の径を有する血管では，穿通枝自体にlipohyalinosis などの高血圧性細小血管病変が生じ，それより大径の穿通枝では壁在ミクロアテローマが生じる．前者では病変以遠が梗塞に陥り狭義のラクナ梗塞が形成される．一方，主幹動脈から分岐する穿通枝の近位部や移行部などに発症したミクロアテローマが基盤となって，穿通枝全体が梗塞に陥る場合の梗塞機序は branch atheromatous disease（BAD）と呼ばれる（図7）．わが国では，BAD は急性期に進行性運動麻痺を呈することが多いことから注目を浴びている．主幹動脈に高度のアテロームプラークを伴わないことが多く，プラークイメージなどで壁のプラークが認められる場合が多い（図8）．

4．一過性脳虚血発作（TIA）

TIA は，頸動脈や大動脈，あるいは脳主幹動脈などの比較的大きな径をもつ血管のアテロームプラークからの微小血栓が主体をなし，一過性に運動麻痺，言語障害，しびれなどの局所神経症状を生じる場合が多い．しかし，穿通枝レベルで虚血が生じBAD 型梗塞の前駆症状となっている場合も少なくない．この場合は主幹動脈に狭窄性病変を認めないことが多い．さらに心房細動などによる心原性の塞栓も TIA の重要な一因である．90日以内に 10.5％が脳梗塞に移行し，その半数は最

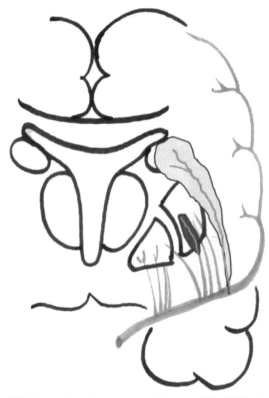

初の2日以内に生じるとされる．TIAをみた場合も，脳梗塞と同様にその病態を把握し対応にあたることが重要である．一過性脳虚血発作の場合，穿通枝レベルのTIAや心電図で明らかになってない発作性心房細動による場合などが盲点となることが多い．

（山本　康正）

図7　branch atheromatous disease（薄い部分）と
　　　ラクナ梗塞（濃い部分）

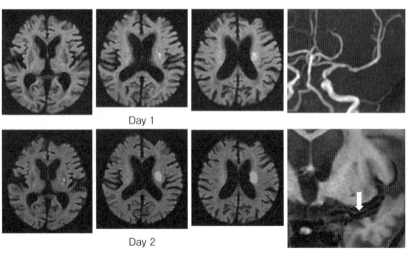

Day 1

Day 2

図8　急性期増悪を示したレンズ核線条体動脈領域のBAD型梗塞
　　MRA　軽度の壁不正を認める（右上）．プラークイメージで中大脳動脈壁にプラークを認める（右下）．

5 パーキンソン病

パーキンソン病の歴史

1817年，James Parkinson が自験例，6例の臨床経験を「An essay on the shaking palsy」のタイトルで発表したが，その後長い期間注目されることはなかったが，1892年にいたって Jean Martin Charcot により「Parkinson's disease」と命名された．

パーキンソン病の病理

パーキンソン病の神経病理の中核は黒質などの神経細胞変性，脱落と Lewy 小体の出現である．病変の主座は中脳黒質の緻密層の神経細胞の変性脱落と Lewy 小体の出現であるが，病変分布は多岐にわたり，青斑核，迷走神経背側核，マイネルト核，交感神経節，大脳皮質にも神経細胞の変性，脱落，Lewy 小体の出現を認める．また，パーキンソン病に特異的な所見ではないが神経原線維変化もしばしば認める（図1〜7）．

初診時の対応

1．臨床症候

主な症候は運動症状として 1) 静止時振戦，2) 筋固縮，3) 無動・寡動，4) 姿勢反射障害の4大徴候があり，その他の運動症状には 5) 歩行障害（小刻み歩行，すくみ足，突進現象，奇異性歩行），6) 姿勢異常（前屈位，斜め徴候）（図8〜12），7) 構音障害，小声症，ささやき声，嚥下障害，8) 書字障害，小字症，鏡像文字，9) 仮面様顔貌，などがある．パーキンソニズムという表現はパーキンソン病様症状を呈する症候名として用いられ，パーキンソン病の主要徴候のうち 1) 静止時振戦か 3) 無動・寡動の少なくともいずれか一方を含

む2徴候以上がみられれば慣用的に用いられている．

パーキンソニズムを呈する疾患には①変性疾患ではパーキンソン病，多系統萎縮症，進行性核上性麻痺，大脳皮質基底核変性症，ハンチントン病（固縮型），淡蒼球黒質ルイ体萎縮症など．②症候性パーキンソニズムでは脳血管障害性パーキンソニズム〔Binswanger 型白質脳症，Lacunar stroke（線条体）〕など．③薬剤性パーキンソニズムの原因薬剤には制吐薬（プリンペラン® など），抗精神病薬（セレネース®，コントミン®，ピーゼットシー®）などがあり，④マンガン，一酸化炭素中毒などによる中毒性パーキンソニズム⑤脳炎後パーキンソニズムなど感染症性パーキンソニズム，⑥正常圧水頭症などがある．

従来，パーキンソン病は錐体外路系障害による運動疾患として捉えられてきたが，Langston はパーキンソン病の非運動症状に注目，"The Parkinson's comlex" を提唱し，Braak はレビー小体の主な構成成分である α-synuclein の病理学的検討からパーキンソン病の病理変化が中脳黒質に始まるものではなく，中脳黒質病変に先行する α-synuclein の出現を提示し，初めに嗅覚，便秘などの自律神経系などが障害され徐々に病変が脳幹に広がり病変が中脳黒質に進展し運動障害が出現，さらに病変はマイネルト核，大脳皮質へと広がり認知機能低下や幻覚，妄想などをきたすという Braak 仮説を提唱した．近年，パーキンソン病における非運動症状が注目されるとともにパーキンソン病の疾患概念は変遷してきた．

非運動症状には①精神症状として抑うつ状態，幻覚（幻視，幻聴），妄想，認知機能障害，認知

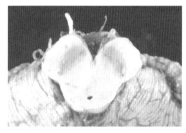

図1　正常例

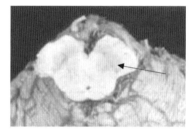

図2　パーキンソン病例肉眼像：黒質
　　　の退色

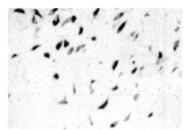

図3　正常例

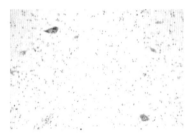

図4　パーキンソン病例：黒質神経細
　　　胞の脱落

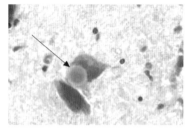

図5　Lewy 小体

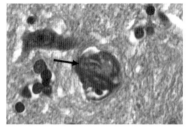

図6　神経原線維変化（――→）

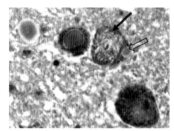

図7　Lewy 小体（⇒）と神経
　　　原線維変化（⇒）を同一
　　　細胞に認める.

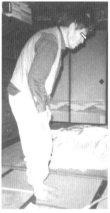

図8　姿勢障害（側面）
前屈，前傾姿勢で上肢
は軽く肘で屈曲，前腕
で回内，膝関節も屈曲.

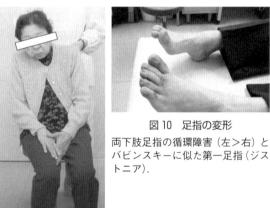

図9　姿勢障害（正面）
斜め徴候，健側に傾く.

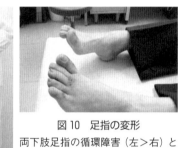

図10　足指の変形
両下肢足指の循環障害（左＞右）と
バビンスキーに似た第一足指（ジス
トニア）.

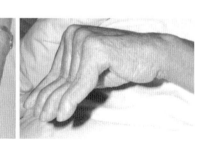

図11　手指の変形

MP 関節が屈曲し，指節間関節が伸展，Charcot が"ペンを持つ手"と表現. 関節リウマチにおけるスワンネック様変
形に似る.

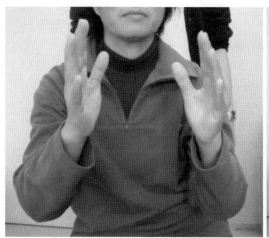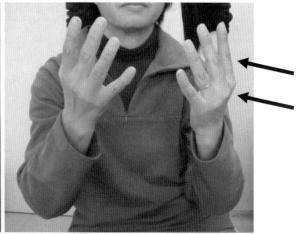

図12　回外・回内運動時，手指 MP 関節を軽度屈曲，PIP 関節を伸展し，診断に役立つ．

症，睡眠障害（日中過多睡眠，突発睡眠），REM
睡眠期行動異常（RBD），病的賭博，②自律神経
系の症状として便秘，起立性低血圧/食後低血圧，
排尿障害，脂漏性顔貌，呼吸障害/睡眠時無呼吸，
いびき，嚥下障害，発汗異常（発汗過多，発汗減
少），③感覚障害として嗅覚低下，消失，痛み，異
常感覚などがある．

　パーキンソン病患者が運動症状の出現以前，あ
るいは極軽微な運動症状の時期に一般医を受診す
る機会は多く，運動症状発現前（premotor/pro-
dromal phase）における非運動症状として痛み，
嗅覚低下などの感覚障害，便秘，立ちくらみなど
起立性低血圧などの自律神経症状や抑うつ，不
安，REM 睡眠期行動異常などの精神症状，痛み
など筋関節症状を訴え受診することが多い．パー
キンソン病の運動症状発現前の時期，『premotor/
prodromal phase』の非運動症状の把握はパーキ
ンソン病の早期診断に役立つと考えられる．パー
キンソン病の運動症状出現以前の非運動症状には
①嗅覚障害，②便秘，③うつ，不安，④REM 睡
眠期行動異常（RBD），⑤起立性低血圧，食事性
低血圧，⑤無感動（アパシー），無快楽症（アンヘ
ドニア），⑥日中過眠，⑦認知機能障害（遂行機能
障害），⑧痛み，感覚障害，⑨色覚識別機能異常，
⑨レストレスレッグス症候群，⑩疲労感などがあ
る．

　嗅覚障害は運動症状発現以前に 2～7 年先行す
ると考えられ，パーキンソン病の premotor/pro-
dromal phase の症状として重要で，特異度は低い
が早期診断に重要な症状である．便秘は特異度は
低いが，パーキンソン病の 80％ にみられきわめて
頻度の高い症状で運動症状発現前 10～18 年先行
すると考えられている．

　うつも特異度は低いがパーキンソン病の運動症
状の発症に先行することがあり注意が必要である．

　RBD はパーキンソン病の運動症状の発症に先
行する場合もあるが，運動症状出現後出現する場
合もある．RBD は将来パーキンソン病を発症する
リスクとしての感度は低いが，特異度は高い．日
中過眠がパーキンソン病の初発症状となる場合も
ある．

　痛みや感覚障害がパーキンソン病の運動症状の
出現以前に出現する場合もあり，肩の痛み（fro-
zen shoulder）がパーキンソン病の初期症状のこ
ともある．非運動症状は特異度は低いが，パーキ
ンソン病でよくみられる症状であり，非運動症状
を早期に捉えることはパーキンソン病の早期診断
につながる場合もある．

　進行期パーキンソン病における非運動症状には
抑うつ，不安，睡眠障害，REM 睡眠期行動異常，
認知症，幻覚，妄想，便秘，排尿障害，起立性低
血圧，食事性低血圧，痛み，衝動制御障害などが

表1 厚生省特定疾患・神経変性疾患研究班パーキンソン病診断基準（1995年）

Ⅰ．自覚症状
 1）安静時のふるえ（四肢または頸に目立つ）．2）動作がのろく拙劣．3）歩行がのろく拙劣．
Ⅱ．神経所見
 1）毎秒4〜6回の安静時振戦．
 2）無動・寡黙：仮面様顔貌，低く単調な話し方，動作の緩徐・拙劣．臥位からの立ち上がり動作など姿勢変換の拙劣．
 3）歯車現象を伴う筋固縮．
 4）姿勢・歩行障害：前傾姿勢，歩行時に手の振りが欠如，突進現象，小刻み歩行，立ち直り反射障害．
Ⅲ．臨床検査所見
 1）一般検査に特異的な異常はない．
 2）脳画像（CT，MRI）に明らかな異常はない．
Ⅳ．鑑別診断
 1）脳血管障害のもの．2）薬物性のもの．3）その他の脳変性疾患．
<診断の判定>次の①〜⑤のすべてを満たすものをパーキンソン病と診断する．
 ①経過は進行性である．
 ②自覚症状でいずれか1つ以上がみられる．
 ③神経症状でいずれか1つ以上がみられる．
 ④抗パーキンソン病薬による治療で，自覚症状・神経所見に明らかな改善がみられる．
 ⑤鑑別疾患で，上記のいずれかでもない．
<参考事項>診断上，次の事項が参考になる．
 ①パーキンソン病では神経症候に左右差を認めることが多い．
 ②深部反射の著しい亢進，Babinski微候陽性，初期からの高度の認知症（痴呆），急激な発症はパーキンソン病らしくない所見である．
 ③脳画像所見で著明な脳室拡大，著明な大脳萎縮，著明な脳幹萎縮，広範な白質病変などはパーキンソン病に否定的な所見である．

表2 Hoehn & Yahr の重症度分類

Stage Ⅰ	症状は一側性で機能障害はないか，あっても軽度．
Stage Ⅱ	両側性の障害はあるが，姿勢保持の障害はない．
Stage Ⅲ	立ち直り反射に障害がみられ，活動は制限されるが，自力での生活が可能．
Stage Ⅳ	重篤な機能障害を有し，自力のみの生活は困難となるが支えられずに歩くことはどうにか可能．
Stage Ⅴ	立つことは不可能となり，介護なしにはベッド，車椅子の生活を余儀なくされる．

表3 Hoehn & Yahr の修正重症度分類

```
0  ＝パーキンソニズムなし．
1  ＝一側性パーキンソニズム．
1.5＝一側性パーキンソニズム＋体幹障害（neck rigidity など）
2  ＝両側性パーキンソニズムだが平衡障害なし．
2.5＝軽度両側性パーキンソニズム＋後方突進があるが，自分で立ち直れる．
3  ＝軽度〜中等度のパーキンソニズム＋平衡障害，肉体的には介助不要．
4  ＝高度のパーキンソニズム，歩行は介助なしでどうにか可能．
5  ＝介助なしでは車椅子またはベッドに寝たきりで介助でも歩行は困難．
```

あり，これらの非運動症状の出現，増悪はパーキンソン病の運動機能予後，生命機能予後に重要な影響を及ぼしかねないものもあり，運動症状に対する治療に劣らず，パーキンソン病の非運動症状に対する治療は重要である．

2．診　断（表1〜4）
 1）病歴の聴取，2）臨床症候，神経学的所見を捉えること，3）臨床的に抗パーキンソン病薬（とくにL-ドパ）の反応性の良し悪しを捉えること，4）画像による他疾患の除外鑑別を行うこと，5）パーキンソン病の診断に2004年頃からMIBG心筋シンチグラフィー，本邦では2014年からDAT

表4 Movement Disorder Society によるパーキンソン病の診断基準（高橋良輔監訳）

（Movement Disorders Vol. 30, No. 12, 1591-1599, 2015）最初の必須基準はパーキンソニズムの所見であり，これは安静時振戦と筋強剛のうち少なくとも1つを伴う寡動と定義される．すべての中核的症候の評価は Movement Disorder Society による Unified Parkinson's Disease Rating Scale 改定版に従う．

パーキンソニズムと診断された場合：

パーキンソン病の臨床的確定例と診断するための要件：
　1）絶対的な除外基準を満たさない．
　2）支持基準が2項目以上満たされ，かつ
　3）相対的な除外基準を満たさない．

パーキンソン病の臨床的ほぼ確実例と診断するための要件：
　1）絶対的な除外基準を満たさない．
　2）相対的な除外基準が存在するが支持基準によって相殺される．
　　相対的な除外基準が1項目存在する場合，支持基準が1項目以上満たされる必要がある．
　　相対的な除外基準が2項目存在する場合，支持基準が2項目以上満たされる必要がある．
　　相対的な除外基準が3項目存在する場合，このカテゴリーの適用外である．

支持基準（基準を満たす場合にはボックスにチェックを入れる）
□1．ドパミン補充療法により明確かつ劇的な効果が認められる．初回治療中，患者の運動機能について正常ないしほぼ正常レベルへの回復がみられている．
　　初回治療への反応について明確な記録がない場合，以下を劇的な反応とみなす：
　　a）用量の増量に伴う著明な改善または減量に伴う著明な増悪がみられる（軽微な変化では不十分）．これを客観〔治療の変更により UPDRS Part Ⅲ（運動機能）が30％超，変化〕または主観的（信頼できる患者または介助者から著明な変化が明確に示される）に実証できる．
　　b）明白かつ著明なオン/オフの症状変動，予期可能な薬の切れ際のウエアリングオフ現象がいずれかの時点で認められている．
□2．レボドパ誘発性ジスキネジア
□3．診察（過去あるいは現在の診察）で四肢の安静時振戦が確認されている．
□4．嗅覚消失または MIBG 心筋シンチグラフィーによる心臓交感神経の脱落の所見

絶対的な除外基準：これらの所見のいずれかが存在する場合はパーキンソン病を除外する
□1．小脳性歩行，四肢運動失調，小脳性眼球運動異常〔例，持続注視誘発眼振，粗大矩形波眼球運動（macro square wave jerks）測定過大のサッケード（hypermetric saccades）〕などの明白な小脳異常
□2．下方垂直性核上性注視麻痺，または下方垂直性サッケード選択的緩徐化
□3．発症5年以内にコンセンサスクライテリアの定義に基づき行動型（beavioral variant）前頭側頭型認知症のほぼ確実例または原発性進行性失語と診断されている
□4．3年を超える下肢に限局するパーキンソン徴候
□5．薬剤性パーキンソニズムと矛盾しない用量および時間経過におけるドパミン受容体遮断薬またはドパミン枯渇薬（dopamine-depleting agent）の投与
□6．少なくとも中等度の病態であるにもかかわらず，高用量のレボドパに対する観察可能な反応がない
□7．明白な皮質性感覚消失（すなわち皮膚書字覚障害，正常な一次感覚領域を伴う立体認知障害），明らかな四肢観念運動失行，または進行性失語
□8．シナプス前ドパミン作動系機能的神経画像検査の正常所見
□9．パーキンソニズムの原因となることが知られており，その患者の症状と妥当に関連付けられる別の病態が実証されているか，または，評価を担当した専門医が十分な診断的評価に基づきパーキンソン病以外の別の症候群である可能性が高いとの見解を示している．

相対的な除外基準
□1．発症から5年以内に，車椅子の日常使用が必要となるような歩行障害の急速な進行がみられる
□2．運動症状または運動徴候の進行が5年以上全くみられない（ただし治療によって病態が安定している場合は除く）
□3．早期の延髄機能障害：発症から5年以内に高度の発声障害または構音障害（ほぼ常に発音不明瞭），あるいは高度の嚥下障害（ソフト食，NG チューブまたは胃瘻栄養を要する）がみられる
□4．吸気呼吸障害：日中または夜間の吸気性喘鳴または頻回の吸気性ため息
□5．発症から5年以内の高度の自律神経障害：以下を含む：
　　a）起立性低血圧―立位後3分以内に収縮期血圧の少なくとも30 mmHg の低下または拡張期血圧の少なくとも15 mmHg の低下がみられ，自律神経障害の妥当な説明となる脱水，薬物投与または他の疾患が存在しない，または
　　b）発症から5年以内に高度の尿閉または尿失禁がみられ（女性では，長期または少量の腹圧性尿失禁は除く），単なる機能性失禁でない場合，男性では尿閉の原因は前立腺疾患ではなく，勃起障害を伴う必要がある
□6．発症から3年以内のバランス障害による反復性（＞年1回）の転倒
□7．発症から10年以内の首下がり（disproportionate anterocollis）（ジストニア性）または手足の拘縮

表4 つづき

□8. 罹病期間が5年に達しても, パーキンソン病の一般的な非運動症状が全く認められない. これらの非運動症状には睡眠障害〔睡眠維持困難の不眠症, 日中の過度の傾眠 (excessive daytime somnolence), REM睡眠期行動障害の症状〕, 自律神経障害〔便秘, 日中の尿意切迫, 起立時症状 (symptomatic orthostasis)〕嗅覚低下, 精神障害 (抑うつ, 不安または幻覚) が含まれる

□9. 説明のつかない錐体路徴候, 錐体路障害による脱力または明らかかつ病的な反射亢進〔軽度の反射非対称 (reflex asymmetry) および単独の趾伸筋足底反応を除く〕として定義される

□10. 両側性で対称性のパーキンソニズム. 患者または介護者が左右差のない両側性の症状の発現を報告し, かつ, 客観的検査でも左右差が認められない

基準の適用

1. Movement Disorder Society の基準で定義されるパーキンソニズムがあるか?　　　　　　　はい□, いいえ□
「いいえ」であれば「パーキンソン病のほぼ確実例 (probable PD)」,「パーキンソン病の臨床的確定例 (clinically established PD)」のいずれとも判断できない.「はい」の場合:

2. 絶対的な除外基準のいずれかを満たすか?　　　　　　　　　　　　　　　　　　　　　はい□, いいえ□
「はい」であれば「パーキンソン病のほぼ確実例 (probable PD)」,「パーキンソン病の臨床的確定例 (clinically established PD)」のいずれとも診断できない.「いいえ」の場合:

3. 相対的な除外基準の該当項目数: ＿

4. 支持基準の該当項目数: ＿

5. 支持基準が2項目以上あり, かつ, 相対的な除外基準は存在しないか?　　　　　　　　　はい□, いいえ□
「はい」であれば「パーキンソン病の臨床的確定例 (clinically established PD)」の基準を満たす.
「いいえ」の場合:

6. 相対的な除外基準が3項目以上あるか?　　　　　　　　　　　　　　　　　　　　　　はい□, いいえ□
「はい」であれば「パーキンソン病のほぼ確実例 (probable PD)」とは診断できない.
「いいえ」の場合:

7. 相対的な除外基準の該当項目数は支持基準の該当項目数と同じまたはそれ未満か?　　　　はい□, いいえ□
「はい」であれば「パーキンソン病のほぼ確実例 (probable PD)」の基準を満たす.

SPECTが用いられるようになった.

1) 病歴の聴取

パーキンソン病の診断には問診, 神経学的診察が重要である. 問診では家族歴, 既往歴・常用薬, 職業歴, 病前性格, 嗜好品も聞いておく. パーキンソン病患者の場合, 真面目で几帳面な人が多い, 喫煙者や飲酒歴のある人は少ない. 頭部外傷の既往歴, 脳炎, 脳血管障害を示唆するエピソードの有無, 制吐薬, 抗精神病薬のなどの薬剤服用歴の有無, 農薬使用歴, マンガンなど取り扱い(電池工場勤務歴) などの職業歴についても聞いておく.

病歴では運動症状の発現経過・症状の進展, 非運動症状について聴取する. パーキンソン病の発症はいつとはなしに発症, 経過は緩徐に進行. 歩行のスピードが遅くなったり, 歩行時一側の腕振りの減少, 一側の足を引きずることで異常に気づかれることもある. パーキンソン病の症状は一側の上肢または下肢から発症し, 進行すると反対側に及ぶ. パーキンソン病の運動症状は筋強剛, 安静時振戦, 無動, 姿勢反射障害であるが, 初発症状がすくみ足であることは少ない.

易転倒はパーキンソン病の進行例では認められるが, 易転倒は進行性核上性麻痺, 多系統萎縮症のほうがより早い経過で出現する. 発症が2~3週間と急速な経過の場合は脳血管障害性, 薬剤性, 中毒性のパーキンソニズムを考える. パーキンソン病例で経過中に急速に症状悪化がみられた場合は脱水, 感染などの全身的要因や他の疾患(脳梗塞, 硬膜下血腫など) の合併を考える.

2) 臨床症候, 神経学的所見

パーキンソン病の診断は神経学的診察では臥位と立位(座位)での血圧の変動, 簡単な運動失行や認知機能のチェック, パーキンソニズムの所見(パーキンソン病の臨床徴候のチェック) を捉える. ①正確に臨床症状・徴候を捉えること(所見の有無), ②疾患に特有な症候・徴候を捉えること(診断症候), ③経過の指標に使う症候を捉えること(指標症候), ④経過中に新たに出現する症状を捉え他疾患の鑑別や病態に役立てること(進行性

核上性麻痺では眼球運動注視障害が必ずしも初診時にみられるとは限らない）（追認症候）が大切で，診断者はどのステップの診察をしているのかを自覚・判断して神経学的所見をとることが重要である．実際には同一症候が診断・指標・追認症候のいずれにも当てはまる場合もあり，同時にいくつかのプロセスを並列で同時にこなすこととなる．パーキンソン病の診断は容易にみえても難しい場合もあり，追加軸として経時的変化の観察（時間軸）をいれなければならない．

・パーキンソン病らしくない神経徴候・症状と疑われる疾患

①病初期から高度の認知症，幻視を認める場合はLewy小体型認知症，Alzheimer病を疑う．②治療と無為関係に変動する幻覚（とくに幻視），妄想を認める場合にはLewy小体型認知症を疑う．③失行（とくに一側上肢の肢節運動失行）著明な左右差を認める場合には大脳皮質基底核変性症を疑う．④前頭葉徴候を認める場合には正常圧水頭症，脳血管障害性パーキンソニズム，大脳皮質基底核変性症などを疑う．⑤病初期から高度のすくみ足を認める場合には進行性核上性麻痺，純粋無動症を疑う．⑥頸部の筋固縮に比して，四肢の筋固縮は軽度または欠如する場合には進行性核上性麻痺，純粋無動症などを疑う．⑦眼球運動障害を認める場合には進行性核上性麻痺，大脳基底核変性症などを疑う．下方注視障害のほうが強い場合には進行性核上性麻痺を疑い，上方注視障害のほうが強い場合には大脳皮質基底核変性症を疑う．⑧姿勢時，動作時の振戦様不随意運動（安静時にも認めることがある．）を認める場合には本態性振戦，多系統萎縮症，ウイルソン病，大脳皮質基底核変性症，進行性核上性麻痺などを疑う．⑨歩行がWide based gaitの場合には進行性核上性麻痺，多系統萎縮症などを疑う．⑩錐体路徴候を伴う場合には多系統萎縮症，脳血管障害性パーキンソニズムを疑う．⑪発症早期からの高度の起立性低血圧を認める場合には多系統萎縮症を疑う．⑫L-ドパ，ドパミンアゴニストなどの治療薬で改善が乏しい場合にはパーキンソン病以外のパーキン

ソニズムを疑う．

・MIBG心筋シンチグラフィー（図13）

MIBG心筋シンチグラフィー：神経変性疾患に伴う自律神経障害例，純粋自律神経不全症，パーキンソン病やレビー小体型認知症などのレビー小体病例では心臓交感神経の変性，脱落によりMIBG集積低下を認める．家族性パーキンソン病（PARK2），進行性核上性麻痺，大脳皮質基底核変性症では集積低下は認めない．一方，糖尿病性ニューロパチー例や心疾患例，セレギリン内服例では集積低下を認める．

・[^{123}I] β-CIT SPECT（DAT SPECT）（図14）

[^{123}I] β-CIT SPECT（DAT SPECT）は本邦で2014年より臨床で用いられるようになった．ドパミントランスポーター（dopamine transporter；DAT）は主として黒質-線条体系ドパミン神経の神経終末に存在し，シナプス間隙に放出されたドパミンの再取り込みを行っている．パーキンソン病やレビー小体型認知症ではドパミン神経終末の減少を反映し，線条体におけるDAT密度が低下している．パーキンソン病では線条体の尾側から集積低下を認める．

専門家が早期のパーキンソン病として診断した例の10％前後がDAT SPECTが正常で，パーキンソン病ではなかったことから，SWEDDs（scans without evidence of dopaminergic deficit）という概念が生まれた．ドパミン神経の脱落の有無をみるという点でDAT SPECTに勝る検査はないが，多系統萎縮症，進行性核上性麻痺でも同様にドパミン神経は脱落するのでDAT SPECTのみでパーキンソン病と多系統萎縮症，進行性核上性麻痺の鑑別を行うのは困難である．

・パーキンソン病らしくない画像所見と疑われる疾患

①MRIで中脳被蓋の萎縮を認める場合には進行性核上性麻痺を疑う．②MRIでT2強調画像で被殻の低信号，T2強調画像で被殻外側部のスリット状高信号を認める場合は多系統萎縮症を疑う．③MRIで脳橋の十字サイン，小脳白質の変化，第4脳室の拡大を認める場合には多系統萎縮

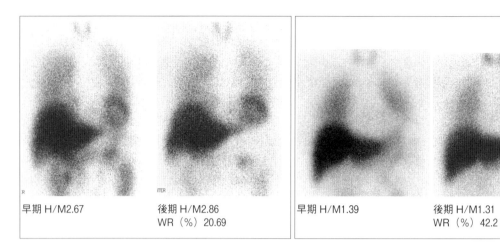

早期 H/M2.67	後期 H/M2.86 WR（%）20.69

a．大脳皮質基底核症例

早期 H/M1.39	後期 H/M1.31 WR（%）42.2

b．パーキンソン病例（Yahr Ⅰ）

図13　MIBG心筋シンチグラフィー

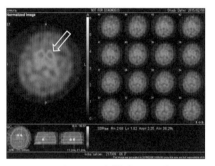

パーキンソン病例（Yahr Ⅲ）
尾状核のみ集積が保たれ，被殻では集積を認
めない．（⟹卵円形，egg shape）

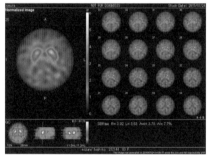

正常例

図14　[123I] β-CIT SPECT（DAT SPECT）

症を疑う．④MRIで大脳皮質の左右差のある著し
い萎縮を認める場合には大脳皮質基底核変性症を
疑う．⑤MRIで脳室拡大があり高位円蓋部の脳溝
狭小化を認める場合には正常圧水頭症を疑う．⑥
MRIで線条体の多発性ラクナ梗塞を認める場合
には脳血管障害性パーキンソニズムを疑う．⑦
MRIで皮質下白質の広汎な虚血性変化を認める
場合には脳血管障害性パーキンソニズムを疑う．

治　療

1．薬物療法の概略

　黒質神経細胞の変性脱落は発症の初期ほど進行

が速く，神経保護療法は発症の早期ほど重要であ
る．早期のパーキンソン病は症状の程度も軽く，
どのような薬剤に対しても一定の効果が期待でき
るため進行期よりも治療が容易であると考えがち
であるが，早期こそが神経細胞変性のもっとも激
しい時期であり，早期の治療法の選択はその後の
長期的な予後を左右する可能性のある重要なス
テップである．治療開始薬の選択は重要で，いつ
から治療を開始するのかも問題となる．

　パーキンソン病では発症早期例と進行期例では
その臨床像は大きく異なる．進行期パーキンソン
病では症候の経時的変化の掌握が大切で，またそ
の使用薬剤の効果減弱や種々の motor complica-

tion の出現，幻覚，妄想，興奮，錯乱など種々の精神症状・認知機能障害が出現し，運動機能予後のみならず生命予後にすら影響しかねない．

パーキンソン病の治療について発症早期例の治療と進行期例の治療に分けて記載する．

2．発症早期（Yahr Ⅲ未満）例への治療方針

発症早期の薬剤の選択が運動機能，非運動機能の長期予後に影響を与えることから，早期治療が重視され，いつから治療を開始するか問題となる．発症早期の治療は，症状の程度，日常生活の不自由さ，職業を勘案して開始する．薬物治療の開始を遅らせることへの利点は明らかでない．

パーキンソン病の治療はオーダーメイドであり，中期以降の運動合併症（motor complication）をいかに少なくするか，ということから，初期治療の重要性が認識されている．

motor complication は若年発症例ほど出現し，ドパミンアゴニストで治療開始したほうが motor complication の出現を遅らせ，頻度も少ない．原則として，非高齢者ではドパミンアゴニストで治療を開始する．効果不十分であれば，L-ドパを追加併用する．70～75歳の高齢者，認知症合併例ではL-ドパ（DCI 合剤）により治療開始する．効果不十分であれば，ドパミンアゴニストを追加併用する．本邦で使用できるドパミンアゴニストには麦角系にはブロモクリプチン，ペルゴリド，カルベゴリンの3剤，非麦角系にはプラミペキソール，タリペキソール，ロピニロール，ロチゴチンの4剤がある．非麦角系ドパミンアゴニストを第一選択薬とする．非麦角系ドパミンアゴニストでは腎機能低下例ではロピニロールを選択する．しかし，非麦角系ドパミンアゴニスト使用では前兆のない突発的睡眠発作を惹き起こすことがあり，車の運転業務，高所での作業などに携わっている人には使用できない．アマンタジンは有効例と無効例の差が著明で使用してみないとわからない難点があるがドパミン放出促進以外にグルタメイトアンタゴニスト作用による不随意運動改善作用が注

目されており，motor complication 出現後に用いられる．アマンタジンは腎機能低下例では不随意運動が出現することもあり注意が必要である．モノアミン酸化酵素B阻害薬（MAOB 阻害薬，セレギリン）は初期パーキンソン病例でL-ドパ（DCI 合剤）の使用開始を遅らせ，L-ドパの使用量を軽減でき，MAOB 阻害薬はL-ドパによる長期治療の問題点発生抑制効果があり，L-ドパとの併用により，motor complication の発現を低頻度にする傾向がある．

1）非高齢者ではドパミンアゴニストを第一選択薬にする．

2）高齢者（1つの目安として70～75歳以上）および認知症，精神症状を有する例ではL-ドパ（DCI 合剤）を第一選択薬にする．

3）非高齢者でも当面の症状改善を優先させるべき特別な事情がある時（失職の危険など）はL-ドパ（DCI 合剤）で治療を開始する．

4）非高齢者でドパミンアゴニストで治療開始後，ドパミンアゴニストの投与量を十分にしても（改善が不十分と判断するためには，副作用がない限りドパミンアゴニストであれば厚労省により認可されている最高維持量まで使用），症状改善が不十分な場合はドパミンアゴニストを変更またはL-ドパ（DCI 合剤）を併用する．

5）非高齢者で特別な事情でL-ドパ（DCI 合剤）で治療を開始した群で症状改善が不十分な場合はL-ドパ（DCI 合剤）増量，またはドパミンアゴニストを追加する．

6）非高齢者で特別な事情でL-ドパ（DCI 合剤）で治療を開始した群で症状改善が十分な場合は経過観察または，できればドパミンアゴニストを併用して，L-ドパ（DCI 合剤）の減量を図る．

7）MAOB 阻害薬の使用法が見直されつつある．MAOB 阻害薬で治療開始される例もある（wearing-off 現象の発生がある程度抑制される．また，L-ドパの維持量を抑えられる）．

L-ドパで開始する場合 MAOB 阻害薬を同時に併用してもよい.（wearing-off 現象の発生がある程度抑制される．また，L-ドパの維持量を抑えられる）.

3．進行期パーキンソン病例への治療方針

進行期には運動症状のみならず不安，抑うつ，睡眠障害，REM 睡眠期行動異常，認知症，幻覚，妄想，衝動制御障害，便秘，起立性低血圧，食事性低血圧，痛みなど非運動症状が出現，増悪し，ADL を障害することからパーキンソン病治療に大きな問題となっている．進行期パーキンソン病例における治療は運動症状に対する治療に加え非運動症状に対する治療が重要である.

3．1．進行期パーキンソン病例の運動症状の治療

進行期に問題となる運動症状には

1）運動症状の日内変動（motor fluctuation）には①薬効時間の短縮（wearing-off 現象），②服薬に関係なく急激な症状の変動（on-off 現象），③no-on/delayed-on 現象，薬効発現なし（no-on 現象），薬効発現の遅延（delayed-on 現象），④服薬に関係なく急激な症状の変動（on-off 現象），⑤効果減弱などがある．

2）さまざまな不随意運動　a）ジスキネジア（peak-dose dyskinesia，diphasic dyskinesia），b）ジストニア（off-period dystonia），など，

3）すくみ現象（off 時のすくみ足，on 時のすくみ足），

4）姿勢異常

などがある．

1）症状の日内変動（motor fluctuation）：ドパミン補充療法を長期にわたって継続すると数年の経過で，治療薬の有効時間が短くなったり，薬効果が不安定になったり，1回の薬効が短くなるなどにより生じる wearing off 現象，on-off，no on，

delayed on など運動症状の日内変動（motor fluctuation）や不随意運動（dyskinesia）が誘発され，パーキンソン病の ADL を障害することからパーキンソン病治療に大きな問題となっている．

日内変動は未治療のパーキンソン病例ではみられず，主に L-ドパで治療を受けている例でみられ，L-ドパ治療の副作用と位置づけられている（ドパミンアゴニストのみで治療されている例ではほとんどみられない）．ドパミン神経の変性脱落が進むとシナプス小胞内で保持されるドパミン量が少なくなり，必要に応じたドパミン放出が困難になり，症状の日内変動をきたすと考えられている．

①wearing off 現象がある場合は，まず，L-ドパ製剤の用法を工夫し，十分量のドパミンアゴニストを併用するのが基本である．すでに十分量のドパミンアゴニストが投与されている場合は他のドパミンアゴニストに変更する．ドパミンアゴニスト投与やドパミンアゴニスト変更でも改善しない場合は i ）ジスキネジアを伴わない場合は wearing off 現象がみられる直近の L-ドパ量にエンタカポン 100 mg を追加投与または，L-ドパ，カルビドパ，エンタカポンの合剤（スタレボ®）に変更，またはセレギリン 2.5〜10.0 mg 投与または，ゾニサミド 50〜100 mg（保険適応は 50 mg）投与を考慮する．エンタカポン，セレギリン，ゾニサミドの使用順序については特定の推奨はされていない．この3者併用も可である．ii ）ジスキネジアを伴う場合は L-ドパの1回投与量を減量してからエンタカポンまたはゾニサミドを追加投与する（日本神経学会のパーキンソン病治療ガイドライン 2011 ではセレギリンはジスキネジアを出現，増悪しやすいのですでにジスキネジアを伴う場合はセレギリンの併用は避けるとされていたが，セレギリンの使用例の増加とともにセレギリンの投与法は見直されつつある）．原則として L-ドパの1日投与総量の増量は行わない．

wearing off 現象がある場合はドパミンア

ゴニスト使用に先行してイストラデフィリン（ノウリアスト®）を使うという選択肢も考えられる．ドパミンアゴニスト使用後例でもジスキネジアの有無にかかわらず，イストラデフィリンを使うという選択肢も考えられる．しかし，イストラデフィリンとエンタカポンの併用ではジスキネジア発現の危険があり注意を要する．

②on-off現象は予想外に突然offになる現象であり，セレギリンが有効．offが1日のうち，どの時間帯に多いかわかればその時間帯のL-ドパ内服タイミングを調整してみる．突然のoff症状に対してはアポモルヒネ（アポカイン®）を専用のインジェクターを用いて自己皮下注射をする．

③薬効発現なし（no-on現象），薬効発現の遅延（delayed-on現象）の治療は内服したL-ドパは胃から十二指腸へ排泄され上部小腸で吸収されることから，L-ドパの血中濃度は胃排泄時間の影響を受ける．食事に含まれる蛋白質が多いとL-ドパの吸収が阻害されやすく，胃内の胃酸低下によりL-ドパの吸収が阻害されno-on現象を生ずる．no-on現象については吸収障害の原因を検討し，L-ドパの食前内服，L-ドパの1回内服量の増加などを試みる．

胃排泄時間の延長はdelayed-on現象を生じる．delayed-on現象がある場合には食前のL-ドパ内服，便秘の解消，水に溶解した懸濁液として内服，胃排泄時間を短縮する薬剤（モサプリド：ガスモチン®，ドンペリドン：ナウゼリン®）などを試みる．消化管の影響を受けないロチゴチン（ニュープロ®）貼付を試みる．

④症状の日内変動に薬剤によるコントロールを行っても効果不十分の場合は視床下核刺激術（STN-DBS：subthalamic nucleus deep brain stimulation）を考慮する．

最近，ゲル状のL-ドパ（DCI合剤）（Duodopa®）を胃瘻を通して空腸に留置された管により専用ポンプを用いて持続投与する

ことも認可された．

2）さまざまな不随意運動①ジスキネジア（peak-dose dyskinesia, diphasic dyskinesia），②ジストニアなどの治療：①ジスキネジアの治療：L-ドパ誘発性ジスキネジアには血中濃度が高い時期に起こるpeak-doseジスキネジアと血中濃度の上昇時と下降時に起こるdiphasicジスキネジアの2種類がある．peak-doseジスキネジアは頸部や体幹などにみられ，日常生活に及ぼす影響は比較的少なく軽度の場合は治療不要であるが，diphasicジスキネジアは下肢に出現することが多くしばしばADLを阻害し治療を要する．

peak-doseジスキネジアではジスキネジアを生じる直近のL-ドパ内服量を減量，diphasicジスキネジアではL-ドパ血中濃度が一定になるようL-ドパ内服のタイミングの調節を試みる．ジスキネジアが生じている場合，アマンタジン300 mg/日投与を試みる．ゾニサミド（トレリーフ®）25〜50 mg/日やイストラデフィリン40 mg/日の投与を試みる．

ジスキネジアが顕著で抗パーキンソン病薬が増量できずoff現象のため日常生活が著しく障害されている場合には視床下核刺激術を考慮する．②ジストニアの治療：off-periodジストニアは抗パーキンソン病薬の効果が低下した時にみられ，起床時から早朝服薬効果が現れるまでの間に生じることが多いが（早朝ジストニア），日中のoff時に現れることもあり，足趾の底屈を呈することが多く歩行は障害され，痛みを伴うことが多い．off-periodジストニアは線条体のドパミン不足によるもので治療の原則はwearing-off現象に準じて行い，ドパミンアゴニストを追加または増量する．L-ドパの増量，off時間を減少させるためL-ドパの投与回数を増加，エンタカポン，セレギリン，ゾニサミドを追加投与する．ロチゴチン貼付を試みる．早朝のoff-periodジストニアには睡眠前にドパミンアゴニストを服用するか，睡眠前にロチゴチン貼付を試みる．起床前にL-ドパを服用する．

薬物治療で症状が十分改善しない場合は視床下

核刺激術が有効で，淡蒼球破壊術・刺激術も有効である．

3）すくみ現象の治療：すくみ現象は進行期のパーキンソン病でしばしばみられる現象で，通常の薬物治療では改善が十分でない場合が多い．まず，すくみ現象がoff症状として生じているのかonでも生じているのか区別する．off症状として生じている場合はL-ドパの頻回内服，ドパミンアゴニストの併用，エンタカポン，セレギリン，ゾニサミド等の併用によりoff時間の短縮を試みる．ロチゴチン貼付を試みる．

セレギリンはすくみ足の発症を抑制する．プラミペキソール（ビ・シフロール®，ミラペックス®）ロピニロール（レキップ®），ゾニサミドもすくみ現象を改善する．すくみ現象はドパミン補充療法で効果が出にくい症候ではあるものの，治療としてはドパミン補充療法を優先すべきである．そのほか，リハビリテーション，白線など視覚刺激キュー，聴覚刺激キューを試みる．wearing offに伴うすくみでは視床下核刺激術など手術療法も考慮する．

4）**姿勢異常の治療**：パーキンソン病例では胸腰椎を極度に前屈させる異常姿勢を示す．立位や歩行時顕著になる．仰臥位になると消失する．また，特定の肢位をとることで消失する．

首下がりは前頸部筋のジストニアと後部頸部筋の筋力低下が原因と考えられている．L-ドパによって首下がりが軽快する例が報告され，また，ドパミンアゴニスト使用後首下がりが出現し，休薬により軽快した例の報告もある．ドパミンアゴニストで斜め徴候（Pisa症候群）が誘発された例が報告されている．

3.2. 進行期パーキンソン病例の非運動症状の治療

進行期パーキンソン病例の多くは何らかの非運動症状がみられ，運動症状の日内変動と同様に非運動症状にも日内変動がみられ，ADLを障害することからパーキンソン病治療に大きな問題となっている．

幻覚を増悪させにくいゾニサミドやイストラデフィリンなどの非ドパミン系作用薬に期待がもたれる．

3.2.1. 非運動症状（精神症状）の治療

1）**不安，抑うつ**：パーキンソン病におけるうつ症状は最も頻度の高い精神症状で約40％にみられる．パーキンソン病のうつ症状の臨床的特徴は罪悪感，無力感が少なく，小うつ病，アパシー（感情，情動興味，関心の喪失・欠如），意欲低下，自発性低下，倦怠感，易疲労性など気分の変調性障害が多い．アンヘドニア（快感喪失）はパーキンソン病に合併するうつ症状の特徴とされ出現頻度も高い．大うつ病にみられるような罪業感，妄想，自責念慮，自殺企図はまれであるとされている．パーキンソン病でwearing-off症状を呈する例ではoff期には運動症状のみならずうつなどの非運動症状も増強する場合がある．

パーキンソン病例では不安は高頻度にみられ，off時にみられる場合は抗パーキンソン病薬の調整が必要となる．選択的セロトニン再取り込み阻害薬（SSRI）がパーキンソン病の不安に用いられる．

ドパミンアゴニストのうちプラミペキソール，ロチゴチンはD3レセプターに親和性が高く，抗うつ作用を有している．パーキンソン病例の不安，抑うつにSSRI，SNRIや三環系抗うつ剤が使用されることもあるが，MAOB阻害薬であるセレギリンとの併用は禁忌である．（セレギリンは早期より使用される機会も増えており，三環系抗うつ剤やSSRI，SNRIを併用される場合も危惧される）．

2）**睡眠障害**：睡眠障害はパーキンソン病患者で高頻度にみられ，不眠，日中の過眠（EDS），突発的睡眠，Restless legs syndrome（RLS），REM睡眠期行動異常症（RBD）などがある．

①不眠：入眠困難，中途覚醒のいずれもパーキンソン病例ではみられる．夜間のジストニア，夜間頻尿などにより中途覚醒が起こり，その結果，日中の過度な眠気が増強されることもある．

②日中過眠（EDS），突発睡眠：パーキンソン病例では日中過眠，また，前兆のない睡眠発作を呈する例もある．日中過眠，突発睡眠は非麦角系ドパミンアゴニストのみならず，麦角系ドパミンアゴニストでも起こる．L-ドパ単独治療例よりもドパミンアゴニスト併用例で日中過眠，突発睡眠をきたす例が多い．セレギリン（エフピー®）はパーキンソン病例の日中過眠，突発睡眠などに有効とされている．

③Restless legs syndrome（RLS）：パーキンソン病の運動症状発症以後高頻度にRLSを認め，少数例ではパーソンソン病の運動症状発症以前からRLSを認める．RLSには長時間作用型のドパミンアゴニストが有効である．ロチゴチン貼付を試みる．

④REM睡眠期行動異常症（RBD）：RBDは生々しく恐ろしい夢，悪夢により特徴づけられ，夢の内容を声に出して言い，夢のなかで誰かと会話している．ときに乱暴な行動を起こす．RBDを伴うパーキンソン病患者は高齢で，罹病期間が長く，運動障害の程度が強く，抗パーキンソン病薬による治療歴が長く，振戦が少ないなどの特徴がある．RBDはパーキンソン病の運動症状発症以前からみられる場合もある．治療にはクロナゼパム0.25 mg（リボトリール®）を用いる．

3）認知障害：認知障害はパーキンソン病の非運動症状のなかで頻度が高く，10年以上経過したパーキンソン病例の75%に合併する．Parkinson disease with dementia（PD-D）はパーキンソン病の診断が確定した症例で認知症を発症した例で，パーキンソン病の運動症状発症前に先行して認知症症状が発症するレビー小体型認知症（Dementia with Lewy body；DLB）とは鑑別される．

PD-Dの認知機能の特徴としては注意障害，記憶障害，視空間障害，遂行機能の障害のうち2つ以上の領域の障害がみられる．不安，幻覚，妄想および日中の過度の眠気などもみられ，幻覚（とくに幻視）の有無は他の認知症との鑑別に重要である．一般にPD-DのほうがDLBより精神症状は軽い傾向である．振戦が目立たないPostural instability gait difficulty（PIGD）型のパーキンソン病がPD-Dを伴う頻度が高い．日中過眠（EDS），REM睡眠期行動異常症（RBD）は認知症と関連していることが多い．

ドネペジル（アリセプト®）がPD-D，DLBにも有効であるが，ガランタミン（レミニール®），リバスチグミン（イクセロン®，リバスタッチ®）も，PD-D，DLBに対しても有効性を示唆するデータがみられる（アリセプト®のみ保険適応）．ドネペジル，ガランタミン，リバスチグミンはアセチルコリンエステラーゼ阻害薬であり，使用時は心機能に注意すべきである．NMDA阻害薬であるメマンチン（メマリー®）についてもPD-D，DLBに対しても有効性が示唆されているが，使用時はめまいやふらふら感に注意が必要で転倒に注意すべきである．

4）幻覚，妄想：パーキンソン病では幻覚・妄想を伴う例もある．幻視の頻度は高い．パーキンソン病における幻視は夕方から夜薄暗い状況でみられることが多く人や動物が見え，天井や床の模様や汚れが虫に見えるなど生き物であることが多く，無生物であることは少ない．また，その持続時間は数秒から数分程度と短く突然消えてしまう（照明を照らすとともに消失することが多い）．洞察力低下とともに幻覚の内容が恐ろしい物に変化し，不安やパニック発作きたすこともある．パーキンソン病では幻聴は少なく，幻視のある例の8～13%に伴い，幻聴のみ単独でみられることは少ない．幻覚，妄想は抗パーキンソン病薬の追加や増量に伴って出現することが多い．すべてが薬剤誘発性とは限らないが，最後に追加，増量した薬剤を中止，減量することが治療の第一である．ドパミンアゴニストのほうがL-ドパよりも精神症状をきたしやすい．抗パーキンソン病薬の中止や減量のみで幻覚，妄想をコントロールできない場合や抗パーキンソン病薬の中止，減量によるパーキンソン病の運動症状の悪化を避けたい場合は非定型抗精神病薬を追加投与する．クロザピン（クロザリル®），クエチアピン（セロクエル®）を

使用する．クエチアピンは糖尿病例では禁忌.

ドネペジル，ガランタミン，リバスチグミンも有効で，心機能に注意し使用する．メマンチンについても有効性が期待されている.

5）衝動制御障害（Impulse contorol disorder；ICDs）：ICDsとは衝動，欲求，誘惑に抗することができない状態で，病的賭博，性欲亢進，強迫的買い物，強迫的過食，L-ドパ渇望などがあり，これらの動作は常同的に反復することがある．ドパミン補充療法への必要量を超えた渇望を主徴とし社会生活に支障を生じるような上記の行動障害や情動障害を呈する症状はドパミン調節異常症候群（dopamine dysregulation syndrome；DDS）と呼ばれる.

ドパミンアゴニスト服用量が多い例，若年発症例でみられやすい．治療にドパミンアゴニストの減量，また，病的賭博にアマンタジンが有用であった報告もある.

3.2.2. 非運動症状（自律神経障害）の治療

パーキンソン病でみられる自律神経障害には1）便秘，2）排尿障害，3）起立性低血圧，4）発汗障害などがある.

1）便秘：パーキンソン病の運動症状の発症に先行して頑固な便秘を訴える例はしばしば経験される．抗パーキンソン病薬は便秘を顕在化する．便秘の治療にはビサコジル坐薬（テレミンソフト®），ピコスルファート（ラキソベロン®），センノシド（プルセニド®），酸化マグネシウム，大建中湯などを用いる．消化管運動賦活薬としてモサプリド，ドンペリドンなど使用する.

2）排尿障害：パーキンソン病の排尿障害は夜間頻尿がもっとも多い．過活動膀胱による尿意切迫症候群が主体で，この排尿障害は罹病期間には相関せず，重症度と相関する．ロチゴチン貼付剤により夜間の排尿回数の減少させる場合もある．蓄尿障害に対して抗コリン薬を使用する．抗コリン薬として：イミダフェナシン（ウリトス®，ステーブラ®），ソリフェナシン（ベシケア®），トルテロジン（デトルシトール®）プロピベリン（バッ

プフォー®），フラボキサート（ブラダロン®）などがある．前立腺肥大症を合併し尿排出障害がみられる場合にはウラピジル（エブランチル®），タムスロシン（ハルナール®），ナフトピジル（フリバス®）などのαブロッカーを使用する.

3）起立性低血圧，食事性低血圧：パーキンソン病の一部には早期から起立性低血圧の著明な特異な少数の一群もあるが，大多数のパーキンソン病例では進行例や長期経過例で起立性低血圧を合併することが多い．パーキンソン病の起立性低血圧はパーキンソン病自体の一次性自律神経障害に基づく場合，L-ドパ，ドパミンアゴニスト，セレギリンなどパーキンソン病治療薬による起立性低血圧，加齢に伴う影響などが複合的要因となっており，その原因は明確にし難い場合もある．パーキンソン病では高頻度（30～100％）に食事性低血圧を伴い，その程度が高度であることもまれではない．食事の内容ではブドウ糖での血圧低下効果が高い．血圧が最低となる時間は多くは食後30分から1時間の間である．パーキンソン病の重症度が高く，罹病期間が長い例では食事性低血圧は高度になる傾向がある.

パーキンソン病例では食事性低血圧の頻度のほうが起立性低血圧に比して高く，一方しかみられない例もあるが，食事性低血圧，起立性低血圧併存例が多い．食事性低血圧のほうが起立性低血圧に先行しやすい.

また，食事性低血圧や起立性低血圧があると，夜間高血圧を示すなど，血圧の日内変動の異常が生じやすい.

治療順番としてはまず非薬物療法として水分摂取を勧め，原因薬物誘発性を検討し，休止可能か否か検討する．抗パーキンソン病薬の休薬ができない場合はまず塩酸ミドドリン（メトリジン® 8～16 mg/日）を一般的には朝昼2回投与する（夜間就寝中の臥位高血圧を避けるため夜は服用しない）．その次にフルドロコルチゾン（フロリネフ®，0.1～0.3 mg/日）それでも効果がなければドロキシドパ（ドプス® 300～900 mg/日）を検討する.

4）発汗障害：発汗減少のある患者では悪性症

候群を誘発させやすいため注意が必要．ゾニサミドは発汗減少の副作用があるので注意が必要．発汗亢進は wearing off のみられるパーキンソン病患者で on 時のジスキネジア発現時と off 時にみられることが知られている．

3.2.3. 非運動症状（感覚障害）の治療

1）痛み：パーキンソン病患者の約 60〜70％で痛みを有する．そのうち 90％は運動症状がもっとも増悪している時（off-period-related pain）に認められ，10％では効果がピーク時（peak-dose pain）に認められる．もっとも多いのは下肢の痛み（37.9％）で，肩の痛み，いわゆる五十肩，腹部の痛みなどがあり，部位の特定できない痛み（20.8％）もある．

パーキンソン病の痛みは臨床的には

①中枢性疼痛はパーキンソン病の運動症状の発症に先行する痛み（診断に先行する痛み，Pain preceding diagnosis of PD）でジストニアなどの運動症状に伴う痛みではなく，深刻な痛みがパーキンソン病の初発症状の場合もある．五十肩がパーキンソン病の運動症状の発症に先行する例もある．痛みは必ずしもパーキンソン病の運動症状の重症度とは相関しない．痛みは刺すような，灼熱感，やけどするほど熱い，蟻走感，説明できない奇異な感じ異常感覚・錯感覚で，その痛みの出現部位は顔面や頭部，喉頭・咽頭，心窩部，腹部，骨盤などさまざまで皮膚分節や神経支配領域とは異なる分布で，痛みがパーキンソン病の運動症状と反対側に出現する場合もある．パーキンソン病の中枢性疼痛の痛みは末梢性神経ブロックでは消失・改善しない．

②wearing off 現象のあるパーキンソン病患者の off 時のジストニアを伴わない痛み．

③有痛性のジストニアに伴う筋攣縮（painful dystonic spasms）はジストニア出現に伴う痛み．

④筋骨格性疼痛：整形外科・リウマチ領域の疾患に伴う痛み．

⑤末梢神経−根性疼痛：各神経や神経根の支配領域に一致した局所性の痛み．

⑥Restless legs syndrome（RLS）やアカシジアに関連した感覚障害，痛みなどがある．

パーキンソン病例の痛みの治療は

a）まず痛みの原因の検索を行い，原因に対処する．

b）変形性脊椎症や肩関節周囲炎などの器質性疾患に伴う痛みでも off 時に痛みは増悪することが多く，off 時間の短縮と off 時の症状の軽快（底上げ）を目的に wearing-off 現象の改善をはかる．off に伴う痛みには L−ドパの調整が有効，アポモルヒネ塩酸塩注射も有効．

c）末梢神経−神経根，中枢性疼痛に対しては神経痛に対する治療薬が有効な場合もある．

d）抗うつ薬が有効な場合もある．アミトリプチン 25 mg を 1 日 2 回投与する．

e）Restless legs syndrome（RLS）やアカシジアに関連したむずむず脚にはドパミンアゴニストが有効である．

f）ジストニアに伴う痛みにはボツリヌス毒素も有効．

g）日内変動を伴う痛みには脳深部電気刺激術（DBS）が有効な場合もある．

2）その他の感覚障害：嗅覚障害はパーキンソン病の運動症状発症前症状として注目されており，パーキンソン病患者の 70〜80％以上に嗅覚障害を認め，病早期から障害されているが，嗅覚低下を自覚していない例がほとんどである．L−ドパ治療には反応しない．パーキンソン病例では wearing off 時に呼吸困難感（Sensory dyspnea）を訴える例もあるが L−ドパ投与で改善する．また，観察できない内在性の振るえ（Internal trmor）を自覚，訴える例もある．内在性の振るえの訴えは off 時に多く，抗パーキンソン病薬，抗不安薬が有効である．

4．悪性症候群

悪性症候群は抗パーキンソン病薬の中断が誘因

となることが多いが，治療薬の中断がなくても，脱水，感染症，著明な wearing off でも惹起される．早期発見が大切で発熱を認めた場合，まず念頭に置くべきである．腎不全，血管内凝固症候群など致死的になる可能性があり，悪性症候群を疑った場合には速やかに治療を開始する．まず輸液による脱水・電解質異常の是正，氷枕，氷嚢などによる全身冷却を行う．抗パーキンソン病薬投与，ブロモクリプチン〔15〜22.5 mg/日，分 3（経管）〕投与，L-ドパ静注，または L-ドパ（DCI 合剤）の経口（経管）投与，中等〜重症例ではダントロレンナトリウムの 1〜2 mg/kg を 6 時間ごとに点滴静脈注射を行う．経口可能ならば 100〜200 mg/日投与する．急性腎不全併発時には血液透析を行う．

文　献

1) Langston JW, The Parkinson's cmplex : parkinsonism is just the tip of the iceberg. Ann Neurol 59 : 591-596, 2006

2) Braak H, et al, Staging of brain pathology related to sporadic Parkinson's disease. Neurobiol Aging 24 : 197-211, 2003

3) Hawkes CH, Braak H et al, Parkinson's disease : the dual-hit hypothesis. Neuropathol Appl Neurobiol 33 : 599-614, 2007

4) 高橋一司，parkinnson 病の premotor phase の症状．神経内科 81：239-248，2014.

5) Ronald B. Postuma et al : MDS Clinical Diagnostic Criteria for Parkinson, disease. Movement Disorders 30：1591-1599, 2015

6) 織茂智之：パーキンソン病及び類縁疾患の MIBG 心筋シンチグラフィー――臨床と基礎―，脳神経 56：543-557，2004

7) 武田　篤　編：ガイドラインサポートハンドブック パーキンソン病．医薬ジャーナル，東京，2011

8) 日本神経学会；パーキンソン病治療ガイドライン．医学書院，東京，2011

9) 水野義邦編：パーキンソン病診療 Q ＆ A．中外医学社，東京，2009

10) 長谷川一子：非運動症状の早期発見は早期治療につながるか？　BRAINand NERVE 64：453-461, 2012

11) 谷口さやか，武田　篤：Parkinson 病の新しい理解―非運動症状を含めて―．日本内科学会誌 104：1546-1551，2015

12) Fahn S.：Description of Parkinson, Disease as a Clinical Syndrome. Ann. N. Y. Acad. Sci. 991：1-14, 2003

（貴田　秀樹）

第2章 疾患編
G 神経疾患

6 本態性振戦

本態性振戦（ET）は成人でもっとも頻度の高い不随意運動であり，一般人口の0.4〜3.9％と報告されている[1]．良性疾患と思われていたが，身体的にも精神的にもかなりの障害をきたすとの意見もある．現在までの研究で各種神経伝達物質（GABA，グルタミン酸，ノルアドレナリン，セロトニン，アデノシン），蛋白質，T型CaチャネルがETに関与していると思われる．基本的に小脳と下オリーブ核でGABA系変化，T型Ca電流の抑制後反動の増大，神経制御機能減弱，興奮性神経伝達物質活性増大といった4つの神経化学的機能障害が起こり，これらが，小脳最深部の神経細胞体活性を振動により増大し，視床核や運動皮質に及んで，振戦が出現すると考えられている[2]．

 初診時の対応

1．現病歴

出現時期や経過（ETは通常，数年以上前から徐々に出現し，最近，書字を中心に手を使う時に震えるようになったというものが多く，発作性に起こるのであれば他の疾患を積極的に探す必要がある），出現部位（手指にもっとも目立ち，頭部や声にも伴うが，下肢に出現することほとんどない），随伴症状の有無〔ETには何もないことが多い．一方，甲状腺機能亢進症では体重減少，発汗，動悸などを伴う．低血糖性であれば発作性で気分不良や嘔気を伴う．交感神経緊張性では発汗，体重減少，不安感を伴う．パーキンソン病（PD）では動作の鈍さ，筋肉のこわばり，頑固な便秘，嗅覚低下などを伴う〕，どういう時にもっとも目立つか（ETでは一定の姿勢を保った時に多く，PD

ではじっと手を置いている時や話をしている時，小脳性振戦では何かをしようと手を動かして目標物に近づいた時など）が問診のポイントである．

最近，ETでも認知機能低下，うつ，不安，平衡障害，聴力障害，嗅覚障害，睡眠障害などの非運動症状を伴うとの研究もある[3]．

また，β-カルボリン・アルカロイド（自然界の動植物に幅広く存在し，しばしばモノアミン酸化酵素阻害薬として作用する）がETに関与しているという報告もあり，病歴で動植物の摂取状況を問診する必要がある[4]．

2．既往歴

ETで関係するものはない．他の疾患を否定するため，肝疾患（肝性脳症），眼科疾患，精神科疾患（薬剤性，先天代謝異常），胃切除術（ビタミンB12欠乏症）の有無を尋ねる．

3．家族歴

重要であり，ETであれば，家族歴を有することが多い．

4．現　症

診察時のポイントであるが，ETでは安静時にはほとんど振戦を認めない姿勢時振戦であり，周波数は6〜13Hzと比較的速い．診察手技としては，肘・手首・手指を完全に伸展して，上肢を眼前に水平挙上してもらい，手指の微細な振戦を観察する．通常はこれで十分な観察ができるが，軽度で疑いの残る場合は，振戦を賦活するため，挙上した上肢の示指を胸の前で数mm離して対立させて示指の振戦を観察する[5]．またETでは手指

の変形を認めず，左右対称性であることも特徴である．一方，振戦をきたす疾患の中で ET とともに多い PD ではペンを持つ手（ジストニアによると考えられる）を認めることが多く，通常，左右差がみられ，周波数が 4〜7 Hz と比較的遅いことが大きな違いである．振幅（動きの振れ幅）は ET では微細であり，PD やウィルソン病で粗大なのとは対照的である．また，ET では声のふるえ（発声時振戦）のみで発症することもあり，女性に多い[6]．

　次に，肝性脳症や尿毒症性脳症でみられる振戦は律動性にみえてもミオクローヌスであるため，実際には不規則なことが多い[7]．下肢で立位時に振戦が目立てば，起立時振戦が疑われる．振戦以外の神経症状（嗅覚低下，眼球運動異常，眼振，顔面痙攣，構音・嚥下障害，動作緩慢，固縮，姿勢反射障害，ミオクローヌス，ジストニア，失調，腱反射亢進・Babinski 陽性など）がないことを確認することで，振戦をきたす他の疾患を否定することにつながる．否定すべき疾患でもっとも重要な疾患はウィルソン病であり，ウィルソン病であれば，早期に治療することで重篤な神経障害の発生を防ぐことができる．

　またジストニアとの関連で，振戦はジストニアと多くの共通点を持ち，わずかなジストニアの特徴を認めることで，ジストニア性振戦として ET と鑑別することができるため，全身の色々な部位にジストニアの特徴がないか念入りに探る必要がある[8]．

　そのほか，振戦をみた際に PD 以外に，まれであるが重要な鑑別診断として，脆弱性 X 関連振戦/運動失調症，SCA12，常染色体劣性小脳失調，律動性筋収縮，孤立性舌振戦，ウィルソン病，緩徐立位振戦，末梢性外傷誘発振戦，遅発性振戦，兎症候群（兎様口周囲粗大振戦），突発性振戦（遺伝性下顎振戦，両側性高頻度同期性放電，頭部振戦，四肢振盪性一過性虚血性発作，首ふり人形症候群，転倒痙攣，戦慄発作などを考慮する[9]．これらは一般に動作振戦の形であり，姿勢振戦や運動振戦がさまざまな程度で認められ，安静時に生

じることは少ない[9]．

　また鑑別すべきものに心因性振戦があり，突発性，間欠性，多様性などが特徴である[10]．

　このように他疾患の積極的な否定で ET を否定するという考え方とは対照的に，積極的に本態性振戦を診断するということも提唱されており，12 clinical pearls として，①運動時振戦が姿勢時振戦より目立つ　②姿勢時振戦については手関節のほうが中手関節より目立ち，手関節では屈伸運動が回旋運動より目立つ　③振戦は一定の方向性がなく，規則的反復性　④腕の振戦は一般に軽度非対称性　⑤姿勢時振戦は左右非同調性　⑥螺旋描画で単一方向性が同定可能　⑦指鼻指試験で企図振戦が半数に認められる　⑧後期の特徴として上肢にだけだが安静時振戦も認める　⑨頭部の振戦は女性に多く，上肢の振戦より遅く出現する　⑩頭部振戦はひどくなければ仰臥位で消失する　⑪患者はしばしば頭部振戦を自覚しない　⑫振戦は進行性であるというものが挙げられている[11]．

5．検　査

　一般検査により ET を診断することはできない．しかし，病歴聴取や診察で他の疾患を鑑別する必要が生じた場合には，他の疾患を否定する目的で血糖やインスリン（場合によっては日内変動までチェックし，低血糖やインスリノーマを否定する），甲状腺機能（甲状腺機能亢進症を否定する），アンモニア，血漿アミノ酸分析によるフィッシャー比，肝機能（肝硬変や猪瀬型肝性脳症を否定する），血清銅・セルロプラスミン，一日尿中銅排泄量（ウィルソン病を否定する），ビタミン B12（ビタミン B12 欠乏症による振戦を否定する）などを測定する．生理学的検査ではてんかん症候群を含む発作性疾患を否定するために脳波を，各種の振戦様ミオクローヌスをきたす疾患を否定するため感覚誘発電位（巨大 SEP がないか）を検査することも必要になる[12]．ET における脳血流シンチでは小脳代謝亢進と前運動皮質，歯状核，視床腹側の GABA 系機能異常を認め，ドパミン系には異常がない[13]．

6. 治 療

臨床的にET を疑った場合は，基本薬として，β 遮断薬（アロチノロールやプロプラノロール）ないし抗てんかん薬（クロナゼパムやプリミドン）を少量から開始してみる．特にプリミドン（マイソリン）は副作用が出やすく，25〜50 mg というごく少量から開始することが望ましい．副作用としてβ 遮断薬では心機能抑制や気管支攣縮誘発などの可能性があり，心不全や気管支喘息の有無を聴取する必要がある．抗てんかん薬では眠気，ふらつき，嘔気などの副作用を生じることがあるため，できるだけ低用量から開始し，仕事や運転のない休日に初回の服薬をしてもらうことが大切である．また，治療効果は本人の自覚が一番であるが，客観的指標となるように，机上で紙にらせん描画，数字・病院名の書字を記録しておくことが大切である．ET の治療では，仕事のある日だけ服薬するといった配慮も重要であり，持続的で身体不自由をきたす振戦のみ継続治療を要する[14]．

ET で手の振戦に対する薬物療法の効果をメタ解析した結果も報告されており，アルプラゾラム，β 遮断薬，A 型ボツリヌス毒素，クロナゼパム，ジアゼパム，ガバペンチン，レベチラセタム，トピラマート，ロラゼパム，プリミドン，フェノバルビタール，ナトリウム・オキシベートが有効で安全とされている[1]．

■ 再診時のポイント

問診と診察で振戦の改善を確認する．また，副作用の有無を確認することも大切である．副作用がなく，患者の十分満足いく効果がみられたら，継続が可能と判断する．副作用がなく，満足のいく効果がなければ，用量を少しずつ上げていくが，この際も副作用が出現しないかに気を付けて経過を観察する．単剤で副作用のない十分量まで増量しても，満足のいく効果が得られなければ，他剤を少量から併用する．いずれにしても副作用で生活に支障があれば，その薬は中止し，他剤に変更するしかない．ET に関してはプロプラノロールとプリミドンが第一選択でいずれも振戦が半分に減弱するとされており，トピラマートも有効性が証明されたが，他剤は有効性の根拠に乏しいとの報告もある[15]．

一旦，本態性振戦と診断しても，毎回，新たな神経症状が出現していないか，とくに構音障害，意識消失発作，何らかの動作障害（ジストニアや動作緩慢による），ミオクローヌス，歩行障害について，問診や診察を行うことで，他の変性疾患や代謝性疾患を否定していくことが大切である．

ET で発症した後，PD に移行する場合もあり，そうした群は ET 発症時に左右非対称性の振戦であったとの報告[16]もあることから，初期に左右対称性の確認は重要である．一方，ET にとどまった群では頭部振戦と小脳症状が有意に多かったとされる[16]．

■ 継続治療のポイント

初期に効果があっても，年齢とともに病状は進行するため，徐々に薬剤の効果が減弱していくことが多く，その際は，新たな機序の薬剤を追加することも考慮してよいが，新たな治療法として薬剤以外に，磁気ないし直流での頭蓋・末梢刺激法，大脳深部刺激電極植え込み術などがあるので，こうした治療法もあることを患者に伝え，希望があれば，専門家に紹介することも考慮する．またジストニア性の頭部・顎・発声振戦はボツリヌス毒素で治療すべき[17]とされており，専門家へ紹介することが望ましい．

経頭蓋磁気（ないし直流）刺激が本態性振戦の治療に用いられるが，脳だけでなく，末梢刺激でも用いられ，特に非侵襲性で副作用が少ないことから，脚光をあびている[18]．一方，ET に対する視床 Vim 核や視床下核の DBS では振戦が90％も減弱するため，もっとも強力な治療とされる[15]．このような情報を患者に伝え，希望があれば専門医へ紹介するという方針が望ましい．

高齢者診療のポイント

　高齢者においては ET が生じたとしても，手指振戦そのもので日常生活に大きな支障を生じることは少ないため，副作用に注意しながら，基本薬をごく低用量から開始し，ふらつきによる転倒受傷を避けることが大切である．ただし，高齢者でみられる振戦に予後の悪い一群が存在するという最近の報告[19]もあるため，注意する必要がある．

文　献

1) Essential tremor. Zesiewicz TA, Kuo SH：BMJ Clin Evid 2015：1206, 2015

2) Gironell A, Marin-Lahoz J：The essence of essential tremor：neurochemical bases. Rev Neurol 62 （11）：507-515, 2016

3) Review on clinical update of essential tremor. Chunling W, Zheng X. Neurol Sci；37 （4）：495-502, 2016 doi：10.1007/s10072-015-2380-1. Epub 2016 Jan 9.

4) Laviță SI, Aro R, Kiss B, et al：The Role of β-Carboline Alkaloids in the Pathogenesis of Essential Tremor. Cerebellum 15 （3）：276-284, 2016

5) 廣瀬源二郎：振戦の診かたと考え方．神経内科 71（5）：437-441, 2009

6) Patel A, Frucht SJ：Isolated vocal tremor as a focal phenotype of essential tremor：a retrospective case review. J Clin Mov Disord 2：4, 2015 doi：10.1186/s40734-015-0016-5.

7) 柴崎　浩：振戦の臨床生理．神経内科 71 （5）：442-452, 2009

8) Albanese A, Sorbo FD：Dystonia and Tremor：The Clinical Syndromes with Isolated Tremor. Tremor Other Hyperkinet Mov （N Y）. 6：319, 2016 doi：10.7916/D8X34XBM.

9) Ure RJ, Dhanju S, Lang AE, Fasano A：Unusual tremor syndromes：know in order to recognise. J Neurol Neurosurg Psychiatry. 2016 Mar 16. pii：jnnp-2015-311693. doi：10.1136/jnnp-2015-311693. [Epub ahead of print]

10) Thenganatt MA, Jankovic J：Psychogenic tremor：a video guide to its distinguishing features. Tremor Other Hyperkinet Mov （N Y） 4：253, 2014 doi：10.7916/D8FJ2F0Q.

11) Louis ED：Twelve clinical pearls to help distinguish essential tremor from other tremors. Expert Rev Neurother 14 （9）：1057-1065, 2014 doi：10.1586/14737175.2014.936389. Epub 2014 Aug 6.

12) 近藤孝之，山門穂高，川又　純ら：振戦様ミオクローヌスと稀発大発作とをみとめた Unverricht-Lundborg 病の成人例．臨床神経 49：43-47, 2009

13) Lizarraga KJ, Gorgulho A, Chen W, De Salles AA：Molecular imaging of movement disorders. World J Radiol 8 （3）：226-239, 2016

14) Rajput AH, Rajput A：Medical treatment of essential tremor. J Cent Nerv Syst Dis 6：29-39, 2014 doi：10.4137/JCNSD. S13570.

15) Schneider SA, Deuschl G：The treatment of tremor. Neurotherapeutics 11（1）：128-138, 2014 doi：10.1007/s13311-013-0230-5.

16) Ghika A, Kyrozis A, Potagas C, Louis ED：Motor and Non-motor Features：Differences between Patients with Isolated Essential Tremor and Patients with Both Essential Tremor and Parkinson's Disease. Tremor Other Hyperkinet Mov （N Y）. 2015 Aug 14；5：335. doi：10.7916/D83777WK. eCollection 2015.

17) Pandey S, Sarma N：Tremor in dystonia. Parkinsonism Relat Disord. 2016；pii：S1353-8020 （16） 30078-5. doi：10.1016/j. parkreldis. 2016.03.024. [Epub ahead of print]

18) Chalah MA, Lefaucheur JP, Ayache SS：Non-invasive Central and Peripheral Stimulation：New Hope for Essential Tremor? Front Neurosci 9：440, 2015 doi：10.3389/fnins. 2015.00440.

19) Deuschl G, Petersen I, Lorenz D, Christensen K：Tremor in the elderly：essential and aging-related tremor. Mov Disord 30 （10）：1327-1334, 2015

　　　　　　　　　　　　　　　　（長郷　国彦）

多発性硬化症（MS）と視神経脊髄炎スペクトラム疾患（NMOsd）

かつて多発性硬化症（multiple sclerosis；MS）と呼ばれた疾患から視神経脊髄炎スペクトラム疾患（neuromyelitis optica spectrum disorder；NMOsd）が独立疾患として分離されたが，類似点も多く一括して解説する（表1）．ともに中枢神経に複数の病巣が出現し，時間的にも活動の再発，持続性を特徴とする再発性，進行性の自己免疫疾患であるが，標的抗原と障害されるグリア細胞種が異なる．専門医による正確な鑑別診断に基づく早期治療により，再発進行を防止しうる可能性が高くなっている．

実地医家が疑わしい症例を発見し専門医療機関へ早期に紹介し，新治療の恩恵を受けられるよう，在宅医療の一翼を担うことが期待される．

初診時の対応

1．現病歴の聴取

一般内科医が MS/NMOsd を疑わなければならないのは①血管障害リスク因子のない成人に比較的急性の脳症状が出現した時，あるいは②成人に

脊髄症，視神経症状の発現をみた時，③中枢神経症状の再発をみた時で，とくに異なった部位の症状が疑われる時である．まずどのような中枢神経症状が，どんな時間的経過で生じ，推移したかを聞き取ることが大切である．

両疾患で頻度の高い症状：①知覚低下，しびれ感，四肢筋力低下，排尿障害，有痛性痙攣，かゆみ発作，帯状疼痛などの脊髄症状，②視力低下，視野障害などの視神経症状，③複視，構語障害などの脳幹症状である．しかし振戦，失調，協調障害などの小脳症状，片麻痺，失語，同名半盲など，ほとんどあらゆる症状が出現しうる．

NMOsd に特有の症状：2日以上続く吃逆や嘔気の延髄症状，視交叉病巣による両眼の同時視覚障害がある．急性横断性脊髄炎も比較的特有である．

MS 診断（表2）に以下の4つのポイントがあることを意識して病歴を聴取する．

①悪，再発症状は24時間以上持続し，短時間の突発性・一過性症候の反復でない．②疾患活動性の持続性，再発性があり，臨床再発までの間隔は30日以上である．③中枢神経内に MS と矛盾しない

表1　MS/NMOsd の疾患概念，病型，鑑別のポイント，有病率

（1）オリゴデンドロサイト・髄鞘障害型
Ⓐ多発性硬化症（MS）（10万人に10人，増加しつつある，男女比1：2.5）
再発緩解型［78％］
二次進行型［16％］再発緩解型より移行し，緩徐進行が継続する
一次進行型［6％］　初発時より緩徐進行が持続する
Ⓑ抗 MOG（myelin-oligodendrocyte glycoprotein）抗体関連疾患（10万人に0.3人）
急性単相性型（小児に多い）
再発緩解型（成人に多い）
（2）アストロサイト障害型
視神経脊髄炎スペクトラム疾患（NMOsd）（10万人に3人程度，男女比1：9）
抗アクアポリン抗体陽性型［73％］
抗アクアポリン抗体陰性型［27％］

表2 MS 診断基準

(A) MS 診断基準（2010 年版を改変）：
他疾患を完全に否定し，すべての所見が多発性硬化症に矛盾しないものでなければならない．

臨床像	診断に必要な追加事項
2 回以上の増悪と 2 個以上の臨床的他覚的病巣の示唆（1 回は病歴で確認も可）	不要
2 回以上の増悪と 1 個の臨床的他覚的病巣の示唆	MRI による「空間的多発性」（表 2B）の証明
1 回の増悪と 2 個以上の臨床的他覚的病巣	MRI による「時間的多発性」（表 2C）の証明
1 回の増悪と 1 個の臨床的他覚的病巣の示唆（CIS：clinically isolated syndrome）	MRI による「空間的多発性」（表 2B）と「時間的多発性」（表 2C）の証明
MS を示唆する症状の 1 年間以上の緩徐進行持続（一次性進行型）	下記 3 つのうち 2 つ ・脳室周囲，皮質直下，テント下の 1 領域に 1 つ以上の T2 病変* ・脊髄に 2 つ以上の T2 病変 ・髄液等電点電気泳動法でオリゴクローナルバンド陽性もしくは IgG インデックス高値

(B)「空間的多発性」の証明：下記のいずれかを満たす

1．異なる病巣による 2 つの臨床症状
2．MRI において，特徴的な領域（脳室周囲，皮質直下，テント下，脊髄）の 2 領域以上に 1 つ以上の無症候性の病変

(C)「時間的多発性」の証明：下記のいずれかを満たす

1．1 ヵ月以上の間隔をおいた 2 つの臨床症状
2．過去 MRI と比較して，再検した MRI で新たな T2 病変の確認*
3．MRI で造影病変と非造影 T2 病変の混在

の複数病変の存在が，臨床症状で疑われるか MRI などで確認できる．④種々の検査所見などで血管障害や他の炎症，腫瘍性疾患，心因性等が否定できる．他疾患の除外が必須であり，最終診断は神経内科，できれば MS 専門医に委ねるべきである．

NMOsd 診断（表 1）のポイントは，①1 回以上の中枢神経症状発現があり血清抗アクアポリン 4 抗体が陽性であるか，②抗体が陰性の場合は，中枢神経症状の再発があり，他疾患が除外でき，MRI で特徴的病巣が確認される．

2．既往歴の聴取

今回の症状出現以前に，時には 10 年以上も前に，24 時間以上持続した他の中枢神経症状が生じたことがなかったか，思い出させることで，初診時に再発性の有無を確認することが重要である．問いかけることで初めて想起することが多い．

NMOsd ではシェーグレン症候群，甲状腺炎，SLE，重症筋無力症など他の抗体依存性自己免疫疾患合併や抗核抗体などの自己抗体陽性が 50% と高頻度であり，注意して聴取する．

3．家族歴の聴取

欧米人での MS に家族内発症は 15% 程度の頻度でみられるが，日本人 MS/NMOsd では家族内発生は 1% 以下とまれである．

4．現症

神経学的検査により，脊髄，脳幹小脳，大脳，視神経など推定病巣の局在を明らかにすることが求められる．分布する中枢神経内病巣が複数か，何個かを推定する．末梢神経症状，筋障害でなく中枢神経内の問題であることを深部腱反射の亢進を検出するなど，注意深い神経学検査により確認する．

5．検査

神経症状の初発時に症状や脳 MRI などが MS

的特徴を備えて MS の初発が疑われる患者を clinically isolated syndrome（CIS）と呼ぶ．再発がなくても，MRI で古い病巣と現時点での活動性の証拠である造影病巣とが混在していれば，MS 診断は確定する．

1）MRI 検査（表2）

MS では表2に記した空間的多発性を認めることが多いが必須ではない．

NMOsd では以下の特徴的 MRI 所見が診断確定に有用である．Ⓐ急性脊髄炎症状に伴う脊髄中心優位で3椎体長以上の長い脊髄病巣，Ⓑ2日以上の難治性吃逆に伴う延髄中心管周囲病巣，Ⓒ視神経炎に伴う視神経長の 1/2 以上に及ぶ長い病巣．MS 病巣は2椎体長程度までであり，脊髄周囲の白室に主座をもつことが多いことと対照的である．

2）脳脊髄液検査

単核球の 50 個以内の軽度増加の確認は MS/NMOsd など炎症性過程の存在を支持し，MS/NMOsd の診断に有用であるが，細胞数増加を伴わないことも多い．初発から数ヵ月以上を経て軽度単核球数の増加が確認されれば，炎症・免疫反応継続の確認に有用である．NMOsd では髄液細胞数が 50，時に 1000 を超える．発熱を伴う場合に髄膜炎と誤診されることがある．

血清中になく髄液中に特異的に存在する IgG oligoclonal bands は日本人 MS の約 50％に陽性で診断を支持するが，NMOsd の 15％でも陽性，他の慢性炎症でも出現することがある．中枢神経内 IgG 産生 B 細胞クローンの存在を意味する．IgG index は血中と髄液中の IgG，アルブミンの比で計算し，高値は髄液中 IgG 産生を意味し MS 診断に有用である．

3）抗アクアポリン4抗体測定

ELISA 法（保険適応1回のみ）は NMOsd で感度 50％程度，1％程度の疑陽性もあるが，陽性であれば診断を強く支持する．Cell-based assay は感度 70％以上で疑陽性はないが保険適応はなく，①NMOsd が疑われるが ELISA 法で陰性である時，②MS の疑いが強いが ELISA 法で陽性の時には必須である．

4）大脳誘発検査

体性感覚誘発電位，視覚誘発電位，聴覚誘発電位検査により電動速度の特異的な速度低下を確認し，潜在的脱髄病巣を検出できることもあり，早期診断に役立つことがある．

 ## 再診時のポイント

臨床再発の症状の出現や存在した症状の増強がないかを聴取する．

MS においては，「過去に出現していたが軽減あるいは消失した神経症状，徴候が体温上昇が続く時間に限定して一過性に出現する」ことがあり，Uthoff 現象と呼ばれる．体温上昇の原因は感染症，入浴，日照，気温上昇などを問わず，37℃未満でもありうる．解熱剤，保冷材，エアコンなどで正常体温とし，症状が元に戻るのを確認する．真の症状増悪・再発と区別が重要である．

軽度の再発は MRI で病巣出現を確認できない場合もあり，神経学所見の変化を優先して判定するべきである．慎重な心因性の症状，偽再発（pseudo-relapse）の除外が必要であるが，判別困難であることも稀でない．

臨床再発がなくても MRI など他の検査により，初発時になかった新たな病巣の出現が確認されれば，MS 診断が確定するので，再発症状がなくても，定期的脳 MRI 検査で潜在的な MS の活動病巣の出現を調べることが大切である．

 ## 継続治療のポイント

確定診断された MS/NMOsd では早期の再発防止治療開始が長期予後改善に決定的影響を与える．MS では 1990 年代に開発された自己注射剤としてインターフェロン β 製剤2種，グラチラマ酢酸があった．2000 年以降，より有効性の高い経口薬フィンゴリモド，モノクローナル抗体ナタリズマブが利用可能となっているが，処方神経内科医では治療経験と登録が必要である．

高齢者診療のポイント

NMOsd は高齢女性で頻度が高く，急性の脊髄症や視力低下で疑う．NMOsd ではステロイド誘発糖尿病や骨折が多く，免疫抑制剤の長期の安全な使用によりステロイドを減量，中止する．MSは発症からの年月が経てば障害度の高い状態が多い．両疾患ともに高障害度の場合，介護保険や障害者医療の適切な活用により，安全性の確保，介護介助の活用，リハビリの継続を支援する．

文　献

1) Polman CH, Reingold SC, Banwell B, et al. Diagnostic criteria for multiple sclerosis：2010 revisions to the McDonald criteria. Ann Neurol 2011；69：292-302, 2011
2) Wingerchuk DM, Banwell B, Bennett JL, et al, International consensus diagnostic criteria for neuromyelitis optica spectrum Disorders. Neurology 85：1-13, 2015

（斎田　孝彦）

8 脊髄小脳変性症

脊髄小脳変性症（spinocerebellar degeneration：SCD）とは，小脳あるいはその連絡神経線維の変性により，運動失調症を主症状とする疾患の総称である．わが国の患者総数は約2万人以上と推定される（図1）．わが国のSCD有病率は人口10万人中18.6人と推定されている．2011（平成23）年度SCD特定疾患医療受給者数は25,047人であった．

脊髄小脳変性症は従来，神経病理学的所見に基づいて，1）主に脊髄を障害するもの，2）脊髄と小脳を障害するもの（この群はさらに小脳遠心系が主病変か，小脳求心系が主病変かに分類される），3）主に小脳を障害するものの3群に分類さ

れてきた．この分類は遺伝子検索が行えない場合，画像診断，臨床所見からのみ臨床診断をせざるえない場合には有用である（表1）．現行の分類では，脊髄小脳変性症をまず，孤発性と遺伝性に大別する．遺伝性のものが全体の約3割を占め，7割が孤発性である．遺伝性のものは優性遺伝性と劣性遺伝性のものがあるが，約9割が優性遺伝性である．劣性遺伝性のものは約1割である．

遺伝性のものは原因遺伝子座が同定された順番に従って脊髄小脳萎縮症（spinocerebellar ataxia；SCA）の何番というふうに番号順に決められている．

孤発性のものには変性が小脳に限局する皮質小

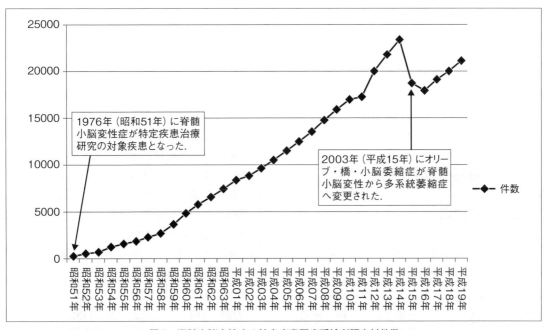

1976年（昭和51年）に脊髄小脳変性症が特定疾患治療研究の対象疾患となった．

2003年（平成15年）にオリーブ・橋・小脳委縮症が脊髄小脳変性から多系統萎縮症へ変更された．

→◆— 件数

図1 脊髄小脳変性症の特定疾患医療受給者証交付件数

表1　脊髄小脳変性症の臨床病理学的な見地からの分類
—臨床症状，臨床診断，治療目標の目安へ役立つ分類—

病型	病変部位	臨床徴候	遺伝性	孤発性（非遺伝性）
脊髄小脳型	脳幹，小脳求心路，小脳皮質の変性	小脳症状（失調）＋その他（錐体路徴候や錐体外路徴候，自律神経障害）	SCA1，SCA2，SCA3（MJD）SCA7	OPCA
小脳脊髄型	脳幹，小脳遠心路の変性		SCA3（MJD）DRPLA	
純粋小脳型	小脳皮質の変性	小脳症状（失調）	SCA5，SCA6，SCA10，SCA11，SCA14，SCA15，SCA22，SCA31	CCA（LCCA）
脊髄型	脊髄の変性	錐体路徴候	フリードライヒ失調症遺伝性痙性対麻痺	

SCA1ではオリーブ・橋・小脳の萎縮は孤発性OPCAに比して軽度，脊髄の萎縮は顕著で，歯状核の変性も認める．SCA2では高度のオリーブ・橋・小脳の萎縮を示すが歯状核は保たれる．SCA3（MJD）では小脳求心系も遠心系も変性する．

脳萎縮症（cortical cerebellar atrophy；CCA）と小脳のみならず大脳基底核系や自律神経系にも変性が及ぶ多系統萎縮症（multiple system atrophy；MSA）があり，その頻度はMSAが2/3，CCAが1/3を占める．

2003年（平成15年）に特定疾患受給対象疾患の見直しがなされ，従来，脊髄小脳変性症のなかに含まれていたオリーブ・橋・小脳萎縮症（OPCA）は行政上は脊髄小脳変性症より分離され，新たに設けられた多系統萎縮症（multiple system atrophy；MSA）の中に含まれるようになった．シャイドレーガー症候群も除外され，多系統萎縮症（multiple system atrophy；MSA）の中に含まれるようになった．

I．脊髄小脳変性症の診かた

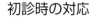

初診時の対応

脊髄小脳変症の症状の臨床症候は多彩であるが，中核症状は小脳症状か脊髄症状で，臨床症候の主体は運動失調である．運動失調は運動を円滑に行うため多くの筋肉が調和を保って働く協調運動の障害により生ずる．運動失調には随意運動が

うまくできず，運動の方向とか程度が変わってしまうものと，体位や姿勢を正常に保持するのに必要な随意的，あるいは反射的な筋の収縮が損なわれているものとがある．

小脳性の運動失調症では深部感覚異常はなく，脊髄障害性の運動失調症では深部感覚異常を認める．

脊髄小脳変性症では発症の初期から経過とともにさまざまな臨床症候が出現してくる．1）正確に臨床症状・徴候を捉えること，2）疾患に特有な症候・徴候を捉えること，3）臨床症状・徴候の経時的に変化する症候を捉えること，4）経過中に新たに出現する症候を捉えることで他疾患の鑑別や病態に役立てることが大切である．脊髄小脳変性症では原則として両側に運動失調がみられるが，片側のみ，あるいは著しい左右差を認める場合には，運動失調の存在する側の小脳の脳血管障害，脳腫瘍など他の疾患を考える．

脊髄小脳変性症の中核症状である小脳性運動失調の多くは下肢の失調から始まり，漸次体幹，上肢へと進行するものが多い．歩行時や階段の昇り降りの「ふらつき」として気づかれ，その後，上肢の運動失調や構音障害などを自覚することが多い．眼球運動障害や眼振も小脳症状の1つとして

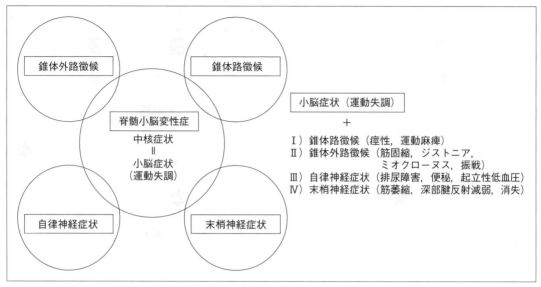

図2　脊髄小脳変性症の臨床症状

図中のラベル：
錐体外路徴候　錐体路徴候　脊髄小脳変性症　中核症状　＝　小脳症状（運動失調）　自律神経症状　末梢神経症状

小脳症状（運動失調）
＋
Ⅰ）錐体路徴候（痙性，運動麻痺）
Ⅱ）錐体外路徴候（筋固縮，ジストニア，
　　　　　　　　　ミオクローヌス，振戦）
Ⅲ）自律神経症状（排尿障害，便秘，起立性低血圧）
Ⅳ）末梢神経症状（筋萎縮，深部腱反射減弱，消失）

重要である．脊髄小脳変性症の眼球運動はしばしば衝動性（saccadic）で，overshoot，undershoot など眼球運動の測定障害を認める．脊髄小脳変性症では四肢の筋トーヌスの低下や書字における大字症 macrographia を認める．脊髄小脳変性症ではこれらの症候がすべて出揃うわけではないが，種々の小脳症候はいずれもその診断に有力な所見となる．SCA6 や SCA31 などは小脳症状が中心となって経過し，純粋小脳型と位置づけられている．

SCA3（Machado-Joseph 病）や歯状核赤核淡蒼球ルイ体萎縮症（dentatorubral-pallidoluysian atrophy；DRPLA）は発症時の年齢により臨床症候が異なる．SCA1，SCA2 では主徴候は小脳症状であるが，経過罹病期間により様々な遅発症状（周辺症状）が出現する．また，非遺伝性の多系統萎縮症の小脳型（MSA-C，OPCA：オリーブ・橋・小脳萎縮症）では発症の初期には小脳症状が主であるが，臨床経過とともに様々な遅発症状（周辺症状）が加わって臨床徴候は複雑になってくる．遺伝性痙性対麻痺（hereditary spastic paraplegia；HSP）は進行性の下肢の痙縮と筋力低下を主徴候とする痙性対麻痺のみを呈する純粋型と精神発達遅延や痙攣，難聴網膜色素変性症，魚鱗

癬症など合併を認める複合型がある（表1，図2）．

実際の診察にあたっては問診が重要，診察では姿勢・歩行，話し方，眼球運動（とくに水平方向注視時眼振の有無），筋トーヌスを診ることが重要である．

1．問　診

家族歴：歩行障害，一見酔っ払って歩くような歩き方をする人はいなかったか？　必ず聞いておく．遺伝歴がなさそうに思える例では両親が発症前に亡くなっている場合もあり，死亡年齢も聞いておく（図3）．

生活歴：職業，常用薬について聞いておく（とくに抗てんかん薬の服用など）．

現病歴：咳，便秘，不正性器出血など一見無関係と思われることについても聞いておく．とくに孤発例と思われる例では重要．晩発性小脳皮質萎縮症と思われる例では悪性腫瘍の傍腫瘍症候群（肺小細胞癌，卵巣癌などによる遠隔効果）の可能性を考えて聞く．

孤発例と思われる例で REM 睡眠期行動異常（RBD）が疑われる場合には多系統萎縮症が疑われる．

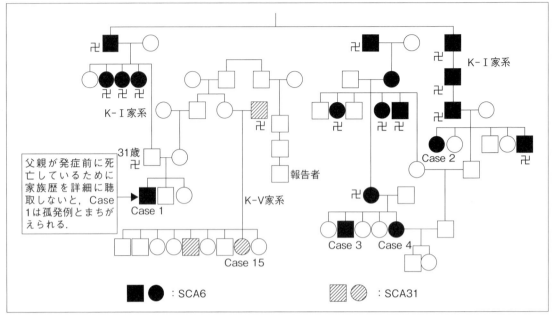

図3　K-I家系（SCA6）とK-V家系（SCA31）

父親が発症前に死亡しているために家族歴を詳細に聴取しないと，Case 1は孤発例とまちがえられる.

31歳

報告者

Case 1

K-I家系

K-V家系

Case 15

K-I家系

Case 2

Case 3　Case 4

■ ● : SCA6

▨ ◪ : SCA31

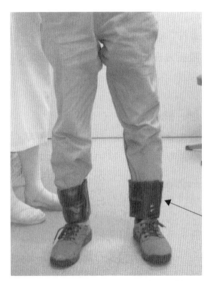

図4　脊髄小脳変性症例の立位姿勢
開脚して立位姿勢をとる. 重り負荷で失調軽減（←）.

2．姿勢・立位・座位・歩行異常

①立位：小脳性運動失調の患者では立位をとらせると両脚を広げ両腕を外転して平衡を保とうとするが（図4），それでも全身が不規則に動揺する．両脚を閉じさせると動揺が著明になる．ロンベルグ試験は原則として陰性であるが，小脳性運動失調の進行例では閉眼での起立そのものが困難になる.

②歩行：歩行時には運動失調があるときには両足を開いて歩行する（wide based gait）．酩酊歩行，よろめき歩行もみられる．軽度の小脳性運動失調例ではつぎ足歩行 tandem gait ができない.

③座位：椅子に腰掛けているときは運動失調があると両脚を開いて椅子に手をついている．ベッドに深く腰掛けさせて足を床から離した状態にすると上体幹が不安定になり，膝を開き両手をベッドについて支えている（図5）．両膝をぴたりとくっつけて，腕組みをさせると上体幹の動揺が増悪する.

3．言語（発語）

問診の際には構音障害の有無に注意する．小脳性運動失調の患者では途切れがちな断綴性言語（scanning speech），不明瞭な言語（slurred speech），急に爆発的になったりする爆発性言語（explosive speech）などの小脳性構音障害がみられ，しばしば混在する．

4．眼球運動障害・眼振

眼球運動障害・眼振は必ずしも脊髄小脳変性症に限られる症状，所見ではないが，脊髄小脳変性症の診断には重要な所見である．

1）眼球運動障害

①指標を動かした時の追視時の眼球運動は正常では滑動性 smooth であるが，動きが滑らかでなければ衝動性 saccadic で異常である（図6・7）．SCA1, SCA2, SCA3（Machado-Joseph 病）ではあたかも油を流したようなゆっくりした眼球運動 slow eye movement がみられる．

②眼球運動測定異常：注視させると眼球が overshoot したり undershoot したりするなど，眼球運動の測定異常 dysmetry がある．

2）眼振

脊髄小脳変性症（とくに SCA6）では眼振を認める．①側方の一点をみつめさせると注視時眼振を生じる（図8）．②脊髄小脳変性症では注視時眼振のみではなく，正面視した時にも下向き眼振を認めることがある．③注視方向への眼振が，急激に正注視した時，反対方向への眼振を一過性に認める反跳眼振（rebound nystagmus）を認める場合もある．

3）その他の眼症状

SCA3（Machado-Joseph 病）でみられる"びっくり眼"は有名で，SCA1, SCA2 でも"びっくり眼"を認める．網膜色素変性（Havener の報告以

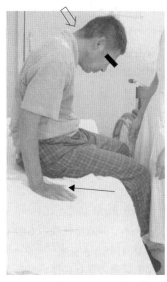

図5 多系統萎縮症（C型）
小脳運動失調症で発症，経過とともにパーキンソニズム出現例，両手で体幹を支え（→），頸部は前屈（⇒）．

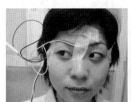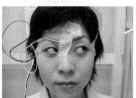

図6 眼球運動電位図，施行状況，左右注視

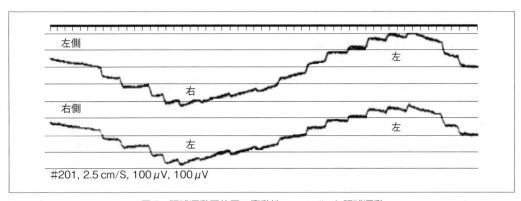

#201, 2.5 cm/S, 100 μV, 100 μV

図7 眼球運動電位図 衝動性 saccadic な眼球運動

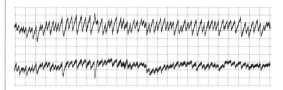

SCA6 例の眼球運動電位図
SCA6 例では注視している間ほぼ律動性（3〜4 c/sec）
で持続する眼振を認める.

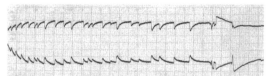

SCA31 例の眼球運動電位図
SCA31 例では注視開始時には振幅の小さい高頻度の眼振
がみられ，注視を持続している間に漸次，頻度は減少し
振幅は大となり漸次消失する（非律動性）.

図8　SCA6 例，SCA31 例の眼球運動電位図の比較

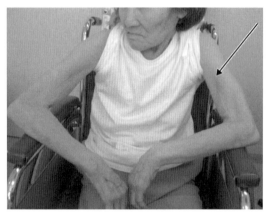

図9　SCA3（Machado-Joseph 病）Ⅲ型例
小脳症状，末梢神経障害，四肢筋萎縮（←）を認める.

来）や黄色斑部変性，視力障害は SCA7 でみられ
る．SCA7 では黄色斑部変性が主体で網膜色素変
性を伴う例もある SCA7 の視力障害は 83〜100%
でみられる.

5. 四肢・体幹の運動障害

1）四肢・体幹の運動失調

運動失調症は①測定異常 dysmetria：随意運動
を目的のところで止めることができない．②反復
拮抗運動不能 dysdiadochokinesis：回外-回内運動
を正確に行えない．③運動分解 decomposition of
movement：目的の部位へ到達するのに直線的に
運動できない．④協働収縮不能 asynergia：腕を
組んで仰臥位から起きれない．⑤振戦，⑥時間測
定障害 dyschronometria：動作開始時間が遅れる.
などの要素からなる.

2）筋トーヌス低下

小脳障害では障害側の筋緊張の低下を認める.
上肢の筋トーヌスを診るときは座位または臥位で
他動的に患者の肘関節や手首関節を屈伸させ，筋
トーヌスの程度を診る．下肢の筋トーヌスを診る
ときは臥位で他動的に患者の膝関節や足首関節を
他動的に屈伸させ，筋トーヌスの程度を診るのが
もっとも確実である.

3）パーキンソニズム

運動緩慢，筋固縮（筋トーヌス亢進）などのパー
キンソニズムは遺伝性のものでは SCA2，SCA3
（Machado-Joseph 病）や歯状核赤核淡蒼球ルイ体
萎縮症（dentatorubral-pallidoluysian atrophy；
DRPLA）でみられ，非遺伝性性のものでは多系統
萎縮症の小脳型（MSA-C：オリーブ・橋・小脳萎
縮症）では臨床経過の進行に伴いパーキンソニズ
ムが出現，増悪し進行例では小脳症状を凌駕し，
パーキンソニズムが前景になる.

4）錐体路徴候

多系統萎縮症の小脳型（MSA-C）では深部腱反
射亢進，仮性球麻痺，強迫失泣，強迫失笑などを
みる.

6. 末梢神経障害

脊髄・末梢神経障害：SCA1，SCA2，SCA3，
SCA7 などでは末梢神経障害（axonopathy，neu-
ropahty）による四肢の筋萎縮や感覚障害を呈す
ることがある（図9）．多系統萎縮症の小脳型
（MSA-C）でも時に脊髄前角細胞の障害により運
動ニューロン疾患様の彌慢性神経原性萎縮を認め

ることがある.

7. 自律神経障害

起立試験による血圧変動（低下）や排尿障害に注意する. 血圧は臥位と座位・立位で測定し, 血圧変動の有無を診ておく.

自律神経症状は多系統が障害される SCA3（Machado-Joseph 病）でもみられるが前景に立つことはない.

非遺伝性性のものでは多系統萎縮症の小脳型（MSA-C）では重要な症候である.

II. 主な疾患

II-1 遺伝性脊髄小脳変性症

遺伝性脊髄小脳変性症の約 9 割は優性遺伝性である. 優性遺伝性脊髄小脳変性症の遺伝子異常の多くは翻訳領域に位置する CAG リピートの異常な伸張によるポリグルタミンが神経細胞に蓄積して機能障害を起こすポリグルタミン病である. 本邦でも欧米でも SCA3（Machado-Joseph 病）の頻度がもっとも多く, 本邦では SCA6, DRPLA, SCA31 がこれに次ぐ. DRPLA の頻度はわが国で多く, 欧米では少ない. 一方, わが国では SCA1, SCA2 の頻度は少ない. これらの病型の頻度には地域差があり, SCA1 は宮城県, 山形県に多い. 西日本では SCA6 の頻度が高く, SCA31 はわが国で多く, 外国で少ない.

II-1-1) 優性遺伝性純粋小脳性失調症

遺伝性脊髄小脳変性症のうち小脳を主な責任病巣とするものは従来 Holmes 型遺伝性失調症と呼ばれてきた. Holmes 型遺伝性失調症の遺伝子解析が進み, 1997 年 Zuchenko らは第 19 番染色体短腕に遺伝子座（19p13.1）を有する Ca チャネル α1A サブユニット遺伝子（CACNA1A）の CAG リピートの伸張による運動失調を見出し, SCA6 と命名された. 他の既知の遺伝性脊髄小脳変性症

を遺伝子診断で除外し得た Holmes 型の約半数が SCA6 であると推定され, 残りの半数が 2000 年, 水澤らが報告した 16q-ADCA（SCA31）であると推定される.

1. SCA6

発症年齢は平均 45 歳（20～66 歳）と比較的高齢発症である.

経過は緩徐進行性で生命予後は比較的良好である. 臨床症状としては失調性歩行, 四肢・体幹の運動失調, 失調性言語, 注視時眼振などほぼ純粋な小脳失調症を呈する. 失調の出現に先行して霧視, 焦点が合いにくい, 動揺視などの眼症状を訴える例, ふらふら感, 浮遊感を訴える例もある. また, ジストニアを認める例もある. 運動失調の発症時にすでに注視時眼振を認める例, 運動失調の発症後かなり時期が経ってから注視時眼振が出現する例など様々である. 他のポリグルタミン病と異なり, 世代間の CAG リピート数の増加や表現促進現象（anticipation：世代を経るごとに発症年齢が早くなり, 症状が重症化する）は原則として認めない. MRI 画像では小脳前葉の萎縮を認めるが, 脳幹の萎縮は認めない（図 10）. 純粋小脳性失調症の範疇に入る.

2. SCA31

発症年齢は平均 60 歳前後（8～83 歳）である. 多くは歩行障害で発症するが構音障害で発症する例もある. 緩徐進行性である. 一部の症例では難聴を伴う例もある. 進行とともに側方注視時眼振を認める（図 8）. 表現促進現象（anticipation）は原則として認めない. MRI による検査では小脳に限局した萎縮を認める（図 10）. 小脳性失調以外には明らかな神経学的異常を認めず, 純粋小脳失調症の範疇に入る. SCA6 との鑑別が問題となるが, SCA6 に比して発症年齢が高いことは鑑別点となり得る（表 2）. 高齢発症であることから家族歴が明らかでない場合もあり, 孤発例と思われる小脳性失調症においても遺伝子検索で本疾患と診断されることもある. 家族歴が明らかでない場合

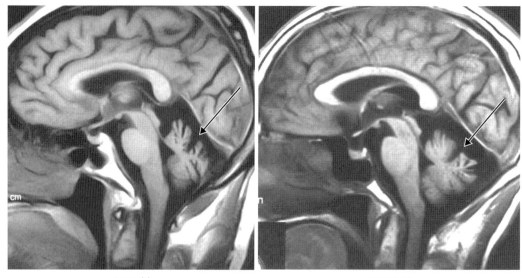

図10　純粋小脳型：SCA6 例，SCA31 例の MRI 画像
SCA6 例，SCA31 例いずれも小脳前葉の萎縮を認める.

でも成人発症（とくに50歳後半以後発症例では）の緩徐進行性の純粋小脳性失調症ではSCA31を疑う必要がある. 生命予後は良好である. 感覚障害は軽度振動覚低下を認める例もあるが発症年齢を考えると明らかな低下といえる例は少ない.

Ⅱ-1-2）優性遺伝性脊髄小脳変性症
——脊髄小脳型・小脳脊髄型

　遺伝性脊髄小脳変性症のうち脳幹の変性を伴う脊髄小脳型，小脳脊髄型でわが国で多いのはSCA3（Machado-Joseph 病），DRPLA である. SCA3 や DRPLA では発症時の年齢により臨床症候が異なる.

1．SCA3（Machado-Joseph 病）
　SCA3（Machado-Joseph 病）の名称の由来は患者の家系名に由来している. 当初，ポルトガル領アゾレス諸島出身者に伝わるまれな遺伝性運動失調症であるとされていた. 1972 年 Nakano らがMachado 家系，1972 年 Woods らが Thomas 家系，1976 年 Rosenberg らが Joseph 家系について

報告した. 当初は各々別の疾患と考えられていた. 現在臨床型は4型に分類されている. Ⅰ型：若年発症で錐体路，錐体外路症状を呈する Joseph phenotype. CAG 平均リピート数は81.8である. Ⅱ型：中年発症で小脳症状，錐体路症状，錐体外路症状を呈する Thomas phenotype. CAG 平均リピート数は75.7である. Ⅲ型：中高年発症で小脳症状，末梢神経障害を呈する Machado phenotype. CAG 平均リピート数は73.4である. Ⅳ型：パーキンソニズムと末梢神経障害を呈する. CAG平均リピート数はⅢ型より少ない.

　1993 年瀧山らは連鎖解析により MJD の原因遺伝子座が第 14 番染色体長腕（14q24.3-32.1）に存在することを報告し，その後1994年川口らにより原因遺伝子（MJD1）が同定され MJD 患者ではMJD1 遺伝子内に CAG リピートの異常伸張が存在することが明らかにされた CAG リピートはポリグタミンをコードしており，ポリグタミンが神経細胞に蓄積されて機能異常を起こすポリグルタミン病に属している. 遺伝子が同定された後，本疾患のスペクトラムが広いことが判明した. 純粋な小脳性運動失調とされていた症例でMJD（Pure

表2 SCA6とSCA31の鑑別

	SCA6	SCA31
発症年齢	平均45歳	平均60歳
前駆症状	あり（霧視，動揺視，浮遊感）	なし
眼振　眼振の出現時期	運動失調発症時期の前後，比較的早期	運動失調発症時期より比較的遅い．
眼振の性状	律動性，頻度や振幅の変動はない．3〜4c/sec.	注視開始早期は低振幅，高頻度で徐々に高振幅，低頻度になり，注視持続とともにさらに頻度を減少し，ついには消失する．

SCA6とSCA31は両者とも純粋小脳失調症の臨床所見を呈し，臨床所見のみでの鑑別は困難であるが，発症年齢や眼振の性状，前駆症状の有無から鑑別はある程度可能である．

cerebellar ataxia phenotype）が知られ，その他，MJDにはSpastic paraplegia phenotype, symmetric proximal neuropathy phenotypeなどが知られるようになった．

2．歯状核赤核淡蒼球ルイ体萎縮症（dentatorubural-pallidoluysian atrophy；DRPLA）

1982年内藤，小柳の報告により疾患概念が確立され，1994年小出らにより原因遺伝子が同定された．第12番染色体短腕（12p13.31）上のatrophin-1遺伝子のCAGリピートが異常伸張が認められる．健常者ではリピート数は7〜34で，患者では53〜88である．わが国では健常者の中にはこの中間値のCAGリピート数を有する例が多く，このことがDRPLAが白人よりわが国で多い理由とされている．若年発症者でCAGリピート数は多い傾向があり，若年発症者と高年発症者では臨床像は大きく異なっている．DRPLAである親から子に疾患遺伝子が受け継がれる際にCAGリピート数は増加し，世代を経るにしたがって若年発症の傾向が強くなり症状もより強くなるという現象がみられる（anticipation）．とくに父親から子に遺伝する場合にCAGリピート数が増加することが多い．若年型（20歳未満の発症），早期成人型（20歳以上，40歳未満発症），遅発成人型（40歳以上発症）の三型に分類されている．若年発症者ではCAGリピート数の伸張の程度は早期成人発症型

や遅発成人発症型に比して大きく，てんかん発作（強直間代発作，強直発作），ミオクローヌス，小脳性失調，知能低下を主症状とする．遅発成人型ではCAGリピート数の伸張の程度は若年発症型に比して少なく，小脳失調，舞踏運動，アテトーシス，認知症が主症状となる．早期成人発症型ではCAGリピート数の伸張の程度は若年型と遅発成人型の中間で，小脳失調，舞踏運動，アテトーシス，認知症に加え，ミオクローヌスやてんかん発作がみられる．MRIでは小脳萎縮，中脳・橋被蓋部の萎縮，大脳萎縮がみられ，遅発成人型ではT2強調画像，フレア画像で大脳白質，脳幹，視床などに淡い高信号域病変を認める．若年型の場合には発症時には脳幹や小脳の萎縮はそれほど強くないが経過とともに萎縮の進行が認められる．若年型のほうが遅発成人型より大脳萎縮の進行は強い傾向がある．

Ⅱ-2 孤発性脊髄小脳変性症

脊髄小脳変性症のうち約7割が孤発例で，そのうち多系統萎縮症が2/3で，皮質小脳萎縮症が1/3である．

1．皮質小脳萎縮症

皮質性小脳萎縮症は比較的高齢で発症し，緩徐進行性に小脳性失調症状を呈する．小脳症状のみで経過することが多い．運動機能予後は良好であ

る．しかし，初期診断には孤発性の小脳失調症状を呈する例の鑑別が重要で，脳腫瘍，血管障害，アルコール中毒，抗てんかん薬，抗がん剤などの薬物によるもの，ビタミン E，B_{12}欠乏によるもの，傍腫瘍症候群（肺小細胞癌，卵巣癌などによる遠隔効果），脱髄性疾患，炎症性疾患の鑑別が重要である．また，皮質小脳萎縮症の鑑別には初期の MSA-C や遺伝歴が明らかでない（両親が発症前に死亡しているような例）ようでも SCA6，SCA31 などは考えておく．

2．多系統萎縮症（MSA）

多系統萎縮症（multiple system atrophy；MSA）は 1969 年に Graham，Oppenheimer によって提唱された疾患概念で，オリーブ・橋，小脳，線条体，黒質，自律神経系など多系統にわたって変性を認める．当初，オリーブ・橋・小脳萎縮症（olivopontocerebellar atrophy；OPCA），線条体黒質変性症（striatonigral degeneration；SND），Shy-Drager 症候群（SDS）は各々別の疾患と考えられていたが，進行期には同様の臨床像を呈し，またこれらの疾患では共通して特徴的な嗜銀性封入体 glial cytoplasmic inclusion（GCI）がオリゴデンドログリアに存在していることが明らかになり，MSA として独立した疾患単位として認識されるようになった．また，多系統萎縮症 MSAのオリゴデンドログリアの嗜銀性封入体 glial cytoplasmic inclusion（GCI）はパーキンソン病のLewy 小体と同様 a-synuclein が主な構成成分であることから，MSA，パーキンソン病は a-synucleinopathy として分類される疾患群とされるようになった．1998 年に MSA の診断基準が発表され，2 つのタイプに分類された．自律神経症状に加えて小脳症状が前景に立つタイプを MSA-C（図 11・12），パーキンソニズムが前景に立つタイプを MSA-P と分類された．2008 年の新しい診断基準でもこの分類は継承されている．欧米ではMSA-P が 8 割を占め MSA-C は 2 割とされ，MSA-P のほうが MSA-C より多いと報告されているが，わが国では MSA-C が 7 割近くで，MSA-

C のほうが MSA-P よりも多い．MSA-C の初発症状では歩行時のふらつき感が多い．小脳性失調が主症状であるが，自律神経症状もみられ，経過とともにパーキンソニズムも出現してくる．一般に遺伝性脊髄小脳変性症に比して MSA-C の経過は早く，車椅子レベルに至る年数は 5 年と報告されている．わが国での報告では孤発性の OPCA の疫学調査では発症年齢は平均 56.3 歳である．多系統萎縮症では運動失調，パーキンソニズム，起立性低血圧，排尿障害などの自律神経症状の他に睡眠時呼吸障害，REM 睡眠期行動異常（RBD），突然死の問題が重要である．睡眠時呼吸障害，RBDは発症早期からみられ，診断に重要で，必ず問診しておく．突然死の危険については家族に十分説明しておく．

睡眠時無呼吸は睡眠時閉塞性無呼吸，中枢性睡眠時無呼吸がある．

睡眠時呼吸障害は多系統萎縮症の重要な症候であり，閉塞性無呼吸に関する注意すべき所見として声帯外転麻痺がある．多系統萎縮症では高頻度に声帯の外転麻痺がみられ，吸気性喘鳴が生じ，睡眠中の高いいびきとして気づかれることが多く，頻呼吸，胸骨上部の吸気時の陥凹は要注意である．進行すると日中覚醒時にも吸気性喘鳴として出現し，会話時の息継ぎ時などにヒューという音がする．また，突然の声帯固定による気道閉塞，窒息を生じ，突然死の原因となりうる．窒息の可能性の高い症例では気管切開を検討する必要がある．死亡あるいは気管切開を行った MSA 例 21 例について検討した報告では発症から 6.8±2.5 年の経過で気管切開を必要とするような喉頭麻痺が出現し，気管切開から死亡までの平均期間は約 2.5 年であった．気管切開後の生存期間は気管切開の施行時期と関連があり，早期に気管切開を施行した例では生存期間は長い傾向にあった．一方，中枢性睡眠時無呼吸は多くは進行期にみられるが，中枢性の呼吸障害では気管切開後も突然死，呼吸不全をきたす．睡眠時無呼吸は必ずしも進行した時期に出現するとは限らず，例外的に中枢性無呼吸や閉塞性睡眠時無呼吸「夜間の著明ないびき」

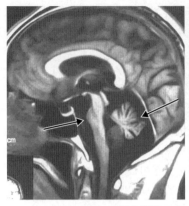
a. 小脳の萎縮，脳橋の萎縮

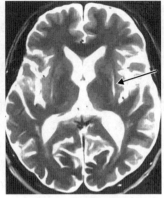
b. 被殻外側の高信号域病変

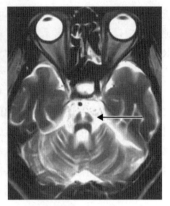
c. 脳橋部の十字サイン

図11　多系統萎縮症（C型）：オリーブ・橋・小脳萎縮症の MRI 画像

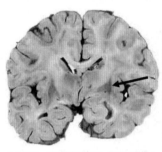
肉眼像：両側被殻の色素沈着褐色調を呈する．

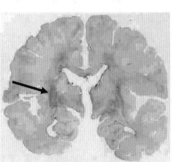
ホルツアー（Holzer）染色，ルーペ像：両側被殻に gliosis を認める．

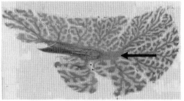
ヴエルケ（Woelke）染色，ルーペ像：小脳白質の脱髄を認める．

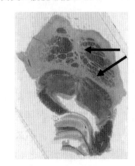
ヴエルケ（Woelke）染色，ルーペ像：脳橋部の橋縦束の減少を認める．

図12　多系統萎縮症（C型）：オリーブ・橋・小脳萎縮症の病理

を初発症状とする例もある．

　突然死は多系統萎縮症ではまれならず遭遇しうる合併症の1つで，きわめて重要な問題である．突然死は必ずしも寝たきり状態になった進行期に起こるとは限らず，また，夜間睡眠中に起こることが多いが日中にも起こりうる．単に sudden というだけではなく，silent（周囲の介護者も気づかれない），unresuscitable（直ちに蘇生術が施行さ

れたにもかかわず極めて反応しにくい．）という傾向がある．突然死はしばしば声帯外転麻痺と関連して述べられることが多いが，他にも睡眠時無呼吸，起立性低血圧，食事性低血圧などとも関連して起こりうる．呼吸中枢の障害・呼吸化学感受性の障害，心血管系の障害など複数の因子を背景にしたフィードバック機構の破綻が根底にあり，これに声帯外転麻痺等なんらかの trigger が働くと

たちまち sudden, silent, unresuscitable な死へと進むのではないかと考えられている.

REM 睡眠期行動異常（RBD）は REM 睡眠に一致してはっきりした寝言や徘徊，ベッドからの転落，暴力行為などがみられる．とくに多系統萎縮症では高頻度（90～100％）に RBD がみられ半数以上は運動症状が出現する 1 年以上前から RBD がみられ，多系統萎縮症の早期症状の一つとされている．RBD の治療にはクロナゼパム（リボトリール®，ランドセン®）が用いられる．

治療

脊髄小脳変性症には多数の疾患があり，いずれも小脳失調を中心に，おのおのの疾患により錐体路症状，錐体外路症状，脊髄後索障害，末梢神経障害，自律神経障害を伴う場合もある．

小脳失調のみの場合はおおむね生命予後は良好である．遺伝性の脊髄小脳変性症は孤発例に比して進行は緩徐な場合が多い．小脳性失調の改善に酒石酸プロチレリン（ヒルトニン®），タルチレリン水和物（セレジスト®）が使用されている．酒石酸プロチレリン（ヒルトニン®）は半減期が短く，注射であることから使いにくい面があった．この解決のため TRH アナログであるタルチレリン水和物（セレジスト®）が開発された．その他，ST 合剤（バクタ®），タンドスピロン（セディール®）が失調症を改善するという報告もある．ガバペンチン，ラモトリギンも試みられている．

錐体外路徴候，パーキンソニズムに対してはL-ドパを用いる．L-ドパは MSA 例の 33.3～69％で有効．ドパミンアゴニストはL-ドパより効果は落ちる．MSA 例ではL-ドパによる加療でパーキン

ソニズムが改善されると，パーキンソニズムによりマスクされていた失調症症状が増悪したようにみえることがある．

起立性低血圧にはドプス®，メトリジン®，フロリネフ® などを用いる．

排尿障害は MSA 例では重要な問題で，抗コリン効果薬や抗コリンエステラーゼ阻害薬が用いられるが，パーキンソニズム増悪，尿閉，起立性低血圧の増悪を引き起こすこともあり，排尿障害については泌尿器科専門医と十分に相談しながら治療するのが無難である．

脊髄小脳変性症では振戦，ミオクローヌス，ジストニアなどの不随意運動が認められることがある．振戦，ミオクローヌスについてはクロナゼパム（リボトリール®），ゾニサミド（エクセグラン®）などを試みる．ジストニアについてはクロナゼパム（リボトリール®），ジアゼパム（セルシン®）を試み，効果がない場合は A 型ボツリヌス毒素の局注を考慮する．

文　献

1) 貴田秀樹：脊髄小脳変性症，内科診療実践マニュアル，日本臨床内科医会編，日本医学出版，東京；554-564，2009
2) 村田美穂：薬物療法．脊髄小脳変性症．Clinical Neuroscience 27：92-94，2009
3) 松本英之：脊髄小脳変性症治療の現状と展望．最新医学 67：1150-1154，2012
4) 磯崎英治：睡眠呼吸障害と突然死．Clinical Neuroscience 24：1005-1009，2006
5) 下畑亨良：睡眠障害と突然死．Clinical Neuroscience 31：308-311，2013
6) 市川弥生子：多系統萎縮症（MSA）．Clinical Neuroscience 27：88-91，2009

（貴田　秀樹）

9 重症筋無力症

■ 初診時の対応

1. 現病歴の聴取

　亜急性（潜行性）発症の動揺性筋疲労による眼・顔面・球麻痺．感染（風邪など），妊娠中（とくに産褥期），生理，ワクチン，麻酔薬への反応として，急性発症または悪化する．筋肉を繰り返し使用することによる筋収縮の疲労が症状で，朝はよく夕方悪化し，休息である程度回復．90％に眼瞼下垂，外眼筋不全麻痺による非対称な所見（瞼が下がる，二重にみえる），顔面の表情筋の疲労がでる．80％に長く話すと声が鼻へ抜ける，嚥下・噛むのが困難．頭が重い，肩上腕筋疲労，不規則な振戦，全身筋疲労もある．眼だけで軽症で経過するケースもあるが，60％は全身化する．クリーゼと呼ばれる急速な呼吸筋麻痺が数時間，数十分，数分単位で進行することがある．呼吸器感染症やある種の薬，手術，ストレスなどが誘因となる．筋無力性クリーゼ myasthenic crisis とコリン作動性クリーゼ cholinergic crisis があり，前者は重症筋無力症（myastheina gravis；MG）症状の悪化で，薬不足であるが，後者は抗コリンエステラーゼ剤の過剰である．唾液・気管分泌が増加して窒息の危険がある（硫酸アトロピン1mgを皮下注し，挿管して，positive pressure respiration を行う．どちらであっても抗コリンエステラーゼ剤は休薬する．抗生物質で感染を治療すると数日から数週で改善する．ステロイド，免疫グロブリン大量静注（IVIG），血漿交換などで治療する）．MGにはときに甲状腺機能亢進症（5％），再生不良性貧血，SLE，リウマチ関節炎，シェーグレン症候群，多発筋炎などが合併する．鑑別診断として，Eaton-Lambert症候群，先天性や薬剤性MG，ボツリヌス中毒がある．

2. 既往歴の聴取

　胸腺腫切除数年後の発症あり．自己免疫疾患の有無，薬剤や麻酔時での脱力・反応歴．

3. 家族歴の聴取

　まれに家族性，家族に自己免疫疾患がある．

4. 現　症

　不安定で変化する症状．30秒間の上方視（天井や検者の上へ挙げた指を注視させる）を2～3分すると眼瞼下垂が起こる．眼前で物を反復追視させると眼筋疲労（複視）が出る．変化する複視，瞳孔・輻輳反応は正常，不規則な外眼筋麻痺，典型的な筋無力顔貌（下がった眼瞼と口角，弱々しい笑い），上肢を外転挙上した位置を1分以上保持できず下垂する，徒手筋力テスト（MMT）では近位筋がより強く侵され，握力は保たれる，筋萎縮はない．深部腱反射は正常，ヒステリーと間違われることがあるが，筋疲労現象をみつけること．

5. 検　査

　テンシロンテスト（アンチレクス® 1A 10mgを生食10ccで希釈．まず2mg注射して，何もなければ2分ぐらいで残りを静注，3分で最大効果，別に生食10ccでプラセボ効果をみる），非常にまれに抗コリンエステラーゼ剤で心停止や心室細動が起こる．テンシロンテストの陰性はMGを除外

表1　抗 AChR 抗体陽性 MG と抗 MuSK 抗体陽性 MG の対比

臨床像・免疫学的特徴	抗 AChR 抗体陽性 MG＊	抗 MuSK 抗体陽性 MG＊＊
頻度（%）	80〜85	5〜10
男女比	1：2	1：3
臨床像	眼症状で発症し全身型へ	眼症状＜球麻痺
眼筋型の頻度（%）	20〜40	3
筋萎縮の頻度（%）	10	26
クリーゼの合併率（%）	10	33
抗コリンエステラーゼ薬	著効	不定
胸腺腫の合併率（%）	20〜30	0
自己抗体 IgG サブクラス	IgG1	IgG4
神経筋接合部病理	補体介在性破壊あり	補体介在性破壊なし

＊：臨床像は，本邦の全国疫学調査の結果を参考にした.
＊＊：本邦の抗 MuSK 抗体陽性患者（70 例）とこれまでの報告を参考にした.

表2　神経筋接合部に影響を及ぼす薬物

(1) 神経筋接合部に直接作用する薬物：コリンエステラーゼ阻害薬以外は，MG あるいはランバート・イートン症候群患者にはその使用を極力避けるべき薬物である.
　1）高用量のコリンエステラーゼ阻害薬：臭化ジスチグミン，塩化アンベノニウム，臭化ピリドスチグミン，など.
　2）アミノ配糖体系抗菌薬：硫酸ストレイプトマイシン，硫酸ゲンタマイシン，硫酸カナマイシン，など.
　3）マグネシウム製剤：酸化マグネシウム，水酸化マグネシウム，クエン酸マグネシウム，など.
　4）抗リウマチ薬：高用量の副腎皮質ホルモン.
　5）筋弛緩剤：ダントロレンナトリウム，臭化ベクロニウム，A 型ボツリヌス毒素，など.
　6）向精神病薬：クロールプロマジン，リチウムなど.
　7）ベンゾジアゼパム系
　8）抗不整脈薬：硫酸キニジン，塩酸プロカイン，β-ブロッカー，フェニトイン，コハク酸ジベンゾリン，など.
(2) 重症筋無力症を誘発する薬剤：D-ペニシラミン，ブシラミン，フェニトイン，硫酸キニジン，塩酸プロカイン，インターフェロンα などの薬物の投与によって，抗 AChR 抗体陽性 MG が生じる. その発症様式は，緩徐・進行性で，当該薬物の中止によって MG 症状は改善する.

できない. 筋電図検査（EMG）で筋疲労現象を証明する；支配神経（尺骨神経，顔面神経など）を低頻度 2〜5 Hz で反復刺激すると，小指球や眼輪筋での筋活動電位が減衰する. 単一筋線維 EMG で jitter や blocking 現象が起こる. 胸部 CT で胸腺腫（10〜15%，中に悪性で浸潤, 転移する），胸腺過形成（65%）がある，単純胸部 X 線では見えないことがある. 大部分のケースで治療（胸腺摘出術）を兼ねて病理検査をする. 抗アセチルコリン受容体（AChR）抗体が全身型の 85%，眼筋型の 60% にある，AChR 抗体陰性の 5〜10% のケースで抗 MuSK（AchR に隣接する筋膜状の蛋白）抗体，Lrp4 抗体（抗 LDL 受容体関連蛋白）のあ

るケースがある. 抗体のない MG も少数ある. MG には自己抗体（ANA,RF など）陽性ケースがある（表1）.

再診時のポイント

12〜20% の患者で妊娠中の胎動減少や出産後, 新生児に MG（新生児 MG, 吸乳困難や呼吸困難, 脱力）が起きるので予測管理が必要. 哺乳はしてよい. 外来で，抗コリンエステラーゼ剤や少量副腎皮質ホルモン，免疫抑制剤の治療を続けるので，薬の副作用チェックが大切. 感染徴候（結核, 真菌），リンパ球数等に留意する. 悪化要因となる

風邪やストレスを監視し，急性増悪の徴候があれば，即入院，呼吸管理の準備が必要．感染症は早期に抗生物質で加療するが，薬剤により MG を悪化させる，悪化させる条件について患者教育をしておく．精神安定剤や睡眠剤は原則禁止である（表2）．

継続治療のポイント

自然緩解もありうる病気であるので，維持療法としての薬剤は必要最小限とする．副腎皮質ホルモン投与では，患者は体力に活動性があるので，骨粗鬆症の予防，股関節壊死の監視をする．正しく病気とつきあえば，結婚，出産も可能であり，緩解期にも入りうる．手術時は麻酔・抗生物質投与・術後管理に注意がいる．高齢発症の場合は，誤嚥性肺炎や無気肺に注意．

文　献

1) Allan H Ropper, Robert H Brown：Myasthenia Gravis and related disorders of neuromuscular junction. In Adams and Victor's Principles of Neurology, 8 th Edition, McGraw Hill, p1250-1265, 2005
2) 重症筋無力症治療ガイドライン，日本神経学会ホームページ http://www.neurology-jp.org 医療従事者・研究者の方へガイドライン，2014年版及び日本神経学会のリンク集から神経治療学会のガイドラインへ
3) 本村正治，白石裕一，吉村俊朗，辻村光宏：薬物と神経障害：診断と治療の進歩．3. 神経・筋結合部に影響を及ぼす薬物．日内会誌 96：1604-1607, 2007

（齊田　恭子）

10 多発性筋炎

筋肉痛や脱力を症状とする筋炎を起こす疾患には，(特発性または免疫原性) 多発筋炎以外に，旋毛虫症，トキソプラズマ感染，ウイルス感染がある．また，薬剤，とくにスタチンによる筋融解症と鑑別が必要である．

 初診時の対応

1．現病歴の聴取

発症様式が潜行性，亜急性で数週から2〜3ヵ月かけて，とくに腰帯と上腕・肩・首の体幹近位筋からほぼ対称性に発症する．ときに発熱や先行感染，倦怠感を伴う．30〜60歳代に多く，女性に多いが男性にも起こる．症状としては，深い椅子や座った位置・かがんだ姿勢からの立ち上がり，階段の昇り降り，干し物や棚の高い物を取る，髪をとかすなどの動作が次第にやりにくくなる．約15%にふくらはぎ，腰，肩の筋肉痛を訴える．進行して嚥下障害，心筋炎を合併することもあるが，呼吸筋力低下は軽度が多い．手指，足の遠位筋群筋力はほとんど低下せず，握力はある．顔面の皮膚，とくに上眼瞼のうすい浮腫性紫青色斑（ヘリオトロープ疹）や指肘膝などの関節伸側の発赤（Gottron 紅色丘疹）がでることがあり，このときは皮膚筋炎である．皮膚筋炎では，罹患に男女差がなく，これらの皮膚病変はより強く，顔面四肢体幹に発疹が前駆としてでる．乾湿性肺炎，リウマチ関節炎，びまん性皮膚硬化症，SLE，シェーグレン症候群などを合併していることがある．30%に食道筋の活動低下もある．急性に進行している場合，筋壊死を起こしていて，ミオグロビン尿をきたし，腎障害や心筋障害，不整脈による突然死もありうる．

なかに免疫介在性壊死性ミオパチーという重症で，肺線維症に関する筋炎/皮膚筋炎があり，SRP抗体という自己抗体が直接関連していて，強力な免疫抑制治療を要する疾患である。スタチンなどに誘発されることがある。

2．既往歴の聴取

心筋症や不整脈の有無，橋本病，リウマチ関節炎・膠原病，重症筋無力症などの有無．喫煙歴，肺癌の有無．過去の筋炎としての治療歴（確定診断なく漫然と副腎皮質ホルモンを投与されていると，炎症所見や抗体が消失し，慢性疾患の筋ジストロフィーと誤診する）．

3．家族歴の聴取

鑑別診断として，筋ジストロフィー症，遠位型ミオパチーの有無．ミトコンドリア筋症，膠原病など．

4．現 症（表1）

対称性の近位筋優位の筋力低下と筋萎縮（初期にはないか軽度），筋肉の把握痛（ないこともある），頸部筋力低下で首がぐらつくことあり，深部腱反射の低下・消失，上眼瞼の浮腫性紅斑，手指関節伸側の発赤，明らかな知覚障害や遠位筋群の低下がない，膠原病を合併しているときはそれらの症状（蝶型紅斑，レイノー現象，関節炎など）が合併．皮膚筋炎では皮下の石灰化もありうる．呼吸音（間質肺炎）と呼吸機能，不整脈と心不全徴候の評価．尿の色（コーラ色）．癌合併の有無（肺，胃，大腸，乳，卵巣など）．リウマチ関節炎

表1　多発性筋炎・皮膚筋炎の改定診断基準（1992 年）

1　診断基準項目
　(1) 皮膚症状
　　(a) ヘリオトロープ疹：両側または片側の眼瞼部の紫紅色浮腫性紅斑
　　(b) Gottron 徴候：手指関節背側面の角質増殖や皮膚萎縮を伴う紫紅色紅斑
　　(c) 四肢伸側の紅斑：肘，膝関節などの背面の軽度隆起性の紫紅色紅斑
　(2) 上肢または下肢の近位筋の筋力低下
　(3) 筋肉の自発痛または把握痛
　(4) 血清中筋原性酵素（クレアチンキナーゼまたはアルドラーゼ）の上昇
　(5) 筋電図の筋原性変化
　(6) 骨破壊を伴わない関節炎または関節痛
　(7) 全身性炎症所見（発熱，CRP 上昇，または血沈促進）
　(8) 抗 Jo-1 抗体陽性
　(9) 筋生検で筋炎の病理所見：筋線維の変性および細胞浸潤
2　診断基準判定
　皮膚筋炎：(1) の皮膚症状の (a)〜(c) の 1 項目を満たし，かつ経過中の (2)〜(9) の項
　　　　　　目中 4 項目以上を満たすもの
　多発性筋炎：(2)〜(9) の項目中 4 項目以上を満たすもの
3　鑑別診断を要する疾患
　感染による筋炎，薬剤性ミオパチー，内分泌異常に基づくミオパチー，筋ジストロフィー
　その他の先天性筋疾患

などにより，痛みが強くて筋肉を動かせない状態を脱力による筋炎と間違えない．筋痛が強く，血沈が亢進し，CK が高くないときはリウマチ性多発筋痛症である．また炎症的所見がなく，若く発症して慢性に進行しており，近位筋優位の罹患のときは肢体型筋ジストロフィー症の可能性がある．比較的慢性経過で手や足の遠位筋が脱力・萎縮しているとき，また非対称的に限局して大腿筋群が障害されているときは封入帯筋症（筋炎）(inclusion polymyopathy) のことがある．

5．検　査（表1, 2）

C（P）K の高値，血中と尿中ミオグロビン出現（出ないこともある），筋電図（針筋電図で筋原性変化，ときに fibrillation 電位や短潜時小振幅電位がでる），筋 MRI（T1, T2 で罹患部の炎症性浮腫性高信号所見，脂肪抑制 T2 で高信号），筋生検（確定診断には必須で，筋 MRI で変化があり，筋力がやや低下しているところを選ぶ）．心電図，肺機能，食道造影，膠原病関係抗体検査（筋炎特異的抗体の抗 SRP 抗体（signal recognition particle に対する抗体），Jo-1 (t-RNA) 抗体，MCTD の RNP 抗体，DNA, SS-A, SS-B, sclero-70 など），自己抗体がなくても筋炎は否定できない．CRP は

陰性のこともある．最近，スタチン投与で，筋由来 CK が上昇する例があるが，スタチンを中止しても CK が減少せず脱力がみられる場合は，前述した壊死性ミオパチーの可能性もある。また，癌の検索（とくに肺 CT，大腸・胃，マンモグラフィー，子宮などの検査，各種癌マーカー，異蛋白血症の有無）．鑑別診断として，薬剤による筋融解，甲状腺機能低下症による代謝性ミオパチー，ステロイドミオパチー（CK は正常），サルコイドーシス関連検査，寄生虫筋炎などがある．運動神経疾患で，近位筋優位の緩徐進行性の疾患があるが，筋電図，筋 MRI や筋生検は神経原性変化を示す．

 再診時のポイント

確定診断後，治療を開始して副腎皮質ホルモン治療中であるが，CK が高くなく，筋力低下が改善しない，腰帯筋力低下が強い，筋電図や MRI などで活動性の新しい変化がないときは，ステロイドミオパチーを疑い，ステロイドを減量するか，免疫抑制剤（メソトレキセート，アザチオプリンなど）の治療法に変える．この場合，他の筋肉疾患（筋ジストロフィーや代謝障害性ミオパチー，

表2 筋炎に特異的な自己抗体と関連する症状

自己抗体	臨床症状	治療に対する反応
抗 tRNA 合成酵素抗体[a]	多発性筋炎あるいは皮膚筋炎 比較的急性の発症 発熱 関節炎 レイノー現象	中等度の反応を示すが, 慢性の経過をとる
抗 SRP 抗体[b]	多発性筋炎 きわめて急性の発症 秋の発症 重度の筋力低下 動悸	不良
抗 Mi-2 抗体	皮膚筋炎 V 徴候およびショール徴候 表皮増殖	良好

[a]抗 Jo-1 抗体はもっとも頻度の高い筋炎特異的自己抗体である. その他の抗 tRNA 合成酵素抗体には抗 PL-7, 抗 PL-12 抗体, 抗 EJ 抗体, 抗 OJ 抗体がある.
[b]SRP:シグナル認識粒子 (signal recognition particle)

遠位筋も罹患する進行性の封入帯ミオパチー)も考えて筋 MRI, 筋電図を参考に, 再度筋生検をすることもある.

継続治療のポイント

2～3 年で治癒に至るケース (50％以上) が多いが, 一部では長年にわたる治療継続が必要で, 筋萎縮もきたす. ステロイド剤や免疫抑制剤は筋力低下の改善が減量の目安となる. また, 再発悪化時はまず CK が上昇するから, これを目安とする. 漫然と投与せず, 副作用の長期管理が必要. ステロイド剤では骨粗鬆症, 大腿骨頭壊死, 高血圧, 脂質異常症, 糖尿病, 緑内障や白内障, 結核や日和見感染の予防管理が大切である. 免疫抑制剤では骨髄・肝・腎機能, 長期的には癌発生の監視が必要である. 因果関係は不明であるが, 10～50％の多発筋炎, 皮膚筋炎患者では発病の 2～5 年前後して各種の癌が合併する, または合併していることが知られている. 治療困難例や再発例はとくに注意し, 肺癌や乳癌, 大腸癌など頻度の高い癌の監視が必要である. 再発時に免疫グロブリン大量静注療法 (IVIG) が有効のこともある. 最近, 難治例にインフリキシマブやリツキシマブなどを試み, 有効とする報告もあるが, 今後の検討が必要である. 嚥下関連筋群の筋力低下があると誤嚥肺炎も起こす. 原疾患に関連して起こる心筋炎と肺線維症が死因となりうるから, 監視が必要である.

文　献

1) Allan H Ropper, Martin A Samuels, Joshua P Klein:The inflammatory myopathies. In Adams and Victor's Principles of Neurology. 10th Ed, McGraw Hill, p.1418-1427, 2014
2) 川合眞一:膠原病:診断と治療の進歩　Ⅱ. 診断と治療の実際　3. 多発性筋炎/皮膚筋炎. 日内会誌 96:2171～2176, 2007
3) Fernandez C, Bardin N, et al:Correlation of clinico-serologic and pathologyc classifyions of inflamematory myopathyies:study of 178 cases and guidelines for diagnosis, Medicine (Baltimore) 92:15-24, 2013

(齊田　恭子)

第2章 疾患編　神経疾患
G

11 末梢神経疾患

末梢神経疾患は人口比 2% から 8% にみられるという．末梢神経は脳神経と脊髄神経からなる．脳神経の I と II は中枢神経系である．

末梢神経障害では感覚障害，筋力障害，深部腱反射低下，自律神経障害などが組み合わさってみられる．末梢神経は 22〜0.3 μm の神経からなり，太いほうから次の 6 種類に分けられる．

Aα	Ia	筋紡錘終末へ
	Ib	腱 GORGI 体へ
Aβ, γ	II	触覚支配
Aδ	III	温覚，痛覚支配
B		交感神経節前繊維へ
Cd, Cs	IV	痛覚支配，節後繊維へ

前半 3 つの太い線維は運動単位，触覚，固有覚刺激を伝える．フリードライヒ病や癌性末梢神経障害がこれに属す．後半 3 つの細い線維は温覚，痛覚，自律神経刺激を伝える．アミロイドーシス，ファブリー病，糖尿病性末梢神経障害の一部がこれに属す．

以前末梢神経障害を扱えるのが神経の専門家であるといわれた時代があった．しかしここでは日本臨床内科医会の先生方が末梢神経疾患を敷居の高いものと考えるのではなく，一般の診療の中で気楽に扱っていただけるように，頻度の高いものを中心にこの項では列挙したい．

末梢神経疾患には表 1 のように多くの病気がある．その中で臨床内科医としては，急性ではギラン・バレー症候群と新婚初夜症候群，鶏歩症候群，慢性では糖尿病性末梢神経障害と頸椎症，手根管症候群と Meralgia Paresthetica（大腿外側皮膚症候群）をおさえておきたい．

▌ 病態別診断・治療のポイント

1．ギラン・バレー症候群

100 年前に急性発症のふらつきなどの運動麻痺の 2 例が報告されて以来，臨床内科医を悩ます病気の 1 つであるが，第 1 章症候編「5．しびれ」の項で述べたように順序よく患者さんにアプローチすると比較的簡単に診断にいきつく．症候群であるので，タイプとして表 2 のように 3 つのグループで 10 のタイプに分けられる．

また原因としてギラン・バレー症候群に代表される自己免疫，肝炎，ビールス，カンピロバクター・ジェジュニー，ジフテリア，ポルフィリア，トキシンなどがある．

診断は神経伝導速度，遠位潜時，F 波潜時の延長，伝導ブロックなどがある．神経内科に依頼すると施行してもらえ，AIDP（急性炎症性脱髄性多発神経症）と AMAN（急性運動軸索神経型）の鑑別にも使える．血液検査では抗ガングリオシド抗体の上昇がある．治療はこれも神経内科でやってもらえるが，血液浄化法，免疫グロブリン静脈療法があり，将来的にはエクリツマブなどの薬物がある．

2．新婚初夜症候群

この名前の由来は結婚式，披露宴で忙しい 1 日のあと新郎が新婦を腕枕にして寝て明くる朝，新郎が橈骨神経麻痺を起こすことがあったのでこの名前がついた．橈骨神経圧迫が原因の中で上腕部での麻痺は新婚初夜でなくても，この部位の圧迫があれば原因のいかんにかかわらず橈骨神経麻痺

表1　末梢神経障害をきたす疾患

```
Ⅰ．急性
  a．ギラン・バレー症候群
  b．伝染性単核症
  c．肝炎後
  d．ジフテリア後
  e．ポルフィリア型
  f．毒物型
Ⅱ．亜急性
  A．左右対称型
    1．アルコール性多発神経症
    2．ヒ素性多発神経症
    3．鉛中毒による多発神経症
    4．ニトロフラントイン中毒による多発神経症
  B．左右非対称型
    1．糖尿病性多発神経症
    2．結節性多発動脈炎による末梢神経症
    3．亜急性突発性多発神経炎
    4．サルコイドーシスによる多発神経症
Ⅲ．慢性運動感覚性多発神経症
  A．後天的
    1．がん性多発神経症
    2．パラプロテイン血症による多発神経症
    3．尿毒症による多発神経症
    4．脚気による多発神経症
    5．糖尿病性多発神経症
    6．膠原病による多発神経症
    7．アミロイドーシスによる多発神経症
    8．ライ病性多発神経症
  B．先天的
    1．Charcot—Marie—Tooth 病
    2．Dejerine—Sottas 病
    3．Andrade 病
    4．Refsum 病
    5．無β・リポ蛋白血症による末梢神経障害
    6．Tangier 病
    7．異染色性白質ジストロフィ
Ⅳ．慢性再発性多発神経症
  A．特発性多発神経症
  B．ポルフィリア
  C．脚気
Ⅴ．単発性と多発性末梢神経障害
  A．圧迫性
  B．外傷性
  C．特発性腕神経叢と坐骨神経叢末梢神経炎
  D．血清神経炎
  E．帯状疱疹末梢神経障害
  F．がん性神経障害（穿破による）
  G．ライ病性
  H．脳神経多発神経障害
```

（ハリソン教科書より改変）

を思い出してほしい．

表2　ギラン・バレー症候群の各臨床型

```
1．脱髄性
  a．急性炎症性脱髄性多発神経症（AIDP）
  b．対麻痺型
  c．咽頭，頸部，腕神経叢型
  d．ミラー・フィシャー型
2．軸索性
  a．急性運動軸索神経型（AMAN）
  b．急性運動感覚軸索神経型
3．その他
  a．多発脳神経型
  b．急性感覚神経型
  c．急性自律神経型
  d．急性小繊維型
```

（By Yuen T. So，より改変）

3．鶏　歩

　臨床内科医が左の鶏歩（左のつま先を下げて異常に左膝を高く上げて歩く患者さん）を診た時どのような方法で鑑別診断を進めていくかを詳述する．頭から足までで鶏歩を起こす可能性のある部位を上から順番に述べる（図1）．①大脳では左足の領は右の中心前回の大脳半球内側下部になる．血管では右の前大脳動脈の支配領域である．②内包で起こるときは右の後脚の後部のラクナ梗塞などが考えられる．③脳幹部の病気では交代性片麻痺を考えて反対側（右）の CN3，4，5，6，7，9，10，11，12 番の脳神経麻痺を探す．脊髄をズッと下って末梢神経に移る前までの病巣では DTR（深部腱反射）が亢進している．末梢神経以下では左の DTR が減弱しているか消失している．次に L5 の神経根が病巣かまたは総腓骨神経が病巣かの鑑別である．この場合の鑑別診断の方は④L5 支配の筋肉で総腓骨神経支配ではない筋肉の筋力を検査する．それが後脛骨筋である．この筋肉も弱くなっていると L5 神経根の問題で，⑤総腓骨神経支配の筋力の低下だけなら，鶏歩の原因として一番多い総腓骨神経麻痺である．長短腓骨筋の筋力検査は up & out（足関節で足の先を上へあげて外旋する）である．後脛骨筋の筋力検査は down & in（足関節で足先を下へ下げて内旋してください）である．鶏歩で一番多い総腓骨神経麻痺は糖尿病のある人などが長時間足を組んで座ったときなど

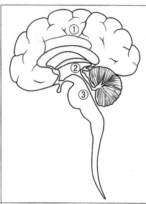

DTR

↑ ① 中心前回大脳
半球内側

↑ ② 内包における
足の領域

↑ ③ 交代性片麻痺
Foot drop と
反対側の脳神
経3, 4, 5, 6,
7, 9, 10, 11,
12 の障害

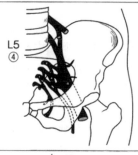

L5
④

DTR

－または↓

④ L5 総腓骨神経と後
脛骨神経

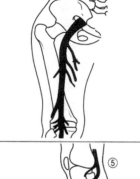

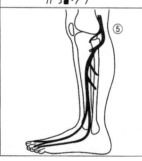

⑤

DTR

－または↓

⑤ 総腓骨神経のみ

図は Pheripheral Nerve
Injury by Web Hay-
maker より改変

図1 左の鶏歩での末梢神経障害の考え方

に起こる．左足の外側を圧迫するような原因は取り除くべきである．治療はビタミンB群の大量投与と原因疾患のコントロールである．

表3 糖尿病性末梢神経障害

（ア）左右対称の手袋，靴下型の糖尿病性感覚（末梢神経障害）
（イ）左右非対称型糖尿病性運動（末梢）神経障害
（ウ）痛みがつらい糖尿病性根神経障害
（エ）夜中の下痢やCANで有名な糖尿病性自律神経末梢神経障害
（オ）糖尿病性脳神経への障害

4．糖尿病性末梢神経障害

　眼，腎臓，末梢神経各障害のトリオパシーで有名な糖尿病は表3のように末梢神経だけで5つほどある．

　糖尿病の50％に末梢神経障害が，また末梢神経障害の50％が糖尿病によると報告されている．末梢神経障害には5つある．それは左右対称の手袋，靴下型の糖尿病性感覚（末梢）神経障害（ア），左右非対称の糖尿病性運動（末梢）神経障害（イ），痛みがつらい糖尿病性根神経障害（ウ），夜中の下痢や心臓自律神経障害（CAN）で有名な糖尿病性自律神経末梢神経障害（エ）がある．糖尿病の35％で自律神経は障害されると報告されているが，重篤な症状を呈するのは5％ぐらいである．初期では高温の環境でも汗をかかない身体部分があらわれたりする．迷走神経（副交感神経）が障害されると，心拍数が増し，これと交感神経が同時に障害されると，心拍数が固定化し，生理的な要求に呼応しきれなくなり，死に至ることもある．心拍数の固定化を認めたときは，EKGでQTcを注意深く観察し，突然死に至らない配慮をすべきである．交感神経，副交感神経，体性神経の3つの神経支配を受ける膀胱も心臓と同様に大切な臓器である．糖尿病の50％に膀胱障害が報告されている．その数はインスリン依存性の糖尿病患者では87％になる．残尿を自覚できないため頻尿を訴えることもある．糖尿病の患者で頻尿を訴えたときはこの事実も鑑別診断の1つとする．

　糖尿病性脳神経への障害（オ）では，動眼神経麻痺が有名である．患側では外転筋の力が相対的に強くなり，眼球は外側を向く．通常瞳孔散大はない．これらの治療はいうまでもなく，糖尿病の

表4 壁押しテスト

	病態	筋肉
上部	C5 肩甲背神経麻痺	菱形筋
下部	C5 長胸神経麻痺	前鋸筋
両側上下部	ALS，筋ジストロフィー，低栄養	肩甲骨周囲の全筋肉

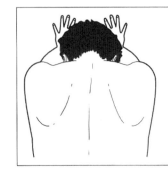

図2 壁押しテスト

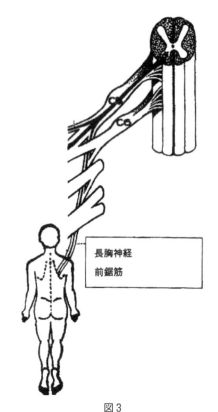

図3
(Pheripheral Nerve Injury By Web
Haymaker より改変)

7 から出る最初の神経が長胸神経で前鋸筋を支配する．前鋸筋は肩甲骨下部を胸郭に固定するように働く．ゆえに，C5 の障害で壁押しテスト（表4，図2）をすると，障害のある側の肩甲骨下部が浮き上がり，上昇し，外側へと動く．

　患者さんが肩こり，頸部痛，項部痛，上肢への放散痛，しびれなどを訴えるとき，上肢の C5 領域の皮膚感覚帯に沿った痛み，C5 領域の感覚欠損，二頭筋反射（C5，6）消失などがあり，下肢の反射亢進があり，さらに壁押しテストで肩甲骨下部の浮き上がりがあると単なる肩こりでなく，C5 頸椎症の可能性ということになる（図3）．

　壁押しテストで上部が浮くと，僧帽筋，菱形筋領域の障害．左右両側上下とも浮くと，ALS，筋ジストロフィーや低栄養などを鑑別する．頸椎症を疑ったなら，脳外科や整形外科の先生に診てもらう．その他，それぞれの疾患に応じた（ALS ならリルテックなどの）治療を開始する．

早期発見とインスリンや抗糖尿病薬による血糖の早期からのコントロールである．痛みにはプレガバリンや抗痙攣剤や抗うつ剤を使う．筆者はアルドース還元酵素剤を使わない．

5．頸椎症

　女性より男性に多く，50歳代で多くみられる頸椎症は骨の変化と神経の損傷の2面性をもつ．すなわち，頸椎症＝骨の変化＋神経障害（根症状＋／一頸椎圧迫症状）の両方からなる．頸椎症は C5/C6 で多発する．そのなかでも腕神経叢の C5，6，

6．手根管症候群

　手関節掌側の手根管での正中神経の圧迫，炎症などで起こる病気で 30～50 代の女性に多い病気である．更年期障害，妊娠，甲状腺機能低下症などホルモンの影響で同部での腫れが原因の1つもいわれている．また手首を繰り返し掌側に折り曲げる動作を繰り返す，職業の従事者にもみられる．最初は深夜から明け方にかけての薬指の小指側と小指を除く親指，ひとさし指，中指の熱いような痛みやズキズキ感で発症するが，進行すると

しびれと母指球の萎縮を伴う．痛みは手を振ると楽になるという者もいる．

　診断はファーレン徴候といって，両手の爪と爪を合わせて合唱と反対の形で1分間保つとしびれや痛みが出現したり増悪する．数秒で出ることもある．またティネル徴候といって腕関節掌側をハンマーでたたくとしびれが走ることで診断する方法もある．確定診断は神経内科などにお願いして神経電動速度やインチング法，筋電図などによるが臨床内科医では問診と上記2つの徴候を診て，患者さん自身にしびれや痛みの範囲を図示してもらうことで診断にいき着く．

　治療は大量のビタミンB群の大量投与，痛みには，NSAIDs，神経障害性疼痛治療薬，抗痙攣薬のカルバマゼピンなどの薬物治療，手根管のブロックや手根管の直視下や内視鏡下での減圧手術もある．

7．大腿外側皮膚症候群
　鼠蹊部では外から順番に神経，動脈，静脈の順番に走っている．鼠蹊部の外側や骨盤内でこの神経が圧迫されると，大腿外側部のしびれや痛みが

でてくる．特徴として膝から下へはこの症状はない．

文　献

1) Guillain G. Barre JA：Strohl A Radiculoneuritis syndrome with hyperalbuminosis of cerebrospinal fluid without cellular reaction. Notes on clinical features and graphs of tendon reflexes, 1916. Ann Med Interne（Paris）；150（1）：24-32, 1999
2) Yuen T. So：Immune-Mediated Neuropathies. Continuum 18（1）：85-105, 2012
3) 北野英基，北野英人：左のフットドロップ（鶏歩）を診たら．日本臨床内科医会会誌28（5）：653，2014
4) 北野英基ほか：糖尿病にみられる神経疾患．日本臨床内科医会会誌27（1）：7，2012
5) 北野英基ほか：臨床内科医が診る危険な肩こり―団塊の世代の肩こりには「壁押しテスト」で一度は頚椎症を鑑別診断―．日本臨床内科医会会誌22（2）：146，2007
6) メルクマニュアル，第17版　日本語版　末梢神経系の疾患．日経BP社，東京，1487-1499，1999
7) Webb Haymaker, Barnes Woodhall：Peripheral Nerve Injuries Principles of Diagnosis. W. B. Saunders Company, Philadelphia&London, 1953

（北野　英基・北野　英人・岩永　康裕）

12 神経痛

初診時の対応

　神経痛は，問診をしっかりと取ることによって，初診時より診断が可能である．①痛みの部位，②痛みの性質・持続時間，③誘発因子，④年齢・性別などがわかると，どのような神経にどのような神経痛が生じているのかが把握できる．問診の後に診察を行うが，神経痛を生じている神経系の分布に，水疱や発赤，腫瘍などがないかどうか，視診，触診で確認する．一般内科においても，神経学的診察法を行うことが推奨される．神経内科専門医のように詳細なものでなくてもよいが，筆やティッシュペーパーを使っての触覚テスト，適度に冷やした(10℃程度)ジュースの缶や金属製の器具などを使っての冷覚テスト，ルレットや安全ピンなどを使っての痛覚テスト，128c/sの音叉を使っての震動覚テスト，打腱器（ハンマー）による深部腱反射テストなどの所見を取ることによて，より正確な判断ができる．当該神経は，体表皮下に走るので，そこを指で押したり，ハンマーで叩いたり，関節を曲げたり伸ばしたりして神経に刺激や負荷を与えることによって診断がさらに確実となる．必要であれば，検尿，血算，生化学などを行い，脊椎X線，CTまたはMRIなどをオーダーする．局所麻酔剤の局注が可能であれば，当該神経のブロックを行ってみるのもよいが，麻酔科医や外科医に依頼したほうが安全である．

再診時のポイント

　神経痛の薬物療法は，使用する薬剤があまり異なることはない．的確な処方構成によって，1〜2週間後にはかなり改善していることが多い．検査結果と合わせて患者に病態を説明し，内科以外の治療が必要な場合には，脳外科や整形外科，耳鼻科，眼科，皮膚科，麻酔・ペインクリニックなどの専門医と速やかに連携を取ることが望ましい．もちろん，患者自身の希望も大切で，外科治療やペインクリニックの治療を好まず，内科治療でのコントロールを望む場合には，その旨カルテに記載した上で継続治療を行う．

定　義

　通常，ある末梢神経領域に，神経の走行に沿って走る，発作性，反復性の痛みを生ずる疾患をいう．すなわち三叉神経領域に生ずるこうした痛みを三叉神経痛と呼び，坐骨神経領域に生ずるものを坐骨神経痛と称する．
　神経痛を生じている原因が明らかなものは「症候性の神経痛」と呼ばれている．感染，炎症，腫瘍，外傷，脱髄，血管病変などがその原因となり，多くは痛みに伴って，その部の末梢神経障害の結果である運動麻痺や知覚障害を示すことが多い．こうした場合，痛みは持続的な要素が強いもので，神経痛としての症状が，原疾患の病勢やその消長と関連することが多い．
　一方，原因が明らかでなく，しかも運動麻痺や知覚障害といった神経欠落症状のない神経痛は，「本態性または特発性の神経痛」と呼ばれる．しかしながら，臨床的には原疾患が潜在しながら，あたかも本態性の神経痛と同様の症状を呈する場合や，また，本態性神経痛としての典型的な症例で

も，詳細に知覚検査を行うと，軽度の知覚障害が証明されることも多いので，その診断には慎重を要する.

以下に主要な神経痛について述べる.

1. 特発性三叉神経痛

三叉神経領域に生ずる神経痛で，神経痛の中ではもっともポピュラーなものである. 顔面が痛むために，誤って顔面神経痛と呼ばれることがあるが，脳神経のⅦ（顔面神経）が痛むわけではない. 日常臨床で出会うものの大半は他の原因疾患をもたない特発性三叉神経痛である. 最近では MRI, MRA の検査により，三叉神経と併走する動脈が蛇行し，三叉神経起始部を圧迫している所見が確認される症例が増えている. しかし，なおかつ原因の不明なものも存在する.

1）臨床症状

痛みの性質：顔面における発作性の痛みで，初期には軽度のこともあるが，突然の激痛が数秒から数分続く. 痛みは電気が走るような，針で刺されるような鋭いもので，痛みの強いときには，痛みと同じ側は動かさないようにし，痛みと反対側の顔面筋を痛みのためにしかめることから，有痛性チック（tic douloureux）とも呼ばれる. しかし，痛みの発作が終わるとそのあとにはまったく痛みのない小康状態のあるのが特徴である. 発作の感覚は，短いもので数時間ごとあるいは数日ごとで，長いものは年単位で繰り返す場合もある. 痛みが頻繁で，数分あるいは数秒ごとに痛みの発作が繰り返し生じ，1つの発作期を形成することもある.

痛みの部位：痛みは三叉神経領域に限られる. 通常片側で短枝の障害である. もっとも多く罹患する部位は，第Ⅱ枝（上顎神経），第Ⅲ枝（下顎神経）で，第Ⅰ枝（眼神経）の障害がそれに次ぐ.

誘発因子：顔面の運動や感覚刺激によって誘発され，食事をしていて物を嚙むとき，会話で口を動かす，歯を磨く，鼻をかむ，洗顔をするときなどに痛み発作が生じ，これらの日常動作が制限される. とくに，口唇，鼻翼，眼瞼，舌，歯肉など

に，軽い触刺激で誘発される trigger point がある. 痛刺激は誘発因子にならない. また，生理，寒冷，肉体労働も悪化因子で，春や秋に発作が多いことも知られている. 安静によって発作は鎮静する傾向があり，夜間睡眠を妨げることは比較的少ない.

年齢，性，左右差：90％以上の症例が40歳以降に発症する. 女性が男性の2倍多く，右側が左側に比べて 1.5 倍多い. 両側のことはまれである.

他覚的神経所見：発作間歇期には無症状で，神経学的異常所見はないのが普通であるが，罹患神経領域のある程度の知覚過敏を認めることがある. 発作中，三叉神経が皮下に出る部分の狭い領域で知覚低下があり，この部分はまた圧迫による痛みの誘発点でもあって，Valleix 圧痛点といわれる.

経過・予後：1年中頻繁に発作を繰り返す例は少ない. 多くは発作のある時期を過ぎると休止期に入る. このまま自然寛解が長く続く例もあるが，多くのものは再発作を繰り返す. 夜間，入浴中には痛まないことが多い. 痛みのコントロールに成功すれば，ほとんどの例は寿命を全うする.

鑑別診断：群発頭痛や，ヘルペスウイルス感染，炎症，小脳橋角腫瘍，外傷，多発性硬化症などの脱髄，その他血管病変などに起因する症候性三叉神経痛などを鑑別する.

発症機序：従来より Gasser 神経節のアルコールブロック，三叉神経末梢枝や三叉神経根の切断で痛み発作が消失するという事実が知られている. また，動脈硬化によって屈曲延長，蛇行した血管が，三叉神経根部に慢性の圧迫を加えていることが原因の1つと考えられ，外科的手術による除圧術が優れた治癒成績をあげていることなどから，その原因は末梢神経領域にあると考えられている. 原因血管は動脈（上小脳動脈が多く，次いで前下小脳動脈，まれに後下小脳動脈，脳底動脈）が多いが，静脈による圧迫も少なくない.

しかし，こうした原因が，なぜ神経痛特有の臨床症状を呈するのかといった機序については不明な点が多い. Fromm らは仮説として「さまざ

な末梢要因に起因する三叉神経に対する慢性の反復性求心性刺激は，シナプス前部における一次求心性ニューロン脱分極（primary afferent depolarization）を著明に低下させ，その結果三叉神経脊髄路核内における髄節性抑制が弱まり，神経細胞の易興奮性が高まる」と説明している．

一方，三叉神経の慢性刺激に基づき，三叉神経内に異所性活動電位が発生することにより，求心活動が高まる．このような状態で触刺激が与えられると，神経核内の介在ニューロンは発作性興奮を生じ，これが最終的に有害刺激受容性三叉視床路ニューロンを活動させるほど強くなったとき，臨床的に三叉神経痛として耐えがたい疼痛を生ずる．換言すれば，末梢性の原因で生じた中枢側の抑制機構の不全状態に基づいて，間歇的に生じる有害刺激受容体系路の異常興奮が，ある閾値を超えることが本態と考えられるとする考えもある．すなわち，原因は末梢であるが，発症機構は中枢性との考えである．

2）治　療

薬物療法：各種の抗けいれん薬が用いられる．これらの薬剤は三叉神経核における髄節性抑制を強め，興奮性異常放電を抑制すると考えられている．

処方例

1）プレガバリン　　　　　　150〜300 mg
　　　分2
2）カルバマゼピン　　　　　100〜300 mg
　　　分2または分3，あるいは頓用
3）クロナゼパム　　　　　　0.5〜6 mg
　　　分1または分3
4）ジフェニールヒダントイン　200〜300 mg
　　　分3
5）フェノバルビタール　　　40〜100 mg
　　　分3
6）メチルB_{12}　　　　　　1,500 μg
　　　分3
7）牛車腎気丸　　　　　　　7.5 g
　　　分3食前または食間
8）麻杏薏甘湯　　　　　　　7.5 g

分3食前または食間

プレガバリンは2013年に収載された神経障害性疼痛の新しい薬剤であるが，その使用量は増加傾向にある．従来より汎用されて効果があるのはカルバマゼピンであるが，副作用として，めまい，眠気，悪心，嘔吐，発疹，白血球減少などがあるため使いずらいと考える内科医も多い．そのため，プレガバリンがカルバマゼピンの代わりに用いられることが多くなった．プレガバリンの添付文書には「通常，成人には初期用量としてプレガバリン1日150 mgを1日2回に分けて経口投与し，その後1週間以上かけて1日用量として300 mgまで漸増した後，300〜450 mgで維持する．なお，年齢，症状により適宜増減するが，1日最高用量は450 mgを超えないこととし，いずれも1日2回に分けて経口投与する」と書かれているが，75 mgカプセルを2カプセル最初から服用すると，めまい，眠気，悪心・嘔吐などの副作用が出て，服薬コンプライアンスが悪くなる場合が多い．筆者はまず25 mgカプセルを朝・寝前の50 mg/日の投与で忍容性を確認し，大丈夫であれば1週間単位で増量し，鎮痛効果と副作用のバランスが保たれる最大量までもって行くことにしている．同様に，カルバマゼピンも初期より大量に用いることは避けるべきである．筆者は乳糖と混ぜて粉末にした100 mg末を朝・夕2回に分けて投与している．最初は少量から漸増し，最少量で最大の効果を発揮するように服用させる．

ジフェニールヒダントインの効果はカルバマゼピンより劣るのでカルバマゼピンとの併用が行われる．副作用として眠気，脱力，胃腸障害，肝障害，骨髄抑制，多毛，歯肉増殖などがある．クロナゼパムは0.5 mg/日分1から始めて漸増する．

この他バクロフェン，メフェネシンなどの筋弛緩剤が有効とする報告もある．牛車腎気丸は修治附子により神経痛を抑える働きをもつ．麻杏薏甘湯はマオウ＋ヨクイニンの組み合わせが神経痛に効くとされている．筆者はカルバマゼピンが副作用で使用困難な例にフェノバルビタールを用いてよい効果を得た経験がある．メチルB_{12}は神経修

復に必要なビタミンであり，併用することが多い．

神経ブロック療法：本法には，三叉神経末梢枝ブロック（眼窩上，眼窩下，上顎，頤，下顎神経ブロック）と半月神経節（Gasser 神経節）ブロックとがある．ブロックの方法としては，アルコールブロック，電気凝固，グリセリン注入法などがある．しかし，手技の不成功や後遺症を生ずることもあり，内科医が気軽に試みるべきものではない．末梢枝アルコールブロックは平均17ヵ月の有効期間があり，神経節ブロックは10～20年の鎮痛効果があるといわれている．

手術療法：動脈硬化により延長蛇行した血管（椎骨動脈または椎骨脳底動脈系の分枝）が，三叉神経根に対して慢性の圧迫を加えることが原因の1つと考えられるようになり，この異常血管による圧迫を取り除くための手術が盛んに行われるようになった．とくに，手術顕微鏡を用いて行うJannetta の microvascular decompression（屈曲した椎骨動脈や後下小脳動脈が，舌咽・迷走神経を脳幹より出る部分で圧迫しているため，この圧迫を解除する）手術による治療成績は非常によく，完治する例が多い．薬物療法が困難な例については，脳外科医にコンサルとすべきと考える．その場合，脳血管撮影が診断上重要となる．

2．症候性三叉神経痛

原因として，帯状疱疹，顔面外傷，頭蓋内腫瘍（三叉神経鞘腫，小脳橋角部腫瘍），鼻咽頭悪性腫瘍，脳底動脈での動脈瘤，動静脈奇形などが挙げられる．最近，歯科治療による神経損傷や慢性副鼻腔炎による神経炎症もその原因の1つに数えられるようになった．

このうち，帯状疱疹は症候性三叉神経痛としてよくみられるものであり，発疹の出現する前や，わずかな皮疹しか認められない時期にも激痛を訴えることがあるので見逃さないようにしなければならない．痛みは発作性のこともあるが通常は持続性で，第I枝（眼神経）にもっとも多くみられる点（約70％）が本態性の場合と大きく異なる．角膜を侵して失明に至る可能性があるので，初期

から抗ヘルペスウイルス薬（アシクロビル，ビダラビン）を用いる．後遺症としての帯状疱疹後神経痛を起こさないように，メチルB$_{12}$とカルバマゼピンを併用するとよい．

3．特発性舌咽神経痛

舌咽神経痛は，舌咽神経領域に生じる神経痛である．その支配領域は舌の後方1/3および咽頭壁であり，舌根部，口蓋扁桃，上咽頭の一部から耳にかけて発作性の激痛を繰り返すものである．

1）臨床症状

痛みの性質：特発性三叉神経痛に似て，焼けるような刺されるような切られるような電撃的な激痛で，発作の持続は短く，30秒から2分程度である．

誘発因子：食事の際，とくに物を飲み込むときに生じやすい．咳，あくび，会話の際にも誘発されるので，食べられない，話ができないなど日常生活に支障が及ぶ．まれに，塩味などの味覚刺激も誘発因子となる．

年齢，頻度：50歳代に多い．発生頻度は比較的少なく，特発性三叉神経痛の約1/20～1/100とされている．

経過・予後：激痛の繰り返しが何ヵ月も続く例から，1年あるいは2年に1回，1～2週間程度生ずるのにとどまる例までさまざまである．特発性三叉神経痛と同様，自然寛解が認められるが自然治癒はないと考えられる．

2）治　療

薬物療法は特発性三叉神経痛に準じて行われる．一過性の除痛には，局所麻酔剤の trigger point（舌根部，咽頭後壁）への噴霧が有効である．外科的に，舌咽神経切断術や特発性三叉神経痛の治療と同様な microvascular decompression 手術が行われる．

本症は，しばしば外耳道や喉頭など，迷走神経の支配領域にも痛みが及ぶため，迷走舌咽神経痛vagoglossopharyngeal neuralgia と呼ばれることが多い．迷走神経症状を合併する場合には，除脈およびこれに伴う失神発作など心血管症状を惹起

することが知られ，痛みのインパルスが反射弓を介して迷走神経の心臓枝を刺激するためと考えられている．

4．症候性舌咽神経痛
咽頭，喉頭の腫瘍，頭蓋底部の腫瘍などが原因となる．軟口蓋や咽頭の麻痺，咽頭反射の消失，舌後方1/3での味覚脱失などの神経症状に加えて持続性の痛みが生じる．原疾患の治療を優先する．

5．中間神経痛
顔面神経の知覚枝である中間神経領域の神経痛である．中間神経は膝神経節と連絡するため，膝神経節痛 geniculate neuralgia, Hunt neuralgia とも呼ばれる．耳および顔面深部の痛みが特徴である．本態性の中間神経痛はまれなものであるが，耳の帯状疱疹で膝神経節が傷害される症候性中間神経痛はしばしばみられ，Ramsay Hunt 症候群と呼ばれる．この場合には痛みのほかに，外耳道，鼓膜の帯状疱疹および末梢性顔面神経麻痺を伴う．

6．大後頭神経痛
後頭部の大後頭神経で支配される領域に起こる神経痛である．

1）臨床症状
後頭部に発作的な鋭い，刺すような激しい痛みが起こり，2～3分から数日続く．この時の痛みはほとんど一側で，痛みが強く持続するときには，頭頂，眼や顔へも拡がる．後頭部を直接触る，髪をとかす，帽子をかぶるといったことが痛みを誘発する．間歇期には全く無症状であるが，大後頭神経が頭皮下に出現する部位を叩打すると，神経の走行に沿って痛みが走るのでそれとわかる．特発性のものは少なく，肩や後頸部の筋緊張亢進によって神経が圧迫・虚血を受けることや，変形性頸椎症，頭蓋・頸椎移行部の変形性変化などによって神経の圧迫・虚血を受けるなど，症候性のものが大部分である．大後頭神経支配領域に知覚異常がみられることも多い．臨床所見に加えて，X線撮影，MRI検査などが診断に有用となる．

2）治療
薬物療法は三叉神経痛の治療に準ずる．神経ブロック療法として，大後頭神経ブロックを局所麻酔剤で行う．筋弛緩剤，頭頸部から上半身のストレッチング，温熱療法を試みてもよい．パソコンの使用や眼の酷使が増悪因子となっている場合には，しばらくの安静を指示することも必要となる．

7．肋間神経痛
肋間神経に沿って起こる激痛で，第5～9肋間神経領域に多く生じる．多くは症候性のものであるため，原因疾患の鑑別が重要である．帯状疱疹，脊髄腫瘍，脊椎カリエス，変形性脊椎症，胸膜炎，大動脈瘤，肋骨骨折，肺癌，縦隔腫瘍，悪性腫瘍の転移，多発性硬化症，脊髄空洞症，脊髄動静脈奇形などである．

1）臨床症状
痛みの性質：チクチクという軽い痛みで，持続時間も長くないが，ときに動けないくらいの激痛を感じることもある．当該肋間神経領域に知覚異常（知覚過敏または知覚低下）を認めることがある．

誘発因子：身体運動，とくに躯幹をねじった場合，深呼吸や咳，あくびなどによる胸郭の運動によって痛みが強くなる．

2）治療
薬物療法は三叉神経痛の治療に準ずる．神経ブロック療法として，肋間神経ブロックを局所麻酔剤で行う．硬膜外ブロックも行われる．

8．大腿神経痛
大腿神経に沿って，鼠径靱帯より下で，大腿前面と下腿内側に痛みが放散する．同時に運動障害のために前方への歩行困難，立ち上がり困難を訴える．特発性のものは少なく，ほとんどが症候性のものである．外傷，骨盤内腫瘍，血腫や大腿動脈瘤による圧迫，麻酔時や昏睡時に長時間大腿が過伸展，外転位となったままの場合にも起きる．原因追求のための精査を要する．

大腿皮神経が圧迫された場合，大腿皮神経痛を

起こす場合がある．きついパンツのゴムが原因の場合「パンツのゴム症候群」と呼ばれる．ピリピリとした軽い痛みと，当該神経支配領域の知覚低下がみられる．

1）治　療

原因疾患の治療が優先される．他の神経痛同様，薬物療法は三叉神経痛の治療に準ずる．神経ブロック療法も行われる．

9. 坐骨神経痛

坐骨神経は，神経束を作って下肢に至るまでの距離が長く，かつ体表に近いところに位置するので障害を受けやすく，そのため神経痛様の症状がしばしば認められる．神経痛の中でももっとも古くから知られている．坐骨神経の起始する L_4〜S_3 の部分に生じる症候性病変がもっとも多く，そのうち約80％は椎間板ヘルニアである．その他，変形性脊椎症，脊柱管狭窄症，脊髄腫瘍，骨盤内腫瘍，リウマチ，糖尿病，アルコール中毒，馬尾腫瘍，脊髄動静脈奇形などが原因して挙げられる．

1）臨床症状

痛みの性質：患側の臀部から大腿背面を通り，下肢に放散するしびれ，痛み，時に激痛を感じる．痛みのために下肢が伸ばせない場合もある．腰部脊柱管狭窄症による痛みは，数分から数百メートル歩くと出現して歩けなくなるが，前屈姿勢で数分休むと改善して再び歩けるようになる．しかしまた同様の間隔で症状が発現し，これを繰り返すエピソード（馬尾性間歇性跛行）が聞かれる．仰臥位で下肢を伸展挙上することによって痛みが増し，健側に比して患側股関節，膝関節の動きは制限される．神経学的診察手技として Laségue 症候と straight leg rising test が陽性となる．アキレス腱反射の低下ないし消失がみられる．

年齢，頻度：中年以降の男性に多い．

誘発因子：乗り物で長時間座位を保つことや，下肢の運動，腰の運動などで誘発される．

2）治　療

安静，臥床，腰部コルセット装用，腰部介達牽引，硬膜外ブロック，神経ブロックなどが行われる．症候性神経痛がほとんどであるので，内科での診療のみならず，整形外科との診療連携によって基礎疾患の治療を第一とする．

薬物療法として，消炎鎮痛剤としての NSAIDs を中心として用いる．これにビタミン剤の B_1，B_6，B_{12} が併用されることが多い．また，三叉神経痛の治療に用いるカルバマゼピンが痛み閾値を上げるのに有効である．

10. 会陰神経痛

会陰神経の基部あるいは末梢に原因があって，この支配領域の疼痛が起こる．原因としては，自転車や乗馬による会陰部の慢性の刺激，杭などの上へ座位で墜落したときなどがある．また，外科，婦人科等の手術後の瘢痕による刺激なども原因となることがある．

痛みの性質：程度はさまざまであるが，発作を伴う激しい灼熱痛，表面の知覚過敏，深部の重い感じ，しびれ感，搔痒感などがある．

1）治　療

他の神経痛同様，薬物療法，神経ブロック療法等が行われる．

文　献

1) 神津　仁，高須俊明：病態のとらえかたと治療の実際・神経痛．Medical Practice 4 (12)：1987-1991, 1987
2) 木下真男（編著）：頭痛・神経痛診療マニュアル，新興医学出版社，東京，1994
3) 神津　仁：しびれの診方．JIM 16 (9)：706-711, 2006
4) 神津　仁：しびれ・痛みの疫学．medicina 45 (2)：205-209, 2008
5) 田代邦雄：神経痛．Geriat Med 23：1047-1050, 1985
6) Spillane J D：An atlas of clinical neurology, Oxford university press, London, 1975

（神津　仁）

13 てんかん

てんかんとは，慢性の脳の病気で，大脳の神経細胞が過剰に興奮するために脳の症状（発作）が反復性（2回以上）に起こるものであり，人口の0.4～0.9％に起こるもっとも頻度の高い神経疾患の1つである．以下では，近年増加している高齢者てんかんを含めたてんかん診療についての注意点を概説する．

初診時の対応

まず詳細な病歴と診察所見にもとづき，1）患者はてんかん発作を有しているのか否か，2）そうならば発作分類は何か，3）原因は何か，急性症候性発作か否か，4）その上で，てんかん症候群の慢性状態ならば，てんかん分類は何か，を順に明らかにする．その手順を図1に示す．この初期アプローチをおろそかにすると，非てんかん発作との誤診，不必要な検査の施行，不必要あるいは症状を悪化させる投薬をしてしまう．初診時の段階で以上が明確にならない場合も少なくなく，再診時で状態を明らかにしていく．

発作を起こした直後に患者が搬送されてきた場合は救急処置を優先しながら，下記の内容を要領よく確認する．その際でも重要なことは，発作直後の意識障害の状態と，心因性非てんかん発作（psychogenic non-epileptic seizure；PNES）での無応答を正しく判別すること，またもし医師の前で発作が出現した場合には，発作の症状はもっとも重要な情報を提供するために，患者の安全を確保しながら発作をよく観察することである．

この時点で臨床的に明瞭なもしくは疑われた診断を，諸検査によりさらに検証する．とくに「急性症候性発作」が疑われた場合は原因を検索するために種々の検査を積極的に行う．

1．現病歴の聴取

患者本人のみならず目撃者からも，発作時症状，出現状況や誘因などを聴取して具体的にまず発作型を明らかにする．

発作時症状：前兆（運動症状以外の単純部分発作）は最初の発作症状で，発作起始焦点を推測するのに有用である．たとえば既視感（déjà vu），未視感（jamais vu），心窩部不快感（epigastric rising sensation）等は内側側頭葉（海馬）由来，各種感覚症状（聴覚，視覚，体性感覚）はそれぞれの一次感覚野由来と推察される．既視感と未視感は，親しみ（familiality）という情動の変化と捉えることができる．既視感はfamilialityが増した状態（以前にもあった懐かしい気分がしてくる），未視感はfamilialityが低下した状態（初めての状況にいるような真新しい感じがする）とみなされる．既視感は正常でも日常で自覚することはまれにあるが，未視感は特異的な症状とみなされる．また各種感覚症状は，むしろ患者から訴える場合が多いが，内側側頭葉由来の前兆は，患者は自覚していても自ら訴えることはまれで，また病歴を聴取するときも，上述するように「以前にもあった懐かしい気分が急にしてこないか」「初めての状況にいるような真新しい感じが急にしないか」など，familialityの変化に関することを聞くことではじめてわかることが少なくない．その他に，「匂い発作」（内側側頭葉の鉤回）も診断的価値が高い．発作中に意識減損を示す部分発作であれば「複雑部分発作」であり，凝視，運動停止，口部・

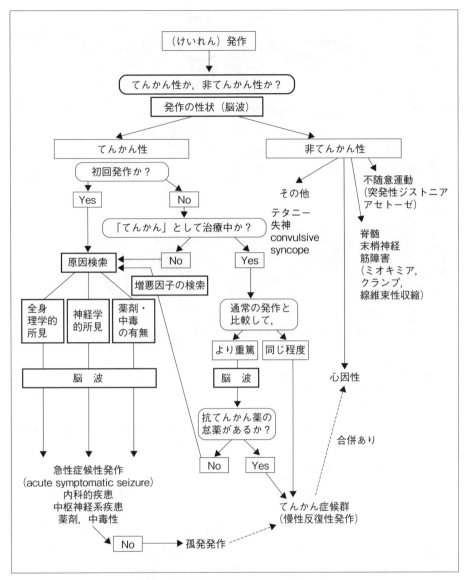

図1　突発性発作の診断のフローチャート

手指自動症を示せば側頭葉由来の発作を示唆し，一側ジストニー姿勢を示せば対側の基底核に発作時活動が及んだことを示唆する．また一側への持続する頭部回転（head version）（向反発作 adversive seizure）は対側の外側前頭葉の前頭眼野に及んだことを示唆する（図2）．

　全般発作のうちもっとも多いのは全般強直間代発作（いわゆる大発作）であり，持続時間が1〜2分間で，発作中のチアノーゼ，口腔からの泡沫や流涎，転倒外傷，咬舌，尿失禁を伴い，発作後もうろう状態や1〜2時間眠ってしまう．その後頭痛や翌日に筋肉痛を訴える．これが二次性全般発作か一次性全般発作かは，部分発作が先行するかで鑑別する．特に夜間入眠中の大発作は，本人が気づいていないこともあり，顎関節痛のため歯科を受診したり，発作後の顔面領域の点状出血から血液疾患の精査を勧められることもある．発作後のToddの麻痺，発作後失語（aphasia）や名称失語

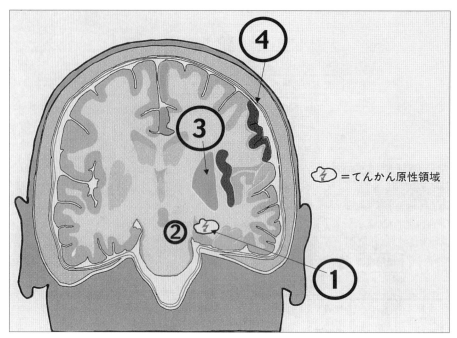

図2　内側側頭葉てんかんにおける，発作症状の進展（①から④）の模式図
（症状と対応する解剖学的構造）

1：前兆（dejavu, jamais vu など）：海馬
2：意識減損：脳幹・大脳辺縁系
3：対側のジストニー姿位：大脳基底核
4：向反発作：前頭眼野

（てんかんアトラス＆ビデオ Luders & Noachtar，1997，医学書院 p52，図 18 から引用）

（anomia）から，それぞれ，発作開始の焦点が麻痺と反対側の運動野，あるいは言語優位半球由来かが示唆される．

2．発作の出現状況や既往歴等の聴取

てんかん発作が，1）急性病態によって出現したものか（急性症候性発作），2）機会発作（ある特定の誘因に伴って出現したもの）か，あるいは，3）てんかん症候群のうち特定の誘因がなく発作が出現したものか，の3タイプを明らかにするために必要な情報を確認する．とくに初回発作においては，このアプローチが大切である．非特異的な誘因としては，過労，睡眠不足，などが稀発発作の発現のきっかけになることがある．

1）「急性症候性発作」においては，合併症（神経・筋疾患，心疾患）や既往歴（先行感染，数日前の創傷等）より基礎疾患の有無を明らかにする．

てんかん発作後に回復した時にも，何らかの神経学的異常所見を示す場合は，発作後一過性麻痺や失語が否定されれば，「急性症候性発作」を積極的に疑う．てんかん発作の閾値を低下する薬剤（抗うつ薬，抗精神病薬，NSAID とニューキノロン系抗菌薬の組み合わせ，気管支拡張薬など）が投与されていないかは，注意して病歴を確認する．その他に「急性症候性発作」は，表1に示すように，さまざまな原因が挙げられる．

2）直接的な誘因としては，光刺激による光過敏てんかんや特発性全般てんかん，テレビゲームや読書中の発作は機会関連てんかんを疑う．特発性全般てんかんのうち若年ミオクロニーてんかんは，起床後30分〜1時間以内や午睡後に手足のミオクロニー発作が特徴的であり，また睡眠不足時にミオクロニー発作も大発作も出現しやすい．欠神発作は過呼吸により容易に誘発されやすい．

表1　急性症候性発作をきたす基礎疾患・病態

```
1）内科的疾患
　電解質異常（低 Na 血症，高 Na 血症，低 Ca 血症，高 Ca 血症，低 Mg 血症）
　内分泌疾患（甲状腺機能亢進・低下症，副甲状腺機能低下症）
　代謝異常（腎不全，肝不全，低血糖，糖尿病性昏睡，子癇，急性間欠性ポルフィリア）

2）中枢神経疾患
　外傷（脳挫傷，脳内血腫，硬膜下血腫，硬膜外血腫）
　脳血管障害（テント上脳内出血・脳梗塞，くも膜下出血，動静脈奇形，もやもや病）
　無酸素脳症（急性期）
　感染症（脳炎，脳膿瘍，神経梅毒等）
　脱髄炎症疾患（急性散在性脳脊髄炎，膠原病）
　プリオン病，スローウイルス感染（亜急性硬化性全脳炎等）

3）薬剤起因性・中毒性
　アルコール・バルビタール酸・ベンゾジアゼピン系薬物の離脱症状
　抗うつ薬（イミプラミン，アミトリプチリン，SSRI 等）
　抗精神病薬（クロルプロマジン，チオリダジン等）
　気管支拡張剤（アミノフィリン，テオフィリン等）
　抗生物質（カルバペネム系），抗菌薬と消炎鎮痛薬の併用
　鎮痛薬（フェンタニル，コカイン等）
　抗腫瘍薬（ビンクリスチン，メソトレキセート等）
　筋弛緩薬（バクロフェン等）
　抗ヒスタミン薬の一部
```

注：慢性の病態の一部は，てんかん症候群に属する．

3）前頭葉てんかんによる発作は睡眠中に多い，覚醒直後に出現する大発作は覚醒時大発作てんかんを示唆する．熱性けいれんの既往がある場合，4〜5％で思春期以降に内側側頭葉てんかんが出現してくる場合がある．また，熱性けいれんの既往は，体質的にてんかん発作出現の閾値が低いことを示唆するために，明らかな誘因があって機会発作が出現した場合でも，その後の方針を決定する際の重要な情報となる．

3．現　症

1）「急性症候性発作」を示唆する所見

初回のてんかん発作では，「急性症候性発作」をきたす基礎疾患を見逃さない．発熱・呼吸・不整脈・頻脈・血圧の異常．皮膚所見（出血傾向・黄疸等）・脱水・呼気のケトン臭等をチェックする．神経学的には，意識障害の程度，瞳孔不同・対光反射の異常・四肢の運動感覚障害等の局所兆候の有無，うっ血乳頭，項部硬直を診察し，全身性疾患に伴う急性症候性発作は全身けいれん発作のことが多いが，非ケトン性高血糖および尿毒症に伴う発作はむしろ部分発作を示すことが多い．

2）「（慢性）てんかん症候群」の身体所見

皮膚所見：白子症はフェニルケトン尿症，顔面の血管腫は Sturge-Weber 症候群，顔面皮脂腺腫・鮫皮斑は結節性硬化症，外眼筋麻痺はミトコンドリア脳筋症，顔貌異常（ガルゴイリズム）はリピドーシス，眼間離開はダウン症候群を疑う．また小脳失調・動作時ミオクローヌス・認知症は進行性ミオクローヌスてんかん症候群，眼底のサクランボ赤色斑（cherry-red spot）はシアリドーシス，心機能異常は Lafora 病・ミトコンドリア脳筋症・結節性硬化症，肝障害は Lafora 病，腎腫瘍は結節性硬化症，低身長・難聴はミトコンドリア脳筋症・乳酸アシドーシス・脳卒中様発作症候群（mitochondorial encephalomyopathy, lactic acidosis and stroke-like episodes；MELAS）を疑う．

4．鑑別診断

てんかん発作としての「急性症候性発作」・「機会発作」・「てんかん症候群の一症状としての発作」と鑑別すべき，非てんかん性病態として，失

神，PNES，一過性脳虚血発作，前兆を伴う片頭痛，睡眠異常症などが挙げられる．

1）失神発作には，不整脈等によるもの（心原性失神）と，さまざまな血管迷走神経反射などによるもの（神経調節性失神）がある．前者での動悸，後者での迷走神経症状が明らかでない場合もあり，また convulsive syncope（けいれん性失神）といわれる病態も 15% にみられ，非典型的な時には，診断には諸検査を繰り返し要することがある．convulsive syncope は，脳幹部の一過性の虚血により短時間の徐脳硬直的な強直けいれんになることがあり，また四肢の軽度の間代けいれんのこともある．「てんかん性けいれん発作」との重要な鑑別点は，失神の場合，けいれんは軽く強直の場合が多く脳血流が回復すれば速やかに症状は消失する（発作後もうろう状態がないか，きわめて短い）ことであろう．

2）PNES は，精神的要因が原因として発現し，発作型が多彩・不規則である．PNES の可能性が高いとされる特徴として，①一般に持続時間が数十分～数時間と長く，無応答であっても意識障害は本質的にない．②頸部の規則的・反復的な左右への横ふり運動がみられる，③発作の最中に強く閉眼していることが多い，④発作中に周囲からの呼びかけに反応を示す，ときに泣き出す，⑤発作出現に先行して 1 分以上の閉眼・動作停止を伴う擬似睡眠状態が出現する，⑥チアノーゼはなく，外傷・咬舌・尿失禁はきわめてまれで，また無応答はあっても真の発作後もうろう状態や睡眠はなく，発作後の頭痛や筋肉痛もない，との報告がある．重要なことは，同一患者にてんかん発作と PNES が併存している場合がまれではないことである（5～20%）．

3）一過性脳虚血発作は，症状の持続時間が比較的長いこと，大脳皮質の巣症状が脱落症状として出現し，てんかん発作のように刺激症状となることは少ない．

4）前兆を伴う片頭痛では，視覚症状や知覚症状が出現して 60 分以内に拍動性頭痛が出現する．てんかん発作としては持続が長いこと，頭痛が後続することが鑑別になる．

5）睡眠異常行動症（parasomnia）には，夜間に異常行動が出現する夜驚（night-terrors）と夢遊症（somnambulism）があり，それぞれ 7 歳前後と 10 歳前後の小児に多く，持続は数十分以上と長い．多くは思春期までに自然寛解する．RBD（REM sleep behavior disorder：REM 睡眠行動異常症）は，パーキンソン病その類縁疾患で，病初期あるいは先行して，REM 睡眠期の夢の内容が行動に表出するもので，翌朝に本人は夢の内容はよく覚えていて，異常行動症状と一致する．

5．高齢者診療のポイント

昨今急激に増加している高齢者に初発する高齢者てんかんでは，けいれん発作以外の症候として，軽微な意識障害，一過性全健忘と類似した「一過性てんかん性健忘」（transient epileptic amnesia）を呈することがある．また高齢者てんかんにおいては，物忘れや性格変化などを主訴に来院することがあり，認知症との鑑別が重要であると同時に，認知症患者にてんかん発作が並存することは一般と比較して 8 倍程度多いので，認知症は，鑑別と同時に並存疾患として両面からのアプローチが重要である．その他にも，脳卒中後てんかん，非けいれん性重積状態などで受診することがあり，鑑別が多岐にわたる[6,7]．

また中高年では，精神症状や記銘力低下が前面にでる，自己抗体が関与する自己免疫性てんかん（autoimmune epilepsy）が注目されており[8]，早期の免疫療法が有用であるため，鑑別疾患として重要である．通常の抗てんかん薬に抵抗性の場合には，3 ヵ月以内に発症し多様な発作型がないか，本人・家族に自己免疫疾患の存在や何らかの自己抗体陽性などの特徴を有さないか確認し，髄液検査を施行，各種腫瘍マーカー，抗体の検索を行うことを検討する．

6．検　査
1）「急性症候性発作」の原因検索
血算，血糖，電解質（Ca，Mg を含む），血液ガ

ス（乳酸を含む），BUN，Cr，血中アンモニア，肝機能酵素等の血液生化学検査，検尿．アンモニア高値，乳酸高値であれば大発作が直前に起こったことを強く示唆し，CK上昇より圧倒的に感度が高い．頭部CT・MRI検査で頭蓋内病変の有無．髄膜脳炎が疑われる場合は，脳膿瘍・脳腫瘍等の占拠性病変により著明な頭蓋内圧亢進がある場合を除き髄液検査を行う．疑われる原因に応じて各種検査を行う．頭部単純X線（頭部外傷），尿検査（ポルフィリン体，アミノ酸分析），血液梅毒反応等．特に薬物中毒等が疑われる場合は尿・血清を一部保存する．

2）脳波検査

「急性症候性発作」でも「てんかん症候群による発作」でもてんかん発作を臨床的に疑う患者には必ず行う．前者の場合には，てんかん性か非てんかん性かの鑑別，発作の程度とその原因の把握に役立つ．後者の場合には「発作分類」および「てんかん症候群分類」に有用である．部分てんかんでは，てんかん原性焦点の部位に応じて発作間欠期にてんかん性放電あるいは局在性の徐波を認める．全般てんかんではびまん性のてんかん性放電が認められ，それぞれの症候群に特徴的な脳波所見を示す．後者では，1回の脳波検査ではてんかん性放電が記録されないことも少なくなく，繰り返し検査する必要もある．

3）画像検査

MRIにより，CTでは検出不可能であった器質的異常が高率に検出でき，しかもてんかん原性の高度な病変とそうでないものが区別可能になってきた．前者には海馬硬化と皮質異形成（focal cortial dysplasia）がある．側頭葉てんかんの内側型では，高率に冠状断像で海馬萎縮・硬化を認める．非常に限局した皮質異形成は，生前診断が困難であったため，従来は特発性あるいは潜因性と診断されていたが，MRIにより非侵襲的に検出できるようになり，今や脳波検査と同等に重要な検査である．

7. 治　療

1）薬物療法

発作がまだ消失していないときは，救急処置として，ジアゼパムの静注，フェニトインの点滴静注を行う．近年は，血管痛，血管炎，心循環系障害のリスクの少ないフェニトインのプロドラッグであるホスフェニトインを使用する機会が多い．受診時にすでに発作が消失しているときにも，続いて起こる発作の懸念があれば，同様の処置あるいはフェノバルビタールの筋注を行う．急性症候性発作が明らかとなれば，原因病態を同時に治療する．

原則として，誘因のないてんかん発作が初めて生じたときに，発作の再発の蓋然性が高いとき以外は治療を開始しない．通常は2回目以降発作で治療開始を考慮する．特別誘因をもたない初発発作のあと，発作が再発する危険は5年間で35％である．神経学的異常所見，陽性の家族歴，脳波異常あるいは画像での異常所見を認めた場合は，再発率が高くなるので初発発作から治療開始することを検討する．一方，2回目の発作後に3回目の発作が出現する危険は1年間で73％になる．高齢者のてんかん発作は再発のリスクが高いため（66〜90％），初回発作後に治療を開始することが推奨される[9]．

慢性のてんかん症候群と診断して，治療を開始する場合の抗てんかん薬は，発作型（表2）に応じて選択し，単剤より始める（表3）．単剤治療が奏功しない場合に，多剤併用療法を行う．本邦において，新規抗てんかん薬は，従来併用療法に限り認可されていたが，現時点ではラモトリギン（LTG），レベチラセタム（LEV）が単剤使用可能となっている．一方，患者の薬物療法における期待は，副作用がないこと，うつ症状がないことが，発作の頻度の改善よりも重要視されるという報告がある．以上の背景から，合理的多剤併用療法が受け入れられている．現在勧められる薬剤の選択を表3に示す．

高齢者においては，高齢者の身体的脆弱性（生理的な肝腎機能低下など）を考慮すると薬剤は若

表2 てんかん発作の臨床・脳波分類

1981 年発作分類	2010 年改訂版分類
部分発作	焦点発作
A．単純部分発作	A．意識障害なし
1．運動徴候を呈する	単純部分発作の概念にほぼ一致する
2．体性感覚・特殊感覚症状を呈する	
3．自律神経症状・徴候を呈する	
4．精神症状を呈する	
B．複雑部分発作（意識障害を伴う）	B．意識障害あり
1．単純部分発作で始まる	複雑部分発作の概念にほぼ一致する
2．意識障害で始まる	
C．部分発作からの二次性全般化	両側性けいれん性発作への進展
全般発作	全般発作
A．1．欠神発作	A．欠神発作
2．非定型欠神発作	1．定型欠神発作
	2．非定型欠神発作
	3．特徴を有する欠神発作
B．ミオクロニー発作	B．1．ミオクロニー発作
	2．ミオクロニー脱力発作
	3．ミオクロニー強直発作
C．間代発作	C．間代発作
D．強直発作	D．強直発作
E．強直間代発作	E．強直，間代発作（すべての組み合わせ）
F．脱力発作	F．脱力発作
未分類てんかん発作	未分類てんかん発作
	てんかん性スパスム

（文献 10），11）より引用）

表3 発作型と薬物選択

| | 第一選択薬 | 第二選択薬 | |
		従来薬	新規薬
部分発作	カルバマゼピン	ゾニサミド，フェニトイン，バルプロ酸	レベチラセタム，ラモトリギントピラマート，ガバペンチン
全般発作	バルプロ酸	欠伸発作　エトスクシミド	ラモトリギン
		ミオクロニー発作　クロナゼパム	レベチラセタム
		強直間代発作　フェノバルビタール，クロバザムゾニサミド，フェニトイン	レベチラセタム，ラモトリギントピラマート

（Quick reference guide. The epilepsies：diagnosis and management of the epilepsies in adults in primary and secondary care ［homepage on the Internet］. National Institute for Clinical Excellence. Available from：http://www.nice.org.uk/nicemedia/live/10954/29529/29529.pdf／日本てんかん研 2005；23：249-253 より改編）

（文献 12 より引用）

年者よりも少量を用い，より緩徐な漸増が望ましい．新規抗てんかん薬は，既存薬より発作抑制率が高いことを示すデータはない上に一般に高価であるものの，副作用や他剤との相互作用が少ないものが多いため，併存疾患を有する高齢者にとっては重要な選択肢となる．

①全般てんかんの諸全般発作に対して，バルプロ酸が第一選択薬として推奨される．欠神発作にエトスクシミド，新規薬ではラモトリギン，ミオクロニー発作にクロナゼパムと新規薬ではレベチラセタム，大発作に第二選択薬としてフェノバルビタール，クロバサム，ゾニサミド，フェニトインが推奨される．新規薬ではレベチラセタム，ラモトリギン，トピラマートの評価が高い．低い催

奇形性を重視した場合ラモトリジンは重要であるが、発作抑制効果はバルプロ酸より劣る。症候性全般てんかんでは、クロナゼパム、ゾニサミドなども考慮する。

②部分てんかんの諸部分発作に対して、カルバマゼピンが第一選択薬として推奨される。第二選択薬はフェニトイン、ゾニサミドであり、バルプロ酸も候補となりうる。新規薬ではレベチラセタム、ラモトリギン、トピラマート、ガバペンチンの評価が高い（表3）。

投薬においてその他に注目すべき点は、1）ピラセタム、レベチラセタムは皮質ミオクローヌスに対して有効である。2）進行性ミオクローヌスてんかん症候群における全般強直間代発作にはゾニサミドも有効である。3）薬物で発作の悪化の報告があることである。カルバマゼピンによるミオクロニー発作と欠神発作の悪化、フェニトインで進行性ミオクローヌスてんかん症候群の小脳症状の悪化と一部では生命予後の悪化、などがある。ほとんどあらゆる薬物単および多量投与において逆説的に発作が悪化しうることは認識する必要がある。

2）生活一般の指導

初めててんかんと診断された患者にとっては、1）てんかんと診断されたことと、2）自動車運転免許に関する2年間の制約があること、の2点は極めて大きなインパクトとなることが多い。患者の受け入れ状況を確認しながら、十分な説明と理解が得られるように対処する。

治療を開始した場合に、生活指導、服薬継続のための配慮も合わせて行う。生活指導として、過労、睡眠不足、怠薬が発作出現の要因であることを説明する。また、特別な誘因あるいは状況がある場合は、それを回避するように指導する。たとえば、光過敏てんかん、将棋てんかんなどの反射てんかんでの誘因の回避、覚醒時大発作てんかんでは覚醒直後には十分な注意と余裕をもった行動を指導する。とくに若年性ミオクロニーてんかんでは睡眠不足と起床後の発作の出現には十分に指導が必要である。また、発作に伴う事故の回避のために、入浴・水泳・高所での作業・危険な機械

の操作・火気の取り扱いなどの指導も、個々の患者に応じて行う。運転免許に関しては、2014年6月に道路交通法が改正され施行され、従来通り運転適正の必要条件として2年間の発作がないことは変わっていない。なお、中型、大型免許および第二種免許の適正に関しては、法律上の規定がない。日本てんかん学会は、「てんかん発作が投薬なしで過去5年間なく、今後も再発のおそれがない」ことを提言している。

再診時のポイント

薬物治療開始後、2〜4週間後に再診する。抗てんかん薬による副作用（小脳失調、眠気、かすみ目、胃腸障害、血球減少、肝機能障害など）をチェックする。初診時の診断に誤りがないか、またその後の情報にて明らかにするべき内容と検査がないかを確認する。治療期間や日常生活での注意は、初診時に説明していても、突然の病態を受容できていない患者も少なくなく、必要に応じて繰り返し説明する。

継続治療のポイント

急性症候性発作では、基礎疾患に応じて再診し、基礎疾患の治療後、長期的な発作治療は後遺症としてのてんかん発作が懸念されなければ開始されない。

慢性てんかん症候群の場合には、病因により経過は異なる（表4）が、一般に70％の患者では抗てんかん薬で発作のコントロールが得られる。2〜5年間の発作抑制後に、減量を考慮できる。その際に、脳波所見、てんかん症候群、発作再発における患者自身の社会的・身体的危険性と薬物中止の利益を十分に考慮する。一般に特発性全般てんかんは、遺伝的素因が病因として推定され、稀発発作は抗てんかん薬でよく十分に抑制されるが、10〜20年経過しても薬物中止に伴う再発は少なくなく、とくにそのなかでも若年ミオクロニーてんかんはその傾向が強い（すなわち、体質によ

表4 てんかん，てんかん症候群の国際分類

1989 年分類	2010 年改訂版分類
1．局在関連性てんかんおよび症候群	脳波・臨床症候群
1.1　特発性（年齢に関連して発病）	新生児期
・中心・側頭部に棘波をもつ良性小児てんかん	早期ミオクロニー脳症
・後頭部に突発波をもつ小児てんかん	大田原症候群
1.2　症候性	乳児期
・側頭葉てんかん	West 症候群
・前頭葉てんかん	Dravet 症候群
・頭頂葉てんかん	小児期
・後頭葉てんかん	熱性けいれんプラス
1.3　潜因性	早発良性小児後頭葉てんかん症候群
2．全般てんかんおよび症候群	中心側頭部棘波を示す良性てんかん
2.1　特発性（年齢に関連して発病）	常染色体優性夜間前頭葉てんかん
・良性家族性新生児けいれん	遅発性小児後頭葉てんかん
・良性新生児けいれん	Lennox-Gastaut 症候群
・乳児良性ミオクロニーてんかん	睡眠時持続性棘徐波を示すてんかん性脳症
・小児欠神てんかん	Landau-Kleffner 症候群
・若年ミオクロニーてんかん	小児欠神てんかん
・覚醒時大発作てんかん	青年期—成人期
・上記以外の特発性全般てんかん	若年欠神てんかん
・反射てんかん	若年ミオクロニーてんかん
2.2　潜因性あるいは症候性	全般強直間代発作のみを示すてんかん
・West 症候群	進行性ミオクローヌスてんかん
・Lennox-Gastaut 症候群	年齢との関連性が低いもの
・ミオクロニー失立てんかん	明確な特定症候群
・ミオクロニー欠神てんかん	海馬硬化症を伴う内側側頭葉てんかん
2.3　症候性	Rasmussen 症候群
3．焦点性か全般性か決定できないてんかんおよび症候群	視床下部過誤腫による笑い発作
	片側けいれん・片麻痺・てんかん
4．特殊症候群	構造的/代謝性の原因に帰するてんかん
4.1　状況関連性発作（機会発作）	皮質形成異常，神経皮膚症候群，腫瘍，感染
・熱性けいれんなど	外傷，血管腫，周産期脳障害，脳卒中など
	未分類てんかん発作　　　　原因不明のてんかん

（文献 11），13）より引用）

るてんかん病因は比較的少量の抗てんかん薬で十分に抑制されるが，薬物中止により発作は再発しやすいため，病気とつきあうという考え方が推奨される）．小児においても同様の原則が成り立つが，学校生活，家庭生活における QOL を高めるという治療目標を考慮する．

　また，少なくとも2種類の抗てんかん薬治療で発作が抑制されない場合に，てんかん外科治療の可能性を考慮すべきである．てんかん外科の適応に原則的に高齢者に対する年齢制限は設けられていなくもっぱら患者の状態による．とくに難治の内側側頭葉てんかんで外科治療適応がある場合，薬物治療より外科治療による発作消失率が高いとする根拠がある．小児の難治てんかんは，てんか

ん発作のために epileptic encephalopathy（てんかん性脳症）として，発達障害と獲得した機能の喪失が起こるために，抗てんかん薬に難治の場合は，早期に専門医の意見を求める必要がある．左迷走神経刺激療法（VNS）は，発作頻度が 50％以上に減少する患者が 30〜40％で期待される．

文　献

1）池田昭夫，柴崎浩：てんかんの診断基準・病型分類・重症度．内科 85：1531-1536，2000

2）てんかんアトラス＆ビデオ Luders & Noachtar. 医学書院，1997

3）池田昭夫，柴崎浩：けいれん．内科鑑別診断学第2版，杉本恒明，小俣政男総編集，朝倉書店，東京，87-96，2003.

4) 池田昭夫：てんかん．ガイドライン外来診療 2007，泉孝英編，461-466，日経メディカル開発，東京，2007（分担執筆）．

5) 池田昭夫：てんかんの診断と病型分類，てんかん：内科医が知っておくべき診療ポイントと治療の最前線，日内会誌 105；2016（印刷中）

6) 宇佐美清英，池田昭夫：日本老年医学会雑誌．52 巻 2 号 102-114，2015

7) 音成秀一郎，池田昭夫：新薬と臨牀．65 巻 6 号 840-845，2016

8) 田中恵子：Epilepsy：てんかんの総合学術誌．8 巻 2 号 93-97，2014

9) 日本神経学会：てんかん治療ガイドライン 2010（https://www.neurology-jp.org/guidelinem/tenkan.html）

10) Commission on Classification and Terminology of the International League Against Epilepsy：Proposal for revised clinical and electroencephalographic classification of epileptic seizures. Epilepsia 22：489-450, 1981

11) Berg AT, Berkovic SF, Brodie MJ, et al：Revised terminology and concepts for organization of seizures and epilepsies：report of the ILAE Commission on Classification and Terminology. Epilepsia 51：676-685, 2010

12) 日本てんかん学会［編集］：てんかん専門医ガイドブック．診断と治療社，2014

13) Commission on Classification and Terminology of the International League Against Epilepsy：Proposal for revised classification of epilepsies and epileptic syndrome. Epilepsia 30：389-399, 1989

（塚田　剛史・井上　岳司・池田　昭夫）

Ⅰ．全般性不安障害

不安は誰でも感じるものであり，日常生活に支障をきたすことはない．しかし，日常に感じる不安を強く感じ，それがもとで日常生活に支障をきたすのが不安障害である．

初診時の対応

1．問　診

不安症状として，家庭生活，仕事・学校，近所づきあい，地震や大雨などの天災などあらゆるものが対象となる．

そして，自分ではどうすることもできないのに深刻に悩み，不安や心配をコントロールできなくなり，日常生活に支障をきたす．

1）身体症状
- ・頭痛，頭重，頭の圧迫感，肩こり，しびれ感
- ・そわそわした感じ
- ・めまい感，頭が揺れる感じ
- ・自分の体でないような感じ
- ・身体の悪寒や熱感，手足の冷えや熱感
- ・動悸，ふるえ

2）精神症状
- ・注意散漫な感じ
- ・記憶力がわるくなる感じ
- ・根気がなくなり疲れやすい
- ・ささいなことでが気になる
- ・いらいらして怒りっぽい
- ・寝付きがわるく，途中で目が覚める

2．検査と診断

症状と経過で診断する．身体的不定愁訴を伴う不安が6ヵ月以上持続する．身体疾患を除外するために検査を行う．

尿，血液，心電図，X線，超音波などの一般内科的検査をして，他疾患を否定されたときに確定する．

3．治　療

薬物療法：抗不安薬（ベンゾジアゼピン系）が使用される．

精神療法：精神療法には，カウンセリング，認知行動療法，セルフコントロール法などが無意識に存在する不安の根源を探し，そのコントロールを目指すものある．

Ⅱ．パニック障害

パニック障害は，今まで自律神経失調症，心臓神経症，過換気症候群と診断されることが多かった．パニック障害の特徴は，突然出現するパニック発作である．

初診時の対応

1．問　診

1）パニック発作

パニック発作には，種々の器官にまたがる身体症状を示す（表1）．

循環器症状：心悸亢進，動悸

呼吸器症状：呼吸困難，窒息感

表1　パニック発作（DSM-IV診断基準，1994）

強い恐怖または不快を感じるはっきりと他と区別できる期間で，そのとき，以下の症状のうち4つ以上が突然発現し，10分以内にその頂点に達する． （1）動悸，心悸亢進，または心拍数の増加 （2）発汗 （3）身震い，またはふるえ （4）息切れ感，または息苦しさ （5）窒息感 （6）胸痛，または胸部不快感 （7）嘔気，または腹部の不快感 （8）めまい感，ふらつく感じ，頭が軽くなる感じ，または気が遠くなる感じ （9）現実感の消失（現実でない感じ），または離人症状（自分自身から離れている） （10）コントロールを失うことに対する，または気が狂うことに対する恐怖 （11）死ぬことに対する恐怖 （12）異常感覚（感覚麻痺，またはうずき感） （13）冷感または熱感

神経学的症状：めまい，ふらつき，しびれ

消化器症状：悪心，腹部不快感

その他：身震い，発汗，紅潮，冷感，しびれ感

とともに独特な精神症状を伴う．

　・死ぬことへの恐怖

　・自制心を失う恐怖

　・離人症状

2）予期不安

一度パニック発作を起こすと，またあの恐ろしい発作が起きるのではないかと不安を抱く．これを予期不安という．この予期不安が強くなると再びパニック発作を繰り返す．

3）広場恐怖

パニック発作を繰り返すと，発作の起きた場所を回避するようになる．電車や飛行機，歯科，理・美容室，買い物のレジ待ち，渋滞した道路などを回避するようになる．さらに不安が強くなると外出できなくなる．

2．診　断

予期しないパニック発作が繰り返し起こり，それらに対する予期不安が1ヵ月以上続く場合に疑

われる．DSM-IVの診断基準（表1）では，13症状のうち，各発作に少なくとも4症状が突然出現し，しかも急速に（10分以内に）病像が頂点に達すると診断される．

3．治　療

薬物療法と精神療法がある．精神療法は認知行動療法が中心となっている．初回のパニック発作後にまた起きるのではないかという予期不安のためパニックを誘発していることを認知し，この症状で死や，発狂に至るものではないことを確認する．不安から逃れるための回避行動や日常生活の制限がかえってパニックを悪化させることを理解させる．また，リラクゼーショントレーニングとして呼吸法や筋弛緩法がある．

薬物療法としては，発作の抑制を目的に抗うつ薬（SSRIや三環系抗うつ薬・スルピリド）が用いられる．不安感の軽減を目的にベンゾジアゼピン系抗不安薬を使用する．これらの薬剤は有効性が高く，とくに患者指導・教育との併用で有効性がきわめて高い．

注意点はパニック障害の疑いがあるときは，専門医の受診を勧める．

（亀井　敦行）

15 うつ病

うつ病の患者は内科を中心に一般の臨床医を受診する場合が圧倒的に多く，精神科を受診するのは 10% 以下である．All physicians who have direct personal contact with patients should learn the fundamentals about diagnosing and treating mood disorders. と心がけなければならない．

高血圧患者の 20〜30%，脳卒中，糖尿病患者の 30%，癌患者の 25%（膵臓癌や口腔咽頭癌では 50%），冠動脈疾患の 20%，心筋梗塞患者では 45% にうつ病があるといわれている．甲状腺機能低下症もしばしばうつ病を合併する．慢性 C 型肝炎もうつ病をきたしやすく，インターフェロンの治療により悪化する場合がある．多彩な内科的，身体的愁訴の背景にうつ病があることを見逃さないようにしたい．

うつ病は一般疾病過程でも生じる．この場合，①闘病における心理的ストレスによる，②疾病過程そのものが原因となる，③投与される薬剤が原因となる，④単に合併症としてある，の4つの可能性があるが，相互に区別はできない．一般臨床医を受診する患者の数%はうつ病である．診断されていなかったり，適切な治療がなされなかったりもする．β-ブロッカーや Ca 拮抗薬のような降圧薬，抗コレステロール薬，抗不整脈薬，ステロイド薬，抗生物質，鎮痛薬，抗パーキンソン薬，抗けいれん薬などはうつ病を引き起こしうる．

初診時の対応

DSM-5 では大うつ病の9特徴として鬱気分，関心の低下，体重減少，不眠，精神的興奮，疲労感（エネルギー喪失感），罪悪感，集中力の低下，企死念慮をあげ，このうちの5項を必須としているがこれを念頭にいれて診断に活用するといい：これを鬱・関・体・眠・精・疲・罪・集・死，とでも記憶する．

患者の愁訴をよく聞くことに尽きる．生活的背景も聞き出して患者のおかれている状況を把握することが必要である．夫を交通事故で亡くして，その後，舅も自殺してしまった，というような中年のうつ病の患者を診察したことがある．喧嘩にまでは至っていないが夫とうまく意思疎通がはかれないでいるうちにうつ病になった，という方もいた．高齢の方で，食欲がない，眠れないといって来院されたことがある．よく話しているうちに，丹精こめてつくっていた薯畑を最近，猪に食い荒らされてむちゃくちゃにされていたことがわかった．それを契機にうつ病になった例であった．こうした事情はよく話を聞いていかないとわからない．

1. 現病歴の聴取

うつ気分ということを理解しない患者もいるので，悲しい気持ちがあるか，暗い気持ちがあるかなどと聞いてみることも必要である．身体症状を伴っていることも多い．体重減少があるか（原因らしきものがなく3ヵ月で6kgも痩せたというような場合は重症のうつ病である可能性が高い），食欲，月経周期異常（月経周期の乱れ，月経がまれになる，無月経になる，など），集中力の低下，不眠（寝つきがわるい，また夜中目覚めて，あとなかなか寝付けない，など），疲れやすさ，活動性の低下ないし亢進，罪悪感の有無などを聞いてみ

る．うつ病のスクリーニングテストとして開発された以下の2つの質問は有用である．

　①この1ヵ月気分が沈んだり，憂鬱な気持ちになったりすることがよくありましたか？
　②この1ヵ月，物事に対して興味がわかない，あるいは心から楽しめない感じがよくありましたか？

　上記2項目がイエスなら88％はうつ病とみなしていい．女性が男性より2倍多い．加齢とともに増える．上島国利，村松公美子が開発した「こころとからだの質問票」（ファイザー製薬提供いただける）も経過・重症度をみるのに便利であろう．

2．既往歴の聴取

　以前に同様な症状はなかったか，その際に有効であった治療法は何か（あれば治療の参考になる），症状に消長はないか，自殺未遂の既往はないか，などを聞く．自殺未遂時に使用された手段がどのようなものであったか（高いビルから飛び降りようとした，首をつろうとした，薬物の大量服用とかの確実な方法をとっていた場合には一層，自殺の危険性が高いと想定しなければならない）．リスト・カットや少量の薬物服用とかによる自殺企図は，精神的支援の渇望の兆候と考えていい．ただし，狂言自殺だとして軽くみてはならない．

3．家族歴の聴取

　遺伝的傾向も検討しておく必要がある．環境要因が重要であるが，そうした要因に反応する仕方に遺伝性がある．また近親者に不幸があった，というようなことはないか，患者と同様な症状を有する血縁者はいないか，「家族や精神的なつながりのあるだれかが自殺した」というようなことはないか，母親が自殺した，というような家族歴があれば注意しなければならない．

4．現症・視診・触診・聴診・身体所見

　症状に応じた背景疾患を考えていく必要がある．血糖，血中甲状腺ホルモン濃度，心電図，心エコー検査など．身体的愁訴があればさらにそれ

に応じた血液検査，X線検査，CT，MRIなども必要である．

　さまざまな一般医学的疾患に並行してうつ病が存在していることもあるから，そうした疾患に対する治療は並行して進める．

5．治　療

　なによりもまず自殺を避けさせなければならない．5％のうつ病患者は自殺しようとする．言葉を選んで丁寧なものいいが必要であるが，自殺のことを率直に聞くことで自殺が促進されることはないことがわかっている．自殺はうつ病の主死因である．

　留意すべき事項
　①自殺願望の表明がある：自殺の方法を具体的に話すような患者には要注意
　②選択された自殺方法に留意のこと
　③衝動性向
　④家族や精神的なつながりのあるだれかが自殺した
　⑤年齢，性：中年期以降，高齢，男性に多い
　⑥生活環境・職業：経済的損失，地位の失墜，病気（自殺の20％は病苦に関係している），けが，業績不振，予想外の失敗，孤独な暮らしの患者には要注意，自殺手段が容易に手にはいる，ストレスの強い職業の人
　⑦うつ病の程度
　⑧精神障害の合併：幻聴で自殺を命令される，というようなこともある
　⑨自殺未遂の既往

　本当に死を望んでいるわけではなくて，どこか自殺を阻止してもらいたいという心理の患者が多い．数時間で気持ちが変わる患者も多い．衝動的性格の患者は自殺に走ってしまう傾向があるので注意すること．自殺手段が手近にあれば取り除かなければならない．また生活実態からうつ病の要因が明らかに想定できるからといって放置してはならない．

6．患者・家族へのインフォームドコンセント

患者および家族にうつ病について十分説明する．治療していくことで治る病気であること，治療はかなり長期にわたりえること，よくなってもぶり返すこともあり，落胆しないで治療を続けることによってよくなっていく病態であることを理解してもらう．

治療方法としては精神療法（認知行動療法など），薬物療法，電気痙攣療法がある．まずゆっくり休養をとらせることが重要である．

■ 薬物療法と精神療法（structured psychotherapies）

両者で同等の効果がある．

1．精神療法

一般臨床医としてできることは以下の3点でである．

① うつに伴う否定的ネガティブな思考（自虐的性行，意気阻喪）を是正させる．

うつ病患者の感情構造の歪み（自分および将来を極端に否定的にとらえる認知的歪み）がある．この歪みを是正していく．自分の毎日の行動や身体感覚についての誤った解釈に関して客観視させるように仕向ける．

② ストレスの多い人間関係の調整．

③ 問題解決的な相談：人生相談も含めた病状改善の相談，債務を含む経済上の問題，毎日の生活上の問題の解決もはかりつつ治療を進める．行政との連携も必要である．

2．薬物療法

自殺を疑われる患者には投薬をその手段にさせない気配りも必要．安定するまでは7日以上の投薬はしない．現在使用されている薬剤とその特徴について表1にまとめる．能書を熟読した上で投与してほしい．

うつ病に効く薬はシナプスにおいてセロトニン，ノルエピネフリンの濃度を上げる．多くはないがドパミンの濃度も上げる薬剤もある．こうした広範囲の効果を有する薬剤を一括して抗うつ薬と呼称するのはふさわしくないかもしれない．単なる抗うつ作用よりも作用は広い．単剤では有効でなくていろいろ組み合わせなければならないことも多い．

SSRI/SNRI が有用で短期間の消化器系の副作用を除けば比較的副作用も少ない．まれな副作用はいろいろあるので注意が必要であるが，一般に少量から始めてゆっくり，病状にあわせて最大用量まで増量して経過をみていく．6〜8週間で80%以上の効果がある．半年間は同じ用量で継続投与が必要である．身体症状よりも不眠をはじめとした非身体症状，気分の症状のほうが先に改善していくことが多い．投与薬剤の減量はゆっくりと進めていき，少量をかなりの長期にわたって継続していくのがよい．効果がないような場合には三環系抗うつ薬/四環系抗うつ薬なども考慮していく．ベンゾジアゼピン系の抗不安薬を加える場合，転倒，ふらつき，認知機能低下などの副作用があり，患者，家族に十分説明しておく必要がある．

■ 再診時・継続治療のポイント

いつ専門医に紹介するか

70%の患者はこの頃には改善をみる．効果不十分の患者についてはしっかり服薬されていたかどうかを確認する．副作用に注意しながら投薬量の増量を検討する．別の薬剤に代えてみるのもいい．他の抗うつ薬との併用，リチウム，甲状腺ホルモン，ドパミンアゴニストなどを加えてみたりする．SSRI は投与期間が長引くと効果が逓減していく場合がある．少量の三環系抗うつ薬を加えてみたりする．治療が成功してもその後1年は再発防止のために治療を継続すること．2回以上のうつ病期を経験している患者ではさらに長く慎重に経過をみていく必要がある．アルコールは再発の要因になり，薬剤の作用を低下させる可能性がある．言葉でいうよりも思いやりのある，見守り

表1 わが国で使用される抗うつ薬

分類		一般名	商品名	備考
第一世代抗うつ薬	三環系抗うつ薬	塩酸イミプラミン	トフラニール® イミドール®	意欲昂進作用が強い．抗コリン作用が出現しやすい．
		塩酸クロミプラミン	アナフラニール®	意欲昂進作用が強い，やや速効性，点滴・静脈注可．パニック障害・強迫性障害にも有効．
		マレイン酸トリミプラミン	スルモンチール®	鎮静・催眠作用がやや強い．
		塩酸アミトリプチリン	トリプタノール® アミプリン® ノーマリン®	鎮静作用・抗コリン作用が強い．注射（筋注・静注）製剤あり．
		塩酸ノルトリプチリン	ノリトレン®	鎮静作用，精神運動静止作用あり．
第二世代抗うつ薬	四環系抗うつ薬	塩酸ロフェプラミン	アンプリット®	抗コリン性副作用が少ない．
		アモキサピン	アモキサン®	抗コリン性副作用が少ない．
		ドスレピン	プロチアデン®	自律神経系の副作用が少ない．
		塩酸マプロチリン	ルジオミール® クロンモリン® ノイオミール® マブロミール®	末梢性抗コリン作用が少ない．けいれん発作・発疹に注意．
		ミアンセリン	テトラミド®	抗コリン作用は弱い．心毒性なし．眠気を起こしやすい．
		マレイン酸セチプリン	テシプール®	抗コリン作用は弱い．心毒性なし．
その他		スルピリド	ドグマチール® アビリット® ミラドール® ベタマックT® セルネビン® など	抗精神作用と抗うつ作用あり．鎮静作用は少なく，副作用も少ない．けいれん，遅発性ジスキネジア，パーキンソン症状に注意．
		塩酸トラゾドン	レスリン® デジレル®	セロトニンに選択的に作用，副作用は少ない．
第三世代抗うつ薬	SSRI	フルボキサミン	デプロメール® ルボックス®	強迫性障害にも有用．
		塩酸パロキセチン	パキシル®	パニック障害にも適応あり．
		塩酸セルトラリン	ジェイゾロフト®	双極性や統合失調症の陰性症状にも有効．
第四世代抗うつ薬	SNRI	塩酸ミルナシプラン	トレドミン®	副作用は少ない．

のほうが有効のこともある．重症なうつ患者は自殺に走りやすい．軽くみえても，本当に軽いかどうかはむずかしい．重症のときには自殺の気力すら萎えている．すこしよくなってきたところで自殺ということがあるので十分の見守りが必要である．1ヵ月治療して効果がないと40%は来院しなくなるので，あらかじめ十分話し合っておくこと．最初の1～2ヵ月の頻回の診察と教育が重要である．専門医に紹介する基準を以下にまとめてみた．個々の臨床医の経験と判断で進めていくしか

ない．
①診断に苦慮する場合
②SSRI，SNRI，などで2ヵ月治療しても効果があがらない
③重症うつ病
④産後うつ病
⑤躁状態
⑥自殺念慮が強い
⑦家族歴のあるうつ病

うつ病はいろいろな要素によって成立している症候群である．なにをやっても効かない例はある．躁うつ病のうつ病期である可能性もある．うつ病と思われている患者の10％は双極性の躁うつ病であるという．効果がない場合には電気痙攣療法（electro convulsive therapy；ECT）が治療選択肢の1つになる．磁気刺激も有効である．比較的普及しているECTは薬物療法と同等かそれ以上に有効で速効性がある．相応の精神科施設に紹介することになる．薬物治療抵抗性の患者や強い妄想を有する患者に適応がある．いずれも認知機能に障害を残すので躊躇させられているが，わが国の高い自殺率などを考えればもっと活用されるべきである．迷走神経刺激も有効であるが，まだわが国ではほとんど普及していない．

文　献

1) Victor I：Reus Mental Disorders In Harrison's Principles of Internal Medicine 19th Ed, Mc Graw Hill Medical, 2708-2723, 2012
2) Thomas C：Long major depressive disorder. N Engl J Med 358（17）：1868-1869, 2008
3) Sarah H Lisanby：Electroconvulsive therapy for depression. N Engl J Med 357：1939-1945, 2007
4) Sarah H Lisanby, Bruce Luber, Thomas E Schlaepfer, Harold A Sackeim：Safety and feasibility of magnetic seizure therapy（MST）in major depression：randomized within-subject comparison with electroconvulsive therapy. Neuropsychopharmacology 28：1852-1865, 2003
5) Lauren B Marangell, A John Rush, Mark S George, Harold A Sackeim, Christopher R Johnson, Mustafa M Husain, Ziad Nahas, and Sarah H Lisanby：Vagus nerve stimulation（VNS）for major depressive episode：one year outcomes. Biol Psychiatry 51：280-287, 2002
6) 西島英利：自殺予防マニュアル．日本医師会編集第3版 2014.5.1.
7) 樋口輝彦（監修）尾崎紀夫，三木治，芝山幸久：日常臨床における適切なメンタルケア―うつ病・うつ状態への対応，何を聞くか，何を話すか―日医雑誌第135巻（2）：NM1-NM6, 2006
8) 張　賢徳：うつ病患者への対処．日医雑誌第129(11)：SC9-SC12, 2003
9) 小山　司，田中輝明：うつの診断と抗うつ薬の使い方．日医雑誌第136（8）：15051509, 2007
10) 樋口輝彦，上島国利，大塚邦明，加藤貴紀，門脇　孝：生活習慣病とうつ―メンタルヘルスケアの重要性―．日医雑誌第135巻（5）：NM13-NM18, 2006
11) Donald W. Black, Nancy C. Andreasen Introductory Textbook of Psychiatry 6th Edition（DSM-5Edition）American Psychiatric Publishing 2014
12) 鈴木竜世，野畑綾子，金　直淑ほか，職域のうつ病発見および介入における質問紙法の有用性検討：Two question case finding instrument と Beck Depression Inventory を用いて．精神医学 45：699-708, 2003

（瀬古　敬）

16 睡眠障害

睡眠障害

1. 睡眠の生理

夜間によい睡眠をとることにより，日中の疲労を回復させる．その結果，日中の生活の質を高め社会人であれば労働生産性を向上させることができる．

1）睡眠時脳波の特徴

レム（REM, rapid eye movement）睡眠とノンレム睡眠が周期的に出現する．ノンレム睡眠は眠りの深さから4段階に分かれる．睡眠の周期はノンレム期とそれに続くレム期を合わせたもので，幼児で50〜60分，成人で約90分である[1]．ノンレム睡眠中は脳の休養，レム睡眠中は夢との関連が深く，また筋肉のトーヌスの減弱から身体の休養となっていると思われる[2]．

2）加齢による変化[3]

総睡眠時間は生涯を通じて短縮し，新生児期には13〜15時間，成人で7〜8時間，高齢者で6時間くらいになる．また高齢になるほど睡眠効率は低下する．

2. 過眠症（日中の病的な眠気）

睡眠時無呼吸症候群（SAS），むずむず脚症候群，周期性四肢運動障害，レム睡眠行動障害などにより夜間睡眠障害が起こり，日中の過眠が生じる．他にナルコレプシーや本態性過眠症も昼間の眠気の原因となり，また過重労働や遊興による絶対的睡眠不足による日中の過剰な眠気もある．これらによる交通事故や産業事故が問題となっている．近年はとくに産業保健におけるSAS対策の重要性が取り上げられている[4]．

3. 概日リズム[5]の障害

慢性的な睡眠・覚醒リズムの障害である．通常，視床下部に存在する視交叉上核が生物時計の役割を担っており，25時間周期を営んでいる．朝日を浴びることでこの1時間の時差を修正し24時間周期に同調している．それが障害された病態として睡眠相前進症候群と睡眠相後退症候群がある．

4. 精神疾患と睡眠障害

睡眠障害の背景の要因の1つとして精神医学的要因が挙げられる．脳の機能の障害された状態とみなされる精神疾患には睡眠障害が必然的にみられる．

5. メタボリックシンドロームと睡眠障害[6]

不眠・睡眠不足とメタボリックシンドロームの関連について数多く報告がなされ，発症の危険因子と考えられるようになった．逆にメタボリックシンドロームは不眠を増悪させるという悪循環を形成する．睡眠不足は耐糖能低下，免疫反応低下，高血圧症をもたらすことも報告されている．

6. 泌尿器科系疾患と睡眠障害[7]

高齢になると夜間睡眠時に尿意による覚醒が増える．加齢による抗利尿ホルモンの日内変動の変化，腎機能の変化，膀胱機能の変化などさまざまな要因が関係している．不眠と夜間頻尿の両方を視野にいれて治療する．前立腺肥大症などの基礎疾患の治療と同時に筋弛緩作用の少ない睡眠薬を

使用する.

7. 高齢者と睡眠障害[8]
高齢であることは不眠の大きな要因となっており, 成人全体では 21.4% に不眠がみられるが高齢者（60 歳以上）になると 29.5% と約 3 人に 1 人が不眠の訴えをもっている.

むずむず脚症候群や睡眠時無呼吸症候群, 糖尿病・高血圧・喘息などの内科的疾患, 腰痛, 泌尿器疾患など睡眠障害をきたす病態は高齢で頻度が増加する. また降圧薬・気管支拡張薬・抗ヒスタミン薬などいくつかの薬剤は睡眠障害をもたらす. しかし高齢者では, 睡眠不足感や日中の眠気を自覚する頻度は低下する.

高齢者は代謝・排泄機能が衰えており, 睡眠薬の作用・副作用ともに出やすいので注意が必要である. BZ（ベンゾジアゼピン）系を主とする睡眠薬は $\omega 1$ 受容体への作用による催眠作用と, $\omega 2$ 受容体に対する抗不安作用および筋弛緩作用をもつ. ゾルピデム, ゾピクロン, クアゼパムなど $\omega 1$ 受容体選択性の高い薬剤は転倒などの原因となる筋弛緩作用が少ないため使用しやすい. しかし不安が強い場合は $\omega 1$ および $\omega 2$ 受容体の両方に対し作用する薬剤が効果がある. また, これまでの睡眠薬とは全く作用機序の違うラメルテオン（メラトニン受容体作動薬）, スボレキサント（オレキシン受容体拮抗薬）が高齢者の睡眠薬として副作用が生じにくいとの報告もある.

8. その他
産業衛生の観点から, 過重労働の睡眠に対する影響[9]や交替制勤務の睡眠に対する影響[10]を配慮する必要がある.

 睡眠障害の治療（薬物療法を中心に）[11]

1. 睡眠障害の類型
睡眠障害：寝つきがわるい, 1 時間以上かかる.
熟眠障害：深く眠った感覚がない.
中途覚醒：起床までに何度も目が覚める.

早朝覚醒：本人が望むより早く覚醒しその後眠れない.

2. 非薬物療法
睡眠障害対処 12 の指針（後述）を参照する.

3. 薬物療法
日本における不眠症治療薬の歴史において, 1950～1980 年代にかけて発売されたのが GABA 受容体作動薬で, バルビツール酸系睡眠薬, ベンゾジアゼピン系睡眠薬, 非ベンゾジアゼピン系睡眠薬などがある. その後 2010 年にメラトニン受容体作動薬であるラメルテオン, 2014 年にはオレキシン受容体拮抗薬であるスボレキサントが発売された. バルビツール酸系は大量服薬による呼吸抑制, 耐性, 依存性, 退薬症候などの欠点がある. ベンゾジアゼピン（BZ）系は危険な副作用が少なく耐性形成・退薬症候が発現しにくい. 非ベンゾジアゼピン系は BZ 受容体に作用, BZ 系よりさらに退薬症候を生じにくく, 筋弛緩作用が少ない. ラメルテオンは催眠作用や体内時計に対する作用をもち, 習慣性がない. また BZ 系睡眠薬では筋弛緩作用による呼吸抑制などで使用が困難な症例には有用である[12]. スボレキサントはオレキシン受容体への結合をブロックし, 過剰に働いている覚醒システムを抑制することで脳を生理的に覚醒状態から睡眠状態へ移行させて本来の眠りをもたらす. 耐性, 依存性はほとんどない.

4. BZ 系薬剤の薬理
脳内の BZ 受容体へ結合して作動薬として作用, Cl^- イオンの細胞内への流入を促進することにより細胞の興奮を起こりにくくする.

BZ 受容体は薬物選択性と体内分布から $\omega 1 \sim \omega 5$ の 5 つに分類される. BZ 系睡眠薬のほとんどは $\omega 1, \omega 2$ 受容体に非選択的に結合する. $\omega 1$ 受容体はとくに小脳, 淡蒼球, 大脳皮質に高密度で, 主に催眠・鎮静作用に, $\omega 2$ 受容体は大脳辺縁系, 脊髄に多く分布していて, 主に抗不安作用・筋弛緩作用に関係していると考えられている.

$\omega 2$受容体を介しての筋弛緩作用は高齢者の転倒などと関連,また上気道周囲の筋群を弛緩させることで睡眠時無呼吸症候群を促進するという問題がある.近年,$\omega 1$受容体に選択的に作用し筋弛緩作用の少ない薬剤が開発されており,超短時間型の非BZ系睡眠薬のゾルピデム,ゾピクロン,エスゾピクロン,長時間型のBZ系睡眠薬のクアゼパムがこれにあたる.

これらの薬剤の特徴は,催眠・鎮静作用に比べて筋弛緩作用は弱く,高齢者にも使用しやすいこと,反跳性不眠や退薬症候が出にくいことである.

5．BZ系薬剤の使用方法

4タイプの睡眠薬の中から選択して使い分ける（表1）.

入眠障害：超短時間型,短時間型
中途覚醒：中間型
早朝覚醒：長時間型
個人の身体状態,年齢により睡眠薬の吸収・代謝・排泄などが影響を受ける.

6．BZ系薬剤の副作用

持ち越し効果（翌日に持続する精神運動機能低下）,依存,筋弛緩作用（転倒）,認知機能への影響,記憶障害（前向性健忘）,奇異反応などが挙げられる.

7．相互作用

BZ系睡眠薬とアルコールとの併用により肝臓での代謝が阻害され,作用が増強されるため,併用禁忌である.また併用を避けたほうがいいものとして,マクロライド系抗生剤,抗真菌薬,抗ウイルス薬,Ca拮抗薬,シメチジンが挙げられ,これらの併用により代謝が阻害され,睡眠薬の作用が増強される.グレープフルーツも睡眠薬の代謝を阻害する.一方リファンピシン（抗結核薬）や抗てんかん薬との併用により代謝が促進され睡眠薬の効果が減弱する.

表1　睡眠薬の分類

分類	区分	一般名	主な商品名	タイプ	半減期（時間）	用量（mg/日）
1	超短時間型	酒石酸ゾルピデム	マイスリー®	非BZ	2	5〜10
		ゾピクロン	アモバン®	非BZ	4	7.5〜10
		エスゾピクロン	ルネスタ®	非BZ	5	1〜3
		トリアゾラム	ハルシオン®	BZ	2.9	0.125〜0.5
	短時間型	ブロチゾラム	レンドルミン®	BZ	7	0.25
		ロルメタゼパム	エバミール®	BZ	10	1〜2
			ロラメット®	BZ		
		塩酸リルマザホン	リスミー®	BZ	10.5	1〜2
	中間型	フルニトラゼパム	サイレース®ロヒプノール®	BZ	7	0.5〜2
		エスタゾラム	ユーロジン®	BZ	24	1〜4
		ニトラゼパム	ベンザリン®ネルボン®	BZ	27	5〜10
	長時間型	塩酸フルラゼパム	ダルメート®ベノジール®	BZ	24	10〜30
		ハロキサゾラム	ソメリン®	BZ	42〜123	5〜10
		クアゼパム	ドラール®	BZ	40	20〜30
2		ラメルテオン	ロゼレム®		2	8
3		スボレキサント	ベルソムラ®		10	15〜20

1：GABA受容体作動薬　　ベンゾジアゼピン系（BZ）,非ベンゾジアゼピン系（非BZ）
2：メラトニン受容体作動薬
3：オレキシン受容体拮抗薬

睡眠についての教育[13,14]

睡眠障害の対処12（厚生労働省の資金援助によるガイドライン作成委員会による指針）．

①睡眠時間は人による．日中の眠気で困らなければよい．

②寝る前にはカフェインなどの刺激物を避ける．入浴，音楽，読書，香りなどの自分なりのリラックス法を心がける．

③眠たくなってから床につく．

④同じ時刻に毎日起床する．

⑤光の利用，毎日外で太陽の光を浴びる．

⑥規則正しい3度の食事，規則的運動習慣．

⑦昼寝をするなら15時前に短時間（20～30分）．

⑧眠りが浅いときは，むしろ遅寝・早起きに．

⑨睡眠中の激しいイビキ・呼吸停止，足のビクツキ・ムズムズ感に注意．

⑩十分眠っても日中の眠気が強い時は専門医に．

⑪寝酒は不眠のもと．

⑫睡眠薬の使用は医師の指示で正しく使えば安全．

睡眠障害治療の理想は，可能な限り予防することであるとともに睡眠薬を正しく使用して悪循環を断ち切ることも大切である．

文　献

1) 鳥居鎮夫：生物行動としての睡眠．睡眠学ハンドブック，日本睡眠学会編，朝倉書店，東京，12-15，1994
2) Dement WC et al：Cyclic variation in EEG during sleep and their relation to eye movement, body motility, and dreaming. Electroenceph Clin Neurophysiol 9：673-690, 1967
3) Roffwarg HP et al：Ontogenic development of the human sleep-cycle；The prime role of dreaming sleep in early life may be in the development of the central nervous system. Science 152：604-619, 1966
4) Barbe F et al：Automobile accidents in patients with sleep apnea syndrome. Am J Respir Crit Care Med 140：529-530, 1989
5) Ashoffb J：Desynchronization and resynchronization of human rhythms. Aerospase Msd 40：844-849, 1969
6) 内山　真：不眠・睡眠不足とメタボリックシンドローム．ねむりと医療 vol.1 no.1, 1-4, 2008
7) Miller M：Nocturnal polyuria in older people. Pathophysiology and clinical implications. J Am Geriatr Soc 48：1321-1329, 2000
8) 内山　真：第一回　高齢者の睡眠障害にどう対応するのか？ねむりと医療 vol.1 no.1, 40-42, 2008
9) 島　悟，黒木宣夫：過重労働と睡眠．睡眠障害の基礎知識，日本労務研究会，46-63, 2008
10) 高橋正也：交代制勤務と睡眠．睡眠障害の基礎知識，日本労務研究会，66-92, 2008
11) 菅原裕子，稲田　健，石郷岡　純：不眠の治療．睡眠障害の基礎知識，日本労務研究会，116-130, 2008
12) 村崎光邦：新規睡眠薬 ramelteon の基礎と臨床．臨床精神薬理 14：410-438, 2011
13) 柿沼　充，田中克俊：職域における睡眠教育のポイント．睡眠障害の基礎と臨床，日本労務研究会，132-142, 2008
14) 睡眠障害の診断・治療ガイドライン研究会：睡眠障害の対応と治療ガイドライン，内山　真編，じほう，東京，2002

（野崎　京子）

17 特定疾患治療研究事業と神経内科領域の認定疾患

特定疾患治療研究事業

1973年4月17日付の公衆衛生局長通知「特定疾患治療研究事業について」に基づき，いわゆる難病のうち特定の疾患について医療の確立，普及を図るとともに，患者の医療費の負担軽減を図ることを目的として始められた事業である．これが，2015年1月1日から「難病の患者に対する医療等に関する法律」（難病法）に基づき，難病医療費助成制度（特定医療費助成制度）に移行した．

「難病」という用語は，いわゆる「不治の病」に対して社会通念として用いられてきた．難病であるか否かは，その時代の医療水準および社会事情によって定まり，人為的に選択される．

1972年の難病対策要綱で，難病の定義は「(1)原因不明，治療方針未確定であり，かつ，後遺症を残すおそれが少なくない疾病，(2) 経過が慢性にわたり，単に経済的な問題のみならず介護等に著しく人手を要するために家族の負担が重く，また精神的にも負担の大きい疾病」とされた．

難病対策の概要：わが国の難病対策は，症例数が少なく，原因不明で，治療方法が確立しておらず，生活面への長期にわたる支障がある疾患については，(1) 調査研究の推進（難治性疾患克服研究事業：対象は臨床調査研究分野の130疾患），(2) 医療施設等の整備（重症難病患者拠点・協力病院設備），(3) 地域における保健・医療福祉の充実・連携（難病特別対策推進事業など），(4) QOLの向上を目指した福祉施策の推進（難病患者等居宅生活支援事業）などの対策が行われている．また難治性疾患克服研究事業における臨床調査研究

対象疾患130疾患のうち，診断基準が確立し，かつ難治度，重症度が高く，患者数の少なさから公費負担の方法をとらないと原因の究明，治療法の開発などが困難な疾患については，(5) 医療費の自己負担の軽減（特定疾患治療研究事業）対策をしている．

1. 難病とは？

日本で「難病」という用語が用いられたのはスモン病以来である．スモン（SMON：subacute myelo-optico-neuropathy）病はわが国のみにみられ，しかも1967〜1968年頃に急増した．当時は奇病といわれ，原因がわからなかったことから，1969年に厚生省に調査研究協議会が組織され，研究班形式によるプロジェクト研究が行われた．その翌年にスモンと整腸剤キノホルムとの因果関係が初めて示唆された．全国的な疫学調査を行うことにより，キノホルムの服用によってスモン病が起こる可能性が示された．同年のキノホルム発売中止以降，新規患者の発症が激減したことから，その後スモン病の原因はキノホルムであると考えられるようになった．

このような流れの中で，難病に対する集中審議が国会で行われ，1972年に難病対策要綱が策定された．この要綱の中で，難病は①原因不明，治療方針未確定，かつ，後遺症を残すおそれが少なくない疾病，②経過が慢性にわたり，単に経済的な問題のみならず，介護等に等しく人手を要するために家族の負担が重く，また精神的にも負担の大きい疾病，と定義された．

難病対策には，①調査研究の推進，②医療施設の整備，③医療費の自己負担の解消，の3つが挙

げられ，難病の病因・病態の解明研究および診療整備のみならず，難病に対する医療費の公費負担が初めて導入されることとなった．当初の調査研究の対象としては，スモン，ベーチェット病，重症筋無力症，全身性エリテマトーデス，サルコイドーシス，再生不良性貧血，多発性硬化症，難治性肝炎が選ばれ，特に前述の4疾患が医療費助成の対象としてスタートした．

このような包括的な難病対策の施行は世界に類をみない画期的なものであった．従来，難病の新規治療法の開発研究は，①マーケットが小さいこと，②病因が不明であるために治療薬の開発が難しいこと，などの理由で製薬会社からは敬遠されてきた．しかし，国が総合的な難病対策を実施することによって，初めて希少難病の治療法の開発にも光が当てられることとなった．

2．難病対策の推移

その後，難病研究の対象疾患数が徐々に増加し，数百疾患となった．また，医療費助成の対象疾患には「診断基準が一応確立し，かつ難治度，重症度が高く，患者数が比較的少ないため，公費負担の方法をとらないと原因の究明，治療法の開発などに困難をきたすおそれのある疾患」に相当する56疾患が特定疾患治療研究事業（医療費助成事業）の対象となった．すなわち，この56疾患については，患者の申請により担当医が調査票を書き，所定の審査をパスすれば，医療費は公費負担となった．

しかし，その後も対象とする疾患数および対象患者数が増加の一途を辿り，2011年度末に対象患者数が78万人にまで増加した．特定疾患治療研究事業（医療費助成事業）に要する予算は総計で400億円を超える状況となった．また，本事業は都道府県が実施主体であったことから，国の財政悪化に伴って都道府県の超過負担が発生する一方で，難病に悩む患者とその家族から医療費助成の対象疾患のさらなる拡大と見直しの声も強くなった．

3．「難病の患者に対する医療等に関する法律」の成立と施行

2014年5月23日に「難病の患者に対する医療等に関する法律」が成立し，2015年1月1日から施行された．これにより，難病患者に対する医療費助成に消費税などの財源を充て，安定した医療費助成制度が確立した．具体的には，医療費の支給は都道府県の支弁とし，国はその半分を負担する．国は難病の発症の機構，診断および治療方法に関する調査および研究を推進し，療養生活環境整備事業を実施することが継続的かつ安定的に可能となった．

4．指定難病とは？

本法律の中で，医療費助成の対象疾患は新たに指定難病と呼ばれることとなった．難病は，①発病の機構が明らかでなく，②治療方法が確立していない，③希少な疾患であって，④長期の療養を必要とするもの，という4つの条件を必要としているが，指定難病はさらに，⑤患者数が本邦で一定の人数（人口の0.1%程度）に達しない，⑥客観的な診断基準（またはそれに準ずるもの）が成立している，の2条件が加わっている．

指定難病の選定にあたっては，厚生労働省指定難病検討委員会で討議をし，さらにパブリックコメントを求めた後，厚生科学審議会疾病対策部会で承認された．まず，第1次実施分として110疾病が選定され，2015年1月1日から医療費助成が開始された．さらに，5月13日には第2次実施分196疾病が決まり，合計306疾病が対象となり，2016年7月1日から医療費助成が開始される．「難病法」による医療費助成の対象となるのは，原則として「指定難病」と診断され，「重症度分類等」に照らして病状の程度が一定程度以上の場合である．

これに伴って，指定難病患者は2015年度には約150万人となり，医療費助成の事業（表1）規模は約1820億円になるものと推測されている．

表1　医療費助成の事業内容

①特定医療費の内容
・病院または診療所での診察や治療代
・薬局等での薬代
・病院や訪問看護ステーションからの訪問看護や訪問リハビリの費用等
②対象医療の範囲
指定難病およびその指定難病に付随して発生する傷病に関する医療
③支給対象となる医療の内容
・診察
・薬剤の支給
・医学的処置，手術およびその他の治療
・居宅における療養上の管理およびその治療に伴う世話その他の看護
・病院または診療所への入院およびその療養に伴う世話その他の看護
④支給対象となる介護の内容
・訪問看護
・訪問リハビリテーション
・居宅療養管理指導
※医師などが自宅に訪問し，療養に必要な管理指導を行う
・介護療養施設サービス
※介護療養型医療施設の療養病床等に入院する要介護者に対する医療
・介護予防訪問看護
※「介護予防」は要支援者へのサービス
・介護予防訪問リハビリテーション
・介護予防居宅療養管理指導

5．難病の診療体制

これまでは特定疾患（難病）の診断は，医師であれば誰でも行うことができたが，今後は難病指定医のみが指定難病の新規診断を行う．難病の初回申請時には，患者はまず難病指定医のところに行く．難病指定医の役割は，①難病の医療費助成の支給認定申請に必要な診断書（臨床個人調査票）を作成する，②患者データ（診断書の内容）を登録管理システムに登録する，の2点である．これによって，難病の正確な診断が可能になるばかりか，難病患者に対する正しい疫学データベースが構築される．

上記の306疾患については，それぞれの診断基準と重症度分類がすでに決められており，難病指定医は診断書（臨床個人調査票）に診断基準と重症度分類に関する判定結果を記入する．最終的な判定は，都道府県で行われる．また，それぞれの病気の診断基準，重症度分類については，難病情報センターのホームページ（http://www.nanbyou.or.jp/）に掲載されている．

難病指定医の要件は，①難病の診断または治療に5年以上従事した経験があり，申請時点で関係学会の専門医の資格を有している，②難病の診断または治療に5年以上従事した経験があり，一定の研修（1〜2日間）を修了している，のどちらかを要する．また，難病指定医の指定は5年毎に更新する．ただし，法施行時の経過措置として，5年以上の診断・治療経験があり，指定難病の診断等に従事したことがある医師については，平成29年3月31日までに研修を受けることを条件に難病指定医となることができる．

6．難病の研究体制

これまで難病の研究体制は厚生労働省管轄事業として，難治性疾患政策研究事業と難治性疾患実用化研究事業の2つが行われてきた．2015年度からは，前者の事業は厚生労働省が，後者は日本医療研究開発機構が担当をすることとなった．

難治性疾患等政策研究事業では，難病患者の疫学調査に基づいた実態把握，客観的診断基準・重症度分類の確立，エビデンスに基づいた診療ガイドライン等の確立，診断基準・重症度分類・診療ガイドライン等の普及および改訂などを行い，難病の医療水準の向上を図る．このために，難病指

定医が入力をする難病患者データベースがきわめて重要な役割を果たす.

難治性疾患実用化研究事業は,日本医療研究開発機構が行う9つの推進分野(プロジェクト)中の1つである「難病克服プロジェクト」として行われる.ちなみに,日本医療研究開発機構では,国の健康・医療戦略推進本部が策定した戦略に基づくトップダウンの研究を目指して研究費の一元管理を行っており,9つの推進分野ごとに事業運営を行う.すなわち,トップダウンで研究の質を管理することになる.

難治性疾患実用化研究事業では,難病の病因・病態研究というよりは,新規治療法の開発研究を目指す.

7.難病の普及・啓発活動

難病情報センターと難病相談・支援センターなどが難病の普及・啓発活動を行っている.難病情報センターは,公益財団法人難病医学研究財団が運営を行う.難病患者・家族および医療関係者に対して,療養生活あるいは診療上に必要な情報(疾患解説,診断・治療指針など)を,インターネットのホームページ(http://www.nanbyou.or.jp/)を通じて提供する.この他,国の難病対策,各種制度・サービス概要,難治性疾患研究班,患者会の情報も提供しており,アクセス数は月250万件を超える.

難病相談・支援センターは,2003年度から各都道府県に設置され,実施主体は都道府県である.地域で生活する難病患者やその家族の日常生活での悩みや不安などの解消を図り,療養生活の支援を行っている.

8.神経内科領域の認定疾患

指定難病は306に及ぶ(厚生労働省指定難病病名一覧表 http://www.mhlw.go.jp/file/06-Seisakujouhou-10900000-Kenkoukyoku/0000109772.xlsx 参照).神経内科疾患はこの中で重要な位置を占めるが,どこまでが神経内科領域

かを示すことが難しい.とくに最初の50疾患は神経内科領域との関連が深い.指定難病の対象疾患306疾病では疾患ごとに診断基準があり,各都道府県ではこの基準をもとに専門家で構成される協議会での審査を経て認定されている.

新制度では,指定医療機関以外では医療費助成の対象とはならない.また,医療受給者証には原則として,申請の際に患者から利用の希望のあった指定医療機関名を記載する(医療機関名については複数記載して差し支えない).通常は医療受給者証に名称が記載されている指定医療機関での診療等が医療費助成の対象となる.ただし,緊急その他やむを得ない場合には,医療受給者証に名称が記載されていない指定医療機関での診療等も医療費助成の対象となる.

9.各種サイト

1)難病対策要綱. http://www.nanbyou.or.jp/pdf/nan_youkou.pdf

2)難治性疾患克服研究事業臨床調査研究分野の対象疾患.

http://www.nanbyou.or.jp/entry/511

3)難病の患者に対する医療等に関する法律.

http://www.mhlw.go.jp/stf/seisakunitsuite/bunya/kenkou_iryou/kenkou/nanbyou/

4)指定難病第一次認定.

http://www.mhlw.go.jp/stf/seisakunitsuite/bunya/0000062437.html

5)指定難病第二次認定.

http://www.mhlw.go.jp/file/05-Shingikai-10601000-Daijinkanboukouseikagakuka-Kouseikagakuka/0000078463.pdf

6)難治性疾患政策研究事業. http://www.nanbyou.or.jp/entry/3626

7)日本医療研究開発機構. https://nk.jiho.jp/servlet/nk/release/pdf/1226638751248

8)難治性疾患実用化研究事業. http://www.nanbyou.or.jp/entry/3627

(長谷川　修)

1 鉄欠乏性貧血

貧血は単位血液あたりの血色素濃度の低下と定義される．男女でその基準値が異なっており，男性は $14\sim16$ g/dl，女性は $12\sim14$ g/dl（ヘマトクリットは男性 $42\sim48\%$，女性 $39\sim43\%$）とされている．かなりまれな多血症（男性の血色素 18 g/dl，女性 16 g/dl 以上）を除いて，血液疾患の主症状は貧血である（男性 13 g/dl，女性 12 g/dl 以下）．

初診時の対応

その貧血の程度，いつから，急速にか，ゆっくり進んできたのか，いつも階段を上るなどの運動負荷で息切れがあるか．そして同時に，発熱や出血傾向があるかなど問診をとり，観察することが重要である．

表1に貧血の成因による分類を示す．鉄欠乏性貧血は 1）の消化管出血，腎出血，月経過多などによる失血の増加，そして 3）の造血の障害の項

目の中の素材の不足——とくに血色素の重要な構成要素である鉄欠乏，蛋白不足などによって起こる．

ただ，生理出血の始まった女性では閉経の50歳前半まで $15\sim20\%$，やせ願望の強い若い女性では 30% 強に潜在性も含めて鉄欠乏がみられるという．

1．現病歴の聴取と視診

貧血がいつから，急速にか，ゆっくり起こったか，発熱，出血などを伴うかなど詳しく聞く．女性においてはとくに月経過多，子宮筋腫，子宮内膜症はないか，男性には痔出血（約1割）についても尋ねる．

ゆっくり貧血が進むと適応が起こってかなりの貧血（血色素 $7\sim9$ g/dl）まで耐えられるが，目まい，立ちくらみ，頻脈（とくに体動時）や微熱などがあるが，舌炎（Hunter 舌炎），スプーンネイル（匙状爪-爪が上にそる）などをみることはまれである．ただし，眼瞼結膜の貧血は結膜充血の場

表1 貧血の成因による分類

1）失血の増加	外傷 消化管出血（胃潰瘍，癌，痔出血） 腎出血，月経過多，子宮筋腫 など
2）溶血性貧血	自己免疫性溶血性貧血，球状赤血球症，血色素異常症 など
3）造血の障害	a）素材の不足 　鉄欠乏性貧血，ビタミン B_{12} 欠乏，蛋白不足 など
	b）血液幹細胞，造血の場の異常—— 　再生不良性貧血，薬物，放射線による 　障害，癌の骨髄転移 など
	c）他の造血器疾患に伴うもの——白血病，多発性骨髄腫 など

合もあり，手掌の蒼白（ときに黄色っぽい場合──ただしオレンジの過食でも）もみることにしている．

2．鉄の体内分布と吸収

体内には鉄が約 4,000 mg 存在し，その分布と1日の出入りを図1に示す．循環赤血球には 2,500 mg の鉄，そして肝臓などに貯蔵鉄として約 1,000 mg，鉄欠乏の指標とされる血清鉄の総量は約 3 mg，通常の食餌中に含まれる鉄は 10～20 mg でその 10～15% が小腸上部で吸収され（約1 mg）糞尿，皮膚から失われる鉄（1日約1 mg）と均衡がとれている．

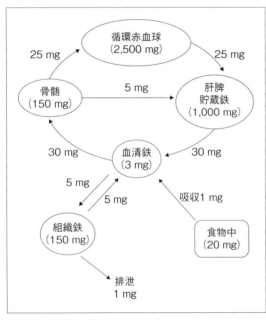

図1　体内の鉄の働き（1日当たり）

3．診　断

鉄欠乏性貧血は小球性低色素性貧血を特徴とし，男性は血色素 13 g/dl，女性は 11 g/dl 以下．赤血球数，血色素，ヘマトクリットから計算される（通常の検査報告書についてくる）MCV（平均赤血球容積，5 fl ヘムリッター 10^{-15}，正常 82～99），MCH（平均赤血球血色素量，pg ピコグラム 10^{-12}，正常 28～34）などの中，MCV 82 以下，MCH 26 以下の小球性低色素性貧血，さらには血清鉄の低下（20 μg/dl 以下），必要なら不飽和鉄結合能（UIBC）の増加（200 μg/dl 以上），フェリチンの著減 10 ng/dl 以下を診断基準とする．なお，関節リウマチなどの慢性発症でも小球性貧血を呈するが，血清鉄は低下するが，UIBC の増加がなく，フェリチンの低下がない（貯蔵鉄の利用障害などによる）ことが重要な鑑別点となる．なお，小球性貧血については，日臨内血液斑座談会（「貧血症の鑑別診断と治療」日臨内会誌第 23 巻 2 号，2008）における徳島内科医会の小阪昌明先生の表を拝借掲載する（表2）．

4．治　療

血色素 9 g/dl 以下の顕在性鉄欠乏性貧血に至った場合，貯蔵鉄を（さらに微量の呼吸酵素の鉄成分までも）消費し尽くしているため十分な鉄剤の投与が必要である．

「日常内科疾患の実践的処方集」[1] でも記したが経口鉄剤なら硫酸鉄〔フェログ・ラデュメット®錠 105 mg〕1日 210 mg，クエン酸第一鉄ナトリウム〔フェロミア®，フェロスティック®錠 50 mg〕1日 100 mg，フマル酸第一鉄〔フェルム® 1 cp 100 mg〕1日 100 mg，などの経口鉄剤 100～200 mg を 3～4ヵ月使用することが必要──ただし，便が

表2　小球性貧血の鑑別

	血清鉄	TIBC	血清フェリチン	赤血球プロトポルフィリン	骨髄可染鉄
鉄欠乏性貧血	低下	増加	低下	増加	消失
二次性貧血	低下	低下	増加	増加	増加
鉄芽球性貧血	増加	正常	増加	低下	増加
サラセミア	正常	正常	正常	正常	正常

黒くなることを告げる.

　一方,静注用鉄剤としては含糖酸化鉄〔フェジン®液40 mg〕1回40 mg 2A に10〜20%ブドウ糖16 ml を加えて2分以上かけて静注,数日間隔で投与.静注した鉄剤は100%利用される閉鎖系であるため血液1 ml に鉄は0.5 mg(血色素の0.34%から計算)含まれているため,フェジン®などの2A 80 mg 静注で160 ml の血液(輸血1本足らず)が補給できる.したがって小・中手術(肺切除までも)で安易に輸血を考えず鉄剤での投与(静注)を優先してほしいと考える.投与量についてはいろいろな計算式があるが,10数回検査して投与を続けるかどうか検討してほしい.Do処方で安易に投与して鉄過剰症(ヘモクロマトーシスなど)になり裁判になる事例もあることを念頭におきたい.

　鉄が骨髄に至って赤芽球から成熟赤血球に成熟するのに7〜10日間かかるが,1,2回の鉄剤投与で呼吸酵素の鉄分が補充され,自覚症状が大いに改善されることもある.慢性の貧血が改善されるとそれまでの倦怠感などが嘘のように治ったといわれることがある.ただ鉄剤の静注では初回に一過性の発熱が起こることがまれにあることを話しておく.

　女性は毎月の生理出血で40〜60 ml の血液(鉄として20〜30 mg)失うから男性の1日1 mgの必要量(通常の食餌中の鉄分10〜20 mg の10%の吸収)に比して2倍量を必要とする(さらに1回の出産で500 mg の鉄を失う).潜在性も含めて30〜40%の女性が鉄不足状態にあるとされ,赤味の肉などを多く摂取するなどの注意が必要である(豚のレバーは鉄が多いが食べにくく,3価鉄が多く,ビタミンCなどで2価鉄に還元されないと吸収されない.またほうれん草も鉄含量は従来いわれたほど多くない).

　生理出血のある女性の10〜30%に鉄欠乏性貧血のあることを念頭において,問診,診断,治療により生活の質を高める必要がある.

文　献

1) 太田　宏:鉄欠乏性貧血の治療.日本臨床内科医会(編),日常内科疾患の実践的処方集,p292,文光堂,東京,2006
2) 日本血液学会・編:血液専門医テキスト.南江堂,東京,2011

　　　　　　　　　　　　　　　　(太田　宏)

2 高齢者の貧血

高齢社会になって従来まれとされていた非定型白血病（従来はくすぶり型白血病——smoldering leukemia といわれた）から骨髄異形成症候群（myelodysplastic syndrome；MDS），悪性リンパ腫などが増加し，一方では再生不良性貧血の減少など病像の変化がみられるようになった．

初診時の対応

初診時には低色素性か正色素性貧血かなど，そして発熱，出血，リンパ節腫張があるか，など発症の経緯について詳しい問診が必要である．

低色素貧血では癌，潰瘍などによる消化管出血，さらに痔出血も念頭におく．

高齢者の貧血は慢性的に発症するので，倦怠感，動悸，微熱などの貧血症状が発現しにくく，後述するように個人差が大きいことが特徴である．

さらに高齢者では心疾患，呼吸器疾患，甲状腺機能低下障害などの症状と重なるので，貧血が進行するまで診断が遅れるので注意を要する．

1．問 診

貧血が急速にか，ゆっくりきたか，その程度，他の症状——発熱，出血などがあるか．高血圧，心不全，消化管出血（たとえば便ヘモグロビン検査など）肺疾患など高齢者に多い多臓器疾患を念頭におき，詳細な問診，視診，身体所見を検査することが重要である．

さて加齢に伴って造血機能が低下するなどもあって出血はじめ他の臓器不全がなくても次第に貧血傾向を示す MCH（平均赤血球血色素量）28 以上の正色素性のみをとりあげ，10 代から 100 代

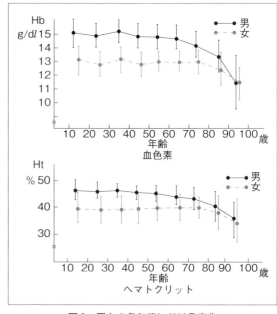

図1 男女の各年代における変化

超まで男女 10 年おきのほぼ正常とされる 200 例ずつの血色素，ヘマトクリット値を図示する[1]（図1）．

男性では 70 歳から，女性では 80 歳代から低下傾向を示す（これは女性の寿命は男性のそれより 5〜10 年延伸しているのと付喋するか）．90 歳を超えると血色素，ヘマトクリットとも男女差がなくなる．ただし 2 標準偏差の拡大に示されるように MCH 28 pg 以上をとり上げても，血色素 7〜15 g/dl と幅広い分布を示し，個人差が大きくなることが注目される．

なお，図 2 に示すように相対的酸素運搬能はヘマトクリット 40％以下で最高であり，血色素，ヘマトクリットが上昇すると急速に血液粘度が急上

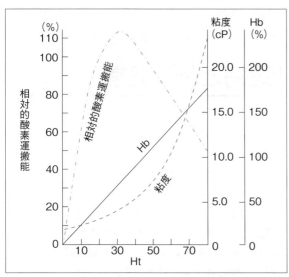

図2　ヘマトクリット値，血液の粘度と酸素運搬能の関係
（Wood による，1985）

昇するから，高齢につれての貧血傾向は血液サラサラというか血液粘度の低下によって脳梗塞などの予防に有利に働くと考えられる．

なお，75歳以上の高齢者では個人差が大きく，

血色素 8〜11 g/dl まで分布する（原則治療に反応せず，その必要もないと考える）．

2．治　療

　1）失血，鉄欠乏などによる貧血に対しては鉄の補充，その他原因治療をする．

　2）甲状腺機能低下症でも中等度の貧血をもたらすことがあり，原因を探って甲状腺剤を投与して改善がみられるなど，原因疾患に目を向けることも重要である．

　3）腎性貧血

　慢性腎臓病（CKD）に伴う貧血に対してエリスロポエチンの注射が行われるが，高齢者では血色素の目標値を 10.0 g/dl（若・中年者は 12.0 g/dl とされる）としてよいと考える．

文　　献

1）太田　宏：加齢による末梢血液基準値の変化―貧血傾向の有利な効果を中心に―．日臨内会誌 22（4）：373-380，2007

（太田　　宏）

3 出血傾向─紫斑病と凝固異常

出血傾向には致命的な出血の危険がある疾患も多く，診断がきわめて重要である（表1）．臨床内科医の役割は出血傾向の存在を確認することにあり，適切な時期に確実に紹介することに尽きる．

 初診時の対応

1．緊急性の判断

出血の状態をみて判断するが，血小板減少は5万程度までは出血傾向は強くないので，減少速度が速くなければ緊急性は低い．3万以下で出血傾向が強くなり，2万を切ると致命的出血のリスクが高まり，1万以下では危険となるので，速やかに専門医に紹介する．凝固障害による筋肉内や関節内出血は早期に凝固因子を補充しなければ，後遺症や生命の危険が生じるので，速やかな対応が必要である．

2．現病歴の聴取

血小板や血管壁の異常では点状出血や斑状出血などの皮下出血が特徴的であるが，凝固異常では関節内や筋肉内など深部出血を主とする（表2）．全身に紫斑を認めれば病的な出血傾向は明らかだが，片側の鼻出血を繰り返すとか，特定部位の歯肉出血のみなどの場合は局所の問題のことが多い．抜歯や小手術後に出血が止まらないときには出血傾向を疑う．鼻出血や歯肉出血，吐下血，過多月経，不正性器出血，血尿などだけで原因を特定するのは困難である．また出血傾向は種々の疾患に二次的な症候としても出現する．

薬剤による出血傾向にも注意すべきで，血小板減少をきたす非ステロイド系抗炎症剤，抗けいれん剤，抗生剤などの服用歴の聴取は必須だが，高齢者の増加とともにアスピリンやチクロピジンなどの抗血小板薬（血小板機能阻害薬），凝固を阻害するヘパリン，ワルファリンなどの服用者も増えている．患者が薬剤の効能を理解していないこと

表1 出血傾向をきたす疾患（成因別）

1．血管壁の異常 　単純性紫斑，老人性紫斑，アレルギー性紫斑病（Schönlein-Henoch 紫斑病）， 　先天性血管性紫斑病（Osler 病，Ehlers-Danlos 症候群など） 2．血小板の異常 　1）量的異常：特発性血小板減少性紫斑病，薬剤性血小板減少症，血栓性血小板 　　　減少性紫斑病，再生不良性貧血，白血病，膠原病，原発性血小板血症など 　2）質的異常：血小板無力症，Bernard-Sourie 症候群，多発性骨髄腫， 　　　薬剤性など 3．血液凝固の異常 　血友病および von Willebrand 病，抗凝固剤投与，ビタミン K 欠乏症など 4．線溶の異常 　先天性 α2 インヒビター欠損，前立腺手術，ウロキナーゼまたは 　t-PA 投与など 5．複合異常 　DIC，肝疾患など

表2 出血傾向の原因による症状の相違

症状	凝固異常	血小板・血管異常
点状出血	まれ	特徴的
斑状出血	一般的（大きいが少数）	特徴的（小さく多発）
深部出血（血腫）	特徴的	まれ
関節内血腫	特徴的	まれ
止血後の後出血	一般的	まれ
小切創からの出血	少ない	多い
男女比	遺伝性の80〜90％は男性	女性にやや多い

も多く，また他医療機関からの服薬情報を必ず伝えてくれるとは限らないので，家族を含めた注意深い病歴聴取が大切である．

3．既往歴の聴取

　過去の出血傾向の有無，たとえば月経過多はなかったか，出産時や抜歯，手術後の出血の状況などを慎重に聞き出す必要がある．幼少時の病歴も大切で，患者本人のみでなく家族からの病歴聴取も欠かせない．生後間もなく，あるいは幼小児期からの出血傾向は先天性のものが疑われる．ただ必ずしも出生直後から出血を繰り返すものでもなく，たとえば血友病の関節内血腫は成長により活発に活動する時期になってはじめて出現することも多い．

4．家族歴の聴取

　出血性疾患には遺伝性のものも多く，家族歴の聴取は非常に重要である．遺伝形式には血友病のような伴性劣性遺伝から常染色体優性，常染色体劣性などがあり家系内の出血症状の多発，血族結婚の有無，新生児死亡の有無などを聴取する必要がある．ただ突然変異による孤発例も多く，遺伝形式を確認できない例もある．

5．現　症

1）視診・触診

　紫斑は時間が経過すれば暗紫色を呈するが，新鮮なものは赤紫色で，毛細血管の拡張（クモ状血管腫など）と異なり，圧迫しても消えない．小血管腫も圧迫で消褪しないがわずかに隆起すること

から鑑別は簡単である．直径が2〜5mm程度のものを点状出血（petechia），それ以上（5mm〜2cm程度）を斑状出血（ecchymosis），さらに大きいものを皮下溢血（suggilation）と呼ぶ．表2のように原因により出血の状態が異なるため，診断の目安となることが多い．点状出血は血管，血小板の異常に特徴的であり，小さくて多発する．一方凝固異常に伴う紫斑は大きな斑状出血や皮下溢血が多く，数が少なく単発の場合も多い．

　出血斑の性状にも注意する．血管炎にみられる紫斑は皮膚の隆起を伴うことが多く，触れることができるのでpalpable purpuraと呼ばれる．とくにアレルギー性紫斑病（Schönlein-Henoch紫斑病）では診断的価値が高い．これに対して血小板減少や凝固異常などによる出血斑は皮膚の隆起を伴わないunpalpable purpuraである．特発性血小板減少性紫斑病の紫斑は点状出血が主体で，激しい場合は多数の点状出血に混じって斑状出血が散在する．その他歯肉出血，鼻出血，月経過多も頻繁である．口腔内に粘膜下出血や血腫が出現するときには出血傾向が激しいことを示す．

2）身体所見

　出血症状は感染症，膠原病，肝疾患，再生不良性貧血，白血病，骨髄腫など血液疾患を含む種々の基礎疾患に続発することも多い．発熱，発疹はもとより腹痛，貧血，リンパ節腫脹，黄疸や肝脾腫などに注意しながら全身の理学所見を丁寧に把握する必要がある．

　血友病などの凝固異常では筋肉内などの深部出血が特徴で，ショックになるほどの筋肉内出血をきたすこともある．血腫が巨大になると筋肉部分

が著しく腫脹し，激しい痛みを伴いきわめて重篤な症状を呈する．また関節内出血もよくみられる症状で，関節の著明な発赤，腫脹がみられる．これらの深部出血は血友病のような先天性疾患だけではなく，抗血小板薬，抗凝固薬の服用中にも起こることがある．

検　査

出血傾向の存在を確認するためのスクリーニング検査と鑑別診断のための二次検査に分けられる．

1．スクリーニング検査（図1）

まず血小板数，出血時間測定により血小板系の異常を検討し，凝固系異常のチェックのためプロトロンビン時間（PT，外因系凝固因子の検査），活性化部分トロンボプラスチン時間（APTT，内因系凝固因子の検査）を行う．これで出血傾向の大まかな原因が推定できるが，これらが正常のときにはフィブリノーゲン定量，フィブリン分解産物（FDP）測定を行い線溶系の異常をチェック，これらがすべて正常なときには血管系の異常，第XIII因子の異常を考える．

2．スクリーニング検査での注意ポイント

スクリーニング検査で血小板減少を認めたら必ず偽血小板減少を除外しなければならない．EDTA などの抗凝固薬で血小板が凝集して見かけ上少なくなるもので，しばしば遭遇する．検査センターからの報告書には「血小板凝集あり」などのコメントをつけてくれることが多いが，出血傾向はまったく認めず，放置してよい．採血後測定までの時間が長いほど減少の度合いは強くなる．塗抹標本を鏡検すればすぐにわかるが，簡単な方法は血沈の要領でクエン酸ソーダを抗凝固薬として採血して検査センターに出せばよい．出血傾向がまったくないにもかかわらず血小板減少があるときには，専門医に紹介する前に試みる価値がある．

3．二次検査

血小板減少の場合には骨髄像の解析に始まり，種々の検査を行う必要がある．血小板機能異常や凝固異常が疑われるときには血小板機能検査あるいは各種凝固因子の精査が必要となるが，いずれも日常的にそのような検査を行える専門医療機関に早めに紹介する．

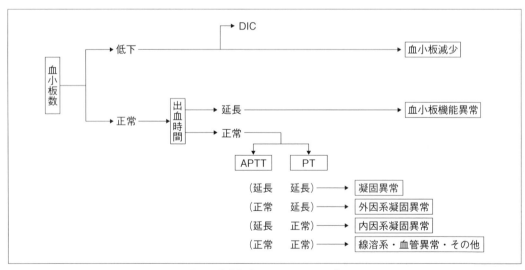

図1　出血傾向のスクリーニング

（村田　満：出血傾向．血液疾患診療マニュアル，日本医師会雑誌特別号124（8）：S51-S53，2000 より引用，一部改変）

主な出血性疾患についての注意点

1. 血小板の異常

1）量的異常

①特発性血小板減少性紫斑病（idiopathic thrombocytopenic purpura；ITP）

紫斑病の中ではよくみられる。血小板への自己抗体による自己免疫性疾患である。わが国では10万人あたり10～15人の有病率とされ、厚生労働省指定の難病（特定疾患）となっている。自己抗体が結合した血小板が脾を中心とする網内系で捕捉破壊され、血小板減少をきたす。骨髄での血小板産生は亢進する。発症形式で急性型と慢性型に分けられる。

a. 急性型

小児に多く、男女比はほぼ等しい。先行感染（ウイルス）を認めることが多い。急激な出血症状で発症するが多くは6ヵ月以内に治癒するので、致命的な出血の危険性がない限り副腎皮質ステロイドなどは使わず、経過観察するのが一般的である。

b. 慢性型

20～40代に多く、男女比は1：2～4で女性に多い。出血傾向は急性型に比べ軽度であり、たまたま血液検査でみつかる例も多い。薬剤による血小板減少に注意するが、膠原病、悪性リンパ腫などの基礎疾患に合併することがあり、診断は他に血小板減少をきたす疾患がないことを確認する除外診断となる。

治療の対象は3万/μl以下が目安となる。5万以上あれば通常出血傾向はないので、無治療観察とする。ヘリコバクター・ピロリ（HP）がITPの発症に関係するとの知見があり、実際にHP陽性のITP患者では半数以上で除菌により血小板が上昇するので、治療開始前に感染の有無をチェックする。副腎皮質ステロイドが第一選択治療で、80％の患者に有効だが、減量中止できるのは20％未満である。無効例には第二選択として摘脾が試みられ、約半数に寛解が得られる。副脾が存在すると再発の可能性が高いので注意を要する。手

術、出産など一時的に緊急に血小板を増やす必要があるときには免疫グロブリンの大量投与が行われる。約10％の患者ではこれらの治療に反応せず難治例となるが、治療法が確立していない。副腎皮質ステロイドの長期投与や、それが無効な場合には第三選択として各種免疫抑制薬や抗CD20抗体（いずれも保険適応外）を用いるが、難治例では合併症の頻度も高く予後がわるい。最近巨核球・血小板産生刺激因子であるトロンボポエチン（TPO）の受容体に結合して巨核球の成熟を促し、血小板産生を亢進させるTPO受容体作動薬が難治性ITPの治療薬として保険適応となった。ただ投与を中止すると投与前よりひどい血小板減少をきたすことや血栓発生の危険性があり、また白血病細胞の増殖を刺激するなどの作用が知られており、長期投与の安全性は確立されていない。専門医に委ねることをお勧めする。

c. 再診時・継続治療のポイント

血小板数をみながら薬剤量を調節する。血小板を正常域に保つ必要はなく、薬剤の長期投与による副作用を考え、出血傾向がない範囲で極力減量する。慢性ITPは若い女性に多く、妊娠、出産の問題、長期にわたる治療などから精神的にも社会的にも負担が大きい。きめ細かい対応が重要となる。

②薬剤性血小板減少

抗生物質、解熱鎮痛剤など多くの薬剤が血小板減少を起こすことが知られている。抗腫瘍剤は用量依存性に骨髄抑制をきたすが、他の薬剤では薬剤と血小板膜蛋白の複合体が抗原となり免疫機序により血小板が破壊される。投与開始後1週間以上経過してから起こるので、薬剤処方後の定期的血液検査が必要である。過去に服用して感作された薬剤の再投与により短時間のうちに急速な血小板減少と強い出血傾向で発症することもあるので注意を要する。

ヘパリン誘発性血小板減少症はヘパリン開始後1週間ほどで血小板減少が出現する。ヘパリンと血小板第4因子との複合体に対する抗体が産生され、血小板が活性化されるため半数で動静脈血栓

症を合併する．わが国での頻度は低いが死亡率が高く，ヘパリン使用の頻度が増加している昨今，念頭におく必要がある．

③血栓性血小板減少性紫斑病（thrombotic thrombocytopenic purpura；TTP）

㋐細小血管障害性溶血性貧血，㋑血小板減少，㋒腎機能障害，㋓多彩な精神神経症状，㋔発熱を5徴として発症する．全身の細小血管病変による微小血栓形成が主体であり，消耗性血小板減少をきたす．また，微小血栓で狭窄した血管で赤血球が機械的に破壊され溶血する．感染，悪性腫瘍，膠原病など種々の基礎疾患がある場合が多い．治療は血漿交換療法が有効だが，緊急対処が求められるため，ただちに専門医へ紹介することが肝要．類似疾患として溶血性尿毒症症候群（HUS）がある．小児に多く，TTP症状のうち㋐，㋑，㋒を主徴とするが，精神神経症状はまれである．ベロ毒素産生の病原性大腸菌感染例で多くみられる．

2）質的異常（血小板機能異常症）

血小板機能異常では，血小板数は正常，凝固系にも異常がないが出血傾向を呈する．内科医として先天性のものの新規発症例をみることはまずない．注意すべきは抗血小板薬投与であろう．たとえばアスピリンによるアラキドン酸代謝経路の阻害は不可逆的で，完全な機能回復には新たな血小板の産生を待つ必要があり，血小板の寿命を考えれば1週間から10日を要する．抜歯などの小外科的処置でも少なくとも3日程度の休薬が必要である．

また本態性血小板血症のような血小板が極端に多い例（百万〜数百万に達する例もある）では血小板機能が低下する．血栓発症のリスクも高いが，同時に外傷や手術後の大出血，血腫形成などが知られている．

2．血管の異常

①アレルギー性紫斑病（Schönlein-Henoch紫斑病）

全身のアレルギー性血管炎によるもので，血小板減少を伴わない特徴的な紫斑，関節症状，腹部症状，腎障害を主徴とする．主として2〜11歳の小児にみられるが，成人にもみられる．春秋に多く，小児例では上気道炎などの先行感染がみられることが多い．紫斑は特徴的であり，1〜5mm程度の鮮紅色〜紫色のやや隆起した点状出血斑（palpable purpura）である．急激に出現し，痒みや浮腫，痛みを伴うこともある．左右対称的にみられ，下腿伸側に好発するが，上肢，臀部にもみられ，数週間で瘢痕を残さず消褪する．

膝や足関節の多発性関節痛が多く，ときに腫脹を伴う．腹痛を主とする腹部症状が半数以上にみられ，時に嘔吐や血便を伴うこともある．25〜50％に顕微鏡的血尿，蛋白尿を示す．多くは一過性だが，まれに腎不全に陥る例もある．Rumpel-Leede試験が陽性となるが，血小板は正常，凝固異常も認めない．通常は3ヵ月以内に治癒するので，腎障害が強い場合以外は治療しない．

②その他の血管性紫斑病

健康人，とくに若い女性の四肢，臀部に多い単純性紫斑，高齢者で外力を受けやすい部にみられる境界鮮明，不規則な斑状出血ないし皮下溢血（老人性紫斑）は経過をみるだけでよい．

3．凝固異常症

1）先天性血液凝固異常症

血友病A・B，von Willebrand病などに代表される遺伝性異常は一般的に幼少時に診断が確定する．臨床内科医が関与するとすれば，平素の凝固因子の補充療法（自己注射を含む）を受けもつなどにとどまることが多い．

2）後天性血液凝固異常症

後天性の血液凝固異常症は日常臨床で遭遇する可能性がある．凝固因子産生の低下，消費の亢進，免疫学的機序による破壊がある．肝硬変に伴う凝固因子産生低下はよく知られている．

①ビタミンK（VK）欠乏症

VK依存性凝固因子（第Ⅱ，Ⅶ，Ⅸ，Ⅹ因子）の産生に必要だが，新生児期，乳児期はVKの相対的欠乏状態にある．かつてはVK欠乏による新生児メレナがみられたが，VKシロップの予防投与

の普及により劇的に減少した．最近では高齢者で長期間の非経口的栄養管理例が増え，VK摂取減少と抗生剤投与による腸内細菌叢の抑制，菌交代などによる発症が散見される．またワルファリンはVKサイクルを阻害して抗凝固作用を発揮するので，過量投与によるVK欠乏発症に注意が必要である．

②後天性凝固因子インヒビター

特定の凝固因子に対する抗体が出現する病態で単独の因子欠損の病態を示す．ほとんどの凝固因子に対する自己抗体が知られ，第Ⅷ因子への自己抗体が出現する場合は後天性血友病と呼ばれる．悪性腫瘍，自己免疫疾患，ウイルス感染後，妊娠時などに伴うことが多い．今まで出血の既往がないにもかかわらず，突然皮下出血や筋肉内出血で発症する．診断が遅れることが多く，生命の危険を伴うほどの激しい出血をきたし，死亡率が高い．

③播種性血管内凝固（disseminated intravascular coagulation；DIC）

DICは種々の原因により引き起こされる広汎な血管内凝固亢進の結果，細小血管に微小血栓形成や内皮細胞障害が出現し，臓器障害をきたす．白血病や大動脈瘤などによる非炎症性のものと，敗血症や膠原病などで起こる炎症性のものに分けられる．非炎症性DICでは血管内皮細胞障害は軽度

で出血以外の症状は少ないが，炎症性DICでは白血球の活性化が著しく，高度の血管内皮細胞障害をきたし重篤となる．DICには必ず基礎疾患があり，白血病，悪性リンパ腫などの血液悪性腫瘍，その他の悪性腫瘍，感染症，前置胎盤，常位胎盤早期剥離などの産婦人科疾患など内科系，外科系を問わず各科にわたる．

症状としてもっとも目立つのは，多発微小血栓形成に由来する消耗性凝固障害と線溶亢進の結果としての出血症状で致命的出血をきたしうる．生命予後にもっとも影響するのは臓器障害である．厚生労働省調査研究班による調査では発症者が年間7万名を超えると推定され，しかもその半数が死亡する．したがって，DICを疑うときには時を失せずに専門施設への転送が必要である．

文　献

1) 浅野茂隆，池田康夫，内山　卓（監修）：三輪血液病学，文光堂，東京，2006
2) Kaushansky K, Lichtman MA, Prchal JT, et al（eds）：Williams Hematology, 9th Ed, McGraw-Hill Education/Medical, New York, 2015
3) 日本血液学会（編）：血液専門医テキスト（改訂第2版），南江堂，東京，2015

（河北　誠）

4 白血病

白血病の死亡率は，人口10万人当たり6.5人（2015年統計）であり，比較的まれな疾患である．しかし年齢が高くなるに従い罹患率は増加し，急性骨髄性白血病（AML）では50歳代から急激に上昇し，とくに高齢男性での増加は顕著である．白血病は，分化能を失った幼若細胞が増加する急性白血病と，分化した細胞が増殖する慢性白血病に分けられる．また分化の方向性により骨髄性とリンパ性に分けられる．すなわち白血病は主として急性骨髄性白血病（acute myeloid leukemia；AML），急性リンパ性白血病（acute lymphoid leukemia；ALL），慢性骨髄性白血病（chronic myeloid leukemia；CML），慢性リンパ性白血病（chronic lymphoid leukemia；CLL）の4型に分類される．急性と慢性では病態は全く異なる[1]．また近年造血幹細胞レベルの異常により生ずる骨髄異形成症候群（myelodysplastic syndrome；MDS）も増加しており，その一部は白血病へと移行する．白血病の病型分類は従来のFAB分類[2]に代わって，最近ではWHO分類（表1）[3]が使用される．

表1　急性白血病のWHO分類〔2016改訂[3]による〕*

```
1．急性骨髄性白血病（Acute Myeloid Leukemia；AML）
1）反復性遺伝子異常を有する急性骨髄性白血病
    8；21転座（RUNX1-RUNX1T1融合遺伝子）を有する急性骨髄性白血病
    16番染色体逆位あるいは16；16転座（CBFB-MYH11遺伝子）を有する急性骨髄性白血病
    15；17転座（PML-RARA遺伝子）を有する急性前骨髄球性白血病
    11q23（MLLT3-KMT2A遺伝子）異常を有する急性骨髄性白血病　等
2）多系統の形態異常を伴う急性骨髄性白血病
3）治療関連骨髄性白血病
4）上記以外の急性骨髄性白血病
    急性骨髄性白血病最未分化型（FAB分類M0に相当）
    急性骨髄性白血病未分化型（FAB分類M1）
    急性骨髄性白血病分化型（FAB分類M2）
    急性骨髄単球性白血病（FAB分類M4）
    急性単球性白血病（FAB分類M5）
    急性赤白血病（FAB分類M6）
    急性巨核芽球性白血病（FAB分類M7）
    急性好塩基性白血病
    骨髄線維症を伴う急性汎骨髄症
    骨髄肉腫（腫瘍形成性急性骨髄性白血病）
    Down症関連骨髄性白血病
2．系統不詳の急性白血病/急性混合性白血病
3．急性リンパ性白血病
1）前駆B細胞系急性リンパ性白血病
2）前駆T細胞系急性リンパ性白血病
```

＊2016年にWHO分類第4版（2008年）は改訂され，いくつかの分子異常を有する病型が追加された．

初診時の対応

1．現病歴の聴取

白血病の症状は，正常造血の抑制によるものと白血病細胞の浸潤によるものからなる[4]．正常造血の抑制によるものとして，貧血による全身倦怠感，動悸，息切れ，正常白血球の減少による感染症，発熱，血小板減少による点状出血，紫斑，歯肉出血，過多月経などがある．AML のうち急性前骨髄球性白血病（acute promyelocytic leuke-mia；APL）では，発症時に高率に播種性血管内凝固（disseminated intravascular coagulation；DIC）を合併し，出血症状が顕著となる．一方，白血病細胞の増加による腫瘍浸潤としては肝脾腫，歯肉腫脹，皮下腫瘤等がある．また CML では脾臓，CLL ではリンパ節腫大が特徴的である．

2．家族歴

家族歴では白血病を疑う場合，両親を含めた出生地を確認することが重要である．それは日本人には南九州に特有の成人 T 細胞性白血病が存在し，母乳を介する HTLV-1 ウイルスの母児感染があるためである[5]．また造血幹細胞移植の適応を考慮して兄弟の有無も把握する．

3．現　症

視診では，貧血，点状出血，紫斑，歯肉腫脹，皮下腫瘤等の有無を診る．聴診では，貧血に伴う心拍数増加，機能性心雑音の有無を確認する．触診では肝腫，脾腫，リンパ節腫大等の有無を診る．中枢神経浸潤がある場合は，髄膜刺激症状（頭痛，頸部硬直，けいれん），知覚障害，運動麻痺等を認める場合がある．慢性白血病や骨髄異形成症候群では健診時の血算の異常で発見され，無症状で紹介される患者も多い．

4．検　査

1）血算

急性白血病では，正球性貧血が一般に認められる．白血球数は増加し，白血球分画中に芽球が出現する．しかし，病初期あるいは APL では白血球数が減少していることもある．血小板は減少する．慢性白血病では貧血は軽度であるが，白血球数は増加する．CML では，幼弱〜成熟した好中球が増加し，CLL では成熟したリンパ球が増加する．白血病を疑った場合は至急で血算，白血球分画の検査を行い，貧血，血小板減少，芽球の出現があればただちに専門医へ紹介する．一方 MDS では進行は緩徐であることが多く，芽球が検出されても強度の貧血，血小板減少がなければ緊急入院の必要はない[6]．また感染症でも白血球分画で核の左方移動や類白血病反応を呈することがあり，白血球増多以外に貧血や血小板数等を総合して白血病と鑑別することが必要である[4]．

2）その他の検査

血液生化学では LDH，尿酸が高値となる．化学療法実施に際しては，B 型肝炎の有無の検査も不可欠である．DIC の有無については，フィブリノーゲン，FDP または FDP-DD の測定を行う．

再診時の対応

白血病を疑う場合は，骨髄穿刺により以下の検査を行う．

1．検　査

1）骨髄検査

白血病の診断は骨髄で行う．急性白血病では芽球が増加し，赤芽球，巨核球は減少する．骨髄穿刺は腸骨で行う．血液標本はメイ・ギムザまたはメイ・グリュンワルド染色とミエロペルオキシダーゼ染色および非特異的エステラーゼ染色を行う．同時に増殖した細胞系列の決定のため細胞表面抗原のフローサイトメトリー検査を依頼する（検査会社では，各細胞系列の表面抗原を組み合わせたセット検査が組まれている）．また，WHO 分類では特有の染色体異常・遺伝子異常により病型が規定されていることと，予後因子としても染色体異常がもっとも重みがあるため，染色体検査

は診断および治療方針決定に必須である.

2）遺伝子検査

多くの白血病では特徴的な染色体転座または遺伝子異常があり,転座を有する病型ではそれに対応するキメラ遺伝子が検出される.これらは診断および効果判定に用いられる.CML の *BCR-ABL1* キメラ遺伝子は FISH 法,定量 PCR 法により保険適用内で測定可能である.*WT-1* 遺伝子は白血病の分子マーカーとして残存病変や再発の評価に用いられ,保険で測定可能である[7].

2.診断

白血病は FAB 分類または WHO 分類によりそれぞれ診断規準が定義されている.現在は 2016 年に改訂された WHO 分類[3]が用いられる.WHO 分類では芽球が 20％以上であれば急性骨髄性白血病,5％超 20％未満のときは MDS と診断する.さらに芽球のうち,ペルオキシダーゼ染色陽性細胞が 3％を超えれば AML,3％以下であれば ALL と診断する.ただし,AML の一部(M0, M5a, M7)はミエロペルオキシダーゼ染色陰性であるが,診断確定には表面抗原の検査が有用である.同時に骨髄において染色体分析・遺伝子検査を行い,特異的な染色体転座 t（8；21）,t（15；17）,inv（16）または t（16；16）等があれば独立して分類する(それぞれ FAB 分類の AML M2, M3, M4Eo に相当する).それら以外は,従来の FAB 分類に従い,形態,表面形質により M0～M7 に分類する.

一方 ALL は,WHO 分類では前駆 B 細胞系,前駆 T 細胞系に分類される.前駆 B 細胞系はさらに染色体異常により亜分類が行われ,このうちフィラデルフィア（Ph）染色体（9；22 転座）陽性症例では BCR-ABL1 選択的チロシンキナーゼ阻害薬が有効であるので至急結果を得なければならない.

MDS は造血幹細胞レベルの異常により生じ,汎血球減少を呈し,大球性貧血を示すことが多い.骨髄所見では血球に特徴的な形態異常が認められる[6].

CML の診断は,各分化段階の顆粒球の増加と

Ph 染色体または *BCR-ABL1* キメラ遺伝子の検出により確定する[8].ただし,ALL の 20％にも Ph 染色体が検出される.CLL のほとんどは B 細胞性であり,末梢血においてリンパ球が 5,000/μl 超で,表面球抗原のうち CD19, CD20 または CD23 陽性と CD5 陽性を満たすことが診断基準である[2].

3.予後因子

AML の予後因子としては,年齢と染色体異常・遺伝子異常がもっとも重要である.その他,病型,治療前の白血球数,全身状態（performance status；PS）,寛解導入に要する回数などが挙げられる[2].高齢者の基準は日本では 65 歳以上とすることが多い.ALL の予後不良の染色体異常は,Ph 染色体,8 番染色体付加などがある.

4.合併症

急性白血病では,初診時に出血,感染症を伴っていることが多い.発熱がある場合は感染の有無を検索するため,胸部 X 線,尿検査,血液培養を行う.また高尿酸血症を呈する場合はアロプリノールを投与し水分を十分に摂らせて尿酸腎症の予防に努める.DIC の有無については,フィブリノーゲン,FDP,FDP-DD の測定を行い,DIC スコアー等を参考にして診断する.

5.診断と治療方針の説明

上記の規準に基づき診断を確定する.AML,ALL の場合は,ただちに入院の上治療を開始する.治療方針は日本血液学会編,造血器腫瘍診療ガイドライン等を参照する.図1に若年者 AML の治療指針を示す[9].感染等の合併症がある場合その治療を先行することもあるが,多くの場合,化学療法と並行して行う.ヘモグロビン,血小板は一定以上を保つよう輸血により補う.CML,CLL の場合は治療開始までに余裕がある.CML の慢性期では BCR-ABL1 チロシンキナーゼ阻害薬(イマチニブ等)により外来治療が可能である.CML の移行期,急性転化期は AML に準じ入院治療を考慮する.一方 CLL の場合は,病期初期また

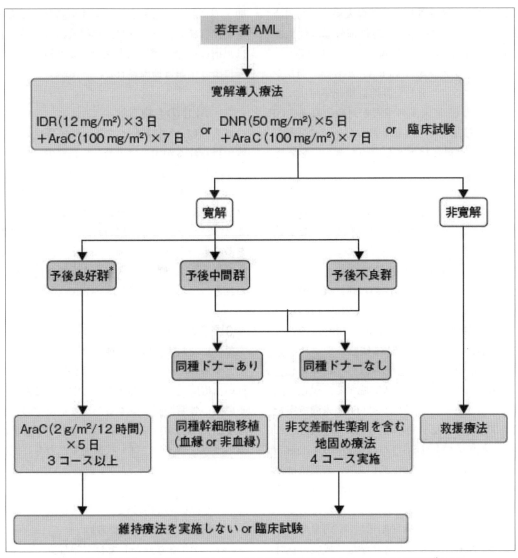

図1 若年者 AML の治療アルゴリズム〔造血器腫瘍診療ガイドライン 2013 年度版[9]より〕

*European LeukemiaNet の分子異常に基づく予後リスク分類では，t（8；21），inv（16）または t（16；16），*FLT3-ITD* を伴わない *NPM1* 変異，正常核型の *CEBPA* 変異が予後良好群に分類され，それ以外は第一寛解期の移植適応となる．

は低リスクの症例では活動性病変（貧血，血小板減少，発熱等）がなければ無治療で経過観察するのが一般的である．造血幹細胞移植の適応は，その病型，予後因子，年齢および治療の反応性により決まる．移植適応（図1）があればその可能性も説明する．

　いずれにしても，白血病の化学療法は血液専門医によって行う必要があるので，適切な病院に速やかに紹介する必要がある．必要があれば輸血，血小板輸血やアロプリノール投与等の治療を開始して専門病院に移送する．

 治　療

1．AML の治療方針

　AML の治療は "total cell kill" 理論に基づいて

治療レジメンが構成され，寛解導入療法，地固め療法からなる．AML のうち急性前骨髄球性白血病（acute promyelocytic leukemia；APL, M3）は *all-trans* レチノイン酸（ATRA）が著効し別レジメンで治療する．こうした多剤併用化学療法は強力であるため 65 歳未満の患者が対象となる．65 歳以上の高齢者では，強度を弱めたレジメンあるいは QOL を重視したケアも含めた選択肢を考慮する．

AML の寛解導入の標準療法としては，シタラビン（キロサイド®注）100〜200 mg/m²/日 7 日間とアントラサイクリン系薬剤のダウノルビシン（ダウノマイシン®注）またはイダルビシン（イダマイシン®注）3 日間の併用療法（7-3 療法）が標準とされている（図 1）．地固め療法には 2 種類の方法がある．AML のうち t（8；21），inv16，t（16；16）を有するいわゆる core binding factor（CBF）白血病は予後良好群に属し，シタラビン大量療法が有効とされる．それ以外では非交叉耐性の多剤併用療法を 4 コース実施する．現在上記方法による治療成績は，欧米では 60 歳未満で完全寛解率 50〜75%，長期生存は 20〜30% と報告されている．わが国の JALSG（Japan Adult Leukemia Study Group）による AML201 試験[10] の成績は完全寛解率 78%，5 年無病生存率は 48% であり，その成績は欧米の成績に比べ遜色ないものである．

急性前骨髄球性白血病（APL）は ATRA の導入により，現在ではもっとも化学療法成績の良好な白血病となり，JALSG の APL204 試験では完全寛解率 93%，4 年無再発生存率 84% である[11]．しかし現在でも治療初期の DIC は依然として重大な合併症であるので DIC の管理を十分に行い，血小板も高めに維持する．また再発時には亜砒酸が著効を示し，新規レチノイン酸誘導体のタミバロテン（アムノレイク®）も有効である．最近では，初発 APL に対し ATRA と亜砒酸の併用療法が従来の治療成績より優ると報告されている（日本では亜砒酸は初発時には保険適用がない）．

地固め療法後の造血幹細胞移植の適応は，日本造血細胞移植学会のガイドラインに従い予後中間・不良群が対象となり，条件を満たせば第一寛解期に移植を行う（図 1）．移植適応の年齢の上限は以前は 50 歳とされていたが，ミニ移植などの開発により上限は撤廃された．

2．ALL の治療方針

成人 ALL は化学療法により 80% 程度の完全寛解が得られるが大半は再発し，長期生存は寛解例の 20〜35% に過ぎない．化学療法の主要薬剤としては，アントラサイクリン系薬剤，シクロフォスファミド，ビンクリスチン，プレドニゾロン，L-アスパラギナーゼ等が用いられる．予後不良因子を多くもつ高リスク症例ではドナーがいれば年齢を考慮した上で寛解後早期に造血幹細胞移植が行われる[9]．

3．支持療法

急性白血病の治療では種々の副作用を合併することが多く，それらに対しては支持療法を十分に行い治療関連死亡を抑えることが必要である．とくに強い骨髄抑制が生ずるため，治療中の白血球減少期に高熱が持続する場合は発熱性好中球減少症のガイドラインに従い抗菌薬をただちに開始する．

4．CML の治療方針

1）慢性期 CML の治療方針

CML の治療方針としては，慢性期では BCR-ABL1 選択的チロシンキナーゼ阻害薬（イマチニブ，ニロチニブ，ダサチニブ）により治療を開始する．イマチニブの登場により CML の治療成績は飛躍的に向上し 5 年累積完全細胞遺伝学的効果（Ph 染色体の消失）は 87%，5 年全生存率は 89% に達し，移植症例は激減した[13]．効果判定は血液学的効果，細胞遺伝学的効果，分子遺伝学的効果があり，腫瘍量に応じて適用する．分子遺伝学的寛解は末梢血の *BCR-ABL1* mRNA 量の測定（治療前の基準値との比率を標準化し % で表記される．International Scale：IS）により経時的に治療効果判定を行う．各治療時点の効果判定の評価に

表2 CML に対する初回チロシンキナーゼ阻害薬治療の効果判定基準〔European LeukemiaNet 2013 年版[14] より〕

評価時点	至適奏効（Optimal）	要注意（Warning）	不成功（Failure）
治療前	指摘なし	高リスク，または CCA/Ph+	指摘なし
3ヵ月	*BCR-ABL1*≦10%，または Ph+≦35%	*BCR-ABL1*＞10%，または Ph+＝36～95%	CHR に未到達，または Ph+95%
6ヵ月	*BCR-ABL1*≦1%，または Ph+＝0%	*BCR-ABL1*＝1～10%，または Ph+＝1～35%	*BCR-ABL1*＞10%，または Ph+＞35%
12ヵ月	*BCR-ABL1*≦0.1%	*BCR-ABL1*＝0.1～1%	*BCR-ABL1*＞1%，または Ph+＞0%（CCyR 未到達）
その後，時期を問わず	*BCR-ABL1*≦0.1%	CCA/Ph−（−7 または 7q−）	CHR の喪失，CCyR の喪失，確定した MMR 喪失，*ABL* キナーゼドメインの変異，CCA/Ph+

Ph+は骨髄中の Ph 染色体陽性率
BCR-ABL1 は *BCR-ABL1* IS（%）で表した値
CHR は完全血液学的効果，CCyR は完全細胞遺伝学的効果（Ph+＝0%），MMR は *BCR-ABL1*≦0.1%
CCA/Ph+：Ph 染色体の付加的染色体異常，CCA/Ph−：Ph 染色体以外の付加的染色体異常

ついては，European LeukemiaNet（ELN）の推奨案（表2）[14] または NCCN ガイドライン[15]を参照する．12ヵ月後の *BCR-ABL1*（IS）0.1%以下または完全細胞遺伝学的効果を目標の1つにする．初回治療に対し治療不成功または不耐容の場合は，他のチロシンキナーゼへの変更または造血幹細胞移植から適切なものを選択する．一度得られた効果が喪失した場合も同様である．

効果判定のためのモニタリングは，Ph 染色体が消失するまでは3ヵ月ごとに骨髄による染色体分析，Ph 染色体消失後は3ヵ月ごとに末梢血を用いた定量 PCR 法による *BCR-ABL1* mRNA の測定を行う．

慢性期の造血幹細胞移植の適応は，チロシンキナーゼ阻害薬治療に対して不成功または進行期の症例が対象となりうる．

2）移行期，急性転化期 CML の治療方針

移行期，急性転化期症例については，高用量イマチニブまたは第二世代チロシンキナーゼ阻害薬を投与する．単剤では効果の持続期間は短いので，急性転化期は急性白血病に準じた化学療法を併用し，第2慢性期の状態まで改善した状態での移植が望まれる．

5．CLL の治療方針

1）B-CLL の予後因子

CLL の予後因子としては Rai, Binet の病期分類

が使用されてきた[2]．その他の予後因子としては，年齢，PS，リンパ球倍加時間，骨髄浸潤パターンおよび，CLL の腫瘍量の指標としてはリンパ球数や LDH，血清マーカーとしてはβ_2-ミクログロブリン等がある．染色体異常は独立した強力な予後因子である．

2）CLL の治療方針

Rai, Binet 分類による初期または低リスクの症例では治療により生存に対する差が認められていないため無治療で経過観察を行う．進行期または中・高リスク症例で活動性病変がある場合には治療を開始する．進行期 CLL では日本では従来よりシクロフォスファミドが広く使用されてきたが，標準療法はまだ確立していない．最近ではプリン誘導体（フルダラビン）単剤または他剤との併用が行われる．進行期未治療 CLL に対する，フルダラビン単剤の治療成績は，奏功率70～80%，CR 率約30%，生存期間中央値73ヵ月である[9]．

 継続治療

白血病では，寛解後も定期的に経過観察をする．AML，ALL の再発時は造血幹細胞移植の適応となり，ドナーがみつかれば移植を考慮する．しかし移植には治療関連死が少なからずあり，十分に説明し同意を得た上で進めることが必要である．

文　献

1) 大野竜三, 編：よく分かる白血病のすべて. 永井書店, 大阪, p9-28, 2005
2) 日本血液学会, 日本リンパ網内系学会 (編)：造血器腫瘍取扱い規約. 金原出版, 東京, p2-49, 2010
3) Arber DA et al. The 2016 revision to the World Health Organization classification of myeloid neoplasms and acute leukemia. Blood 127：2391-2405, 2016
4) 大野竜三, 宮脇修一 (編)：みんなに役立つ白血病の基礎と臨床. 医薬ジャーナル, 東京, p131-143, 2004
5) Shimoyama M et al：Major prognostic factors of adult T-cell lymphoma/leukemia. J Clin Oncol 6：1088-1097, 1988
6) 大野竜三 (編)：よく分かる白血病のすべて, 永井書店, 大阪, p138-145, 2005
7) Inoue K et al：Long-term follow-up of minimal residual disease in leukemia patients by monitoring WT1 (Wilms tumor gene) expression l evels. Blood 88：2267-2278, 1996
8) Druker BJ：Translation of the Philadelphia chromosome into therapy for CML. Blood 112：4808-4817, 2008
9) 日本血液学会 (編)：造血器腫瘍診療ガイドライン 2013 年版　金原出版, 東京, p8-116, 2013
10) Ohtake S et al：Randomized study of induction therapy comparing standard-dose idarubicin with high-dose daunorubicin in adult patients with previously untreated acute myeloid leukemia：the JALSG AML201 Study. Blood 117：2358-2365, 2011
11) Shinagawa K et al：Tamibarotene as maintenance therapy for acute promyelocytic leukemia：results from a randomized controlled trial. J Clin Oncol 32：3729-3735, 2014
12) Efficace F et al：Randomized phase Ⅲ trial of retinoic acid and arsenic trioxide versus retinoic acid and chemotherapy in patients with acute promyelocytic leukemia：health-related quality-of-life outcomes. J Clin Oncol 32：3406-3412, 2014
13) Druker BJ et al：Five-year follow-up of patients receiving imatinib for chronic myeloid leukemia. N Engl J Med 355：2408-2417, 2006
14) Baccarani M et al：European LeukemiaNet recommendations for the management of chronic myeloid leukemia：2013. Blood 122：872-884, 2013
15) NCCN Guidelines Chronic Myelogenous Leukemia Version 1.2016［database on the Internet］2016. Available from：http://www.nccn.org/professionals/physician_gls/f_guidelines.asp.（Accessed：31 May 2016)

（大西　一功）

第2章 H 疾患編 血液疾患

5 悪性リンパ腫

　悪性リンパ腫は，リンパ系組織に主として存在するリンパ球が，一定の分化過程で悪性化した腫瘍をいう．歴史的に，Reed-Sternberg 細胞が認められる特徴をもったホジキンリンパ腫（Hodgkin lymphoma；HL）と，そうでない非ホジキンリンパ腫（non-Hodgkin lymphoma；NHL）とに大別される．NHL は腫瘍細胞の種類に基づいて B リンパ腫，T リンパ腫，natural killer（NK）または T/NK リンパ腫に大別され，さらに細かな特徴により HL は 5 種類の，NHL は 20 種類以上のリンパ腫に分類される．治療の観点からは，NHL は 3 種類に分類できる．無治療で観察した場合の経過が年単位でゆっくりと進行するものを低悪性度もしくは緩徐進行型（indolent）リンパ腫といい，濾胞性リンパ腫（follicular lymphoma；FL）がその代表的疾患である．月単位で進行するものを中悪性度もしくは aggressive リンパ腫といい，びまん性大細胞型 B 細胞性リンパ腫（diffuse large B-cell lymphoma：DLBCL）がその代表的疾患である．さらに，無治療では週単位で進行してしまうものを高悪性度もしくは高度（highly）aggressive リンパ腫といい，白血病に近いリンパ芽球性リンパ腫やバーキットリンパ腫がその代表的疾患である．

　本項では，リンパ節腫脹もしくはリンパ腫を疑って受診した場合の初診時の対応について述べるが，治療は，血液内科医に患者を紹介し，専門医の手で実施することが重要であるが，初期に対応される一般内科医，総合内科医，家庭医の先生方に知っておいていただきたい，（HL，および NHL の中で代表的な DLBCL と FL における）標準的治療方針について述べる．治療がきわめて専門的であり，治療後も，専門医が 5 年以上にわたり継続的に定期診療・観察を行うため，本項では，主に標準的治療方針を述べる．

初診時の対応

1．簡潔な問診手順

　リンパ節腫脹を主訴として受診したのであれば，とくに以下の 2 点がリンパ腫に特徴的な症候であるので留意が必要である．

　1）体重減少（とくに過去 6 ヵ月間以内の体重の 10％以上の減少），原因不明の 38.5℃以上の発熱，シーツを交換するほどの盗汗（この 3 つを B 症状という），全身の掻痒感や皮疹などの全身症状を伴っているか，腫脹が突然発症したのか徐々に大きくなってきたのか，有痛性か無痛性かなどは腫瘍を疑う点で重要である．全身の掻痒感や皮疹，無熱の期間を挟んで数週間続く特徴的な熱型を認める（Pel-Epstein fever）場合には HL の可能性が高い．

　2）アルコール摂取によるリンパ節腫脹部位の疼痛があるときには HL の可能性が高い．

　リンパ腫を強く疑うか，ほぼ診断されて受診したのであれば，以下の点への留意が必要である．

　1）HTLV-1 ウイルスによる成人 T 細胞白血病リンパ腫（ATLL：adult T-cell leukemia/lymphoma）の可能性があれば本人，両親，先祖の出身地を確認する．

　2）前述の過去 6 ヵ月間以内の体重の 10％以上の減少，38.5℃以上の発熱，シーツを交換するほどの盗汗の B 症状の有無を確認する．

3）全身掻痒感，発疹歴などリンパ腫関連症状の有無を確認する．

4）リンパ節腫脹に気づいている場合には発症が急性であったか否か，腫脹の進展のスピードなど進行の早さを確認する．急激な進展であれば高悪性度（highly aggressive）NHL を疑い緊急入院，迅速診断などが必要となる．

5）歯のブラッシングや月経時などにおける出血傾向の有無の確認．

6）腹痛，消化管出血，下痢の有無の確認．

2．見落としのない理学所見の取り方

1）上大静脈症候群などの緊急対応が必要な所見の有無を確認．

2）全身の表在リンパ節領域をくまなく観察して，リンパ節腫脹の有無を確認する．

3）皮膚浸潤あるいは魚鱗癬やその他のリンパ腫関連の皮膚症状を確認する．

4）肝脾腫，腎腫大など触診などで判断可能な臓器腫大の確認．

5）触診で可能な腹腔内腫瘤の確認．

6）口腔内，皮膚などの出血斑の確認．口腔内は扁桃腫大の有無も確認．

7）女性では乳房リンパ腫浸潤，男性では睾丸へのリンパ腫浸潤の有無の確認．

8）全身の一般状態，（performance status, PS）を必ず確認する（予後因子である）．

3．リンパ腫との病理診断が確定した場合の検査オーダーの組み立て

DLBCL などの aggressive NHL では予後予測因子として国際予後因子（International Prognostic Index；IPI）が重要であり，年齢と PS の因子に加え，検査で把握できるものは病期，LDH，節外病変部位数であり必須確認項目である．2014 年に発表された NCCN-IPI（National Comprehensive Cancer Network-IPI，もしくは enhanced IPI ともいう）は，DLBCL など B 細胞リンパ腫の標準薬となっている抗 CD20 抗体，リツキシマブ

を併用した R-CHOP での治療成績をもとに解析された DLBCL に対する予後予測因子であり，R-CHOP が DLBCL の標準治療となっている現在，より正確な予後予測が可能となる優れた指標であるが，各因子は IPI と同じである．HL では予後予測因子として重要なのは病期であり，さらに，限局期 HL においては，巨大縦隔腫瘍，節外病変，血沈亢進，病変領域数の有無が重要な予後予測因子となるので，これらを念頭において以下の検査を実施する．

1）白血球分画と網状球を含む末梢血血球検査，血沈（HL の限局期では治療方針を決定する上で重要な因子），血液生化学（AST，ALT，LDH，Alk-phos，総ビリルビン，Ca を含む電解質，総蛋白，アルブミン，血糖，クレアチニン，尿酸は必須），IL-2R（非ホジキンリンパ腫で保険適応あり），凝固検査（PT，aPTT，fibrinogen），血液ガス，血清蛋白分画，免疫グロブリン定量，$\beta2$ ミクログロブリン，HBs-Ag，HBs 抗体，HBc 抗体，HCV 抗体，HIV，HTLV-1，EB ウイルス抗体価などの血液検査．HBs 抗体と HBc 抗体は HBs 抗原陰性例でも陽性のことがあり，化学療法やリツキシマブなどの抗体併用化学療法後に肝炎ウイルスの再活性化による劇症肝炎発症を予防するためにも検査が必須である．

2）検尿，検便（便潜血）．

3）骨髄穿刺，骨髄生検．穿刺骨髄液はスメア以外に，表面抗原検査（flow-cytometry）と染色体検査を実施する．

4）胸腹部の単純 X 線撮影，頸部から骨盤（鼠径部を必ず含むことが必須）までの CT スキャン（5 mm 以下のスライス厚で実施する）．

5）FDG-PET スキャン：リンパ腫の病期決定，効果判定に必須である．

6）上部消化管内視鏡検査（GIF）：胃はリンパ腫，とくに MALT ｛粘膜関連リンパ組織（mucosa associated lymphoid tissue）｝リンパ腫，DLBCL，マントル細胞リンパ腫な

どの好発部位であり，生検を伴う上部消化管の内視鏡検査は必須である．

胃にリンパ腫が認められたときには，治療後の胃穿孔のリスクを把握するために，超音波内視鏡を実施してリンパ腫が漿膜面まで到達しているか否かを把握することが望ましい．

7）病変部位の生検．生検標本は摘出時にホルマリンに漬けてはならない．必ず，生検体での表面抗原検査と染色体検査，生検体の凍結保存の検体を分けた上で，ホルマリン固定用の検体のみをホルマリン処理する．これを怠ると，分子生物学的情報などの重要な情報が永久に失われリンパ腫の病型が正確に同定できないことが多い．

8）心電図，心エコー（多くのリンパ腫では治療でドキソルビシンが key drug であり心機能検査が必須）．

9）DLBCL では，germinal center B-cell（GCB）type か non-germinal center B-cell（non-GCB，activated B-cell，ABC）type かの確認，および，bcl2，bcl6 と myc の発現の有無を免疫化学染色もしくは FISH 法で確認する（病理医に確認）．

10）すべての検査について，必要性，目的，方法，危険性などについての説明同意が必要．

治療方針

1．ホジキンリンパ腫（Hodgkin lymphoma；HL）

HL では，臨床病期が重要な予後予測因子であり，血液検査，骨髄穿刺，CT スキャン，FDG-DET スキャンなどの検査で Cotswolds 分類により臨床病期を正確に決定することがもっとも重要である．PET（PET/CT）スキャンは，治療の効果判定に重要であり，治療前の必須検査である．効果判定時の PET（PET/CT）スキャンで，治療開始前の FDG-PET 陽性画像の消失が確認されれば（CT のみで腫瘍残存があっても）完全奏効（complete response；CR）と判定する．

bulky 病変とは「かさばり病変」ともいい，胸部単純 X 線撮影で胸郭横径の 1/3 を超える縦隔腫瘤，もしくは直径 10 cm を超える腫瘤病変と定義する．

1）限局期（ⅠA 期，ⅠB 期，ⅡA 期，bulky 病変ありも含む）

限局期とは bulky や B 症状を有する症例を含めたすべての臨床病期Ⅰ期と B 症状を除くすべての臨床病期Ⅱ期（ⅡA 期，ⅡA 期 bulky もしくはⅡ期 EA）を示す．この限局期 HL に対する標準的治療法すなわち治療指針は，予後良好の限局期と予後不良の限局期とで異なる．Ⅰ期もしくはⅡ期の HL で，限局期予後因子である巨大縦隔腫瘤，節外病変，血沈亢進（B 症状がなければ 50 mm/hr 以上，B 症状を認める場合は 30 mm/hr 以上），病変領域数が 3 つ以上のいずれも有さない場合は，予後良好限局期と診断し，ABVD（ドキソルビシン 25 mg/m^2，day 1，15，ブレオマイシン 10 mg/m^2，day 1，15，ビンブラスチン 6 mg/m^2，day 1，15，ダカルバジン 375 mg/m^2，day 1，15）療法を 2 コース終了後に 20 Gy の病変部位に限定した区域照射（involved field radiotherapy；IFRT）を行う combined modality therapy が標準治療である．前述の限局期予後因子を 1 つでも保有する場合は，予後不良限局期（もしくは中間期）と呼び，ABVD4 コース終了後に 30 Gy の IFRT を実施するか，BEACOPP（ブレオマイシン 10 mg/m^2，day 8，エトポシド 100 mg/m^2 day 1-3，ドキソルビシン 25 mg/m^2 day 1，シクロフォスファミド 650 mg/m^2 day 1，ビンクリスチン 1.4 mg/m^2（最大 2 mg），day 8，プロカルバジン 100 mg/m^2，day 1-7，プレドニソロン 40 mg/m^2 day 1-14）療法 2 コース後に ABVD 療法 2 コース終了後に 30 Gy の IFRT のいずれかが標準治療である．限局症例への広範囲放射線照射（マントル照射など）治療は，広範囲の照射に伴う毒性（肺毒性，心毒性，小児の発育障害，甲状腺機能低下症，二次発癌とくに若い女性での乳癌などの固形癌）の発生が明らかになっており，実施すべきではない．

2）進行期（ⅡB期，Ⅲ期，Ⅳ期）

進行期とはB症状を有するⅡB期（bulky ⅡB期も含む）と，すべてのⅢ期，Ⅳ期を示す．最低6コースを実施する．進行期HLに対する標準的治療法は最低6コース，最大8コースからなるABVD（d）（ABVdのdはダカルバジンが250 mg/m²）療法である．4コース終了後と6コース終了後にPET（PET/CT）スキャンで効果判定し，4コース後でCRであれば6コースで治療を終了する．6コース後のPET（PET/CT）検査でCRならば2コースを追加して8コースで終了する．6コース後のPET（PET/CT）検査でもCRでなければ治療抵抗性と判断し，他の治療法へ移行する．PET陰性でCRと判定された場合には，発症時にbulky腫瘍が認められていても後照射は実施しない．2コースのABVD後のPET撮影（interim PET）で陽性例に治療方針を（escalated BEACOPPや大量化学療法に）変更する治療方針は研究中であり標準治療ではない．

3）再発例に対する治療方針

65歳以下で，ABV（d）療法でCRに到達しないか，ABVD（d）療法（限局期ではABVD（d）療法後にIFRT）によって，CRが得られた後に，再発した場合には，抗CD30抗体，brentuximab vedotin（BV）を投与し，自家末梢血幹細胞を採取しながら救援化学療法を実施，部分奏効（partial response；PR）もしくはCRの効果が得られた場合に，自家造血幹細胞移植併用の大量化学療法の施行が標準的治療である．初回の化学療法後の完全奏効期間の長さにかかわらず（初回寛解期間が12ヵ月以上であっても）初回再発例では自家造血幹細胞移植併用の大量化学療法の施行が標準的治療である．また，自家移植終了後のBV地固め療法の有用性が検証されている．救援化学療法にはCHASE療法や，DHAP療法，ESHAP療法，ICE療法があり，大量化学療法にはLEED療法，BEAC療法，BEAM療法などのレジメンがあるが最良のレジメンは確立していない．同種移植の有効性は確立していないため臨床研究として実施されるべきである．

自家移植非適応HLには，BVもしくは，BV投与後の救援化学療法を実施する．BVと救援化学療法の併用は研究中である．

2．非ホジキンリンパ腫（non-Hodgkin lymphoma；NHL）

標準的治療法が確立しているのはNHLではDLBCLとDLBCL以外のaggressive NHLおよびFLのみであり，その他のNHLでは標準的治療法は確立していない．標準治療方針が確立しているindolent lymphomaを代表するFLとDLBCLの治療法について述べる．

1）濾胞性リンパ腫（follicular lymphoma；FL）
①初発限局期：FLはわが国ではNHLの約20%を占め，最近増加の傾向にある．初発時に約50%以上に骨髄浸潤が認められ，約85～90%がⅢ期，Ⅳ期の進行期で診断される．10～15%を占めるⅠ期，non-bulky Ⅱ期の限局期には病変部位への区域照射（involved field radiation therapy；IFRT）を行うことで10年のfailure-free survivalは50～60%，また全生存率は60～80%と長期間の疾患制御が可能であり，標準的治療法である．しかし，遅発性再発も認められ限局期といえども治癒は困難である．

②初発進行期FLは，無症候性低腫瘍量FLと症候性高腫瘍量FLで治療方針が異なる．腫瘍量はGELF規準（1．bulky病変（≧7 cm），2．長径3 cm以上の別々の3リンパ節，3．症候性の脾腫，4．腫瘍による臓器圧迫，5．胸水または腹水，6．血清LDHまたはβ2ミクログロブリンの上昇，7．B症状あり）もしくは，BNLI規準（1．痒疹症またはB症状，2．3ヵ月以内の急激な全身への病勢進行，3．生命を脅かす臓器浸潤，4．骨髄機能障害（Hb <10 g/dl，WBC<3.0×10⁹/l，または血小板値<100×10⁹/l），5．骨病変，6．腎浸潤，7．肝浸潤）で，どちらかの規準で，どれにも該当しない場合を低腫瘍量と定義（どれか一つでも該当する因子があれば高腫瘍量）するが，

GELF 規準のほうが多く使用される.

A. 初発進行期, 無症候性低腫瘍量 FL:初発進行期で無症候性低腫瘍量の FL に対しては, 注意深い経過観察を実施し, 増悪が確認された時点で R-CHOP (リツキシマブ, シクロフォスファミド, ドキソルビシン, ビンクリスチン, プレドニゾロン) などのリツキシマブ併用化学療法を開始する. 最近では, 初発進行期, 無症候性低腫瘍量の FL と診断された時点からリツキシマブ単剤療法とリツキシマブ維持療法を開始するほうが, 無治療での経過観察と比べて無増悪生存が延長するとのランダム化比較試験の報告もあり, リツキシマブ単剤療法とリツキシマブ維持療法も初発進行期, 無症候性低腫瘍量の FL の治療オプションである.

B. 初発進行期, 症候性高腫瘍量 FL:GELF 規準などで高腫瘍量 FL と診断された場合は, R-CHOP 療法 (6 コース) などの R-chemo を投与した後, CR, PR であればリツキシマブを 2 ヵ月に 1 回, 2 年間維持療法として投与する治療法が標準治療である. 初発時での自家造血幹細胞移植で予後が改善するとの検証はされていないし, 同種造血幹細胞移植もその治療関連死亡率の高さから, いずれも実地医療で行うべきではない.

2) びまん性大細胞型 B 細胞リンパ腫 (diffuse large B-cell lymphoma;DLBCL)

全 NHL の 30〜40% を占めもっとも頻度の高いリンパ腫である. 臨床病期と IPI (最近では NCCN-IPI) に基づいて治療する.

① 初発限局期 DLBCL:Ⅰ期, non-bulky Ⅱ期の限局期に対しては R-CHOP 療法 3 コース後に IFRT を実施するか, もしくは, R-CHOP 療法 6 コースが標準的治療法である. IFRT により, 放射線障害が強く発現しやすい頸部・咽喉頭部領域や腸管の限局期 DLBCL では R-CHOP 6 コースが推奨される.

② 初発進行期 DLBCL:bulky Ⅱ期, Ⅲ期, Ⅳ期の進行期に対しては R-CHOP 6-8 コースが標準的治療法である. IPI による high-intermediate risk および high risk 群初発 DLBCL に対する, up-front の自家造血幹細胞移植併用の大量化学療法は, ランダム化比較試験によって全生存割合に対する R-CHOP と比べての優位性が認められなかったため標準治療法ではない. Bcl2 もしくは bcl6 (あるいは両方) と myc が同時に発現している DLBCL は double hit(免疫化学染色での陽性例は double expressor) DLBCL (3 つとも発現している場合は, triple hit, triple expressor) DLBCL と称され, 限局期や IPI による low risk 群であっても R-CHOP 療法での予後は極めて不良であり, 標準治療法は確立していないが, DA-EPOCH-R 等が試みられている.

③ 再発 DLBCL:DLBCL などの aggressive NHL の初回寛解後の 65 歳以下の若年再発例に対しては救援化学療法に奏効 (PR, CR) すれば自家造血幹細胞移植併用での大量化学療法を実施することが標準的治療法として確立している. 初回化療に治療抵抗例でも救援化学療法に奏効すれば自家造血幹細胞移植併用での大量化学療法が有効とされる. 救援化学療法には R-DHAP, R-ESHAP, R-ICE, CHASER などの治療法が報告されているが, ランダム化比較試験が実施されたのは R-DHAP 対 RICE であり, 両群間に有効性の有意差を認めなかった. 大量化学療法も LEED 療法など複数のレジメンが報告されているが標準レジメンは確立していない.

(小椋美知則)

6 多発性骨髄腫

多発性骨髄腫は形質細胞の腫瘍であり，産生される単クローン性免疫グロブリン，および骨髄腫細胞と骨髄間質細胞の相互作用により，造血障害，溶骨性骨病変，高カルシウム血症，腎障害などの臓器障害，易感染性など多彩な臨床症状を呈する疾患である[1]．2011年の推計罹病率は10万人当たり男性5.5人，女性5.2人でやや男性に多い[2]．発症時の年齢中央値は67歳である[3]．

類縁疾患としてALアミロイドーシス，POEMS症候群，マクログロブリン血症などがある．ALアミロイドーシスは年間100万人当たり8〜10人発症すると推定され[4]，骨髄腫の6%にアミロイドーシスが合併する[5]．

表1 症候性骨髄腫初診時の主訴

主訴	頻度（%）
腰背部痛	36.1
胸痛，肋骨痛	5.7
大腿部痛	2.4
臀部痛	0.9
肩痛	2.8
上腕痛	1.2
貧血症状（動悸，息切れ，めまい）	11.7
全身倦怠感	8.5
発熱，感染症	2.8
腫瘤	2
下肢麻痺，しびれ	0.9
消化器症状	2.8
視覚異常　意識障害	1.6
蛋白尿	4
健診	20.6

自験例

初診時の対応

骨髄腫による主要臓器障害は骨病変，高カルシウム血症，貧血，腎障害であり，それによる臨床症状を見逃さないことが重要である．

症候性骨髄腫の初診時主訴を表1に示す．主訴の約半数が骨病変に起因する骨痛である．なかでも腰背部痛が35%を占める．病的骨折の場合は骨粗鬆症や癌の骨転移だけでなく骨髄腫も疑う．また椎体の圧迫骨折において，保存的治療を行っても痛みが長期続くときや，圧迫骨折を繰り返すときも骨髄腫を疑う．12 mg/dl以上の高カルシウム血症は骨髄腫の5.5%に認める．高度になると多飲，多尿，口渇，便秘，悪心・嘔吐，意識障害をきたす．多発性骨髄腫において高カルシウム血症は対応が遅れると急性腎不全をきたし予後に影響するため，念頭に置いておくべきである．骨痛の次に多いのは貧血に起因する動悸，息切れ，めま

い，倦怠感で主訴の約10%を占める．全身倦怠感や，浮腫は腎障害によっても起こる．骨髄腫の腎病変はM蛋白に起因する円柱腎症（骨髄腫腎），腎アミロイドーシスおよび単クローン性免疫グロブリン沈着症（monoclonal immunoglobulin deposition disease；MIDD）がある．円柱腎症は急性腎不全をきたしやすく，アミロイドーシスによるものはネフローゼをきたしやすい[6]．尿蛋白の成分は円柱腎症では軽鎖M蛋白が主体で，腎アミロイドーシスとMIDDではアルブミンが多い．M蛋白に起因する他の症状としてIgA型ではまれに過粘稠症候群による無気力，意識障害をきたすことがある．またクリオグロブリン様性状をもつM蛋白により寒冷時レイノー症状を生じることがある．一方，自覚症状がなく検診で貧血や蛋白尿，高蛋白血症を指摘され受診する患者が20%存在する．

表2　多発性骨髄腫診療に必要な検査

スクリーニング検査	診断確定のための検査	経過観察時の検査
血算	骨髄検査（穿刺・生検） 表面抗原検査 血清・尿免疫電気泳動 （免疫固定法）	スクリーニング検査 血清 FLC
生化学検査 　総蛋白	**腫瘍量や予後評価のための検査**	**効果判定時検査**
アルブミン 　BUN 　クレアチニン 　カルシウム 　血清・尿タンパク電気泳動 血清検査 　免疫グロブリン定量	FISH 検査 血清・尿 M 蛋白定量 血清 FLC アルブミン β2 ミクログロブリン LDH	血清・尿免疫固定法 血清 FLC 骨髄検査
病変部位 X 線写真	全身骨 X 線写真 MRI/CT/PET-CT	画像検査

ALアミロイドーシスはM蛋白軽鎖由来のアミロイドが諸臓器の細胞外に沈着し臓器障害をきたす疾患である．非特異症状として全身倦怠，体重減少，浮腫などがあり，心症状（うっ血性心不全，不整脈），腎症状（ネフローゼ症候群，腎不全），そのほか肝腫大，消化器症状（便秘，下痢，吸収不良症候群），末梢神経・自立神経症状（多発ニューロパチー，手根管症候群，起立性低血圧，排尿障害），出血症状（皮膚，消化管など），巨舌，甲状腺や唾液腺の腫大などを呈する[7]．POEMS症候群はまれな疾患であるが単クローン性の形質細胞異常症に多発性神経炎，臓器腫大，内分泌障害，浮腫・胸腹水，硬化性骨病変などを呈し，VEGFをはじめとする多くのサイトカインの関与が指摘されている[8]．

以上のことを念頭において問診，理学所見をとる．

1．検査

骨髄腫診療に必要な検査を表2にに示す．10 g/dl以下の貧血は症候性骨髄腫の60％に認める．多くは正球性貧血であるが大球性貧血も約20％認める．症候性骨髄腫でも初発時総蛋白の増加を認める例は56％に過ぎず，44％は正常もしくは低下していることに留意すべきである．免疫グロブリン定量でIgG，IgA，IgMのうちどれか1つが増加し他が抑制されていれば骨髄腫を疑う．いずれも低下していたらBJP型，IgD型や非分泌型の可能性がある．スクリーニング検査で最も重要な検査は血清，尿の蛋白電気泳動である．多くの骨髄腫では特徴的なMピークを認めるため泳動図を必ず確認する必要がある．図1に血清蛋白電気泳動のパターンを示す．Mピークを確認したら確定診断のために免疫電気泳動（または免疫固定法）と骨髄検査を行う．骨髄腫患者は骨病変により容易に骨折をきたすことがあり骨髄検査時は注意を要する．免疫電気泳動でM蛋白を同定し，骨髄検査で腫瘍性形質細胞を同定する．骨髄検査では骨髄スメア標本による形態診断と同時に表面抗原検査と染色体検査を行うことが望ましい．表面抗原検査は腫瘍性細胞の同定に必須であり，染色体検査は細胞学的なリスク因子の検出に必要である．表3にフローサイトメトリーによる正常形質細胞と骨髄腫細胞の表面抗原の比較を示す．

多発性骨髄腫の腫瘍化の初期変化は免疫グロブリンH鎖（*IGH*）遺伝子の染色体転座と高二倍体性で，その後二次的な染色体・遺伝子異常などが加わって腫瘍の進展・増悪が起こると考えられている．しかし骨髄腫細胞は分裂像が得にくく分染法での染色体解析がむずかしい．そこでFISH（fluorescence in situ hybridization）法による染色体異常の確認を行う．初診時最低限必要な検査項

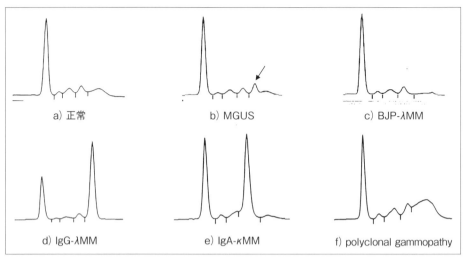

図1　血清蛋白電気泳動パターン

a) 正常　　b) MGUS　　c) BJP-λMM

d) IgG-λMM　　e) IgA-κMM　　f) polyclonal gammopathy

表3　正常/反応性形質細胞と骨髄腫細胞，形質細胞性白血病の表面抗原の比較

	Normal/Reactive	MM	PCL
CD38	+++	+++	+++
CD138*	+++	+++	+++
CD19**	+	－	－
CD56	－	++ / －	－

MM：multiple myeloma
PCL：plasmacell leukemia
・*MM の約 10％に CD138 陰性もしくは発現低下を認める.
・**CD19 陽性 MM が 1～3％存在する.

目として t（4；14），t（14；16），del17p が挙げられる[9]．いずれも予後因子として重要である．他にも t（11；14），gain 1q21 など必要に応じ検査する.

　免疫グロブリンは形質細胞内で重鎖と軽鎖が別々に作られ組み合わさって分泌される．軽鎖は常に多めに作られるため過剰な軽鎖が血清遊離軽鎖（Free light chain：FLC）となって血中に放出される．形質細胞増殖疾患では FLC の濃度異常や FLCκ/λ 比の異常が認められる．従来非分泌型とされていた例の 75％に FLC の異常があり，BJP 型ではほぼ 100％，通常の完全型免疫グロブリン産生骨髄腫でも 96％に異常を認める[10~12]．ただし完全型免疫グロブリン産生骨髄腫の M 蛋白量

と腫瘍性 FLC の濃度は相関しない．FLC 測定の感度は免疫固定法の約 100 倍と高いため診断，効果判定には必須の検査である[13]．また FLC は予後予測因子としても重要である[14~16].

2．画像検査

　骨病変の評価は必ず行う．骨髄腫が疑われたら全身骨単純 X 線写真を撮影する．骨髄腫にみられる所見は打ち抜き像（punched out lesion）と呼ばれる硬化縁を伴わない辺縁明瞭な特徴的局所性溶骨性病変（図2）と骨梁の粗造化，びまん性骨減少である．骨髄腫の 80％に骨病変が存在し，65％は椎体，45％は肋骨，40％は頭蓋骨および肩関節部，30％は骨盤骨，25％は長管骨に病変を認める[17]．骨単純 X 線写真では骨量の 30％以上を消失してはじめて溶骨性病変として検出できる．そのため早期の骨病変の検出には CT 検査や MRI 検査が必要である．MRI は放射線被曝がなく，骨髄内の微小局所病変や軟部組織への進展の評価に優れ，また異常所見パターンにより予後予測が可能であることから IMWG では脊椎，骨盤の MRI を必須の検査として推奨している．典型的な骨髄腫病変は T1 強調画像で低信号，T2 強調画像や STIR で高信号となり，ガドリニウム造影効果を認める．MRI 所見のパターンは正常，巣状，均

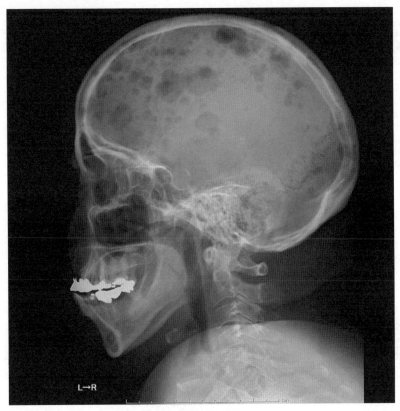

図2　52歳女性　BJP-κ
頭蓋骨
punched out lesion

一，まだら，びまん性に分類され，びまん性を呈
する例は予後不良とされる[18]．FDG-PET は全身
を一度に検索できる点，活動性の高い骨髄腫病変
の描出に優れている点で有用であるが，逆に増殖
活性の低い骨髄腫の描出が一定でなくまた放射線
被曝の問題もあることを考慮して必要に応じ行う
のがよい．

 診断と病期分類

　IMWGの診断基準が一般に使用される．2014年
改変された診断基準を表4に示す[19]．2003年の診
断基準では臓器障害の有無により症候性骨髄腫，
無症候性骨髄腫（＝Smoldering MM：SMM），と
分類され，症候性骨髄腫が治療適応とされていた．
しかし，臓器障害のない無症候性骨髄腫の中でも

骨髄中形質細胞が 60％以上，血清の腫瘍性 FLC
が 100 mg/L 以上で FLC 比が 100 以上，および
MRI で 5 mm 以上の巣状病変が複数ある症例は進
行が速いため，新基準では骨髄腫（MM）に分類
され治療適応とした．その結果無症候性，症候性
の表記がなくなった．

　病期分類は長く Durie & Salmon の病期分類
（DS 分類）が使われてきた[20]．この分類はある程
度腫瘍量を反映しており，病期 I A がほぼ SMM
に相当するなど治療開始の目安や骨髄腫進行の目
安として現在でも有用であるが，やや煩雑である
点と予後予測因子として充分機能しないことから
近年は国際病期分類（International Staging Sys-
tem：ISS）が使用される．（表5）この分類は日本
も含めた世界各国の未治療患者 10,750 人分のデー
タから予後因子を解析したもので，β2MG と血清

表4　MGUS，SMM，MM の IMWG 診断基準（2014 年改訂版抜粋）

MGUS（Monoclonal gammopathy of undetermined significance）
以下の 3 基準を満たす．
・血清 M 蛋白（IgM 以外）＜3 g/d*l*
・クローナルな骨髄形質細胞＜10％
・形質細胞増殖疾患が原因の臓器障害（高カルシウム血症，腎障害，貧血，骨病変：CRAB）を合併しない．

MM（multiple myeloma）
・クローナルな骨髄形質細胞≧10％または生検で証明された骨/髄外形質細胞腫の存在，それに加えて以下の
　骨髄腫診断事象を 1 つ以上有すること
　骨髄腫診断事象
　　　・形質細胞増殖異疾患に伴う臓器障害：CRAB
　　　　・高カルシウム血症：基準値より 0.25 mmol/*l*（＞1 mg/d*l*）を超える上昇
　　　　　または 2.75 mmol/L（11 mg/dL）を超える高カルシウム血症
　　　　・腎障害：クレアチニンクリアランス＜40 m*l*/min　または
　　　　　　　　　血清クレアチニン＞2 mg/d*l*
　　　　・貧血：Hb が基準値より 2 g/d*l* 以上低下　または　10 g/d*l* 未満
　　　　・骨病変：1 つ以上の溶骨性病変（X 線，CT，PET-CT）
　　　・以下の悪性のバイオマーカーを 1 つ以上有する
　　　　・クローナルな骨髄形質細胞比率≧60％
　　　　・腫瘍性/非腫瘍性血清 FLC 比≧100
　　　　・MRI で巣状病変が複数

SMM（smoldering multiple myeloma）
以下の 2 基準を満たす
・血清 M 蛋白（IgG または IgA）≧3 g/dL または尿中 M 蛋白≧500 mg/24h または
　クローナルな骨髄形質細胞が 10～60％
・骨髄腫診断事象やアミロイドーシスがない

表5　ISS および R-ISS 病期分類

ISS 病期	基準
I	血清 β2MG＜3.5 mg/d*l*
	血清 ALB≧3.5 g/d*l*
II	I，III 期以外
III	血清 β2MG≧5.5 mg/d*l*

R-ISS 病期	基準
I	ISS I および血清 LDH 正常
	かつ高リスク染色体異常がない
II	R-ISS I，III 期以外
III	ISS III および血清 LDH 高値
	または高リスク染色体異常がある

高リスク染色体異常：t（4；14），t（14；16），
del（17p）のいずれか

（文献 21，22）より）

アルブミン値の 2 因子のみで簡便であり予後予測が DS 分類よりも明瞭である[21]．しかし生物学的因子が考慮されていないなどの点が指摘され2015 年に国際病期分類改訂版（Revise-ISS：R-ISS）が提唱された（表5）[22]．

再診時のポイント

　診療方針を決定する．治療の適否，適切なモニタリングの計画を立てることが大切である．Monoclonal gammopathy of undetermined significance（MGUS）は治療適応ではない．Smoldering MM も基本的には経過観察を行い，治療はMM と診断したら開始する．MGUS は治療適応ではないが骨髄腫への進展が年間 1％程度認められる[23]ので経過観察は必要である．当初は 3 ヵ月ごとに経過観察を行い，変化を認めなければ 6～12 ヵ月ごとに経過観察を行う．MGUS から骨髄腫への進展の危険因子として非 IgG 型 MGUS，M 蛋白＞1.5 g/d*l*，FLC 比＜0.26 もしくは＞1.68 の 3 因子がある．20 年間での進行率は危険因子数 0 では5％であるが 1 因子では 21％，2 因子は 37％，3 因子では 58％である[24]．

　SMM は 5 年間で 50％が骨髄腫へ進展する．進

行率は最初の5年間は平均10%, 次の5年間は年3%, 以後は年1%の割合で進行するとされる. 骨髄形質細胞>10%, M蛋白>3 g/dl, FLC比<0.125もしくは>8の3因子が骨髄腫へ進展する危険因子とされ, 5年後の進行率は1因子では25%, 2因子では51%, 3因子では76%である[25]. 当初は1~2ヵ月ごとに経過観察し, その後状況に応じ3ヵ月ごとの経過観察を行う. 高リスクSMMに対しレナリドミド/デキサメタゾンで早期治療介入すると無進行生存期間, 全生存期間とも改善したという報告があるが[26], 高リスク群をどのように定義するか, またどのような導入治療が適切であるかなど検討の余地がある. しかし急激に進行する例ではMMの基準まで待つ必要はなく, 早い段階で治療に踏み切るべきである.

経過観察時の検査はM蛋白の増加, 臓器障害の出現の有無をチェックするために, 血算, 肝腎機能, 電解質, 血清・尿蛋白電気泳動, 血清FLCを必ず行う. 骨髄検査や画像検査は進行が疑われる場合適宜行う.

骨髄腫の治療は基本的には専門医に任せるべきである. 現在骨髄腫の治療は劇的に変化し, 完全寛解が多数例に得られるようになり, 5年生存率も60%を超えるようになってきた. 中心となる薬剤はプロテアソーム阻害薬(ボルテゾミブ, カルフィゾミブ, イクサゾミブ), 免疫調整薬:IMiDs(サリドマイド, レナリドミド, ポマリドミド), アルキル化剤(メルファラン, シクロフォスファミド)およびステロイド剤の4剤で, ごく近い将来これに抗体薬(エロツズマブ, ダラツムマブ)が加わる. 再発難治例にはHDAC阻害剤も使用される. 治療のアルゴリズムを簡単にまとめると, まず自家造血幹細胞移植適応患者と非適応患者とに分けて治療方針を立てる. 一般的に移植適応とされるのは65歳以下で重篤な臓器障害や合併症がない患者である. 移植適応患者は先に挙げた薬剤の2剤または3剤併用で寛解導入療法を行い, その後自家造血幹細胞移植併用メルファラン大量療法を行う. 移植後2~3剤併用で強化療法を行い, その後内服薬中心の維持療法を行う. 治療

目標は完全寛解で, 深い奏功が得られるほど予後は良好となる. 移植非適応患者に対しても2~3剤の併用療法による初期治療を行う. その後の維持療法については十分なコンセンサスが得られてはいないが, 免疫調整薬を中心とした維持療法を再発再燃するまで継続するのがよいと思われる[27].

継続治療のポイント

多発性骨髄腫の生存率は向上しているとはいえ現状ではいまだ治癒は困難な疾患である. よって良好な状態をできるだけ長期に維持することが継続治療のポイントとなる. そのためには骨病変を中心とした全身のさまざまな病変に対応し, また治療に伴う有害事象に対応する支持療法が重要である.

支持療法

痛みを伴う骨病変を認めた場合は固定・安静が第一である. 骨病変に対する薬物療法としてはビスホスホネート製剤, 抗RANKL抗体が推奨される. 骨病変に対する有効性が示されているが, ビスホスホネートは顎骨壊死, 腎障害, 抗RANKL抗体は顎骨壊死, 低カルシウム血症の副作用に注意が必要である[28,29]. 顎骨壊死を避けるため2年以上は使用しない. 骨病変に伴う強い骨痛のコントロールには放射線の局所照射が有効である. 骨髄腫は放射線感受性が高く, 孤立性形質細胞腫では放射線治療が第一選択である. 骨髄腫では局所の骨痛のコントロールのほか, 骨折予防, 腫瘍による脊髄圧迫症状に放射線局所照射が適応される.

有害事象による治療中断は予後に大きく影響するので各治療薬に特徴的な副作用対策が必要である. プロテアソーム阻害薬投与時は帯状疱疹の予防が必要である. レナリドミド, ポマリドミド投与時も初期3ヵ月間は感染症に対する予防投与を行うのがよい. IMiDs投与時は深部静脈血栓症の予防を行う. また蕁麻疹をきたすことがあるが, 多くは抗ヒスタミン剤や少量のステロイドを併用

することで継続投与が可能である．プロテアソーム阻害薬，IMiDs とも便秘，下痢などの消化器症状をきたしやすい．高齢者では消化器症状が全身状態悪化の契機となることが多い．またいずれも多少とも血液毒性を有しているので顆粒球減少や，血小板減少に注意を要する．

高齢者診療のポイント

骨髄腫は発症年齢中央値が 67 歳と高齢者の疾患である．高齢者では加齢に伴い生理機能が低下するうえ，他の疾患を合併する率が増加する．また患者・家族とも身体の異常に対する認識が鈍化するためか初診時すでに進行期で全身状態が不良であることも多い．治療に伴う有害事象も出やすく，治療中断を余儀なくされることもある．とくに 80 歳以上では治療反応性が悪く早期死亡が多いという報告もある[30]．一方高齢者でも CR を得るとその予後は優れてよいことも示されている[31]．よって年齢のみを指標に治療方針を立てるのでなく，全身状態も含めより個別化した治療が求められる．そのためには高齢者をいかに評価するかが重要である．一つの試みとして年齢，日常生活動作（ADL）を含めた虚弱性，併存疾患の有無を指標とした薬剤の減量の目安が提唱されている[32]．

文　献

1) 日本骨髄腫研究会［編］多発性骨髄腫の診療指針第 2 版 2008
2) がん情報サービス：全国がん罹患モニタリング集計．国立がん研究センターがん対策情報センター．http://ganjoho.jp/reg_stat/statistics/brochure/monitoring.html
3) Ozaki S, Handa H, Saitoh T, et al：Trends of survival in patients with multiple myeloma in Japan；a multicenter retrospective collaborative study of the Japanese Society of Myeloma. Blood cancer J 5：e349, 2015
4) Kyle RA, Linos A, Beard CM et al：Incidence and natural history of primary systemic amyloidosis in Olmsted Country, Minnesota, 1950 through 1989. Blood 79：1812-1822, 1992
5) 麻奥英毅：多発性骨髄腫と AL アミロイドーシス．血液・腫瘍科 47：5-11, 2003
6) Nasr SH, Valeri AM, Sethi S, et al：Clinicopathologic correlations in multiple myeloma；A case series of 190 patients with kidney biopsies. Am J Kidney Dis 59：768-794, 2012
7) 山田正仁（研究代表者），アミロイドーシスに関する調査研究班：アミロイドーシス診療ガイドライン，2010
8) Dispenzieri A：POEMS syndrome. Hematology Am Soc Hematol Educ Program 2005：360-367, 2005
9) Dimopoulos M, Kyle RA, Femand JP, et al：Consensus recommendations for standard investigative workup：report of the international Myeloma Workshop Consensus Panel 3. Blood 117：4701-4705, 2011
10) Drayson M, Tang LX, Drew R, et al：Serum free light-chain measurements for identifying and monitoring patients with nonsecretory multiple myeloma. Blood 97：2900-2902, 2001
11) Bradwell AR, Carr-Smith HD, Mead GP, et al：Serum test for assessment of patients with Bence Jonnes myeloma. Lancet 361：489-491, 2003
12) Mead GP, Carr-Smith HD, Dryson MT, et al：Serum free light chains for monitoring multiple myeloma. Br J Haematol 126：348-354, 2004
13) Durie BGM, Harousseau J-L, Miguel JS, et al：International uniform response criteria for multiple myeloma. Leukemia 20：1467-1473, 2006
14) Rajkumar SV, Kyle RA, et al：Serum free light chain ratio is independent risk factor for progression in monoclonal gammopathy of undetermined significance. Blood 106：812-817, 2005
15) Rajkumar SV, Kyle RA, et al：Immunoglobuline free light chain rasio is an independent risk factor for progression of smoldering（asymptomatic）multiple myeloma. Blood 111：785-789, 2008
16) Snozek CLH, Katzmann JA, et al；Prognostic value of the serum free light chain ratio in newly diagnosed myeloma：proposed incorporation into the international staging system. Leukemia. 22：1933-1937, 2008
17) Dimopoulos M, Terpos E, Comenzo, RL et al：International myeloma working group consensus statement and guidelines regarding the current role of imaging techniques in the diagnosis and monitoring of multiple Myeloma. Leukemia 23：1545-1556, 2009
18) Moulopoulos LA, Dimopoulos MA, Kastritis E, et al：Diffuse pattern of bone marrow involvement of magnetic resonance imaging is associated with high risk cytogenetics and poor outcome in newly diagnosed, symptomatic patients with multiple myeloma：A single center experience on 228 patients. Am J Hematol. 87：861-864, 2012
19) Rajkumar SV, MA Dimopoulos, Palumbo A, et al：

International Working Group updated criteria for the diagnosis of multiple myeloma. Lancet Oncol 15 : e538-e548, 2014

20) Durie BG, Salmon SE : A clinical staging system for multiple myeloma. Cancer 36 : 842-854, 1975

21) Greipp PR, San Miguel J, Durie BGM, et al : International staging system for multiple myeloma. J Clin Oncol 23 : 3412-3420, 2005

22) Palumbo A, Avet-Loiseau H, Oliva Stefania, et al : Revised international staging system for multiple myeloma : A report from International Myeloma Working Group. J Clin Oncol 33 : 2863-2869, 2015

23) Kyle RA, Therneau TM, Rajkumar SV, et al : Long-term study of monoclonal gammopathy of undetermined significance. N Engl J Med 346 : 564-569, 2002

24) Rajkumar SV, Kyle RA, Therneau TM,, et al : Serum free light chain rasia is an independent risk factor for progression in monoclonal gammopathy of undetermined significance. Blood 106 : 812-817, 2005

25) Kyle RA, Remstein ED, Therneau TM, et al : Clinical coarse and prognosis of smoldering (asymptomatic) multiple myeloma. N Engl J Med 356 : 2582-2590, 2007

26) Mateos MV, Hernandez MT, Giraldo P, et al : Lenalidomide plus dexamethasone versus observation in patients with high-risk smouldering multiple myeloma(QuiRedex) : long-term follow up a randomized, controlled, phase 3 trial. Lancet Oncol 2016 http://dx.doi.org/10.1016/s1470-2045 (16) 30124-3

27) Moreau P, Attal M, Facon T : Flontline therapy of multiple myeloma. Blood 125 : 3076-3084, 2015

28) Terpos E, Kleber M, Engerhardt M, et al : Europian myeloma network guidelines for the management of multiple myeloma-related conmplications. Haematologica 100 : 1254-1266, 2015

29) Rage N, Vadhan-Raj S, Willenbacher W, et al : Evaluating results from the multiple myeloma patient subcet treated with denosumab or zoledronic acid in arandomized phase 3 trial. Blood cancer J 6 : e378, 2016

30) Dimopoulos MA, Kastritis E, Delimpasi S et al : Multiple myeloma in octogenarians : Clinical features and outcome in the novel agent era. Eur J Hematol 89 : 10-15, 2012

31) Francesca G, Alessandra L, Pierre W, et al : Complete response correlates with long-term progression-free and overall survival in elderly myeloma treated with novel agents : analysis of 1175 patients. Blood 117 : 3025-3031, 2011

32) Palumbo A, Bringhen S, Ludwig H, et al : Personalyzed therapy in multiple myeloma according to patient age and vulnerability : a report of the European Myeloma Network (EMN) . Blood 118 : 4519-4529, 2011

（麻奥　英毅）

第2章 H 疾患編 血液疾患

7 その他の血液疾患

I．溶血性貧血

赤血球破壊が亢進してビリルビン産生が過剰となり，黄疸を伴う貧血であり，年間約1,000例の新規発症と頻度は少なく，遺伝性と後天性と半々とされる．

初診時の対応

1．現症歴の聴取と家族歴

遺伝性（球状赤血球症を中心に）が多く，詳細な家族歴をとる必要がある．

2．視診と身体検査
1）先天性のもの

溶血性貧血は溶血性黄疸とも呼ばれ，間接ビリルビンの増加（3 mg/dl 以上になるとみてわかる）．血液検査で貧血，MCV，MCH などのほか網赤血球の増加や形状（中央の淡明部がみられない小型赤血球）を確かめる．血中ハプトグロビンの低下，LDH アイソザイム（ⅠⅡの優位の増加）もチェックする．約7割が遺伝性であるが，孤発性で突然発症する場合もある．

身体所見として脾腫の有無を確かめる（腹部エコーも使用）．

なお，赤血球酵素異常症—グルコース-6-リン酸脱水素酵素異常症などはごくまれにある．

2）後天性のもの

後天性溶血性貧血の約7割が赤血球に対する自己抗体による自己免疫性溶血性貧血である．その中でもっとも多いのは温式抗体によるもので，直接抗グロブリン試験が陽性となる（間接抗グロブリン試験陽性の場合も）．

寒冷への暴露後に起こる発作性寒冷血色素尿症．さらに発作性夜間血色素尿症（夜間にコーラ様の尿が出る）もある．この場合砂糖水試験が陽性に出る．

マラソンなど激しい運動後の行軍血色素尿症もある．

3．治　療

原因によって異なるが，遺伝性の球状赤血球症では摘脾（10歳以降が適当と考えられる）が著効を奏することが多く，自己免疫性溶血性貧血で温式抗体の例には副腎皮質ステロイドが有効なことが多い．ただ溶血性貧血，赤血球酵素異常症などの診断，治療については一度専門医に受診を勧める必要がある．

II．異常血色素症——サラセミアなど

血色素の分子を形成するサブユニットのβ鎖の形成が障害されているβ-サラセミアが多い（これは地中海貧血とも呼ばれ，標的赤血球が特徴で低色素性貧血であるが，鉄に反応せず，他医で鉄剤を投与されて鉄過剰になった例を経験した[1]）．

この標的赤血球（ほかに鎌状赤血球も）は地中海に多いマラリアの寄生に抵抗性があるといわれ，進化の過程で残された可能性もある．

以上の溶血性貧血やサラセミアなどは赤血球の形状の観察が診断上，ぜひ必要と考えられる．

Ⅲ．大球性高色素性貧血

　胃の全摘手術か亜全摘の症例ではビタミン B_{12} の吸収に必要な内因子が分泌されず，さらに下部小腸摘出手術を受けた人はビタミン B_{12} の吸収が阻害され，本貧血を起こす場合もあるため，ビタミン B_{12} の注射（1,000 μg～1 mg）を年数回は行う（整形外科領域などでビタミン B_{12} が連用されているのは意味がない．肝臓に 1,000 μg の貯蔵で約1年もつ）．さらにアルコール多飲の人の貧血には葉酸（フォリアミン）注射も有効な症例がある．

文　献

1）太田　宏：サラセミア．内科 31（6）：1262-1268，1973
2）池田康夫，押味和夫編：標準血液病学，p44，2003
3）吉田彌太郎編：血液疾患ハンドブック，p65，2005

（太田　宏）

第2章 疾患編 ― 骨・関節・免疫疾患

1 関節リウマチ

関節リウマチ（RA）の診療体系においては paradigm shift（科学革命）とも呼ばれる目覚ましい進歩がみられている．こうした著しい進歩をもたらしたのは，メトトレキセート（MTX）の安全で有効な使用法が確立されたことと，MTX だけでは有効性が得られないような症例についても，RA の病態増悪に関与する TNFα やインターロイキン6（IL-6）を直接抑制するような抗体や受容体様の構造をもつ生物学的製剤が驚くような治療効果を生み出したことで，こうした効果を広く世界的に広げようということから，診断治療を合わせた合理的な診療体系が国際的に確立されてきたわけである．いまや RA 診療は完全寛解をめざし，早期診断，早期治療が奏功すれば，薬剤フリーの寛解も現実の目標となりつつある．RA は，膠原病と呼ばれる全身性の自己免疫疾患の中で，もっとも多い疾患である．膠原病内科の専門医の他，整形外科医が診療するケースが多いが，一般内科や外科系の開業医が遭遇する場合も結構ある．しかし，これだけ RA と戦うためのストラテジーが開発された現代においては，NSAIDs やステロイドのみで漫然と経過をみるといった治療は許されないわけで，最新の RA 診療のポイントを習得した臨床家が治療の主体をなすべきで，一般医家としては正しいタイミングでの専門医へのコンサルテーションが必要となる．

初診時の対応

1. 問　診

関節痛を初発症状として，受診する場合がほとんどで，関節痛の発症時期等を詳しく聞く必要が

ある．この関節痛の鑑別に関しては症候編を参照されたい．そのほか，関節以外の疾患（現病歴，既往歴とも）についても詳細に聞く必要がある．それが RA の関節外症状である可能性があるし，腎機能障害，肝機能障害，呼吸器疾患は，今後のMTX や生物学的製剤を主体とした治療を行う上での障害となりうる．さらに，強皮症やシェーグレン症候群等の膠原病や膠原病類縁疾患の併発の可能性もあるためである．関節症状以外に，初期には全身倦怠感や易疲労感，微熱，表在リンパ節腫脹もみられることがある．家族歴については，RA や膠原病の罹患者と肝炎の有無（B 型肝炎，C 型肝炎）および，悪性腫瘍についてもチェックすることが望ましい．RA 患者では健常人と比べて，悪性腫瘍の罹患率が高いとされており，診療継続時に常に意識をするべき問題である．

初診時にもっとも多いのは，①手指の関節の腫脹があり，RA ではないか，という強い不安をもって来院される場合と②すでに RA として長期間治療を受けているが，関節痛の改善がみられないため受診される場合の2通りがある．①のケースでは，早期の RA であることが多く，関節炎の推移，手関節の触診と定型的血液検査から，比較的容易に診断がつくことが多い．変形性関節症によるヘベルデン関節やブシャール関節，他の膠原病による関節炎等を念頭におきながら鑑別診断をしておく必要がある．②のケースでは，RA の診断自体が誤っていることはまれであるが，治療の進め方が最新の治療ガイドラインに沿わない形で行われ，すでに関節破壊が進行していることがみられ，関節変形進展の評価をして，場合により整形外科的処置がただちに必要となることも多く，

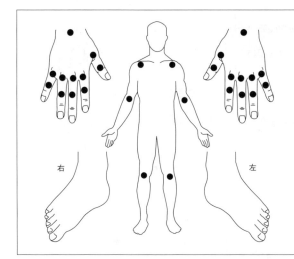

DAS28の数値は最低が0で最高が10となる.
RA活動性のDAS28による分類としては,
DAS28>5.1‥‥‥‥‥高活動性
5.1≧DAS28≧3.2‥‥中活動性
DAS28<3.2‥‥‥‥低活動性
DAS28≦2.6‥‥‥‥臨床的寛解

DAS28算出に用いられる関節を●で示した.

図1　DAS28によるRA活動性の評価

実用性からRA活動性の評価法として汎用されている disease-activity score（DAS）28 の算出には，圧痛関節数，腫脹関節数，赤沈（あるいはCRP），患者による疼痛評価としての visual analogue score（VAS）の4つの変数を用いる.
実際の計算には，DAS考案者のウェブサイト（下記参照）でも可能であるし，日本リウマチ財団からもDAS28計算式の入ったDVDが出されている.
http://www.das-score.nl/　　DAS28考案のオランダ Nejmegen 大学リウマチ科のウェブサイト

リウマチ診療に精通した整形外科医と連携をもつことが望ましい.

　リウマチ診療に訪れる患者では，かなり悲観的で落ち込んでおられる方が多い. こうした患者では，問診を取る段階から，「最近，とくにこの10年間でリウマチの診断と治療の両方で，目覚しい進歩がみられている. それ以前のリウマチ診療と比較すると大きな違いがある」というように，患者が希望をもてるような説明を心がけることは治療の成功を確実にする上で，大切である.

2. 現　症

　手指関節，手関節から順番に，疼痛関節を触診して，圧痛，熱感，腫脹を記載する. リウマチの活動性を客観的に評価するために，実地医家においては disease activity score 28（DAS28）（図1）[1~3]が簡便性から汎用されている. 治療効果の判定にも有用な指標となる. ハンコ（図2全身像）を作っておき，触診の際に，疼痛・圧痛関節は赤×印，腫脹関節は青丸印という具合に記載する. 血液検査施行時に合わせて，主観的疼痛評価

を行うため visual analogue scale（VAS）（図3）で患者自身の疼痛の量的評価を行う. RAの場合には，手関節と手指ではMCP関節，PIP関節に好発する. DIP関節が初期から腫脹することはまれであり，ヘベルデン結節である場合が多い. 左右対称の関節炎は，進行期であり，初期のリウマチ診断であまりみられないことが多い. むしろ，朝のこわばりについて，きちんと問診することが重要で，午前の診察なら，手を握ってグーを作らせて，完全に握れずに空間が空いてしまうこともこわばりの程度を表している. 通常RAの手のこわばりは，1時間以上持続する. 手関節炎は進行すると，手根骨亜脱臼や正中神経絞扼から手根管症候群を生じる. 肘関節，肩関節から，膝関節，足関節，足趾関節と触診を進めていく. 時に股関節にも波及するが，症状が出にくく，発見がしばしば遅れるため注意を要する.

　進行期には関節変形が生じ，X線による関節破壊の評価を行い，外科的治療の適応について，整形外科医に紹介する予定を立てる. RAの進行には大きく分けると3つのパターンがあり[4,5]，①急

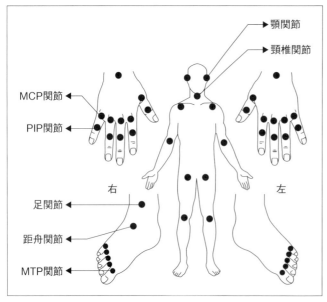

図2-1　全身像

RAで関節炎を起こす部位を黒丸で示した．日常のRA診療においてはこの黒丸の部位を○にしたハンコまたは図を作成しておき，疼痛圧痛関節と腫脹関節について識別するマークをつける．

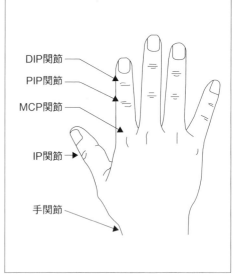

図2-2　手の関節の呼称

DIP：distal interphalangeal
PIP：proximal interphalangeal
MCP：metacarpo-phalangeal
IP：interphalangeal

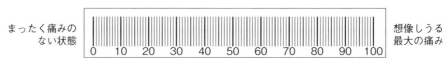

まったく痛みの
ない状態

想像しうる
最大の痛み

図3　Visual analogue scale（VAS）

VASは患者自身の主観的主訴である「痛み」を量的評価するためにペインクリニック等で広く用いられている評価法である．100mmの直線上で，まったく痛みのない状態を0mm，想像しうる最大の痛みを100mmとして，現在の痛みの程度をスケール上で示してもらう．

速進行型：短期間のうちに関節破壊の起こるタイプ，②多周期型：比較的ゆっくりと進行して，増悪と軽快を繰り返して，徐々に関節破壊をきたすタイプ，③単周期型：発症して1～2年で軽快して，再発しないタイプがある．①や②のタイプで，関節破壊の緩急を区別するには，発症後1年が重要となる[6]．つまり，発症後1年以内に，的確な治療体系を取らなければ，急速進行型RAにおける関節破壊を抑制できないことになる．最近の関節破壊の継時的な詳細な検討から発症3～6ヵ月でもっとも関節破壊は進行することから，その期間をRA治療における重要な期間として，windows of opportunitiyと呼ばれ，その期間にできるだけ強力な治療を行い，疾患活動性を抑え込むことが必要とされる．活動性の強いタイプでは，後述するCCP抗体が著しく高値で，手のMRIで骨ビランや滑膜増殖が著明で，発症後3～6ヵ月の初期からMTXと生物学的製剤を中心とした治療体系を予定することが不可欠となる[7]．

3．診断の進め方と検査の選択

関節の腫脹疼痛熱感と朝のこわばりだけでもかなりRAの診断に近づけるが，確定診断に至るためには血液検査と画像診断の選択が重要となる．RAの活動性と並行する検査を挙げる．

1）血算

白血球および血小板数の増加（IL-6の増加を反映）が炎症と並行．リウマチの活動性と並行して

貧血も強くなり，二次性鉄欠乏性貧血が多く，血清鉄低下，血清フェリチン増加のパターンを示し，鉄補充は不要である．フェリチン低下の場合は鉄剤の補充が必要となる．

2）急性期炎症反応

リウマチの炎症反応は滑膜炎の活動を反映する．CRP は IL-6 刺激により肝臓で産生され，赤血球沈降速度（赤沈）より動きが早い．赤沈は主にγグロブリンおよびフィブリノーゲンの増加を反映して，CRP と必ずしも並行しない．補体は CH50 で測定して，通常増加する．ただし，リウマチ性血管炎を伴った悪性関節リウマチ（MRA）では，免疫複合体による消費により CH50 は正常値よりかなり低下する．

3）リウマトイド因子（rheumatoid factor；RF）

IgG に対する自己抗体で，リウマチ患者の 80% に検出される．ただし，RF 陰性のリウマチも 20%あり，RF の有無によるリウマチの活動性に大きな差異はなく，リウマチ以外の疾患でも陽性になり，高齢者で特別な疾患がなくても陽性になることがあり，絶対的基準とはいえない．ただし，陽性のリウマチにおいては，RA 活動性低下により陰性化することがあり，治療のパラメーターになりうる．RF が異常高値の症例では MRA のように予後不良の例もある．ただし，シェーグレン症候群では B 細胞の高度の活性化により，異常高値になり，鑑別診断が必要となる．

4）血清マトリックス・メタロプロテアーゼ-3（MMP-3）

軟骨細胞や滑膜細胞から分泌される蛋白分解酵素で，プロテオグリカン，コラーゲン，ラミニン等の間質成分を分解して，関節破壊に重要な役割を果たすと考えられている．RA では血中 MMP-3 濃度が，関節破壊の進行と並行することが知られ，予後予測因子ともいえる[8]．さらに，治療効果のパラメーターとなりうる．ただし，ステロイド投与に伴い，関節炎とは無関係に上昇することから，注意を要する[9]．

ステロイド漸減から中止に伴い，通常は MMP-3 は低下していく．ステロイド中止しても MMP-3 が高値の場合は中大関節における関節滑膜の活動性が疑われ，治療強化の必要性ありとされる．

5）抗環状シトルリン化ペプチド抗体（抗 CCP 抗体）

抗 CCP 抗体は，RA の早期診断に有用で，予後予測因子ともなりうるとされている．早期の関節炎で RA の診断基準を満たさない時期であっても，陽性となり[10]，抗 CCP 抗体高値例は予後不良で，早期からの MTX および生物学的製剤を中心とした治療を考えておく必要がある[11]．ただし，治療によっても抗 CCP 抗体値は低下せず，治療効果判定には用いられない．現在のところは RA 診断のために，限定された保険適応であり，RA 疑診症例に 1 回しか使用できない（ただし，1 回目が陰性の場合は，疑診例であれば複数回の検査は可能とされる）．最近，診断時の測定とは別に，治療法の選択時において，1 回に限り測定が許されている．

6）生化学的検査

①腎機能：腎機能障害は，RA 自体ではまれで，以前に用いられた薬剤の後遺症であることが多い．腎機能障害は抗リウマチ薬の使用において，血中濃度上昇から副作用発現率を増やすことになる．腎機能評価において，RA 患者では動作制限があり，筋肉由来クレアチニンから計算した eGFR は正確に腎血流量を反映していない．それに代わり，筋肉に依存しない腎機能マーカーとして，シスタチン C が使われるようになっている[12]．保険上の制約があり，3 ヵ月に 1 回の測定に限られている．

②RA 治療前には，ウイルス性肝炎のマーカーである HBs 抗原と HCV 抗体を測定しておく．B 型肝炎，C 型肝炎いずれがあっても，肝臓専門医にコンサルトすることが望ましいし，とくに B 型肝炎については，抗リウマチ薬の使用により，劇症化の可能性があり，専門医の併診が不可欠である．最近，B 型肝炎が治癒した

場合も肝細胞内に環状の不完全DNAとして，眠っていて，抗がん剤や免疫抑制作用のある抗リウマチ薬の使用により，完全なHBウイルスが複製されて，時として劇症型肝炎をきたす(de Novo肝炎)ことがあり，HBs抗原が陰性の場合は必ず，HBs抗体とHBc抗体を測定して，どちらかが陽性ならば，定期的にHBV-DNAの測定が必要となる．肝炎ウイルスがみられない場合も肝機能異常の程度により，腹部超音波検査を施行しておく．

③肺疾患：胸部X線検査で間質性陰影がみられれば，CT撮影と同時に血中KL-6測定が必要である．陳旧性結核であっても，MTX高用量や生物学的製剤治療時に再発の可能性あり．生物学的製剤治療前に，陳旧性結核陰影あればクオンティフェロン・テストまたはTスポットテストを施行して，活動性についてチェックしておく．結核既往が疑われれば，イソニアジド（INH）をビタミンB_6とともに予防処方する．

④骨代謝の評価：血液検査で骨代謝マーカーとしては，骨芽細胞活性を表す血中骨型アルカリフォターゼ（BAP）と破骨細胞活性を表す尿中I型コラーゲン架橋テロペプチド（NTx）が一般に用いられている．

⑤甲状腺疾患：RAには，かなりの割合で橋本病やバセドウ病が併発することがあり，定期検査でチェックしておくことが望ましい．とくに，バセドウ病は，適切な初期診断と治療をしないで，放置されればリスクの高い疾患である．

⑥糖尿病も，抗リウマチ薬や生物学的製剤の治療において，重篤な感染症のリスク因子となり，とくにステロイド投与中では定期的検査が必要である．

7）画像診断法

初診時の関節痛の部位に応じて，単純X線検査を行う．通常は，初期RAでは手指および手関節が初発となるため，両手指X線検査は必ず施行する．その他，足踵の腫脹が強いときは両足趾も診ておく．進行の早い例では半年ごとに，通常は年1回経過を診ていく．手関節痛のわりには，炎症反応が高度の場合等，RAの治療手段の選択で迷うときには，手関節のMRIをとることも1つの方法である．単純X線ではみられない，微小な骨ビラン，滑膜増殖の程度，骨髄浮腫等の評価が可能で，1年以上先の関節破壊を予測するともいわれている[13]．

実地医家で腰椎DXAにより骨量測定することは，通常できないため，代わりに胸椎X線側面像により，椎体の変形をみて骨粗鬆症の評価をしておく．手指，肘，足踵等の骨量測定法もあるが，胸椎との対応において，骨量低下を評価する．とくに，ステロイド投与がすでにされている場合は，できればDXAによる骨量評価を迅速に行い，必要に応じてビスホスフォネートや活性化ビタミンDさらには骨量低下が著しければ，テリパラチド製剤や抗RANKLE抗体の投与を行う．

再診時のポイント

再診においては，検査結果と現症に基づき，RA診断を行うことになる．American College of Rheumatology（ACR）(1987年)の分類基準は平均罹病期間が7年と，進行期のRAを対象にしたもので，すべてを充足するのを待っていて治療するのでは，関節破壊は進行する．とくに，最近はRAを発症して，数ヵ月の間に積極的治療をした場合，寛解導入率が高まり，完全寛解をも目指すことが可能となっている．2011年にACRと欧州リウマチ学会（EULAR）が共同で新たなRAの分類基準を提唱した（表1）．できるだけ早期にRAを診断して，早期から寛解を目標とした治療を計画することがRA診療のスタンダードになりつつある．RA診療における基本的概念として，治療目標達成に向けた治療戦略を計画して実行するTreat-to-Target（T2T）が糖尿病等の疾病同

表1　2010年ACR/EULAR関節リウマチ新分類基準

●対象となる関節痛を有する患者さんで，少なくとも1関節以上の腫脹・疼痛があり，その関節炎が，他の疾患では説明できない．
　X線検査で，当該関節に骨ビランが存在すれば，RAと確定．
　所見がなければ，以下の設問に合わせて，点数評価を行って，6点以上でdefinite RAとする．
●罹患関節
　　中大関節（肩，肘，股，膝，足関節）
　　　　　　1ヵ所　　　　　　　　　　　　　　　　　　0点
　　　　　　2〜10ヵ所　　　　　　　　　　　　　　　1点
　　小関節（MCP関節，PIP関節，手関節，足趾第2〜5MTP関節，足母趾IP関節）
　　　　　　1〜3ヵ所　　　　　　　　　　　　　　　　2点
　　　　　　4〜10ヵ所　　　　　　　　　　　　　　　3点
　　　　　　10ヵ所以上　　　　　　　　　　　　　　　5点
●血清検査
　　RF，ACPA（抗CCP抗体）陰性　　　　　　　　　　0点
　　RF，ACPA　　　　　弱陽性　　　　　　　　　　　2点
　　RF，ACPA　　　　　強陽性　　　　　　　　　　　3点
●急性期反応
　　CRP，ESRともに正常　　　　　　　　　　　　　　0点
　　CRP，ESRのいずれかが高値　　　　　　　　　　　1点
●罹病期間
　　6週間未満　　　　　　　　　　　　　　　　　　　0点
　　6週間以上　　　　　　　　　　　　　　　　　　　1点

（Ann Rheum Dis 69：1580-1588, 2010/Arthritis Rheum 62：2569-2581, 2010）

様にRA診療においても中心となっている．きわめてゆっくりとした進行を示すRAでは，何回かの検査と診療の中で，最終的に確定診断が可能となる症例もあり，理学所見でRAの特徴を有している場合，1回の血液検査だけで安易にRAを否定してはいけない．診療継続時に注意すべきは，現症や疼痛関節数や腫脹関節数およびVAS評価を血液検査と合わせて測定し，DAS28による活動性評価を定期的に施行して，常に現在の治療効果の判定と副作用評価を行い，より適切な治療法の選択を行うことが必要である．漫然とした診療にならないように常に注意しなければならない．とくに，比較的，安定した時期に，長期投与を患者から希望されたような場合には，診療，検査が抜け落ちがちとなって，予期せぬ副作用に驚かされることになる．

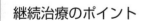

継続治療のポイント

　生物学的製剤の導入によりRA治療はドラマチックな変化を遂げた．関節炎や日常動作を改善するだけでなく，関節破壊を予防または破壊された関節を一部修復することが示された．RAは早期に診断して，早期より積極的な治療をすることにより，完全寛解も期待できるようになってきている．RAの臨床的寛解基準（ACR1981年）[17]は表2の通りで，DAS28による寛解基準はDASスコアで2.6未満とされていたが，その後の検討からDAS28寛解を満たしているのに経過中に関節破壊をきたす症例を多く経験されるようになり，2011年ACRとEULARは合同で新寛解基準を作成した（表3）．DAS28のように√計算が不要で単なる足し算で計算でき，とくにCDAIにおいては，再診当日のCRP検査結果が出ていなくても算定できる利点がある．将来的には，手軽に利用できるMRIの汎用化により，MRI画像上でより厳密な骨破壊の進行阻止をもって，構造寛解基準が策定されることになろう[18]．

1. 薬剤治療の目標

　RAの治療は初期に起こる耐えがたい疼痛を非ステロイド性抗炎症薬（NSAIDs）または副腎皮

表 2 関節リウマチの臨床的寛解基準

以下の条件のうち 5 つ以上が少なくとも 2 ヵ月以上持続していること
1. 朝のこわばりが 15 分以上持続しないこと 2. 疲労感がないこと 3. 関節痛がないこと 4. 関節の圧痛または運動痛がないこと 5. 赤沈が女性で 30 mm/時，男性で 20 mm/時未満であること

(Pincus RS et al：Arthritis Rheum 24：1308, 1981)

表 3 2011 年 ACR-EULAR 関節リウマチ新寛解基準

TJC：圧痛関節数 SJC：腫脹関節数 EGA：医師による疾患全般評価 VAS（0〜10 cm） PtGA：患者による疾患全般評価 VAS（0〜10 cm）	
Boolean 基準	①TJC 1 個以下②SJC 1 個以下③CRP 1 mg/d*l* 以下 ④PtGA 1 cm 以下
CDAI	CDAI＝TJC＋SJC＋PtGA＋EGA≦2.8
SDAI	SDAI＝TJC＋SJC＋PtGA＋EGA＋CRP 値（mg/d*l*）≦3.3

(Felson DT, et al：Arth & Rheum 63,573, 2011)

質ステロイド剤により緩和しつつ，抗リウマチ薬（disease-modyfing anti-rheumatic drugs；DMARDs）や生物学的製剤を活動性に応じて，適切なタイミングで応用することで，関節破壊を可及的に防止し，障害の少ない生活を送れるようにすることが目標となる．

2．治療のガイドライン

MTX と生物学的製剤を中心とした治療体系により，RA 治療成績の著明な改善がみられ，ACR は 2012 年 RA 治療推奨を改訂した．

罹病期間が 6 ヵ月未満を早期 RA として，関節外病変，骨ビラン，機能障害，血清反応陽性（RF と抗 CCP 抗体）の 1 つでもあれば，予後不良因子ありとして，低疾患活動性なら DMARDs 単独で治療開始して，中等度なら DMARDs 併用にて治療開始とした．高疾患活動性であれば早期よりの関節破壊が予測され，MTX と生物学的製剤の併用が推奨された．罹病期間が 6 ヵ月以上で，予後不良因子があれば，MTX または，MTX と他の DMARD 併用で治療を開始して，3 ヵ月後に再評価して，寛解または低疾患活動性に達していなけ

れば，他の DMARD の追加，または，生物学的製剤の追加のいずれかを選択するとされた．その後も，3〜6 ヵ月ごとに定期的な疾患活動性の評価を行い，寛解または低疾患活動性を達成するまで治療法を変更，強化していく方針が示された．

3．生物学的製剤の使用上の注意

生物学的製剤によって重篤な感染症の発生を予防するために，きちんとしたスクリーニング検査が必要となる．

①問診として，感染症，悪性腫瘍やアレルギー既往歴について詳細に聞く．

②血液検査では，白血球数，リンパ球数，血清 IgG，血清 β-D グルカン濃度をチェック．

③胸部 X 線（正面，側面）で肺感染症や間質性肺炎等の肺疾患が疑われれば，胸部 CT を行う．

④結核既往が疑われた場合は，ツベルクリン反応，クオンティフェロン（または T スポットテスト）を行う．ツベルクリン反応強陽性やクオンティフェロンテスト陽性の場合は予防薬としてイソニアジドを生物学的製剤投与 3

週間前から服用させ，6〜9ヵ月間は投与継続.

⑤生物学的製剤の禁忌

　B型肝炎キャリアは禁忌で，C型肝炎キャリアは専門医にコンサルトして，慎重な経過観察を行う．悪性腫瘍の合併している場合も禁忌．うっ血性心不全の増悪が報告されており，NYHA Ⅲ度以上では禁忌とされる.

4．高齢者診療のポイント

　高齢のRA患者の治療においては，免疫力の低下，呼吸器障害，腎機能障害を有していることが多く，通常量のMTXであっても容易に致命的な副作用を生じることを十分注意しなければいけない．したがって，生物学的製剤の使用前のスクリーニング検査をMTX使用前においても，行っておくことが望ましい．高齢者では，高熱，下痢等で容易に脱水状態になり，腎血流量の低下から薬剤の血中濃度の急激な上昇につながり，MTX誘発性肺線維症で死亡につながることもある．高熱や下痢の際には，MTXの服用を1〜2週中止させるように，平素から繰り返し注意をしておくことが必要である（たとえ，1〜2週間MTXを休んでも関節炎の経過には大きな影響はないこともわからせる）.

薬剤治療の各論

　RA治療における薬剤の使用方法・注意等の詳細は，本誌姉妹誌の『内科処方実践マニュアル─使い分けとさじ加減』を参考としていただきたい.

1．非ステロイド系消炎鎮痛剤（NSAIDs）

・エトドラク（ハイペン®）200 mg，2錠分2朝夕食後
・メロキシカム（モービック®）10 mg，1錠分1朝食後
・セレコキシブ（セレコックス®）100 mg，2〜4錠分2朝夕食後

高齢者や消化器疾患をもった例には胃粘膜保護剤を併用する．長期使用で腎機能障害がありうる

ため，定期的に血液，尿検査を行う．抗リウマチ薬の使用により疼痛が軽快すれば，NSAIDsは頓用的使用から，中止の方向が望ましい.

2．副腎皮質ステロイドホルモン

　どうしても初期の耐え難い疼痛に対して，安易に処方してしまいがちである．現在の治療の中心であるMTXと生物学的製剤の治療において，ステロイド使用が感染症誘発のリスク因子となることが明らかであり，骨粗鬆症，糖尿病，肥満といった代謝上の問題も圧迫骨折，感染症，血栓症のリスクを生じる．たとえ使っても5 mg/日以下の最小限にして，関節炎のコントロールができれば1 mg錠を用いて，慎重に漸減して，できれば早めに中止にもっていくことが望ましい．やむを得ず，3ヵ月以上ステロイド投与を行う場合は，ビスフォスフォネート製剤を用いて骨粗鬆症の進行を予防する必要がある.

3．抗リウマチ薬

　抗リウマチ薬は，現時点ではconventionally synthesized（cs）DMARDs，Targetted synthesized（ts）DMARDs，biological（b）DMARDsに分類されている.

1）免疫調節性 csDMARDs

・サラゾスルファピリジン（アザルフィジンEN®錠500 mg），2錠分2朝夕食後
・ブシラミン錠（リマチル® 100 mg錠），2錠分2朝夕食後（1日1錠から開始）

　アザルフィジンでは，顆粒球減少症と胃腸障害の副作用に注意．時に重大な骨髄障害（無顆粒球症等），皮膚粘膜障害が起こるため注意.

　リマチル®では間質性腎炎（蛋白尿），間質性肺炎，顆粒球減少症，味覚障害，皮膚障害に注意.

2）免疫抑制性 csDMARDs

・MTX（リウマトレックス®・カプセル2 mg）1週間に2〜16 mg使用可能.

　RA治療のアンカードラッグとして位置づけられている．わが国でも2011年から予後不良因子があり，疾患活動性が高い場合には，最初から選択

すべき薬剤で, 週に 16 mg までの増量が可能とされている. MTX 治療開始後, 4〜8 週間しても効果が不十分であれば, 増量をする. MTX 使用中の安全性モニタリングとしては, 問診では発熱, 口内炎, 咳嗽, 労作時息切れ, 胃部不快感等を聞き, 診察では頸部リンパ節, 胸部聴診, SpO₂モニターを行う. 咳嗽, 息切れ等の呼吸器症状が新たに生じたり, 胸部聴診で異常音, SpO₂の有意の低下があれば, 速やかに胸部単純 X 線または CT 等の検査を行う. 投与開始後, 3ヵ月までは毎月血液検査をして, 副作用の早期発見に努める. MTX 服用後, 気持ちが悪くなり, 服用を避ける場合もよくみられるが, 血液検査等で異常がない場合は, MTX を週の前半と後半とに分割することで回避できることがある. 副作用としては間質性肺炎, 顆粒球減少症, 肝機能障害, 口内炎, 嘔気, 動悸.

・葉酸 (フォリアミン® 錠 5 mg) 週 1 錠, MTX を最後に内服後, 48 時間で服用. それ以前の使用では, MTX の効果を減弱することがあるため注意. 低体重, 低アルブミン血症, 高齢, 腎機能低下等では, MTX 少量投与からでもフォリアミン® 併用が望まれる. 間質性肺炎に対しては効果が期待できない.

MTX は RA 治療における標準薬であり, 他の DMARDs 治療を施行しても十分な治療効果がみられないときには, 高齢者では週 1 錠または 2 錠から始め, 通常は週 3 錠 (6 mg) から治療を開始して, 効果と副作用とをチェックしながら, 増量する. 4〜6 週で効果が発現する. 現在は週 16 mg まで増量が可能であるが, 多くの場合, 10〜12 mg で作用がプラトーになることがあり, 他の csDMARDs や生物学的製剤の併用を考慮する.

MTX が使用禁忌や副作用等で使用できない場合は, ミゾリビン, タクロリムス, レフルノミドの使用を考慮する.

・タクロリムス (プログラフ® 0.5 mg, 1 mg カプセル)

T 細胞内の細胞質内カルシニューリンに結合して, 結果として IL-2 をはじめとするサイトカインの産生を抑制する. 単剤治療では 1 日 1 mg〜1.5 mg から始めて 3 mg まで増量していく. MTX との併用においては 1 日 1〜1.5 mg でも有効性が確認され, その後に生物学的製剤を併用した場合の有効性も速やかで高いといわれている. 副作用としては, 胃腸障害, 高血糖, 腎機能障害がみられ, 時に血圧上昇も見られ, 使用 1 週間, 1ヵ月では必ず血中薬物濃度測定を行い, その後も定期的に行うことが望ましい.

・ミゾリビン (ブレディニン® 50 mg 錠)

核酸のプリン体合成を阻害することで, リンパ球の増殖抑制作用から有効性をあらわすと考えられている. RA についても適応は認められているが, その評価は必ずしも高くない. 有効血中濃度を十分維持するような投与法の工夫により, 有効性が高まるとされる. 従来の 150 mg 分 3 投与でなく, 朝 1 回で 150 mg 投与することで有効血中濃度 2 μg/ml を超えると, 有効性がみられる. 高齢者では, 血中濃度をモニターしながらの投与量決定が必要となる.

・レフルノミド (アラバ®)

プロドラッグであり, 半減期は 15〜18 日と長い. 抗リウマチ作用は強力であるが, 間質性肺炎既往症例では重篤となり, 死亡例もでており, 慎重な投与が望まれる.

3) bDMARDs

現在のところ, 投与可能な薬剤としては, 抗 TNF 作用のあるインフリキシマブ (レミケード®, 点滴製剤), アダリムマブ (ヒュミラ®, 皮下注), ゴリムマブ (シンポニー®, 皮下注), セルトリズマブ・ペゴル (シムジア®, 皮下注), エタネルセプト (エンブレル®, 皮下注), 抗 IL-6 受容体抗体としてトシリズマブ (アクテムラ®, 点滴または, 皮下注), T 細胞活性化阻害薬としてアバタセプト (オレンシア®, 点滴または皮下注) が認可されている. それぞれに高い有効性と関節破壊抑制効果が認められている. 時として, 重篤な副作用を発現することと, 高額な薬剤費が臨床応用における障害となっている.

・インフリキシマブ（レミケード® 100 mg バイアル）

1回3 mg/kg 溶解液を生食250 ml に希釈して，2時間以上かけて点滴．抗体作成時にマウス由来のタンパクが混在しており，注射時反応が問題となる．この反応を抑制するためにも MTX 週6 mg 以上の併用が必須となる．点滴静注0，2，6週に投与して，以後8週ごとに点滴静注．

・トシリズマブ（アクテムラ® 80 mg，200 mg，400 mg バイアル点滴）

1回8 mg/kg の溶解液を生食250 ml に希釈して，1時間かけて点滴．4週間ごとに点滴．

・トシリズマブ皮下注用（162 mg/シリンジ）

1回162 mg を2週間隔で皮下注．

・アバタセプト（オレンシア® 250 mg バイアル点滴）

CTLA-4 と IgG の融合蛋白で，抗原提示細胞上の CD80/86 と強く結合することで T 細胞上の共刺激分子である CD28 との結合を阻害して T 細胞活性化を阻害する．体重60 kg 未満は2バイアル，60〜100 kg は3バイアル，100 kg を超えるときは4バイアルと規定され，生食100 ml に希釈して30分で点滴．

・アバタセプト皮下注用（125 mg/シリンジ）

初日には上記の点滴用バイアルを点滴して，同日に125 mg シリンジ皮下注．その後には週1回125 mg シリンジを続けていく．125 mg シリンジ皮下注から投与開始することも可能．点滴から皮下に切り替える場合は次回予定の点滴の日に125 mg 皮下注シリンジを皮下注．T リンパ球の抑制は起こるが，自然免疫系の抑制が起こらず，感染症は少ない．他の生物学的製剤で肺炎を起こした症例で選択される．

上記3剤の点滴投与では，投与開始，10分から4時間の間に発熱，悪寒，頭痛，めまい，血圧上昇等の副反応がみられることがあり，抗ヒスタミン薬を生物学的製剤投与前，5日前から内服させておく．カロナール® を点滴90分前に内服させることで予防が可能で，初回投与時に副反応が強く出た場合は，生物学的製剤投与1日前からステロ

イドを内服させることも有効となる．

・エタネルセプト（エンブレル® 注25 mg，50 mg/シリンジ）

1回10〜25 mg を週2回または，1回50 mg を週1回，皮下注射．

病院での1ヵ月の投与後に DAS28 等で評価して，有効性が評価されれば，自己注射に移行可能．単剤での使用も可能だが，MTX との併用で治療効果は高くなる．

・アダリムマブ（ヒュミラ® 40 mg/シリンジ）

1回40 mg を2週間に1回皮下注射を行い，効果不十分なら1回80 mg まで増量可能．抗ヒュミラ抗体が出現して，治療効果減弱が起こる可能性があり，これを予防するためにも MTX との併用が望ましい．ただし，1回量80 mg と増量すると，MTX を含めて，すべての DMARDs を中止しなければいけないため，増量のメリットは少ない．自己注射可能．

・ゴリムマブ（シンポニー® 50 mg/シリンジ）

MTX 併用時には1回50 mg を4週に1回皮下注．MTX 併用のない場合は，1回100 mg を4週に1回皮下注．自己注射は認められていない．高齢者でも感染症が比較的起こりにくいとされる．

・セルトリズマブ・ペゴル（シムジア® 200 mg/シリンジ）

抗体の Fc 領域を取り除いた Fab' 領域をポリエチレングリコールを結合させたヒト型化抗 TNF 抗体で，特性としては自己抗体ができにくく，PEG 化することで持続性が期待される．1回400 mg を初回，2週，4週と皮下注射して，それ以降は2週ごとに200 mg を皮下注．MTX 併用，非併用のいずれでも臨床効果が得られている．症状安定後には4週ごとに400 mg を投与することも可能．

4）tsDMARDs

・トファシチニブ（ゼルヤンツ® 錠，5 mg）

既存治療で効果不十分な症例に対してのみ，適応があり，経口の免疫抑制薬で細胞内に取り込まれてシグナル伝達系に作用して種々のサイトカイン産生を抑制するとされる．MTX との併用は可

能だが，他の免疫抑制性 csDMARDs との併用は
感染症のリスクが増加するとして，しないこと．
予想されたよりも，重篤な感染症は少なく，帯状
疱疹が比較的多いとされる．

文　献

1) Prevoo ML et al：Arthritis Rheum 38：44, 1995
2) Inoue E et al：Am Rheum Dis 66：407, 2007
3) Van Riel PL et al：Br J Rheumatol 35（Suppl 2）：4, 1996
4) Smyth CT：Postgraduate Med 23：31, 1972
5) Yamamoto S et al：J Orthopedic Rheumatol 9：52, 1996
6) Van der Heijde DM et al：J Rheumatol 22：1792, 1995
7) O'Dell JR et al：Arthritis Rheum 46：283, 2002
8) Yamanaka H et al：Arthritis Rheum 43：852, 2000
9) Rhibens C et al：Rheum Dis 61：161, 2002
10) Nelson MM et al：Arthritis Rheum 50：380, 2004
11) Berglin E et al：Am Rheum Dis 65：453, 2006
12) Vandana M et al：Annal Int Med 147：19, 2007
13) McQueen FM et al：Arthritis Rheum 48：1814, 2003
14) Aletaha et al：ArthritisRheum 62：2569, 2010
15) Pincus RS et al：Arthritis Rheum 24：1308, 1981
16) Felson et al：ArthritisRheum 63：573, 2011
17) Brown AK et al：Arthritis Rheum 54：3761, 2006
18) Singh et al：Arthritis Care Res 64：625, 2012

（土田　哲雄）

2 関節リウマチ以外の膠原病

膠原病は19世紀に病理学者クレンペラーが命名した名称で，関節リウマチ（RA）のほかに，全身性エリテマトーデス（SLE），強皮症（SSc），多発性筋炎/皮膚筋炎（PM/DM），結節性多発動脈炎（PAN），リウマチ熱（RF）が含まれる．このうち，RFは溶連球菌が原因であることが判明して，膠原病の範疇からは現在ははずれている．この膠原病という名称は元来"膠原線維に異常がある"という共通性をもって疾患群を形成したが，提唱された当時は免疫学が未発達で，あくまで起こる結果をみているにすぎなかった．その後，免疫学の進歩により，背景に自己免疫があることが判明すると，この名称も時代にそぐわなくなってきている．欧米ではリウマチ性疾患という名称が汎用されるが，これも実態にはそぐわず，病態から考えれば，"全身性自己免疫疾患"というのが的を得ているが，名称の変更の動きはないのが実情である．本項ではRA以外の膠原病について述べるが，最近では，これらの疾患のほかに，類縁疾患としてこの範疇に入るものして混合性結合組織病（MCTD），シェーグレン症候群（SjS），ベーチェット病，PAN以外の血管炎，成人発症スティル病（AOSD）等が挙げられる．これらの疾患も含めて，実践診療のポイントについて述べていく．

初診時の対応

1．問　診

膠原病の場合は全身性の自己免疫という背景があるがために，全身性疾患の様相を呈する．それゆえ，膠原病の専門医のほかに，種々の科の外来に初診として患者さんが訪れる可能性を秘めてい

る．まず，"まれな疾患であっても疑う"という習慣が重要である．一方，膠原病の診断は，病歴・検査所見の総合診断であり，決め手になる画像診断のような確定診断はないといっても過言ではなく，問診のウエイトはきわめて大きいといえる．

1）膠原病を疑う症候

膠原病の診療の第一歩は"疑う"である．表1に起こりうる可能性をシュミレーションしてみた．大きく分けて，プライマリ・ケアでの現場と大病院の専門外来を想定して記載し，プライマリ・ケアでは全身症状と局所症状に分け，後者は内科医の前で訴える自覚症状と，他科関連で訴える症状に分けて記載した．これをみるとプライマリ・ケアの場では，主要症候の中に，膠原病の初発症状がかなり含まれることになる．このなかでも発熱はとくに重要で，一般的な感染症の治療を行っても難渋する場合は，特殊な感染症や悪性腫瘍を考えることも重要だが，膠原病の可能性を念頭におくことは重要である．呼吸困難・咳は間質性肺炎（IP），肺高血圧症（PH），胸膜炎等の肺病変の初期症状として重要である．頭痛はSLEの神経病変であるCNSループスでみられる症状であるほか，側頭動脈炎等の血管炎でも認められる．口渇・ドライアイはSjSの症状として重要である．

頸部リンパ節腫脹はSjSのほかSLE・MCTDでもみられる場合がある．腹痛等の消化器症状は膠原病では比較的まれな自覚症状であるが，SLEの腸炎やループス膀胱炎のほか，血管炎でもみられることがあり，要注意である．浮腫はSLEの腎症で認められることがあり，重要な自覚症状である．口内炎はSLE・ベーチェット病で重要な自覚症状である．他科関連では整形外科と絡む関節

表1　膠原病に遭遇する場面

```
1．プライマリ・ケアで
 (1) 全身症状がある場合
      発熱・呼吸困難
 (2) 局所症状がある場合
  1) 内科関連
      頭痛・口渇・頸部リンパ節腫脹
      咳
      腹痛等の消化器症状
      浮腫・関節痛
      レイノー現象
  2) 内科以外の科の関連
      眼球乾燥感（ドライアイ）・口内炎
      皮疹
2．専門外来で
 (1) 膠原病以外の内科
  1) 呼吸器内科：間質性肺炎など肺病変のある場合
  2) 腎臓内科：蛋白尿がある場合
  3) 神経内科：リン脂質抗体症候群などによる神経病変がある場合
 (2) 内科以外
  1) 整形外科：関節痛がある場合
  2) 眼科：ドライアイ・ぶどう膜炎
  3) 皮膚科：皮疹のある場合
```

痛，皮膚科と絡む皮疹は重要な自覚症状である．

　2）膠原病を疑った場合の問診のコツ

　自覚症状は，表2に示すように疾患により色合が異なっており，これは疾患を絞り込むポイントになる．たとえば，発熱は膠原病の一般的な症候と思われがちだが，SLE・AOSD・血管炎が比較的多い．ここに記載した他の症状を丹念に聞いていくと，疾患が絞り込まれてくる可能性は十分ある．呼吸困難はIPやPHを起こしやすい疾患に絞られ，SSc，PM/DM，MCTD，SLEに絞られてくる．リンパ節腫脹はそれほど高頻度には出現しないが，あった場合はSLE，SjS，AOSDに絞られる．口内炎はSLE，ベーチェット病に絞られ，前者では無痛性，後者では有痛性という特色があり，ある程度鑑別可能である．皮疹はSLE，DMがもっとも有名だが，SLEでは蝶形紅斑，円板状皮疹等，DMではヘリオトロープ疹，ゴットロン徴候等，それぞれ特徴ある皮疹があり，皮疹の種類で，ある程度の疾患の推測は可能である．ベーチェット病でも：瘡様の皮疹等がみられ，血管炎では多彩な皮疹がみられる．レイノー現象は膠原病に比較的特異的症状であるが，SSc，MCTD，

SLEに絞られる．

　一方，口渇・ドライアイでSjS，浮腫でSLEというように，その症状だけで，1つの疾患に限定されてしまうのに対し，関節痛はほとんどの膠原病に及ぶため，症状だけで疾患の特定しにくい場合もある．

　3）家族歴での注意点

　膠原病は遺伝することはまれであるが，家族に膠原病が存在することはたまに経験するため，この病歴は重要である．

　4）既往歴での注意点

　まず注意すべき点は他の自己免疫疾患の合併である．

　たとえばSLEでは過去にITPやAIHAあるいは自己免疫性肝炎といった臓器特異的自己免疫疾患の診断を受け，場合によってはステロイドを投与されることもあるので要注意である．また薬剤誘発性ループスと呼ばれる薬剤によるSLEの誘発や，プロピルサイロウラシル，ACE阻害薬等によるANCA関連血管炎の誘発がみられることから，薬剤の既往の確認は重要である．豊胸術等の人工産物で起こるアジュバント病は膠原病様の症

表2 膠原病が疑われる主要症候があった場合に疑う疾患と特徴的な症状・所見

```
1. 発熱
    SLE→皮疹・関節痛・口腔内潰瘍・レイノー現象・浮腫・頭痛等
    AOSD→関節痛・皮疹等
    血管炎→中枢末梢神経症状・皮疹等
2. 呼吸困難・咳
    IP→SSc：レイノー現象，皮膚硬化
        PM/DM：筋力低下・皮疹
        MCTD：レイノー現象，手指腫脹等
    PH→SLE：皮疹・関節痛・口腔内潰瘍・レイノー現象・浮腫・頭痛等
        SSc：レイノー現象，皮膚硬化
        MCTD：レイノー現象，手指腫脹等
3. 口渇，ドライアイ
    SjS
4. リンパ節腫脹
    SLE→皮疹・関節痛・口腔内潰瘍・レイノー現象・浮腫・頭痛等
    SjS→口渇，ドライアイ
    AOSD→関節痛・皮疹等
5. 浮腫
    SLE→皮疹・関節痛・口腔内潰瘍・レイノー現象・頭痛等
6. 口内炎
    SLE→皮疹・関節痛・レイノー現象・浮腫・頭痛等
    ベーチェット病→霧視などの眼症状，陰部潰瘍，皮疹
7. 皮疹
    SLE→皮疹・関節痛・口腔内潰瘍・レイノー現象・浮腫・頭痛等
    DM→筋力低下
    ベーチェット病→霧視などの眼症状，陰部潰瘍等
    血管炎→中枢末梢神経症状等
```

状を呈するようであるから，これらの既往の確認も重要である．

2. 診 察（表3）

1）バイタルサイン

膠原病の症例が救急で初診で来る可能性はきわめて少なく，バイタルサインがポイントになる場面はまれである．高血圧は SLE，SSc や血管炎の腎病変が増悪すると出現することはある．とくに SSc での腎病変は強皮症腎と呼ばれ，レニンの上昇を伴って血圧が上がることがある．脈拍数は，甲状腺疾患を合併することもあるので重要である．呼吸数は IP や PH が重症の場合は重要な所見となるが初診時では比較的，その異常の確率は少ない．

2）眼

RA，血管炎などでは慢性消耗性の貧血を，SLE の一部では溶血性貧血が認められることから，眼瞼結膜の貧血および眼球結膜の黄疸の所見は重要である．

ベーチェット病のぶどう膜炎など膠原病独自の眼病変は内科が外からみて判断するのはむずかしいが，SjS のドライアイに伴う，角膜の潰瘍はまれに観察されることがある．

3）口 腔

口腔内潰瘍は SLE，ベーチェット病で重要な所見である．SSc における舌小帯の短縮は舌を持ち上げることによって判明する．

4）顔 面

顔面で重要なのは皮疹で，SLE 蝶形紅斑は鼻を跨いで存在する文字通り蝶形の紅色の斑点である．一方，DM で有名なヘリオトロープ疹は同じ紅斑であるが，上眼瞼に存在する点が，様相を異にしている．

5）頸 部

SjS ではときどき，唾液腺の腫脹を起こすことがあるので，耳下腺・顎下腺・舌下腺の触診は重要である．また，リンパ節腫脹が SLE・MCTD・

表3　膠原病での身体所見をとるポイントと疾患

```
1．バイタルサイン
　血圧：SLE，SSc や血管炎の腎病変で重要
　脈拍数：甲状腺疾患を合併のとき重要
　体温
2．局所所見
　(1) 眼
　　眼瞼結膜の貧血：RA，血管炎での慢性消耗性の貧血
　　　　　　　　　　SLE での溶血性貧血
　　眼球結膜の黄疸：SLE での溶血性貧血
　(2) 口腔
　　口腔内潰瘍：SLE，ベーチェット
　　舌小帯の短縮：SSc
　(3) 顔面
　　皮疹：SLE の蝶形紅斑
　　　　　DM のヘリオトロープ疹
　(4) 頸部
　　耳下腺・顎下腺・舌下腺の触診：SjS
　　リンパ節：SLE・MCTD・AOSD 等
　　甲状腺：橋本病
　(5) 胸部
　　心音：雑音；APS
　　　　　肺動脈の二音；MCTD・SSc・SLE の肺高血圧症
　　肺呼吸音：ベルクロラ音；間質性肺炎
　(6) 腹部
　　蠕動音：SSc，SLE
　(7) 四肢
　　関節所見
　　浮腫：SLE の腎症など，腎病変
　　皮疹：AOSD のサーモンピンク疹
　　　　　結節性紅斑
　(8) 神経学的所見
　　神経症状がある場合は一通りの所見をとる
```

AOSD 等でみられる．橋本病などの甲状腺疾患の合併もときどきみられる．

6）胸　部

心雑音では，弁膜症が Libman-Sachs 型の心内膜炎や，抗リン脂質抗体症候群（APS）でみられることがある．心内膜炎は最近では頻度は少ないが，APS は比較的よくみられるので注意する必要がある．また，MCTD・SSc・SLE でよくみられる PH のときは肺動脈の二音の亢進がみられることがある．

肺の呼吸音では，IP のときの，ベルクロラ音が聴取される．

7）腹　部

膠原病自体の消化管病変は少ないが，SSc の小腸病変や，SLE の腸炎では蠕動音の異常がみられる．

また AOSD のサーモンピンク疹は胸腹部の皮膚に出ることもある．

8）四　肢

浮腫は SLE の腎症など，腎病変の見つかるきっかけになる．

皮疹は四肢に中心に出るものもある．たとえば AOSD で見られるサーモンピンク疹は四肢にみられる．また，ベーチェット病などの膠原病で出る結節性紅斑は下腿伸側に出る．結節性紅斑以外のベーチェット病や血管炎の皮疹も四肢に出ることが多い．

一方，レイノー現象は上肢中心にみられる．また，SSc の皮膚硬化が四肢末端から起こることから，とくに手指の皮膚所見は重要である．

9）神経学的所見

神経学的所見を細かくとる機会は比較的少ない

表4　膠原病における検査の進め方

```
A．血液検査：開業医で対応可能
  1．スクリーニング検査
    (1) 炎症反応：血沈・CRP
    (2) 抗核抗体：力価・パターンをみる
    (3) リウマトイド因子
  2．追加検査
    (1) 炎症反応高値→ANCA：MPN，WG
    (2) 抗核抗体陽性
          均一型・辺縁型→抗 DNA 抗体：SLE
          斑紋型→抗 U1-RNP 抗体・抗 Sm 抗体
                抗 SS-A/SS-B 抗体：SjS，SLE
                抗 Scl-70 抗体：SSc
          discrete speckled：セントロメア抗体→SSc，CREST 症候群
B．その他：ほとんどは紹介先で
  1．画像検査
    (1) 単純 X 線：関節・胸部・腹部
    (2) CT：胸部・腹部
    (3) MRI：頭部
  2．髄液検査
  3．生検
    (1) 診断のため：PM/DM，SSc，血管炎
    (2) 病状評価のため：ループス腎炎
```

が，SLE の CNS ループスのときは他の神経病変を鑑別する上で重要である．とくに，CNS ループスはもっとも重篤なけいれん・意識障害のタイプのほか，髄膜炎様，脳神経障害，脊髄障害，末梢神経障害など多彩なタイプがあり，神経症状がある場合は一通りの所見をとるほうが賢明である．

3．スクリーニング検査

膠原病の検査の中心は血液検査である．大学病院では，高価な自己抗体の検査は簡単にできるかもしれないが，開業医の場合は，患者さんのコストの制約，保険診療の制約などがあり膠原病の検査はまさにその矢面に立たされていると思われる．重要なのは，"まず何から調べて，次にどういう項目を追加するか？" という順番であり，概要を表4に示した．

1）血液検査

血液検査は疾患の診断のための検査と，病状を判断する検査の2通りがある．

①疾患の診断のための検査

まず，スクリーニング検査としては炎症反応，リウマトイド因子，抗核抗体に集約される．これ

らの項目はだいたい1週間以内には判明することから，ここで，陽性に出た場合は検査機関に残存している検体を用いて，以下の要領で追加検査を進める．

炎症反応の代表は血沈・CRPで，保険の制約も地域によってはあるが，初診時は両方測定することをお勧めしたい．貧血・高γグロブリン血症のように血沈だけ異常になる病態があるからである．高γグロブリン血症はSLE，SjSでみられることから，症状と合わせればこれだけでもある程度，診断がつく．両方が高い場合は感染症の合併の頻度は高いが，膠原病ではRA，血管炎をまず考えるべきである．感染症が否定され，抗核抗体・リウマトイド因子が陰性の場合は血管炎の可能性が高くなってくる．以前は，この段階で生検を考えたが，近年，好中球細胞質抗体（ANCA）の登場で，状況が一変した．ANCA は MPO（ミエロペルオキシダーゼ）-ANCA と PR3-ANCA に分かれるが，前者は顕微鏡的多発血管炎（MPN）で，後者は多発性血管炎性肉芽腫症で高頻度に認められ，診断の大きな助けとなる．一方，これらの疾患では陰性例もあると同時に，古典的

PN, 好酸球性血管炎性肉芽腫症, 過敏性血管炎, 側頭動脈炎は生検が頼りである. また, 血管炎の類縁ともいわれるリウマチ性多発筋痛症 (PMR) では除外診断, ステロイドの治療的診断しか診断法がないのが実情である.

一方, 抗核抗体の陽性は有力な手がかりとなる. 力価は病的か非病的かの振り分けには重要で, 320 倍以上は病的と考えたほうが賢明である. また重要なのが染色パターンで, これは多種の抗核抗体の対応抗原の違いで, 染色の形が変わってくるからである. 具体的には均一型の一部と辺縁型のほとんどは抗二本鎖 DNA 抗体が対応するので, これを追加で調べる (抗 DNA 抗体の測定法はいくつかあるが, RIA 法がもっともオーソドックスである). 斑紋型の場合は主に RNA 結合蛋白が該当するため, 表 4 に示す検査が必要であるが, 症状でだいたい疾患の予測が立てば項目を絞り込むことは可能であるし, 抗核抗体の結果は検体保存期間のぎりぎりに返ってくる事情もあり, 問診・診察である程度必要性が認められれば, 初診時にオーダーするほうが賢明かもしれない. discrete speckled 型は意外と頻度は多くほとんどの場合, セントロメア抗体に該当する. これは SSc の一部や CREST 症候群で認められるが, 膠原病をもたない高齢者に出現することがあり, 注意する必要がある.

②病状の判定のための検査

疾患の診断が済んだ場合, 次に病状を判断し, 治療の目安とする. この病状は活動性という言葉でも置き換えられるが, その評価法は疾患により異なる. たとえば RA や血管炎では炎症反応が目安になる. 一方, SLE で重要なのは CH50・C3・C4 で測定される補体価である. 問題はこれを初診時から調べるかであるが, この検査は採血法が異なるため, 問診・診察で SLE が疑われた場合は初診時にオーダーしておいたほうが賢明である.

2) 画像診断

画像診断でもっとも簡略なものは, 単純 X 線である. 胸部 X 線は IP や PH のスクリーニングに重要で, IP では下肺中心の網状陰影等, PH では

2 号の突出などがみられる. 一方, 胸部 X 線はニューモシスチス肺炎 (PCP) や結核等の感染の合併のスクリーニングにも重要である. 腹部 X 線は SSc の腸病変時のイレウス等の発見には有用である.

再診時の対応

1. 検査結果の説明

1) 症状が軽快し, データも異常がない場合

膠原病の可能性は低く, 症状の再燃がない限り, 経過観察でよい. ただ, SSc のような疾患では検査異常が出にくい場合があり, レイノー現象などがある場合は経過観察が必要であることを (冬場に悪化することがある), 説明する.

2) 検査は異常ないが, 症状が持続する場合

SSc のように検査異常が少ない疾患もあること, 膠原病以外の疾患の可能性もあることを考慮して, 症状が持続する限り定期的に通院を勧める.

3) 膠原病が疑われる場合

初期の血液検査で疾患がほぼ同定されるのは, 抗 DNA 抗体陽性の場合の SLE と ANCA 陽性の場合の MPN・多発性血管炎性肉芽腫症くらいでほとんどの場合は疑いの状況である. この場合, 表 4 を参考にして, 陽性に出た検査から, どういう疾患が考えられるか, 追加検査および診断のステップに沿って, 今後の見通しを説明する.

2. 紹介のタイミング

膠原病が疑われる場合は, 原則, 専門医へ紹介する. 膠原病を専門に診れる医師は日本リウマチ学会の専門医をもっている内科医に限られる. 近隣の内科の専門医を探す場合は以下に問い合わせると教えてくれる. (この件に関しては, 日本リウマチ学会の承認済である)

日本リウマチ学会
電話：03-5251-5353　FAX：03-5251-5354
URL：http://www.ryumachi-jp.com/
E-mail：gakkaim@ryumachi-jp.com

基本的に慢性の疾患であるから，紹介医を決めて，紹介して十分間に合うが，以下の場合は緊急を要するので，早めに対処したほうがよいと思われる．

①ANCA陽性で血痰がある場合：肺出血の可能性がある．

②SLEが疑われるが，神経症状がある場合：CNSループスの可能性がある．

③IPの陰影があって，呼吸状態がわるい場合：IPの急性増悪が考えられる．

近隣に膠原病の専門医のいる病院がない場合は①・③に関しては呼吸器内科専門医，②に関しては，神経内科専門医でも初期対応は可能である．

3．紹介後の追加検査

1）画像検査

超音波がもっとも有用なのは心臓のドプラー超音波を用いたPHの評価のときである．腹部超音波では血管炎やAPSの激症状型のときにみられる胆嚢壁の肥厚を検出するのに有用である．

CTは胸部の場合，IPやPCP・結核の診断のときに単純X線以上の威力を発揮する．腹部ではSLEの腸炎の診断に有用になる．

MRIはCNSループスの場合に独特の所見が出ることがあり，神経症状を呈した場合は必須の検査である．

2）髄液検査

神経症状を呈した場合は原因の検索のために必須である．CNSループスでは蛋白・細胞の増加のほか，IL-6の増加がみられる．

3）生　検

生検には診断のための施行と病状の把握のための施行がある．前者は，PM/DM，SScおよび血液検査でなかなか診断ができない血管炎で汎用される．PM/DM，SScは疾患の名前の通り，筋肉・皮膚が対象になるが，血管炎の場合は選ぶのにコツを要する．皮疹がある場合はその部位の皮膚生検で診断がつくが，皮疹がない場合は血管の走行する筋肉や神経が対象になり，側頭動脈炎（TA）の場合は血管自身が対象になる．また，SjSでは

小唾液腺のある口唇を生検する．病状把握のための生検で代表的なのがSLEでの腎生検で，有名なWHO分類から治療方針を決める．いずれにしろ専門性を要するため，専門の科に依頼するほうが安全である．

4．診断から治療方針の決定へ

ここから先は専門医が取り扱うことになるが，連携する場合もあり（例：感冒などの小さな問題が起きて対応したり，薬の処方切れで不足分の処方を依頼されることがある），ある程度の内容は知っておく必要がある．

1）診　断

全身疾患であるので，症状・検査等を併せた情報からの総合診断になる．主治医の主観が入ることは必須であるが，これを避けるために，ほとんどの疾患で国内外で規定した診断基準がある．注目すべきことは，診断において，症状・検査のウエイトに微妙な温度差がある．まとめると以下の通りである．

①検査が決め手になる

　血液検査：SLE，MPN

　生検：PM/DM，PN，多発性血管炎性肉芽腫症，好酸球性血管炎性肉芽腫症，TA等の血管炎，SjS

②症状と検査の総合：MCTD

③症状が中心：SSc

④除外診断・治療的診断：PMR，AOSD

ある程度，疾患が絞りこまれた場合は，このポイントを把握して診断することが重要である．

2）病状の評価

病状の評価は治療の適応・程度にも関係すると同時に，治療にも直結する合併症を把握する上でも重要である．この評価の方法も疾患により，異なる．病変が多彩なSLEの場合は，その性状で評価する．すなわち，腎症が軽症なWHOⅡ型であるが，CNSループスが存在した場合は重症の病態と考えて治療するように，もっとも重篤な病変を主病変として，治療の対象としていく．主要病変が筋肉・肺に限局するPM/DMでは，この2つを

比較しながら，治療方針を決める．血管炎では病変が眼に見えにくいこともあり，炎症反応が唯一の手がかりになる．一方，SSc・SjS などでは，慢性的に病状が動くこともあり，病態がつかみがたいという疾患である．このように，膠原病の病状の評価といっても各疾患ごとの病状の特性を考えて，治療を考える必要がある．

治　療

膠原病は全身性の自己免疫疾患であるので，免疫異常に対する治療だけでなく，障害された臓器の治療も必要になってくるが，そのバランスも各疾患で微妙に異なる．

1．免疫異常に対する治療

免疫異常に対する治療の中心はステロイドであるが，すべての疾患，患者に使うわけではない．

1）ステロイドが治療の中心となる疾患と使用法

SLE，PM/DM，血管炎，MCTD，AOSD 等が含まれる．具体的な使用法は以下に二分される．

①疾患名で投与量が決まる．

PM/DM，血管炎，AOSD はこの範疇に入る．PM/DM，AOSD では基本的にはプレドニゾロンで 1 mg/kg/日前後の大量ステロイドが使われる．血管炎の場合は疾患により差がある．予後不良の，PN・多発性血管炎性肉芽腫症では大量のステロイドのほか，シクロフォスファミド（CY）を中心とする免疫抑制剤が併用される．一方，好酸球性血管炎性肉芽腫症，過敏性血管炎では 0.8 mg/kg/日前後の中等量が，高安動脈炎では 0.5 mg/kg/日前後の少量ステロイドが使われる．

②病態により投与量が変わる

SLE，MCTD が典型的で，軽症の病変ではステロイドを使用しない場合もあるのに対して，重症の病態ではパルス療法も含めた大量のステロイドを使用し，難治性の場合は CY を中心とする免疫抑制剤を併用する．

2）ステロイドを補助的に使う疾患と治療法

代表的なのは RA であるが，それ以外の SSc，Sjs，ベーチェット病に関して触れる．

SSc の治療の中心は，D-ペニシラミンであるが，有効な症例は確かに経験するが，明確なエビデンスはないのが実状である．難治性の場合は，コルヒチンを投与するが，こちらもエビデンスはない．ステロイドが使用されるのは浮腫期と呼ばれる皮膚病変の初期と IP に対してである．前者では少量のステロイドが，後者では IP の病型に応じて投与されるが，概して UIP の慢性型が多く，ステロイドの量は少ないか，投与しない場合が多い．

SjS は基本的には，唾液腺・涙腺に病変が限局するため，人工涙液や唾液分泌促進薬などの局所の治療が中心である．ただ，まれに関節痛・発熱・リンパ節腫脹などの全身症状を呈することがあり，その場合は少量ステロイドが使用されることがある．また，IP や間質性腎炎などの臓器合併症が起きた場合には少量-中等量のステロイドが投与される．

ベーチェット病は皮膚・眼病変が主体で，皮膚病変は局所療法のほか，コルヒチンが投与され，眼病変には局所療法あるいはシクロスポリン A（CysA）が使用される．神経・腸管・血管ベーチェット病の場合には中等量-大量のステロイドが投与される．

3）免疫抑制薬の実際

免疫抑制薬が使われる機会は以下の場合が考えられる．

①初期治療に使用

PN・多発性血管炎性肉芽腫症に関しては，予後不良で，免疫抑制薬の併用の有効性のエビデンスが出ていることから，初期治療は主に，CY が使用される．

この CY は経口で投与する場合（OCY）と大量静注療法（IVCY）とがあるが，これらの疾患では両者とも有効性は変わらないが，IVCY で再発率が高いといわれ，現時点では OCY のほうが普及している．重要なことは，これらの疾患では平均年齢が高いため，免疫抑制薬の投与は感染症の

リスクと隣合わせであり，病状や体調に応じて臨機応変に投与する場合もある．

②難治性の場合に使用

SLE，PM/DM，ベーチェット病が代表的である．SLE では IVCY が主に腎症，CNS ループスで使用される．欧米ではとくに WHO IV 型などの重症型で初期治療として推奨する向きもあるが，日本ではまだそこまでに至っていない．PM/DM は筋病変に対しては MTX が，IP に関しては CysA が汎用される．ベーチェット病では，眼病変に対して，前述のように CysA が使用される．

③減量が困難な場合

主に SLE であるが，古くから汎用されるのが，アザチオプリン（AZ）である．最近はこれに近い薬剤として，ミコフェノール酸モフェチル（MMF）がある．この薬剤は腎・肝臓移植後に使用されるが，日本では膠原病の使用知見はまだ，乏しい．

2．局所の治療

SjS は病変が限局する代表的疾患で，これが主体になる．そのほか，疾患に共通で局所療法の適応になるのが，皮疹と関節炎で，皮疹にはステロイドの外用，関節炎には消炎鎮痛剤（NSAIDs）が使用されるが，とくにステロイドを使用しないような軽症例では主要な治療となる．また，汎用されるのがレイノー現象で代表される循環障害の治療で，PGE_1 や PGI_2 が使用される．とくに SSc では免疫異常の治療よりも，よく使用される．これは四肢末梢のみならず，PH でも行われ，最近ではこの病変の特異的な治療として，エンドセリン受容体拮抗薬も登場してきている．

継続治療

1．ステロイド療法

1）減　量

病変に応じた至適量を決めた後，効果が確認できて，活動性の低下が認められた時点で（中等量〜大量ステロイドの場合は 2〜4 週間），10%ずつを目安で減量を試みる．途中で，再燃の兆候が出た場合にはまず減量を待つ．それでも再燃の兆候が持続する場合は免疫抑制薬の併用も考える．

一方，当初の初期投与量で，病勢が抑えられない場合はステロイドの増量を考える．一般には前投与量の 50% を増量するが，病勢が著しい場合はステロイドパルス療法も併用する．これでも難治性の場合は免疫抑制薬を検討する．

2）維持量

減量が順調に進んだ場合は維持量にもっていく．維持量は概して，内臓病変がある場合は 10 mg/日，軽いか，ない場合は 5 mg/日ともいわれるが，明確なエビデンスはない．病勢をみながら，できる限り減量していくのが原則である．中止・離脱のエビデンスがないことから，維持量は一生続けるのが原則である．

3）副作用

ステロイドの投与は副作用がつきものである．一般に急性期には重篤な感染症が問題になるが，他の副作用は後になって出てくることが多い．とくに生活習慣病の頻度は高いが，減量によって改善に向かう場合があるので，当初は食事療法等の非薬物療法でみることが多い．ただ，多くは治療が介入せざるをえないのが現状である．とくに脂質異常症は大腿骨頭壊死や骨粗鬆症を並存する確率が高いため，一過性であっても積極的に治療する傾向になってきている．大腿骨頭壊死は発生すると ADL の低下に大きく影響するが，MRI でみると，早期に高い頻度で起こしており，経時的に検査していくことは必要である．

骨粗鬆症は中年以降の女性ではとくに問題になるが，若年でも圧迫骨折を起こすことは多々ある．最近は，ビスホスホネートの投与を中心とした予防が普及しているが，それでも脊椎の圧迫骨折は起こることがあり，常に注意が必要である．一方，古くから消化性潰瘍は有名であるが，わが国では種々の潰瘍薬が予防的に投与される傾向があるため，欧米に比べて少ないようである．

眼科的な副作用も意外と多い．緑内障はステロイドの量と関係する場合が多く，減量で改善す

る．白内障は投与後，期間が経って起こる場合が多く，また，中高年では老人性の白内障と共存することもあって区別がむずかしい．

かかりつけ医が相談を受ける場合は膠原病の治療よりも，副作用に関することが多く，適切なアドバイスができるように準備しておくことは重要である．

2．免疫抑制薬

急性期に使用されるが，ステロイドと異なり，初期量をステロイドが維持量になるまで継続していく．ステロイドが維持量になった時点で病勢を加味しながら，減量・離脱を試みる．なお，PAN・多発性血管炎性肉芽腫症では2年間という明確な縛りをガイドラインに提示している．

一方，減量途中で病勢が出てきた場合に使用する免疫抑制薬はアザチオプリンやミゾリビンなど，比較的軽い製剤が使われる．

副作用でもっとも問題になるのが感染症で，急性期を過ぎた段階でも発生することがある．とくに問題になるのがPCPで，近年はST合剤の予防投与が普及しつつあるが，まだ，エビデンスはないのが現状である．

RA以外の膠原病の診療の概略を述べたが，実践医療の場はやはり，病気の発見で寄与することが多い．ただ薬剤の副作用で突然診療することもあり，診療の流れの概略は理解しておく必要がある．

さて，最後に，ここに挙げた疾患の高齢化社会との関連に関して述べる．長寿社会を迎えて，膠原病の平均寿命も延びている可能性は十分考えられるが，明確なデータがない．ただ，重要なのは生活習慣病・認知症等の非膠原病の問題のウエイトが高い点である．残念ながら，情報の乏しさから，明確な対応策は確立していないのが実情である．実際，施設へ入所するケースも出てきているが，安定症例では治療の継続を非専門医に託し，急性増悪の場合は専門医への連絡をしてもらうとしか言及できないのが実情である．

文　献

1) 橋本博史（著）：全身性エリテマトーデス臨床マニュアル，日本医事新報，東京，2006
2) 橋本博史，飯田昇（監修）戸叶嘉明，阿部香織（編集）：膠原病診療のミニマムエッセンシャル，新興医学出版，東京，2005

（戸叶　嘉明）

第2章 疾患編
｜ 骨・関節・免疫疾患

3 骨粗鬆症

骨粗鬆症は閉経後と老人性を退行期，あるいは原発性骨粗鬆症と定義し，その他の原因によるものは続発性骨粗鬆症といわれている．（表1）

初診時の対応

1．現病歴の聴取・現症の診察

初診時は骨粗鬆症検診で要精査や疑い等といわれて来院のとき，腰背部痛等の訴えをもって精査加療を希望しての来院のとき，他の訴えで来院された患者の中で小柄でやせ形の人や円背や腰の曲りがみられるとき，あるいは他の検査の目的で撮られた胸腹部X線で脊椎の変形や圧迫骨折がみられたとき，などなど骨粗鬆症を疑い，それを念頭に診察を行う．必要に応じてrib pelvis test，wall-occiput testならびに椎体のX線写真の評価や椎体骨折の判定法を利用し，確認する．可能ならば，骨量測定を行う．躯幹骨DXA（Dual-energy X-ray Absorptiometry）は骨折リスクを反映し，骨粗鬆症の最適の診断法である（図1）．

2．既往歴の聴取

閉経後年数が長くないか，若い時と比べ身長が縮まっていないか，くしゃみで肋骨を，尻餅をついて大腿骨を，つまずき，転んで手首（橈骨遠位端）を骨折や不全骨折をしたことがないかなど脆弱性骨折の有無を聞く．

アルコールの過飲，喫煙，ステロイド使用，関

表1 続発性骨粗鬆症を起こす代表的疾患

> 内分泌性
>   副甲状腺機能亢進症，甲状腺機能亢進症，性腺機能低下症，クッシング症候群，成長ホルモン欠乏症，糖尿病，アジソン病，カルシトニン欠損症
> 栄養性・代謝性
>   慢性消耗性疾患，るいそう，重症肝疾患（とくに原発性胆汁性肝硬変），胃切除，壊血病，吸収不良症候群（セリアック病を含む），低P血症，慢性腎疾患，特発性高Ca尿症，ヘモクロマトーシス，アミロイドーシス，肥胖細胞腫・Na過剰摂取・Ca摂取不足，ビタミンD・A過剰症
> 炎症性
>   関節リウマチ［傍関節性（炎症性サイトカインによる骨吸収亢進）］，サルコイドーシス
> 不動性
>   全身性，臥床安静・麻痺，局所性，骨折後
> 薬物性
>   ステロイド，メトトレキサート，ヘパリン，抗けいれん薬，リチウム，タモキシフェン
> 血液疾患
>   多発性骨髄腫，リンパ腫・白血病，血友病，慢性溶血性疾患
> 先天性
>   骨形成不全症，マルファン症候群，クラインフェルター症候群，先天性骨髄性ポルフィリア
> その他
>   慢性閉塞性肺疾患，肝・腎疾患，関節リウマチ（妊娠），高酸素血症

（日本医師会雑誌第136巻第2号　続発性骨粗鬆症の概要と原発性骨粗鬆症との鑑別　稲葉雅章より引用）

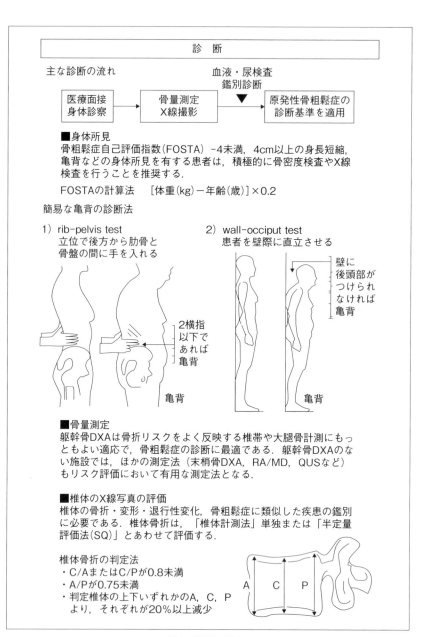

診 断

主な診断の流れ

血液・尿検査
鑑別診断

```
医療面接     骨量測定              原発性骨粗鬆症の
身体診察  →  X線撮影  → ▼ →    診断基準を適用
```

■身体所見
骨粗鬆症自己評価指数(FOSTA) −4未満，4cm以上の身長短縮，
亀背などの身体所見を有する患者は，積極的に骨密度検査やX線
検査を行うことを推奨する．

FOSTAの計算法　　[体重(kg)−年齢(歳)]×0.2

簡易な亀背の診断法

1) rib-pelvis test
立位で後方から肋骨と
骨盤の間に手を入れる

2) wall-occiput test
患者を壁際に直立させる

2横指
以下で
あれば
亀背

亀背

壁に
後頭部が
つけられ
なければ
亀背

亀背

■骨量測定
躯幹骨DXAは骨折リスクをよく反映する椎帯や大腿骨計測にもっ
ともよい適応で，骨粗鬆症の診断に最適である．躯幹骨DXAのな
い施設では，ほかの測定法（末梢骨DXA，RA/MD，QUSなど）
もリスク評価において有用な測定法となる．

■椎体のX線写真の評価
椎体の骨折・変形・退行性変化，骨粗鬆症に類似した疾患の鑑別
に必要である．椎体骨折は，「椎体計測法」単独または「半定量
評価法(SQ)」とあわせて評価する．

椎体骨折の判定法
・C/AまたはC/Pが0.8未満
・A/Pが0.75未満
・判定椎体の上下いずれかのA，C，P
　より，それぞれが20%以上減少

A　C　P

図1　診断の流れ

（骨粗鬆症の予防と治療ガイドライン 2006 ポイント解説ポケット版　監修　中村利孝
武田薬品工業株式会社版より引用）

節リウマチの病歴など危険因子の有無を聞く（表
2）．

　逆流性食道炎や心肺機能の低下などの症状がみ
られるときは骨粗鬆症による椎体骨折が原因では
ないかを鑑別することを習慣づけておく．

3．家族歴の聴取

　家族内のとくに母親の脆弱性骨折の家族歴を聞
く．これらを総合的に判断して骨粗鬆症の可能性
があるときに骨密度の測定を行う．日本の原発性
骨粗鬆症の診断基準に従って診断する（表3）．

表2 既往歴の聴取

骨折リスク
同じ骨密度を示していても，①年齢が高いほど，②骨密度とは独立した骨折の危険因子をもつほど，骨折しやすいことがわかっている．

骨折の危険因子
■低骨密度 ＜骨密度とは独立した危険因子＞ ■高齢　　　　　　　　　■飲酒 ■既存骨折　　　　　　　（1日2単位以上） ■骨折家族歴　　　　　　■ステロイド使用 ■喫煙　　　　　　　　　■関節リウマチ およそ2単位のアルコール ビール　350 mL 缶×3　　焼酎・35度・ロック　8杯（150 mL） 日本酒　2合（360 mL）　梅酒・ロック　　　　8杯（400 mL） ワイン　4杯（480 mL）　ウイスキー・ダブル　2杯（120 mL）

骨量測定の推奨
下記項目にあてはまる人は骨量測定を受けるとよい． ● 50〜65歳未満で低骨量の危険因子をもつ女性 ● 65歳以上の女性 　おもな低骨量の危険因子 　・家族歴　　・運動不足 　・小体格　　・喫煙 　・やせ　　　・過度のアルコール 　・低栄養　　・カルシウムやビタミンD・Kの不足など

注）椎体・大腿骨近位部 DXA の測定が望ましいが，躯幹骨 DXA 装置のない施設では，他の測定法（末梢骨 DXA，RA/MD，QUS など）もリスク評価において有用な測定法となる．
（骨粗鬆症の予防と治療ガイドライン 2006 ポイント解説ポケット版　監修　中村利孝
武田薬品工業株式会社版より引用）

再診時のポイント

　骨吸収抑制剤や骨形成促進剤による治療を行うかどうかを決めるための1つの指標として血液や尿の検体で骨代謝マーカーの測定を行う．骨代謝マーカーの選び方は健康保険の制約上，骨吸収か骨形成のいずれか1つのマーカーの測定を行う．（治療後の効果をみるために採血の条件を空腹時，午前中，何時などと決める）．測定値が高値を示すと治療を行う目安となる．また WHO 作成の骨折リスク評価ツールである FRAX（Fracture Risk Assessment Tool）に入力項目を入力し（http://www.sheffield.ac.uk/FRAX/tool.jsp?lang=jp の日本バージョン），将来の10年間の骨折確率を出して15％以上あるときなど骨粗鬆症や骨量減少の診断・治療基準を満たしていたら，骨粗鬆症についての説明を行う．FRAX の入力項目の骨密度 T スコアは，若年女性の平均値からの偏差値であらわされる国際的な規準値である．T スコア−2.5SD は YAM 70％に相当する．本人の現在の骨粗鬆症の程度を説明する．生活指導として，食生活の改善方法，転びにくい歩行法の指導や運動療法のやり方などの指導とともにそれらの必要性などを理解させる．薬物開始基準を満たしているときは脆弱性骨折予防のための薬物開始基準に従い治療を開始する（表4）．

表3　日本の原発性骨粗鬆症の診断基準（日本骨代謝学会）

低骨量をきたす骨粗鬆症以外の疾患または続発性骨粗鬆症を認めず，骨評価の結果が下記の条件を満たす場合，原発性骨粗鬆症と診断する.

Ⅰ．脆弱性骨折 [注1] あり		
Ⅱ．脆弱性骨折なし		
	骨密度値 [注2]	脊椎X線像での骨粗鬆症化 [注3]
正常 骨量減少 骨粗鬆症	YAM の 80% YAM の 70%以上～80%未満 YAM の 70%未満	なし 疑いあり あり

YAM：若年成人平均値（20～44歳）

注1　脆弱性骨折：低骨量（骨密度が YAM の 80%未満，あるいは脊椎X線像で骨粗鬆症化がある場合）が原因で，軽微な外力によって発生した非外傷性骨折，骨折部位は脊椎，大腿骨頸部，橈骨遠位端，その他.
注2　骨密度は原則として腰椎骨密度とする．ただし，高齢者において，脊椎変形などのために腰椎骨密度の測定が適当でないと判断される場合には大腿骨頸部骨密度とする．これらの測定が困難な場合は橈骨，第2中手骨，踵骨の骨密度を用いる.
注3　脊椎X線像での骨粗鬆化の評価は，従来の骨萎縮度判定基準を参考にして行う.

脊椎X線像での骨粗鬆化	従来の骨萎縮度判定基準
なし 疑いあり あり	骨萎縮なし 骨萎縮度Ⅰ度 骨萎縮度Ⅱ度以上

（改訂3版　骨粗鬆症診断ハンドブック中村利孝・松本俊夫編　医療ジャーナル社より引用）

継続治療のポイント

　骨粗鬆症の患者の7割は痛みなど自覚症状がないといわれている．服薬の継続がむずかしいのは，このような点も関与している．骨粗鬆症治療の目的は骨折の予防である．骨折を起こすと突然寝たきりになったり，寿命の短縮や QOL の著しい低下など，人生に大きな悪影響を被ることを理解させることは大切である．治療したことにより DXA 等で骨密度が上昇したパーセントを示したり，患者個別に保有する病態が違い，骨折危険率の改善が直接重症度や骨強度の改善と平行するものではないが FRAX にて今後10年間における骨折の確率がどのくらい減少したかを数値で示し説明し，引き続き服薬を続けるよう励ます．正確とはいえないが，たとえば「骨粗鬆症でない若い人たちの一般的な骨密度は 100%以上ありますが，現在のあなたの骨密度は 70%未満です．骨粗鬆症でない人達は 100 の力でぶつかられても骨折しませんが，あなたは 70 の力でぶつかられたら簡単に骨折してしまうような，そんなもろい骨です」などと骨の脆弱性をわかりやすく説明することによって服用のコンプライアンスをあげることも1つのやり方である.

治　療

　ビスホスホネート，SERM，抗 RANKL 抗体(抗 receptor activator of nuclear factor κB ligand 抗体）や副甲状腺ホルモン薬の開発以前の骨粗鬆症の治療はエストロゲン，カルシウム，ビタミンD, 等が主流であった．エストロゲンの副作用等の関係で婦人科の医師や，椎体骨折で腰背部痛がみられたり大腿頸部骨折等を発症したときは整形外科の医師が主に治療に携わっていた．しかし骨粗鬆症を早期に診断可能な機器の普及と婦人科的副作用の少ない，そして骨折予防効果の強いビスホスホネート等前記の薬剤の開発により内科医が骨粗鬆症の治療の一端を担うことが可能になってきたのではないかと考えている.

　その治療に関しては，本書の姉妹編である「内

表 4　骨粗鬆症の予防と治療ガイドライン 2006 年版

重要な変更点のまとめ
●骨粗鬆症治療の目的を，「骨折危険性を抑制し，生活の質（QOL）の維持と改善をはかること」と明記． ●脆弱性骨折予防のための薬物治療開始基準を新たに設定． ●エビデンスレベルに基づいて推奨の強さを提示．

脆弱性骨折予防のための薬物治療開始基準

Ⅰ　脆弱性既存骨折がない場合
　　1）腰椎，大腿骨，橈骨または中手骨 BMD が YAM70％未満
　　2）YAM70％以上 80％未満の閉経後女性および 50 歳以上の男性で，①〜③のいずれか 1つを有する場合
　　　①過度のアルコール摂取（1 日 2 単位以上）
　　　②現在の喫煙
　　　③大腿骨頸部骨折の家族歴

　　　　　　　　　　　　　　　　　　注）①〜③は骨折リスクを約 2 倍に上昇させる

Ⅱ　脆弱性骨折がある場合（男女とも 50 歳以上）

（骨粗鬆症の予防と治療ガイドライン 2006 ポイント解説ポケット版　監修　中村利孝
武田薬品工業株式会社版より引用）

科処方実践マニュアル」（日本医学出版）日本臨症
内科医会編を参考にして行うことになる（表 5）．
　　　　　　　　　　　　　　　　（岡　啓嗣郎）

表5　骨粗鬆症治療薬の有効性の評価一覧

分類	薬物名	骨密度	椎体骨折	非椎体骨折	大腿骨近位部骨折
カルシウム薬	L-アスパラギン酸カルシウム リン酸水素カルシウム	B	B	B	C
女性ホルモン薬	エストリオール 結合型エストロゲン[#1] エストラジオール	C A A	C A B	C A B	C A C
活性型ビタミン D_3 薬	アルファカルシドール カルシトリオール エルデカルシトール	B B A	B B A	B B B	C C C
ビタミン K_2 薬	メナテトレノン	B	B	B	C
ビスホスホネート薬	エチドロン酸 アレンドロン酸 リセドロン酸 ミノドロン酸 イバンドロン酸	A A A A A	B A A A A	C A A C B	C A A C C
SERM	ラロキシフェン バゼドキシフェン	A A	A A	B B	C C
カルシトニン薬[#2]	エルカトニン サケカルシトニン	B B	B B	C C	C C
副甲状腺ホルモン薬	テリパラチド（遺伝子組換え） テリパラチド酢酸塩	A A	A A	A C	C C
抗 RANKL 抗体薬	デノスマブ	A	A	A	A
その他	イプリフラボン ナンドロロン	C C	C C	C C	C C

♯1：骨粗鬆症は保険適用外　　♯2：疼痛に関して鎮痛作用を有し，疼痛を改善する（A）

薬物に関する「有効性の評価（A，B，C）」

骨密度上昇効果
　A：上昇効果がある
　B：上昇するとの報告がある
　C：上昇するとの報告はない

骨折発生抑制効果（椎体，非椎体，大腿骨近位部それぞれについて）
　A：抑制する
　B：抑制するとの報告がある
　C：抑制するとの報告はない

※評価の基準については，Vページ「ガイドライン作成手順」を参照のこと

〔骨粗鬆症の予防と治療ガイドライン作成委員会（日本骨粗鬆症学会，日本骨代謝学会，骨粗鬆症財団）・編：
骨粗鬆症の予防と治療ガイドライン2015年版．ライフサイエンス出版，2015，P.158より転載〕

4 内科的な腰痛症・アナフィラキシー

腰痛をきたす内科的な骨関節疾患

　腰痛に関しては症候編の項目で述べられるので，ここではそれに触れられない疾患に関して簡単に述べる．

　まず，腰痛は脊椎の疾患と思われがちだが，腎結石，腎盂腎炎などの腎疾患や動脈瘤などの動脈の疾患が隠れていることもあることを強調しておく．またまれであるが，脊椎に病変を起こす膠原病の類縁疾患が存在することも記載しておく．ここに挙げられるのは，血清反応陰性脊椎関節炎（SNSA）と呼ばれる一群とSAPHO症候群である．SNSAは，HLA-B27が相関することで有名な強直性脊椎炎，腸管関連関節炎，乾癬性関節炎，反応性関節炎（昔の教科書に記載のあった，Reiter症候群はここに含まれるが，命名者のReiterがナチスのホローコーストに関わったとして，最近は使われなくなったという裏話もある）等が含まれる．このSNSAの特徴は，疾患により多少の差はあるが，脊椎炎，仙腸関節炎，末梢関節炎，付着部炎を共通の特徴としてもつ．いずれも特殊な疾患で，日本には少ない疾患であるが，腰痛・関節痛が共存する場合には鑑別として考慮に入れておく必要がある．これらの疾患で重要なことは尿道炎・扁桃腺炎などの感染症が共存するか，先行することがある点で，発熱等の感染症の症状の後に，腰痛・関節痛の訴えがあった場合も考慮するべきである．

　一方，SAPHO症候群は滑膜炎(S)，Acne(A)，膿疱（P），骨増殖症（H），骨炎（O）を含む疾患群で，以前提唱された掌蹠膿疱症性骨関節炎（PAO）を含む疾患群で，胸鎖関節炎や脊椎の骨増殖症・骨炎を併発する（SNSAとの異同が議論されているが結論は出ていない）．重要なのは胆石・扁桃腺炎等の感染症やアマルガムなどの歯科金属が誘因となることがあるので，病歴の聴取は重要であると同時に，掌蹠膿疱症をみた場合には，この症候群を考慮することが重要である．

アナフィラキシー

　喘息・花粉症などのアレルギーは他項で触れるが，ここではアナフィラキシーについて述べたい．一般に自己免疫が自己に対する免疫反応の亢進状態であるのに対して，アレルギーは外来抗原に対する免疫亢進状態に伴って起こる疾患群である．アナフィラキシーはこのアレルギーの中でももっとも激烈に反応を起こす病態で，場合によっては死に至ることもあり，緊急に対応する必要がある．身近な物質が原因となるので，臨床医は常に対応できるように準備しておくことが重要である．

1．原　因
　原因として多いのが薬剤・蜂等の動物毒・食物で，薬剤・食物に関してはありとあらゆる物質が起こしうると考えておいたほうが賢明である．したがって，次項に記載する症状があり疑われたら，まず，きめ細かい病歴をとり，これらを拾い出すことが必要である．運動誘発性の食物アレルギーでみられるように，誘発因子もあることがあるので，注意が必要である．

2．症　状

軽い場合は発疹・口唇浮腫程度で済むが，重症化すると，ショック・気道の浮腫に伴う喘息用の症状が出現する．

3．診断から治療へ

上記の症状があった場合は，治療を検討しながら，できる限り，病歴をとって，アナフィラキシーの可能性を疑う．疑われた場合はまず，バイタルサインを確認し，ショックがあれば速やかに対応する．中心はアドレナリンであるが，ステロイドの使用には賛否両論ある．補液は抗原をwash out する点では有用である．

4．紹介のタイミング

アナフィラキシーショックのうち，とくに薬剤が原因の場合には予後がわるいと医療訴訟になる確率が高い．一度，ショックから離脱しても，抗原が残存していたり，免疫反応が持続する場合には再度起こることは十分ありうるので，経過観察は必要である．近隣に救急で対応できる病院がある場合は転送するほうが安全である．ただし，実際はそういう病院に恵まれている地区は少ないと思われ，その場合は入院施設があれば入院してもらい，ない場合は診療時間内にできる限り経過観察を行って，帰宅時にも十分今後起こりうる可能性を説明しておくことである．

5．継続治療

基本的には急性期を脱すれば，原則，継続治療の必要はないが，重要なことは二度と抗原に暴露しないように患者さんを指導することである．原因がはっきり特定できない場合は，IgE　RASTやLST などで，できるかぎり明瞭にしておく．薬剤に関してはカルテに情報をわかりやすく記載し，患者さんには薬手帳などにその旨記載し，本人に危険性を伝える．食物は食事指導が中心になるが，外食・学校給食まできめ細かく介入して指導する必要がある．学校給食に関しては，別の食事にするなどの対応が行われている．蜂等動物毒も職業柄，再度，暴露する可能性もあり，防護服の指導等が必要になる．ただし，それでも暴露は避けられず，携帯用のアドレナリンの注射器を常備して，万一，再暴露した場合には自己注射（本人あるいは家族）をして，応急処置してもらうこともある．この場合は注射法の講習を受けることが必須であるが，現時点では本人・家族に限定されている．今後は学校の先生等の周囲の人にも適応を拡大する動きがある．また，食物など，どうしても暴露が避けられない場合には抗アレルギー薬を投与する場合もある．

文　　献

1) 脊椎関節炎に関する新たな知見．リウマチ科 38：409-457，2007
2) 食物アレルギー最近の進歩．臨床免疫アレルギー科 49：540-571，2008

（戸叶　嘉明）

1 褥瘡

褥瘡は介護されている高齢者の約5%が罹患する．好発部位，発生機序，発生危険因子も解明されているにもかかわらずこの数字は減らない．創傷治癒の理論解明が進み新しい治療法が発明されても治癒に要する期間が極端に短くなっていない．しかし現在では必ず治せると確信のもてる疾患の1つとなった．これは病院に設けられている褥瘡治療チームの成果であり，また相談室での介護状況の把握の適切さが車の両輪のように働いてよい結果をあげその必要性を証明している．今，実地医家の診る褥瘡患者は急性期を急性期病院で診て，準急性期は療養型病院で診て，それから在宅で診るという流れになる．一箇所で完結できない現実があるので実地医家の参加が不可欠である．ただし患者の受け止め方は微妙である．わるい表現なら天国から地獄ということになる．そこで在宅でもエアーマットが必要である．また病院の看護師のように瘡処置・排泄処置・便性チェック・食事介助・ベッドメイキング・入浴介助を行い，栄養士のようにカロリー計算・栄養評価を行い，理学療法士のようにリハビリ・拘縮緩和体操・言語訓練・体位変換を行い，薬剤師のように服薬管理を行い，暴れたら拘束の指示を出し，虐待のないようにチェックする等を1人ですることになる．しかしここで車の両輪である医療と介護が協力することになる．大雑把に以上のようなことを踏まえて治療を始めたい．

初診時の対応

1．問 診
できるだけ過去のデータを集める．このことは

やさしいようでむずかしい．そのために病診連携の利用は欠かせない．病歴・褥瘡の経過・検査データ・既往歴・さらに褥瘡チームのアドバイス・家族の理解や協力のついても申し送りを受け，また本人と家族から聴取する．そして病院・家族・ケアマネジャー・実地医家のチームが結成されたということになる．

褥瘡に関しては初診時に褥瘡発生の要因から始める．発見日はいつか，どんな状況で発見したのか．現在壊死組織が残存しているか，褥瘡予防対策はどうされているか，他の好発部位に瘢痕はないか等を観察する．

2．治 療
治療を行うにあたって，前述の褥瘡チーム内での情報共有が重要である．しかしチームのメンバーが毎日そろうことは難しいため，褥瘡の情報とその変化について漏れなく申し送ることが肝要となる．とくに褥瘡の状態で治療法が変わっていくので，メンバーには指示した治療法に従ってもらうことが大切である．具体的な治療についてだが，治癒期間が3ヵ月以上必要であることを認識する．本人の全身状態の確認として，栄養状態，必要カロリー量，摂食・嚥下動作の状態，摂食可能量の比較などを行う．栄養状態がわるいと診断すれば高カロリー食，場合によっては経管栄養も視野に入れる．運動能力，関節可動域，本人の自立性・積極性は，予後に影響するため確認と改善が必要ではあるが，認知症の程度によっては介護拒否，不潔行為がみられることもあり身体拘束もやむを得ない場合がある．血液検査として少なくとも総蛋白量・総コレステロール・中性脂肪・尿

酸値・アルカリフォスファターゼは検査したい．

　治療の必須事項は瘡部の除圧である．そして除圧の基本は体位変換である．2時間毎が目安となる．必ず除圧していくためには，褥瘡周囲に介護者の手を挿入して空気にさらすだけでも有効とされている．円座は治癒を目指している褥瘡以外の場所に新たな褥瘡を発生させる恐れがあるため，使用には注意が必要である．局所治療のために褥瘡の深さ・浸出液の有無・長径と短径の測定・感染の有無・肉芽の良性悪性の判断・ポケット形成の有無等から治療計画を立てる．使用薬剤は厚生労働省ガイドラインに沿って使用する．原則として壊死部は除去する．不良肉芽には白糖ポピドンヨードを使用する．良性肉芽には幼牛血漿抽出塩化リゾチームを使用する．ただし1週間ごとに効果判定をして無効の場合は薬剤を変更する．除圧とズレの排除を効果的にするためブーメラン枕，体位交換良肢位保持用パット，除圧マットを使用する．スキンケア，全身の清潔保持に努めることも重要である．

再診時のポイント

　再診時は局所所見判定から薬剤の継続や変更，徐圧の効果，清潔保持を判断する．さらに全身の細かい変化にも気を配り何も事件が起こってないことを確かめる．1ヵ月ほど経つと介護のほうにも目がいくようになる．介護サービスは何を受けているか．家族の協力体制に無理はないか．本人の食事はうまくとれているか．体位変換に無理はないか．そして家族が褥瘡治療をうまくなったことを認識すると同時に肉体的・精神的に疲れていないか等を観察する．さらに苦労を労う必要があるとは思うが，心の奥にしまっておく配慮が望ましいと思う．

文　献

1) 宮地芳樹：褥瘡の予防，治療ガイドライン，照林社，東京，2006
2) 真田弘美：褥瘡対策のすべてがわかる本，照林社，東京，2006
3) 北原　隆：日常内科疾患の実践的処方集，日本臨床内科医会編，文光堂，東京，p230〜231，2006

（鈴木　元久）

2 認知症―アルツハイマー病を中心に

DSM-5（Diagnostic and Statistical Manual of Mental Disorders, Fifth Edition）が米国精神医学会から2013年に発表され，精神疾患の診断基準が新たなものに変更になった．認知症関連では，新たな用語，神経認知障害群（Neurocognitive Disorders；NCD）が登場した．その背景にはこれまでの認知症研究の進歩と新しい知見を踏まえたことにある．神経認知障害群は，せん妄（Delirium），認知症（Major NCD），軽度認知障害（Minor NCD）に該当する諸障害が記載されている（文献1・2・3・4参照）．DSM-5による診断手順は，せん妄，認知症，軽度認知障害のどれに該当するか調べる．診断基準を満たした場合，下位分類まで検討すると記述されている．ここでは，認知症に該当する神経認知障害群（Major NCD）を参考に従来の診断基準（表1・2）に基づいて述べることにする．

初診時の対応

認知症では患者本人に自覚がないことが多く，患者の日常生活をよく知る家族などから情報を得ることが重要である．記憶面，集中力，日常生活で変化の有無，言葉の面はどうかなどを聞いておく．

患者本人に対しては，まず患者に不安を与えないように面接する．受診をどう考えているか聞く．自分の意思か，家族に連れてこられたかなど聞く．あくまで，身体のチェックであると説明したほうがよい場合もある．現在，困ったことがないか，なども聞いておく．

1．現病歴の聴取

行動上の変化，精神症状について聴取する．変化の起きた時期，記憶障害の有無，発症の仕方，症状の変動の有無など．

2．既往歴の聴取

身体疾患が認知症の原因（文献8参照）になることがあるので，脳梗塞や甲状腺疾患，悪性腫瘍などの既往を聴取する．

3．家族歴の聴取

認知症は遺伝負因がある場合もあり，家系に認知症の有無を聴取する．わが国では，遺伝する確率は正確な情報はなく，2〜8％くらいではないかと推定される．

DSM-5によるアルツハイマー病の診断で第一に家族歴，遺伝子検査が挙げられており，今後は重要な基準になるものと思われる．

4．現症

まず，認知症と間違えやすい状態として，せん妄とうつ病があり，鑑別が必要である（表3および文献9参照）．また，統合失調症との鑑別では，幻聴，被害妄想などの症状がいつから起こったかといった発症時期や，認知機能が正常か否かで判断できる．

認知症では次のような兆候を見逃さないことが大切である（図1）．

1）記憶障害：あらかじめ家族などから情報を得て，患者と面接する．

＃最近の記憶：食事（食べたか否か，内容はなんであったか），交通手段（ここまで

表1　DSM-IVによるアルツハイマー型認知症の診断基準

A．多彩な認知欠損の発現で，それは以下の両方により明らかにされる．
　　(1) 記憶障害（新しい情報を学習したり，以前に学習した情報を想起する能力の障害）
　　(2) 以下の認知障害の1つ（またはそれ以外）
　　　(a) 失語（言語の障害）
　　　(b) 失行（運動機能が損なわれていないにもかかわらず動作を遂行する能力の障害）
　　　(c) 失認（感覚機能が損なわれていないにもかかわらず対象を認識または同定できないこと）
　　　(d) 実行機能（すなわち，計画を立てる，組織化する，順序立てる，抽象化する）の障害
B．基準A1およびA2の認知欠損は，そのおのおのが，社会的または職業的機能の著しい障害を引き起こし，病前の機能水準からの著しい低下を示す．
C．経過は，ゆるやかな発症と持続的な認知の低下により特徴づけられる．
D．基準A1およびA2の認知欠損は以下のいずれによるものでもない．
　　(1) 記憶や認知に進行性の欠損を引き起こす他の中枢神経系疾患（例：脳血管性疾患，パーキンソン病，ハンチントン舞踏病，硬膜下血腫，正常圧水頭症，脳腫瘍）
　　(2) 認知症を引き起こすことが知られている全身性疾患（例：甲状腺機能低下症，ビタミンB$_{12}$または葉酸欠乏症，ニコチン酸欠乏症，高カルシウム血症，神経梅毒，HIV感染症）
　　(3) 物質誘発性の疾患
E．その欠損はせん妄の経過中にのみ現れるものではない．
F．その障害は他の第1軸の疾患（例：大うつ病性障害，精神分裂病）ではうまく説明されない．

〔THE American Pyschiatric Association（高橋三郎，大野　裕，染矢俊幸訳）：DSM-IV精神疾患の分類と診断の手引．医学書院，東京，1995より〕

表2　NINCDS-ADRDA Work Group による probable Alzheimer's disease の診断基準

I．probable AD の臨床診断基準には次の事項が含まれる．
　・臨床検査および Mini-Mental Test, Blessed Dementia Scale あるいは類似の検査で認知症が認められ，神経心理学的検査で確認されること．
　・2つまたはそれ以上の認知領域で欠陥がある．
　・記憶およびその他の認知機能の進行性の低下
　・意識障害がない．
　・40歳から90歳の間に発病，65歳以後がもっとも多い．
　・記憶および認知の進行性障害の原因となる全身疾患や脳疾患がない．
II．probable AD の診断は次の各項によって支持される．
　・特定の認知機能の進行性障害：言語の障害（失語），動作の障害（先行），認識の障害（失認）など．
　・日常生活動作の障害および行動様式の変化．
　・同様の障害の家族歴がある．とくに神経病理学的に確認されている場合．
　・臨床検査所見．
　　　脳脊髄液検査所見：正常．
　　　脳波所見：正常あるいは徐波活動の増加のような非特異的変化．
　　　CT：連続的に検査して進行性の脳萎縮が証明される．
III．AD以外の認知症の原因を除外したのち，probable AD の診断と矛盾しない他の臨床的特徴．
　・経過中に進行が停滞することがある．
　・抑うつ，不眠，失禁，妄想，錯覚，幻覚，激しい精神運動性興奮，性的異常，体重減少などの症状を伴う．
　・とくに進行した症例では筋トーヌスの亢進，ミオクローヌス，歩行障害など神経学的異常所見がみられる．
　・進行例ではけいれんがみられることがある．
　・年齢に比して正常なCT所見．
IV．probable AD の診断が疑わしい，あるいは probable AD らしくない特徴．
　・突発的な卒中様発症．
　・神経学的局所症状：片麻痺，知覚脱失，視野欠損，共同運動障害が病初期からみられる．
　・けいれん発作や歩行障害が発症時あるいはごく初期から認められる．

(Mckhann G et al：Clinical diagnosis of Alzheimer's disease：report of the NINCDS-ADRDA Work Group under the auspices of Department of Health and Human Services Task Force on Alzheimer's Disease. Neurology 34：939-944, 1984)

表3　うつ病と認知症の鑑別点

	うつ状態	認知症
不安・うつ気分の前駆	＋	－〜±
症状出現までの期間	数週以内	数ヵ月〜1年以上
うつ病の既往歴	しばしば＋	原則として－
症状に対する悲観的訴え	＋＋	－〜±
場所の見当識障害	－〜±	＋
質問に対する反応	「知らない」「忘れた」または沈黙	言い訳または誤答

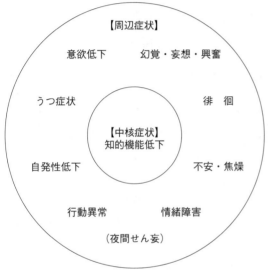

図1　認知症の中核症状と周辺症状

何できたか），受診の目的，社会的できごとなど

#昔の記憶：生年月日，出身地，職歴，教育歴など

#受付，診察室での工夫：前回の受診や検査を覚えていなかったり，服薬がうまくできていない．また，何度も同じことを聞いてくる．質問にうまく答えられない．診察日を間違えたり，会計でいつも大きなお金で支払うなどがあった場合は注意が必要である．

2）見当識障害：時間，場所，人物について質問する．

#時間：今日の年月日や曜日，季節，時刻

#場所：今いる場所，自宅の住所

#人物：だれとともに受診したか

3）判断力・実行機能障害：家事，買い物，旅行の計画，電話対応，外出，金銭管理，薬の管理などについて質問する．

#家族からの情報：季節に合った服装，着替えができるか

#本人から：火事の時の対応，拾得物の扱いができるか

4）行動・心理症状（BPSD）

周辺症状ということもある．幻覚，妄想，昼夜逆転，暴言，暴行，徘徊，不潔行為，性的問題行動などを聞き出す．

幻視がある場合，レビー小体型認知症の可能性がある．

5．検査

1）身体所見

認知症は高齢者に多いため，身体疾患を必ずチェックする必要がある．最近，生活習慣病と認知症の関連が指摘されており，合併症の有無も調べる．血圧，脈拍，体温，利き手，身長・体重の測定．尿検査，血液検査（肝機能，腎機能，貧血，血糖，甲状腺機能，感染など）を行う．将来的にはアルツハイマー病のバイオマーカーが開発される可能性もあり期待されている．

2）神経学的所見

麻痺，感覚，反射，歩行などを調べる．麻痺の有無，視空間認知障害，失語，失行，失認を調べる．

表4 改訂長谷川式簡易知能評価スケール（HDS-R）

1	お歳はいくつですか？（2年までの誤差は正解）			0	1
2	今日は何年の何月何日ですか？　何曜日ですか？ （年月日，曜日が正解でそれぞれ1点ずつ）	年 月 日 曜日		0 0 0 0	1 1 1 1
3	私たちがいまいるところはどこですか？ （自発的にでれば2点，5秒おいて家ですか？　病院ですか？　施設ですか？　のなかから正しい選択をすれば1点）		0	1	2
4	これから言う3つの言葉を言ってみてください．あとでまた聞きますのでよく覚えておいてください． （以下の系列のいずれか1つで，採用した系列に○印をつけておく） 1：a）桜　b）猫　c）電車　2：a）梅　b）犬　c）自転車			0 0 0	1 1 1
5	100から7を順番に引いてください．（100−7は？，それからまた7を引くと？　と質問する．最初の答えが不正解の場合，打ち切る）	(93) (86)		0 0	1 1
6	私がこれから言う数字を言ってください．（6−8−2，3−5−2−9を逆に言ってもらう，3桁逆唱に失敗したら，打ち切る）	2−8−6 9−2−5−3		0 0	1 1
7	先ほど覚えてもらった言葉をもう一度言ってみてください． （自発的に回答があれば各2点，もし回答がない場合以下のヒントを与え正解であれば1点）a）植物　b）動物　c）乗り物		a：0 b：0 c：0	1 1 1	2 2 2
8	これから5つの品物を見せます．それを隠しますのでなにがあったか言ってください． （時計，鍵，タバコ，ペン，硬貨など必ず相互に無関係なもの）		0 3	1 4	2 5
9	知っている野菜の名前をできるだけ多く言ってください．（答えた野菜の名前を右欄に記入する．途中で詰まり，約10秒間待ってもでない場合にはそこで打ち切る）0〜5＝0点，6＝1点，7＝2点，8＝3点，9＝4点，10＝5点	＿＿＿＿＿＿＿＿＿＿ ＿＿＿＿＿＿＿＿＿＿ ＿＿＿＿＿＿＿＿＿＿	0 3	1 4	2 5
		合計得点			

（加藤伸司ほか：老年精神医学雑誌2：1339，1991）

麻痺がある場合，血管性認知症の可能性がある．歩行障害やパーキンソン症状のある場合はレビー小体型認知症の可能性がある．

　#失語：自然に話せるか，ものの名前がわかるか，単語の復唱ができるかなど調べる．

　#失行：麻痺や感覚障害がないのに動作，道具の使用ができない（肢節運動失行：皮質基底核変性症で早期に出現）．口頭命令・模倣動作は障害されるが，日常生活では自動動作・道具の使用は障害されない（観念運動失行）．日常的な物品・道具の使用が障害される（観念失行）．

　#失認：計算，会話，読み書きで調べる．

　3）神経心理学的検査

改訂長谷川式認知症スケール（HDS-R）：わが国において，認知症のスクリーニングテストとしてもっとも古い歴史があり，簡便かつ有用性が高いため広く用いられている．9項目の質問によって構成されている．満点は30点で，20点以下ならば認知症の疑いありとされる（表4）．

Mini Mental State Examination（MMSE）：認知症のスクリーニングテストとして国際的にもっとも一般的に使用されている質問式の簡易な認知機能検査である．11項目の質問によって構成されている．満点は30点で，23点以下ならば認知症の疑いありとされる（表5）．

　4）画像検査

補助診断としては重要な検査であり，必ず一度は行う必要がある．アルツハイマー病ではCT所見で「全般性の脳萎縮，脳溝の開大，脳室の拡大」，MRI所見ではCT所見に加え，さらに「海馬の萎縮」を認めることも多い．SPECT所見では「両側頭頂後頭葉の脳血流低下」がある．MRI検査における「海馬萎縮」についてはVSRAD

表5　Mini-Mental State（MMS）

	質問内容	回答	得点
1（5点）	今年は何年ですか.	年	
	いまの季節は何ですか.		
	今日は何曜日ですか.	曜日	
	今日は何月何日ですか.	月	
		日	
2（5点）	ここはなに県ですか.	県	
	ここはなに市ですか.	市	
	ここはなに病院ですか.		
	ここは何階ですか.	階	
	ここはなに地方ですか.（例：関東地方）		
3（3点）	物品名3個（相互に無関係） 検者は物の名前を1秒間に1個ずつ言う，その後，被検者に繰り返させる. 正答1個につき1点を与える．3個すべて言うまで繰り返す（6回まで）. 何回繰り返したかを記せ＿回		
4（5点）	100から順に7を引く（5回まで），あるいは「フジヤマ」を逆唱させる.		
5（3点）	3で提示した物品名を再度復唱させる.		
6（2点）	（時計をみせながら）これは何ですか. （鉛筆をみせながら）これは何ですか.		
7（1点）	次の文章を繰り返す. 「みんなで，力を合わせて綱を引きます」		
8（3点）	（3段階の命令） 「右手にこの紙を持ってください」 「それを半分に折りたたんでください」 「机の上に置いてください」		
9（1点）	（次の文章を読んで，その指示に従ってください） 「眼を閉じなさい」		
10（1点）	（なにか文章を書いてください）		
11（1点）	（次の図形を書いてください）		
		得点合計	

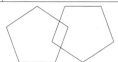

（Folstein MF et al：J Psychiat Res 12：189, 1975）

（Voxel-Based Specific Regional Analysis for Alzheimer's Disease）といった早期アルツハイマー病を診断するための支援システムがある．アルツハイマー病では，症状が明らかでない非常に早い段階から，記憶に関係する脳の一部が萎縮する．これを通常のCTやMRIの画像のみで判断するのは困難であったが，MRIの画像をVSRADで解析することにより，その萎縮の程度を健常な人と比較することができる．VSRADの結果のみか

ら，アルツハイマー病の確定診断はできないものの，早期診断には有用である．

5）脳波検査

高齢者のてんかんが認知症のような症状を呈することがあるので，疑わしいときは脳波を検査することも必要である．また，まれな疾患であるが，クロイツフェルト・ヤコブ病では脳波検査で周期性同期性放電（PSD）を認める．ただ，てんかんを疑った場合，脳波検査を実施している専門医療

表6 法律家からみた告知の考え方

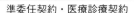

準委任契約・医療診療契約

患者　　　　　　　　　　　　　　　　　　　　医師

報告義務・病状等の開示義務

告知は，患者の自己決定権を保障するための情報開示の役割
（どのような治療や介護サービス・法的支援を受けられるのか）

例外として，
患者が告知に耐えられない精神状態である場合など告知は控える

機関を紹介するほうがよい．

再診時のポイント

1．検査結果の説明

患者と家族に検査結果の説明から診断，経過について伝える．患者本人，家族との信頼関係を築き，今後の診療を継続させるよう配慮する．

2．病名告知

病名については，慎重に患者と家族に説明する．患者本人への告知のタイミング，告知の仕方を工夫する．

告知は確実に診断がなされた後，患者本人の受け入れ，心理状態を考えて行うべきである．法律家からみた告知の考え方（表6）は，認知症に限らず，告知が患者自身の自己決定権を保障するための情報開示・情報提供の意味をもつことを考えれば，治療の継続という面においても重要なプロセスである．もっとも，すべての患者にあてはまるものではない．たとえば，患者が告知に耐えられない精神状態である場合などでは，告知を控えることもある．

3．治療方針

1）薬物療法：中核症状とBPSD（周辺症状）に分けて行う．アルツハイマー病では，中核症状に対してドネペジル，ガランタミン，リバスチグミン，メマンチンの4剤か

ら選択する．これら4剤はあくまで認知症の進行を抑制するものであって認知症を治すものではないことを説明する．BPSDに対しては，抗精神病薬（セロクエル，リスペリドン，オランザピン，チアプリドなど），抗うつ薬（SSRI，SNRI，NaSSAなど），抗てんかん薬，抗不安薬，睡眠導入薬などを使用する．ただし，高齢者では少量から開始し，症状が治まったら中止し漫然と使用しない（表7）．

2）非薬物療法：回想法，リアリティ・オリエンテーション，運動療法，音楽療法，芸術療法などがある．周辺症状への対応も大切である（表8）．

3）介護保険：認知症の診療は医療だけでは成り立たないので，必ず介護保険の申請を提案する．認知症患者，家族は医師，コメディカルおよび行政が協力してサポートする必要がある．

継続治療のポイント

患者，家族に安心を与えること．認知症の告知後のフォローが重要である．病気の経過（図2）を説明し，軽度，中等度，重度といった重症度および患者の状況に応じて対応する．

・定期的な通院の確保．
・服薬管理の確認．
・くすりの副作用の有無を確認．

表7　高齢者の薬物療法の基本的な考え方

高齢者の特性	基本的な考え方
薬物動態や薬力学の加齢変化により有害事象が起こりやすい	・原則的に少量から開始．薬物に対する反応，有害事象をモニターしつつ漸増 ・可能な限り多剤併用は避ける．高齢者に有害事象を起こしやすい薬物に関しては，特に慎重に適用を考慮する ・代替手段が存在する限り，まず非薬物療法を試みる ・全ての薬物をお薬手帳などで把握．併用薬が不明な場合，原則的に新たな処方は避ける ・加齢変化，生活環境の変化によって，薬物が不要になる場合があることを理解し，定期的に必要性を見直す
認知機能の低下，巧緻運動障害，嚥下障害など服薬アドヒアランスを低下させる要因は多岐に渡る	・家族等からの情報収集で，アドヒアランス低下の要因を同定し，予防・改善に努める ・合剤の使用や一包化，剤形変更などで服用が簡便になるよう工夫する
高齢者対象の診療ガイドラインは十分に確立されていない	・疾患や症状毎に薬物療法を行う考え方は必ずしも適切でない ・個々の患者の疾患や重症度，臓器機能，身体・認知・日常生活機能，家庭環境を総合的に考慮し，患者・家族の治療目標に応じて必要な薬物を選択，優先度の低い薬剤は中止を考慮する

厚生労働科学研究費補助金（長寿科学総合研究事業）高齢者に対する適切な医療提供に関する研究研究班：
「高齢者に対する適切な医療提供の指針」より改変

表8　周辺症状への対応

```
1．徘徊
　・家の中や郊外をさまよい歩く　⇒　制したり慌てたりせず，可能な限りつきそう
　・帰り道がわからなくなる　⇒　本人の気にならない場所に名札を付け，連絡先，本人
　　の呼び名などを書く．地域 SOS ネットの活用
2．妄想
　・物盗られ，捨てられ，嫉妬妄想など　⇒　否定したり，説得したりしない
　・物盗られ妄想はしばしば起こる　⇒　ないという事実を受け止めて，一緒に探す
3．せん妄（夜間問題行動）
　・不眠と間違えやすいが意識障害の一種　⇒　刺激を避け，静かな環境に置く
　・意識混濁，精神運動興奮，錯覚，幻覚，不安，恐怖など　⇒　触れて安心してもらう
4．幻覚
　・現実にはないものをみたり（幻覚），きいた（幻聴）と訴える
　　⇒　慌てず，否定せず，安心するような受け答えをする
5．夕暮れ症候群
　・夕方になると落ち着かない，不機嫌になる
　　⇒　午後の疲れ過ぎや，不安が高まらないように，1日の過ごし方を見直す
6．攻撃的言動
　・自尊心を傷つけたときや，考え方の行き違いで攻撃的になるときがある
　　⇒　攻撃的言動のみに振り回されず，背景を知り，本人に「味方」と感じてもらう
7．拒否
　・食事，入浴，介護などに抵抗を示す
　　⇒　無理強いをせず，落ち着いたところで再び声をかけてみる
8．不潔な行為
　・オムツをはずし，便を取り出し，汚れた手を壁や衣服でふくなど
　　⇒　行動パターンを知り早めにみつけ，1人になる時間を減らす
　・ゴミ箱の中のものを拾い集めるなど
　　⇒　対象となるごみなど早めに片付け，目に触れないようにする
```

・患者・家族の悩みを理解し，アドバイスする．
・家族の中のキーパーソンを決めておく．
・合併症に注意する．

・独居者に対しては，ヘルパーや訪問看護師による定期訪問を行う．
・介護保険の導入を行い，ケアマネージャー，地

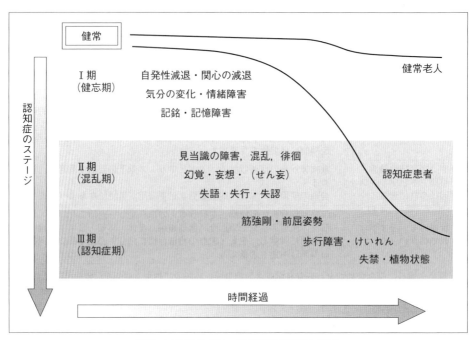

図2 アルツハイマー型認知症の病期と症状
(長谷川和夫：痴呆とは何か，痴呆，予防と介護，長谷川和夫監修，PHP研究所，p14〜34 1997)

域包括支援センター，役所の保健師等と連絡をとりながら支援する．
・治療や介護介入が中断した場合，認知症初期集中支援チームの設置がある地域では利用することもできる．

高齢者診療のポイント

認知症高齢者は脱水，低栄養，転倒・骨折，肺炎などを起こすことがしばしばみられるので，注意が必要である．日常生活のケアを常に行うことが大切である（表9）．こういった身体合併症のために，認知症が悪化したり，BPSDが発現したりすることもある．とくに認知症高齢者は自分の症状を訴えられなかったり，反応が鈍かったりすることがあり，慎重に観察し対処する．

1．脱水，低栄養の予防
高齢者は脱水のリスクが多くなる．とくに気温の高い夏場は注意が必要である．また，食欲低下，

摂食・嚥下障害などから栄養障害を起こすことも多い．栄養状態の把握にはSGA（表10）などの評価法がある．家族，介護スタッフが日ごろから目を配ることがポイントである．

2．転倒・骨折予防
認知症高齢者では，身体機能の低下もさることながら，足元の段差に気づかなかったり，別のことに気を取られ転倒することがよくある．転倒すると骨折しやすいのも特徴である．
予防としては，環境の整備，向精神薬の減量・中止，滑りにくい履物の着用など．

3．肺炎の予防
認知症は摂食・嚥下障害を起こしやすい．食事中のむせ，繰り返す発熱があったら誤嚥による肺炎を疑う．感染による肺炎もあるので，肺炎球菌ワクチン，インフルエンザワクチンの接種も行う．

認知症研究がさらに発展し，新たな治療薬，介

表 9　日常生活のケア

1．環境を整える
　・本人を緊張させている刺激を点検し取り除く
　・安心していられる居場所の確保
　・心地よい五感刺激のある環境づくり
　・見当識を強化する場所づくり
　・身体で覚えている力を引き出すもの・場面づくり
　・自然や地域との交わり
　・自分を取り戻せる場づくり
2．食事の支援
　・食事は栄養摂取だけではなく，楽しみや心身の力を引き出す大事な場面である
　・色の楽しみや豊かさを大切に，経口摂取の取り組みに力を注ごう
　・一食のみで判断せずに，1 日〜数日単位で総合的に見守る
　・むせ，誤飲予防
3．排泄の支援
　・認知症の患者の場合は，適切な関わりで防げる失禁も少なくない
　・排泄のパターンを，正確につかむ
　・失禁がみられる場合，排泄の際の本人のサイン，排泄場所を確認する
　・排泄の際のサインに注意し，さりげなく前誘導を徹底する
　・トイレの場所，便器の使い方，衣服のあげさげなどがわかるか，できるか，動作の流れ
　　に沿って確認する
　・できないことを補う
　・一度オムツをはじめても，今，オムツが必要か，このままの大きさでいいのか点検し，
　　はずす工夫をする
　・排泄の誘い方は，あくまで人にわからないように，さりげなく，そっと行う
　・失敗に大騒ぎしない，本人に恥をかかせないようにさりげなく，後始末をする
　・排泄後は不快，いやなことではなく，「心地よかった」という感覚をもってもらえるよ
　　うな言葉かけや対応を繰り返そう

表 10　栄養状態の主観的包括的評価（SGA）

病歴
1．体重の変化 　過去 6 ヵ月間の体重減少：＿＿＿kg，減少率：＿＿＿% 　過去 2 週間の変化：□増加　　□変化なし　　□減少 2．食物摂取の変化（平常時との比較） 　□変化なし 　□変化あり：＿＿＿週前から 　　　食べられるもの：□固形食　□完全液体食　□水分 　　　　　　　　　　　□食べられない 3．消化器症状（2 週間以上続いているもの） 　□なし　□悪心　□嘔吐　□下痢　□食欲不振 　□その他 4．身体機能 　□機能不全なし 　□機能不全あり：＿＿＿週前から 　　　タイプ：□日常生活可能　□歩行可能　□寝たきり 5．疾患と栄養必要量 　初期診断： 　代謝需要/ストレス：□なし　　□軽度　　□中等度 　　　　　　　　　　　　　　□高度

身体所見 （スコアによる評価：0＝正常，1＝軽度， 　　　　　　　　2＝中等度，3＝高度）
皮下脂肪の減少（三頭筋，胸部）：＿＿＿＿＿＿ 筋肉量の減少（大腿四頭筋，三角筋）：＿＿＿＿ くるぶし部の浮腫：＿＿＿＿＿＿＿＿＿＿＿＿＿ 仙骨部の浮腫：＿＿＿＿＿＿＿＿＿＿＿＿＿＿＿ 腹水：＿＿＿＿＿＿＿＿＿＿＿＿＿＿＿＿＿＿＿

主観的包括的評価
□栄養状態良好 □中等度の栄養不良（または栄養不良の疑い） □高度の栄養不良

葛谷雅文：要介護高齢者における栄養管理．日本老年医学会雑誌編集委員会編集，
老年医学 update 2007-08 より一部改変

護方法などが開発される可能性がある．しかしながら，認知症は生活面，身体面でのトラブルも多く，臨床像や経過が非典型的なものになりやすい．また，家庭，地域の問題も発生することもある．それらに対応するためには，総合的，包括的な診療および対応が今後も求められると思われる．

現在，認知症を取り巻く様々な社会問題が起こっている．「事故・犯罪と責任能力の問題」，「成年後見制度」，「自己決定支援と尊厳問題」等山積である．このような状況にあって，認知症高齢者が住み慣れた地域で安心して暮らせるようになるためには，高齢の「認知症患者」を診るというより，認知症を持つ「高齢者」を診るという姿勢が何より大事であると考える．

文　献

1) 日本精神神経学会日本語版用語監修，髙橋三郎，大野裕監訳，染矢俊幸，神庭重信，尾崎紀夫，三村　將ほか訳：DSM-5® 精神疾患の診断・統計マニュアル．588，医学書院，東京，2014
2) 日本精神神経学会日本語版用語監修，髙橋三郎，大野裕監訳，染矢俊幸，神庭重信，尾崎紀夫，三村　將ほか訳：DSM-5® 精神疾患の診断・統計マニュアル．594，医学書院，東京，2014
3) 日本精神神経学会日本語版用語監修，髙橋三郎，大野裕監訳，染矢俊幸，神庭重信，尾崎紀夫，三村　將ほか訳：DSM-5® 精神疾患の診断・統計マニュアル．596，医学書院，東京，2014
4) 日本精神神経学会日本語版用語監修，髙橋三郎，大野裕監訳，染矢俊幸，神庭重信，尾崎紀夫，三村　將ほか訳：DSM-5® 精神疾患の診断・統計マニュアル．602-603，医学書院，東京，2014
5) 髙橋三郎ほか（訳）：DSM-5 精神疾患の診断・統計マニュアル．日本精神神経学会日本語版用語監修．588，594，596，602-603，医学書院，東京，2014
6) 髙橋三郎ほか（訳）：DSM-IV 精神疾患の分類と診断の手引き．医学書院，東京，1995
7) Mckhann G et al：Clinical diagnosis of Alzheimer's disease：report of the NINCDS-ADRDA Work Group under the auspices of Department of Health and Human Services Task Force on Alzheimer's Disease. Neurology 34：939-944, 1984
8) 日本医師会編/長谷川和夫監修：老年期痴呆診療マニュアル第2版．南江堂，東京，1999
9) 長谷川和夫ほか：老年期の精神障害．55，親興医学出版社，東京，1981
10) 長谷川和夫，渡部廣行ほか：精神障害の基礎知識　認知症．新版　精神保健13：154-165，2005
11) 加藤伸司ほか：改訂長谷川式簡易知能評価スケール（HDS-R）の作成．老年精神医学雑誌2：1339-1347，1991
12) Folstein MF et al：J Psychiat Res 12：189-198, 1975
13) 本間　昭：かかりつけ医のための痴呆診療マニュアル　診断と治療のポイント，第2版，11-25，2005
14) 厚生労働科学研究費補助金（長寿科学総合研究事業）高齢者に対する適切な医療提供に関する研究研究班：「高齢者に対する適切な医療提供の指針」
15) 永田久美子：ケアスタッフのためのアルツハイマー病．ケアの要点4（2），2007
16) 長谷川和夫：痴呆とは何か．痴呆—予防と介護，PHP研究所，14-34，1997
17) 葛谷雅文：要介護高齢者における栄養管理．日本老年医学会雑誌編集員会編集．老年医学 update 2007.08
18) 武地　一：認知症患者の身体管理．あかり3：2-3，2016
19) 長田　乾：認知症の危険因子と身体合併症．日本認知症学会誌29（4）：541-542，2015
20) 横山新一郎，渡部廣行：認知症—アルツハイマー病を中心に．内科診療実践マニュアル：679-694，日本医学出版，東京，2009

（横山新一郎・渡部　廣行）

3 運動器不安定症

運動器不安定症は，WHO の「運動器の 10 年」世界運動の 2000 年（平成 12 年）1 月の開始に伴い，2006 年 4 月 12 日に日本整形外科学会，日本運動器リハビリテーション学会，日本臨床整形外科医会の 3 学会が，合意した病名である．病名は，ICD-10 において「歩行及び移動のその他及び詳細不明の異常」の中に掲載されている．また運動器リハビリテーションにおいても，算定要件にあがり診療報酬改訂に伴い保険収載されている．

なお，「運動器の 10 年」日本委員会には学術団体など 65 団体より構成されている．また目標として，①「運動器」という言葉の定義，②運動器が健全であることの重要性の周知，③運動器疾患・障害の早期発見と予防体制の確立を掲げている．

平成 27 年 12 月 10 日の 3 学会協議で，歩行移動困難な寝たきり該当者を除外するため，本診断には運動器疾患が主因であること，ならびに定められた機能評価基準に該当することの両者が満たされることが定義づけられた．

その内容は表 1 のようになっている．また日常生活自立度は表 2 に示す．評価方法として，1) 開眼片脚起立時間の測定とは両手を腰にあて，挙げた足が接地するまでの時間である．2) 3 m Timed-up and go test とは合図後，椅子から立ち

表1　運動器不安定症

運動器不安定症の定義 　高齢化により，バランス能力および移動歩行能力の低下が生じ，閉じこもり，転倒リスクが高まった状態． **診断** 　下記の運動機能低下をきたす疾患の既往があるかまたは罹患している者で，日常生活自立度あるいは運動機能が以下に示す機能評価基準 1 または 2 に該当する者． **運動機能低下をきたす疾患** 　・脊椎圧迫骨折および各種脊柱変形（亀背，高度腰椎後彎・側彎など） 　・下肢骨折（大腿骨頸部骨折など） 　・骨粗鬆症 　・変形性関節症（股関節，膝関節など） 　・腰部脊柱管狭窄症 　・脊髄障害（頸部脊髄症，脊髄損傷など） 　・神経・筋疾患 　・関節リウマチおよび各種関節炎 　・下肢切断 　・長期臥床後の運動器廃用 　・高頻度転倒者 **機能評価基準** 　1．日常生活自立度：ランク J または A（要支援＋要介護 1, 2） 　2．運動機能：1）または 2） 　　　1）開眼片脚起立時間　　　　　15 秒未満 　　　2）3m Timed up and go test　　11 秒以上

表2　日常生活自立度

	ランク	判定基準
生活自立	J	何らかの障害等を有するが日常生活はほぼ自立しており独力で外出する J1：交通機関等を利用して外出する J2：隣近所へなら外出する
準寝たきり	A	屋内での生活はおおむね自立しているが，介助なしには外出しない A1：介助により外出し，日中はほとんどベッドから離れて生活する A2：外出の頻度が少なく，日中も寝たり起きたりの生活をしている
寝たきり	B	屋内での生活は何らかの介助を要し，日中もベッド上での生活が主体であるが，座位を保つ B1：車椅子に移乗し，食事・排泄はベッドから離れて行う B2：介助により車椅子に移乗する
	C	一日中ベッドの上で過ごし，排泄・食事・着がえにおいて介助を要する C1：自分で寝返りをうつ C2：自分では寝返りもうたない

上がり，3 m 先の目標物まで歩いて回り（方向を転換し），元の椅子まで戻り腰掛けるまでの時間を測定する．測定の実際では，スタート時の姿勢は椅子の背もたれ，および座面に体がつき体重がかかった状態で，肘掛けに手を置いた状態とする（肘掛がなければ手を膝の上に置いた状態）．測定中の転倒の危険性には注意を要する．

■ 初診時の対応

　患者の問診時には，転倒リスクの観点から①立ったまま靴下を履けない，②階段を昇るとき，手すりを使って昇ることが多くなった，③最近，よくつまずくあるいは転倒したことがある，④立つときに何かにつかまる，⑤歩く速度が以前よりも遅くなった，⑥方向転換時にバランスを崩す，などを注意して尋ねることが必要である．

　治療方針など内科医に必要な知識として，「診察室で指導する運動療法」の項目（L-5）を参照していただきたい．

■ 運動器不安定症，フレイル，サルコペニア，廃用症候群について

　平成 26 年 5 月に，「フレイルに関する日本老年医学会からのステートメント」が発出された．そ

れによれば高齢者においては生理的予備能が少しずつ低下し，恒常性が失われていくが，その際"Frailty"（フレイル）という中間的な段階を経て，徐々に要介護状態に陥ると考えられている．高齢により生理的予備能が低下することでストレスに対する脆弱性が亢進し，生活機能障害，要介護状態，死亡などの転帰に陥りやすい状態で，身体的問題のみならず，精神・心理的問題，社会的問題を含む包括的な概念として提唱している．

　フレイル，サルコペニア（sarcopenia 加齢による筋肉量減少），運動器不安定症（locomotive syndrome ロコモ）の関係を整理すると，健脚な時期から次第に足腰が弱くなり，寝たきり・関節障害で介護を受けるという運動機能面での脆弱化において，身体的フレイルがそこに深く関与すると考えられる．ロコモは，この身体的フレイルにおいて，運動器の障害による移動機能の低下をきたす病態として重要な位置を占め，サルコペニアは，その基礎疾患と位置づけられる．

　一方，廃用症候群は，身体の不活動によって引き起こされる「関節拘縮」「心肺機能低下」「知的活動低下」などの二次的な障害の総称で，廃用による様々な症候をまとめたものである．つまり，フレイルが進み，安静により生じた障害から介護が必要となった状態といえる．診療報酬においても，平成 28 年度より急性疾患等に伴う安静による

場合，廃用症候群リハビリテーション料としてまとめられている．

文　献

1）伊藤博元：運動器不安定症の診断基準．CLINICIAN (559)：587-591，2007
2）廃用症候群　定義，病態：総リハ・41巻3号257～262・2013年3月
3）第2回　プレスセミナー「フレイルとサルコペニアを知る」日本老年医学会 2015年5月11日

（久次米健市）

1 帯状疱疹

水痘は罹患治癒後も，原因ウイルスである水痘・帯状疱疹ウイルス（varicella-zoster virus；VZV）が知覚神経節内に潜伏している状態が続く．成人になって免疫力が低下したときにこのウイルスが再活性化（再度増殖）して，その知覚神経分布領域に帯状の水泡を生じるのが帯状疱疹である．本疾患では帯状疱疹後神経痛（postherpetic neuralgia；PHN）がしばしば問題となる．このPHNが発生する頻度は加齢とともに増加し，とくに糖尿病患者や免疫抑制者ではPHNに移行しやすい．高齢化社会となった今日，本疾患の頻度は高く，一般内科医が日常的に遭遇する疾患といえる．

初診時の対応

1．現病歴の聴取

本症は高齢者に多いが，最近では20，30代でもみられる．免疫力が低下する誘因として，過労や老化のほか，ストレス，外傷，悪性腫瘍，自己免疫疾患，重症感染症，免疫抑制薬や抗腫瘍薬による治療，放射線療法などがある．なお急性期帯状疱疹痛が，皮疹の出現に先行して数日〜1週間前に認められることが多い．

2．既往歴の聴取

過去に水痘に罹患したことがあるかを聴取する．また外傷，悪性腫瘍，自己免疫疾患，重症感染症，免疫抑制薬や抗腫瘍薬による治療，放射線療法などの既往があるかどうかを確認する．

3．現　症

身体診察では，一定の神経支配領域に一致した帯状の皮疹であることが特徴．通常は左右のどちらか一方であり，一度に2ヵ所以上の場所に現れることはほとんどない．皮疹の性状は浮腫性の紅斑から小丘疹，次いで小水疱へと変化する．皮疹の新生は5日間ほど続き，痂皮化する．ただし著しく免疫力が低下した患者等ではごくまれに発疹が神経支配領域をこえて，全身に拡がる汎発疹（汎発性帯状疱疹）を呈し重症化することがあるので注意を要する．なお急性期には疼痛を伴うことが多い．

まれに運動麻痺が認められることもあり，三叉神経第1枝領域の帯状疱疹では外眼筋麻痺，耳介や外耳道では顔面神経麻痺（ハント症候群）を合併することがある．また四肢（三角筋，大腿四頭筋）や体幹（肋間筋，腹直筋）でも麻痺がみられることがある．

また三叉神経第1枝領域の帯状疱疹では，結膜炎，角膜炎，虹彩毛様体炎などの眼合併症を半数以上に認める．

4．検　査

一般に問診と臨床症状，特徴的な水疱の出現によりほぼ診断可能で，実地医家が帯状疱疹の検査を行うことはまずない．ただし確定診断法として水疱内容液のウイルス培養・同定，あるいは塗抹（細胞内に特有の封入体を確認）などの検査がある．後者では抗VZVモノクローナル抗体を用いた免疫染色により特異的かつ迅速な診断が可能である．

血清学的検査にはELISAによるIgG抗体と

IgM抗体の測定があり，IgM抗体は帯状疱疹の発症時にも陽性になる．またPCR法により組織中のVZVのDNAを増幅検出する方法もある．

単純ヘルペスウイルスとの鑑別は基本的には水疱の出現部位の違いによるが，鑑別困難な場合には上記のウイルス培養・同定を行うことがある．

5. 治 療

できるだけ発症初期（皮疹出現から72時間以内）に抗ヘルペスウイルス薬のアシクロビル（ゾビラックス®）の点滴静注や内服，あるいはバラシクロビル（バルトレックス®）やファムシクロビル（ファムビル®）の内服を開始する．早期に治療を開始しウイルス量の低下を図ることにより，急性期の症状改善ばかりでなく，PHNの予防にも役立つ．ただしこれらの薬剤は腎排泄性であり，腎機能障害例や高齢者（とくにNSAIDs併用例，脱水例）などでは通常量でも脳症や腎不全をきたす例があり，腎機能に応じて投与量を減らす必要がある．

疼痛には非ステロイド性抗炎症薬，一般的にはアセトアミノフェンなどを用いることが多い．繰り返す侵害刺激はPHNの成因にもなるため，PHNを防ぐためには急性期痛を十分にコントロールする必要がある．

なお重症例（発熱・食欲不振例，汎発疹，顔面の帯状疱疹，髄膜炎症状，運動神経障害，免疫抑制状態，腎障害かつ重症な皮疹例など）では入院を考慮する．

再診時のポイント

皮疹の新生は約5日間ほど続き，次第に痂皮化するが，痛みが始まってから完全に痂皮化するのに3，4週間かかることが多い．帯状疱疹自体は予後良好な疾患であるが，初診患者の場合，発症要因として血液疾患，癌，膠原病などが潜在している可能性を考慮に入れて，必要な検査を実施する．

継続診療のポイント

当初の入浴はシャワー程度とし，安静を心がける．なおPHNは耐えがたい痛みとして数ヵ月〜数年持続することがあり，最近，末梢性神経障害性疼痛の治療薬であるプレガバリン（リリカ®）がよく使われるようになってきている[1]．しかしそれでも疼痛が強く薬剤でうまくコントロールできない場合には交感神経ブロックなどのペインクリニックが必要となることがある．

本疾患は基本的には一生に1回罹るだけであるが，まれに2回罹る人もいる．ただし，膠原病や後天性免疫不全症候群（AIDS），骨髄疾患などで免疫機能が低下している人は，何回も繰り返すことがある．

文 献

1) 河合直樹：帯状疱疹. 日本臨床内科医会・編：内科処方実践マニュアル. p490-492，日本医学出版，東京，2015

（河合 直樹）

2 梅 毒

梅毒は，*Treponema Pallidum* によって引き起こされる STD で，クラミジア感染症や淋病と比較すると発症頻度は低いものの，近年 HIV 感染症とよく相関することから，日本では隠れた HIV 感染を発見する重要な指標疾患となりつつある．梅毒は，たくさんの徴候や症状を呈し他の疾患との判別がむずかしいことから，海外では百面相とも呼ばれている．

疫 学

梅毒の流行は顕症梅毒症例が指標になる．戦後 20 年間は相当数の報告があったが，その後規模は縮小し，現在では戦後約 60 年間で 1/1,000 程度に減少していると推測される．全国保健所届出件数は，2006 年が 625 人，2007 年が 714 人，2008 年は第 34 週累積で 523 人となっている．

感染症発生動向調査の全数把握第五類感染症に定められていて，届出は病期により早期顕症梅毒（I 期梅毒，II 期梅毒），晩期顕症梅毒，無症候梅毒と先天梅毒の 4 つに分類する．ちなみに，2001 年 1〜12 月の献血件数 5,774,269 中 TPHA 法による抗体陽性件数は 11,309（約 0.2%）であった（日本赤十字社）．

STD statistics for the USA と STD statistics for the UK は，それぞれインターネット上に 1996 年から 2006 年，1998 年から 2007 年の調査報告を行っている．USA では 2006 年が 36,935 人，UK では 2007 年が 2,680 人で 2000 年以降増加傾向にある．日本と同様に男性間の感染報告が多い．

感染経路

梅毒は，人と人との直接接触により下疳を発症する．下疳は，生殖器，膣，肛門や直腸の外部に出現する．また，唇や口中にも起こる．感染微生物は，膣，肛門とオーラルセックスによって感染を引き起こす．感染女子から妊娠中に胎児への感染が起こる．梅毒は，トイレのシート，ドアノブ，スイミングプール，バスタブ，衣類の共用や食器類では感染しない．

HIV との関連性

梅毒による生殖器の潰瘍は，HIV による性行為感染症を容易にする．梅毒感染者における HIV 感染リスクは 2〜5 倍に増加すると推定されている．梅毒による潰瘍性の STD は，皮膚や粘膜の破壊によるびらんや潰瘍を引き起こし，感染防御に対応する関門破壊を引き起こす．梅毒による生殖器の潰瘍は，性交中における口中や直腸中の出血を容易にし，HIV による感染感受性を増す．他の STD においても同様である．

治 療

初期段階においては容易に治療可能である．梅毒感染後 1 年以内は，ペニシリンによる筋肉注射で血中殺 Tp 濃度を 1 週間以上継続する．1 年以上経過すると，追加の薬物療法が必要になってくる．ペニシリンに対するアレルギー反応が認められた場合には，他の抗生物質で治療可能である．

市販薬では決して治療できない．治療により，*Treponema Pallidum* を殺すことができれば二次障害の予防は可能であるが，すでに発症した障害は治癒できない．

診　断

現実問題として潜伏梅毒が存在するので，梅毒の診断には血清抗体反応検査が不可欠である．検査方法は，Tp 抗体を検出する抗原系によって 1）Tp 非特異検査と 2）Tp 特異検査に分かれる．

1）**Tp 非特異検査**：通常 STS と呼ばれ，RPR 法が主流であるが近年自動機器を用いたラッテックス凝集比濁法（LA）が用いられるようになってきた．感染後 3〜4 週間で陽性になるが，偽陽性が多い．

2）**Tp 特異検査**：Tp 菌体そのもの，もしくは Tp の菌体成分を抗原とする Tp 抗原法で，TPHA（*Treponema pallidum* hemagglutination assay）法が代表的な検査法である．RPR 法同様自動機器を用いたラッテックス凝集比濁法（LA）が用いられるようになってきた．Tp 抗原法は特異性に優れるが検査で陽性になるのが遅く，STS に比べて 2〜3 週間程度遅れる．

STS	Tp 抗原法	結果の解釈
−	−	陰性
+	−	偽陽性が多い，まれに初期感染
+	+	陽性（早期から晩期），治癒後の抗体保有者
−	+	治癒後の抗体保有者

1）と 2）の検査の特性を理解し，それぞれのプラスマイナスの組み合わせで結果を解釈し治療の要不要を判断する．

治　療

ペニシリン系が有効であり，半世紀を経た現在でも耐性 Tp の報告はない．妊婦にも第一選択薬剤として使用可能である．感染時期を特定するのはむずかしいので，その場合は晩期梅毒とみなして治療する．通常早期梅毒の場合は 4 週間，晩期梅毒の場合は 8 週間治療するが，血中殺 Tp 濃度を少なくとも 7 日間は維持することが重要である．

日本における感染者数は戦後劇的に減少したが，近年アメリカやイギリス同様微増の傾向が推察される．治療はペニシリン薬の内服が主流であるが，アレルギー患者にはミノマイシン，テトラサイクリン，ビブラマイシンなどを投与する．治癒は，STS 抗体価の 1/4 以下の低下をもって判定する．先にも述べたが，梅毒陽性者には HIV を疑って抗体検査を実施することをお勧めする．

文　献

1）大里和久：梅毒，玉置邦彦，飯塚一，清水宏ほか編，最新皮膚科学大系 15，p210-225，中山書店，東京，2003
2）大里和久：蔓延する STD の現状と治療的戦略—梅毒．産婦人科の実際 52：2133-2141，2003
3）大里和久：新大陸発見と梅毒，及び HIV と梅毒の重複感染．臨床病理レビュー 129：69-77，2004
4）田中正敏：性感染症，梅毒，p141-150，南山堂，東京，2008
5）STD statistics for the USA, 2008
6）STD statistics for the UK, 2008
7）Syphilis, CDC Fact Sheet, 2008
8）国立感染症情報センター

（廣津　伸夫）

腸管線虫症

蟯虫症，回虫症，鉤虫症，鞭虫症があり，ヒトの腸管で虫卵を産生し，腸炎や貧血をきたす．

1．蟯虫症

初診時の対応：手指等に付着した蟯虫卵を経口摂取することにより感染し，腹痛，下痢，肛門周囲の搔痒感がある．診断はセロファンテープ検肛法で虫卵を検出する．治療では，ビランテルパモエイト（コンバントリン®）を経口投与し，治療効果はセロファンテープ検肛法で判定する．家族内感染が多く，家族全員の検査，治療が必要である．

2．回虫症

初診時の対応：生野菜等に付着した回虫卵を経口摂取することにより感染し，腹痛，下痢，時に胆管，膵管，虫垂に迷入し，急性腹症をきたすことがあり，好酸球増多症を伴う．診断は，糞便中の虫卵を集卵法で検出する．治療はビランテルパモエイト（コンバントリン®）を経口投与する．

アニサキス症

アニサキス類（アニサキス，テラノーバ）の幼虫寄生の海産魚類（ニシン，マダラ，スケトウダラ，サケ，マス，サバ，スルメイカ）を生で食した場合に，胃，十二指腸，小腸，大腸に刺入感染して，しばしば蕁麻疹を伴う．腹痛を訴え，生魚の刺身を食べているかを聞くことが診断のポイントである．胃内視鏡でアニサキス虫体を検出し，

摘除することにより治癒する．抗ヒスタミン薬などの対症療法で経過をみても通常虫体は死滅するが，腸アニサキスで，まれに腹膜炎を疑うときには，開腹手術のために移送する．

糞線虫症

土壌中の糞線虫幼虫が経皮感染し，腸炎を起こす．40歳以上の男性，農業従事者，抗HTLV-1抗体保有者，沖縄・奄美出身者はハイリスクグループである．

通常は腹痛，下痢，自覚症状の少ない軽症の場合が多く，治療はサイアベンタゾールを経口投与する．免疫不全状態では重症化し，播種性糞線虫症では，腸内細菌による敗血症，細菌性肺炎，化膿性髄膜炎を惹起し，重篤化するので移送が必要である．

広節裂頭条虫症

広節裂頭条虫幼虫寄生のサケ，マスを経口摂取することにより感染し，腸炎を起こす．自覚症状が少なく，糞便中に虫体（真田紐状）を排泄し発見されることが多い．診断は糞便中の虫卵を検出する（集卵法）．治療はビチオノール（ビチン®）を経口投与する．

住血吸虫症

世界的に主要なものは，門脈系に寄生する，日本住血吸虫症，マンソン住血吸虫，膀胱周囲の静脈叢に寄生するビルハルツ住血吸虫の3種である．

表1 寄生虫感染症の治療薬

回虫症 鉤虫症 蟯虫症	コンバントリン®（100 mg）	10 mg/kg，分1（空腹時）1日間投与
鞭虫症	ベルモックス®（100 mg）	2錠，分2，3日間投与
日本住血吸虫症 横川吸虫症 肝吸虫症	ビルトリシド®（600 mg）	20〜60 mg/kg，分3，1〜3日間投与
糞線虫症	ミンテゾール®（500 mg）	50 mg/kg/日，分3，2〜4日間
肺吸虫症	ビチン®（200 mg）	30 mg/，分3 隔日10回投与
広節裂頭条虫症 無鉤条虫症	ビチン®（200 mg）	30〜50 mg/kg，分1（空腹時投与），2時間後 に塩類下剤を服用する．

1．日本住血吸虫症

淡水産の貝に寄生する住血吸虫幼虫が経皮感染し，腸炎，肝障害を起こし，過去に感染した慢性期の患者が肝硬変の状態で存在するが，今では新規の感染はみられない．

肝硬変の患者で，流行地（利根川流域，甲府盆地，沼津周辺，広島県片山地方，筑後川流域）に居住したことがある場合，本症を疑う．肝臓の画像診断で，超音波検査では亀甲状の線状エコー，CT検査では隔壁様石灰化像という特徴的な所見が得られ，直腸生検で，腸壁内に虫卵を検出する．虫体に対する治療は慢性期の患者では無効であり，病理組織反応が強い場合のみプラジカンテル（ビルトリシド®）を経口投与する．

2．マンソン住血吸虫症

アフリカ，南米の旅行歴，居住歴がある．

3．ビルハルツ住血吸虫

アフリカに多く，初期に血尿，排尿痛を呈し，慢性期には閉塞性尿路障害，水腎症をきたす．日中，尿沈渣中に虫卵を検出する．

 消化器吸虫症，肺吸虫症

横川吸虫はアユなどの淡水魚，肝吸虫はコイ科，肺吸虫ではサワガニの生食で感染する．

文　献

1) 寄生虫症薬物治療の手引き—2016改訂9.0版　熱帯病治療薬研究班（略称）
http://trop-parasit.jp/docDL/tebiki_2016ver90.pdf
2) 福井次矢，高木　誠，小室一成（総編集）：今日の治療指針，2016年版，医学書院，東京，2016

（岩城　紀男）

4 後天性免疫不全症候群（AIDS）

後天性免疫不全症候群（acquired immuno-deficiency syndrome；AIDS）は，human immunodeficiency virus（HIV）感染によって起こる疾患である（表1）．HIV感染によって免疫状態が低下し，種々の合併症が生じる．

本疾患は，1981年にはじめて米国において認められたが，わが国においても1985年にはじめてAIDS患者が認定され，それ以後次第に増加している．

 初診時の対応

1．家族歴
母子間および夫婦間の感染があるため，家族歴の聴取も必要．

2．既往歴
不特定で多数の性交渉の有無，覚醒剤などの静脈注射，あるいは血液製剤の使用の有無などが重要．

3．現病歴
以下のような経過を考え適宜，チェックすることが必要．
1）急性感染：初感染後に，伝染性単核症様の高熱，リンパ節腫大，咽頭炎，皮疹，筋肉痛，関節痛などがある．
2）無症候期：急性感染後には，無症候期が存在する．この間，リンパ節腫大が持続することがある．
3）症候期：口腔内カンジダなどAIDS指標疾患が出現する．

4．現　症
1）視診：カポジ肉腫の有無，他の皮膚症状の有無．
2）触診：全身のリンパ節の腫大をとくに．
3）身体所見：口腔内の白苔，カポジ肉腫，強度のやせ，呼吸器感染の有無．

5．検　査
1）HIV抗体
2）CD4リンパ球数
3）HIV量

6．確定検査
1）HIV抗体をWB法あるいはIFで確認．
2）AIDSの確定は，HIV陽性であり，表1に示す指標疾患が存在する場合．

7．治　療
治療開始時期，薬剤は専門医に任せる．

8．患者・家族へのインフォームドコンセント
HIV抗体が陽性と判明した場合には，必ず本人にのみ告げる．他者へ伝える場合には，本人の承諾が必要である．

（柏木征三郎）

表1　AIDS の指標疾患

真菌症	ウイルス感染症
1．カンジダ症：食道，気管，気管支，肺	1．サイトメガロウイルス感染症 　　生後 1 ヵ月以後で，肝，脾，リンパ節以外
2．クリプトコッカス症：肺以外	
3．コクシジオデス症： 　　・全身に播種したもの 　　・肺，頸部，肺門リンパ節以外の部位に起こったもの	2．単純ヘルペスウイルス感染症 　　・1 ヵ月以上持続する粘膜，皮膚の潰瘍を呈するもの 　　・生後 1 ヵ月以後で気管支，肺炎，食道炎を併発するもの
4．ヒスプラズマ症 　　・全身に播種したもの 　　・肺，頸部，肺門リンパ節以外の部位に起こったもの	3．進行性多巣性白質脳症
	腫瘍
5．カリニ肺炎　原虫という説もある	1．カポジ肉腫
原虫症	2．原発性脳リンパ腫
1．トキソプラズマ脳症（生後 1 ヵ月後）	3．非ホジキンリンパ腫 　　LSG 分類により 　　　・大細胞型，免疫芽球型 　　　・Burkitt 型
2．クリプトスポリジウム症 　　1 ヵ月以上続く下痢を伴ったもの	
3．イソスポラ症 　　1 ヵ月以上続く下痢を伴ったもの	＊4．浸潤性子宮頸癌
細菌感染症	**その他**
1．化膿性細菌感染症 　　13 歳未満で，ヘモフィルス，連鎖球菌等の化膿性細菌により以下のいずれかが 2 年以内に，2 つ以上多発あるいは繰り返し起こったもの 　　①敗血症，②肺炎，③髄膜炎，④骨関節炎，⑤中耳・皮膚粘膜以外の部位や深在臓器の膿瘍	1．反復性肺炎
	2．リンパ性間質性肺炎/肺リンパ過形成： 　　LIP/PLH 　　complex（13 歳未満）
	3．HIV 脳症（認知症または亜急性脳炎）
	4．HIV 消耗性症候群（全身衰弱またはスリム病）
2．サルモネラ菌血症 　　再発を繰り返すもので，チフス菌によるものを除く	
＊3．活動性結核（肺結核または肺外結核）	＊活動性結核のうち肺結核および浸潤性子宮頸癌については，HIV による免疫不全を示唆する症状または所見がみられる場合に限る．
4．非定型抗酸菌症 　　・全身に播種したもの 　　・肺，皮膚，頸部，肺門リンパ節以外の部位に起こったもの	

（感染症新法より）

5 レジオネラ症

レジオネラ症は，*Legionalla pneumophila* を代表とする *Legionella* 属の細菌による呼吸器感染症である．

環境中からのエアロゾルや土埃中の本菌の吸入による経気道感染症である．飛沫感染および空気感染する．

レジオネラ肺炎（在郷軍人病とも呼ばれる）と急性上気道炎の集団発生（ポンテアック熱）が存在する．

市中では夏期，とくに9月，10月が多く，古くは夏期肺炎とも呼ばれていた．院内感染は近年になって発生しているが，給湯，給水機器からも感染する．温泉，24時間循環式風呂からの感染もみられて社会問題となっている．

 初診時の対応

1．家族歴
家族がともに感染することあり，他の家族の呼吸器症状の有無を参考にする．

2．既往歴
細胞免疫を低下させるような疾患の有無の確認．

3．現病歴
1）レジオネラ肺炎の場合
4〜5日前に1泊旅行，温泉に入浴あるいは24時間風呂に入浴の有無．堆肥を取り扱ったか，土壌を掘り起こす現場にいたか，などが重要である．
2）ポンテアック熱の場合
同一ビル内にいたことや集団で会合に参加した場合などの1〜2日後に急性上気道炎症状の高い発症率．発熱，咳，筋肉痛，頭痛，軽度の呼吸器症状などがある．肺炎はない．

4．現 症
1）視診
意識状況のチェック：レジオネラ肺炎の場合に時にみられるので，四肢の振戦，小脳失調などの症状．
2）身体所見
①レジオネラ肺炎
急激な経過をとる肺炎の場合には本症を疑う．肺化膿症，胸膜炎を合併することがある．市中肺炎と院内肺炎があり，院内感染は日和見感染として発症することがある．比較的徐脈，神経症状（逆行性健忘症，四肢の振戦，小脳失調など）が出現することがある．強い炎症所見がある．
②ポンテアック熱
発熱，咳などの急性上気道炎症状と筋肉痛，頭痛などが後に神経症状として残存することもある．集団発生する．

5．検 査
1）レジオネラ肺炎
喀痰細菌検査：ヒメネス染色，分離培養，*L. pneumophila* が代表菌種であるが，40種以上の菌種がある．
血清抗体価測定：IFなど
尿中抗原検出：PCR検査
画像検査：胸部X線，CT検査
臨床検査：CRP，白血球，赤沈

表1　レジオネラ症の確定診断

染色法	・痰，気道分泌液，胸水のヒメネス染色 ・蛍光抗体法あるいは酵素抗体法
分離培養法	・B-CYE の寒天培地 ・モルモット腹腔内接種
遺伝子診断	・PCR あるいは DNA プローブ法
抗原検出法	・尿中可溶性抗原検出
抗体検出	・IF，ELISA 法

表2　レジオネラ肺炎に対する抗菌薬療法

処方剤（1）
・リファンピシン：300〜450 mg/日，1日1回内服
・エリスロマイシン：1.0〜2.0 g/日，分2，点滴静注
処方剤（2）
・リファンピシン：300〜450 mg/日，1日1回内服
・ニューキノロン：300〜600 mg/日，分3，内服
・ミノサイクリン：200 mg/日，1日1回点滴静注
処方剤（3）
・エリスロマイシン：1.0〜2.0 g/日，分2，点滴静注
・ミノサイクリン：200 mg/日，1日1回点滴静注
・ニューキノロン：300〜600 mg/日，分3，内服

（斎藤らによる）

2）ポンテアック熱

細菌培養で細菌は検出されない．血清抗体価の測定．

6．検査所見

強い炎症反応（白血球増多，核左方移動，CRP強陽性，赤沈値促進，LDH上昇）がある．

初期には，低酸素症，低炭酸ガス血症，アルカローシスなど呼吸不全がみられる．

低 Na，低リン酸血症も認められる．

筋酵素（血清 CK，アルドラーゼ）の上昇．

胸部 X 線上，肺炎像は多影であり，大葉性肺炎，気管支肺炎，肺化膿症などである．60％は胸膜炎を合併する．

7．診　断（表1）

1）レジオネラ肺炎

細菌検査によるレジオネラ菌の検出（IF などの特異染色で陽性であれば確定診断となる）．

血清抗体価の上昇，PCR 陽性，尿中抗原陽性などにより診断する．

2）ポンテアック熱

血清抗体価の上昇．

8．治　療（表2）

1）レジオネラ肺炎

マクロライド系，ニューキノロン系，リファンピシン，テトラサイクリン系が有効．

注意すべきは，β-ラクタム系抗菌薬（ペニシリン，セフェム系）およびアミノ酸糖体系薬剤は無効である．このため，早期に適正な薬剤を投与する必要がある．急激に進行し，死亡例は発病後7日以内が多い．有効な抗菌剤治療がないと死亡率は60〜70％に達する．重症例では，強力な酸素療法，ステロイドパルス療法が必要なことがある．

2）ポンテアック肺炎

対症療法のみである．

9．患者・家族へのインフォームドコンセント

ヒトからヒトへの感染はないため隔離は必要ないが，早期に有効な治療の開始が必要であることを説明する．

（柏木征三郎）

蕁麻疹・薬疹

I．蕁麻疹

　蕁麻疹は痒みを伴う一過性，限局性の紅斑や膨疹が主症状であり，臨床所見から診断は比較的容易である．しかし他の多くの皮膚病とは異なり，紅斑や膨疹は突然出現し，通常数十分から数時間で治まり，一部の病型を除けば長くても24時間以内に色素沈着や落屑を残さず消退するという特徴を有する．また皮膚だけではなく粘膜にも出現するため，嗄声や呼吸困難をきたすこともあり，救急対応が必要なこともある．

　蕁麻疹の病態は，各種原因により皮膚マスト細胞が脱顆粒し，ヒスタミンをはじめとする化学伝達物質が組織内に放出されることにより，血管透過性が亢進し真皮上層に浮腫をきたすことによる．

　原因，誘因，症状の特徴から以下の3グループ13の病型に分類される．

1）**特発性の蕁麻疹**（明らかな誘因がなく，毎日のように繰り返し症状が現れる）：発症から1ヵ月で終息するものを①急性，それ以上遷延するものを②慢性蕁麻疹という．急性では細菌・ウイルス感染などが原因であることが多いが，慢性では原因を特定できないことが多い．

2）**特定刺激ないし負荷により皮疹を誘発することができる蕁麻疹**（刺激が加わった場合にのみ症状が現れる）：③外来抗原（食物や薬剤など）によるアレルギー性のもの，④食物依存性運動誘発アナフィラキシーによるもの，⑤外来物質による非アレルギー性のもの（IgEが関与しない），⑥不耐症（食物や薬剤など）によるもの，⑦物理的（機械性蕁麻疹，寒冷蕁麻疹，日光蕁麻疹など）要因によるもの，⑧コリン性蕁麻疹（入浴や運動，精神的緊張などの発汗刺激による），⑨接触蕁麻疹（原因物質の接触部位に一致して出現）．

3）**特殊な蕁麻疹または蕁麻疹類似疾患**：⑩血管性浮腫（口唇やまぶたに出現），⑪蕁麻疹様血管炎（全身性エリテマトーデスとの関連），⑫振動蕁麻疹（局所的な振動負荷による），⑬色素性蕁麻疹．

初診時の対応

　蕁麻疹は臨床所見から診断は容易であるが，診察の際に重要なことは，病型の確定と原因の検索である．蕁麻疹の病型は個々の皮疹の性状と経過により診断できることが多く，原因検索のための検査は病型により異なる．

1．現病歴の聴取

　血圧低下，呼吸困難等のショック症状があれば救急処置を行い，ないことが確認できれば現病歴の聴取を行う．

1）何月何日の何時頃出現したか：急性，慢性の鑑別．

2）紅斑や膨疹の分布（口唇や口腔粘膜への出現の有無）：緊急性の確認．

3）痒みの程度（痒みが原因で就眠時に寝つけない，目が覚める等）：薬剤選択の指標として．

4）食事内容や薬剤の服用状況：原因検索の一助として．

5）機械的刺激や寒冷などが原因として考えられないか.

6）かぜなどの感染症の有無.

7）嘔吐，下痢などの中毒症状はないか.

8）症状が出現，悪化する時間帯.

9）蕁麻疹の既往.

10）アトピー体質の有無.

2．検査

1）原因アレルゲンの検索：外来抗原によるアレルギー性蕁麻疹や，食物依存性運動誘発アナフィラキシーの鑑別に用いる．プリックテスト，CAP-RAST 法により特異的 IgE の存在を証明する.

2）物理的刺激による誘発試験：物理的蕁麻疹の鑑別に用いる.

3）補体 C3, C4, C1 インヒビター活性測定：血管性浮腫の鑑別に用いる.

4）膠原病（全身性エリテマトーデス等）の有無の確認：蕁麻疹様血管炎の鑑別に用いる.

5）皮膚生検：蕁麻疹様血管炎の鑑別に用いる.

3．治療

蕁麻疹の治療の原則は原因・悪化因子の除去と，抗ヒスタミン剤（H_1受容体拮抗薬）を中心とした薬物療法である.

1）急性蕁麻疹：特発性と考えられる場合は，2～3日間予防的に H_1 受容体拮抗薬を投与する．症状の出現を数日間以上抑制できた場合は，内服を漸減または中止する．抑制できなかった場合には慢性蕁麻疹の治療に準ずる.

2）慢性蕁麻疹：薬物療法の主な目的は，継続的に投与することにより症状出現を防ぐことにある．一般に H_1 受容体拮抗薬の中では，第一世代よりも第二世代のほうが高い臨床効果を認めることが多い．その効果発現には数日から1週間近くかかる場合もある．また，単剤で十分な効果が認められない場合は薬剤を変更，増量するか，同効他

剤の追加も有効である．しかし2週間程度の初期治療で十分な効果が得られない場合は原則として専門医に紹介する.

3）その他の蕁麻疹：皮疹を誘発することができるタイプの蕁麻疹では，直接的な刺激や負荷を同定し，それを回避することが大切であり，症状の程度に応じて H_1 受容体拮抗薬を用いる．アナフィラキシーショックおよび蕁麻疹様血管炎では副腎皮質ステロイドを必要とすることが多い.

4）妊婦に対する治療：安全性の視点からは，妊婦の蕁麻疹の治療には内服薬は用いないことが好ましい．しかし重症症例に対しては使用経験の多いクロルフェニラミンが推奨される．それ以外には，第一世代の H_1 受容体拮抗薬ではクレマスチン，第二世代の H_1 受容体拮抗薬ではケトチフェン，エメダスチン，エバスチン，セチリジン，ベポタスチン，フェキソフェナジンについては動物実験で胎児および新生児への影響が認められていない.

II．薬疹

薬疹は摂取された薬剤やその代謝物質により誘発される，皮膚や粘膜に生じる皮疹である．一般に紅斑や丘疹を主症状とするものが多いが発疹型は多岐にわたる．原因薬剤としては，使用頻度も反映して抗生剤や抗炎症薬，降圧薬などが多い.

その発症機序には，アレルギー性のものと非アレルギー性のものとがあり，前者には①IgE 抗体によるアレルギー反応（蕁麻疹型），②免疫複合体によるアレルギー反応（血管炎型），③T 細胞によるアレルギー反応：ヘルパー T 細胞による（多くの薬疹），細胞障害性 T 細胞による（苔癬型），表皮に存在するキラー T 細胞による（固定薬疹型）ものがある．一方後者では，①副作用（投与目的以外の薬効），②過剰投与，③特異体質（遺伝的に規定される代謝障害），④不耐性などがある.

各発疹型はそれぞれ発症機序が異なると考えら

れ，また病型ごとに好発薬剤があることも知られている．しかし同一の薬剤でも異なる発疹を発現し，また逆に異なる薬剤でも同じ発疹型で発症することもある．表1に薬疹の臨床病型分類と特徴および主な原因薬剤を示す．

 初診時の対応

1．現病歴・投与薬剤の聴取および現症

診察の際に重要なことは，薬剤の投与中または投与後に何らかの皮疹が出現した場合には，絶えず薬疹の可能性を念頭におくことである．

アナフィラキシーショック症状があれば救急処置を行う．ないことが確認できれば現病歴および投与薬剤の聴取や，現症のチェックを行う．

1）どのような皮疹が，いつ出現したか．
2）薬疹以外の皮膚疾患の否定：皮疹出現に明らかな原因があるかどうかの確認．
3）最近開始した薬剤や，市販薬および健康食品の有無と皮疹との関連．
4）現在内服中の薬剤や，市販薬および健康食品の聴取．
5）薬剤の中止や減量により皮疹の軽快や，逆に増量で症状が悪化するかの確認．
6）粘膜症状，とくに口腔粘膜，眼粘膜・角膜の症状の有無：重症型で予後不良のことがある中毒性表皮壊死症（TEN）型やStevens-Johnson型薬疹の可能性が考えられる場合には，ただちに専門医に紹介する必要がある．

2．検　査

薬疹が疑われた場合には，以下に紹介する諸検査を行うが，発症機序のはっきりしないものが多く，原因薬剤の同定には内服誘発試験に頼らざるをえないことが多い．生体検査1）〜4）と血液検査5），6）に分けられる．

1）スクラッチテスト，プリックテスト：即時型アレルギー反応が予測される薬疹の場合に適応となる．皮内テストよりも安全性が高く，手技も簡便であるものの，特異性と感度で劣ることが難点である．

2）皮内テスト：スクラッチテストやプリックテストに比べ感度が高いが，薬物感作に結びつく場合があることや，アナフィラキシーショックを惹起することもあるため注意を要する．通常，原因と思われる薬剤を100〜1,000倍に希釈した水溶液を用い，15分後の膨疹と紅斑を観察する．即時型アレルギー反応の確認と，24時間後の反応を観察することで遅延型アレルギー反応を併せて検索できる利点を有する．

3）パッチテスト：主に湿疹反応を主体とする場合に，遅延型アレルギー反応を確認する試験である．原因と思われる薬剤を白色ワセリンで10%程度の濃度に調整し，背部や上腕屈側の皮膚にフィンチャンバーを用いて貼付する．24〜72時間後に判定する．

4）内服誘発試験：薬剤は内服後代謝されてから薬疹を惹起することも多いため，もっとも信頼できる検査は，原因と思われる薬剤を再投与させる内服誘発試験である．しかし本試験は中毒性表皮壊死症（TEN）型やStevens-Johnson型薬疹などの重篤な症状をきたす場合には適応とはならない．もっとも適応となるのは固定薬疹型である．通常，本試験に用いる薬剤内服量は常用量の10%程度が一般的であるが，比較的症状が激しい場合には，1%より開始し，段階的に増量する．

5）IgE抗体定量：薬剤に特異的なIgE抗体をRAST法などにより定量するものであり，即時型アレルギー反応が予測される薬疹の場合に有用である．

6）リンパ球刺激試験：薬剤の抗原としての刺激により誘導されるリンパ球の増殖反応を測定する方法で，理論的にはT細胞が関与する薬疹において有用である．陽性率は低いものの，陽性を呈した場合の信頼性は高い．最近本検査は薬疹に対し保険の適応と

表 1 薬疹の臨床病型分類と特徴および主な原因薬剤

	臨床病型	主な症状および特徴	主な原因薬剤
1	紅斑丘疹型	従来、麻疹型と呼ばれていたもので、播種状に、体幹を中心に左右対称性に痒みを伴う紅斑や丘疹が多発する。薬疹の中でもっとも多い発疹型である。	ペニシリン系・セフェム系抗生剤、NSAIDs、サイアザイド系降圧利尿薬など
2	多形紅斑型	中心部が標的状あるいは虹彩状を呈する環状紅斑が多発し痒みを伴うもので、薬剤以外に感染症からも同様の皮疹を惹起させる。一部は Stevens-Johnson 症候群に移行する。	抗生剤、サルファ剤、抗てんかん薬、NSAIDs など
3	紅皮症型	紅斑丘疹型や湿疹型薬疹が先行し、不適切な治療のため汎発化したもの。	抗生剤、NSAIDs、金製剤など
4	湿疹型	痒みに強い丘疹が中心。パッチテスト陽性例も多い。	外用剤として用いられる抗生剤、抗真菌薬、消毒剤、局麻剤など
5	蕁麻疹型	原因薬剤内服後数十分で膨疹が出現し、アナフィラキシーショックに発展することもある。	ペニシリンなどの抗生剤、アスピリンなどのNSAIDs、ヨード造影剤、局麻剤など
6	扁平苔癬型	通常の扁平苔癬に似るが、広範かつ対称性に生じ、痒みを伴うのが特徴である。	降圧薬、循環改善薬（シンナリジンなど）など
7	固定薬疹	薬剤摂取のたびに同一部位に皮疹を繰り返す特殊な薬疹である。粘膜皮膚移行部に好発する。	テトラサイクリン系抗生剤、ピリン系解熱剤、サルファ剤、抗てんかん薬など
8	紫斑型	下肢を中心に紫斑、紅斑、潰瘍などの症状を呈する。	抗生剤、アスピリンなど
9	光線過敏症型	薬剤内服時に、日光露出部に一致して紅斑などを生じるタイプ。光線性反応（薬剤濃度、光線強度により誰でも発症する可能性があるもの）と光アレルギー反応（一部の特定の人にのみ、少量の光線で発症）の2つがある。	サイアザイド系降圧利尿薬、経口糖尿病薬、グリセオフルビン、ニューキノロン系抗菌薬、NSAIDs など
10	色素沈着型	薬剤の沈着やメラニン増生によるもの。	ACTH、経口避妊薬、フルオロウラシル、ミノサイクリンなど
11	座瘡型	毛孔一致性の丘疹。	ステロイド、ヨード剤、抗結核薬（INH）など
12	紅斑性狼瘡型	薬剤摂取により SLE 類似症状を生じるものと、潜在していた SLE が発症するものの2つがある。	ヒドラジン、プロカインアミド、抗結核薬（INH）、サラゾピリン、プロトゲンなど
13	水疱型	純粋に水疱のみを主症状とする、天疱瘡類似の症状を呈するもの。	D-ペニシラミンなど
14	中毒性表皮壊死症（TEN）型	原因薬剤摂取後、急速に全身皮膚に広範囲に紅斑を生じ、表皮剥離と水疱を形成し、第2度熱傷様症状を呈する。口腔粘膜や眼粘膜、角膜も侵され、びらん症状をきたす。ニコルスキー現象（一見健常に見える皮膚をこすると表皮剥離や水疱をきたす）陽性。Stevens-Johnson 型も本症型に含まれるが、皮疹の占有面積は TEN 型と比較して少ないとしている。	抗生剤、サルファ剤、NSAIDs など

表2　薬剤性過敏症候群（drug-induced hypersensitivity syndrome；DIHS）の診断基準

【主要所見】
1．限られた薬剤投与後に遅発性に生じ，急速に拡大する紅斑．多くの場合，紅皮症に移行する
2．原因薬剤中止後も2週間以上遷延する
3．38℃以上の発熱
4．肝機能障害
5．血液学的異常：a，b，c のうち1つ以上
a．白血球増多（11,000/mm^3 以上）
b．異型リンパ球の出現（5%以上）
c．好酸球増多（1,500/mm^3 以上）
6．リンパ節腫脹
7．HHV-6 の再活性化
【判定】
・典型 DIHS：1～7 すべて
・非典型 DIHS：1～5 すべて．ただし4に関しては，その他の重篤な臓器障害をもって代えることができる．

なった．

3．治　療

1）原因薬剤の中止：原則として薬疹が疑われる場合には，すべての投与薬剤を中止するべきである．しかし中止不可能な薬剤に関しては当該科に問い合わせ，中止可能か，同系統の他の薬剤に変更が可能かを，ただちに確認するべきである．

2）全身療法：もっとも重症と考えられるアナフィラキシーショックに対しては，気道を確保し，エピネフリン，ステロイド，輸液などにより呼吸循環不全を改善する救急処置が必要である．一方中毒性表皮壊死症（TEN）型や Stevens-Johnson 型薬疹などの重篤な症状をきたす場合には，十分量のステロイドの全身投与と，補液，感染予防などに留意する必要がある．また原因薬剤ならびに薬剤蛋白質複合体を浄化する意味で，施行可能な施設においては血漿交換療法を行うことも多く，より高い救命率が期待できる．比較的症状が軽度な症例に対しては，抗アレルギー剤などを対症的に投与する．

3）局所療法：主にステロイドの外用薬を用いるが，中毒性表皮壊死症（TEN）型では第

2度熱傷に準じた局所療法を行う．また合併する粘膜病変，とくに口腔内病変には口腔粘膜用外用剤を，眼粘膜や角膜病変に対しては眼軟膏を用いる．

4）予防：原因薬剤が同定された場合には，再発を未然に防ぐために，原因薬剤または原因として疑わしい薬剤を記載した注意書を手渡し，常に携帯するように指示することが重要である．

薬剤性過敏症候群（drug-induced hypersensitivity syndrome；DIHS）

　薬剤アレルギーと潜伏感染していたヒトヘルペスウイルス6（human herpesvirus 6；HHV-6）の再活性化が複合して生じる．特定の薬剤を内服した2～6週間後に発熱と急速に広がる紅斑が生じ，多くは紅皮症に至る．表在リンパ節の腫脹，肝機能障害，白血球増多・異型リンパ球の出現・好酸球増多をみる．表2に診断基準を示す．

文　献

1）秀　道広，森田栄伸，古川福実ほか：蕁麻疹診療ガイドライン．日皮会誌 121：1339-1388，2011
2）田中稔彦，亀好良一，秀　道広：広島大学皮膚科外来

での蕁麻疹の病型別患者数．アレルギー 55：134-139，2006
3）皮膚科診療最前線シリーズ―じんましん最前線―，秀道広，宮地良樹編集，メディカルレビュー社，東京，2007
4）西川武二（監修）：標準皮膚科学（第8版），医学書院，東京，2007
5）福田英三：薬剤別に分類した薬疹のデータブック，薬

疹情報第12版（1980〜2007）．
6）橋本公二：Stevens-Johnson 症候群，toxic epidermal necrolysis（TEN）と hypersensitivity syndrome の診断基準および治療指針の研究．厚生科学特別研究事業平成13年度総括研究報告，2002

（矢口　　均）

悪性腫瘍の原発巣や転移巣による疼痛は，比較的早期から始まることもあり，その種類にもよるが半数以上に発生している．世界的にみて日本ではオピオイドの使用がまだ少ないが，近年その利用が次第に増えつつある．癌性疼痛は比較的長期に及ぶもので，その人の生活機能をだめにしてしまい，精神的な苦痛を与えることが多く，全く混乱に陥れてしまうこともある．したがって，できうる限り痛みを取り除くことである．WHOでは1986年に癌疼痛治療法（5原則）を発表して（表1）その普及に努めている．

治療のポイント

1. 最初に非オピオイド（アセトアミノフェンとNSAIDs）を使用する．

①アセトアミノフェン：ピリジナン® 末，カロナール® 錠，シロップ，坐剤，アルピニー® 坐剤など．（消化性潰瘍には禁忌）

②NSAIDs：ロキソニン® 錠，ボルタレン®（錠，SRカプセル，坐剤），インドメタシン（カプセル，SRカプセル，坐剤），バキソ®（カプセル，坐剤）など．

・量と用法および禁忌については日本医薬品集を参照のこと．
・腎機能が低下している場合は注意して使用のこと．
・鎮痛不十分の場合はオピオイドの使用を開始する．
・消化管出血の発生に注意すること．
・高齢者では副作用が現れやすいので，少量から開始するなど状態を観察しながら，慎重に投与すること．

表1 WHO方式癌疼痛治療法（5原則）

1）できるだけ経口投与を基本とする．
簡単に投与ができて，外出していても用いることが可能である．
2）適量を時間を決めて定期的に投与する．
疼痛がでたら投与するのでなく，時間を決めて8時間ごと，12時間ごとなど，痛みのでる前に内服する．
3）WHOの除痛ラダーに従って，効力の順に薬剤を選ぶこと．
非オピオイド鎮痛薬，弱いオピオイド鎮痛薬，強いオピオイド鎮痛薬の順で3段階に分けて選択していく．
4）患者ごとに適量を選ぶこと．
次第に痛みが消失するように，その人に見合った適量を決める．
5）患者ごとに見合った細かい点に注意すること．
非オピオイド使用時の胃に対する副作用やオピオイド使用時の吐き気や便秘などの副作用に対して配慮をすること．さらに精神的，身体的また経済的な面に対しても細心にわたり気を配ること．

2. NSAIDsで効果不十分の場合はオピオイドを使用する．

①軽い疼痛に対しては，コデイン® 末，錠：コデイン® 錠1（20 mg）6錠，分3で用いる．ソセゴン®，ペンタジン® を疼痛増強時に使用する．

②強い疼痛に対してオピオイドを使用する．
例：MSコンチン®（徐放剤）2錠　分2
（MSコンチン® 1錠：10，30，60 mg，モルペス® 細粒1 g：2%，6%）または，カディアン® カプセル（20 mg）1カプセル1日1回（カディアン® カプセル1カプセル：20，30，60 mg）

・内服不可能の場合はフェンタニル®パッチ2.5 mgを用いる．まず2〜3日投与してみて効果をみながら必要に応じて増量する．
・その他，中等度の疼痛以上の場合はピーガード®錠20，30，60，120 mgを用いる．

3．その他の薬剤の使用

神経障害性疼痛薬としてリリカ®カプセル（プレガバリンカプセル）：25 mg，75 mg，150 mgを用いる場合は，傾眠，ふらつきに注意する．

精神神経用薬としてサインバルタ®カプセル（デュロキセチン塩酸塩）20 mg，30 mgを用いる場合，高齢者の場合は血中濃度が急に上昇したり，T1/2が延長するなどするため，充分に注意しながら投与すること，ふらつきにも注意のこと．

 一般的注意

・投与方法は経口投与を中心として，不可能なときは皮下注射（ディスポーザブルを用いた持続注入器），静脈注射，坐剤などを利用する．
・腎機能に注意する（減量するか薬剤を変更する）．
・頓服の使用：鎮痛効果が不十分のときは，1日の量のおよそ1/6程度の頓服を反復使用してみる．
・NSAIDsと併用するとよい（消化管の出血や腎機能低下に注意すること）．
・コルチコステロイドの併用：脳転移の場合の脳内浮腫の軽減や転移部位の疼痛の軽減に役に立つ．
・高齢者では生理機能が低下しているため，また，呼吸抑制の感受性が高いので，低用量から開始するなど状態を観察しながら慎重に投与すること．

 副作用に対する注意

1．嘔気に対して

まずオピオイドの減量を試みる．

ノバミン®3錠，分3．ナウゼリン®，トラベルミン®，あるいはセレネース®などの精神安定剤を併用する．セレネース®等は高齢者への投与は運動失調等が発現しやすいので少量から開始すること．

2．便秘に対して

酸化マグネシウム®，プルゼニド®，アローゼン®，ラキソベロン®などを症状に応じて用いる．ときには坐剤や浣腸の用意もしておくこと．高齢者では生理機能が低下しているので慎重に登用投与すること．

3．精神症状に対して

興奮や妄想に対して精神安定剤の投与を行う．

 麻薬管理について

・麻薬施用者の免許が必要である．
・調剤済麻薬廃棄届の提出，未使用の薬剤の廃棄記録，場合によっては麻薬事故届の必要があるので注意が必要である．
・海外出張や海外旅行の場合は許可申請が必要となる．

文　献

1) 北原　隆：日常内科疾患の実践的処方集，日本臨床内科医会編，文光堂，東京，p350-352，2006
2) がん緩和ケアガイドブック2008年版，監修日本医師会
3) がん疼痛治療のエッセンス2008年版，日本医師会
4) WHO編：がんの痛みからの解放（武田文和訳），金原出版，東京，1996
5) 北原　隆：内科処方実践マニュアル改訂第2版日本臨床内科医会・編，日本医学出版，東京，p501-503，2015

（北原　　隆）

第2章 疾患編
その他

L

3 誤嚥性肺炎

「誤嚥」とは，食物や飲物（水分）など外来性のものあるいは口腔・咽頭分泌物，胃液など内因性のものが下気道に侵入することをいう．誤嚥には顕性誤嚥と不顕性誤嚥とがあり，前者はメンデルソン症候群に代表されるような急速かつ大量の誤嚥である．後者は，気づかないうちに，少量の口腔・咽頭分泌物，胃液を繰り返して気道内に吸引されるもので，少量ずつ反復して誤嚥されている点から微小誤嚥とも呼ばれている．

誤嚥による呼吸器障害としては，誤嚥されたもの，誤嚥の発生状況によってさまざまの病態が挙げられているが，ここでは，経験することの多い不顕性誤嚥による誤嚥性肺炎を中心に記載する．

誤嚥をきたしやすい/嚥下反射の低下をきたす病態

①脳血管障害
②認知症
③寝たきり状態
④中枢神経疾患
⑤咽頭・食道の障害
⑥医原性（薬物常用，アルコール依存症，経鼻胃管の留置状態）

誤嚥性肺炎の診断

診断は誤嚥の存在を疑うことからはじまる．症状は通常の肺炎と同様，発熱，咳嗽，喀痰，呼吸困難であるが，高齢者では症状に乏しいことに注意が必要である．
誤嚥の診断法として嚥下機能の測定が必要であ

るが，実際には容易ではない．寝たきり，高齢など誤嚥をきたしやすい病態の存在が考えられる場合は，嚥下性肺炎として対応するのが実践的である．

誤嚥性肺炎への対応

肺炎の治療のみならず，基礎疾患の確認・治療および再発予防を平行して行うことが必要である．

1. 治 療

起炎菌の同定は容易ではないので，経験的に対応せざるを得ない．口腔内常在菌の90％以上は嫌気性菌であり，したがって誤嚥性肺炎の起炎菌は嫌気性菌が主とされ，*Peptostreptococcus*属，*Provella*属，*Fusobacterium*属などの頻度が高い．抗菌薬は嫌気性菌に有効な薬剤を選択する．

2. 誤嚥防止策

治療と同様に必要なのは誤嚥防止策である．
1）摂食介助：粘稠性のある食品を選択する．増粘剤を使用してとろみをつける．
食事の姿勢，また，食後は胃内容物が十二指腸へ移行する約1〜2時間は座位または半座位の姿勢を保つことが必要である．
2）口腔ケア：高齢になるにつれて口腔内の衛生状態が悪化する．口腔ケア（口腔をブラシで磨く，消毒薬などでうがいをする）により，唾液の分泌亢進が起こり，口腔内の細菌増殖を抑制させることが期待される．
3）薬物による嚥下障害の改善：嚥下障害はドパミンの減少により，サブスタンスPが合

成されないことが原因である．サブスタン
スPを増加させる物質にはカプサイシンと
ACE 阻害薬がある．

4）経管栄養：嚥下障害が強く，自力での食事
摂取不能の場合，適切な管理にもかかわら
ず誤嚥を反復する場合には，胃瘻造設を含
めて経管栄養を検討する必要がある．

5）睡眠薬：軽い睡眠薬では嚥下反射はあまり
低下しないが，強い睡眠薬はドパミンの阻
害薬であり，嚥下反射の低下を招くので，
注意が必要である．

（泉　孝英）

性別，年齢，生活習慣，疾病の有無，居住・生活，様々な社会環境因子等により身体機能は個人，個人で全く異なる．

超高齢化社会を迎え，在宅医療，地域包括ケア，新オレンジプランが進められている中，患者個々の現状の身体機能を評価し，多職種へ情報を反映させ，綿密な連携により地域高齢者の生き生きとした生活を支援していくことが実地医家には求められている．また身体機能低下に関連したサルコペニアやロコモティブシンドローム，フレイルなども提唱されるようになり，これらの定義，意味，診断基準も整理し理解しておかなくてはならない．身体機能低下に関連する概念の整理から，限られた診察時間の中で，効率よく身体機能低下についてどのように診察するか，初診時の対応，再診時のポイント，継続治療ポイント，高齢者診察のポイントを解説する．

身体機能低下に関連する概念の整理

最近，高齢者の身体機能低下について多方面から議論，定義化されることが多くなり，実地医家としては疾患名や表現や言葉の定義および診断基準等について整理し，熟知しておくことが重要と考える．

1．運動器不安定症（保険収載された疾患概念）

定義：高齢化に伴って，運動機能低下をきたす運動器疾患により，バランス能力，および移動歩行能力の低下が生じ，閉じこもり，転倒リスクが高まった状態．

診断基準：下記の高齢化に伴って，運動機能低下をきたす11の運動器疾患または状態の既往があるか，または罹患している者で，日常生活度ならびに運動機能が以下の機能評価基準に該当する者．

機能評価基準：
1 運動機能低下をきたす疾患があり，日常生活自立度判定がランクJまたはAであり，運動機能評価テスト
運動機能 1）または2）
1）開眼片脚起立時：15秒未満
2）3 m timed up-and-go テスト：11秒以上

2 高齢化に伴って運動機能低下をきたす11の運動器疾患または状態
①脊椎圧迫骨折および各種脊椎変形（亀背，高度腰椎後弯・側弯など）
②下肢の骨折（大腿骨頸部骨折など）
③骨粗鬆症
④変形性関節症（股関節，膝関節など）
⑤腰部脊柱管狭窄症
⑥脊髄障害（頸部脊髄症，脊髄損傷）
⑦神経・筋疾患
⑧関節リウマチおよび各種関節炎
⑨下肢切断後
⑩長期臥床後の運動器廃用
⑪高頻度転倒者

2．廃用症候群（生活不活発病）

定義：身体の不活動によって引き起こされる二次的な障害の総称．

高齢者に限定されたものではなく，若年者でも

表1　ロコモ度評価

ロコモ度1 運動習慣の 啓発が必要	下記の1つでも該当する者 ●どちらか1側でも片脚で40 cmの高さの台から立つことができない ●2ステップ値が1.3に達しない ●ロコモ25の総点が7点以上
ロコモ度2 運動介入が 必要	下記の1つでも該当する者 ●開脚で20 cmの高さの台から立つことができない ●2ステップ値が1.1に達しない ●ロコモ25の総点が16点以上

長期臥床・廃用にて二次的に発症する.

廃用によって起こる様々な症候をまとめたもの.

病態：身体の不活動によって各生体器官，機能に変化が起こるもの.

①ギブス固定や不動化によって各所に起きる変化

②身体活動の低下などによって全身に起こる変化に分けられる.

症状：廃用性筋萎縮，関節拘縮，廃用性骨萎縮，起立性低血圧，褥瘡，逆流性食道炎，誤嚥性肺炎，心肺機能低下，認知機能低下，静脈血栓症，等

3．ロコモティブシンドローム

定義：運動器障害によって，移動能力が低下した状態. 2007年日本整形外科学会が提唱.

概念：運動器すなわち，支える部分の骨，曲がる・衝撃を吸収する部分の関節軟骨，椎間板，動かす・制動する部分の筋肉・神経系の障害により移動能力が低下した状態をいう.

ロコモティブシンドロームを引き起こす頻度の高い疾患として，骨粗鬆症，変形性関節症，変形性脊椎症，変形性脊椎症による脊柱管狭窄症，サルコペニアなどがある.

評価法：①立ち上がりテスト・②2ステップテスト（客観的身体機能低下）と③ロコモ25（主観的運動機能評価尺度）により評価する（表1）.

①立ち上がりテスト

40 cm，30 cm，20 cm，10 cmの高さの台に座った状態から片脚または両脚で立ち上がることのできた一番低い台の高さを測定結果とする.

②2ステップテスト

2歩分の最大歩幅（cm）を測定し，身長（cm）で除した値

③ロコモ25

表2参照　日常生活に支障があるほど点数は高くなる.

4．サルコペニア

定義：進行性かつ全身性の筋肉量と筋力の減少によって特徴づけられる症候群.

サルコペニアの診断：筋肉量の低下を前提とした上で，筋力あるいは筋肉機能（身体動作など）のいずれかの低下を併せ持つこと.

サルコペニア診断基準（European Working Group on Sarcopenia in Older People）：サルコペニアは下記の項目1）をうらづける証拠に加え，2）あるいは3）を満たす場合に診断される.

1）低筋肉量　DXA法（X線検査）またはBIA法（体脂肪計）

2）低筋力　（握力測定）

3）低身体動作（歩行速度）

DXA法（Dual-energy X-ray absorptiometry法）四肢の筋量（kg）を身長（m）の2乗で除したSMI（skeletal muscle index kg/m^2）を用いる健常な成人（18〜40歳）におけるSMIの平均値のマイナス2SD＝サルコペニア）男性7.23〜7.26 kg/m^2　女性5.5〜5.67 kg/m^2.

BIA法（bioelectrical impedance analysis法）.

サルコペニアの原因：

①原発性サルコペニア　加齢以外の原因がない

②二次性サルコペニア　身体活動性サルコペニ

表2 ロコモ25 主観的運動機能評価尺度

■この1ヵ月のからだの痛みなどについてお聞きします。					
Q1	頚・肩・腕・手のどこかに痛み（しびれを含む）がありますか。	痛くない	少し痛い	中程度痛い	かなり痛い	ひどく痛い
Q2	背中・腰・お尻のどこかに痛みがありますか。	痛くない	少し痛い	中程度痛い	かなり痛い	ひどく痛い
Q3	下肢（脚のつけね、太もも、膝、ふくらはぎ、すね、足首、足）のどこかに痛み（しびれを含む）がありますか。	痛くない	少し痛い	中程度痛い	かなり痛い	ひどく痛い
Q4	ふだんの生活で体や手足を動かすのはどの程度つらいと感じますか。	つらくない	少しつらい	中程度つらい	かなりつらい	ひどくつらい

■この1ヵ月のふだんの生活についてお聞きします。					
Q5	ベッドや寝床から起きたり、横になったりするのはどの程度困難ですか。	困難でない	少し困難	中程度困難	かなり困難	ひどく困難
Q6	腰掛けから立ち上がるのはどの程度困難ですか。	困難でない	少し困難	中程度困難	かなり困難	ひどく困難
Q7	家の中を歩くのはどの程度困難ですか。	困難でない	少し困難	中程度困難	かなり困難	ひどく困難
Q8	シャツを着たり脱いだりするのはどの程度困難ですか。	困難でない	少し困難	中程度困難	かなり困難	ひどく困難
Q9	ズボンやパンツを着たり脱いだりするのはどの程度困難ですか。	困難でない	少し困難	中程度困難	かなり困難	ひどく困難
Q10	トイレで用足しをするのはどの程度困難ですか。	困難でない	少し困難	中程度困難	かなり困難	ひどく困難
Q11	お風呂で身体を洗うのはどの程度困難ですか。	困難でない	少し困難	中程度困難	かなり困難	ひどく困難
Q12	階段の昇り降りはどの程度困難ですか。	困難でない	少し困難	中程度困難	かなり困難	ひどく困難
Q13	急ぎ足で歩くのはどの程度困難ですか。	困難でない	少し困難	中程度困難	かなり困難	ひどく困難
Q14	外に出かけるとき、身だしなみを整えるのはどの程度困難ですか。	困難でない	少し困難	中程度困難	かなり困難	ひどく困難
Q15	休まずにどれくらい歩き続けることができますか（もっとも近いものを選んでください）。	2～3km以上	1km程度	300m程度	100m程度	10m程度
Q16	隣・近所に外出するのはどの程度困難ですか。	困難でない	少し困難	中程度困難	かなり困難	ひどく困難
Q17	2kg程度の買い物（1リットルの牛乳パック2個程度）をして持ち帰ることはどの程度困難ですか。	困難でない	少し困難	中程度困難	かなり困難	ひどく困難
Q18	電車やバスを利用して外出するのはどの程度困難ですか。	困難でない	少し困難	中程度困難	かなり困難	ひどく困難
Q19	家の軽い仕事（食事の準備や後始末、簡単なかたづけなど）は、どの程度困難ですか。	困難でない	少し困難	中程度困難	かなり困難	ひどく困難
Q20	家のやや重い仕事（掃除機の使用、ふとんの上げ下ろしなど）は、どの程度困難ですか。	困難でない	少し困難	中程度困難	かなり困難	ひどく困難
Q21	スポーツや体操（ジョギング、水泳、ゲートボール、ダンスなど）は、どの程度困難ですか。	困難でない	少し困難	中程度困難	かなり困難	ひどく困難

Q22	親しい人や友人とのおつき合いを控えていますか。	控えていない	少し控えている	中程度控えている	かなり控えている	全く控えている
Q23	地域での活動やイベント、行事への参加を控えていますか。	控えていない	少し控えている	中程度控えている	かなり控えている	全く控えている
Q24	家の中で転ぶのではないかと不安ですか。	不安はない	少し不安	中程度不安	かなり不安	ひどく不安
Q25	先行き歩けなくなるのではないかと不安ですか。	不安はない	少し不安	中程度不安	かなり不安	ひどく不安

回答数を記入してください →	0点=	1点=	2点=	3点=	4点=
回答結果を加算してください →	合計		点		

ロコモ度判定基準

ロコモ度1　ロコモ25の結果が7点以上　　　ロコモ度2　ロコモ25の結果が16点以上

（日本整形外科学会　公認　ロコモティブシンドローム　予防啓発公式サイト　より）

ア　ベッド上安静　運動しない生活スタイル

③疾患性サルコペニア　高度な臓器障害、炎症性疾患、悪性腫瘍、内分泌疾患

④栄養性サルコペニア　栄養吸収不良

現在サルコペニア診断において、EWGSOPの診断アルゴリズム（図1）、AWGS（アジアサルコペニアワーキンググループ）からアジア人のサルコペニア診断アルゴリズム、日本国立長寿医療研究センター・老化に関する長期縦断疫学研究（NILS-LSA）からのサルコペニア簡易判定法（図2）が作成されている。

5．フレイル

定義：高齢者になり筋力や活力が衰えた段階。2014年が日本老年医学会が提唱。

概念：老化に伴う様々な機能低下（予備能力の低下）により、疾病発症や身体機能に対する脆弱性が増す状態。

フレイルは「身体の虚弱」、「精神心理・認知性の虚弱」、「社会性虚弱」の多面性を持つ（図3）。

身体的虚弱がサルコペニア、ロコモティブシンドローム等である（図4）。

診断：体重減少、活動量低下、疲労感、移動能力の低下、筋力低下のうち3つ以上の項目に該当すれば、フレイル。1つまたは2つ該当すれば予備軍となる。

初診時の対応

診察は患者が診察室へ入室するところから始まる。

診察室の椅子までの移動、椅子に座る際の動作、挨拶への反応、同伴者がいる場合、なぜ付添いが必要なのか等を推測しながら観察する。

まず歩行（移動）の姿勢、状態を観察する。亀背があれば骨粗鬆症があることを容易に察することができる。また高度のO脚であれば両膝の変形性膝関節症の可能性があり、痛みで手を膝に当てながらまたは杖歩行である。下肢の末梢運動神経障害（腓骨神経障害、筋疾患）があれば、鶏性歩

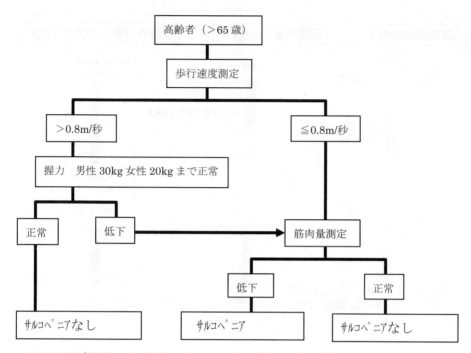

EWGSOP(欧州ワーキンググループのサルコペニア診断アルゴリズム)

図1　サルコペニア診断のアルゴリズム

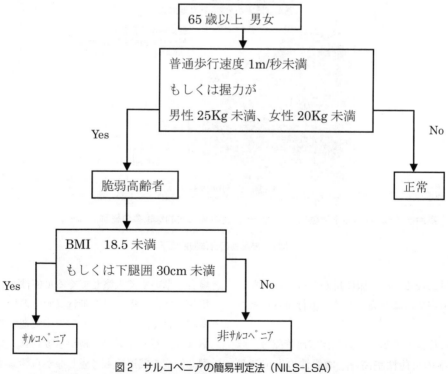

図2　サルコペニアの簡易判定法（NILS-LSA）

（日常生活機能と骨格筋量　筋力との関連　日本老年医学会雑誌　49，195-1958，2012　より）

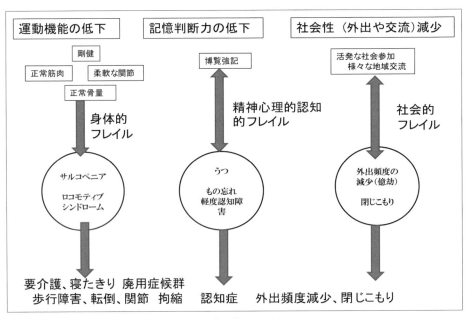

図3　多面的フレイル

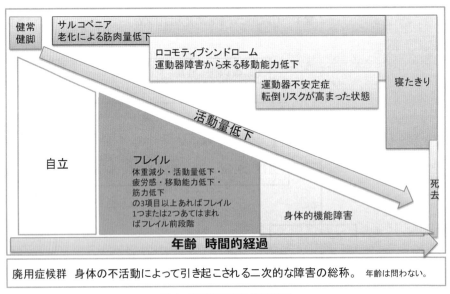

図4　高齢者の身体機能低下

行（下垂足となるため，床に足がひっかからない
ように，障害側の膝を高く上げて歩行する）とな
る．

　一般的に片側痙性歩行であれば脳血管障害，脳
挫傷後遺症の可能性が高い．両側性の上位運動
ニューロン障害や高度の中枢神経障害，変性症の

場合，車いすで入室してくる可能性が高い．仮面
用顔貌でパーキンソン歩行（両手の振りがなく，
歩幅が狭く，前のめりで前方に突進する歩行）で
あれば，パーキンソン病が示唆され，レビー小体
型認知症の関連性も考慮しながら診察する．小脳
疾患があると歩行は大股でバタバタと，不安定な

歩行をする．

次に椅子に座る動作を観察する．重度の認知障害あれば椅子に座るという動作が理解できない（椅子が座るものだと認識できない）．パーキンソン病では動作緩慢で，椅子に座ろうと前かがみになると，前に倒れこんでしまうことがある．小脳疾患であると，椅子に臀部をドスンと落とすような座り方をする．

同伴者の付添いに関しては，ひとりで外出が困難な四肢体幹の重度筋力低下，両側性麻痺，認知機能低下を念頭において診察をする．診察時の患者との会話，問診等により同伴者の評価・関係性（介護力の評価，協力的なのか，認知症があれば，認知症への同伴者の理解度，認知の周辺症状への対応力）等を推測できる．

後述する問診，神経学的検査，生理学的検査，血液検査，画像診断等より，総合的に身体機能低下をきたしている疾患と障害部位の特定を診断した上で，どのように身体機能改善をめざすか等の計画立案（身体機能改善プラン）や妨げになる問題点をあげ，地域で生活しながら，治療に望めるよう最善の選択法，問題点の解決法を医療・介護スタッフと協議しながら決定する．

1．問診

意識の評価　言語，失調，失行，失認の有無の確認．

患者入室時の行動等を把握した上で問診に移る．問診時に会話をしながら意識，構音機能，失行，失認等についても大まかに評価をしていくと効率よく診察ができる．

声の大きさ，流暢さ，声の大きさが一定かどうか？

話の内容のつじつまがあっているかどうか？意識は清明かどうか？　を観察・評価する．

意識の評価：問診をしながら意識状態の評価を行う．会話をしながら発言内容や顔の表情から精神状態も推測する（Japan Come Scale 3-3-9度方式で評価）．

失認：感覚障害がないにもかかわらず，物体の性質，身体，空間等の認知ができない状態．

視覚・聴覚・触覚失認や身体失認，視空間失認等がある．

視覚失認：ボールペンを見せても，何のために使われるかがわからない．

視覚野の後頭葉の障害で起こる．

半側視空間失認：病巣と反対側の視空間が見えていないような行動をとる．

一側大脳半球の障害．図形を見せて描かせると障害部位と反対側の描写をしない．

身体失認：身体の部位の名称をいえず，機能を認識できない．

半側身体失認：身体半側を認識できない．認識できない側の上・下肢をうまく使えない．

頭頂葉障害で出現することがある．半側視空間失認を同時にきたすことがある．

言語障害

構音障害：下部脳神経核の障害で嗄声または鼻声となる（球麻痺）．

大脳皮質から発声に関連する脳神経核の上位運動ニューロンの障害では仮性球麻痺といわれる爆発性言語となる（仮性球麻痺）．

小脳から脳幹にある発声に関連する脳神経核への線維が障害されると失調性言語となる．

パーキンソン病では舌，口の筋固縮により発語が緩慢で不明慮となる．

失語：運動性失語（ブローカ失語）

運動性言語中枢の障害により言葉の理解は可能だが，言葉の表現で流暢さに欠け，書字も困難となる．

感覚性失語（ウェルニッケ失語）

感覚性言語中枢の障害により，流暢にしゃべるが錯語で，意味不明となる．

失行：運動障害がなく，行うべき行為も理解できているにもかかわらず，実行することができない状態．運動失行　観念性失行，構成失行，着衣失行等がある．

構成失行

立体的な構成能力が障害される．立方体，時計などの模写ができなくなる．

表3 徒手筋力検査（MMT：manual muscle test）

0	筋肉収縮を認めない
1	筋収縮は認めるが，関節運動はみられない
2	関節の水平方向の運動はみられるが，重力に抗しての上下運動は不可
3	重力に抗して関節の上下運動はみられるが，軽い抵抗には打ち勝てない
4	重力に抗しての関節の上下運動がみられ，やや強い抵抗にも打ち勝てる
5	正常筋力

両頭頂葉から後頭葉障害で起こる．

アルツハイマー型認知症の初期から認めることがある．

着衣失行

衣服の着脱ができない，衣服の裏表を間違える，劣位半球の頭頂から後頭葉で起こる．

アルツハイマー型認知症の中期から後期に認められることが多い．

声の大きさ・速度：話す速度が遅く，小声であればパーキンソン病を疑い，安静時振戦や顔の表情，小字症（文章を書かせると文字が徐々に小さくなるまたは小さい字の文章になる）の有無を問診中に確認する．

酔っ払いのように，爆発性になったり，不明瞭になったり，急に話し方の速度が変わることがあると小脳疾患の可能性がある．

また主訴，現病歴，既往歴を本人，付添人から詳細に聴取する．

主訴，現病歴，既往歴から身体機能低下をきたす疾患と原因部位の診断は8割方可能である．

最後に家族背景，生活習慣，嗜好品，職歴，学歴等を聞き取る．

家族背景，生活習慣，嗜好品，同居家族，職歴，学歴，生活歴を聴収し，身体機能低下への理解力，家族の介護力，家族の協力度，服薬治療，リハビリ治療に対するアドヒアランスを評価するとともに問題点抽出も行う．

2．視診，触診，身体機能についての診察

視診，触診では内科一般の診察手順同様に行うが，顔貌・脳神経の診察，甲状腺肥大や皮膚の状態，浮腫の有無，各筋萎縮の有無（左右差がない

か，必ず確認する．左右差があると判定しやすい），筋力評価，関節可動域評価を重点的に行い，診察記録はしっかりと残す．るいそう，肥満等の確認も行う．

運動麻痺：運動麻痺，筋力低下に対する評価として徒手筋力検査（MMT：manual muscle test）（表3）が簡便で効率よく評価ができる．診察時にすべての筋力評価を行うことは困難であるが，近位筋，遠位筋に筋力の差異，遠位筋の左右差を評価するだけでも有意である．

関節可動域の評価：関節可動域評価についての詳細は各都道府県から出されている身体障害者診断書作成の手引き等を参考にされたい．診察時にすべての関節評価を行うことは困難であり，診察室では歩行姿勢の観察，生活上，関節痛がないか，生活する上で支障をきたしている動作はないかどうかを確認し，原因部位推測にて，可動域評価を重点的に行う．訴えにかかわらず，半年に一度は頸部，肩関節，肘関節，手関節，手指関節，股関節，膝関節，足関節の可動域を測定する．前回と変化ないか，左右差がないかを確認する．関節可動域は年齢，性，肢位，個体による変動が大きいので正常値は定めず参考可動域として記載されている（表4）．

筋緊張の評価：関節を伸展または屈曲させようと他動的に力を加えると，抵抗を感じることを筋緊張亢進という．筋緊張亢進には痙直（痙縮）と固縮（強剛）があり，痙直は最初に抵抗があり，途中から抵抗がなくなるもの（clasp-knife phenomenon）で，脳卒中などの錐体路の障害を疑う．固縮（強剛）とはガクガクと鉛のパイプを曲げる時のような感覚（cog-wheel rigidity）でパー

表 4　関節可動域表示ならびに測定法

上肢測定

部位名	運動方向	参考可動域角度	基本軸	移動軸	測定肢位および注意点	参考図
肩甲帯 Shoulder girdle	屈曲 flexion	20	両側の肩峰を結ぶ線	頭頂と肩峰を結ぶ線		
	伸展 extension	20				
	挙上 elevation	20	両側の肩峰を結ぶ線	肩峰と胸骨上縁を結ぶ線	背面から測定する.	
	引き下げ （下制） depression	10				
肩 shoulder （肩甲帯の動きを含む）	屈曲（前方挙上） forward flexion	180	肩峰を通る床への垂直線（立位または座位）	上腕骨	前腕は中間位とする. 体幹が動かないように固定する. 脊柱が前後屈しないように注意する.	
	伸展（後方挙上） backward extension	50				
	外転（側方挙上） abduction	180	肩峰を通る床への垂直線（立位または座位）	上腕骨	体幹の側屈が起こらないように90°以上になったら前腕を回外することを原則とする.	
	内転 adduction	0				
	外旋 external rotation	60	肘を通る前額面への垂直線	尺骨	上腕を体幹に接して，肘関節を前方90°に屈曲した肢位で行う. 前腕は中間位とする.	
	内旋 internal rotation	80				
	水平屈曲 horizontal flexion (horizontal adduction)	135	肩峰を通る矢状面への垂直線	上腕骨	肩関節を90°外転位とする.	
	水平伸展 horizontal extension (horizontal abduction)	30				
肘 elbow	屈曲 flexion	145	上腕骨	橈骨	前腕は回外位とする.	
	伸展 extension	5				

表4 つづき

部位名	運動方向	参考可動域角度	基本軸	移動軸	測定肢位および注意点	参考図
前腕 forearm	回内 pronation	90	上腕骨	手指を伸展した手掌面	肩の回旋が入らないように肘を90°に屈曲する.	
	回外 supination	90				
手 wrist	屈曲（掌屈） flexion （palmar- flexion）	90	橈骨	第2中手骨	前腕は中間位とする.	
	伸展（背屈） extension （dorsiflexion）	70				
	橈屈 radial deviation	25	前腕の中央線	第3中手骨	前腕を回内位で行う.	
	尺屈 ulnar deviation	55				

手指測定

部位名	運動方向	参考可動域角度	基本軸	移動軸	測定肢位および注意点	参考図
母指 thumb	橈側外転 radial abduction	60	示指 （橈骨の延長上）	母指	運動は手掌面とする. 以下の手指の運動は，原則として手指の背側に角度計をあてる.	
	尺側内転 ulnar adduction	0				
	掌側外転 palmar abduction	90			運動は手掌面に直角な面とする.	
	掌側内転 palmar adduction	0				
	屈曲（MCP） flexion	60	第1中手骨	第1基節骨		
	伸展（MCP） extension	10				
	屈曲（IP） flexion	80	第1基節骨	第1末節骨		
	伸展（IP） extension	10				

表4 つづき

部位名	運動方向	参考可動域角度	基本軸	移動軸	測定肢位および注意点	参考図
指 fingers	屈曲（MCP） flexion	90	第2-5中手骨	第2-5基節骨		
	伸展（MCP） extension	45				
	屈曲（PIP） flexion	100	第2-5基節骨	第2-5中節骨		
	伸展（PIP） extension	0				
	屈曲（DIP） flexion	80	第2-5中節骨	第2-5末節骨	DIPは10°の過伸展をとりうる.	
	伸展（DIP） extension	0				
	外転 abduction		第3中手骨延長線	第2, 4, 5指軸	中指の運動は橈側外転, 尺側外転とする.	
	内転 adduction					

下肢測定

部位名	運動方向	参考可動域角度	基本軸	移動軸	測定肢位および注意点	参考図
股 hip	屈曲 flexion	125	体幹と平行な線	大腿骨（大転子と大腿骨外顆の中心を結ぶ線）	骨盤と脊柱を十分に固定する. 屈曲は背臥位, 膝屈曲位で行う. 伸展は腹臥位, 膝伸展位で行う.	
	伸展 extension	15				
	外転 abduction	45	両側の上前腸骨棘を結ぶ線への垂直線	大腿中央線（上前腸骨棘より膝蓋骨中心を結ぶ線）	背臥位で骨盤を固定する. 下肢は外旋しないようにする. 内転の場合は, 反対側の下肢を屈曲挙上してその下を通して内転させる.	
	内転 adduction	20				
	外旋 external rotation	45	膝蓋骨より下ろした垂直線	下腿中央線（膝蓋骨中心より足関節内外果中央を結ぶ線）	背臥位で, 股関節と膝関節を90°屈曲位にして行う. 骨盤の代償を少なくする.	
	内旋 internal rotation	45				

表4　つづき

部位名	運動方向	参考可動域角度	基本軸	移動軸	測定肢位および注意点	参考図
膝 knee	屈曲 flexion	130	大腿骨	腓骨 （腓骨頭と外果を結ぶ線）	屈曲は股関節を屈曲位で行う．	
	伸展 extension	0				
足 ankle	屈曲（底屈） flexion （plantar flexion	45	腓骨への垂直線	第5中足骨	膝関節を屈曲位で行う．	
	伸展（背屈） extension （dorsiflexion）	20				
足部 foot	外がえし eversion	20	下腿軸への垂直線	足底面	膝関節を屈曲位で行う．	
	内がえし inversion	30				
	外転 abduction	10	第1，第2中足骨の間の中央線	同左	足底で足の外縁または内縁で行うこともある．	
	内転 adduction	20				
母指（趾） great toe	屈曲（MTP） flexion	35	第1中足骨	第1基節骨		
	伸展（MTP） extension	60				
	屈曲（IP） flexion	60	第1基節骨	第1末節骨		
	伸展（IP） extension	0				
足指 toes	屈曲（MTP） flexion	35	第2-5中足骨	第2-5基節骨		
	伸展（MTP） extension	40				
	屈曲（PIP） flexion	35	第2-5基節骨	第2-5中節骨		
	伸展（PIP） extension	0				

表 4 つづき

部位名	運動方向		参考可動域角度	基本軸	移動軸	測定肢位および注意点	参考図
足指 toes	屈曲（DIP） flexion		50	第2-5中節骨	第2-5末節骨		
	伸展（DIP） extension		0				

体幹測定

部位名	運動方向		参考可動域角度	基本軸	移動軸	測定肢位および注意点	参考図
頸部 cervical spines	屈曲（前屈） flexion		60	肩峰を通る床への垂直線	外耳孔と頭頂を結ぶ線	頭部体幹の側面で行う. 原則として腰かけ座位とする.	
	伸展（後屈） extension		50				
	回旋 rotation	左回旋	60	両側の肩峰を結ぶ線への垂直線	鼻梁と後頭結節を結ぶ線	腰かけ座位で行う.	
		右回旋	60				
	側屈 lateral bending	左側屈	50	第7頸椎棘突起と第1仙椎の棘突起を結ぶ線	頭頂と第7頸椎棘突起を結ぶ線	体幹の背面で行う. 腰かけ座位とする.	
		右側屈	50				
胸腰部 thoracic and lumbar spines	屈曲（前屈） flexion		45	仙骨後面	第1胸椎棘突起と第5腰椎棘突起を結ぶ線	体幹側面より行う. 立位，腰かけ座位または側臥位で行う. 股関節の運動が入らないように行う.	
	伸展（後屈） extension		30				
	回旋 rotation	左回旋	40	両側の後上腸骨棘を結ぶ線	両側の肩峰を結ぶ線	座位で骨盤を固定して行う.	
		右回旋	40				
	側屈 lateral bending	左側屈	50	ヤコピー（Jacoby）線の中点にたてた垂直線	第1胸椎棘突起と第5腰椎棘突起を結ぶ線	体幹の背面で行う. 腰かけ座位または立位で行う.	
		右側屈	50				

表4　つづき

その他の検査法

部位名	運動方向	参考可動域角度	基本軸	移動軸	測定肢位および注意点	参考図
肩 shoulder （肩甲骨の動きを含む）	外旋 external rotation	90	肘を通る前額面への垂直線	尺骨	前腕は中間位とする. 肩関節は90°外転し，かつ肘関節は90°屈曲した肢位で行う.	
	内旋 internal rotation	70				
	内転 adduction	75	肩峰を通る床への垂直線	上腕骨	20°または45°肩関節屈曲位で行う. 立位で行う.	

（日本整形外科学会・日本リハビリテーション医学会（1995 年）より引用）

キンソン病などの錐体外路の障害を疑う.

深部腱反射の評価：皮膚，筋，腱が刺激を受けて，興奮し，求心性ニューロンを伝わり，反射中枢（脊髄，延髄）から遠心性ニューロンを経て，筋肉等へ刺激が伝わる. 深部腱反射を行うことで，障害部位診断の補助となる. 深部腱反射は検査用ハンマーを用いて行う. 下顎反射，上腕二頭筋反射，上腕三頭筋反射，大腿四頭筋反射等があり著しく筋の収縮が起こる（深部腱反射亢進）ものから，全く反応が出ないもの（深部腱反射消失）がある. 深部腱反射亢進時は上位運動ニューロン（大脳皮質運動野や脳幹から運動情報を下位運動ニューロンに伝える神経）障害の可能性がある. 深部腱反射減弱・消失時は反射伝導路障害，筋障害の可能性がある. 糖尿病罹患患者ではアキレス腱反射の減弱，消失が知られており，糖尿病患者の末梢神経障害の診断補助となる.

病的反射：病的反射は上位運動ニューロン障害により起こる原始反射をいう. 3つの病的反射を掲げる. 病的反射が出現することを病的反射陽性であるという.

Babinski 反射　踵から拇趾に向かい足底部を細い柄でこすりあげると母趾が足背側に背屈し他の4趾は扇状に広がれば陽性.

Chaddock 反射　外果を後方から前方に細い柄でこすると母趾が足背側に背屈すると陽性.

Hoffmann 反射　中手指関節を強くはじくと母指および他の指が手掌側へ屈曲すれば陽性.

一般的に上位運動ニューロン障害（脳梗塞，脳出血等）では筋緊張亢進，深部腱反射亢進，病的反射陽性となる. 下位運動ニューロン（上位運動ニューロンからの情報を目的の筋肉へ情報を伝える神経）障害では筋緊張低下，深部腱反射減弱，病的反射陰性となり，筋疾患，神経・筋接合部の障害では筋の緊張低下，筋萎縮をきたす.

不随意運動：無意識に筋収縮によって起こる，目的を持たない運動である.

企図振戦　小脳の障害で認める. 示指先を鼻先につける検査（Nose-Finger-Nose Test）において，鼻先につけようとする意思が働くと振戦が出る.

安静時振戦　安静時に出現. パーキンソン病では4〜8 HZ 程度の振戦をみる. 初診時は緊張していることが多く，パーキンソン病患者では振戦が出やすい.

薬を丸める動作（pill-rolling movement）も安静時に出現する.

パーキンソン病：安静時振戦，無動・寡動，筋強剛（固縮），姿勢保持反射障害の4症候を認め，これらの症状が徐々に進行する. 起立性低血圧，便秘，発汗過多，流涎などの自律神経症状に加え，精神症状が出現しやすい. 大脳基底核線条体にお

いて中脳黒質から線条体への伝達物質であるドパミン不足が原因とされている．1側の上肢の安静時振戦で発症することが多い．顔の表情も乏しくなる（仮面用顔貌）．

4大症候のうち2つ以上認めるものをパーキンソン症候群という．

パーキンソン症候群は脳血管障害，抗精神病薬，正常圧水頭症，一酸化炭素中毒でも出現する．

姿勢時振戦　安静時には出現せず，上肢を前方に伸ばし，コップや茶わんを持たせる姿勢をとらせると出現しやすい．

本態性振戦でみられる．

3．聴診

聴診は胸腹部のほかに，頸動脈の雑音が聴収されないかどうかを確認する．雑音があれば，有意な動脈狭窄が疑われ，頸部エコー検査を行う．また片側眼球突出と拍動を認めれば，眼瞼に聴診器を当て，聴診し，雑音が聴収されれば，脳血管疾患の可能性があり脳外科へ紹介する．

4．生理学的検査

身体機能低下と不整脈を認めれば，心電図検査を行う．高度な不整脈から心不全を起こし，せん妄や意識障害が出現することがある．また心原生脳梗塞の原因となる心房細動の有無も確認する．喫煙歴があれば呼吸器機能検査も行う．同様に急速な呼吸機能低下で性格の変貌，意識障害等出現することがある．

画像検査：胸部X線検査では肺野の浸潤影・腫瘍性病変の有無確認，心胸郭比，肋骨骨横隔膜角（CP angle）の評価も行う．亀背，円背は骨粗鬆症初期から出現する．胸，腰椎X線正面像で椎骨の骨棘形成，変形を認め，側面像では楔状変形を認める．骨粗鬆症が疑われれば，骨密度の検査まで行う．変形性膝関節症ではX線検査にて関節包内の骨棘変形，関節裂隙の狭小化，軟骨下層の硬化を認める．全身の関節痛や手指関節痛，関節リウマチに特徴的な手指変形（スワンネック変形，ボタン穴変形等），朝の関節のこわばり等あれば，

リウマチ専門医へ紹介する．中枢神経系障害が疑われれば，必要に応じて頭部CT，MRI検査を行う．

採血検査：採血検査も可能であれば，初診時に行う．下垂体・甲状腺機能，肝機能，腎機能，電解質，脂質，HbA1c，血糖値等の検査を行うことは，認知症，意識障害や身体機能低下をきたす疾患の鑑別に役立つ．

5．診断

身体機能低下の原因精査，診断は以上の診察手順を踏まえて総合的に判断する．原因疾患が特定困難な場合，不確実な診断で治療をすることなく，神経内科，脳外科，整形外科，場合によっては精神神経科等へ紹介し，確定診断をつけた上で治療を開始する．

再診時のポイント

初診時の身体所見を詳細に記録しておき，介入後の評価時期を明確にし，改善されたかどうかを評価する．初診時に行った身体機能改善プランに対して評価を行い，改善すべき点，問題点の抽出を行う．改善すべき点から次期評価日までのプランを立てていく．立案したプランは医療・介護スタッフへ伝える．状況に応じて医療スタッフ，介護スタッフとカンファレンスを行う．

継続治療のポイント

高齢者の継続治療は本人のモチベーションが最も重要であり，治療に対して積極的に取り組む姿勢を引き出す対応を医療・介護スタッフにて行う．治療でどこまで改善が期待されるか，治療中断にてどう推移するかの予測を本人だけではなく，家族にも説明する．同居家族・介護スタッフには日常生活において可能な動作，不可能な動作を説明し，自身で可能な動作は見守り程度にする．不必要な介護は身体機能を悪化させる．転倒しないよう環境整備についても説明する．

服薬管理については，必要に応じて，自宅にある残薬は定期的に外来にすべて持参させ，内服状況の確認をする．認知症や家庭環境にて服薬状況が把握できない場合は薬剤師と連携し，訪問薬剤指導等依頼する．

高齢者診察のポイント

診察に入る前に体重，身長測定，可能であれば体脂肪計にて筋肉量・内臓脂肪量，基礎代謝量を計測．るいそう患者は悪性疾患の精査も行うが，歯科，口腔外科領域疾患の可能性もあり，口腔内の診察を行う．栄養状態の改善も必要なケースが多く，口腔内の環境改善，嚥下機能の評価，口腔ケア指導，嚥下訓練について，歯科医と連携を取る．

限られた時間で多くの患者診察にあたらなければならないため，現病歴，服薬，排泄状況，認知症の有無などを看護師にまとめさせておくと，状況を把握しながら効率よく診察が行える．

認知症の有無にかかわらず，高齢者には人生の先輩と，敬意を持ち，患者との信頼関係を築けるように，診察時の言葉遣いには注意して接する．初診時には必ず診察医は自己紹介をする．また認知機能障害が疑われる患者には家族と本人の別々で情報収集を行ってから，同席させ，患者に精神的な負担をかけないよう配慮しながら，ゆっくり時間をかけて診察を行う．認知症患者の家族へは再診時，できるだけ，同伴させ，認知症に対しての教育と対応力も身につけさせていく．身だしなみについても観察する．時に便汚染，尿失禁，尿臭，つめの手入れができていない，季節にあった服装ではない，入浴・洗身した形跡がない，絶えず打撲痕が認められるなどのケースに遭遇する．その原因について考察（認知機能低下，失認，運動機能障害，家族の介護ネグレクトや虐待）し，対処していく．

運動麻痺については筋緊張，深部腱反射，病的反射，筋の萎縮の有無によりある程度の障害部位が推測できる．ただし，深部腱反射や病的反射の検出は熟練が必要，また被検者の精神的状態で変化するため，病的反射や深部腱反射はあくまでも診断の手助けである．

高齢者は主訴を上手く伝えられないことがある．この場合，現病歴や既往歴を再度聞き取る．場合によっては家族からの聞き取り調査まで行うことがある．患者側からの情報と診察結果から患者の訴えを上手く引き出すことが求められる．うつ状態で不定愁訴を毎回訴え，受診するケースがあるが，うつ状態になる原因を探る必要がある（認知機能低下，一人暮らしで寂しい，近所とのトラブルを抱えている，同居家族と折り合いが悪いなど）．

薬剤は症状を改善する反面，副作用も必ずあることを忘れてはならない．特に代謝，肝腎機能，体内水分量，や血清アルブミン量が低下していると予想される高齢者では，副作用が出現しやすく，重篤になることがある．身体機能の低下している患者を診察する場合，薬剤からの身体機能低下ではないのか，症状と薬剤の副作用が一致しないか確認する（表5）．薬剤の処方についても，できるだけ多剤にならないよう配慮し，副作用が予想される薬剤に関しては，患者，家族へ副作用，副作用出現時の対処法を説明しておかなければならない．

初診時の医師の対応で，高齢者は治療に対するモチベーションが大きく変化する．極端にいえば対応が悪ければ，再診にも繋がらない．患者の治療に対する積極性をわれわれが，いかに引き出すかが，身体機能改善へと繋がる．

年齢や障害度，認知機能を総合的に判断し，ゴールをどのレベルまでに持っていくか，ゴール到達時の機能維持はどうするかを個別に明確に記録として残す．他の患者と混同し，治療が漫然と行われることがないよう，注意しなければならない．高齢者の治療においては，状況に応じてゴールを変更せざるおえない状況が多々あるため，ゴールは定期的に見直す必要がある．

サルコペニアやフレイルは比較的新しい概念であるが，生活に支障が出る前段階のフレイルやサ

表5　身体機能低下に影響を及ぼす主な薬剤

ステロイド剤	精神興奮　せん妄　血圧上昇 糖尿病　骨粗鬆症　等	スルホニル尿素剤 （糖尿病治療薬）	重症低血糖
筋弛緩剤	尿閉，ふらつき，転倒　血圧低下， 倦怠感，尿失禁	α-グルコシダーゼ阻害剤 （糖尿病治療薬）	便秘　腸閉塞
ベンゾジアゼピン系睡眠剤・ 抗不安剤	転倒　過沈静　認知機能低下 せん妄　筋弛緩	ビグアナイド剤 （糖尿病治療薬）	低血糖 乳酸アシドーシス
抗パーキンソン病剤	悪性症候群　傾眠　幻覚 ジスキネギア（注1） （L-ドーパ剤 on off 現象，Wearing off 現象 no-on 現象）	コリンエステラーゼ阻害剤 （抗認知症薬）	錐体外路症状　食思低下 悪性症候群　嘔気　失神 嘔吐　せん妄　めまい
定型抗精神薬剤	錐体外路症状　過沈静 認知機能低下	NMDA受容体阻害剤 （抗認知症薬）	めまい，痙攣　妄想
酸化マグネシウム剤	高Mg血症　悪心　嘔吐，下痢 意識障害　筋力低下　傾眠	抗てんかん剤	傾眠　ふらつき　転倒 肝障害　多毛
スタチン （HMG-COA還元酵素阻害剤）	横紋筋融解症　歩行障害 大腿部痛などミオパチー 肝障害	制吐剤（ドーパミン受容体 拮抗剤）	錐体外路症状（パーキン ノン症候群）
ジギタリス製剤	高度徐脈による意識障害 ジギタリス中毒　嘔吐　せん妄 食思低下	H2受容体拮抗剤 （消化性潰瘍治療薬）	せん妄　興奮
降圧剤	失神　起立性低血圧　めまい ふらつき	抗アレルギー剤・抗ヒスタ ミン剤	眠気　ふらつき　注意力 散漫

注1）ジスキネジア（dyskinesia）四肢，体幹に出現する舞踏病様の不随意運動．ドパミン製剤内服で出現する．

ルコペニアの状態から医学的介入ができれば，自立した生活を続けられ，医療・介護費の削減が期待できる．介護職員確保が困難な中，早期介入できれば，寝たきり患者が減少し，要介護者を支援する地域の活気ある高齢者が増え，限られた介護職員数でも，地域包括ケアシステムが構築されていくのではないだろうか．定期健康診断にフレイル，サルコペニア診断項目が導入され，地域包括ケアシステムに反映されることを期待したい．

　最後に，精神的，肉体的衰えのある高齢者の身体機能低下に対する治療は薬剤，リハビリテーションのみで改善するものでなく，家族，本人を含む多職種の連携の下，はじめて成り立つものである．患者本人，家族，介護支援専門員，介護福祉士（ヘルパー），訪問看護師，リハビリ担当者，ソーシャルワーカー，看護師，歯科医師，薬剤師，栄養師等，日頃から顔の見える連携体制構築がもっとも重要と考える．

文　献

1) サルコペニア　定義と診断に関する欧州関連学会のコンセンサスの監訳とQ＆A
2) フレイル予防　高齢者総合的機能評価（CGA）・老年症候群　（日医かかりつけ医機能研修制度平成28年度応用研修会　資料）
3) 日本医師会雑誌　第144巻　特別号　ロコモティブシンドロームのすべて
4) 日本医師会雑誌　第138巻　特別号　高齢者診療マニュアル
5) 日常生活機能と骨格筋量　筋力との関連　日本老年医学会雑誌 49：195-198：2012

（宮薗　尊仁）

5 診察室で指導する運動療法

■ 運動療法はなぜ必要か

高齢者においては，筋力低下，平衡能力の低下により転倒しやすくなる．「寝たきり」の主たる原因には，脳血管障害，第2位に骨折，次いで廃用症候群（生活不活発病）が挙げられている．その骨折のうちでも半数は大腿骨頸部骨折であり，脊柱圧迫骨折や変形性膝関節症も重要な疾患である．骨折の原因として転倒に加え，骨粗鬆症も関与する．

寝たきり（障害老人自立度Bランク以上）は，介護保険対象者の40%以上に相当し，2025年には230万人に達すると推定されている．そのため，生活の質（QOL）の低下だけでなく介護による社会的な負担も増すことになる．

運動療法を指導することで，廃用症候群を含め移動能力の低下や骨粗鬆症の進行を抑制することができる．さらに，精神的にも，高齢者の意欲にも影響する．循環器や呼吸器の能力の維持や生活習慣病の予防や治療においても重要であるのはいうまでもない．また，不活発になることで，筋力が低下（サルコペニア）し，さらに精神的にも高齢者の意欲にも影響する．

以上の観点からも，運動器不安定症として2006年に整形外科医会を中心に，3学会が診断基準をまとめている（運動器不安定症の項目参照）．

また，日本老年医学会では，高齢者の虚弱を包括してフレイルの概念を提唱している．

1．治療上の注意点

診察室では，歩行のパターン（歩幅，足や大腿の挙上，手と足の連動性）歩行のバランスなどを観察する．神経学的な検査に加えて，下肢筋力の低下や関節可動域を含め廃用の程度の評価も行う．血圧や不整脈の有無なども診察時に確認する．

問診時には，①立ったまま靴下を履けない，②階段を上るとき，手すりを使って上ることが多くなった，③最近，よくつまずくあるいは転倒したことがある，④立つときに何かにつかまる，⑤歩く速度が以前よりも遅くなった，⑥方向転換時にバランスを崩す，などを中心に尋ねることが必要である．とくに，数ヵ月以内の転倒の既往があれば骨折のリスクが高いため，早急の対応が必要と判断される．加えて，運動の経験についても尋ね，モチベーションを高める機会とすることが望ましい．

平衡能力の低下する疾患として，パーキンソン病（症候群）や小脳疾患など中枢神経障害の有無の診断，平衡機能障害の原因として良性発作性頭位性めまいなどの内耳性疾患の有無を診断し治療する必要がある．また，骨折の重要な因子である骨粗鬆症も診断し治療をする必要がある．

高齢者においては睡眠薬や精神安定剤の投与により平衡能力が低下し転倒しやすくなることが知られている．これらの薬剤は最低量とすることが望ましい．

過体重があると，転倒時に大腿骨頸部骨折が生じやすいことも報告されている．また，変形性膝関節症の悪化の要因でもあり，BMIなどから適性体重の指導をすることが必要である．

また，レビー小体型認知症，シャイドレーガー症候群や高血圧治療薬剤においても，起立性低血圧を生じることがあり，診察室では，臥位と立位

での血圧の差異を計測しておくのが望ましい。心電図の記録や胸部X線撮影により運動に適さない心肺疾患の除外も必要である。

2. 日常生活での注意点

高齢者は、屋外よりむしろ屋内で転倒することが多い。つまずきやすい家具やコード類の整理や配置も重要である。1日7,000〜8,000歩前後の散歩（ウォーキング）を、能力の低下する前から習慣つけておくことが重要と考えられる。下肢筋力低下やバランス不良がみられる場合には杖の利用を勧めることも必要である。食事は、適正体重やカルシウム摂取、血清アルブミン量などを考慮し指導する必要がある。

3. 運動療法時での注意点

高齢者は、安静を保つことで筋力の低下、さらに骨粗鬆症も進むことが指摘されている。かぜなどの感染症においても、体力の回復をみて、早めに運動を開始するように勧める。

夏季の運動には、ミネラルを含む水分の十分な摂取が重要であり、冬季には、外出に際して、急激な体温の低下を和らげるため、室内で十分な着衣を整える必要がある。食後直後の運動を避けるのはいうまでもない。

歩行のスタイルとして、腕を十分に振り、つま先が下がらないように大腿部を挙げるように心がけて歩くようにする。

関節痛の生じやすい場合には、靴の選択も重要である。また、ストレッチや柔軟体操も必要である。変形性膝関節症のため、歩行障害を訴える場合には、水中ウォーキングや自転車エルゴメータなどを利用し膝への負担を軽減する運動を勧めるのが望ましい。

診察室での指導

日常生活自立度Aランク程度では、机や壁など動かないものを支えにして、立位で膝の屈伸（スクワット）をすることで、下肢筋力の増強を図る。膝の痛みがある場合には、椅子に座り、膝の曲げ伸ばしを行い、足首に、砂袋などを装着し負荷を増していく。また、壁などを支えにして、大腿部の挙上をすることで、大腿部の筋力増強を図ることも可能である。

外を歩くのがむずかしい場合でも、立つことのできる人ならば、転倒・骨折の予防に片足立ち訓練を行う。壁や机などを手でもったりもたれて、転倒に注意して右足と左足をそれぞれ1分で1回とし、1日3回、計6分間行い、骨密度や筋力低下を予防する。

日常生活自立度Jランク程度では、外出やウォーキングを勧めることで、能力低下を防ぐことができる。

介護保険制度の利用

平成18年の介護保険改訂により、介護予防が加わった。その際、介護保険の利用にいたらない場合、基本チェックリストにより、特定高齢者の選別が行われるようになった。特定高齢者は運動機能向上、栄養指導、口腔機能向上などの介護予防プログラムに参加することができる。該当する場合には、近くの地域包括支援センターに相談すれば、利用可能となる。本事業は、平成30年までに、総合事業においてさらに促進される。

リハビリテーション指示書の記入

介護保険において、訪問リハビリテーションや通所リハビリテーションを受けるには、主治医のリハビリテーション指示書の記入が重要である。血圧など循環器系疾患や整形外科系疾患について留意点を記入し指示する必要がある。

（久次米健市）

第**2**章 疾患編
L
その他

6

介護保険制度における
主治医意見書の位置づけ

主治医意見書の位置づけ

　介護保険制度では，被保険者が保険によるサービスを利用するためには，介護の必要性の有無やその程度等についての認定（要介護認定）を保険者である市町村から受ける必要がある（図1）.

　この要介護認定は，市町村職員等による調査によって得られた情報および主治医の意見（主治医意見書）に基づき，市町村等に設置される保健・医療・福祉の学識経験者から構成される「介護認定審査会（以下『審査会』という）」で行われる（図2）. 審査会は，医師以外の職種もいるので，主治医意見書は，専門用語等はなるべく避けて，

平易な言葉で作成する必要がある. また，主治医意見書は，審査会での二次判定の審査資料となるだけでなく，コンピュータによる一次判定においても「短期記憶」，「認知能力」，「伝達能力」，「食事」の4項目が入力されており，一次判定を行う「要介護認定等基準時間」の算出にも利用されている.

　主治医意見書は，「診断書」や「診療情報提供書」とは異なり，介護保険法に基づき申請者の「身体上または精神上の障害（生活機能低下）の原因である疾病または負傷の状況等」を総合評価し，どの程度の介護を要するかという観点から医学的に意見を述べるものである.

　主治医意見書の具体的な利用方法は，次のとお

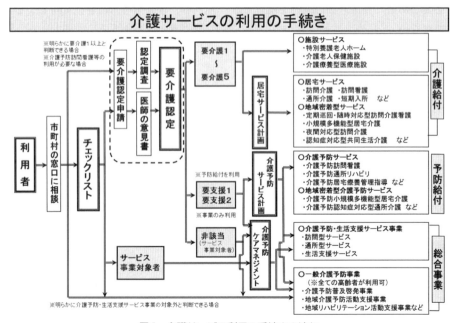

図1　介護サービス利用の手続きの流れ

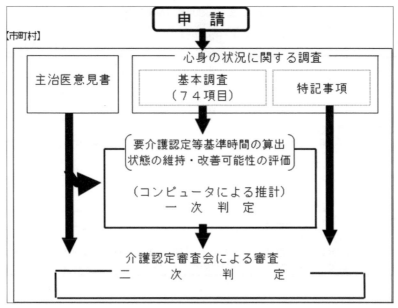

図2　要介護認定の流れ

り，これらの点が明確になるような記載内容が求められている．

①第2号被保険者（40歳以上65歳未満）の場合，生活機能低下の直接の原因となっている疾病が特定疾病に該当するかどうかの確認．

②介護の手間がどの程度になるのかの確認．

③状態の維持・改善可能性の評価．

④認定調査による調査結果の確認・修正．

⑤介護サービス計画作成時の利用．

つまり，「疾病の重症度」や「医療の必要度」ではなく，「介護の手間」の視点で介護量の大きさが想定できる記載が必要である．

要介護認定の結果如何によって，申請を行った高齢者は介護保険によるサービスを利用できるかどうかが，また利用できる場合には在宅サービスの上限や施設に支払われる報酬が決定されることから，要介護認定の審査判定に用いられる資料である主治医意見書は，極めて重要な役割を担っている．

また，前述のとおり，主治医意見書は，（主治医の同意のうえで）介護サービス計画作成にも活用される．平成27年4月からは，介護保険法改正に伴い「総合事業における介護予防ケアマネジメントのケアプラン作成，地域ケア会議における個別事例の検討，指定介護老人福祉施設および指定地域密着型介護老人福祉施設における入所に関する検討のための委員会での特例入所対象者の判定および施設への優先入所対象者の判定，認知症日常生活自立度を基準とした加算における日常生活自立度の決定」に関しても利用されることになり，重要性が増していること，改めてご認識いただきたい．

1．主治医意見書の早期提出

介護保険法では，要介護認定は，申請日から30日以内に行わなければならない．しかし，厚生労働省が平成23年度に実施した調査では，申請日から36日程度要している．かかりつけ医として，患者（申請者）が可能な限り早くサービス利用を開始することができるよう，主治医意見書の早期提出が求められている．

また，厚生労働省が平成22年度に実施した「末期がん等の認定状況調査」によると，19.4％の方が二次判定前に亡くなっており，申請後の日数別

表1　主治医意見書（基本事項）

主治医意見書

①　記入日　平成　　年　　月　　日

申　請　者	（ふりがな）	男・女	〒 ②　－
			連絡先　　　（　　　　）
	明・大・昭　　年　　月　　日生（　　歳）		

④ 上記の申請者に関する意見は以下の通りです.
主治医として, 本意見書が介護サービス計画作成等に利用されることに　③ □同意する.　　□同意しない.
医師氏名
医療機関名　　　　　　　　　　　　　　　　　　　　電話　　　（　　　）
医療機関所在地　　　　　　　　　　　　　　　　　　FAX　　　（　　　）

⑤ (1) 最終診察日　　平成　　　年　　　月　　　日

⑥ (2) 意見書作成回数　□初回　□2回目以上

⑦ (3) 他科受診の有無　□有　□無
(有の場合)→□内科　□精神科　□外科　□整形外科　□脳神経外科　□皮膚科　□泌尿器科
□婦人科　□眼科　□耳鼻咽喉科　□リハビリテーション科　□歯科　□その他（　　　　　）
⑧

に確認すると, 15日で約1割, 25日で約2割, 40日で約3割の方が亡くなっていた. 特に末期がん等の方には, 迅速な主治医意見書の作成をお願いしたい.

2. かかりつけ医としての役割

主治医意見書は「生活機能」に視点をおいた記載が必要である. 医療の情報（傷病名, 治療の内容, 治療・服薬の確認, 予後の見直しなど）と生活状況（歩行, 食欲, 日常活動, 意欲など）の両方の情報とその関係性を交えながら「きっかけ→経過→結果→今後」についての視点から記載する.

かかりつけ医には, 健康の回復が困難な病気や障害を抱えて生きる高齢者が住みなれた地域で生活したり, 生活機能・QOLを維持向上させたり患者の身近に存在し, 病気のみならず生活も支援することが求められている. 日頃から患者の生活, 特に食事・排泄・入浴・外出・運動などの日常生活動作についての評価を行い, 介護支援専門員・その他の職種等に対して適切な指導・助言を行うことで, 高齢者が適切な介護サービスを利用してもらうことが重要である.

主治医意見書の記載のポイント

要介護認定は患者・家族に与える影響が極めて大きく, 主治医意見書がそのなかで重要な役割を担っている. しかし, 審査会の意見を聞くと, 記載不十分のものや記載ミスなどのため審査を行ううえで困ることや改善をお願いしたい事項の指摘がなされている.

主治医意見書は, 「基本事項」（表1）, 「1. 傷病に関する意見」, 「2. 特別な医療」, 「3. 心身の状態に関する意見」, 「4. 生活機能とサービスに関する意見」, 「5. 特記すべき事項」の6項目に分かれている. それぞれの項目ごとに主な記載ポイントを次にまとめる.

(1) 記入日（①参照）
・記入日を予め記入していた場合も, 申請日より前にならないように注意する.
(2) 申請者の氏名等
・申請者の氏名等の住所および連絡先について, 施設・病院等に入院・入所している場合は, 当該施設の施設名, 住所および電話番号を記載する（②参照）.
・介護サービス計画作成等に利用することに同意

表2　主治医意見書（傷病に関する意見）

1. 傷病に関する意見

	(1) 診断名（<u>特定疾病</u>または<u>生活機能低下の直接の原因となっている傷病名</u>については 1. に記入）及び発症年月日						
⑨	1.＿＿＿＿＿＿＿＿＿＿＿＿＿＿＿＿	⑩発症年月日	（昭和・平成	年	月	日頃）
	2.＿＿＿＿＿＿＿＿＿＿＿＿＿＿＿＿	発症年月日	（昭和・平成	年	月	日頃）
	3.＿＿＿＿＿＿＿＿＿＿＿＿＿＿＿＿	発症年月日	（昭和・平成	年	月	日頃）

⑪	(2) 症状としての安定性	□安定	□不安定	□不明

（「不安定」とした場合，具体的な状況を記入）

⑫	(3) 生活機能低下の直接の原因となっている傷病または特定疾病の経過及び投薬内容を含む治療内容〔最近（概ね 6 ヵ月以内）介護に影響のあったもの　及び　特定疾病についてはその診断の根拠等について記入〕

することで，サービス担当者会議等に主治医意見書が提示される．主治医から介護支援専門員等に医療情報を積極的に提供するという観点から，同意を原則とする．申請者本人の同意は申請段階で確認されており，主治医に「守秘義務」に関する問題が生じることはない（③参照）．

(3) 医師氏名等（④参照）

・医師本人の記載であることを確認する必要があることから，医師本人による自署が望ましい（氏名にもゴム印を使用する場合には押印が必要である）．医療機関の所在地および名称等はゴム印等を用いて構わない．

(4) 最終診察日（⑤参照）

・最後に診察した日を記載する．できるだけ直近の情報を提供する．記入日と乖離がないように注意する．

(5) 意見書作成回数（⑥参照）

・自院での作成回数について記載する．新規申請と継続申請で作成料が異なる．

(6) 他科受診の有無

・わかる範囲で，できるだけ記載することが望ましい．他科受診のために介護の手間が延長していることがある．わからない場合は，空欄とせずに「その他」にチェックし「不明」と記載する．他科受診の必要性に関するチェックではな

い（⑦参照）．

・歯科受診の有無は，在宅ケアプランにおいて重要な場合があり注意が必要である（⑧参照）．

1．傷病に関する意見（表2）

(1) 診断名および発症年月日

・65 歳以上の第 1 号被保険者は，生活機能低下の直接の原因となっている傷病名を記載する．生活機能低下を引き起こしている傷病が複数ある場合は，（発症年月日の順番ではなく）より主体であると考えられる傷病を優先して記載する．介護の手間という視点よりは，機能障害名も記載することが望ましい（例：脳血管障害による右片麻痺）（⑨参照）．

・40 歳以上 65 歳未満の第 2 号被保険者は，介護を必要とさせている生活機能低下等の直接の原因となっている「特定疾病名」を記載する．その場合は，必ず診断根拠を (3) に記載する（⑨参照）．

・4 種類以上の傷病に罹患している場合は，主な傷病名の記載にとどめ，必要であれば，「5. 特記すべき事項」の欄に記載する．

・診療開始日ではなく発症日を記載し，不明確な場合はおおよその年月を，まったく不明の場合は「不詳」とする．例えば，脳血管障害の再発

表3　主治医意見書（特別な医療）

2．特別な医療（過去14日間以内に受けた医療のすべてにチェック）

⑬
処置内容	□点滴の管理　　□中心静脈栄養　　　　　□透析　　　□ストーマの処置　　□酸素療法
	□レスピレーター　□気管切開の処置　　　□疼痛の看護　　□経管栄養
特別な対応	□モニター測定（血圧，心拍，酸素飽和度等）　□褥瘡の処置
失禁への対応	□カテーテル（コンドームカテーテル，留置カテーテル　等）

や併発の場合には，直近の発作（発症）が起きた年月日を記載する（⑩参照）．

（2）症状としての安定性（⑪参照）

・現在の全身状態から急激な変化が見込まれない場合は「安定」を選択する．不明の場合は「不明」を選択する．

・不安定の判断は，脳卒中や心疾患，外傷等の急性期や慢性疾患の急性増悪期等で，積極的な医学的管理を必要とすることが予想される場合に選択する．つまり，短期間（概ね6ヵ月）に心身の状態が変化する恐れがあり，それに伴い要介護度の重症化が予測される場合に選択し，具体的な状況を必ず記載する．記載しきれない場合は，（3）の欄に記載する．なお，「歩行が不安定」，「精神的に不安定」，「高齢であるので不安定」などは，この項目の「不安定」としては適切でない．

（3）生活機能低下の直接の原因となっている傷病または特定疾病の経過および投薬内容を含む治療内容（⑫参照）

・要点を簡潔に記載し，個人が特定できるような固有名詞は使わない．投薬内容は，ただ単に投薬内容を羅列するのではなく，必ず服用しなければならない薬剤，頓服の必要な薬剤等があり，介護の手間に影響があるものがあれば整理して記載する．

・意識障害があれば，その状況も具体的に記載する．

2．特別な医療（⑬参照）（表3）

・申請者が過去14日間に受けた12項目の医療のうち，看護職員等が行った診療補助行為（医師が同様の行為を診療行為として行った場合を含む）について記載する．

・看護の度合いの把握であり，「医師でなければ行えない行為」，「家族/本人が行える類似の行為」は含まれない．

・12項目以外の医師が行った治療行為は含まれない．

・チェックした場合は，その具体的な内容を「5．特記すべき事項」に記載することが望ましい．

・継続して実施されているもののみを対象とし，急性疾患への対応で一時的に実施される医療行為は含まない．

・このチェック項目以外で介護の手間が延長する要因となっているものや，14日間以前に行ったものなどでも情報として必要があれば，「5．特記すべき事項」に記載することが望ましい．

3．心身の状態に関する意見（表4）

（1）日常生活の自立度について（⑭参照）

・自立度の判定は，「状態の維持・改善の可能性（要支援2，要介護1）」の判断根拠となる．一次判定の介護の手間を示す時間の加算にも影響する．判断した具体的な内容を「5．特記すべき事項」へ記載することが望ましい．判定は，図3，図4を参照していただきたい．

・遷延性の意識障害等で，認知症高齢者の日常生活自立度が判断不能である場合は，「M」にチェックし，「1．（3）生活機能低下の直接の原因となっている傷病または特定疾病の経過および投薬内容を含む治療内容」に具体的な内容を記載する．

（2）認知症の中核症状（⑮参照）

・認知症の中核症状の3項目は，コンピュータによる一次判定に入力される項目である．一次判定の介護の手間を示す時間の加算の大切なポイントである．

表4 主治医意見書（心身の状態に関する意見）

3. 心身の状態に関する意見

⑭ (1) 日常生活の自立度等について
・障害高齢者の日常生活自立度（寝たきり度）　□自立　□J1　□J2　□A1　□A2　□B1　□B2　□C1　□C2
・認知症高齢者の日常生活自立度　　　　　　　□自立　□Ⅰ　□Ⅱa　□Ⅱb　□Ⅲa　□Ⅲb　□Ⅳ　□M

⑮ (2) 認知症の中核症状（認知症以外の疾患で同様の症状を認める場合を含む）
・短期記憶　　　　　　　　　　　　　　　□問題なし　　　□問題あり
・日常の意思決定を行うための認知能力　　□自立　　□いくらか困難　　□見守りが必要　　　　□判断できない
・自分の意思の伝達能力　　　　　　　　　□伝えられる　□いくらか困難　□具体的要求に限られる　□伝えられない

⑯ (3) 認知症の周辺症状（該当する項目全てチェック：認知症以外の疾患で同様の症状を認める場合を含む）
□無　┊□有┌□幻視・幻聴　□妄想　　　□昼夜逆転　□暴言　　□暴行　□介護への抵抗　　□徘徊
　　　　└→└□火の不始末　□不潔行為　□異食行動　□性的問題行動　□その他（　　　　　　　）

⑰ (4) その他の精神・神経症状
□無　┊□有　〔症状名：　　　　　　　　　　　専門医受診の有無　□有（　　　　　　）　□無〕

(5) 身体の状態　⑲
⑱ 利き腕（□右　□左）　身長＝□□cm 体重＝□□kg（過去6ヵ月の体重の変化　□増加　□維持　□減少）
⑳ □四肢欠損　　　　　（部位：　　　　　　　　　　　　　　　）
㉑ □麻痺　　　　　　　□右上肢（程度：□軽　□中　□重）　　　□左上肢（程度：□軽　□中　□重）
　　　　　　　　　　　□右下肢（程度：□軽　□中　□重）　　　□左下肢（程度：□軽　□中　□重）
㉒　　　　　　　　　　□その他（部位：　　　　　　程度：□軽　□中　□重）
　　　□筋力の低下　　（部位：＿＿＿＿＿＿＿＿＿＿＿＿＿＿　程度：□軽　□中　□重）
　　　□関節の拘縮　　（部位：＿＿＿＿＿＿＿＿＿＿＿＿＿＿　程度：□軽　□中　□重）
　　　□関節の痛み　　（部位：＿＿＿＿＿＿＿＿＿＿＿＿＿＿　程度：□軽　□中　□重）
　　　□失調・不随意運動　・上肢　□右　□左　　　・下肢　□右　□左
　　　□褥瘡　　　　　（部位：＿＿＿＿＿＿＿＿＿＿＿＿＿＿　程度：□軽　□中　□重）
　　　□その他の皮膚疾患（部位：＿＿＿＿＿＿＿＿＿＿＿＿＿＿　程度：□軽　□中　□重）

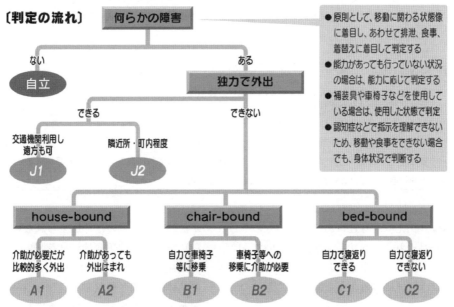

図3　障害高齢者の日常生活自立度判定チャート

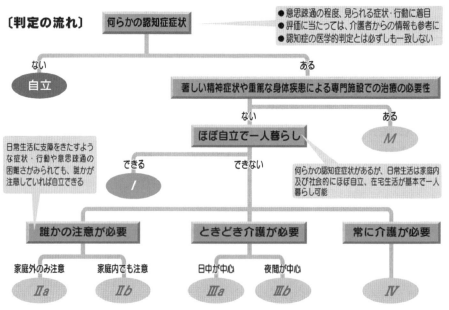

〔判定の流れ〕 何らかの認知症症状

● 意思疎通の程度、見られる症状・行動に着目
● 評価に当たっては、介護者からの情報も参考に
● 認知症の医学的判定とは必ずしも一致しない

ない　　　　　　　　　　　　ある

自立

著しい精神症状や重篤な身体疾患による専門施設での治療の必要性

ない　　　　　　　　　ある

ほぼ自立で一人暮らし　　　　M

日常生活に支障をきたすような症状・行動や意思疎通の困難さがみられても、誰かが注意していれば自立できる

できる　　　　できない

I

何らかの認知症症状があるが、日常生活は家庭内及び社会的にほぼ自立、在宅生活が基本で一人暮らし可能

誰かの注意が必要　　　　　ときどき介護が必要　　　　常に介護が必要

家庭外のみ注意　家庭内でも注意　　日中が中心　夜間が中心

IIa　　　IIb　　　IIIa　　　IIIb　　　IV

図4　認知症高齢者の日常生活自立度判定チャート

表5　認知症の周辺症状

幻視・幻聴	幻視とは、視覚に関する幻覚．外界に実在しないのに、物体、動物、人の顔や姿等が見えること．幻聴とは、聴覚領域の幻覚の一種．実際には何も聞こえないのに、音や声が聞こえると感じるもの．
妄想	病的状態から生じた判断の誤りで、実際にはあり得ない不合理な内容を、正常を超えた訂正不能な主観的確信をもって信じていること．これに対し、訂正可能である場合は錯覚という．
昼夜逆転	夜間不眠の状態が何日間か続いたり、明らかに昼夜が逆転し、日常生活に支障が生じている状態．
暴言	発語的暴力をいう．
暴行	物理的暴力をいう．
介護への抵抗	介護者の助言や介護に抵抗し、介護に支障がある状態．単に助言に従わない場合は含まない．
徘徊	客観的には、目的も当てもなく歩き回る状態．認知症だけでなく心因性の葛藤からの逃避的行為やその他急性精神病等でもみられる．
火の不始末	たばこの火、ガスコンロ等あらゆる火の始末や火元の管理ができない状態．
不潔行為	排泄物を弄んだり撒き散らす場合等をいう．体が清潔でないことは含まれない．
異食行動	食欲異常の一種．正常では忌避するような物体、味に対して特に異常な食欲や嗜好を示すこと．
性的問題行動	周囲が迷惑している行為と判断される性的な問題行動．

・短期記憶は、例えば、身近にある3つのものを見せて、一旦それをしまい、5分後に聞いてみる等の方法を用いて、申請者および医師がともに一時的には記憶に残るような直前のことについて覚えているか否かを評価する．

・伝達能力の判断は、限られた者のみ理解できるサイン（本人固有の音声やジェスチャー）でし

か伝わらないものは「伝えられない」とする．

（3）認知症の周辺症状（⑯参照）

・認知症の周辺症状（BPSD）がある場合は、その具体的症状と頻度を「5. 特記すべき事項」に記載する．表5の定義を参考にし、複数の状態が認められる場合は、該当するものにすべてチェックする．認知症の周辺症状として列挙し

表6 その他の精神・神経症状

失語	正常な言語機能をいったん獲得した後，多くは大脳半球の限定された器質的病変により，言語（口頭言語と文字言語の両方）表象の理解・表出に障害をきたした状態.
構音障害	俗に"ろれつが回らない"という状態. 構音器官（咽頭，軟口蓋，舌，口唇等）の麻痺による麻痺性構音障害と，筋相互の間の協調運動障害による協調運動障害性構音障害とがある. 後者は運動失調によるものと，錐体外路性運動障害によるものがある.
せん妄	意識変容の一つ. 軽度ないし中等度の意識混濁に妄想，錯覚，偽幻覚，幻覚，不安・恐怖，精神運動性の興奮を伴う. 夜間に起こりやすい（夜間せん妄）.
傾眠傾向	意識の清明性の障害. 意識混濁は軽度で，反復して強い刺激を与えればやや覚醒状態に回復するが，放置すればただちに入眠してしまうような状態.
失見当識	見当識の機能が失われた状態. 多くの場合，意識障害がある際にみられる（意識障害性）ため，意識障害の有無をみる必要がある. その他，認知症等で記銘力障害のある場合（健忘性），妄想によって周囲を正しく判断していない場合（妄想性）等にも認められる.
失認	局在性の大脳病変によって起こる後天性の知覚と認知の障害で，ある感覚を介する対象認知が障害されているが，その感覚自体の異常，また，知能低下，意識障害等に原因するとはいえ，また他の感覚を介すれば対象を正しく認知できるもの. 視覚失認及び視空間失認，聴覚失認，触覚失認，身体失認等に大別される.
失行	随意的，合目的的，象徴的な熟練を要する運動行為を行うことができない状態で，麻痺，運動失調等の要素的運動障害，また失語，失認，精神症状等で説明できないもの. 局在性の大脳病変で起こる後天性の行為障害.

ているが，その他の疾患で同様の状態が認められる場合も，該当するものをチェックする.

（4）その他の精神・神経症状（⑰参照）

・認知症以外の精神・神経症状があれば，記載する. その際，申請者の状態から判断して，表6の定義に当てはまるものがあれば，症状名に記入する. 専門医を受診している場合は，必ず記載する.

（5）身体の状態

・利き腕は，介護の手間に影響の大きい項目であり，把握して記載することが望ましい（特に片麻痺等の場合は必須）（⑱参照）.

・身長，体重は，介護の手間を検討するときに必要な情報であるので，記載が必要である. 未測定の場合，空欄は避けて「痩せ型」，「肥満型」の記載が望ましい. 過去6ヵ月程度における体重の変化は，本人の身体状況などを把握する意味があり，3%程度の増減を目途に判断する（⑲参照）.

・四肢欠損は，腕，肢，指などについて，欠損が生じている状態について記載する. 手指の欠損とは，PIP関節より中核以上の関節である（⑳参照）.

・麻痺は，訪問調査においても，同様の項目があ

るが，医学的観点からの麻痺の有無を記載する（訪問調査員は，日常生活に影響があるかどうかで判断する）（㉑参照）.

・各項目にチェックした場合は，程度欄のチェックの記載漏れがないように気をつける. 麻痺や褥瘡などの状態が，介護の手間にどの程度影響するのかの観点から判断する. 体幹の麻痺は失調に含めるものとし，知覚麻痺は含めない（㉒参照）.

4．生活機能とサービスに関する意見（表7）

（1）移動（㉓参照）

・車いすの使用は，常時使っている場合だけでなく，外出時だけの使用や，病院や通所施設等だけで使用している場合も含む. 歩行補助具・装具は，杖などを時々使用する場合も含む. なお，義足は含まない.

（2）栄養・食生活

・要介護状態の改善および重度化の予防の観点から，「低栄養」に関連する要因として考えられる食事行為，総合的な栄養状態を評価する. コンピュータによる一次判定に入力される項目である（㉔参照）.

表7　主治医意見書（生活機能とサービスに関する意見）

4. 生活機能とサービスに関する意見

㉓	(1) 移動			
	屋外歩行	□自立	□介助があればしている	□していない
	車いすの使用	□用いていない	□主に自分で操作している	□主に他人が操作している
	歩行補助具・装具の使用（複数選択可）	□用いていない	□屋外で使用	□屋内で使用

㉔	(2) 栄養・食生活			
	食事行為	□自立ないし何とか自分で食べられる		□全面介助
	㉕現在の栄養状態	□良好		□不良
	→ 栄養・食生活上の留意点　（　　　　　　　　　　　　　　　　　　　　　　　　　　　　）			

㉖ (3) 現在あるかまたは今後発生の可能性の高い状態とその対処方針
　　□尿失禁　□転倒・骨折　□移動能力の低下　□褥瘡　□心肺機能の低下　□閉じこもり　□意欲低下　□徘徊
　　□低栄養　□摂食・嚥下機能低下　□脱水　□易感染性　□がん等による疼痛　□その他（　　　　　　）
→ 対処方針（　　　　　　　　　　　　　　　　　　　　　　　　　　　　　　　　）

㉗ (4) サービス利用による生活機能の維持・改善の見通し
　　　　　　□期待できる　　　　　□期待できない　　　　□不明

㉘ (5) 医学的管理の必要性（特に必要性の高いものには下線を引いて下さい．予防給付により提供されるサービスを含みます．）
　　□訪問診療　　　　　□訪問看護　　　　　　　□看護職員の訪問による相談・支援　　㉙□訪問歯科診療
　　□訪問薬剤管理指導　□訪問リハビリテーション　□短期入所療養介護　　　　　　　　　□訪問歯科衛生指導
　　□訪問栄養食事指導　□通所リハビリテーション　㉚□その他の医療系サービス（　　　　　　）

㉛ (6) サービス提供時における医学的観点からの留意事項
　・血圧　□特になし　□あり（　　　　　　　　）　・移動　□特になし　□あり（　　　　　　　）
　・摂食　□特になし　□あり（　　　　　　　　）　・運動　□特になし　□あり（　　　　　　　）
　・嚥下　□特になし　□あり（　　　　　　　　）　・その他（　　　　　　　　　　　　　　　）

㉜ (7) 感染症の有無（有の場合は具体的に記入して下さい）
　□無　　□有（　　　　　　　　　　　　　　　　）　　　　□不明

栄養状態の評価は，「過去6ヵ月程度の体重の維持（概ね3％未満）」，「BMI 18.5以上」，「血清アルブミン値が明らかである場合には，3.5 g/dlを上回る」等を指標とする．3項目すべてが該当する状態を「良好」とし，上記の項目に1つでも該当しない場合は，「不良」とする．ただし，上記指標が入手できない場合は，総合的に判断する（㉕参照）．

(3) 現在あるかまたは今後発生の可能性の高い状態とその対処方針（㉖参照）

・現在あるかまたは今後概ね6ヵ月以内に発生する可能性の高い状態のものをチェックし，具体的な状態とその際の対処方針（緊急時の対応を含む）について要点を記載する．介護支援専門員が，ケアプランを作成するにあたって参考にすることを考慮する．尿失禁の有無は，本欄の記載がオムツ代の医療費控除の資料として用いられるので，現時点で発生している場合も

チェックする．

(4) サービス利用による生活機能の維持・改善の見通し（㉗参照）

・現在の状態から，概ね3ヵ月から6ヵ月間，申請者が介護保険によるサービス（予防給付等によるサービスを含む）やその他の高齢者に対するサービスを利用した場合の見通しを記載する．傷病の症状としての見通しではなく，生活機能の維持・改善がどの程度期待できるか，という観点であることに注意する．心身の状態が不安定であったり，認知症等により，理解が得られず，予防給付の利用に適さないと判断されたりする場合においては，本欄の意見等が重要になる．

(5) 医学的管理の必要性

・医学的観点から，申請者が利用する必要があると考えられる医療系サービスにチェックする．特に必要性が高いと判断されるサービスについ

表8　主治医意見書（特記すべき事項）

5.　特記すべき事項
　　要介護認定及び介護サービス計画作成時に必要な医学的なご意見等を記載して下さい．なお，専門医等に別途意見を求めた場合はその内容，結果も記載して下さい．（情報提供書や身体障害者申請診断書の写し等を添付して頂いても結構です．）

㉝

ては，項目に下線を引くことを忘れないようする．本項目に記載されているサービスについての指示書に代わるものではない（㉘参照）．

「訪問歯科診療および訪問歯科衛生指導」は，口腔内の状態をもとに，口腔ケアの必要性についてチェックする．高齢者の口腔ケアは，QOL の維持向上に当たって非常に重要であることから，口腔内の観察も注意する．訪問歯科診療および訪問歯科衛生指導が必要と考えられる状態の例は，以下のとおり（㉙参照）．

・歯が欠けたり，被せていた金属などがはずれた状態を放置している．
・歯が抜けた状態のまま放置している．
・歯肉から出血している．
・動いている歯がある．
・入れ歯がはずれやすい，かむと痛い．
・口腔内に食物残渣がある．
・口臭が強い．

「その他の医療系サービス」には，通院や入院による治療，保健所による保険指導等も含まれる．現在，申請者が利用していなかったり，地域に該当するサービスがなかったりする場合でも，必要と思われればチェックする（㉚参照）．

(6) サービス提供時における医学的観点からの留意事項（㉛参照）
・血圧管理，摂食，嚥下機能，運動負荷を伴うサービスについての留意事項を具体的に記載する．移動については，歩行に限らず，居室とト

イレの移動，ベッドから車いす，便座への移乗等も含めて，具体的に記載する．介護サービスが，医療職のいない状況で提供される場合が多いことを考慮し，不安感を助長させないよう（　　）内に具体的な留意事項を記載する．

(7) 感染症の有無（㉜参照）
・サービス提供時の二次感染を防ぐ観点から，日常診療から知りえた，感染症に関する情報を記載する．必ずしも，新たな検査を求めるものではない．把握できていない場合は「なし」ではなく，「不明」をチェックする．

5．特記すべき事項（㉝参照）（表8）

・要介護認定の審査判定上および介護保険によるサービスを受ける上で，重要と考えられる事項や他の項目で記載しきれなかったこと，選択肢で表現できなかったことなどの要点を記載する．平成21年度の要介護認定の見直しにより，審査会で認定調査票の特記事項や主治医意見書の内容から，申請者に必要な介護の手間を総合的に把握し，判定することとなり，この欄の重要性は増している．できる限り記載することが望ましい．もしもない場合は，空欄ではなく「なし」と記載する．
・前回作成したときと比較した介護の必要度の変化について，具体的な状況を記載する．
・日常生活自立度を判断した根拠となる具体的な内容を記載する．

・口腔内の状況から口腔清潔に関して，とくに留意事項があれば，要点を記載する．
・現在受けているサービスとその理由・利用状況もわかる範囲で記入する．認知症やうつの状態について，問題行動や介護に時間がかかると思われる事実を具体的に記載する．
・専門医に意見を求めた場合にはその結果，内容を簡潔に記入する．情報提供書や身体障害者申請診断書等の写しの添付も可能であるが，その場合は情報提供者の了解が必要である．
・記載した医師の専門がわかると情報として役立つことがあるので，診療科を記載することが望ましい．
・交通事故等の第三者による不法行為（以下「第三者行為」という）による被害に係る求償事務の取組強化のため，平成28年4月1日から第三者行為により介護保険給付を受ける場合，第1号被保険者は保険者への届出が必要となった．

主治医意見書を端緒として保険者が被保険者に対し適切な届出を促す観点から，第1号被保険者について，負傷等の原因として第三者行為が疑われる場合は，「第三者行為」といった旨の記載が望ましい．

文　献

1) 日本臨床内科医会：内科診療実践マニュアル，2009
2) 厚生労働省：主治医意見書記入の手引き，2016
3) 厚生労働省：要介護認定都道府県等職員研修資料，2013
4) 日本医師会：平成27年度地域包括加算・地域包括診療料に係る　かかりつけ医研修会資料
5) 社会保険研究所：かかりつけ医のための認知症マニュアル．日本医師会・編，2015
6) 日本医事新報：特集　主治医意見書の作成を極める，2015
7) 林　芳郎：鹿児島県医師会介護保険主治医意見書研修会資料

（林　　芳郎）

第2章 疾患編
L その他
7 障害者総合支援法の概要と医師意見書の位置づけ

障害保健福祉制度の概要

障害保健福祉施策は，平成15年度からノーマライゼーションに基づいて導入された「支援費制度」の導入により飛躍的に充実したが以下の課題があった.

- これまでの公費負担制度は（ⅰ）精神通院公費（精神保健福祉法）では医療費に転じて一律5%負担，（ⅱ）更生医療（身体障害者福祉法）では所得に応じた応能負担というように制度の違いによって負担軽減の仕組みが異なっていたり，障がい種別ごとの縦割りのサービス提供により施設・事業体系がわかりにくく使いにくかった.
- サービス提供についての自治体間の格差が大きかった.
- 支援費制度では財源確保が困難などの問題点があった.

以上のような課題を解決するとともに，必要な障害福祉サービスを充実させ，障がい者（児）が自立した日常生活または社会生活を営むことができるように平成18年4月（平成18年10月から完全施行）に「障害者自立支援法」が制定された.

1. 「障害者支援法」から「障害者総合支援法」へ

平成24年7月に地域社会における共生の実現に向けて新たな障害保健福祉施策を講じるための関係法律の整備に関する法律が公布されたことに伴い，平成25年4月1日から「障害者の日常生活及び社会生活を総合的に支援するための法律＝障害者総合支援法」として新たに成立された. 主な法改正のポイントは次のとおり.

①目的規定の改正

「自立」の表現の代わりに「基本的人権を享有する個人としての尊厳」を明記し，障害福祉サービスによる支援に加え，地域生活支援事業その他の必要な支援を総合的に行う.

②基本理念の創設

法に基づく日常生活・社会生活の支援が，共生社会を実現するため，社会参加の機会が確保および地域社会における共生，社会的障壁の除去に資するよう，総合的かつ計画的に行われることを基本理念とする.

③障がい者の範囲の見直し

制度の谷間のない支援を提供する観点から，障がい者の定義にこれまでの身体障がい者，知的障がい者，精神障がい者に，新たに「難病等」が追加された.

難病の定義

- 原因不明，治療法未確立であり，かつ後遺症を残す恐れが少なくない疾病.
- 経過が慢性にわたり，単に経済的な問題のみならず介護等に著しく人手を要するために家庭の負担が重く，また精神的にも負担が大きい疾病.
- 現在332疾病が対象（平成27年7月時点）

範囲見直しによる変更

- 難病患者などで，症状の変動などにより，身体障害者手帳の取得ができないが一定の障がいがある方々に対し，障害福祉サービスが提供できる.
- 補助金事業として一部の市町村での実施で

あったが，全市町村において提供可能となっている．

・受けられるサービスが，ホームヘルプサービス，短期入所，日常生活用具給付だけでなく新法に定める障害福祉サービスに広がる．

④障害支援区分への名称・定義の改正（平成26年4月1日施行）

○「障害の程度（重さ）」ではなく，標準的な支援の必要の度合を示す区分であることがわかりにくいことから「障害程度区分」を「障害支援区分」に改める．

○知的障がい・精神障がいについては，コンピューターによる一次判定で低く判定される傾向があったことから，認定調査項目の追加・統合・削除，選択肢の統一，認定調査における判断基準の見直し，医師意見書の一部の項目（てんかん・精神障がいの機能評価・麻痺・拘縮）を改正．

⑤障がい者に対する支援（平成26年4月1日施行）

○重度訪問介護の対象者を，「重度の肢体不自由者」に加えて，「重度の知的障害者・精神障害者」も拡大する．

○障がい者が住み慣れた地域における住まいの場の確保を促進する観点から，「共同生活介護（ケアホーム）」を共同生活援助（グループホーム）に統合．

○地域移行支援の対象者を，現行の障害者支援施設等に入所している障がい者および精神科病院に入院している精神障がい者に加えて，「保護施設，矯正施設等を退所する障がい者」も拡大する．

○市区町村および都道府県が行う地域生活支援事業の必須事業に新たな事業を追加．

市区町村	・障害者に対する理解を深めるための研修・啓発 ・障害者やその家族，地域住民等が自発的に行う活動に対する支援 ・市民後見人等の人材育成・活用を図るための研修 ・意思疎通支援を行う者の要請　※手話奉仕員の養成を想定

都道府県	・意思疎通支援を行う者のうち，特に専門性の高い者を養成し，または派遣する事業 ・意思疎通支援を行う者の派遣に係る市町村相互間の連絡調整等広域的な対応が必要な事業

※追加項目のみ

2．障害者総合支援法について

障害者総合支援法による対象者は，身体に障がいのある方（身体障害者手帳の交付を受ける方），知的障がいのある方，身体障がいまたは知的障がいのある児童，精神障がい（発達障がいを含む）のある方，難病患者等で一定の障がいのある方が対象となる．

障害福祉サービスは，「自立支援給付」（介護給付，訓練等給付，自立支援医療，補装具，地域相談支援給付・計画相談支援給付）と「地域生活支援事業」（相談支援，成年後見制度利用支援，地域活動支援センター機能強化等）に大きく分けられる．

障害福祉サービスを利用するには，障がい者の多様な特性その他心身の状態に応じて必要とされる標準的な支援の度合を総合的に示す障害支援区分（「非該当」，「区分1〜6」）を市町村から受ける必要がある．

障害支援区分は2つのプロセスを経て判定されており，一次判定は認定調査の結果（80項目）と医師意見書（24項目）を踏まえ，一次判定用ソフトを活用した一次判定処理が行われる．二次判定では，市町村審査会において一次判定の結果を原案に，認定調査の特記事項および医師意見書（一次判定で評価項目を除く）の内容を総合的に勘案した審査判定を行い障害支援区分が決定される．

また，自立支援給付と介護保険制度との適用関係等の基本的な考え方については以下のとおりである．

(1) 障がい者であっても65歳以上の者および40歳以上65歳未満の医療保険加入者は原則として介護保険の被保険者となる．ただし，次の①および②に掲げる者ならびに③〜⑪の施設に入所または入院している者

については介護保険の被保険者とはならない.

①指定障害者支援施設に入所している身体障がい者

②身体障害者福祉法により障害者支援施設（生活介護を行うものに限る）に入所している身体障がい者

③児童福祉法に規定する医療型障害児入所施設.

④児童福祉法で厚生労働大臣が指定する医療機関

⑤独立行政法人国立重度知的障害者総合施設のぞみの園が設置する施設

⑥国立および国立以外のハンセン病療養所

⑦生活保護法に規定する救護施設

⑧労働者災害補償保険法に規定する被災労働者の受ける介護の援助を図るために必要な事業にかかる施設

⑨知的障害者福祉法の規定により入所している知的障がい者に係わる障害者支援施設

⑩指定障害者支援施設

⑪指定障害サービス事業者であって，障害者総合支援法施行規則に規定する施設

(2) 介護保険の被保険者である 65 歳以上の障がい者が要介護状態または要支援状態となった場合（40 歳以上 65 歳未満の者の場合は，その要介護状態または要支援状態の原因である身体上または精神上の障がいが加齢に伴って生ずる心身上の変化に起因する特定疾病によって生じた場合）には，要介護認定を受け，介護保険法の規定による保険給付を受けることができる．その際，介護保険法の規定による保険給付が優先される.

しかし障がい者の心身の状況やサービス利用を必要とする理由は多様であることから，一律に当該介護保険サービスを優先的に利用するものとはしない．市町村は，障がい者が適切な支援を受けることができるか否か等について，当該受給者の居宅介護支援事業等と連携した上で把握し，適切に支給決定することになる.

医師意見書記載のポイント（表1）

障害支援区分は高ければよいというものでなく，それぞれの障がい者が必要なサービスを受けられることが重要となる．医師意見書は適正な二次判定および適正なサービス計画作成に不可欠であることから，医学的所見のみならず，障がい者の ADL の向上のために必要なサービス提供にまで踏み込んだ意見書の作成が期待されている．主な記載ポイントを次にまとめる.

「特記すべき事項」記入に当たっての留意点

・認定審査委員や相談支援専門員の多くは医師でないことを念頭におく.

・平易な内容，読みやすい字で記載する.

・記載が必要でないときは「特記すべきことなし」と記載する.

(1) 申請者の氏名等

・申請者の氏名等の住所および連絡先について，施設・病院等に入院・入所している場合は，当該施設の施設名，住所および電話番号を記載する（①参照）.

・利用されることに同意した場合でも申請者本人の同意を得た上で，意見書を指定特定相談支援事業者に提示されることから，主治医に「守秘義務」に関する問題が生じることはない（②参照）.

(2) 医師氏名等

・医師本人の記載であることを確認する必要があることから，医師本人による自署が望ましい（氏名にもゴム印を使用する場合には押印が必要になる）．医療機関の所在地および名称等はゴム印等を用いても構わない（③参照）.

(3) 他科受診

・他科受診している場合は，わかる範囲でできるだけ記載が望ましい．歯科受診の有無は在宅ケアプランにおいても重要である（④参照）.

表1 医師意見書

記入日 平成　　　年　　　月　　　日

<table>
<tr><td rowspan="2">申　請　者</td><td>（ふりがな）</td><td rowspan="2">①
男
・
女</td><td>〒　　　－</td></tr>
<tr><td>明・大・昭・平　　年　　月　　日生（　　歳）</td><td>連絡先　　（　　　）</td></tr>
</table>

上記の申請者に関する意見は以下の通りです．
主治医として本意見書がサービス等利用計画の作成に当たって利用されること　②　□同意する．　　□同意しない．

③
医師氏名　　　　　　　　　　　　　　　　　　　　　　　　　　　　　
医療機関名　　　　　　　　　　　　　　　　　　　　　　　電話　　　　（　　　　）
医療機関所在地　　　　　　　　　　　　　　　　　　　　　FAX　　　　（　　　　）

<table>
<tr><td>（1）最 終 診 察 日</td><td colspan="2">平成　　　　年　　　　月　　　　日</td></tr>
<tr><td>（2）意見書作成回数</td><td colspan="2">□初回　□2回目以上</td></tr>
<tr><td>④
（3）他　科　受　診</td><td colspan="2">□内科　□精神科　□外科　□整形外科　□脳神経外科　□皮膚科　□泌尿器科
□婦人科　□眼科　□耳鼻咽喉科　□リハビリテーション科　□歯科　□その他（　　　　　　）</td></tr>
</table>

表2　医師意見書（傷病に関する意見）

⑤（1）診断名（障害の直接の原因となっている傷病名については1．に記入）及び発症年月日
　　　1.　　　　　　　　　　　　　発症年月日（昭和・平成　　　年　　　　月　　　日頃）
　　　2.　　　　　　　　　　　　　発症年月日（昭和・平成　　　年　　　　月　　　日頃）
　　　3.　　　　　　　　　　　　　発症年月日（昭和・平成　　　年　　　　月　　　日頃）

　　入院歴（直近の入院歴を記入）
　　1.　昭和・平成　　　年　　　月～　　　年　　　月（傷病名：　　　　　　　　　　　　）
　　2.　昭和・平成　　　年　　　月～　　　年　　　月（傷病名：　　　　　　　　　　　　）

⑥（2）症状としての安定性　［不安定である場合，具体的な状況を記入．
　　　　　　　　　　　　　　　特に精神疾患・難病については症状の変動についてわかるように記入．］

⑦（3）障害の直接の原因となっている傷病の経過及び投薬内容を含む治療内容

1．傷病に関する意見（表2）

（1）診断名および発症年月日

・発症年月日がはっきりわからない場合は，おおよその発症年月を記入する．再発や併発の場合は直近の発作（発症）が起きた年月日を記載する（⑤参照）．

・生活機能低下を引き起こしている傷病が複数ある場合は，より主体であると考えられる傷病を優先して記載する（⑤参照）．

※生活機能には健康状態（病気・怪我・ストレスなど），環境因子（物的環境・人的環境・制度的環境），個人因子（年齢・性別など）などが様々に影響する．

（2）症状としての安定性

・疾病の急性期や慢性疾患の急性増悪期等で積極的な医学管理が必要であること，特に精神疾患や難病等の症状は日内変動や日差変動，一定の期間内における症状の不安定性なども記載する．また現在の全身状態から急激な変化が見込まれない場合は安定している旨記載する（⑥参照）．

表3　医師意見書（身体の状態に関する意見）

⑧
(1) 身体情報	利き腕（□右　□左）　身長＝　　　cm　体重＝　　　kg（過去6ヵ月の体重の変化　□増加　□維持　□減少）
(2) 四肢欠損	（部位：　　　　　　　　　　　　　　　　　）
(3) 麻痺	右上肢（程度：□軽　□中　□重）　　左上肢（程度：□軽　□中　□重） 右下肢（程度：□軽　□中　□重）　　左下肢（程度：□軽　□中　□重） その他（部位：＿＿＿＿＿＿＿＿＿＿＿＿＿　程度：□軽　□中　□重）
(4) 筋力の低下	（部位：＿＿＿＿＿＿＿＿＿＿＿＿＿　　　　程度：□軽　□中　□重） （過去6ヵ月の症状の変動　□改善　□維持　□増悪）
(5) 関節の拘縮	肩関節　右（程度：□軽　□中　□重）　　左（程度：□軽　□中　□重） 肘関節　右（程度：□軽　□中　□重）　　左（程度：□軽　□中　□重） 股関節　右（程度：□軽　□中　□重）　　左（程度：□軽　□中　□重） 膝関節　右（程度：□軽　□中　□重）　　左（程度：□軽　□中　□重） その他（部位：＿＿＿＿＿＿＿＿＿＿＿　程度：□軽　□中　□重）
(6) 関節の痛み	（部位：＿＿＿＿＿＿＿＿＿＿＿＿＿　　　程度：□軽　□中　□重） （過去6ヵ月の症状の変動　□改善　□維持　□増悪）
(7) 失調・不随意運動	上肢　右（程度：□軽　□中　□重）　　左（程度：□軽　□中　□重） 体幹　　（程度：□軽　□中　□重） 下肢　右（程度：□軽　□中　□重）　　左（程度：□軽　□中　□重）
(8) 褥瘡	（部位：＿＿＿＿＿＿＿＿＿＿＿＿＿＿　程度：□軽　□中　□重）
(9) その他の皮膚疾患	（部位：＿＿＿＿＿＿＿＿＿＿＿＿＿＿　程度：□軽　□中　□重）

(3) 障害の直接の原因となっている傷病の経過および投薬内容を含む治療内容

・障がい者においては，居宅内での生活機能低下に加えて，身体障がい，知的障がい，精神障がい，難病に慣例した外出機会の減少，社会参加の機会の減少など，生活機能低下を引き起こす要因があれば具体的に記載する（⑦参照）．

・投薬内容は，生活機能低下の直接の原因となっている傷病以外でも支援上，特に留意すべき薬剤や相互作用の可能性がある薬剤の投薬治療を受けている場合にも記載する．

・意識障がいがある場合やてんかんを認める場合にも状況，発作の種類（部分・全般発作）も記載する．

※「生活機能」を行動から捉えると対象者の「生活状況（生活ぶり）＝日常生活の活動」である．例として「炊事，洗濯，掃除等の家事」「入浴，歯磨き等の生活行為」「通院，買い物等の外出」「趣味（楽しみ）活動」などが挙げられる．

2．身体の状態に関する意見（表3）

(1) 身体情報
・身長および体重が明確でない場合はおおよその数値を記載する（⑧参照）．

(2) 四肢欠損等
・支援の手間や生活機能を評価する観点から表4の定義を参考に評価する．部位の記載が必要なものは（　　）内に具体的に記載する（⑧参照）．

3．行動および精神等の状態に関する意見（表5）

(1) 行動上の障害
・表6の定義を参考に評価する．複数の状態が認められる場合には該当するすべてにレ点を付ける（⑨参照）．

(2) 精神症状・能力障害二軸評価
精神症状の評価は，知的障がいによる精神症状の評価を含み，表7の定義を参考に6段階で判断する（⑩参照）．

能力障害評価
・知的障がいそのものによる日常生活等の障がいを表8の定義を参考に5段階で判定する（⑩参照）．

表4　身体の状態に関する評価

四肢欠損	腕，肢，指等について，欠損が生じている状態.
麻痺	主に神経系の異常によって起こった筋力低下あるいは随意運動の障害.
筋力の低下	麻痺以外の原因による随意運動に支障のある筋力の低下.
関節の拘縮	関節および皮膚，筋肉等の関節構成体以外の軟部組織の変化によって生じる関節の可動域制限.
関節の痛み	日常生活に支障をきたす程度の関節の痛みがある状態.
失調	運動の円滑な遂行には多くの筋肉の協調が必要であるが，その協調が失われた状態. 個々の筋肉の力は正常でありながら運動が稚拙であることが特徴.
不随意運動	意志や反射によらずに出現する，目的に添わない運動. 多くは錐体外路系の病変によって生じる.
褥瘡	廃用症候群の代表的な症状. 持続的圧迫およびずれ応力による局所の循環障害によって生じる阻血性壊死.
その他の皮膚疾患	褥瘡以外で身体介助，入浴等に支障のある皮膚疾患がある状態.

表5　医師意見書（行動および精神等の状態に関する意見）

⑨　(1) 行動上の障害
　　□昼夜逆転　　□暴言　　□自傷　□他害　　　□支援への抵抗　□徘徊
　　□危険の認識が困難　□不潔行為　□異食　□性的逸脱行為　□その他（　　　　　）

⑩　(2) 精神症状・能力障害二軸評価　　　　　　　　　　〈判定時期　平成　　年　　月〉
　　　精神症状評価　□1　□2　□3　□4　□5　□6
　　　能力障害評価　□1　□2　□3　□4　□5

⑪　(3) 生活障害評価　　　　　　　　　　　　　　　〈判定時期　平成　　年　　月〉
　　　食事　　　　　　　□1　□2　□3　□4　□5　生活リズム　□1　□2　□3　□4　□5
　　　保清　　　　　　　□1　□2　□3　□4　□5　金銭管理　　□1　□2　□3　□4　□5
　　　服薬管理　　　　　□1　□2　□3　□4　□5　対人関係　　□1　□2　□3　□4　□5
　　　社会的適応を妨げる行動　□1　□2　□3　□4　□5

⑫　(4) 精神・神経症状
　　□意識障害　　　　□記憶障害　　　　　　□注意障害　　　□遂行機能障害
　　□社会的行動障害　□その他の認知機能障害　□気分障害（抑うつ気分，軽躁/躁状態）
　　□睡眠障害　　　　□幻覚　　　　　　　　□妄想　　　　　□その他（　　　　　　　）
　　専門家受診の有無　□有（　　　　　　　）　□無

⑬　(5) てんかん
　　□週1回以上　□月1回以上　□年1回以上

表6　行動上の障害

昼夜逆転	夜間不眠の状態が何日間か続いたり，明らかに昼夜が逆転し，日常生活に支障が生じている状態.
暴言	暴力的な発語.
自傷	主として自分の生命，身体を害する行為.
他害	他人の生命，身体，自由，貞操，名誉，財産等に害を及ぼす行為.
支援への抵抗	支援者の助言や支援に抵抗し，支援に支障がある状態. 単に助言に従わない場合は含まない.
徘徊	客観的には，目的も当てもなく歩き回る状態.
危険の認識が困難	生活の様々な場面において，危険や異常を認識し安全な行動をとる等の行為が困難な状態.
不潔行為	排泄物を弄んだり撒き散らす場合等の行為を行う状態. 体が清潔でないことは含まれない.
異食	正常では忌避するような物体，味に対して特に異常な食欲や嗜好を示す行為.
性的逸脱行動	周囲が迷惑している行為と判断される性的な行動を示す状態.

表7　精神症状評価

1	症状がまったくないか，あるいはいくつかの軽い症状が認められるが日常の生活の中ではほとんど目立たない程度である．
2	精神症状は認められるが，安定化している．意思の伝達や現実検討も可能であり，院内や施設等の保護的環境ではリハビリ活動等に参加し，身辺も自立している．通常の対人関係は保っている．
3	精神症状，人格水準の低下，認知症などにより意思の伝達や現実検討にいくらかの欠陥がみられるが，概ね安定しつつあるか，または固定化されている．逸脱行動は認められない．または軽度から中等度の残遺症状がある．対人関係で困難を感じることがある．
4	精神症状，人格水準の低下，認知症などにより意思の伝達か判断に欠陥がある．行動は幻覚や妄想に相当影響されているが逸脱行動は認められない．あるいは中等度から重度の残遺症状（欠陥状態，無関心，無為，自閉など），慢性の幻覚妄想などの精神症状が遷延している．または中等度のうつ状態，そう状態を含む．
5	精神症状，人格水準の低下，認知症などにより意思の伝達に粗大な欠陥（ひどい滅裂や無言症）がある．時に逸脱行動が見られることがある．または最低限の身辺の清潔維持が時に不可能であり，常に注意や見守りを必要とする．または重度のうつ状態，そう状態を含む．
6	活発な精神症状，人格水準の著しい低下，重度の認知症などにより著しい逸脱行動（自殺企図，暴力行為など）が認められ，または最低限の身辺の清潔維持が持続的に不可能であり，常時厳重な注意や見守りを要する．または重大な自傷他害行為が予測され，厳重かつ持続的な注意を要する．しばしば隔離なども必要となる．

表8　能力障害評価

1	精神障害や知的障害を認めないか，または，精神障害，知的障害を認めるが，日常生活および社会生活は普通にできる． ○適切な食事摂取，身辺の清潔保持，金銭管理や買い物，通院や服薬，適切な対人交流，身辺の安全保持や危機対応，社会的手続きや公共施設の利用，趣味や娯楽あるいは文化的社会的活動への参加などが自発的にできるあるいは適切にできる． ○精神障害をもたない人と同じように日常生活および社会生活を送ることができる．
2	精神障害，知的障害を認め，日常生活または社会生活に一定の制限を受ける． ○「1」に記載のことが自発的あるいは概ねできるが，一部支援を必要とする場合がある． ○例えば，一人で外出できるが，過大なストレスがかかる状況が生じた場合に対処が困難である． ○デイケアや就労継続支援事業などに参加するもの，あるいは保護的配慮のある事業所で，雇用契約による一般就労をしている者も含まれる．日常的な家事をこなすことはできるが，状況や手順が変化したりすると困難が生じることがある．清潔保持は困難が少ない．対人交流は乏しくない．引きこもりがちではない．自発的な行動や，社会生活の中で発言が適切にできないことがある．行動のテンポはほぼ他の人に合わせることができる．普通のストレスでは症状の再燃や悪化が起きにくい．金銭管理は概ねできる．社会生活の中で不適切な行動をとってしまうことは少ない．
3	精神障害，知的障害を認め，日常生活または社会生活に著しい制限を受けており，時に応じて支援を必要とする． ○「1」に記載のことが概ねできるが，支援を必要とする場合が多い． ○例えば，付き添われなくても自ら外出できるものの，ストレスがかかる状況が生じた場合に対処することが困難である．医療機関等に行くなどの習慣化された外出はできる．また，デイケアや就労継続支援事業などに参加することができる．食事をバランスよく用意するなどの家事をこなすために，助言などの支援を必要とする．清潔保持が自発的かつ適切にはできない． 社会的な対人交流は乏しいが引きこもりは顕著ではない．自発的な行動に困難がある．日常生活の中での発言が適切にできないことがある．行動のテンポが他の人と隔たってしまうことがある．ストレスが大きいと症状の再燃や悪化を来たしやすい．金銭管理ができない場合がある． 社会生活の中でその場に適さない行動をとってしまうことがある．
4	精神障害，知的障害を認め，日常生活または社会生活に著しい制限を受けており，常時支援を要する． ○「1」に記載のことは常時支援がなければできない． ○例えば，親しい人との交流も乏しく引きこもりがちである，自発性が著しく乏しい．自発的な発言が少なく発言内容が不適切であったり不明瞭であったりする．日常生活において行動のテンポが他の人のペースと大きく隔たってしまう．些細な出来事で，病状の再燃や悪化を来たしやすい．金銭管理は困難である．日常生活の中でその場に適さない行動をとってしまいがちである．
5	精神障害，知的障害を認め，身の回りのことはほとんどできない． ○「1」に記載のことは支援があってもほとんどできない． ○入院・入所施設等患者においては，院内・施設内での生活に常時支援を必要とする．在宅患者においては，医療機関等への外出も自発的にできず，付き添いが必要である．家庭生活においても，適切な食事を用意したり，後片付けなどの家事や身辺の清潔保持も自発的には行えず，常時支援を必要とする．

表9 生活障害評価・食事

①食事

1	適当量の食事を適時にとることができる。（外食，自炊，家族・施設からの提供を問わない）
2	時に支援や施設等からの提供を必要とする場合があるが，「1」がだいたい自主的にできる。
3	時に支援がなければ，偏食したり，過食になったり，不規則になったりする。
4	いつも同じものばかりを食べたり，食事内容が極端に貧しかったり，いつも過食になったり，不規則になったりする。常時支援を必要とする。
5	常に食事へ目を配っておかないと不食に陥ったり，偏食，過食など問題の食行動があり，健康を害す。

表10 生活障害評価・生活リズム

②生活リズム

1	一定の時刻に自分で起きることができ，自分で時間の過ごし方を考えて行動できる。（※一般的には午前9時には起きていることが望まれる）
2	時に寝過ごすことがあるが，だいたい自分なりの生活リズムが確立している。夜間の睡眠も1時間以内のばらつき程度である。生活リズムが週1度以内の崩れがあってもすぐに元に戻る。
3	時に助言がなければ，夜更かししたり，朝寝過ぎが，週に1度を超えて生活リズムを乱すことがあっても元に戻る。夜間の睡眠は1～2時間程度のばらつきがある。
4	就寝や起床が遅く，生活のリズムが週1回を越えて不規則に傾きがちですぐには元に戻らないため，常時支援を必要とする。
5	臥床がちで，昼夜逆転したりする。

表11 生活障害評価・保清

③保清

1	洗面，整髪，ひげ剃り，入浴，着替え等を自主的に問題なく行っている。必要に応じて（週に1回くらいは），自主的に掃除やかたづけができる。TPOに合った服装ができる。
2	洗面，整髪，ひげ剃り，入浴，着替え等をある程度自主的に行っている。回数は少ないが，自室の清掃やかたづけをだいたい自主的に行える。
3	個人衛生を保つためには，週1回程度の支援が必要である。自室の清掃やかたづけについて，週1回程度助言がなければ，ごみがたまり，部屋が乱雑になる。
4	個人衛生を保つために，常時支援とする。自室の清掃やかたづけを自主的にはせず，いつもごみがたまり，部屋が乱雑になる。
5	常時支援をしても，個人衛生を保つことができず，自室の清掃やかたづけをしないか，できない。

表12 生活障害評価・金銭管理

④金銭管理

1	1ヵ月程度のやりくりが自分でできる。また，大切な物を管理できる。
2	時に月の収入を超える出費をしてしまい，必要な出費（食事等）を控えたりする。時折大切な物を失くしてしまう。
3	1週間程度のやりくりはだいたいできるが，時に助言を必要とする。また大切な物をなくしたりするために時として助言が必要になる。
4	3～4日に一度手渡して相談する必要がある。大切な物の管理が一人では難しく，常時支援を必要とする。
5	持っているお金をすぐに使ってしまう。大切な物の管理が自分ではできない。

表13 生活障害評価・服薬管理

⑤服薬管理

1	薬の必要性を理解しており，適切に自分で管理している．
2	薬の必要性は理解しているいないにかかわらず，時に飲み忘れることもあるが，助言が必要なほどではない．（週に1回以下）
3	薬の必要性は理解しておらず，時に飲み忘れるので助言を必要とする．（週に2回以上）
4	飲み忘れや，飲み方を間違えたり，拒薬，大量服薬をすることがしばしばある．常時支援（場合によりデポ剤使用），さらに，薬物血中濃度モニター管理を必要とする．
5	常時支援をしても服薬しないか，できないため，ケア態勢の中で与薬を行ったり，デポ剤が中心となる．さらに，薬物血中濃度モニターは不可欠である．

表14 生活障害評価・対人関係

⑥対人関係

1	挨拶や当番などの最低限の近所づきあいが自主的に問題なくできる．近所，仕事場，社会復帰施設，病棟等で，他者と大きなトラブルを起こさずに行動をすることができる．必要に応じて，誰に対しても自分から話せる．同世代の友人を自分からつくり，継続してつきあうことができる．
2	「1」が，だいたい自主的にできる．
3	だいたいできるが，時に助言がなければ孤立的になりがちで，他人の行動に合わせられなかったり，挨拶や事務的なことでも，自分から話せない．また助言がなければ，同世代の友人を自分からつくり，継続してつきあうことができず，周囲への配慮を欠いた行動をとることがある．
4	「1」で述べたことがほとんどできず，近所や集団から孤立しがちとなる．「3」がたびたびあり，強い助言や介入などの支援を必要とする．
5	助言・介入などの支援してもできないか，あるいはしようとせず，隣近所・集団とのつきあい・他者との協調性・自発性・友人等とのつきあいが全くなく孤立している．

表15 生活障害評価・社会適応を妨げる行動

⑦社会的適応を妨げる行動

1	周囲に恐怖や強い不安を与えたり，小さくても犯罪行為を行ったり，どこへ行くかわからないなどの行動が見られない．
2	この1ヵ月に，「1」のような行動は見られなかったが，それ以前にはあった．
3	この1ヵ月に，そのような行動が何回かあった．
4	この1週間に，そのような行動が数回あった．
5	そのような行動が毎日のように頻回にある．

①日常生活あるいは社会生活において必要な「支援」とは助言，指導，介助などをいう．
②保護的な環境（例えば入院・施設入所しているような状態）でなく，例えばアパート等で単身生活を行った場合を想定して，その場合の生活能力の障害の状態を判定する．

(3) 生活障害評価

・表9〜15の各項目の評価基準を参考に判定する（⑪参照）．

(4) 精神・神経症状

上記（1）行動上の障がい以外の精神・神経症状を表16の定義を参考に評価する．複数の状態が認められる場合には該当するすべてにレ点を付ける（⑫参照）．

(5) てんかん

・発生頻度について該当する項目にレ点を付ける（⑬参照）．

表16 精神・神経症状の評価

意識障害		自己と周囲の環境を正しく認識することができなくなったり，周囲の環境に対し適切に対応できなくなった状態.
記憶障害	前向性健忘	発症後の新しい情報や出来事を覚えることができなくなり記憶として保持されない.
	逆向性健忘	発症以前の出来事や体験に関する記憶が障害される.
注意障害	全般性注意障害	ひとつのことに注意を集中したり，多数の中から注意して必要なことを選ぶことなどが困難となる障害.
	方向性注意障害	半側空間無視とも呼ばれ，脳損傷の反対側の空間にあるものを無視する障害.
遂行機能障害		目的に適った行動の計画と実行の障害. この障害により自分の行動を制御したり管理することができなくなり，目的に適った行動がとれなくなる.
社会的行動障害		認知障害に基づいて社会生活の中で発現する行動上の障害. すぐに他人を頼る. 欲求のコントロールができない，感情を爆発させる，良好な人間関係を築くことができない，ひとつの物事にこだわる，意欲の低下などがある.
その他の認知機能障害		先にあげた障害以外で，日常生活を送るために必要な記憶，見当識，注意，言語，思考，判断などの活動に関する障害により環境，新しい問題への適切な対応が困難となる障害.
気分障害（抑うつ気分，軽躁/躁状態）		気分の変化による障害.
睡眠障害		睡眠の量や質あるいは時間的調節の障害や，睡眠中に生じる挿間性の異常現象の総称.
幻聴	幻 視	視覚に関する幻覚の一種. 外界に実在しないのに，物体，動物，人の顔や姿等が見えると感じるもの.
	幻 聴	聴覚に関する幻覚の一種. 実際には何も聞こえないのに，音や声が聞こえると感じるもの.
	幻 臭	嗅覚に関する幻覚の一種. 実際には何も臭わないのに，臭いを感じるもの.
	幻 味	味覚に関する幻覚の一種. 実際には無味であるのに，味を感じるもの.
	幻 触	触覚に関する幻覚の一種. 実際には触れられていないのに，触れられたと感じるもの.
	体感幻覚	温度，痛み，運動，平衡などすべての体感における幻覚.

表17 医師意見書〔特別な医療（現在，定期的あるいは頻回に受けている医療）〕

⑭ 処置内容 □点滴の管理 □中心静脈栄養 □透析 □ストーマの処置
□酸素療法 □レスピレーター □気管切開の処置 □疼痛の管理
□経管栄養（胃ろう） □喀痰吸引処置（回数 回/日） □間歇的導尿
特別な対応 □モニター測定（血圧，心拍，酸素飽和度等） □褥瘡の処置
失禁への対応 □カテーテル（コンドームカテーテル，留置カテーテル　等）

4. 特別な医療（表17）

・申請者が過去14日以内に受けた14項目のうち，看護職員等が行った診療補助行為（医師が同様の行為を行った場合も含む）について該当する項目にレ印を付ける. 複数の場合はすべてにレ印. ただし「医師でなければ行えない行為」，「家族/本人が行える類似の行為」

は含まれないので注意する（⑭参照）.

5. サービス利用に関する意見（表18）

(1) 現在，発生の可能性が高い病態とその対処方針

・現在あるかまたは今後概ね6ヵ月以内に発生する可能性が高い状態であれば，該当する項

表18　医師意見書（サービス利用に関する意見）

⑮
(1) 現在，発生の可能性が高い病態とその対処方針
　　□尿失禁　　　　□転倒・骨折　　　□徘徊　□褥瘡　□嚥下性肺炎　□腸閉塞
　　□易感染性　　　□心肺機能の低下　□疼痛　□脱水　□行動障害　　□精神症状の増悪
　　□けいれん発作　□その他（　　　　　　　　　）
　　→対処方針（　　　　　　　　　　　　　　　　　　　　　　　　　　　　　　　　）

⑯
(2) 障害福祉サービスの利用時に関する医学的観点からの留意事項
　　血圧について（　　　　　　　　　　　　　　　　　　　　　　　　　　　　　　　）
　　嚥下について（　　　　　　　　　　　　　　　　　　　　　　　　　　　　　　　）
　　摂食について（　　　　　　　　　　　　　　　　　　　　　　　　　　　　　　　）
　　移動について（　　　　　　　　　　　　　　　　　　　　　　　　　　　　　　　）
　　行動障害について（　　　　　　　　　　　　　　　　　　　　　　　　　　　　　）
　　精神症状について（　　　　　　　　　　　　　　　　　　　　　　　　　　　　　）
　　その他（　　　　　　　　　　　　　　　　　　　　　　　　　　　　　　　　　　）

⑰
(3) 感染症の有無（有の場合は具体的に記入）
　　□有（　　　　　　　　　　　　　　　　　）　□無　□不明

表19　障害福祉サービス利用に関する医学的観点からの留意事項

血圧	血圧管理について，サービス提供時の留意事項があれば，具体的に記載してください．また，どの程度の運動負荷なら可能なのかという点等についても記入してください．
嚥下	嚥下運動機能（舌によって食塊を咽頭に移動する随意運動，食塊を咽頭から食道に送るまでの反射運動，蠕動運動により食塊を胃に輸送する食道の反射運動）の障害について，サービス提供時の留意事項があれば，具体的に記載してください．
摂食	摂食について，サービス提供時の留意事項があれば，具体的に記載してください．
移動	移動（歩行に限らず，居室とトイレの移動や，ベッドと車椅子と便座等への移乗等も含める）について，サービス提供時の留意事項があれば，具体的に記載してください．
行動障害	「5.（1）」に記載していただいた行動の障害について，サービス提供時の留意事項があれば，具体的に記載してください．また，行動障害が生じないようにするための対応や，生じた際の対処法など具体的に記載してください．
精神症状	「5.（1）」に記載していただいた行動の障害について，サービス提供時の留意事項があれば，具体的に記載してください．また，行動障害が生じないようにするための対応や，生じた際の対処法など具体的に記載してください．
その他	その他，医学的観点から留意事項があれば，（　）内に具体的に記載してください．

目にレ印を付け，その際の対処方針（緊急時の対応を含む）について要点を記載する．複数の場合はすべてにレ印（⑮参照）．

(2) 障害福祉サービス利用に関する医学的観点から留意事項

・申請者がサービスを利用するにあたり，医学的観点から特に留意する点があれば，サービスを提供する上で不安感を助長させないよう，表19の各項目の留意事項を参考に（　）内に具体的な留意事項を記載する．血圧・嚥下等以外に医学的観点からの留意事項は「その他」の（　）内に記載する（⑯参照）．

(3) 感染症の有無

・サービス提供時に，二次感染を防ぐ観点から留意すべき感染症の有無について，該当する項目にレ印を付ける．有の場合には具体的傷病名，症状等を（　）内に記載する（⑰参照）．

6．その他特記すべき事項（表20）

・認定調査項目では把握できない症状・障害の変動性，生活上の機能障がいとこれらに起因する支援の必要性や程度を判定する参考となる情報があれば要点を記載する．

表 20　医師意見書（その他の特記すべき事項）

　障害支援区分の認定やサービス等利用計画の作成に必要な医学的なご意見等をご記載してください．なお，専門医等に別途意見を求めた場合はその内容，結果も記載してください．（情報提供書や身体障害者申請診断書の写し等を添付して頂いても結構です．）

（空欄の記入欄）

・情報提供者の了解を得た上で，情報提供書や身体障害者申請診断書などの写しを添付してもよい．

文　　献

1）厚生労働省：医師意見書記載の手引き
2）厚生労働省：社会・援護局障害保健福祉部通知
3）林　芳郎：鹿児島県医師会障害者総合支援法における医師意見書記載研修会資料

（林　　芳郎）

索　引

CDによる心臓聴診リピートエクササイズ

Heart Auscultation Repeat Exercise CD
心脏听诊反复练习用CD

著 川崎医科大学名誉教授 沢山俊民

- B5判 CD1枚＋解説書34頁
- 定価（本体価格3,000円＋税）
- ISBN 978-4-86577-009-4

本書の内容

異常心音、過剰心音、心雑音、弁膜疾患、先天性心奇形、不整脈などの心音をリピートエクササイズできるCDと詳しい解説書。

解説書には図説や「鑑別すべき類似の心音」のCD番号も表示。

基本編に24パターン、疾患編に39パターン、合計63種類の心音を収録。

対象 内科・循環器科専門医・研修医

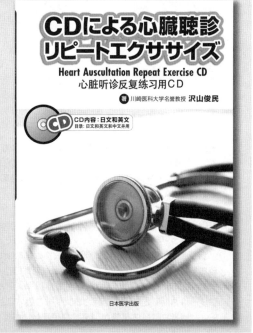

CONTENTS

JMP 株式会社 **日本医学出版**

〒113-0033 東京都文京区本郷 3-18-11-5F
TEL:03-5800-2350 FAX:03-5800-2351

日本医学出版の最新刊や書籍情報は http://www.jmps.co.jp

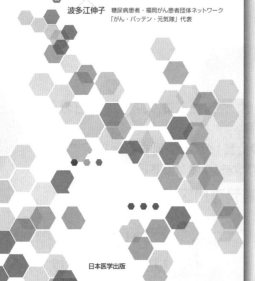

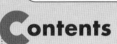

内科診療実践マニュアル　改訂第2版

発　行　2016 年 11 月 1 日　初版第 1 刷発行

　編　　一般社団法人　日本臨床内科医会

発行者　渡部新太郎

発行所　株式会社 日本医学出版
　　　　〒 113-0033　東京都文京区本郷 3-18-11　TY ビル
　　　　電話　03-5800-2350　FAX 03-5800-2351

印刷所　三報社印刷株式会社

装　丁　小松　昭（Rize）